MANUEL

DE

MATIÈRE MÉDICALE

DE THÉRAPEUTIQUE

ET DE PHARMACIE.

———

I.

MANUEL

DE

MATIÈRE MÉDICALE

DE THÉRAPEUTIQUE

ET DE PHARMACIE,

PAR

M. BOUCHARDAT,

Professeur d'hygiène à la Faculté de médecine de Paris,
Membre de l'Académie impériale de médecine,
de la Société centrale d'agriculture et du Conseil d'hygiène publique
et de salubrité du département de la Seine, etc., etc.

—

Troisième édition
CONSIDÉRABLEMENT AUGMENTÉE.

—

TOME PREMIER.

PARIS,

GERMER BAILLIÈRE, LIBRAIRE-ÉDITEUR,
17, RUE DE L'ÉCOLE-DE-MÉDECINE.
1856.

A MON AMI

E. SOUBEIRAN,

PROFESSEUR DE LA FACULTÉ DE MÉDECINE,

DIRECTEUR DE LA PHARMACIE CENTRALE DES HÔPITAUX DE PARIS,

ETC., ETC.

Témoignage de mon ancien et bien sincère attachement.

A. BOUCHARDAT.

PRÉFACE.

En publiant la troisième édition de mon *Manuel de matière médicale, de thérapeutique et de pharmacie*, j'ai eu pour but de réunir les notions les plus indispensables pour arriver à la connaissance pratique des médicaments simples et composés.

Dix années se sont écoulées depuis la publication de la deuxième édition de cet ouvrage qui avait été refondue dans son entier et revue dans toutes ses parties, d'après l'expérience que j'avais acquise en enseignant. Celle-ci se distingue par d'importantes et de très nombreuses additions qui se rapportent surtout aux *anesthésiques*, à *l'électricité*, à *l'hydrothérapie*, aux *ferrugineux*, aux *quinquinas*, à la *digitaline*, etc.

J'ai introduit dans la pharmacologie un principe nouveau, celui de comparaison ; c'est le principe que Cuvier a développé d'une manière admirable, et qui a servi de base à ses immortels travaux. Les esprits élevés commencent à s'apercevoir que ce principe doit entrer dans les études médicales : la création du Musée d'anatomie comparée à la Faculté de médecine en est la preuve. Lorsqu'on veut connaître l'action physiologique des médicaments, si l'on considère l'homme isolé des autres êtres de la création, cette étude est philosophiquement inabordable ; mais si l'on adopte le principe de comparaison, si l'on étudie l'action des médicaments, non-seulement sur l'homme, mais aussi sur des êtres bien choisis dans la série, on voit surgir de cette étude des vérités aussi neuves que fécondes.

En décrivant chaque substance médicamenteuse en particulier, j'ai donné : 1° une synonymie comprenant ses noms vulgaires, ses noms pharmaceutiques et ses noms scientifiques ;

2° lorsque c'est une substance végétale ou animale, ses caractères botaniques ou zoologiques, ou ceux de la plante ou de l'animal qui nous la fournit; 3° les précautions employées pour la récolter et la conserver; 4° ses propriétés physiques, c'est-à-dire la description de l'état dans lequel le commerce nous la fournit; 5° sa composition chimique, et là je ne me suis point borné à une simple énumération des principes qui la composent, mais j'ai fait connaître en détail la nature de ces principes; c'est la seule manière vraiment philosophique de se rendre compte des phénomènes qui se passent dans les diverses préparations qu'on lui fait subir, et de montrer les médicaments avec lesquels on ne doit jamais l'unir dans une préparation pharmaceutique. 6° J'ai fait connaître ensuite son mode d'action sur l'économie, j'ai distingué avec soin pour les médicaments importants leurs actions physiologiques et leurs usages thérapeutiques. 7° J'ai passé en revue les diverses préparations les plus usitées dont chaque substance médicamenteuse est la base, et cette partie ne consiste pas dans des citations stériles de formules, comme cela s'est pratiqué jusqu'ici dans les ouvrages de matière médicale, qui n'ont point négligé cette partie importante de l'histoire des médicaments; mais j'ai discuté pour l'ordinaire les divers procédés, j'ai indiqué les formes pharmaceutiques que l'on doit préférer pour des circonstances déterminées, j'ai fait, en un mot, une application raisonnée des principes exposés dans les alinéas consacrés à la composition chimique et aux propriétés médicales. J'ai indiqué les limites des doses auxquelles on prescrit ordinairement chaque préparation.

Les substances importantes ont été traitées avec tous les développements que comportait un ouvrage élémentaire; pour les matières qui ne figurent plus dans la science pour ainsi dire que comme historiques, je n'ai fait que glisser pour ne point fatiguer la mémoire par des détails qui ne seraient pas essentiellement pratiques. On voit par cette énumération que j'ai cherché à réunir tout ce qu'il est essentiel que les élèves en médecine et en pharmacie connaissent sur l'histoire des médicaments.

Il me reste à indiquer brièvement les sources principales où j'ai puisé les matériaux. Pour ce qui a rapport à l'histoire naturelle médicale, c'est l'excellent ouvrage de M. A. Richard, *Histoire naturelle médicale*, qui m'a principalement servi de guide. Dans aucun autre traité les plantes médicinales ne sont décrites avec plus de perfection. J'ai emprunté au *Prodromus* de De Candolle plusieurs notions importantes ; pour les généralités sur les familles, l'*Essai sur les propriétés médicales des plantes* de De Candolle, les *Traités de pharmacie* de MM. Soubeiran et Lecanu m'ont été d'une grande utilité. Pour la partie descriptive des drogues simples, j'ai toujours eu sous les yeux les substances dont j'allais traiter, et je me suis plus particulièrement servi de l'*Histoire des drogues simples* de M. Guibourt, si remarquable par sa rare fidélité, de l'ouvrage de M. Fée, du *Dictionnaire* de MM. Mérat et Delens, qui est une véritable encyclopédie de matière médicale, et de l'excellent ouvrage de M. Pereira's.

Pour la composition chimique, j'ai rassemblé et comparé les nombreuses analyses répandues dans les journaux de pharmacie, de chimie médicale, dans les annales de chimie et de physique, et dans les traités spéciaux de MM. Berzélius, Thenard, Dumas, Orfila, Soubeiran, Pelouze et Frémy, Regnault, etc.

Pour les propriétés physiologiques et les usages thérapeutiques, j'ai particulièrement fait usage du *Traité de toxicologie* de M. Orfila, du *Formulaire* et du *Journal de physiologie* de M. Magendie, du *Bulletin de thérapeutique*, et des principaux journaux de médecine, des ouvrages de Barbier, d'Alibert, de Mérat et Delens, de Trousseau et Pidoux, de Milne Edwards et Vavasseur, Mialhe, et des traités anciens de Desbois de Rochefort, de Schwilgué, de Cullen, et surtout de Murray, *Apparatus medicaminum*, etc. J'ai aussi enregistré avec soin les résultats de mes expériences et de mes observations.

Pour la partie pharmaceutique *pratique*, c'est le Codex qui a été mon guide principal. J'ai toujours conservé les formules officielles pour familiariser avec elles le jeune praticien. Je regarde d'ailleurs comme dangereuses toutes ces variantes qui ne reposent point sur un progrès indubitable : cependant, toutes les fois que j'ai eu des observations critiques à faire, je n'en ai pas perdu l'occasion. — Pour la partie pharmaceutique *théorique*, je me suis aidé de la *Pharmacopée raisonnée* de MM. Henry et Guibourt; mais c'est surtout le *Traité de pharmacie théorique et pratique* de M. Soubeiran, ouvrage si recommandable à tant de titres, qui m'a servi de guide.

Pour choisir les formes pharmaceutiques propres à chaque médicament, j'ai consulté les principales pharmacopées; mais pour cette partie, ainsi que pour les doses des médicaments, je m'en suis rapporté plutôt à ce que j'ai vu qu'à ce que j'ai lu; car tous les auteurs qui se suivent se copient en répétant les mêmes erreurs. Ils indiquent telle préparation comme usitée dans un hôpital, lorsqu'elle n'y est jamais employée. S'il faut accueillir avec réserve ce qui se passe chez nous, il faut encore une plus grande circonspection pour les remèdes qui sont prônés chez les étrangers.

Pour ce qui est des acquisitions nouvelles de la science, je n'ai eu qu'à extraire les travaux que chaque année j'avais soigneusement réunis dans mes Annuaires jusqu'en 1856.

Le cadre resserré de mon ouvrage ne m'a point permis de citer toujours les auteurs nombreux que j'ai consultés. Puissé-je avoir mis utilement en œuvre les matériaux qu'ils m'ont fournis!

Chaque année la thérapeutique s'enrichit de faits utiles; je chercherai à tenir mes lecteurs au courant des progrès des sciences pharmaceutiques dans mes Annuaires, que j'aurai soin de classer dans l'ordre de cet ouvrage.

1er janvier 1856.

POIDS ET MESURES.

La loi a rétabli le système décimal dans sa pureté primitive ; le médecin et le pharmacien doivent se soumettre à ses exigences.

Le *gramme* est l'unité des poids nouveaux ; le mot est le nom grec du poids que les Romains nommaient *scrupule*. Le gramme équivaut à un centimètre cube d'eau distillée, à son maximum de densité.

Les fractions du gramme sont : le *décigramme*, qui est la dixième partie du gramme ; le *centigramme*, qui est la centième partie du gramme et la dixième du décigramme ; le *milligramme*, qui est la millième partie du gramme, la centième du décigramme et la dixième du centigramme.

Les unités du gramme sont distinguées par la virgule que l'on met à droite des chiffres. — *Ex.*

1, gram. 2, gram. 20, gram.

Les décigrammes sont placés à droite de la virgule et s'écrivent ainsi :

0,1 gram. = 1 décigr.   0,4 gram. = 4 décigr.

Les centigrammes sont placés à la droite des décigrammes et s'écrivent ainsi :

0,01 gram. = 1 centigr.   0,05 gram. = 5 centigr.

S'il y a en même temps des décigrammes et des centigrammes, chacun des chiffres chargés de représenter les uns ou les autres conserve sa place :

0,12 gram. = 12 centigr., ou 1 décigr. et 2 centigr.
0,25 — 25 — 2 — 5 —

Les milligrammes sont placés à droite des centigrammes et s'écrivent ainsi :

0,005 gram. = 5 milligr.   0,008 gram. = 8 milligr.

S'il y a en même temps des centigrammes et des milligrammes, chacun d'eux conserve sa place :

$$0{,}015 \text{ gram.} = 15 \text{ milligr. ou } 1 \text{ centigr. et } 5 \text{ milligr.}$$
$$0{,}046 \ — \quad 46 \ — \quad 4 \ — \quad 6 \ —$$

S'il y a en même temps des décigrammes, des centigrammes et des milligrammes, on les écrit à la manière suivante :

$$0{,}125 \text{ gram.} = 125 \text{ milligr. ou } 1 \text{ décigr. } 2 \text{ centigr. et } 5 \text{ milligr.}$$
$$0{,}536 \ — \quad 536 \ — \quad 5 \ — \quad 3 \ — \quad 6 \ —$$

S'il y a des grammes et des fractions de gramme, on suit la même règle :

$$1{,}236 \text{ gram.} = 1 \text{ gram. } 2 \text{ décigr. } 3 \text{ centigr. } 6 \text{ milligr.}$$
$$6{,}345 \ — \quad 6 \ — \quad 3 \ — \quad 4 \ — \quad 5 \ —$$

Comme un changement dans la position de la virgule peut entraîner des différences très graves, nous avons toujours dans les formules fait disparaître la virgule et indiqué la nature de l'unité *gramme, décigramme, centigramme, milligramme* en toutes lettres; c'est le parti le plus sage : l'usage l'a consacré.

Rapport exact des poids décimaux à la livre métrique, en usage en France jusqu'en 1840.

	gram.	liv.	on.	gr.	grains.
1 Kilogramme. . . . ou	1000	2	»	»	»
1 Hectogramme. . .	100	»	3	»	43,20
1 Décagramme. . . .	10	»	»	2	40,32
1 Gramme.	1	»	»	»	18,43
1 Décigramme. . . .	0,1	»	»	»	1,84
1 Centigramme . . .	0,01	»	»	»	0,184

Ces rapports sont trop compliqués. Voici des rapports moins exacts, mais plus simples :

Rapport approximatif des poids décimaux à la livre et à ses divisions.

1 Kilogram. vaut	2 livres	1 Gram.	18 grains
750 Gram	1 livre 1/2	1/2 Gram. . . .	9 grains
625 Gram..	1 livre 1/4	8 *Décigram.* . .	15 grains
500 Gram..	1 livre	7 Décigr.	14 grains
470 Gram..	15 onces	5 Décigr.	9 grains
440 Gram..	14 onces	4 Décigr.	8 grains
400 Gram..	13 onces	3 Décigr.	6 grains

375 Gram...... 12 onces		2 Décigr.....		4 grains
350 Gram...... 11 onces		1 Décigr.....		2 grains
320 Gram...... 10 onces		100 *Centigr.* ...		18 grains
280 Gram...... 9 onces		50 Centigr. ...		9 grains
250 Gram...... 8 onces		40 Centigr. ...		8 grains
220 Gram...... 7 onces		30 Centigr. ...		6 grains
192 Gram...... 6 onces		25 Centigr. ...		5 grains
156 Gram...... 5 onces		20 Centigr. ...		4 grains
125 Gram...... 4 onces		15 Centigr. ...		3 grains
96 Gram...... 3 onces		10 Centigr. ...		2 grains
80 Gram...... 2 onces 1/2		5 Centigr. ...		1 grain
64 Gram...... 2 onces		4 Centigr. ...		4/5 grain
48 Gram...... 1 once 1/2		3 Centigr. ...		3/5 grain
32 Gram...... 1 once		2 1/2 Centigr. .		1/2 grain
24 Gram...... 6 gros		2 Centigr. ...		2/5 grain
20 Gram...... 6 gros		1 Centigr. ...		1/5 grain
16 Gram...... 1/2 once		50 *Milligr.* ...		1 grain
12 Gram...... 5 gros		38 Milligr.....		3/4 grain
10 Gram...... 2 gros 1/2		25 Milligr.....		1/2 grain
8 Gram...... 2 gros		15 Milligr.....		1/3 grain
6 Gram...... 1 gros 1/2		10 Milligr.....		1/5 grain
4 Gram...... 1 gros		6 Milligr.....		1/8 grain
2 Gram...... 36 grains		5 Milligr.....		1/10 grain
1 1/2 Gram. .. 27 grains		1 Milligr.....		1/50 grain

Rapport exact de la livre métrique et de ses divisions avec les poids décimaux.

	gram.
1 Grain...........	0,054
1 Scrupule ou 24 grains...	1,30
1/2 Gros ou 36 grains....	1,95
2 Scrupules ou 48 grains...	2,60
1 Gros ou 72 grains.....	3,90
2 Gros...........	7,81
1/2 Once ou 4 gros.....	15,62
1 Once...........	31,25
Quarteron ou 4 onces....	125,00
1/2 Livre ou 8 onces....	250,00
1 Livre ou 16 onces.....	500,00
2 Livres...........	1000,00

Les rapports exprimés dans ces tableaux pour quelques-unes des divisions sont trop compliqués pour qu'on puisse les admettre dans la pratique : aussi voici le tableau des *rapports approximatifs* adoptés par le nouveau Codex :

		gram.
1 Grain........... ou		0,05
2 Grains...........		0,1
1/2 Gros ou 36 grains....		2,0

		gram.
1 Gros ou 72 grains	. . . . .	4,0
2 Gros	. . . .	8,0
1/2 Once ou 4 gros	. . . . .	16,0
Once	. . . .	32,0
Once 1/2	. . . .	48,0
2 Onces	. . . .	64,0
3 Onces	. . . .	96,0
4 Onces	. . . .	125,0
1/2 Livre	. . . .	250,0
1 Livre	. . . .	500,0
2 Livres	. . . .	1000,0

Remarquons que le chiffre adopté pour une once, pour une once et demie, pour deux onces et pour trois onces, est un peu élevé ; on se rapprocherait plus des divisions de l'ancienne livre en adoptant les rapports suivants :

		gram,
1/2 Once ou 4 gros	. . . .	15
1 Once	. . . .	30
1 Once 1/2	. . . .	45
2 Onces	. . . .	60
3 Onces	. . . .	90

Ces rapports ont été adoptés par l'Académie de médecine et par les rédacteurs du *Formulaire des hôpitaux de Paris*. Nous avons dû, pour les formules du Codex, nous conformer au rapport adopté par le *Codex*, parce que c'est l'ouvrage légal. Au reste, ces différences sont si légères et portent pour l'ordinaire sur des substances si peu actives, qu'il est indifférent d'adopter l'une ou l'autre interprétation.

Voici un tableau indiquant les *rapports approximatifs* des fractions de grains converties en milligrammes.

			gram.
1/2 Grain	. . . .	ou	0,025
1/3 Grain	. . . .		0,017
1/4 Grain	. . . . . .		0,013
1/5 Grain	. . . . . .		0,010
1/6 Grain	. . . . . .		0,009
1/7 Grain	. . . . . .		0,008
1/8 Grain	. . . . . .		0,007
1/9 Grain	. . . . . .		0,006

Rapport du litre à la pinte.

	litre.
La pinte équivaut à	0,931
La chopine	0,466
Le demi-setier	0,233
Le poisson	0,116

ÉVALUATION PONDÉRALE DES SUBSTANCES QUE L'ON PRESCRIT PAR GOUTTES. — Il y a un grand nombre de substances que l'on prescrit par gouttes, cuillerées, etc. Ces expressions, qui ne se rapportent à aucune mesure rigoureusement déterminée, laissent toujours dans la préparation du médicament quelque incertitude qu'il serait utile de faire disparaître ; il est vrai que cette incertitude ne porte en général que sur des substances peu actives, dont on peut, sans grand danger, modifier la proportion ; et que , lorsqu'il s'agit de substances énergiques que l'on prescrit par gouttes, telles que le laudanum, diverses teintures, etc., la limite des erreurs possibles est assez resserrée pour que l'on n'ait pas, en général , à redouter d'accidents graves en adoptant ce mode de prescription, fort commode d'ailleurs dans la pratique. Néanmoins , afin de fournir aux praticiens des données qui pourront leur être utiles dans beaucoup de circonstances, nous croyons devoir placer ici un tableau du poids des principales substances qui font le sujet de cet article. On ne doit pas considérer ces poids comme rigoureusement exacts, mais comme des approximations suffisantes pour la pratique. (Codex.)

L'évaluation par gouttes est très mauvaise ; car plusieurs circonstances peuvent faire varier ce poids pour une même substance, la nature du vase, la température. Il est bien préférable d'employer, comme on le fait en Angleterre, de petites mesures de verre graduées. Quand on a affaire à des liquides qui ne se prescrivent qu'à la dose de quelques gouttes, et qu'on emploie très fréquemment, on les étend chaque jour de quatre fois leur volume d'eau, et au lieu de un volume on en mesure cinq.

Vingt gouttes des substances suivantes pèsent :

		grains.	gram.
Éther sulfurique, à 66°.	ou	9	0,35
Liqueur d'Hoffmann.		9	0,45
Alcool à 86° cent. et alcoolats.		9	8,45
Huiles d'amandes.		11	0,55
Acide acétique à 40°		12	0,60
Huile essentielle de menthe.		13	0,65
Eau de Rabel.		14	0,70
Eau distillée.		14	0,70
Laudanum de Sydenham.		15	0,75
Laudanum de Rousseau		22	1,10
Acide sulfurique à 66°.		24	1,20
Sirop de sucre à 35°.		30	1,50

TABLEAU DES ABRÉVIATIONS EMPLOYÉES
DANS CET OUVRAGE.

pr.	prenez.	q. s.	quantité suffisante.
p.	partie.	f. s. a.	faites selon l'art.
p. é.	- parties égales.	°	degrés.
gram. ou gr.	gramme.	p. 0/0.	pour cent.
centigr.	centigramme.	+	plus.
décig.	décigramme.	—	moins.
millig.	milligramme.	ex.	par exemple.
aa.	de chaque.		

MANUEL
DE MATIÈRE MÉDICALE,
DE THÉRAPEUTIQUE
ET DE PHARMACIE.

LIVRE PREMIER.

PHARMACOLOGIE ET THÉRAPEUTIQUE.

NOTIONS GÉNÉRALES
SUR L'ACTION DES MÉDICAMENTS ET LEUR CLASSIFICATION
D'APRÈS LEURS PROPRIÉTÉS MÉDICALES.

Les médicaments, en agissant sur l'économie, peuvent ou y déterminer des changements chimiques appréciables, comme, par exemple, quand on fait agir un alcali concentré sur la peau; ou bien rien ne nous indique chimiquement la nature de la modification produite, qui ne nous devient patente que par des effets physiologiques. Ainsi, quand on administre un sel de morphine, on ne peut point apprécier rigoureusement l'action chimique qu'il exerce sur l'économie, et cependant les effets physiologiques sont des plus manifestes. Il faut peut-être en accuser l'imperfection de nos moyens d'investigation; car plus on scrute avec soin les mystères de l'organisation, plus on découvre que les faits qui semblaient échapper aux lois de la chimie se laissent cependant enchaîner par elles. C'est vers ce but que doit se diriger l'attention des médecins vraiment philosophes.

Quand on étudie les propriétés des médicaments, on distingue deux sortes d'effets : 1° l'action immédiate ou primitive qu'ils exercent par leur application : c'est ce que M. Barbier nomme *pro-*

priété active, et ce que Linné désignait sous le nom de *vis* ; 2° le résultat de cette action relativement à l'état pathologique de l'individu qui y est soumis : c'est ce que M. Barbier nomme *propriété curative*, et ce que Linné désignait sous le nom d'*usus*.

Il faut encore distinguer l'effet primitif, qui se confond avec l'effet actif, et l'effet secondaire, qui est une conséquence du premier, mais qui peut n'être point l'effet curatif ; par exemple, un médicament astringent, mis en contact avec les intestins, en resserra le tissu, et par ce resserrement pourra mettre fin à un écoulement sanguin ou muqueux. L'astriction sera l'effet primitif, qui ne pourra être produit que par un médicament astringent, tandis que la cessation de l'écoulement sera l'effet secondaire, qui aurait pu être produit par un médicament jouissant de propriétés fort différentes.

On doit encore distinguer l'action locale des médicaments, c'est-à-dire celle qui se passe à l'endroit de leur application, et leur réaction, soit générale, soit sur un point plus ou moins éloigné de leur application. Cette dernière a lieu par absorption ou par sympathie.

L'absorption des médicaments s'effectue par la perméabilité des tissus ; ils sont transportés dans toute l'économie par les vaisseaux veineux, artériels, chylifères et lymphatiques. — Les tissus sont perméables aux liquides en vertu de deux forces particulières, dont l'une est la capillarité et l'autre est l'endosmose, qui est une force intimement liée avec les phénomènes capillaires, mais qui, d'après les nombreuses et belles expériences de M. Dutrochet, paraît en différer dans quelques points. — Plusieurs circonstances peuvent influer sur la rapidité et la quantité de l'absorption : en première ligne nous devons placer la nature des tissus et la nature des liquides. Si les expériences de M. Dutrochet sur l'endosmose avaient reçu tout le développement qu'elles méritent, il n'est pas douteux que l'histoire physiologique des médicaments n'en acquît de notables perfectionnements Ce serait un point du plus haut intérêt à déterminer pour un tissu donné, le coefficient endosmotique des différents liquides. Il serait aussi fort important de comparer la force absorbante des différents tissus ; on ne possède à cet égard que des notions très incomplètes. On dit, par exemple, que c'est dans les cellules aériennes du poumon que l'absorption se fait avec le plus de rapidité ; qu'elle est également très prompte à la surface des membranes séreuses ; qu'elle l'est beaucoup moins par les membranes muqueuses, et notamment par celle qui tapisse la vessie ; que la peau s'oppose encore davantage à l'absorption des médicaments. Nous reviendrons sur ce sujet dans les généralités de pharmacie qui terminent cet ouvrage, en nous occupant du mode d'administration des médicaments.

Quant à l'influence de la nature des médicaments sur leur absorption, nos connaissances ne sont ni plus précises ni plus positives. On peut dire, cependant, d'une manière générale que plus ils sont solubles, plus ils pénètrent facilement dans le torrent de la circulation. On a prétendu que tous les liquides étaient absorbés indifféremment, quelle que soit leur nature, pourvu qu'ils soient miscibles avec le sang et sans action corrosive sur nos organes. Ainsi, on a dit que, toutes choses égales d'ailleurs, l'eau, l'alcool affaibli, les poisons narcotiques, dissous dans l'eau, étaient absorbés avec la même rapidité ; mais ces faits sont trop en contradiction avec les expériences endosmotiques, pour qu'on puisse les admettre. Les substances, qui ne sont pas miscibles avec le sang, sont absorbées très difficilement, lors même qu'elles sont à l'état liquide. En effet, de l'huile, injectée dans la cavité péritonéale d'un chien, s'y retrouve plusieurs jours après sans avoir sensiblement diminué de volume, tandis que de l'eau y disparaît au bout de quelques minutes. Ces faits s'expliquent d'après nos expériences, qui ont établi que les corps gras chez l'homme ne sont absorbés que par les chylifères.

On constate qu'un médicament est absorbé, et c'est une preuve contre laquelle il n'y a rien à objecter, quand on le retrouve ou dans le sang ou dans les humeurs. On peut cependant admettre l'absorption sans acquérir ainsi la preuve de sa présence. Ainsi, comme on l'a dit il y a longtemps, on est certain qu'un médicament a été absorbé dans le cas où son application extérieure et son introduction dans l'estomac, le rectum, les veines, les cavités thoraciques, sont exactement suivies des mêmes symptômes.

On admet généralement aujourd'hui que les particules des substances médicamenteuses étant absorbées, pénètrent avec le sang dans toutes les parties de l'économie, et vont agir directement sur les différents organes. On a encore avancé que dans certains cas particuliers, ces particules, après s'être mêlées avec le liquide nourricier, agissent directement sur les extrémités des nerfs qui existent dans les parois des vaisseaux, et que c'est par l'intermédiaire du système nerveux que leur action a lieu sur tel ou tel organe, et non pas par un transport matériel sur ces mêmes organes.

Un médicament étant absorbé, comme pour l'ordinaire c'est un principe anormal qui se trouve ainsi transporté dans le sang, l'économie fait des efforts souvent rapides pour l'éliminer. Plusieurs voies d'élimination peuvent être employées par la nature : tantôt le médicament est séparé du sang par les reins et se re-

trouve dans les urines (c'est le cas le plus fréquent); tantôt c'est
la peau qui est chargée de ce travail, et les particules étrangères
sont entraînées avec les sueurs ; d'autres fois c'est l'intestin qui
porte au dehors les médicaments, qui se retrouvent alors dans les
matières excrémentitielles. Quand la sécrétion du lait est établie,
souvent la glande mammaire est chargée de ce rôle d'élimination.
Il est probable encore que le foie joue souvent un rôle actif dans
ce travail important; enfin, dans un grand nombre de conditions
particulières, les poumons servent à éliminer les particules étrangères introduites dans le torrent de la circulation.

Il est bien important de connaître exactement ces différentes
voies d'élimination: car pour l'ordinaire les fonctions de l'organe,
qui est chargé de ce rôle, reçoivent une activité nouvelle, et avec
le principe médicamenteux les principes morbifiques, qui se trouvent dans l'économie, peuvent être entraînés, et la santé se rétablir. Ainsi, la plupart des médicaments, qui sont éliminés par les
reins, agissent comme diurétiques, ceux qui sont éliminés par la
peau agissent comme diaphorétiques, et ainsi de suite. Ce travail
éliminatoire s'effectue souvent avec une prodigieuse activité. Ainsi,
après quelques heures, on retrouve dans les urines du sel de nitre
qu'on a introduit dans l'estomac, et l'élimination est si rapide qu'on
a beaucoup de peine à le trouver dans le sang.

J'ai la ferme conviction qu'on ne pourrait pas entreprendre
d'expériences plus profitables aux vrais progrès de la thérapeutique que d'étud'er par des observations attentives les voies d'élimination des médicaments Il ne s'agit pas là de recherches de
pure curiosité ; mais ces expériences auraient pour résultat d'éclairer le traitement des maladies et de le faire reposer sur autre chose
que sur un aveugle empirisme.

Plusieurs médicaments d'origine organique parmi les plus énergiques, lorsqu'ils sont introduits dans le torrent de la circulation,
ne peuvent se retrouver dans aucun des produits qui sont éliminés
de l'économie Il est convenable d'admettre, jusqu'à preuve du
contraire, qu'ils sont détruits dans l'organisme. Ceci étant posé,
voici une hypothèse qui pourrait conduire à l'explication de la mys-
térieuse et puissante influence des médicaments et des poisons sur
l'économie vivante. L'expérience a démontré que les corps odorants
n'affectaient le sens de l'odorat que lorsqu'ils étaient soumis à
l'influence du gaz oxygène, qui les détruisait incessamment. Ne
pourrait-on pas également penser que les médicaments organiques
ne manifestent leur puissance que lorsque, sous l'influence de
l'oxygène, ils subissent dans les corps vivants de continuelles mé-
tamorphoses?

L'action que certains médicaments exercent sur nos organes peut se propager, dit-on, à toute l'économie sans que les molécules soient absorbées, et par le seul intermédiaire du système nerveux. On dit alors qu'ils agissent *par sympathie*. La preuve que l'on a donnée de la réalité de cette action est la suivante : en interrompant la communication nerveuse entre le système cérébro-spinal et les parties sur lesquelles on applique le médicament, tout phénomène dépendant de l'action sympathique cesse immédiatement. On dit encore que plusieurs substances agissent d'abord par sympathie et ensuite par absorption : ainsi, aussitôt que les liqueurs alcooliques pénètrent dans l'estomac, elles transmettent, dit-on, au cerveau une impression excitante ; mais bientôt après, ces liquides sont absorbés, et l'action directe s'ajoute à l'action sympathique. C'est particulièrement entre certains organes, l'estomac et les poumons, l'estomac et le cerveau, que ces influences sympathiques ont été surtout admises ; mais je crois que le plus grand nombre des phénomènes qu'on a rapportés à la sympathie sont déterminés par une rapide absorption.

Il est encore une distinction importante qu'on peut établir entre l'action des divers médicaments. L'influence des uns peut se faire sentir d'une manière à peu près égale sur tous les organes ; d'autres, au contraire, bien qu'ils modifient encore l'état actuel de toute l'économie, ont une influence spéciale bien déterminée sur un ou plusieurs de nos organes Ainsi, les substances toniques qui sont absorbées, telles que les préparations ferrugineuses. les amers, etc., portent en même temps leur action sur le tube digestif, les poumons, le système musculaire, etc. Mais il est certain nombre de substances, qui, outre une action générale, en ont une spéciale bien déterminée. Ainsi, pour ne citer que des exemples incontestables. les alcalis des strychnées, portés d'une manière quelconque dans le torrent de la circulation, semblent concentrer leur action stimulante sur la moelle épinière ; l'opium, les alcalis des solanées, réagissent encore d'une manière spéciale sur le système nerveux, mais ils paraissent porter principalement leur influence sur le cerveau.

De l'émétique introduit dans l'économie, soit par absorption, soit par injection dans les veines, produit toujours, sauf quelques rares exceptions, des efforts de vomissement ; cette action est si marquée que, malgré l'extraction de l'estomac chez un animal soumis à l'influence de cette substance, les nausées et les contractions des muscles abdominaux, qui contribuent si puissamment au vomissement, ne laissent pas d'avoir lieu, comme l'ont montré les belles expériences de M. Magendie. Tous ces exemples, que nous pourrions multiplier à l'infini, prouvent la spécificité d'action de plusieurs médicaments.

Des classifications des médicaments d'après leur action.

Le plus grand nombre des pharmacologistes admet que la manière la plus utile de classer les médicaments, c'est de prendre pour base leur mode d'action sur l'économie. Ce principe étant posé, de grandes et peut-être d'insurmontables difficultés arrivent, lorsqu'on veut passer à l'exécution.; pour s'en convaincre, il ne s'agit que de consulter les innombrables classifications des médicaments qui ont été successivement préconisées. Chacun peut facilement montrer les défauts dont sont entachés les ouvrages de ses devanciers; mais lorsqu'il s'agit de constituer quelque chose de solide, c'est alors que toute l'aridité de la tâche qu'on a entreprise se montre dans tout son jour. Ainsi, les uns ont rangé les substances médicamenteuses d'après les vertus spécifiques qu'on leur attribuait contre telle ou telle maladie, et ont établi des classes de *fébrifuges*, d'*antiscorbutiques*, d'*antisyphilitiques*; d'autres, prenant pour base certains effets secondaires qui peuvent résulter de l'action des médicaments, ont établi presque autant de divisions qu'il y a d'indications curatives à remplir, et, sous les noms d'emménagogues, d'hydragogues, d'incisifs, de béchiques, ils ont rassemblé toutes les substances qui ont pour but de favoriser l'écoulement des règles, de l'eau, de faciliter l'expectoration, etc., quelles que fussent d'ailleurs leur nature et leur action primitive sur l'économie. M. Barbier, et la plupart des pharmacologistes modernes, admettent que c'est l'impression qu'un médicament porte sur les tissus vivants, ce sont les phénomènes qu'il fait naître dans le jeu, dans l'action des appareils organiques, qui doivent lui assigner une place dans une distribution méthodique. Une classification qui, en présentant aux lecteurs la masse des sujets de la pharmacologie, lui dévoilerait la nature de la propriété agissante de chacun d'eux, lui montrerait les effets que chaque agent va produire, et qui indiquerait en même temps le parti que l'art de guérir peut en retirer, réunirait les conditions les plus favorables que la pharmacologie puisse attendre de ces sortes de méthodes. Ainsi, on a pris pour base de la classification des médicaments les changements physiologiques qu'ils produisent dans l'action des organes. Mais ces changements ne sont pas faciles à déterminer; l'organisation est si compliquée que l'on ne sait pas toujours distinguer les effets des médicaments d'une manière précise. Ce sont les expériences des toxicologistes qui nous ont le plus éclairés sur ce sujet.

En portant les médicaments à hautes doses, leur action se trouve quelquefois pervertie comme celle des acides ; mais dans la plupart des cas, elle se trouve simplement augmentée : alors les phénomènes sont plus sensibles et plus faciles à étudier. Malgré les nombreux travaux entrepris dans cette direction, il est encore de grandes difficultés à vaincre, et il est impossible que la classification des médicaments d'après leurs propriétés ne se ressente pas beaucoup de l'imperfection de leur étude. Il est encore un autre ordre de difficultés que les recherches les plus assidues ne pourront vaincre. Un médicament a souvent plusieurs manières d'agir ; ses effets sont sujets à varier, suivant les doses et une foule de circonstances ; souvent des médicaments, dont l'effet primitif paraît le même, font manifester des résultats secondaires fort différents. Il en est encore qui peuvent déterminer des effets secondaires semblables, et avoir une manière d'agir tout à fait spéciale et différente pour chacun d'eux : l'ipécacuanha, l'émétique et la digitale font vomir ; mais, en outre, ils possèdent pour chacun d'eux des propriétés spéciales. Il en est dont l'action locale est la même, et les réactions sur tel ou tel système fort différentes, et plus semblables souvent aux effets des médicaments qui ont une action locale opposée. Ainsi, l'euphorbe, le tabac et les cantharides agissent de même localement, et leur action secondaire les rapproche les uns et les autres des médicaments, dont ils sont tout à fait séparés sous le point de vue de leur action primitive. Si l'on a affaire à des médicaments, dont les effets très complexes varient suivant les doses auxquelles on les administre, les circonstances dans lesquelles on les place, alors surgissent de nouvelles difficultés que chacun lève à sa façon d'une manière très arbitraire. Ainsi, pour ne citer qu'un exemple, le tartre stibié est classé parmi les vomitifs par tous les pharmacologistes, et cependant, lorsqu'on l'administre en petite quantité et en lavage, il ne détermine plus de vomissement, mais il devient purgatif. On peut le prescrire à hautes doses dans la pneumonie et le rhumatisme articulaire, sans qu'il se manifeste d'action vomitive ou purgative : c'est une tout autre manière d'agir. Si l'on considère son action locale extérieure sous forme de pommade, alors c'est encore dans un nouvel ordre qu'il faudra le placer. Ce que je dis de l'émétique, je pourrais l'appliquer au plus grand nombre de médicaments, et je montrerais que presque tous peuvent se classer dans des sections souvent très opposées. Ainsi, pour nous résumer en deux mots, nous dirons que toutes les classifications qui ont pour base l'action des médicaments sur l'économie animale sont difficiles ; d'abord parce que cette action est très imparfaitement connue, ensuite parce que le même médicament, placé dans des circonstances différentes, peut agir aussi d'une manière toute différente.

Voici les bases sur lesquelles reposent les principales classifications des médicaments.

Linné, qui s'est aussi occupé de la classification des médicaments par action, paraît avoir plutôt classé les mots connus à son époque que les propriétés elles-mêmes. M. Choinel, dans sa *Pathologie générale*, admet sept classes principales de médicaments : 1° les évacuants, 2° les astringents, 3° les débilitants, 4° les toniques, 5° les calmants, 6° les stimulants. 7° les spécifiques. Il reconnaît lui-même les défauts de cette division ; mais il pense avec raison qu'ils se retrouvent dans toutes les autres, qui ont l'inconvénient d'être beaucoup plus compliquées.

M. Barbier partage les médicaments en dix classes : 1° les toniques, qui condensent le tissu des organes et fortifient leur matériel ; 2° les excitants ; 3° les diffusibles, qui stimulent le tissu des organes et pressent leur action ; 4° les émollients, qui relâchent le tissu des organes et diminuent leur vitalité ; 5° les tempérants, qui modèrent la trop grande activité des organes, surtout de l'appareil circulatoire, et qui font décroître la calorification quand elle est trop forte ; 6° les narcotiques, qui diminuent surtout la vie de l'appareil cérébro-spinal ; 7° les purgatifs. qui irritent la surface interne des intestins, déterminent des excrétions intestinales, et donnent lieu à des évacuations alvines ; 8° les émétiques. qui irritent surtout la surface gastro duodénale, et provoquent le vomissement ; 9° les laxatifs, qui troublent les mouvements naturels des intestins, et décident l'expulsion de ce qu'ils contiennent ; 10° *incertæ sedis*, qui ont un mode d'action spécial, et qui ne peuvent entrer dans les classes précédentes.

Alibert a rangé les agents thérapeutiques en suivant une classification physiologique. Il a pu classer ainsi une foule d'actions qui n'avaient pu trouver place dans le système de M. Barbier. Mais cette méthode présente beaucoup de causes d'incertitude, et elle a le grave inconvénient de porter à diriger les moyens thérapeutiques contre les symptômes plutôt que contre la cause de la maladie.

MM. Milne Edwards et Vavasseur, dans leur excellent *Manuel de matière médicale*, divisent les médicaments en douze classes de la manière suivante : 1° les astringents, 2° les toniques, 3° les excitants généraux et spéciaux, 4° les narcotiques ou stupéfiants, 5° les émétiques, 6° les purgatifs, 7° les laxatifs, 8° les tempérants, 9° les émollients, 10° les rubéfiants et épispastiques, 11° les caustiques, 12° les anthelminthiques.

L'école italienne, qui n'est bien connue chez nous que depuis la traduction de l'ouvrage important de M. Giacomini, a eu la prétention d'établir une classification vraiment philosophique des médicaments. Voici les trois principes qui sont la base de la science pharmaceutique de M. Giacomini : « 1° La véritable action pharmaceutique d'une substance ne s'obtient que lorsqu'elle entre dans le travail d'assimilation organique. Cette action doit être distinguée des autres qu'elle peut exercer en vertu de ses propriétés mécaniques, physiques et chimiques. 2° L'action pharmaceutique de chaque remède est une, toujours la même, quelque différents que ses effets puissent être en apparence dans les divers cas où on l'applique. Cette action est non-seulement constante, mais encore primitive, intrinsèque à la substance, et doit être distinguée des modifications qu'elle peut subir par des circonstances étrangères au médicament et propres à l'individu, modifications qu'elle peut éprouver au moment de son application, et qui donnent lieu à des effets secondaires variables. 3° Les remèdes doivent être classés selon leur action pharmaceutique intrinsèque et primitive. Les effets secondaires doivent être indiqués dans les cas spéciaux, et conjointement aux circonstances qui les occasionnent. »

En partant de là, M. Giacomini admet deux classes de remèdes, les *hypersthéniques* et les *hyposthéniques*, auxquels il ajoute une troisième classe, qu'il nomme *spécifiques*. Il établit, en outre, que l'action dynamique des médicaments n'est pas également ressentie par tous les organes ou les appareils. Bien que cette action porte toujours, dit-il, sur la vitalité générale ou sur les nerfs ganglionnaires qui la représentent, elle se déclare toujours avec plus d'intensité dans tel ou tel appareil, selon la nature des médicaments et la structure particulière de nos organes. De là, plusieurs subdivisions ou ordres des deux premières classes. Ainsi, il admet des hypersthénisants et des hyposthénisants, *vasculo-cardiaques*, *cardialo-vasculaires*, *céphaliques*, *spinaux*, *gastro-entériques* et *lymphatico glandulaires*.

Nous aurons occasion de montrer dans la suite de cet ouvrage combien sont fragiles les bases sur lesquelles s'appuie cette ambitieuse classification.

MM. Trousseau et Pidoux attachent une importance moins grande à ces classifications, et, selon moi, ils ont grandement raison. Dans la première édition de leur ouvrage classique de thérapeutique, ils avaient montré une complète indifférence à l'égard de la classification des agents de la matière médicale. Il y a, disent-ils, des médicaments qui purgent, d'autres qui excitent, etc. Ils admettaient donc une classe de médicaments purgatifs, une classe de médicaments excitants, ainsi de suite. Ceci néanmoins était une classification fondée sur le mode d'action physiologique des agents de la matière médicale ; mais cette classification n'était pas uniforme, puisque, à côté de cela, on remarque des classifications fondées sur le mode d'action thérapeutique. Ainsi les antispasmodiques, les anthelminthiques, etc. Cette contradiction est très difficile à éviter, et dans leur deuxième édition, sans prétendre à une classification complétement naturelle et logique, èt tout en conservant les classes d'excitants, de toniques, de vomitifs, d'antispasmodiques, etc., les auteurs ont, disent-ils, commencé à introduire un peu d'ordre dans le désordre.

« Quelque dédain qu'on veuille affecter pour les classifications, il est impossible de s'en affranchir ; et toute classification est déduite d'une manière de voir et d'apprécier les choses qu'on veut exposer. Comme on ne peut les exposer toutes ensemble, qu'il faut une succession, etc., à moins de traiter pêle-mêle du chaud, du froid, du quinquina, de la graine de lin, de la moutarde et de l'acétate de plomb, force est bien de suivre un ordre en vertu d'un principe ordonnateur. »

Ils ont donc traité en premier lieu des médicaments qui portent *primitivement* leur action sur la plasticité, pour la modifier, soit en la restaurant et la fortifiant, comme les préparations ferrugineuses et astringentes, soit en l'affaiblissant et en l'altérant, comme le mercure et la saignée. Après cela viennent les médicaments qui portent *primitivement* leur influence sur l'innervation pour la fixer et l'actionner, comme le quinquina et les stimulants, ou pour la modérer et la calmer, comme l'opium et le froid, etc.

Dans l'état actuel de nos connaissances en physiologie et en pharmaceutique, lorsqu'on cherche à étudier avec conscience l'action des divers agents employés pour guérir l'homme malade, lorsqu'on veut classer ces agents d'après leur mode d'action, on rencontre des difficultés dont on ne se fait pas une idée exacte, lorsqu'on n'a point longuement médité sur ces graves sujets. Une étude approfondie nous montre que tout, pour ainsi dire, ce qu'avait longuement édifié l'école qui nous a précédés est à refaire. Ces hommes ardents, qui avaient inscrit sur leur bannière le beau mot de physiologie, se montrèrent peu soucieux de suivre les préceptes, même les plus ordinaires, que cette science nous enseigne. Au lieu de prendre pour guide l'expérience, ils firent tous leurs efforts pour plier les faits à leurs théories préconçues, ou, s'ils observaient ou expérimentaient quelquefois, ils ne surent point lire dans ce beau livre de l'expérimentation, ou bien ils n'y déchiffraient que ce qu'ils avaient besoin d'y découvrir.

J'attaque ici une école qui fut plutôt pathologique que thérapeutique ; mais on s'apercevra, j'espère, de plus en plus que ces deux sciences sont inséparables, même sous le point de vue théorique. On sentira de plus en plus la profondeur de ces belles paroles : *naturam morborum curationes ostendunt.*

La doctrine de l'irritation avait singulièrement simplifié l'histoire physiologique des agents theurapeutiques. En effet, presque tous se bornaient, au dire des novateurs, à enflammer ou à irriter les organes sur lesquels ils agissaient spécialement. Ainsi, pour ne citer qu'un exemple, les narcotiques déterminaient des symptômes du côté du système nerveux, parce qu'ils enflammaient l'encéphale ou ses enveloppes ; les purgatifs devaient leur action à l'irritation qu'ils déterminaient dans le tube gastro-intestinal, et ainsi de suite. Défions-nous de cette apparente simplicité, elle est trompeuse. Les choses ne se passent point ainsi. La science n'est pas faite ; elle est, pour ainsi dire, toute à édifier.

Les modificateurs de l'économie n'agissent point d'une manière uniforme ; tous, pour ainsi dire, ont une spécificité d'action qui les caractérise. Ils ont, si je puis m'exprimer ainsi, une individualité qui ne se prête point à nos généralisations.

Il existe certains groupes naturels (ex. : *solanées vireuses, strychnées tétaniques, ombellifères vireuses, ferrugineux, mercuriaux,* etc.), mais ils sont loin d'être aussi étendus qu'on le pense généralement ; les bien étudier, les définir nettement, tel est le travail le plus fructueux que l'on puisse exécuter maintenant. Il faut renoncer pour longtemps aux grandes généralisations, qui jusqu'ici n'ont fait que nous égarer, ou ne se les permettre qu'avec la plus grande réserve, et sans y attacher beaucoup d'importance. La science est ainsi longue et difficile, son exposition est plus aride ; mais au moins nous sommes dans une bonne voie, et les conquêtes que nous ferons sur ce terrain sont assurées.

La vérité qui nous échappe si souvent, que nos sens débiles ne peuvent toujours démêler avec facilité de l'erreur, demande pour être connue et développée, tous les moyens dont la science dispose ; il faut à chaque difficulté nouvelle multiplier nos ressources et nos efforts. Il faut, pour nous guider dans cet immense dédale, un fil heureux que nous ne devons jamais abandonner. Quel sera-t-il ? quel est le principe que nous invoquerons incessamment, et qui ne nous trompera pas ? C'est celui qu'ont vivifié tous ceux qui ont marqué d'une manière indélébile leur passage dans la science qu'ils ont cultivée. En un mot, c'est le *principe de comparaison.* C'est le principe que Cuvier a développé d'une manière aussi admirable, et qui a toujours servi de base à ses immortels travaux ; et c'est ce principe qu'il faudra suivre pour arriver à des données neuves et vraies. Sans doute notre but définitif est de guérir l'homme malade ; mais pour atteindre ce but, il faut connaître l'action physiologique des médicaments ; et si l'on considère l'homme isolé des autres êtres de la création, cette étude, je l'avouerai, est pour ainsi dire inabordable. Consultez, en effet, tout ce qui a été écrit à ce sujet, quelle confusion, quel chaos, quelle ignorance ! Adoptons le principe de comparaison, étudions l'action des modifications, non-seulement sur l'homme, mais sur des êtres bien choisis dans toute l'échelle organique ; nous verrons surgir de ces comparaisons des faits qui jetteront sur nos recherches une lumière inattendue.

Il est encore un autre point de vue sous lequel il est de la plus grande importance d'étudier les médicaments : c'est de les suivre dans les conditions diverses où ils se trouvent dans leurs rapports avec l'économie vivante ; c'est de déterminer, par exemple, les modes et les voies d'absorption propres à chaque médicament, d'étudier les altérations qu'ils éprouvent dans le torrent de la circulation, et de connaître les voies d'élimination. Ainsi, lorsqu'il s'agira d'un médicament introduit dans l'estomac, il faudra étudier, s'il y a lieu, les modifications qu'il éprouve pour être rendu soluble, déterminer les parties de l'appareil digestif où il est absorbé, et comment il est absorbé ; il faudra rechercher s'il est ou s'il n'est pas modifié dans l'économie, et comment il est éliminé. En suivant cette voie, qui est toute expérimentale, nous appuierons sur une bonne physiologie l'édifice de la thérapeutique.

Comme la plupart des médicaments énergiques peuvent agir comme poison, nous pensons faire une chose utile en indiquant rapidement les moyens d'isoler et de caractériser ces substances dans les cas de recherches médico-légales, et en indiquant les meilleurs contre-poisons, et en insistant aussi sur la thérapeutique des empoisonnements.

Quelques auteurs ont prétendu que les neutralisants chimiques étaient inutiles dans le traitement des empoisonnements, et ils se contentent de préconiser les moyens thérapeutiques qui peuvent être rationnellement employés pour combattre les accidents consécutifs à l'action du poison. Je pense que cette opinion n'est pas plus soutenable que celle qui consisterait à prétendre qu'on ne doit sauver les naufragés qu'en courant après eux dans un bateau, et qu'on ne doit pas leur jeter une corde du rivage. Pour mon compte je crois qu'il ne faut pas plus négliger les contre-poisons que les remèdes qui doivent combattre les accidents ; et pour ces derniers je ferai en sorte de me laisser guider plutôt par l'expérience que par des théories préconçues.

MÉDICAMENTS NARCOTIQUES.

Narcotiques (de ναρχοω, j'engourdis). Ce sont des médicaments qui agissent spécialement sur le système nerveux, et principalement sur le cerveau ; ils diminuent ou pervertissent son activité ; ils peuvent même interrompre momentanément ses fonctions. On leur a encore donné les noms de *stupéfiants, hypnotiques, anodins.* Administrés à hautes doses, ils doivent être regardés comme des poisons très énergiques. Voici, d'après les auteurs, les symptômes que les narcotiques peuvent produire (je donne ces généralités sans y attacher beaucoup d'importance, car on verra que les narcotiques diffèrent beaucoup les uns des autres par rapport à leurs effets) : « Engourdissement, pesanteur de tête, somnolence, vertiges, sorte d'ivresse, assoupissement, état comme apoplectique, délire furieux ou gai, douleurs légères d'abord, puis insupportables, cris plaintifs, mouvements convulsifs, partiels ou généraux, faiblesse ou paralysie des membres et en particulier des membres abdominaux ; dilatation ou resserrement de la pupille, sensibilité diminuée des organes des sens, nausées, vomissements, surtout si la substance narcotique a été appliquée sur la peau ulcérée ou sur le rectum ; pouls fort, plein, fréquent ou rare, respiration comme dans l'état naturel ou un peu accélérée. Les symptômes développés par les poisons de cette classe sont à peu près les mêmes, soit que la substance vénéneuse ait été appliquée sur le tissu cellulaire, soit qu'elle ait été introduite dans l'estomac ou injectée dans les veines. Ces médicaments ne paraissent subir aucune modification importante avant leur absorption.

On a réuni, sous le nom de *narcotiques* ou *stupéfiants*, des médicaments qui n'ont entre eux aucun rapport. Si l'on analyse avec soin les effets physiologiques déterminés par ces agents sur l'homme et les êtres de l'échelle organique, on est frappé des différences considérables qui séparent ces produits.

La distinction généralement admise de narcotiques et de narcotico-âcres ne repose sur aucune base légitime En effet, des substances, telles que la belladone et la jusquiame, qui ne diffèrent que par l'intensité d'action, se trouvent séparées ; et par contre, dans la classe des narcotico-âcres se trouvent réunis les éléments les plus disparates. Si l'on veut établir quelques généralités profitables, il faudra adopter dans ce chaos des narcotiques quelques divisions naturelles. Voici celles que je suivais dans mes cours : 1° opiacés, 2° solanées vireuses, 3° ombellifères vireuses, 4° tétaniques, 5° helléborées, 6° médicaments cyaniques.

Les *opiacés* et les *solanées vireuses* agissent spécialement sur l'encéphale, mais ils diffèrent essentiellement par des caractères de première valeur : les opiacés déterminent le sommeil, les solanées vireuses le délire. Sous l'influence des premiers, la pupille se contracte ; sous l'influence des seconds, elle se dilate. Les solanées vireuses épargnent complétement les êtres inférieurs de la série organique. Les plantes ne ressentent rien de leur influence, les insectes les mangent, les limaçons peuvent se nourrir de leurs feuilles, et devenir un poison pour l'homme. Non-seulement ces êtres inférieurs, mais d'autres plus élevés dans l'échelle animale, sont encore épargnés par les solanées vireuses. Le lapin peut se nourrir de feuilles de belladone. Runge a annoncé ce fait, qui a été vérifié. J'ai expérimenté que des pigeons peuvent prendre des quantités considérables de poisons solaniques sans être incommodés ; mais, par contre, les carnassiers paraissent, comme l'homme, être vivement influencés par les solanées vireuses. On pourrait résumer ainsi l'action de ces redoutables agents sur la série organique en disant : *Les solanées vireuses agissent sur les animaux avec d'autant plus d'énergie qu'ils ont plus d'intelligence, qu'ils se rapprochent plus de l'homme, qui de tous est le plus vivement influencé par elles.*

Les *ombellifères vireuses*, *œnanthe*, *cicuta*, *conium*, et les *tétaniques*, *coriaria*, strychnées, agissent plus spécialement sur la moelle épinière. Ces deux ordres de poisons déterminent la mort des animaux vertébrés par une véritable asphyxie, parce que la fonction de la respiration est suspendue ; mais le mécanisme de cette suspension est radicalement différent dans les deux cas. Avec les strychnées, les muscles inspirateurs et expirateurs (intercostaux, diaphragme) sont tendus, roides ; avec les ombellifères vireuses, ils sont mous, flaccides, stupéfiés. Mais, dans l'un et l'autre cas, leurs fonctions sont suspendues, et l'animal meurt asphyxié, si l'action du poison est suffisamment persistante.

Les *helléborés*, que je forme par la réunion de la tribu des delphinées parmi les renonculacés, et de plusieurs genres de colchicacées (rapprochement que les anciens n'avaient pas méconnu, et que légitiment l'analyse chimique, l'action physiologique, etc., etc.), diffèrent essentiellement des groupes précédents. Le principe actif de ces végétaux agit sur l'ensemble du système nerveux, sans localisation qu'on puisse spécifier ; tous les êtres de la série animale paraissent être sensibles à son influence, caractère qui distingue suffisamment le groupe des helléborées.

Les *médicaments cyaniques* agissent, non plus seulement sur le système nerveux, mais sur tout ce qui vit, la vie n'eût-elle pour support qu'une cellule organique.

Les *narcotiques* sont particulièrement employés pour calmer la douleur et remédier à l'insomnie. Comme ces accidents compliquent souvent d'une manière fâcheuse un grand nombre de maladies, on comprend à combien d'applications les narcotiques sont réservés. On les emploie tous les jours dans le traitement de plusieurs névroses, telles que le tétanos, la chorée, etc. Ils sont aussi très utiles dans plusieurs névralgies, dans les fièvres accompagnées de symptômes nerveux. Ils procurent du calme aux malades tourmentés par des douleurs syphilitiques, par des cancers parvenus à leur dernière période. Les narcotiques sont les consolateurs des maux incurables, et la dernière ressource à laquelle le médecin puisse avoir recours pour procurer quelque soulagement quand il ne peut guérir. On doit s'abstenir des narcotiques quand la faiblesse du malade est trop grande. Il faut toujours une grande prudence dans leur administration.

Un fait qui domine la thérapeutique des médicaments narcotiques, c'est qu'on peut s'habituer très facilement aux principaux, et élever ainsi les doses à une quantité considérable. Les agents narcotiques auxquels on s'habitue ne sont pas des poisons non-seulement pour les plantes, mais encore pour un grand nombre d'êtres de la série animale. A propos de l'accoutumance des narcotiques, il est une remarque, qui doit toujours être présente à l'esprit du pharmacien, quand on élève graduellement la dose, et cette remarque a surtout de l'importance, lorsqu'il s'agit des extraits des solanées vireuses : il ne faut jamais changer de préparation sans en prévenir le médecin ; ainsi il ne faut pas remplacer sans précaution un extrait préparé une année par un extrait préparé une autre année. L'un peut être beaucoup plus actif que l'autre. On aurait pu prendre sans danger des doses considérables d'un extrait altéré, et lorsqu'on le remplace par des quantités égales d'un extrait bon et nouveau, on voit survenir de redoutables accidents, qu'on a bien à tort attribués à un état de saturation, et qui a fait passer quelques narcotiques pour des médicaments à longue portée : c'est une erreur basée sur une mauvaise expérimentation. Il n'est point d'agents qui soient plus souples à l'accoutumance que les narcotiques.

La facilité avec laquelle on s'habitue aux narcotiques indique assez aux médecins qu'il faut varier, non-seulement les modes de préparation, mais encore les agents de la médication stupéfiante.

Les médicaments narcotiques étant introduits dans l'économie, comment agissent-ils? Quelles transformations éprouvent-ils? Par quelle voie sont-ils éliminés? A cet égard, on est dans une complète ignorance. Il paraît certain que, lorsqu'ils agissent, ils sont modifiés dans l'économie, car on ne les retrouve pas dans les produits d'excrétion ou de sécrétion : j'ai fait à cet égard un assez grand nombre de recherches infructueuses. Quelques faits semblent autoriser à faire croire que lorsqu'on les administre à des animaux sur lesquels ils n'ont pas d'action, ils sont éliminés par les reins. Quand ils sont détruits dans l'organisme, la peau paraît éprouver des modifications dans ses fonctions.

Opiacés.

L'opium et les produits qui en dérivent doivent nous occuper presque exclusivement ; il convient, cependant, de donner quelques notions générales sur les plantes de la famille des *papavéracées ;* elles nous intéressent surtout par les produits du genre *papaver*. Aussi nous n'exposerons les propriétés de cette famille qu'à la suite de ce genre ; nous devons cependant dire ici que le suc des papavéracées est blanc, laiteux, et que deux ordres de principes actifs paraissent se rencontrer dans les produits de cette famille : 1° des principes narcotiques ayant une saveur amère ; 2° des principes âcres. Dans l'opium, on retrouve ces deux espèces de principes : ainsi, la morphine, la codéine, la narcotine, la narcéine, sont des matières amères : la méconine et la thébaïne, ont, au contraire, une saveur âcre très prononcée. Dans les papavéracées qui ne sont pas narcotiques, les principes âcres apparaissent dans toute leur énergie ; ainsi la grande chélidoine (*chelidonium majus*) fournit un suc d'une grande âcreté ; il en est de même du suc âcre de pavot cornu (*glaucium corniculatum*), et d'autres plantes âcres de la famille des papavéracées. Ces végétaux doivent leur âcreté à des alcalis organiques analogues aux alcalis âcres de l'opium. On a employé le suc de la *grande chélidoine*, comme caustique, pour détruire les verrues ; on a appliqué les feuilles de cette plante sur les jambes pour provoquer la menstruation.

Les *semences* des papavéracées sont huileuses ; ni l'huile ni le tourteau ne conservent de traces de la propriété narcotique qui appartient au reste de la plante. L'*agremone mexicana* fournit une huile purgative qui est employée aux États-Unis.

PAVOT (*papaver*, L. J.). — Calice bisépale ; corolle tétrapétale, régulière ; étamines très nombreuses ; stigmate sessile, pelté, discoïde, rayonné ; capsule ovoïde, uniloculaire, indéhiscente ou s'ouvrant seulement par des trous pratiqués sous le stigmate ; graines très nombreuses, attachées à des trophospermes pariétaux, saillants et lamelliformes.

Toutes les espèces du genre papaver présentent entre elles la plus grande analogie pour leur composition et leurs propriétés médicales. Nous les étudierons plus loin en détail à l'article *Opium* ; bornons-nous seulement à constater ici qu'un grand nombre d'observateurs ont trouvé de la morphine, de la narcotine et de l'acide méconique dans nos pavots indigènes. Les expériences de Vauquelin, de Dublanc et de Caventou ont mis ces faits hors de doute ; celles de MM. Petit et Orfila ont établi qu'on retrouvait les mêmes principes dans le *papaver orientale*, et l'on sait que l'extrait de *P. dubium* et *P. rheas* jouissent de propriétés sédatives. M. Pelletier, en examinant un opium obtenu par incisions des capsules du *papaver somniferum* cultivé dans le département des Landes, n'y a pas trouvé de narcotine ; mais il y a reconnu l'existence de la morphine, de l'acide méconique, de la codéine, de la matière huileuse et du caoutchouc Les travaux les plus suivis sur la composition des pavots cultivés sont dus à M. Aubergier.

Pavot somnifère (papaver somniferum, L.). — C'est l'espèce la plus importante du genre ; elle comprend le pavot blanc et le pavot noir, qui ne sont que deux variétés. C'est une plante annuelle qui est originaire de la Perse et d'Orient ; on la cultive dans nos jardins ; sa racine est blanche, fusiforme : sa tige dressée, haute de 50 à 80 centimètres, glabre, glauque ; ses feuilles sont semi-amplexicaules, allongées, aiguës, subcordiformes, incisées et dentées sur les bords ; le calice est composé de deux sépales très caducs, ovales, concaves, glabres et glauques ; la capsule est ovoïde, globuleuse.

La variété de *pavot pourpre*, que l'Académie de médecine a consacrée d'après les belles observations de M. Aubergier, se reconnaît à ses capsules globuleuses, à ses petites soupapes s'ouvrant au-dessous du stigmate, à ses semences pourpres et à ses pédoncules nombreux.

La variété de *pavot blanc* se reconnaît à ses capsules ovoïdes, à l'absence ou à l'oblitération des soupapes, à ses pédoncules solitaires, à ses semences et à ses pétales blancs.

Capsules ou têtes de pavot. — On emploie ordinairement la variété blanche ; ces capsules sont ovoïdes, de la grosseur d'un œuf de poule, sèches, d'un blanc jaunâtre, inodores et d'une saveur un peu amère ; elles contiennent à leur intérieur une grande quantité de petites graines blanches, qui, exprimées, fournissent une huile connue dans le commerce sous le nom d'*huile d'œillet* ou d'*huile blanche*, qui sert aux mêmes usages que l'huile d'olive. On l'emploie en médecine à la dose de 64 grammes pour *lavements huileux ;* elle sert d'excipient à presque tous les liniments.

On récolte ordinairement les capsules du pavot, lorsque les graines ont mûri aux dépens des sucs du péricarpe ; il vaudrait beaucoup mieux les cueillir avant la maturité des graines, les capsules seraient ainsi beaucoup plus actives. Mais il faut bien se garder de les substituer aux capsules de commerce ; car, à doses égales, on produirait, comme cela est déjà arrivé, des accidents fâcheux.

La capsule du pavot paraît contenir les mêmes principes que l'opium (voy. plus bas), mais en proportions beaucoup moindres, et qui peuvent varier suivant la variété et l'époque de la récolte.

Les capsules de pavot jouissent des mêmes propriétés que l'opium, mais à un beaucoup plus faible degré. Elles sont employées très souvent, tant à l'intérieur qu'à l'extérieur, toutes les fois que les émollients et les narcotiques sont indiqués.

Extrait de pavot. — Il faut le préparer en traitant par lixiviation : 2 kilogrammes de capsules de pavot, séparées de leurs graines et réduites en poudre grossière, par 7 kilogrammes d'alcool à 21 degrés. L'extrait ainsi obtenu est beaucoup plus actif, d'après les expériences de M. Dublanc, que par les autres procédés. Ainsi, pour obtenir 1 partie de morphine, il faut traiter 95 parties d'extrait alcoolique, 333 parties d'extrait de suc de pavot, et 1700 parties d'extrait par infusion aqueuse. Ces quantités ne sont assurément qu'approximatives.

L'extrait de pavot blanc est rarement employé en médecine ; il en faut 20 ou 30 centigrammes pour remplacer 5 centigrammes d'extrait gommeux d'opium. Il entre dans la préparation du sirop diacode ; c'est un médicament infidèle.

Sirop de pavot blanc (sirop diacode). — Prenez : extrait alcoolique de pavot, 16 grammes ; eau pure, 125 grammes ; sirop simple, 1500 grammes. Faites dissoudre l'extrait dans l'eau ; filtrez la dissolution, ajoutez-la au sirop bouillant, et faites cuire en consistance de sirop. Chaque 32 grammes de sirop de pavot contient 30 centigrammes d'extrait.

C'est la recette adoptée par le nouveau Codex, et c'est la meilleure possible ; car elle donne un sirop d'un effet moins inconstant, parce qu'il contient des proportions fixes d'extrait ; il n'est point sujet à fermenter comme le sirop préparé par l'action de l'eau. Lorsqu'on préparait ainsi ce dernier sirop, il fallait employer l'eau chaude, mais non bouillante, pour ne pas rendre les liqueurs visqueuses. M. Guérenger avait fait la remarque qu'il fallait employer de l'eau distillée, car les eaux calcaires précipitent la morphine ; mais aujourd'hui il faut s'en tenir à la recette du Codex.

On emploie tous les jours le sirop diacode comme calmant ; c'est un narcotique léger, qui procure presque constamment le sommeil, à la dose de 30 grammes dans une potion appropriée. Comme l'extrait alcoolique de pavot contient des proportions variables de morphine, il vaut mieux employer le sirop d'affium de M. Aubergier dont je parlerai plus loin.

FOMENTATION CALMANTE. — Têtes de pavot, n° 2 ; décoction de guimauve, 1 kilogramme ; f. s. a.

FOMENTATION NARCOTIQUE.—Têtes de pavot, n° 6 ; feuilles de morelle, 50 grammes ; eau, 1 kilogramme ; f. s. a.

LAVEMENT DE PAVOT. — Têtes de pavot, n° 1 ; eau, 500 grammes ; f. s. a. Ce lavement est employé souvent avec succès pour combattre les diarrhées légères ; on y délaie 20 grammes d'amidon, et l'on a le *lavement de pavot et d'amidon*.

OPIUM. — C'est le médicament le plus important de la matière médicale et celui qui est le plus fréquemment employé. On désigne sous ce nom le suc épaissi fourni par les capsules du *papaver somniferum* (var. *album*). On le tire surtout de la Natolie et de l'Égypte ; il est probable qu'il venait autrefois exclusivement de ce dernier pays, comme l'indique le nom d'*opium thébaïque* qu'on lui donne encore aujourd'hui ; mais, grâce à M. Aubergier, dans quelques années, la France en produira ce qui est nécessaire à sa consommation. L'opium est un produit très anciennement connu ; Dioscoride en distinguait deux sortes : l'un extrait par des incisions faites aux capsules de pavot, il le nommait *opium* ; l'autre obtenu par expression des capsules et des feuilles de la plante, qu'il désignait sous le nom de *méconium*. Plusieurs auteurs admettent que l'opium préparé par incision est consommé par les riches du pays, et que celui qui nous parvient n'est que le méconium des anciens ; mais l'odeur et les autres propriétés de l'opium, les témoignages des voyageurs, rendent cette opinion peu probable. Il est presque certain que l'opium du commerce est obtenu à l'aide d'incisions. On peut supposer que l'on mélange quelquefois le produit d'incisions au produit de l'expression des tiges, des feuilles et des capsules ; mais, ce qui est certain, c'est que l'opium exotique est presque toujours falsifié.

Voici, selon M. Texier, la manière dont on prépare l'opium dans l'Asie Mineure : peu de jours après que la fleur est tombée, des hommes et des femmes se rendent dans les champs et fendent horizontalement la tête du pavot, en ayant soin que la coupure ne pénètre pas à l'intérieur de la coque ; il en sort aussitôt une substance blanche qui s'écoule en larmes des bords de la coupure. On laisse le champ en cet état pendant vingt-quatre heures, et le lendemain, avec de larges couteaux peu tranchants, on va recueillir l'opium autour des têtes de pavot ; chaque tête ne fournit de l'opium qu'une fois, et environ quelques centigrammes. Une première sophistication que reçoit l'opium est celle que lui font subir les paysans, qui ont soin, en le recueillant, de gratter légèrement l'épiderme de la coque pour augmenter le poids Cette opération introduit environ un douzième de substances étrangères. Ainsi récolté, l'opium est sous la forme d'uue gelée gluante et granuleuse; on le dépose daus de petits vases de terre, et on le pile en crachant dessus. Quand on demande aux paysans pourquoi ils n'emploient pas d'eau au lieu de salive, ils répondent que l'eau le fait gâter. L'opium est ensuite enveloppé dans des feuilles sèches, et c'est dans cet état qu'on le livre au commerce.

Dioscoride, Kæmpfer, Belon et Olivier avaient déjà donné des descriptions presque identiques. En comparant ces descriptions, on peut apercevoir cependant une différence importante, qui peut en apporter dans les propriétés des produits. Suivant Olivier et Belon, on récolte l'opium quand il est déjà en larmes épaissies, qui sont réunies simplement par agglomération, et en déchirant l'opium ainsi préparé, on peut encore les distinguer; tandis que, suivant Dioscoride, Kæmpfer et Texier, on pile et malaxe le suc épaissi récolté sur les pavots, ce qui doit en former une masse homogène.

L'opium est en masses sèches, souvent assez flexibles, aplaties, plus ou moins déformées, de la grosseur du poing. environnées de semences de *rumex* ou de feuilles de pavot; sa couleur varie du brun clair au brun noir; son odeur est forte, particulière, vireuse; elle offre un bon caractère; sa saveur est âcre, amère, nauséuse. Un petit fragment d'opium, exposé à la flamme d'une bougie, brûle avec éclat. On trouve dans le commerce français trois sortes d'opium : opium de Smyrne, d'Égypte et de Constantinople. L'opium provenant du même pays est souvent d'une qualité très variable; avant de l'employer en médecine, il faudra le soumettre aux essais chimiques que nous indiquerons plus loin.

Opium de Smyrne. — C'est ordinairement la meilleure sorte commerciale. Cet opium est en masses déformées, aplaties, recouvertes de semences de rumex; il est d'abord mou et d'un brun clair; il durcit et noircit à l'air; son odeur est forte, sa saveur est âcre et nauséuse. Lorsque, selon Guibourt, on le déchire avec précaution et qu'on l'examine à la loupe, on le voit tout formé de petites larmes blondes ou fauves, transparentes, agglutinées. On trouve quelquefois daus les caisses d'opium de Smyrne une sorte d'opium en pains arrondis, durs et d'une qualité inférieure. Très souvent, dans le commerce, on réunit, en les ramollissant, les débris d'opium, auxquels on ne manque pas d'ajouter des substances étrangères, et l'on recouvre le tout de feuilles de pavot ou de fruits de rumex.

Opium de Constantinople. — Il est plus mucilagineux que celui de Smyrne, et il contient communément moins de morphine. On en trouve de deux sortes : l'un en pains assez volumineux, aplatis et déformés ; l'autre en petits pains réguliers, d'une forme lenticulaire, de 5 à 6 centimètres de diamètre environ, recouverts d'une feuille de pavot.

Opium d'Égypte. — Il contient moins de morphine que l'opium de Smyrne, dans le rapport de 5 à 7 selon Guibourt ; il est en pains orbiculaires, aplatis, larges de 8 centimètres environ, réguliers, très propres à l'extérieur et paraissant avoir été recouverts d'une feuille dont il ne reste que les vestiges. Cet opium se distingue de celui de Smyrne par sa couleur rousse permanente, analogue à celle du véritable aloès-hépatique, par une odeur moins forte, mêlée d'odeur de moisi, parce qu'il se ramollit à l'air libre au lieu de s'y dessécher, ce qui lui donne une surface luisante et un peu poisseuse sous les doigts ; enfin, parce qu'il est formé d'une substance unie et non grenue qui indique qu'il a été pisté ou malaxé avant d'être mis en masses.

On trouve encore dans quelques droguiers plusieurs sortes d'opium que nous devons nous contenter de mentionner : 1° l'*opium de Perse* en bâtons cylindriques de 8 centimètres de long et de 1 à 2 centimètres d'épaisseur, enveloppés d'un papier lustré ; il a la couleur hépatique de l'opium d'Égypte, son odeur et sa saveur ; 2° l'*opium de l'Inde.* On en distingue trois sortes de ce pays, ceux de *Patna,* de *Mulwa,* de *Bénarès.*

Opium frelaté. — On a vendu, il y a quelques années, un opium falsifié avec beaucoup d'art : il nous était expédié d'Angleterre. On avait privé cet opium de morphine, puis le résidu avait été évaporé en consistance extractive, et mélangé de suc de réglisse, de débris de bon opium et de semences de rumex, puis la masse avait été divisée en pains, qui étaient artistement recouverts de semences de rumex et de feuilles de pavot. Les meilleurs commerçants y furent trompés ; mais l'analyse chimique dévoila cette coupable fraude, que la couleur plus foncée du produit et l'odeur très faible pouvaient déjà faire soupçonner. Cette fraude audacieuse montre combien il est important d'essayer les opiums avant de les employer.

Opium indigène de France ou d'Algérie. — Les nombreux travaux dont l'opium a été récemment l'objet en faisant connaître les variations extrêmes que présente ce produit tel que nous le livre le commerce, méritent au plus haut degré d'attirer l'attention des praticiens. Ils prouvent que les anomalies dans l'action de ce médicament, qu'on a cru pouvoir attribuer à l'état des malades, à leur idiosyncrasie, n'avaient le plus souvent d'autres causes que des différences dans la composition dont on était loin de soupçonner l'étendue.

On savait qu'aux lieux de production, chaque jour l'opium était falsifié davantage, que souvent on mêlait l'extrait de la plante entière au produit obtenu par incisions ; on pouvait jusqu'à un certain point distinguer par les caractères physiques les opiums ainsi altérés ; mais ce qu'on ignorait, ou ce qu'on ne savait qu'imparfaitement, c'est que des opiums préparés également par incision avec le suc laiteux pur et sans mélange pouvaient présenter des variations comprises dans les limites effrayantes de 2 à 15 pour 100, ainsi que vient de le constater M. Aubergier, variations de nature à ôter toute sécurité aux médecins ; ce qu'on ignorait, c'est que la richesse de l'opium varie suivant la variété de pavots qui l'a fourni, et pour une même variété, suivant l'époque plus ou moins avancée de maturité de la capsule au moment de la récolte. Il en résulte qu'en ayant toujours recours à la même variété, et en choisissant le moment le plus favorable pour la récolte du suc, on peut parvenir à resserrer désormais les différences de richesse en morphine dans des limites aussi insignifiantes que celles constatées entre les divers opiums du commerce. Parmi les variétés de pavots que l'on peut choisir pour la préparation de l'opium, l'Académie a pensé que c'était celle qui pouvait fournir un opium assez régulièrement riche à 10 pour 100, à laquelle il convenait de donner la préférence ; que la proportion décimale dans la richesse en morphine maintenue dans les formules à base d'opium indigène présentées par M. Aubergier, permettait aux médecins de se rendre plus facilement compte de leur composition ; qu'il importait de distinguer ces nouvelles préparations des préparations anciennes à base d'opium du commerce qui ne présentent ni la même pureté, ni la même richesse, ni surtout la même uniformité de composition. Pour remplir plus complétement les intentions de l'Académie à cet égard, M. Aubergier propose de désigner son opium indigène sous le nom d'*Affium*, qui est en effet son véritable nom.

Pour ce qui se rapporte au choix de la variété à cultiver, les belles études de M. Aubergier ne laissent aucun doute. Le but principal que l'on doit atteindre pour un produit à la fois aussi utile et aussi énergique que l'opium, c'est de l'obtenir autant que possible dans les conditions les plus voisines de l'*identité*. Or, quand il s'agira de l'opium destiné aux usages médicaux, la culture du pavot pourpre, dans l'état actuel de nos connaissances, devra toujours être préférée. En effet, de patientes analyses, renouvelées dans les conditions les plus diverses, pendant une suite d'années déjà satisfaisantes, nous ont montré que l'opium extrait avec les précautions convenables des capsules du pavot pourpre, se rapprochait infiniment de ce type de richesse en morphine de 10 pour 100 que l'Académie consacre.

Pour établir solidement sur notre sol, où elle peut être surveillée, cette belle industrie de la fabrication de l'opium indigène, M. Aubergier, qui s'est occupé avec tant de constance et de succès de cette question (1), a bien vu que si l'on voulait lutter avec la production de l'Asie Mineure, il fallait perfectionner le procédé minutieux des incisions.

Tout ce qu'a fait cet habile observateur peut servir de modèle. Procédé d'incision, méthode pour recueillir et dessécher le suc, utilisation des graines, il n'a rien laissé à désirer. Aussi nous pensons qu'il est indispensable de reproduire ici l'ensemble des moyens qu'il a si heureusement appropriés à la préparation économique de l'opium.

Les incisions sont pratiquées avec un instrument qui porte quatre lames de canif. Ces lames sont enchâssées dans un manche parallèlement, de telle façon que leur pointe ne fait saillie que de 1 à 2 millimètres, et ne peut pénétrer dans l'intérieur de la capsule. La préoccupation qu'entraîne la direction à donner à l'instrument se trouve ainsi écartée, le travail est plus facile, plus rapide, il peut être confié à des mains inexpérimentées : avantage considérable, lorsqu'il s'agit d'introduire une industrie nouvelle dans un pays.

Au lieu de laisser le suc, qui s'écoule à la suite d'incisions, se dessécher sur la capsule exposée aux poussières et à toutes les intempéries de l'atmosphère, il est de beaucoup préférable, pour la qualité de l'opium à obtenir et pour assurer la récolte, de le faire enlever immédiatement.

L'ouvrière qui fait les incisions est suivie à quelques minutes de de distance par une autre ouvrière qui en recueille le produit.

Ce suc est ensuite exposé au soleil jusqu'à complète dessiccation.

Ce sont ces modifications, qui en apparence semblent légères, qui cependant changent complétement l'économie du procédé par incision, de telle manière que le prix de la main-d'œuvre se trouve abaissé des deux tiers.

Ce sont ces détails qui ont rendu exécutable ce problème de la fabrication de l'opium indigène abordé par tant de bons observateurs qui n'ont pu le réaliser en grand (voyez Chevallier, notice).

Mais cela ne suffit pas, il faut que tous les amis du progrès médical et du progrès national secondent M. Aubergier de tous

(1) *Bulletin de l'Académie*, t. XVIII, p. 278, 480. — *Mémoire de l'Acad. de médec.*

leurs pouvoirs pour qu'il puisse implanter définitivement sur notre sol cette grande et belle industrie.

Ce n'est pas seulement à produire *en France* de l'opium *toujours actif* et *toujours identique* que M. Aubergier a consacré dix années de recherches constantes et dispendieuses.

En adoptant *exclusivement* deux formes pharmaceutiques parfaitement étudiées, il peut satisfaire à toutes les exigences de la thérapeutique, et *éloigner les chances de ces fatales erreurs qui ont tant de fois suivi l'administration de ces préparations d'opium* qui étaient administrées par gouttes.

M. Aubergier me semble avoir complétement résolu un problème qui m'a bien des fois préoccupé dans ma longue pratique, celui d'administrer l'opium avec *sûreté et sécurité*.

Pour tous les usages a l'intérieur, les *pilules d'extrait d'opium de pavots pourpres* de 1 centigramme satisfont à toutes les indications.

C'est en pilules de 1 centigramme, contenant par conséquent 2 milligrammes en morphine, que l'extrait d'opium d'Aubergier a été administré, soit par M. Rayer, soit par M. Grisolle. Deux pilules ont presque constamment suffi pour déterminer le sommeil. Les avantages de ce mode d'administration sur l'emploi des solutions, telles que les divers laudanums, n'échapperont à personne. Ces pilules se dissolvent très facilement dans l'eau. On peut compter le nombre que l'on met dans un *lavement* par exemple, et l'on se rend mathématiquement compte de la dose que l'on administre, tandis que l'on peut toujours se tromper sur le nombre de gouttes de liquide et à plus forte raison sur leur volume.

Ainsi avec les pilules d'extrait d'opium de M. Aubergier, rien n'est plus facile que de composer des *potions calmantes* contenant une dose précise d'opium, des *lavements opiacés* dont la puissance narcotique est toujours identique, et l'on n'a plus à craindre ces erreurs trop fréquentes où les nombres de gouttes de laudanum sont comptés d'une manière inexacte, soit dans les lavements, soit dans les potions. Il suffit en effet, si l'on veut administrer 1 centigramme d'extrait d'opium seulement, de faire dissoudre dans de l'eau une pilule de 1 centigramme d'extrait d'opium d'Aubergier; elle se dissout immédiatement et sans résidu.

Pour les usages a l'extérieur et pour remplacer les liniments ou frictions opiacées, la *teinture d'opium de pavots pourpres* de M. Aubergier remplit toutes les indications, elle contient le centième de son poids d'extrait d'opium de pavots pourpres.

Il est facile de se rendre compte des avantages que pourra présenter dans la pratique pour l'emploi extérieur, une préparation solide à froid, et se liquéfiant à la température du corps humain et dont on pourra mesurer la dose par le volume. Elle contribuera à rendre les empoisonnements par les liniments opiacés beaucoup plus difficiles, si même elle ne les rend tout à fait impossibles. Ce point de vue a une grande importance lorsqu'il s'agit de mettre entre les mains et à la portée d'un malade une quantité beaucoup plus grande d'un médicament que celle qui serait mise à sa disposition pour être prise à l'intérieur.

Voici les formules proposées par M. Aubergier et adoptées par l'Académie.

Opium ou affium indigène de pavots pourpres. — Faites des incisions longitudinales légèrement inclinées aux capsules du pavot pourpre, lorsqu'elles ont atteint leur développement complet, et avant qu'elles passent de la couleur verte à la couleur jaune, recueillez immédiatement avec le doigt, dans un verre, le suc laiteux qui s'écoule : répétez ces incisions par intervalles jusqu'à ce qu'elles aient embrassé toute la circonférence de la capsule. Réunissez le produit de la récolte dans de larges vases à fond plat ; exposez-le au soleil jusqu'à ce qu'il ait acquis une consistance assez ferme pour pouvoir être divisé en pains de 50 grammes. Laissez les pains exposés au soleil et à l'air jusqu'à ce qu'ils puissent être enveloppés dans les feuilles de papier huilé sans s'y attacher.

Cet affium contient le dixième de son poids de morphine.

Extrait d'affium indigène de pavots pourpres. — Coupez 500 grammes affium de pavots pourpres par tranches : versez dessus 6 litres d'eau distillée froide, au bout de douze heures malaxez l'opium, et après douze nouvelles heures de macération, passez et exprimez. Soumettez le marc à une nouvelle macération dans 6 parties d'eau froide et passez encore avec expression. Décantez les liqueurs et évaporez-les au bain-marie en consistance d'extrait. Versez sur cet extrait 4 kilos d'eau distillée froide, agitez de temps en temps pour faciliter la dissolution, passez les liqueurs et faites évaporer en consistance d'extrait pilulaire.

Cet extrait contient un cinquième de son poids de morphine.

Vin d'affium de pavots pourpres.

Vin de Madère. . . . . 500 gram.
Affium de pavots pourpres . . . . . . 50 —

Faites macérer huit jours et filtrez. Si vous ne retirez pas une dose de vin équivalente à celle employée, lavez le résidu avec une quantité de vin suffisante pour compléter 500 grammes.

I. 3

Teinture d'affium de pavots pourpres.

Extrait d'affium de pavots pourpres. . 10 gram.
Alcool à 56 degrés centésimaux. . . . 1 kilogr.

Faites dissoudre l'extrait d'affium de pavots pourpres dans l'alcool et filtrez la solution.

Pour obtenir une teinture solide à froid, propre exclusivement à l'usage extérieur, diminuez de 120 grammes la quantité d'alcool employé et remplacez-le par un poids égal de savon animal, que vous ferez dissoudre au bain-marie. Additionnée de savon, cette teinture doit prendre le nom de baume suivant les usages de la nomenclature pharmaceutique.

Sirop d'affium indigène de pavots pourpres.

Affium de pavots pourpres. 1 gram. 5 décigr.
Eau.. . . . . 500 —
Sucre blanc. . . . . 1 kilogr.

Faites dissoudre l'affium de pavots pourpres dans l'eau ; filtrez la solution ; faites-y dissoudre le sucre, et filtrez le sirop au papier.

10 grammes ou deux cuillerées à café de ce sirop contiennent 1 centigramme d'affium indigène et 1 milligramme de morphine.

Ce sirop, que l'on pourrait aromatiser, soit avec l'eau de laurier-cerise, soit avec toute autre eau aromatique, est destiné à remplacer le sirop de pavot blanc et à être administré à la place des potions à base de sirop d'opium et dont l'action est aussi incertaine que celle des éléments qui entrent dans leur composition. La composition du sirop de pavot blanc, la quantité de morphine qu'il contient est nécessairement variable comme celle de l'extrait de pavot qui en est la base, et dans lequel divers observateurs ont trouvé depuis 1/2 jusqu'à 3 pour 100 de morphine. On comprend quelle incertitude doit régner sur la composition d'un sirop préparé avec un tel extrait. Lorsqu'il a pour base un extrait contenant 1 pour 100 de morphine, il renferme un dix-millième de cet alcaloïde ; c'est précisément la quantité que contient constamment le sirop d'affium de pavots pourpres. On aurait donc une préparation équivalente, mais bien plus constante dans sa composition et par conséquent dans ses effets : comme elle est surtout employée dans la médecine des enfants, il importe de pouvoir compter sur la régularité de composition et d'effet.

Pour ce sirop consacré par l'Académie, il est important de conserver le nom de *sirop d'affium indigène de pavots pourpre* pour qu'il ne puisse exister aucune confusion entre ce sirop et le sirop d'opium du *Codex*. Le sirop d'affium de M. Aubergier peut remplacer de la manière la plus heureuse les potions calmantes journellement prescrites ; il a sur elles l'avantage d'une parfaite conservation.

Essai de l'opium par M. Guillermond. — On prend 15 grammes de l'opium que l'on veut examiner. Après l'avoir coupé sur différents points, on le délaie dans un mortier avec 60 grammes d'alcool à 71 degrés, et on le reçoit sur un linge pour en séparer la teinture ; on exprime le marc, on le reprend avec 40 grammes de nouvel alcool au même degré, et l'on réunit les teintures dans un flacon à large ouverture, dans lequel on a eu soin de mettre 4 grammes d'ammoniaque. Douze heures après, le résultat est obtenu : la morphine s'est éliminée d'elle-même, accompagnée d'une quantité plus ou moins grande de *narcotine :* la morphine tapissant les parois intérieures du récipient de cristaux colorés assez gros et d'un toucher graveleux, la narcotine se trouvant cristallisée en petites aiguilles nacrées blanches et fort légères. On réunit les *cristaux* sur un linge, et on les lave avec de l'eau, à plusieurs reprises, pour les débarrasser du méconate d'ammoniaque dont ils peuvent être souillés. On reprend ces cristaux pour les plonger dans une petite cantine pleine d'eau. La narcotine, qui est très légère, reste suspendue dans ce véhicule, et l'on peut, par décantation, la séparer suffisamment de la morphine qui, restant au fond, peut être recueillie et pesée presque aussitôt.

Un bon opium doit donner, par ce procédé, 10 pour 100 de morphine. On admet généralement une tolérance de 1 pour 100.

Nous ajouterons, d'après M. Soubeiran, qu'il est préférable d'attendre vingt-quatre heures pour que la cristallisation soit complète, et d'après M. Chevallier, qu'il faut verser avec ménagement l'ammoniaque, et qu'il ne faut pas ajouter les 4 grammes, si moins suffit pour obtenir la saturation.

HISTOIRE CHIMIQUE DE L'OPIUM. — Il est peu de matières qui aient été examinées par un plus grand nombre de chimistes et avec autant de soin que l'opium. C'est une mine toujours nouvelle, où l'on a constamment fait des découvertes toutes les fois qu'on a voulu la scruter avec soin et persévérance. Parmi les chimistes qui ont le plus avancé son étude, on doit citer Séguin, Derosne, Sertuerner, Robiquet, Pelletier, Couerbe, etc. A la suite de ses belles recherches sur l'opium, Derosne, ayant tenté quelques essais sur des animaux avec le principe qu'il avait obtenu en traitant le solutum d'opium par le carbonate de potasse, observa que tous les animaux soumis à ses expériences furent malades, et éprouvèrent une série d'accidents que l'opium lui-même aurait pu produire, pris à forte dose. Cette remarque importante, qui fut la première à fortifier la conjecture déjà exprimée par Vauquelin, que les substances végétales pouvaient devoir leurs propriétés à des principes particuliers encore inconnus, aurait illustré ce travail, le plus complet et le plus recommandable de tous ceux publiés jusque là sur l'opium, si, par tant d'autres faits qu'on y voit signalés, il n'en eût été aussi le plus intéressant et le plus instructif. Quand, plus tard, Sertuerner appela morphine ce même principe étudié par Derosne en le classant avec hardiesse, et, malgré une sorte de probabilité, parmi les alcalis, ravissant ainsi la gloire de cette remarquable découverte à son véritable auteur, qui n'avait laissé, pour ainsi dire, que le mot à former, Sertuerner avait aussi reconnu que la morphine, prise à petites doses, représentait, par ses effets, l'action d'une quantité d'opium bien plus considérable. Mais un phénomène remarquable n'avait point échappé à l'attention de Derosne pendant ses nombreuses opérations : il avait été frappé du caractère d'alcalinité que lui avait offert la substance précipitée des dissolutions d'opium par les carbonates alcalins, et en même temps surpris de ne pas retrouver ce même caractère dans la substance cristalline qui lui était fournie par la simple évaporation des dissolutions d'opium. Robiquet jeta une clarté vive et nouvelle sur ce point important du travail de Derosne ; il démontra l'existence simultanée de deux substances cristallines distinctes dans l'opium, l'une neutre et l'autre alcaline, sans rien préjuger sur la cause essentielle de cette propriété.

La méconine, la narcéine, la thébaïne et la codéine, l'opianine, la porphyroxine, ont été successivement découvertes par MM. Pelletier, Dublanc, Couerbe, Robiquet, Merck.

La morphine, sans contredit, doit être placée au premier rang parmi les principes actifs de l'opium. Cette base organique représente assez fidèlement l'action physiologique de ce produit : cependant il faudrait se garder de croire à une identité absolue. Si l'on ne considère que l'action sur les animaux les plus élevés dans la série, la ressemblance est grande : les centres nerveux sont ébranlés par les sels morphiques, comme par les préparations pharmaceutiques d'opium. Mais si l'on compare l'action de la morphine et de l'opium sur les animaux plus bas placés dans la série animale, la ressemblance ne se maintient plus En effet, sans descendre plus bas que les poissons, on trouve que l'opium, à même dose, agit sur ces animaux avec trois ou quatre fois plus d'énergie que les sels de morphine. Ce n'est pas à la narcotine qu'il faut attribuer cette différence d'action ; car cette base est d'une grande innocuité, au moins quand elle n'a pas été altérée.

La codéine représente exactement les propriétés de la morphine, comme la brucine représente les propriétés de la strychnine, comme la cinchonine représente les propriétés de la quinine.

La codéine agit absolument comme la morphine ; mais il faut que les doses de codéine soient cinq fois au moins plus élevées que les doses de morphine. Cette base a réussi toutes les fois que la morphine est utile à des doses très faibles, comme dans plusieurs gastralgies, dans les affections spasmodiques de l'appareil respiratoire.

Si la morphine, la codéine, la narcotine, ne représentent pas toutes les propriétés de l'opium, il faut rechercher ce complément d'action ou dans les principes divers qu'on a signalés dans ce produit, tels que thébaïne, méconine, opianine, résine de l'opium, ou peut-être en quelque autre principe que de nouvelles recherches feront connaître. Ce principe actif, qui n'est ni la morphine, ni la codéine, ni la narcotine, doit avoir une grande énergie, ou se rencontrer en grande quantité dans l'opium, car ce produit agit sur les êtres inférieurs avec une puissance assez considérable.

Ce n'est plus sur le système nerveux central que se porte spécifiquement l'action de cette substance agissante de l'opium, mais sur toute l'économie vivante. Je regarde que cette ou ces matières doivent avoir une grande analogie avec les alcalis âcres qu'on a extraits des espèces des genres *chelidonium* et *glaucium*.

Le genre papaver se rapprocherait, sous ce rapport, des genres qui, avec lui, constituent la famille des papavéracées.

Voici la liste des matières qu'on a extraites de l'opium : 1° Morphine. — 2° Codéine. — 3° Narcotine. — 4° Opianine. — 5° Porphyroxine. — 6° Acide méconique. — 7° Acide brun extractif.— 8° Résine. — 9° Huile grasse.—10° Pseudo-morphine?—11° Thébaïne ou paramorphine. — 12° Méconine. — 13° Narcéine. — 14° Bassorine. — 15° Gomme.—16° Caoutchouc.—17° Ligneux. — 18° Albumine. — 19° Principe vireux volatil.

Parmi ces matières, quatre au moins sont alcalines, savoir : la morphine, la codéine, la narcotine et la thébaïne ; les deux premières sont à l'état salin dans l'opium, et sous forme d'une combinaison soluble dans l'eau. Il y a dans l'opium quatre matières acides : l'acide méconique, l'acide brun extractif, la résine et l'huile grasse ; les autres principes sont ou neutres, ou leurs réactions acides ou basiques ne sont pas encore bien connues. Pour procéder avec ordre dans ce dédale obscur, nous allons commencer par faire connaître les propriétés essentielles de tous les principes de l'opium, puis nous donnerons les moyens de les séparer et d'obtenir d'une manière sûre et économique ceux qui sont employés en médecine.

Principe vireux volatil. — Sa nature chimique ne nous est pas connue ; on sait seulement qu'il existe, et qu'il donne à l'opium son odeur. Nous étudierons, à l'article LAUDANUM DE ROUSSEAU, son action physiologique.

Acide méconique. — Découvert par Séguin, puis étudié par Suertuerner, et enfin d'une manière complète par M. Robiquet, il est composé de 7 atomes de carbone (42,46), 4 atomes d'hydrogène (1,98), 7 atomes d'oxygène (55,56). On le prépare en traitant le méconate de chaux délayé dans l'eau par de l'acide chlorhydrique à l'aide d'une température de 90 degrés à plusieurs reprises ; l'acide méconique cristallise par le refroidissement sous forme de belles écailles blanches, transparentes, solubles dans quatre fois leur poids d'eau bouillante en se transformant en acide *métaméconique* et en acide carbonique ; il est beaucoup moins soluble dans l'eau froide. Si l'on expose l'acide métaméconique à une température de 260 degrés, il se décompose encore en acide carbonique et en acide *pyroméconique*, qui est beaucoup plus soluble dans l'eau et dans l'alcool que les acides méconique et métaméconique. Ces trois acides n'ont point de propriétés médicales actives ; ils résistent à l'action de l'acide sulfurique, se convertissent avec facilité sous l'influence de l'acide nitrique en acide oxalique, et enfin leur propriété la plus caractéristique est tirée de leur réaction sur les sels de fer au maximum ; ils forment avec eux une couleur rouge d'une grande intensité. Ces propriétés communes rendent très probable l'existence d'un radical commun.

Acide brun extractif. — Ce corps a été à peine étudié ; il est très probable que c'est un produit d'altération. M. Couerbe dit qu'il contient beaucoup d'*ulmine*.

Résine de l'opium. — Elle est d'une couleur brune, insipide, inodore, azotée ; elle se ramollit par la chaleur ; elle est insoluble dans l'eau et dans l'éther ; elle se dissout dans l'alcool et dans les solutions alcalines.

Huile grasse de l'opium. — Elle est acide, possède une couleur brune, se dissout immédiatement dans les alcalis ; sa solution alcoolique rougit immédiatement le tournesol.

Narcéine. — Elle a été découverte par M. Pelletier. Ce n'est point un alcali ; elle se combine à un très petit nombre de corps ; elle est sans action sur l'économie animale ; sa saveur est un peu amère ; elle fond à + 92 degrés ; elle est assez soluble dans l'eau ; elle se fond dans l'eau bouillante ; elle est soluble dans l'alcool, insoluble dans l'éther ; elle bleuit par l'iode.

Méconine. — Découverte par Dublanc, puis par Couerbe. Sa saveur est âcre ; elle cristallise, elle fond à + 90 degrés ; elle est très peu soluble dans l'eau, mais elle est fusible dans l'eau bouillante ; elle ne contient point d'eau de cristallisation ; elle est soluble dans l'alcool et dans l'éther : sa saveur est âcre ; elle n'a point d'action sur l'économie animale ; elle ne se combine point avec les acides. Traitée par le chlore et l'acide nitrique, elle se transforme en deux produits nouveaux et acides.

Thébaïne (ou paramorphine). — Elle a été découverte par MM. Pelletier et Thibou-Méry, puis étudiée par M. Couerbe. Cette matière ressemble beaucoup à la narcotine. Comme elle, ses cristaux blancs contiennent 4 pour 100 d'eau de cristallisation. Elle s'en distingue par sa forme cristalline en aiguilles courtes, parce qu'elle est beaucoup plus soluble dans l'alcool, parce qu'elle fond à 130 degrés ; enfin parce que sa saveur est âcre, métallique et non pas amère.

Pseudomorphine. — Cette substance a été trouvée accidentellement par M. Pelletier dans quelques opiums du commerce. Elle est azotée comme la morphine ; elle se dissout dans les alcalis caustiques ; elle prend une couleur bleue par les sels de fer au maximum ; elle se dissout dans les acides concentrés, mais elle ne donne pas de sels et ne décompose pas l'acide iodique.

NARCOTINE. — Elle a été découverte en 1803 par Derosne, qui lui donna le nom de *sel d'opium*. Pour préparer la narcotine, on prend le résidu d'opium qui a résisté à l'action de l'eau froide ; on le traite par l'eau acidulée, soit avec l'acide acétique, soit avec l'acide chlorhydrique ; on filtre, et l'on ajoute de l'ammoniaque à la dissolution acide ; on précipite par ce moyen une matière brune très abondante qui est riche en narcotine ; on laisse former le dépôt, on le sépare du liquide par le lavage, et on le traite par l'alcool à 36 degrés bouillant pour en séparer la narcotine, qui cristallise par refroidissement de l'alcool. Si une première cristallisation ne suffisait pas pour l'obtenir très blanche, on la ferait cristalliser de nouveau dans l'alcool. Si la narcotine ainsi obtenue retenait un peu de morphine, ce qui serait très possible si le marc d'opium n'en avait pas été entièrement privé, on reprendrait cette narcotine par de l'éther sulfurique, qui la dissoudrait sans toucher au peu de morphine qu'elle pourrait contenir. On pourrait encore séparer la morphine de la narcotine en traitant le mélange par de la potasse caustique en solution, qui dissout la morphine, et laisse la narcotine dans son plus grand état de pureté.

La narcotine est blanche, insipide, inodore, sans action sur le tournesol et sur le sirop de violette ; elle cristallise en prismes droits, à base rhomboïdale, souvent réunis en petites houppes ; elle fond à 170 degrés, se solidifie à 130 degrés ; elle perd par la chaleur 4 pour 100 d'eau ; elle est insoluble dans l'eau froide, et soluble dans 400 fois son poids d'eau à 100 degrés, dans 100 d'alcool à la température ordinaire et dans 24 d'alcool bouillant ; l'éther, les huiles volatiles dissolvent aussi très bien la narcotine à chaud. J'ai remarqué que la narcotine en dissolution, soit dans l'eau, soit dans l'éther, déviait à gauche les rayons de la lumière polarisée ; si l'on y ajoute un acide, le sens de la déviation change, il s'exerce vers la droite.

Les sels de narcotine s'obtiennent en mettant un excès de cette base en contact avec les acides étendus, et concentrant convenablement la dissolution ; ils sont très amers, acides, solubles dans l'eau en général, décomposés par les alcalis et la magnésie, qui en précipitent la narcotine, et troublés par l'infusion de noix de galle. Le sulfate de narcotine et le chlorhydrate sont extrêmement solubles, et ont été obtenus sous forme de cristaux par M. Robiquet.

Selon M. Magendie, 5 centigrammes de narcotine dissoute dans l'huile produit sur les chiens un état de stupeur particulier. Les yeux sont ouverts, la respiration n'est pas profonde comme dans le sommeil, et il est impossible de faire sortir l'animal de son état morne et immobile. La mort arrive ordinairement dans les vingt-quatre heures. Combinée avec l'acide acétique, les effets sont entièrement différents : les animaux peuvent en supporter de fortes doses (1 gramme) sans périr ; et tant qu'ils sont sous l'influence de cette matière, ils sont agités de mouvements convulsifs semblables à ceux que produit le camphre. Ce sont les mêmes signes d'effroi, les mêmes mouvements en arrière, la même impossibilité de se porter en avant ; enfin la même écume à la gueule et la même agitation des mâchoires, etc.

D'après ces faits, la narcotine serait la matière excitante de l'opium ; mais M. Bailly en a administré, sans produire d'accidents, des doses qui pouvaient s'élever à 3 grammes. J'ai vu donner 30 centigrammes de chlorhydrate de narcotine sans stupeur manifeste.

Des expériences sur les animaux inférieurs m'ont prouvé que la narcotine était un des principes les moins actifs de l'opium.

MORPHINE. — Elle a été découverte par Sertuerner (1). Jusqu'ici on ne l'a trouvée que dans les produits du genre *papaver*; mais c'est particulièrement l'opium qui la fournit.

---

(1) NOTIONS GÉNÉRALES SUR LES BASES SALIFIABLES ORGANIQUES
(ALCALIS VÉGÉTAUX). — ALCALOÏDES.

Séguin avait, dès l'année 1804, découvert et décrit la morphine ; Sertuerner avait confirmé cette découverte : mais, dans un travail postérieur, il annonça que cette matière jouissait de toutes les propriétés qui caractérisent les substances basiques;

Préparation. — Avant de préparer la morphine, il faut choisir son opium : on fera bien de prendre celui de Smyrne ou de Constantinople, et mieux encore celui de l'Algérie, s'il devient matière commerciale ; mais il est essentiel de l'essayer chimiquement, pour s'assurer de sa valeur réelle. Si l'opium en dissolution précipite abondamment et donne un précipité blanc par l'ammoniaque faible, on peut espérer avoir un bon produit ; mais il vaut mieux opérer comme je l'ai indiqué précédemment page 27.

Plusieurs procédés ont été successivement indiqués pour pré-

c'est donc à Sertuerner qu'appartient l'honneur d'avoir découvert cette classe importante de composés.

État naturel. — Les alcalis végétaux se rencontrent dans un assez grand nombre de plantes, et leur étude nous intéresse d'autant plus que c'est à eux en général que ces végétaux doivent leurs propriétés. On les a rencontrés dans presque toutes les parties des plantes : ainsi on en a signalé dans les racines (belladone, ipéca), les écorces (quinquina), dans les pétales (coquelicot), dans les feuilles (solanées), dans les fruits (papavéracées), dans les graines (solanées). Les familles principales qui ont fourni des alcalis végétaux sont celles des rubiacées, des papavéracées des solanées, des colchicacées, des renonculacées (Voyez la description de ces familles.)

On les rencontre toujours à l'état des sels (la narcotine excepté), et ordinairement ils sont combinés avec un excès d'acide ; ce sont le tannin, l'acide gallique, l'acide malique, l'acide lactique, parmi les acides organiques ; l'acide sulfurique, parmi les acides inorganiques, qu'on a trouvés unis avec les alcalis végétaux. Liebig est parvenu à préparer artificiellement des substances jouissant des propriétés des bases organiques, la *mélamine* et l'*améline.*

Préparation. — Le meilleur mode de préparation est de les extraire de l'infusion aqueuse des matières végétales qui les renferment ; à cet effet, on évapore la dissolution pour la réduire à un volume plus petit, et on en précipite l'alcali végétal, soit par un alcali, soit en faisant bouillir la liqueur avec une terre, et de préférence avec de la magnésie. La plupart des alcalis végétaux sont peu solubles dans l'eau, et parmi ceux que l'on connaît jusqu'à ce jour, la curarine et la nicotine sont les seuls qui s'y dissolvent avec quelque facilité. Souvent ils entraînent avec eux des matières colorantes, qu'on peut enlever, suivant les circonstances, soit à l'aide d'une solution de potasse très faible, soit au moyen de l'alcool faible, froid ou tiède. On dissout ensuite l'alcali végétal précipité dans l'alcool anhydre bouillant, d'où on l'obtient en laissant refroidir la dissolution, ou en distillant l'alcool ; souvent les matières colorantes étrangères y adhèrent avec tant d'opiniâtreté qu'on ne parvient à décolorer l'alcali qu'en le combinant avec un acide, faisant bouillir avec du charbon animal la dissolution du sel, filtrant la liqueur et y versant un alcali qui précipite la base à l'état de pureté.

Propriétés. — Plusieurs alcalis végétaux cristallisent avec des formes déterminées et constantes ; plusieurs sont fusibles et quelques-uns volatils. Ils sont ordinairement très peu solubles dans l'eau, mais beaucoup plus solubles dans l'alcool, surtout à chaud ; leur solution ramène au bleu le papier de tournesol rougi. Ils s'unissent aux acides pour former des sels ; ils forment des sels doubles avec plusieurs sels à bases d'oxydes métalliques ; ils exigent pour leur saturation une quantité très petite d'acide. Plusieurs de ces sels cristallisent très bien ; quelques uns se présentent sous forme de masse gommeuse ; ils sont beaucoup plus solubles que les alcalis végétaux eux mêmes. Les acides nitrique et sulfurique les détruisent comme les autres matières organiques ; l'acide nitrique les transforme en acide oxalique et en amer de Welter. Plusieurs sont décomposés de diverses manières par les corps halogènes ; il en résulte diverses colorations que M. Donné a étudiées.

Tous les sels à base organique sont incolores, quand l'acide l'est lui-même. Tous sont décomposables par le feu, les sulfates, avec dégagement de gaz sulfhydrique. Combinée à un acide, une base organique quelconque en est toujours séparée par un courant voltaïque et transportée au pôle négatif, tandis que l'acide se rend au pôle positif. Les alcalis et même la magnésie enlèvent les acides aux bases organiques ; mais, à leur tour, celles-ci enlèvent les acides à la plupart des autres oxydes. Lors-

parer la morphine : voici celui que le Codex adopte, et qui n'est en quelque sorte que celui de Sertuerner.

Prenez : opium brut, 1,000 ; ammoniaque liquide, q. s. Épuisez l'opium par l'eau froide de toutes ses parties solubles dans ce véhicule : quatre traitements consécutifs, faits en employant chaque fois dix parties d'eau pour une d'opium, suffisent pour cela, si l'on a soin de faire macérer l'opium pendant quelques heures, et de le malaxer entre les mains. Filtrez les liqueurs; évaporez-les

qu'un sel à base organique est neutre, l'infusion de noix de galle et le tannin forment dans sa solution un précipité que les acides redissolvent.

La solution d'iodure de potassium iodure précipite tous les alcalis végétaux ; il se forme des iodures d'iodhydrates très remarquables par leur coloration variée et leurs autres propriétés. J'en ai donné une histoire détaillée dans un mémoire inséré dans mon Annuaire de 1842.

Propriétés organoleptiques et médicales. — Les alcalis végétaux sont ordinairement inodores (la nicotine et la cicutine ont une odeur prononcée; la vératrine agit avec énergie sur la membrane pituitaire); ils ont en général une saveur amère très prononcée. Ils jouissent également de propriétés médicales très énergiques (ex. la quinine); plusieurs peuvent être regardés comme des poisons très puissants : mais on ne peut formuler d'une manière générale leur action sur l'économie animale, car elle est variable suivant les alcalis. Comme les bases organiques jouissent de propriétés médicales très prononcées, on est porté à admettre leur existence dans toutes les plantes dont l'action sur l'économie animale est très grande. Quoique cette assertion se vérifie journellement, elle ne peut cependant être admise encore comme une vérité absolue.

Composition. — Toutes les bases organiques sont composées de carbone, d'oxygène, d'hydrogène et d'azote; la mélamine n'est point oxygénée. Elles contiennent toutes en général une quantité considérable de carbone; la quantité d'oxygène qu'elles renferment est moins considérable, et la portion dans laquelle ils saturent les acides n'a aucun rapport avec celle dans laquelle les bases inorganiques en sont neutralisées. La quantité d'azote y est assez constante, et, pour la plupart des alcalis végétaux, ou a remarqué qu'un atome d'alcali contient deux atomes d'azote, et leur pouvoir saturant paraît être en raison de cet alcali ; c'est ce qui avait fait penser à Robiquet, à Matteucci et à plusieurs autres chimistes qu'ils ne saturaient les acides que par une petite quantité d'ammoniaque qu'ils contiennent.

Voici un tableau indiquant la composition en atomes des principaux alcalis végétaux, d'après M. Victor Regnault.

| | | BASES ANHYDRES. | | | |
	Formules.	Équival.	H.	C.	Az.	O.
Ammoniaque . .	$H^6\ Az^2$	214,5	17,46	»	82,54	»
Morphine . . , .	$H^{40}\ C^{55}\ Az^2\ O^6$	3702,0	6,74	72,28	4,80	16,18
Codéine	$H^{40}\ C^{85}\ Az^2\ O^5$	3601,9	6,73	74,27	4,92	13,88
Narcotine	$H^{40}\ C^{44}\ Az^2\ O^{18}$	5127,4	5,60	65,60	3,45	23,35
Urée	$H^8\ C^2\ Az^4\ O^2$	756,9	6,59	20,21	46,78	26,42
Quinine . . , . .	$H^{48}\ C^{40}\ Az^4\ O^4$	4111,1	7,50	74,57	8,60	9,75
Cinchonine . . .	$H^{46}\ C^{40}\ Az^4\ O^2$	3898,6	7,57	78,42	9,00	15,12
Strychnine. . . .	$H^{44}\ C^{42}\ Az^4\ O^4$	4259,1	6,48	75,65	8,33	9,44
Brucine	$H^{52}\ C^{46}\ Az^4\ O^8$	4904,7	6,50	70,59	7,08	16,03

pour les réduire au quart de leur volume Ajoutez-y alors de l'ammoniaque, assez pour rendre la liqueur très sensiblement alcaline. Faites bouillir pendant quelques minutes, en maintenant toujours un léger excès d'ammoniaque. Par le refroidissement, la morphine, encore impure et fortement colorée, se précipitera en cristaux grenus qu'on lavera avec de l'eau froide. Réduisez en poudre cette morphine colorée, mettez-la macérer dans l'alcool à 24 degrés Cart. (65 cent.). Après douze heures de macération, décantez le liquide alcoolique; faites dissoudre dans de l'alcool à 33 degrés Cart. (85 cent.) bouillant. La morphine restante est déjà en grande partie décolorée par l'alcool froid ; ajoutez à la dissolution un peu de noir animal et filtrez : par refroidissement, la morphine cristallisera en aiguilles incolores.

Lorsqu'on traite l'opium par l'eau froide, celle-ci dissout les sels de morphine et de codéine, une partie de la narcotine, la gomme, l'acide brun extractif, la thébaïne, la narcéine, la méconine ; les autres principes n'y sont pas solubles et ne devraient pas s'y retrouver, mais cependant il y en a une certaine quantité qui s'y trouve entraînée à la faveur des principes solubles.

Lorsqu'on traite la liqueur par l'ammoniaque, celle-ci précipite la morphine et la narcotine. en formant avec l'acide méconique et sulfurique des sels solubles, et laisse dans les eaux mères la codéine à l'état de sel double à base d'ammoniaque et de codéine, puis la thébaïne, la narcéine et la méconine, ainsi que les matières extractives, colorantes et gommeuses.

La morphine, en se précipitant, entraîne avec elle de la matière colorante et de la narcotine, qui l'accompagne en plus ou moins grande quantité dans tout le traitement, et elle est sous forme de précipité grenu, parce que la précipitation a eu lieu à chaud ; on met un excès d'ammoniaque pour s'assurer que toute la morphine est précipitée ; puis on fait bouillir pour chasser cet excès d'ammoniaque qui dissout une petite quantité de morphine, laquelle resterait dans les eaux mères si l'on ne chassait l'excès d'alcali.

Le premier traitement alcoolique a pour but de séparer la morphine de la matière colorante, et l'on emploie de l'alcool à 24 degrés pour dissoudre le moins possible de morphine : enfin le traitement par l'alcool fort a pour but de séparer la morphine des matières insolubles dans ce véhicule, et qui pourraient l'avoir accompagnée dans le cours de l'opération.

La morphine ainsi obtenue contient toujours de la narcotine, et pour l'en priver, le meilleur moyen est de la traiter par l'éther, qui dissout la narcotine et fort peu de morphine ; ou mieux encore de faire un sel de morphine, et le précipiter par un excès de potasse caustique : celle-ci précipite d'abord les deux bases, mais un excès redissout la morphine et laisse indissoute la narcotine. Si l'on sépare celle-ci par la filtration, puis qu'ensuite on sature la liqueur par un acide qui dissout la potasse et la morphine, puis qu'on y verse de l'ammoniaque, la morphine se précipitera alors exempte de narcotine ; et si l'on recueille le précipité après l'avoir lavé, puis qu'on le fasse sécher, on aura alors la morphine parfaitement pure. Voici l'indication des divers procédés qu'on a donnés pour préparer la morphine.

M. Robiquet avait donné un procédé où il substituait la magnésie à l'ammoniaque. M. Hottot conseille de fractionner en deux la quantité d'ammoniaque nécessaire pour précipiter la morphine ; la première portion a pour effet de séparer une matière floconneuse qui ne contient pas sensiblement de morphine. M. Blondeau soumet la dissolution d'opium à une fermentation alcoolique. MM. Henri et Plisson traitent l'opium par de l'eau aiguisée d'acide chlorhydrique ; et en purifiant les liqueurs au moyen du noir animal, on peut obtenir de la morphine sans employer de l'alcool. M. Girardin sulfatise la morphine et décolore le sel soluble par le noir animal.

Dans une teinture alcoolique faite avec l'extrait d'opium, M. Guillermond verse une certaine quantité d'ammoniaque, puis abandonne le tout au repos ; au bout d'un certain temps, les parois et le fond du vase se trouvent tapissés de cristaux de morphine très gros. Ce procédé, quoique bien simple, n'est usité que pour l'essai de l'opium ; celui auquel on donne la préférence aujourd'hui, et à juste titre, a été indiqué par Robertson et perfectionné par M. Grégory et Robiquet : c'est celui qui permet d'obtenir à la fois la *codéine* et la *morphine*.

Prenez : opium, 25,000 ; chlorure de calcium, 3,000 ; ammoniaque liquide, q. s. Epuisez l'opium par l'eau froide, comme dans la préparation de la morphine par le moyen de l'ammoniaque ; filtrez et évaporez les liqueurs en consistance de sirop clair ; ajoutez le chlorure de calcium que vous aurez dissous dans 6 kilogrammes d'eau distillée. Filtrez les liqueurs pour séparer le précipité qui s'est formé, et qui est en grande partie composé de méconate et de sulfate de chaux ; acidulez la solution avec un peu d'acide chlorhydrique ; filtrez sur le noir animal ; évaporez jusqu'à ce que le liquide marque 10 degrés à l'aréomètre de Baumé. Faites alors cristalliser le sel tenu en dissolution par la liqueur, en le plaçant dans un lieu frais ; comprimez la masse cristalline dans un linge serré. On la purifie par plusieurs cristallisations, dans la plus petite quantité d'eau possible. On obtient ainsi deux produits :

1° les cristaux ; 2° les eaux mères (1). Les cristaux consistent en chlorhydrate de morphine et de codéine. On les dissout dans l'eau ; on les décompose à l'ébullition par l'ammoniaque, qui en précipite la morphine. On en obtient un peu moins que par le premier procédé, indiqué uniquement parce qu'elle est très pure, et qu'elle ne contient point de narcotine.

La dissolution de chlorhydrate double de morphine et de codéine dont la morphine a été précipitée par l'ammoniaque, retient du chlorhydrate d'ammoniaque, et du chlorhydrate de morphine et de codéine. Filtrez cette dissolution, concentrez-la pour la faire cristalliser de nouveau ; recueillez le produit cristallisé qui contient du chlorhydrate de codéine et de morphine. S'il n'est pas parfaitement blanc, faites-le redissoudre dans un peu d'eau et cristalliser de nouveau, après l'avoir traité par un peu de charbon animal. Ce sel sera ensuite réduit en poudre et décomposé à chaud par une solution de potasse caustique. On versera pour cela la dissolution alcaline sur le sel, en triturant continuellement ; on jettera ensuite le tout sur un filtre, et on lavera avec un peu d'eau pour enlever la potasse qui doit être en excès, afin de retenir en dissolution la morphine, celle-ci n'étant jamais entièrement précipitée par l'ammoniaque. Enfin, pour avoir la codéine parfaitement pure et cristallisée, on la fera dissoudre à chaud dans l'éther sulfurique. Par l'évaporation spontanée de l'éther, la codéine cristallisera en prismes rhomboïdaux plus ou moins modifiés et souvent assez volumineux. Selon M. Robiquet, 25 kilogrammes d'opium donnent 100 grammes de codéine.

(1) Les eaux mères contiennent les substances suivantes : *biméconate de chaux,* — morphine, — urcéine, — thébaïne, — méconine, — narcotine.

Voici le procédé indiqué par Couerbe pour séparer toutes ces matières. On rapproche ces eaux mères en consistance de mélasse ; on les étend d'eau acidulée. Cette addition amène à la surface un réseau de matière noire, très épaisse, contenant de l'ulmine. On verse dans les liqueurs de l'ammoniaque, qui occasionne un dépôt noir, contenant *morphine, thébaïne*. On dessèche ce dépôt, on le pulvérise et on le traite par l'éther bouillant. La thébaïne, quoique peu soluble dans ce liquide, se dissout. On distille l'éther pour avoir la thébaïne, qui se présente dans la cornue sous forme de petits cristaux roussâtres, on les purifie en les dissolvant dans l'alcool avec du charbon animal. Enfin, pour avoir cette substance parfaitement cristallisée, on la dissout dans l'éther, qu'on abandonne à l'évaporation spontanée. Les liqueurs ammoniacales qui ont produit le précipité que nous venons d'examiner, sont concentrées jusqu'en consistance de miel liquide, et agitées fortement dans un flacon avec de l'éther. Ce liquide dissout la *méconine* presque blanche. En distillant l'éther, on obtient cette substance, que l'on reprend par l'eau bouillante, pour la blanchir au charbon et la faire cristalliser en longues aiguilles prismatiques. Cette matière se purifie si bien qu'une seule dissolution suffit. Enfin, lorsque l'éther cesse d'agir, on décante le liquide noir ainsi épuisé, on l'abandonne quelque temps dans un endroit frais, où il se prend en masse cristalline ; on l'exprime, puis on le traite par l'alcool bouillant : le produit que l'on dissout, dans ce cas, est la *narcéine* ; mais il est bon de dire que, comme cette matière n'est pas soluble dans l'éther, et que les substances noires qui l'accompagnent sont solubles dans l'alcool, on éprouve quelques difficultés à l'obtenir ; toutefois, en employant l'eau bouillante, on arrive à l'avoir très pure.

Préparation de la morphine (Lenzburg). — On concentre le produit de la macération de l'opium, et l'on y ajoute, jusqu'à cessation de précipité, une dissolution de chlorure d'étain ; on lave le précipité, et l'on réunit toutes les liqueurs auxquelles on ajoute de l'ammoniaque ; on fait digérer le précipité avec l'éther pour enlever la narcotine, et on le traite ensuite par l'alcool.

Propriétés. — La morphine est incolore, inodore ; elle cristallise en aiguilles transparentes qui ont la forme de prismes à quatre pans obliquement tronqués. Elle contient 6 1/3 pour 100 d'eau. Elle est pour ainsi dire insoluble dans l'éther et dans l'eau froide ; l'eau bouillante en dissout 1/92 de son poids, qui cristallise par le refroidissement. Elle est soluble dans 40 parties d'alcool anhydre froid, et dans 30 parties d'alcool anhydre bouillant. Elle se dissout dans les huiles grasses et volatiles : sa dissolution alcoolique verdit le sirop de violette et rougit le curcuma. La morphine se dissout dans les alcalis caustiques. Voici d'ailleurs ses caractères les plus saillants : elle se dissout dans l'acide nitrique, qui la colore en rouge de sang. Si l'on mêle de la morphine avec un persel de fer, le mélange prend une belle couleur bleue, qui disparaît quand on ajoute un excès d'acide, et reparaît lorsqu'on le sature : il se produit dans cette réaction, suivant M. Pelletier, du sulfate de morphine et du morphite de fer. L'acide iodique en dissolution est immédiatement décomposé par la morphine, qui s'approprie son oxygène en mettant de l'iode à nu, dont la présence peut être rendue évidente au moyen de la gelée d'amidon Cette réaction a été indiquée par Sérullas ; mais elle convient encore à plusieurs autres produits.

La morphine est une des bases organiques les plus puissantes.

Les *sels de morphine* possèdent les réactions de la morphine par l'acide nitrique, les persels de fer et l'acide iodique. Ils sont presque tous cristallisables ; ils ont une saveur amère ; ils sont précipités par les carbonates alcalins. Les alcalis caustiques en excès redissolvent ce précipité ; ils sont précipités par la noix de galle ; le précipité est redissous par un acide. L'iodure de potassium ioduré précipite la solution des sels de morphine en brun, et le précipité se convertit en belles paillettes pourprées. Ceux qu'on emploie en médecine, et que nous allons immédiatement décrire, sont : le chlorhydrate, le sulfate, l'acétate et le citrate.

Sulfate de morphine. — Prenez : morphine, 100 parties ; acide sulfurique, q. s. Réduisez la morphine en poudre fine, délayez-la dans une petite quantité d'eau chaude, ajoutez-y l'acide sulfurique étendu de 3 à 4 parties d'eau en quantité nécessaire seulement pour dissoudre la morphine ; évaporez la liqueur à une douce chaleur jusqu'à ce qu'elle ait acquis la consistance d'un sirop très clair, et placez-la dans un lieu frais pendant vingt-quatre ou trente-six heures. Le sulfate de morphine cristallisera en aiguilles soyeuses, blanches, opaques, ordinairement réunies en étoiles ou en masses mamelonnées ; mettez-les à égoutter, et desséchez-les entre des feuilles de papier joseph à une température de 24 à 36 degrés ; 100 parties de ce sel représentent 80 de morphine cristallisée.

Chlorhydrate de morphine (muriate de morphine). — Ce sel se prépare comme le sulfate, en substituant l'acide chlorhydrique à l'acide sulfurique ; 100 parties de chlorhydrate représentent 90 de morphine cristallisée.

Acétate de morphine. — Prenez : morphine, 100 parties ; acide acétique, q. s. Réduisez la morphine en poudre fine, délayez-la dans une petite quantité d'eau chaude, et versez dessus la quantité d'acide acétique qu'il faudra pour la dissoudre ; évaporez à une douce chaleur jusqu'à siccité ; pulvérisez la masse restante avec un pilon de verre légèrement échauffé ; conservez la poudre dans un flacon bien sec et parfaitement bouché.

La morphine et les sels qu'elle peut former exercent sur l'économie une influence narcotique très prononcée ; la morphine est le principe le plus actif de l'opium : selon M Magendie, elle en offre tous les avantages sans en avoir les inconvénients. Nous traiterons plus bas de son action physiologique et médicale en parlant des propriétés médicales de l'opium ; nous nous bornerons à indiquer ici les préparations principales de morphine et de ses sels, et à dire que toutes les fois que l'on voudra prescrire l'opium par la méthode endermique, il faudra ordonner des sels de morphine à la dose de 1 centigramme, que l'on pourra porter jusqu'à 5 ou 6 centigrammes. C'est surtout dans les névralgies intenses et les autres douleurs locales que ce mode d'emploi de la morphine offre de grands avantages. A l'intérieur, on emploie souvent la morphine et ses sels en dissolution, dans les potions, à la dose de 1 centigramme à 5, et même 15 centigrammes dans les vingt-quatre heures.

Pilules de morphine. — Ces pilules contiennent ordinairement 1 ou 2 centigrammes ou de morphine, ou d'acétate, ou de chlorhydrate, ou de sulfate de cette base, qu'on divise dans une suffisante quantité de mucilage et de poudre inerte La morphine, étant moins soluble que les sels, agit avec moins d'intensité qu'eux. Le sulfate est un sel bien défini, facile à obtenir pur : c'est lui qu'on préfère ordinairement ; cependant il peut être avantageux de varier leur emploi quand les malades s'habituent à l'un ou à l'autre de ces sels.

Sirop de morphine. — Sirop de sucre, 500 grammes ; acétate de morphine, 20 centigrammes. F. s. a. un sirop qui peut remplacer avec avantage le sirop diacode. La dose est une cuillerée à café, de trois heures en trois heures. — Si l'on remplace l'acétate de morphine par le sulfate de la même base, on obtient le *sirop de sulfate de morphine,* qui s'emploie de même que le précédent.

POTION CONTRE LA GASTRALGIE (Sandras). — Eau, 40 grammes ; sucre, 5 grammes ; chlorhydrate de morphine, 10 centigrammes. A prendre une cuillerée à café aussitôt que la douleur se fait sentir. On renouvelle l'administration de cette cuillerée plus ou moins fréquemment, selon l'intensité et la ténacité de la douleur. On va, s'il en est besoin, jusqu'à consommer toute la potion ; mais presque toujours, au bout de quelques cuillerées à café prises de dix minutes en dix minutes, l'effet sédatif est produit et le malade soulagé.

Une dernière recommandation est celle de rendre le régime alimentaire aussi régulier et aussi fortifiant que possible. Des aliments faciles à digérer, et dans lesquels l'économie trouve une ample et réelle réparation, sont, aussitôt que les symptômes permettent d'y recourir, une des ressources les plus précieuses pour le traitement ou plutôt pour l'expulsion définitive du mal, amoindri par l'usage des narcotiques. L'espèce de débilité particulière aux névropathiques ne cède jamais mieux que quand on parvient à les soutenir par un bon régime aidé, dans quelques cas, par l'usage des ferrugineux.

POMMADE DE MORPHINE. — Chlorhydrate de morphine, 1 décigramme ; axonge balsamique, 6 grammes. Mêlez. — On applique en onctions sur la partie douloureuse. Ce moyen est usité, dit M. Sandras, dans presqu toutes les névralgies ; il lui a semblé ou seconder puissamment ou rem placer tout à fait la morphine par la méthode endermique. L'usage d cette pommade lui a donné de beaux succès, en l'appliquant soit su les parties de la face endolories, dans des névralgies de la cinquièm paire ; soit le long du trajet du nerf sciatique, dans les névralgies d nerf de ce nom ; soit sur la région précordiale, dans des névralgies d cœur ; ou sur le trajet des nerfs intercostaux, quand ces nerfs se trouven le siège du mal ; ou enfin sur les régions pédieuse, inguinale et épigas trique, quand c'était en ces points qu'il fallait appliquer le remède.

Le plus souvent, les onctions ainsi faites ont suffi pour modér momentanément les accès de la douleur ; quelquefois elles ont réus même à la calmer entièrement et sans retour.

CODÉINE. — Cette base organique a été découverte en 183 par M. Robiquet.

La codéine cristallise, comme nous l'avons dit, en prism rhomboïdaux plus ou moins modifiés ; elle contient alors de atomes d'eau. C'est une des bases organiques les plus solubl dans l'eau. 100 parties d'eau à $+15°$ en dissolvent 1,26 ; $+43$, elles en dissolvent 37, et 58,8 à 100 degrés. Quand il y a dans l'eau bouillante plus que l'eau ne peut en dissoudre, e perd son eau de cristallisation ; elle forme au fond du verre u couche huileuse ; elle se dissout dans l'alcool et dans l'éther ; elle est insoluble à froid dans une solution faible de potasse ; elle ne décompose pas l'acide iodique : elle ne se colore pas en bleu par les sels de peroxyde de fer. Calcinée à l'air libre, elle ne doit pas laisser de résidu. (Nous avons donné, page 28, le procédé indiqué par M. Robiquet pour la préparer.)

Propriétés physiologiques et médicales de la codéine.— Elles ne nous sont point encore connues d'une manière définitive : car tous les observateurs ne sont pas d'accord, et son prix est si élevé que des expériences contradictoires et multipliées n'ont pu s'exécuter dans les hôpitaux. Mais cependant on peut dire que les propriétés physiologiques de la codéine la rapprochent infiniment de celles de la morphine : seulement c'est une action beaucoup plus faible. La codéine a surtout réussi dans le cas où la morphine à faibles doses a produit d'heureux effets. Selon M. Magendie, 5 centigrammes de codéine administrés en une ou deux fois ont suffi en certains cas pour produire un sommeil en général calme et paisible, et qui n'était pas suivi le lendemain de somnolence diurne avec pesanteur de tête, ainsi qu'il arrive fréquemment avec la morphine. 5 centigrammes de codéine correspondent à 1 ou 2 centigrammes de morphine pure pour l'intensité d'action ; 10 centigrammes de codéine peuvent déterminer des nausées et même des vomissements. Les sels de codéine ont une activité sensiblement plus grande que la codéine elle-même ; on les administre, comme la codéine, en *pilules* ou dans une *potion* appropriée.

M. Barbier exalte beaucoup les propriétés calmantes de la codéine ; il prétend qu'elle se signale par une action spéciale sur les nerfs ganglionnaires, et principalement sur ceux de la région épigastrique, ce qui n'est point prouvé par des expériences physiologiques.

Sirop de codéine. — Codéine cristallisée, 1 gramme ; eau distillée, 100 grammes ; sucre, 200 grammes. On réduit la codéine en poudre impalpable dans un mortier de verre ou de porcelaine. On la triture avec le tiers environ de l'eau prescrite ; on laisse déposer et l'on décante. On reprend le résidu avec le second et le troisième tiers d'eau, et l'on réunit le tout dans un petit matras, dont on couvre l'ouverture avec un morceau de parchemin mouillé, percé d'un trou d'épingle. On chauffe au bain-marie jusqu'à ce que la codéine ait entièrement disparu ; on retire le matras du feu pour ajouter le sucre ; on couvre de nouveau l'ouverture, et l'on agite en plongeant parfois le matras dans le bain-marie, jusqu'à ce que le sucre soit complétement fondu. On filtre alors le sirop au papier. (Cap.)

On prescrit quelquefois le sirop de codéine pour calmer les accès de coqueluche ; on en donne une cuillerée à café, le matin et autant le soir, pour un enfant de sept ans.

RECHERCHES MÉDICO-LÉGALES SUR LES OPIACÉS.— Il est quelquefois important de pouvoir découvrir de petites portions d'opium dissous dans un liquide, et assez souvent la médecine légale présente des cas d'empoisonnement où il est nécessaire de constater la présence de l'opium. On dirige alors ses recherches sur l'acide méconique et sur la morphine ; dans le premier cas, on précipite la liqueur par l'acétate plombique, on décompose le précipité par l'acide sulfurique étendu, on neutralise l'acide par l'ammoniaque, et l'on s'assure si la liqueur prend, par l'addition d'un sel ferrique, la couleur rouge qui caractérise le méconate ferrique. (Il ne faut pas oublier que la salive contient du sulfocyanure alcalin qui colore aussi les sels de fer en rouge.) Dans le second cas, on rapproche la liqueur, on la précipite par une petite quantité d'ammoniaque, on lave le précipité à l'eau, on le mêle avec de l'amidon en poudre ou à l'état d'empois, et l'on ajoute au mélange un peu d'acide iodique en dissolution ; si la masse contient de la morphine, l'acide iodique est décomposé, et l'iode, mis en liberté, colore l'amidon en bleu.

Cette réaction serait loin de suffire pour caractériser la morphine, il faut y joindre encore les propriétés suivantes : 1° constater la saveur amère de la morphine ; 2° étudier l'action de l'acide nitrique qui colore la morphine en rouge, et celle du sesquichlorure de fer qui la colore en bleu. Pour observer cette coloration, il faut avoir au préalable séparé l'acide méconique de la préparation opiacée. Ces propriétés elles-mêmes ne peuvent que donner de fortes présomptions ; pour avoir de la certitude, il faut nécessairement avoir isolé la morphine. La réaction de l'iodure de potassium ioduré (voyez *Iode*, solution rubéfiante) sur la morphine est très intéressante et bien propre à caractériser cette substance. Je vais donner un court résumé de mes recherches sur cet objet.

Si l'on verse une solution d'iodure de potassium contenant un excès d'iode, dans une dissolution d'un sel de morphine, on obtient immédiatement un précipité abondant. Si l'on expose les liqueurs contenant le précipité à une chaleur variant entre 40 et 60 degrés, le précipité s'agglomère en paillettes cristallines micacées d'une très belle couleur brune pourprée ; il se dégage en même temps des bulles abondantes d'un gaz qui continue à se produire tant qu'on maintient les liqueurs à une température un peu élevée.

Si l'on mêle les paillettes cristallines avec de la limaille de fer et de l'eau, et qu'on les soumette pendant quelques jours à une température de 60 degrés, elles changent de nature et forment avec l'eau un composé soluble. Si l'on fait bouillir et qu'on filtre, on obtient par le refroidissement quelques cristaux ; par une opération lente des liqueurs, qui après quinze jours d'exposition à l'air sont additionnées d'eau et filtrées, on obtient un beau groupe d'aiguilles radiées : c'est une combinaison d'iodure ferrique et d'iodhydrate de morphine. Si l'on fait dissoudre ces cristaux dans l'eau, et si l'on précipite les liqueurs bouillantes à l'aide de l'ammoniaque, dont on a soin de ne mettre qu'un très léger excès, il se forme un précipité qui est lavé, séché et repris par de l'alcool à 85 degrés bouillant. Les solutions alcooliques abandonnent, par le refroidissement, des cristaux que j'ai reconnus être de la morphine, par tous les caractères si précis qui font distinguer cette base. En faisant bouillir avec du zinc les paillettes micacées, on obtient ainsi plus facilement un composé soluble (iodure double de zinc et d'iodhydrate de morphine), qui cristallise facilement en beaux groupes d'aiguilles blanches, et qui est composé d'un équivalent de chaque iodure. On peut facilement en extraire la morphine.

J'ai déterminé la quantité d'iode dans ces paillettes micacées pourpres : 1 gramme m'a donné 8,339 d'iodure d'argent fondu ; 2 grammes m'ont fourni 1,684 d'iodure d'argent. Ces résultats conduisent à la formule suivante :

Iode , 4 atomes....	3161,84	45,98	45,22
Morphine, 1 atome ..	3702	53,84	
Hydrogène, 2 atomes .	12,48	0,18	

L'iodure d'iodhydrate de morphine se présente sous l'apparence de petites paillettes brillantes d'une belle couleur pourpre foncée ; il conserve encore un peu de l'odeur de l'iode. Sa saveur est à la fois légèrement amère, âcre et sensiblement iodique ; il est insoluble dans l'eau, très soluble dans l'alcool, et un peu soluble dans l'éther. Ces liqueurs, par une évaporation spontanée, n'abandonnent que des masses poisseuses noires.

M. Merk a trouvé dans l'opium une nouvelle substance qui paraît très remarquable , et qui permettra de distinguer de petites proportions d'opium. Cette substance est la porphyroxine.

Suivant M. Merk (*Buchner's Repertorium*, Band XXXI, Heft I), en traitant de la poudre d'opium par de l'éther sulfurique bouillant, et en l'évaporant, on obtient un résidu gras, visqueux, avec des cristaux de méconine et de narcotine. Il ne se dissout, ni codéine, ni thébaïne, ni morphine, parce que ces alcaloïdes n'existent dans l'opium qu'en combinaisons salines.

Si l'on traite avec de l'eau bouillante l'extrait oléoso-résineux que l'on a préparé au moyen de l'éther, alors il se dissout de la méconine, et la narcotine peut être dissoute par de l'alcool ; mais il se trouve aussi dans la dernière solution la porphyroxine (matière végétale spécifique résineuse, soluble dans l'alcool et dans de l'éther, et prenant une couleur rouge pourprée en la chauffant dans de l'acide chlorhydrique dilué ; voilà pourquoi l'inventeur l'appelait *porphyroxine*).

CONTRE-POISONS DES OPIACÉS. — Dans les cas d'empoisonnement par l'opium, si le poison a été introduit dans l'estomac, il faut d'abord provoquer les vomissements, puis administrer le *contre-poison neutralisant*, qui sera ou une décoction de noix de galle, ou mieux de l'eau iodurée préparée avec 20 centigrammes d'iode, 40 centigrammes d'iodure de potassium et 5 centigrammes d'eau. On donnera ensuite de bon café en grande quantité, que je regarde comme un *remède excellent* dans le cas d'empoisonnement par l'opium. A plusieurs reprises, j'en ai constaté les bons effets. Il sera quelquefois nécessaire de pratiquer une petite saignée, et il sera toujours bon de favoriser la respiration par les moyens les plus convenables, et d'employer des révulsifs énergiques du côté de la peau, des sinapismes, des frictions ammoniacales, et même la flagellation longuement continuée, qui a produit de très remarquables effets. L'emploi d'un courant électrique pourra également être tenté.

PROPRIÉTÉS PHYSIOLOGIQUES ET MÉDICALES DE L'OPIUM, DE LA MORPHINE ET DE SES SELS.— Les vertus hypnotiques du pavot étaient connues dans l'antiquité ; les attributs donnés à Morphée en sont la preuve évidente. Tour à tour proscrit et loué outre mesure, on peut dire aujourd'hui de ce médicament que sans lui la médecine serait impossible. Les médecins grecs et romains employèrent peu l'opium isolé ; cependant il entrait dans plusieurs médicaments célèbres : le *mithridate* de Damocrate tant vanté par Pline, la *thériaque* d'Andromachus que Galien estimait beaucoup, la masse de cynoglosse inventée par Alexandre de Tralles, etc. ; mais on était loin de soupçonner que c'était l'opium qui était le médicament le plus important de ces compositions. Ce furent les Arabes, Rhazès, Avicenne, etc., qui mirent l'opium en crédit. Th. Paracelse et surtout Sydenham montrèrent enfin toute son importance, qui de nos jours s'est encore accrue par la découverte et l'emploi des bases organiques qu'il contient.

Si l'on considère l'action de l'opium dans la série animale, on est d'abord frappé d'un fait sur lequel j'ai déjà insisté, c'est que l'extrait d'opium agit avec beaucoup plus de puissance sur les animaux inférieurs que les sels de morphine. On observe un effet contraire sur l'homme et sur les animaux qui s'en rapprochent le plus ; la morphine est plus active. Plusieurs animaux mammifères peuvent prendre des doses élevées d'opium sans qu'on remarque aucun phénomène toxique : ainsi les vétérinaires emploient l'opium aux doses de 20 à 50 grammes pour les chevaux, et j'en ai fait prendre des quantités élevées à des lapins sans déterminer aucun accident.

Les modifications les plus remarquables que l'opium ou ses produits déterminent dans les fonctions de la nutrition, soit qu'ils aient été introduits dans l'estomac ou absorbés par la méthode endermique, sont la soif, la perte d'appétit, la difficulté des digestions, les envies de vomir, les vomissements, la constipation et quelquefois la diarrhée. Ce qui est remarquable dans l'action des opiacés sur l'appareil digestif, c'est que les vomissements ne surviennent ordinairement qu'après plusieurs jours d'administration, et qu'ils sont souvent accompagnés d'augmentation de l'exhalation cutanée et de diminution des sécrétions internes ; mais des phénomènes inverses peuvent être observés dans certains cas : cependant il est juste de remarquer que l'opium peut être considéré comme un excellent diaphorétique, et que, lorsque son administration est continuée quelque temps, il détermine des sueurs, des sudamina et de vives démangeaisons. On a remarqué que pendant l'administration continue de l'opium, la menstruation était quelquefois interrompue.

Brown a regardé l'opium comme un médicament stimulant, et cette opinion est adoptée par les médecins de l'école italienne. Il est incontestable que lorsqu'un homme est sous l'influence d'une dose modérée d'opium, son pouls est plus fréquent et plus élevé, ce qui rapproche l'opium des stimulants généraux ; mais il s'en éloigne par son action spécifique sur l'encéphale. C'est particulièrement par leur action sur l'appareil nerveux que les produits d'opium nous intéressent. L'opium, les préparations dont il est la base, la morphine et ses sels, administrés à très petites doses, diminuent la sensibilité et produisent un état de calme qui porte au sommeil, ce qui est surtout remarquable quand le malade est en proie à la douleur ; administrés à des doses un peu plus considérables, ils peuvent causer une exaltation intellectuelle à laquelle succède un resserrement, une contraction très remarquable et caractéristique des pupilles, un trouble de la vision, des tintements d'oreilles, des douleurs et des pesanteurs de tête, des démangeaisons, un affaiblissement général et un sommeil non réparateur, de courte durée et presque toujours interrompu par des rêves pénibles ; à dose plus élevée, ils produisent une sorte d'ivresse, le coma, en un mot tous les symptômes qui caractérisent le narcotisme et qui peuvent être suivis de la mort.

Voici comment on peut se rendre compte des effets toxiques des préparations opiacées. A doses modérées, ils agissent d'abord sur les organes qui président aux fonctions de relation, d'où l'exaltation intellectuelle primitive à laquelle succède le sommeil ; puis, si la dose est élevée, le sommeil peut s'étendre aux organes de la vie de nutrition, d'où le trouble dans la circulation et l'affaiblissement de la respiration ; et comme l'exercice continuel de ces fonctions est indispensable au maintien de la vie, une interruption momentanée amène la mort de l'individu. On trouve à l'autopsie tous les caractères de la mort par asphyxie. On a beaucoup insisté sur la congestion sanguine encéphalique ; mais ce caractère anatomique est moins constant qu'on ne l'a assuré, et se rencontre également dans beaucoup d'autres circonstances. On ne remarque aucune lésion, dans la majorité des cas, dans tout le trajet du canal intestinal.

Les musulmans, auxquels leur religion défend l'usage du vin, et d'autres peuples orientaux, comme les Chinois, se servent de l'opium comme d'un moyen enivrant ; ils s'y habituent progressivement et en prennent à la fin des doses considérables ; quelques-uns finissent par se tenir ainsi dans un état perpétuel d'ivresse, et tombent dans un marasme physique et moral vraiment extraordinaire.

Voici quelques détails empruntés à une relation de lord Jocelyn qui nous permettent d'apprécier exactement les funestes effets éprouvés par les fumeurs d'opium : « Le sourire stupide et l'apathie léthargique du fumeur d'opium ont quelque chose de plus horrible que l'abrutissement de l'ivrogne. La pitié prend la place de tout autre sentiment quand on voit les joues sans couleur, les yeux hagards de la victime vaincue par l'effet tout-puissant du poison. Une rue située au milieu de la ville est complétement envahie par les boutiques destinées à la vente de l'opium, et là, le soir, lorsque les labeurs du jour sont terminés, on voit une foule de malheureux Chinois accourir pour satisfaire leur abominable passion. Les chambres où ils s'asseyent et fument sont entourées d'une sorte de canapés de bois pourvus d'un dossier pour reposer la tête : le plus souvent une pièce écartée et destinée au jeu fait partie de ces établissements. Pour un novice, une ou deux pipes (à 10 centigr.) sont une dose suffisante, mais un habitué peut fumer pendant des heures entières. A la tête de chaque canapé, on trouve une petite lampe, car il faut mettre le feu à l'opium pendant que le fumeur aspire ; et comme il est assez difficile de remplir et d'allumer convenablement la pipe, il y a le plus souvent un domestique auprès du fumeur pour l'aider dans ces opérations délicates.

» Quelques jours de ce redoutable plaisir, surtout s'il est pris en excès, suffisent pour donner à la face une pâleur maladive et aux

yeux un air hagard. En quelques mois et même en quelques semaines, l'homme fort et bien portant sera changé en une créature
idiote qui ne vaudra guère mieux qu'un squelette. La langue n'a
pas de mots pour exprimer l'angoisse que souffrent ces malheureux, si, après une longue habitude, on veut les priver de ce poison, et c'est seulement lorsqu'ils sont jusqu'à un certain degré
sous son influence que leurs facultés vitales semblent se réveiller.
A neuf heures du soir, et dans les maisons vouées à leur ruine,
on peut voir ces tristes victimes plongées dans tous les états qui
résultent de l'ivresse de l'opium. Les uns entrent à moitié fous :
ils viennent satisfaire le terrible appétit qu'ils ont dû vaincre à si
grand'peine pendant le jour ; les autres, encore sous l'effet d'une
première pipe, rient et parlent sans raison, tandis que, sur les canapés voisins, gisent d'autres malheureux immobiles et languissants, avec un sourire idiot sur la face, trop accablés par l'effet du
poison pour faire attention à ce qui se passe autour d'eux, absorbés complétement dans leur cruel plaisir. La dernière scène de
cette tragédie s'accomplit ordinairement dans une pièce écartée de
la maison, une véritable chambre des morts, où sont étendus,
roides comme des cadavres, ceux qui sont arrivés à cet état d'ex-
tase que le fumeur d'opium recherche follement, image du long
sommeil où son aveugle folie le précipitera bientôt. »

Ajoutons, pour compléter cet effrayant tableau, que la passion de
l'opium est cent fois plus irrésistible que la passion des alcooliques. Une fois qu'on est engagé dans cette voie, il n'y a plus de
salut ; car la volonté, la résistance morale, sont bientôt complétement énervées ; l'idiotisme survient peu à peu : voilà pour le moral ; quant au physique, l'opium fumé détermine une constante
anorexie, d'où un dépérissement général lent et inévitable. Il n'y
a pas de mort plus effroyable que celle d'un fumeur d'opium.

Usages des opiacés. — Les propriétés hypnotiques de l'opium
l'ont fait conseiller dans l'*insomnie*, et c'est en effet le plus sûr
moyen de procurer le sommeil ; mais l'organisme s'y habitue, et il
faut souvent élever progressivement les doses ; pour éviter cet inconvénient, il est souvent avantageux de varier les préparations
d'opium et leur mode d'administration. La *douleur* est ordinairement soulagée par l'opium, quelle qu'en soit d'ailleurs la cause,
non que le mal lui-même soit toujours calmé, mais bien, parce que
le cerveau devient inapte à recevoir la sensation douloureuse.
Appliqué localement, il engourdit la sensibilité du nerf de la partie ;
ici l'action est toute directe.

L'opium, ses préparations et ses produits ont été utilement employés dans la plupart des *névroses* ; on l'a vanté contre l'hystérie (M. Gendrin surtout l'a préconisé à haute dose contre cette affection), l'épilepsie, l'hydrophobie et les convulsions ; mais le bien qu'il procure dans ces cas n'est souvent qu'équivoque ou passager ; il n'en est pas de même dans le traitement du tétanos et de la chorée alcoolique nommée *delirium tremens*, du tremblement mercuriel et même de la chorée. Dans ces maladies, l'opium à des doses souvent très élevées compte de nombreux et très beaux résultats ; l'économie possède alors une tolérance vraiment extraordinaire pour cet énergique médicament : on l'a vu employer à la dose de plusieurs grammes sans produire aucun accident. Mais il faudra toujours user d'une sage réserve dans l'emploi de cet héroïque agent, et ne commencer que par 1 ou 2 centigr. d'extrait gommeux administré toutes les heures.

Les *névralgies faciales* sont guéries ou modifiées par l'emploi de l'opium. Mais c'est surtout par la méthode endermique, ou même, selon M. Jacquot, par la méthode d'inoculation, que les succès sont incontestables, et ce sont les sels de morphine qu'on doit alors exclusivement employer ; on saupoudre deux fois par jour le derme dénudé avec 1 ou 2 centigr. de chlorhydrate ou de sulfate de morphine. On traite de la même manière et avec un égal succès le rhumatisme local apyrétique, quelque douloureux qu'il soit, et quel que soit son siége.

On a également employé l'opium à haute dose contre le rhumatisme aigu. Voici les principaux résultats observés sur ce sujet par Requin. Le maximum de la dose d'opium n'a jamais dépassé sept pilules (35 centigr. d'extrait). Il n'y a jamais eu d'accidents sérieux. La moyenne de la durée du traitement a été de onze jours et demi ; moyenne de la durée totale de la maladie à partir de l'invasion, dix-sept jours et demi. Ces résultats sont favorables, dit Requin, et prouvent que l'opium, en éloignant les douleurs, ne fait pas acheter cet avantage au prix d'une longue durée de la maladie. Mais enfin, ajoute-t-il, ils ne sont pas tellement beaux qu'ils doivent faire abandonner l'emploi rationnel des saignées.

Opium dans l'aliénation mentale. — Un des symptômes les plus ordinaires de l'aliénation, c'est l'insomnie ; la pensée devait naturellement venir d'employer méthodiquement les opiacés, c'est ce qu'a fait M. Michéa, et les résultats qu'il a obtenus sont très dignes d'attention.

Les opiacés ont été administrés chez dix-sept individus atteints, soit de délire plus ou moins général, soit de folie plus ou moins circonscrite. Les préparations auxquelles M. Michéa a eu recours sont l'extrait gommeux d'opium et le chlorhydrate de morphine aux doses de 2 à 10 centigrammes progressivement. Le plus habituellement elles étaient mêlées dans du vin, du chocolat, du café au lait, du bouillon ou des potages, de manière à être dérobées à la vue et au goût des malades.

M. Seymour a aussi vanté l'opium dans la mélancolie puerpérale.

L'opium est un des meilleurs moyens à opposer aux *symptómes de vomissement;* mais il ne faut pas oublier que l'opium, dès qu'il détermine quelques accidents nerveux, est lui-même une cause très puissante de vomissement. Dans les *névralgies intermittentes de l'estomac,* l'administration de l'opium en potion ou l'application des sels de morphine sur le derme dénudé calme très efficacement la douleur et en prévient souvent le retour : il en est de même des *coliques rhumatismales ou autres.* Stoll vanta l'opium à haute dose dans la *colique de plomb.* L'opium et ses préparations sont tous les jours utilement employés dans les *diarrhées aiguës et chroniques,* dans les *dysentéries,* dans le *choléra-morbus,* et particulièrement dans la variété sporadique. On les emploie en potion, en fomentation, mais beaucoup plus fréquemment en lavement; mais il ne faut pas oublier que sous cette dernière forme les préparations opiacées agissent d'une manière rapide et énergique, souvent à des doses très minimes. M. Boudin a employé avec succès l'opium à haute dose dans le traitement du typhus cérébro-spinal.

L'opium, administré à des doses très faibles, est le remède le plus sûr de la *bronchite chronique.* La petitesse de la dose est d'une grande importance; on donne une cuillerée à café de sirop d'affium de pavot pourpre de M. Aubergier. L'opium à dose plus élevée, continué pendant longtemps, cause souvent l'anorexie, et c'est une grave contre-indication dans les affections chroniques de l'appareil respiratoire.

On a employé l'opium pour prévenir la fausse couche et l'accouchement prématuré. Voici comme on agit : « Repos absolu, situation horizontale, diète légère; saignée au bras s'il y a pléthore générale ou locale, lavement évacuant; puis, après qu'il a été rendu, un huitième de lavement avec 15 ou 20 gouttes de laudanum de Sydenham, que la malade gardera. Si les contractions cessent, s'en tenir là ; sinon revenir au laudanum en lavement, à la dose de 15 à 20 gouttes, de demi-heure en demi-heure, jusqu'à cessation du travail. On a rarement besoin d'insister autant et d'augmenter la dose : la première administration suffit ordinairement si le produit est viable et vivant, si l'œuf est à l'état normal. »

Les préparations d'opium sont très souvent utiles dans les *maladies des yeux,* les *inflammations de l'urètre et du vagin,* dans la chaude-pisse cordée et dans les *blennorrhagies aiguës;* elles sont souvent associées aux mercuriaux pour combattre les accidents primitifs ou consécutifs de la vérole. M. Deschamps vante une injection nasale de 10 centigrammes d'extrait d'opium dans 20 grammes d'eau pour combattre le coryza.

Opium contre les plaies cancéreuses. — Parmi les médicaments que M. Tanchou a voulu essayer contre les plaies cancéreuses, il n'en est pas de plus efficace, dont l'effet soit plus marqué et plus constamment favorable que la dissolution très épaisse d'opium. Il a guéri par ce moyen des ulcérations superficielles cancéreuses; d'autres de la même nature, très profondes et très douloureuses, ont été rendues stationnaires et très supportables.

Voici la formule de la dissolution que M. Tanchou oppose aux ulcérations cancéreuses :

Faire digérer pendant vingt-quatre heures, et à une chaleur modérée (24 à 25 degrés), une dose d'opium brut en poudre ou en morceaux, dans une quantité d'eau suffisante pour faire une bouillie épaisse. Couvrir la surface malade de 2 ou 3 millimètres de cette préparation une ou deux fois par jour, et placer par-dessus un morceau de papier collé ou de taffetas gommé pour empêcher l'évaporation. C'est encore un médicament dont il faut attentivement surveiller l'emploi.

M. Rayer a constaté qu'il y avait très souvent un grand avantage à associer l'opium à plusieurs médicaments énergiques, difficilement supportés par l'estomac et l'intestin, tels que la teinture de cantharides, l'huile essentielle de térébenthine, le tartre stibié et l'agaric blanc.

Pour nous résumer, nous pourrions dire qu'il n'est pas de maladie où l'opium n'ait été employé, et où l'on n'ait cité des exemples de succès. Nous mentionnerons encore les fièvres intermittentes avant la découverte du quinquina , les fièvres éruptives, les maladies typhoïdes, la peste ; mais il faut dans tous ces cas user de la plus grande réserve, et il ne faut pas oublier que l'opium est un des médicaments dont les médecins et les malades ont le plus de tendance à abuser, et on ne l'administre pas toujours sans inconvénient. Quoi qu'il en soit, c'est le médicament le plus utile de la thérapeutique, celui qui est le plus souvent employé, soit seul, soit associé aux autres remèdes.

« Entre tous les remèdes dont le Dieu tout-puissant a fait présent aux hommes, il n'en est point de plus universel ni de plus efficace que l'opium.... Ce remède est si nécessaire à la médecine qu'elle ne saurait absolument s'en passer, et un médecin, qui saura le manier comme il faut, fera des choses surprenantes. » (Sydenham.)

INCONVÉNIENTS DES PRÉPARATIONS OPIACÉES. — Il n'est pas, avons-nous dit, de médicaments dont le médecin et les malades surtout soient plus enclins à abuser que des préparations opiacées ; car ils nous procurent deux inestimables avantages : le sommeil quand on est tourmenté d'insomnie, et le calme des douleurs quand on est en proie à de vives souffrances. Mais à côté de ces grands avantages se présentent de graves inconvénients. Le premier, dans des préparations opiacées, c'est de diminuer d'une manière très sensible, lorsqu'ils sont administrés pendant longtemps, l'énergie des fonctions digestives, et de conduire ainsi à un dépérissement général presque certain.

L'opium est très rarement indiqué dans les maladies de la première enfance ; quand on l'emploie, il faut le faire avec la plus grande réserve et en surveiller l'emploi. Quel nom donner à l'étrange abus qu'on en fait chez nos voisins !

Dans une grande partie de l'Angleterre, la vente des préparations narcotiques a atteint des proportions vraiment effrayantes ; on les vend publiquement dans les villes manufacturières, dans le but de permettre aux mères d'aller travailler à la manufacture. A Ashton, la vente des teintures narcotiques, qui a lieu chez quinze marchands, est en moyenne, par semaine, de 6 gallons 2 quarts et 1 pinte 1/2. De même, à Preston, vingt et un droguistes vendent chaque semaine 28 livres de *cordial de Godfrey*, 18 livres de *préservatif des enfants*, 16 livres de sirop de pavot, 1 livre d'opium, 7 livres de laudanum, 9 onces d'élixir parégorique ; en tout 68 livres de drogues narcotiques destinées à narcotiser les enfants, et qui détruisent dans leur source les forces de ces victimes.

PRÉPARATIONS PHARMACEUTIQUES DONT L'OPIUM EST LA BASE. — Il n'est pas de médicament qui entre comme partie essentielle dans un plus grand nombre de préparations pharmaceutiques que l'opium ; il est peu de substances qui aient plus vivement et plus heureusement excité l'émulation des chimistes. Malgré tous ces travaux, il règne encore assez d'incertitude sur la composition de ce corps pour qu'on ne puisse rendre un compte exact de l'influence sur les effets thérapeutiques de toutes les préparations auxquelles on a soumis l'opium. Un fait parfaitement établi, c'est que la morphine est l'agent médical le plus important de l'opium ; mais on ne sait pas d'une manière aussi claire quelle peut être l'influence des autres principes, de la narcotine, de la codéine, de la narcéine et de la thébaïne, et peut-être d'autres principes qui ne sont pas connus. Pour montrer combien est grande notre incertitude à cet égard, il me suffira de dire que Lindbergson prétendait que les propriétés médicales de l'opium étaient dues à un principe extractif amer. Les expériences de M. Magendie contredisent, il est vrai, cette assertion : il a prouvé que l'*extrait d'opium privé de morphine* agissait comme l'extrait ordinaire, mais à une dose quatre fois plus considérable. Quoi qu'il en soit, concluons.

Il existe une foule de préparations d'opium, mais celles que M. Aubergier a adoptées, et que j'ai fait connaître pag. 24-26, peuvent suffire pour remplir toutes les indications des opiacés avec sûreté et sécurité.

Poudre d'opium. — Coupez l'opium par tranches, faites-le sécher à l'étuve, et pulvérisez sans laisser de résidu.

Cette poudre est assez fréquemment employée pour saupoudrer des cataplasmes narcotiques.

Extraits d'opium. — Les formulaires contiennent un grand nombre de recettes d'extraits d'opium ; nous allons mentionner les principales, qui, si l'on excepte l'extrait gommeux d'opium, sont presque complétement inusitées aujourd'hui.

On connaît sous le nom d'*opium purifié* ou de *laudanum solide*, le produit qu'on obtient en ramollissant l'opium dans le double de son poids d'eau ; on passe ; on ajoute au marc une nouvelle quantité d'eau ; on passe encore, et l'on évapore en consistance d'extrait. (Mauvaise préparation inusitée.)

Extrait d'opium (extrait gommeux ou extrait aqueux d'opium). — Prenez : opium choisi, 1 kilogramme. Coupez-le par tranches, et versez dessus 6 kilogrammes d'eau distillée froide. Au bout de douze heures, malaxez l'opium avec les mains, et après douze nouvelles heures de macération, passez sur une toile et exprimez ; soumettez le marc à une nouvelle macération dans 6 parties d'eau froide, et passez encore avec expression ; décantez les liqueurs et évaporez-les au bain-marie jusqu'en consistance d'extrait ; versez sur cet extrait 8 kilogrammes d'eau froide ou environ seize fois son poids ; agitez de temps en temps pour faciliter la dissolution ; passez les liqueurs, et faites-les évaporer jusqu'en consistance d'extrait pilulaire. (Codex.)

Voici ce qui se passe dans cette opération : l'eau froide dissout les sulfates et méconates de morphine et de codéine, la gomme, l'extractif et l'acide brun ; une partie de la narcotine, de la narcéine, de la méconine, de la thébaïne, de l'huile grasse, de la matière résineuse, est entraînée en dissolution à la faveur des matières solubles ; mais ces principes insolubles se séparent peu à peu par la concentration, et l'eau que l'on fait agir sur le produit de l'évaporation ne les dissout plus complétement, et cette seconde dissolution a pour but de les séparer. Autrefois on se contentait de filtrer l'extrait quand il était évaporé en consistance de sirop très clair.

L'extrait gommeux est la préparation d'opium qui est le plus souvent employée. On le prescrit en *pilules* de 1 à 5 centigrammes, toutes les fois qu'on veut calmer la douleur ou provoquer le sommeil. Souvent on peut élever les doses à un degré très élevé ; mais il faut user de la plus grande réserve et ne commencer que par 2 centigrammes, car plusieurs personnes sont narcotisées par de faibles doses d'opium.

On prescrit souvent pour les névralgies faciales un petit *emplâtre d'extrait gommeux d'opium*, étendu sur du taffetas.

EXTRAIT D'OPIUM PRIVÉ DE NARCOTINE.—Prenez : extrait d'opium, q. s. Délayez l'extrait d'opium dans l'eau, de manière à lui donner la consistance d'un sirop ; introduisez cette liqueur dans un flacon de verre, et versez-y huit fois son volume d'éther sulfurique ; bouchez le flacon, agitez vivement et de temps à autre pendant un ou deux jours ; décantez l'éther, ajoutez-en une nouvelle quantité égale à la première, et renouvelez l'agitation ; au bout de deux jours, décantez cette liqueur éthérée, et remplacez-la par une nouvelle dose d'éther, et ainsi de suite jusqu'à ce que l'éther ne laisse aucun résidu par l'évaporation ; faites alors évaporer la dissolution aqueuse jusqu'en consistance pilulaire. (Codex.)

Limousin Lamothe fait battre dans un mortier 4 parties d'extrait gommeux d'opium avec 1 partie de poix-résine. Il ramollit le mélange dans l'eau bouillante, y ajoute 16 parties d'eau, fait évaporer à moitié, remplace l'eau qui s'est évaporée par un poids semblable d'eau froide, laisse refroidir, filtre, et fait évaporer en consistance pilulaire.

Selon M. Magendie, l'extrait d'opium privé de narcotine est plus sédatif et moins excitant que l'extrait d'opium ordinaire, mais il n'est pas employé.

EXTRAIT D'OPIUM AU VIN.—Prenez : opium choisi, 1 kilogramme ; vin blanc, 4 kilogrammes. Coupez l'opium par tranches, et faites-le macérer dans le vin blanc pendant vingt-quatre heures, en ayant soin de remuer de temps en temps ; passez avec expression ; divisez le marc dans 2 nouveaux kilogrammes de vin blanc, et après quelques heures, mettez de nouveau à la presse ; passez les liqueurs vineuses à la chausse, et faites-les évaporer au bain-marie jusqu'en consistance d'extrait.

L'opium fournit par le vin ordinairement un sixième d'extrait de plus que par l'eau ; cela se conçoit, car les matières extractives du vin s'ajoutent à celles de l'opium. C'est une formule très mauvaise ; car, suivant la qualité du vin, la masse d'extrait peut varier : aussi cette préparation est inusitée, et l'on a lieu de s'étonner que le Codex l'ait conservée, quand il a sagement remplacé cet extrait, dans les pilules de cynoglosse, par de l'extrait ordinaire.

On peut encore adresser les mêmes reproches à l'*extrait d'opium par le vinaigre* ou *de Lalouette*. (Inusité.)

L'ancien Codex contient encore deux recettes d'extrait d'opium, l'un préparé après avoir fait fermenter l'opium dissous dans l'eau avec de la levûre de bière ; on filtrait, on évaporait. Cette préparation était connue sous le nom d'*extrait d'opium par fermentation*. L'autre recette était l'*extrait d'opium par digestion*. Avant de filtrer et d'évaporer l'extrait d'opium, on tenait la liqueur à 100 degrés pendant six mois !

VIN D'OPIUM COMPOSÉ (laudanum liquide de Sydenham). — Prenez : opium choisi et coupé en morceaux, 64 grammes ; safran incisé,

32 grammes; cannelle concassée, 4 grammes; girofles concassés, 4 grammes; vin de Malaga, 500 grammes. Mettez le tout dans un matras; faites macérer pendant quinze jours; passez; exprimez fortement et filtrez. 20 gouttes de ce médicament pèsent 75 centigrammes, et représentent 5 centigrammes d'extrait gommeux d'opium. (Codex.) Il faut 85 centigrammes de laudanum pour représenter 5 centigrammes d'extrait. (Guibourt.)

On a conseillé de faire macérer d'abord les aromates, et de n'ajouter l'opium qu'à la fin. On prétend que le laudanum ainsi préparé n'a plus les mêmes propriétés, ce qui est fort douteux; mais quand les modifications aux anciennes formules n'apportent pas d'améliorations bien appréciables, il faut s'en tenir au *modus faciendi* primitivement adopté.

L'opium cède au vin les méconates de morphine et de codéine, la narcotine, la thébaïne, la narcéine, la méconine, la résine, l'huile, la matière odorante; le vin dissout également la matière colorante et les huiles volatiles du safran, de la cannelle et du girofle. Il se pourrait que le tannin que fournissent également les dernières substances se combinât avec la morphine et la codéine; mais cette combinaison est soluble dans le vin, qui contient de l'acide libre et une quantité notable d'alcool.

Le laudanum de Sydenham est encore aujourd'hui un remède continuellement employé. A l'Hôtel-Dieu, on n'en use pas moins de 50 kilogrammes par an. Toutes les fois qu'il s'agit de combiner (ce qui paraît fort difficile à comprendre, mais ce qui est cependant bien réel) une médication tonique à une médication sédative, le laudanum rend des services qu'on attendrait en vain de tout autre médicament: ainsi, dans les diarrhées chroniques séreuses, dans le choléra, dans certaines affections de l'estomac et des intestins, nulle préparation d'opium n'agit plus efficacement que le laudanum de Sydenham. Ce médicament est un très petit nombre de ceux qui ont survécu à la révolution chimique de la matière médicale, et ce remède restera, parce que rien ne peut le remplacer.

Le laudanum de Sydenham entre dans un grand nombre de préparations magistrales : à la dose de 12 à 20 gouttes dans plusieurs *potions calmantes* et *antispasmodiques;* à la dose de 12 gouttes dans un quart de *lavement opiacé;* à la dose de 2 grammes dans les *collyres calmants;* à la dose de 10 grammes pour 100 grammes d'huile d'œillet pour le *liniment opiacé.* On en arrose fréquemment des cataplasmes de farine de lin, et l'on obtient le *cataplasme laudanisé,* qui est très usité pour calmer les douleurs locales.

On prescrit tous les jours des applications de cataplasmes laudanisés, et jamais dans les hôpitaux, où cet usage est très fréquent, on n'a remarqué de narcotisation, car l'absorption par la peau revêtue de son épiderme est peu active.

Voici cependant un exemple qui commande en pareil cas une grande circonspection.

Un jeune homme, atteint d'une indisposition légère, devait, par prescription de son père, qui était médecin, se poser sur l'épigastre un cataplasme additionné de quelques gouttes de laudanum. Pour calmer

plus promptement ses douleurs, qui étaient assez vives, M. Camille B...
versa, au lieu d'une petite quantité, le contenu total d'une bouteille
qui renfermait une forte dose de laudanum, puis il appliqua le cataplasme et s'endormit. Des symptômes graves ne tardèrent pas à se
manifester ; mais c'est en vain qu'on prodigua les plus prompts secours,
M. Camille B... succomba en peu d'instants.

On prescrit quelquefois un *vin d'opium simple*, fait avec opium
brut, 1 partie ; vin généreux, 10 parties.

Vin d'opium obtenu par la fermentation (opium ou laudanum de
Rousseau). — Prenez : opium choisi, 125 grammes ; miel blanc,
375 grammes ; eau chaude, 1875 grammes ; levûre de bière fraîche,
8 grammes. Délayez séparément le miel et l'opium dans l'eau chaude ;
mélangez les liqueurs ; ajoutez-y la levûre de bière, et laissez digérer
dans un lieu dont la température soit d'environ 30 degrés, pendant un
mois au moins, jusqu'à ce que la fermentation soit terminée. Passez
avec expression ; filtrez et distillez à la chaleur du bain-marie, pour
retirer 500 grammes de liqueur alcoolique, que vous distillerez de
nouveau pour en avoir 375 grammes, que vous ramènerez à 140 grammes par une troisième distillation. Prenez, d'autre part, la liqueur
qui forme le résidu de la première distillation ; évaporez-la au bain-
marie jusqu'à ce qu'elle pèse 320 grammes ; ajoutez-y l'alcool opiacé ;
mélangez exactement ; filtrez, s'il est nécessaire, et conservez pour
l'usage. 20 gouttes de ce laudanum correspondent à environ 12 centigrammes d'extrait d'opium.

Cette recette, adoptée par le Codex, est à peu près celle que Baumé
avait donnée ; cependant, d'après le conseil de M. Blondeau, on a substitué à l'alcool ordinaire l'alcool produit par la fermentation du miel.
On supposait cet alcoolat (qui est quelquefois désigné par les auteurs
sous le nom de *gouttes blanches de Rousseau*) doué d'une grande activité, et cependant les expériences de M. Rayer ont prouvé que ses propriétés narcotiques étaient très équivoques ; il faut cependant s'en
tenir à la recette du Codex. Il est indubitable que la morphine se
retrouve entière dans le laudanum de Rousseau, mais on ne sait pas
encore si les autres principes ont subi quelques transformations.

Ce laudanum est très souvent employé comme calmant. On a prétendu,
mais du reste sans l'avoir prouvé par des faits positifs, qu'il ne possède
point les propriétés excitantes des autres préparations d'opium. On l'emploie à la dose de 4 à 6 gouttes dans les potions, et à la dose de 20 gouttes
dans les collyres. Quelquefois on instille dans l'œil quelques gouttes de
ce laudanum, pour combattre les ulcérations et les taies de la cornée.

Teinture d'extrait d'opium. — Extrait d'opium, 32 grammes ; alcool
à 21 degrés, 375 grammes. Faites dissoudre par une macération suffisamment prolongée ; filtrez. Cette teinture contient 1/13ᵉ d'extrait
d'opium ; quelques pharmacologistes ont adopté la proportion de 1/12ᵉ.
(Presque inusité.) Il en est de même de la formule suivante.

Teinture d'opium brut. — Opium de Smyrne, 64 grammes ; alcool à
21 degrés, 736 grammes. F. s. a.

TEINTURE D'OPIUM AMMONIACALE (élixir parégorique). — Prenez : opium choisi, 8 gramm.; fleurs de benjoin, safran, de chaque, 12 gramm.; huile volatile d'anis, 2 gramm.; ammoniaque liquide, 150 gramm.; alcool à 34 degrés Cart., 350 gramm. Faites macérer pendant huit jours; filtrez.

C'est la recette de la Pharmacopée d'Édimbourg, adoptée par le Codex. Cette teinture, outre ses propriétés narcotiques, est un stimulant diaphorétique assez énergique. Selon Guibourt, on prescrit plus généralement sous le nom d'*élixir parégorique* celui de la Pharmacopée d'Édimbourg, qui est plus particulièrement calmant. Voici la recette: alcool à 21 degrés Cart., 875 grammes; extrait d'opium pur, préparé avec l'alcool à 21 degrés, 4 grammes; acide benzoïque, 4 grammes; huile d'anis, 4 grammes; camphre, 3 grammes. Faites macérer quelques jours et filtrez.

VINAIGRE D'OPIUM (teinture acétique d'opium). — Prenez : opium choisi, 10 grammes; vinaigre très fort, 60 grammes; alcool à 31 degrés Cart., 40 grammes. Divisez l'opium dans le vinaigre; ajoutez l'alcool; laissez macérer pendant huit à dix jours; passez avec expression et filtrez au papier. Cette préparation contient les principes solubles du dixième de son poids d'opium. 4 grammes correspondent sensiblement à 35 centigrammes d'opium brut.

C'est la recette adoptée par le Codex; elle est tirée de la pharmacopée des États-Unis. Elle est employée pour remplacer les *gouttes noires, gouttes des quakers* ou *de Lancastre*, espèce de remède secret, dont on a publié plusieurs recettes qui laissent beaucoup trop à l'arbitraire du préparateur pour qu'on puisse les adopter. On employait primitivement, au lieu de vinaigre, du verjus ou du suc de pommes sauvages. Plusieurs auteurs prétendent que les acides végétaux, tels que le malique ou le citrique, peuvent modifier les propriétés excitantes de l'opium, et que les gouttes noires ne causent ni vertiges ni maux de tête. Voici les recettes indiquées pour les remplacer. — *Citrate de morphine de Porter.* — Prenez : opium, 125 gram.; cristaux d'acide citrique, 64 gram.; broyez bien le tout dans un mortier de porcelaine; ajoutez un litre d'eau distillée bouillante; mêlez intimement; faites macérer pendant vingt-quatre heures et filtrez. Mais il vaut beaucoup mieux adopter la recette suivante, donnée par M. Magendie.—*Solution de citrate de morphine.* — Morphine pure, 1 gram.; acide citrique cristallisé, 50 centigr. Faites dissoudre le tout dans de l'eau distillée, 40 gram., et colorez avec teinture alcoolique de cochenille, 8 gram. Cette solution s'emploie par gouttes; on en donne de 6 à 30 dans les vingt-quatre heures.

M. Monneret a surtout employé les gouttes noires dans les affections gastro-intestinales et principalement dans les névralgies de l'estomac. Les gastralgies, qui ont le plus facilement cédé à l'emploi de ce moyen, sont celles qui tiennent à un état nerveux général, puis les gastralgies chloro-anémiques qui sont accompagnées de tout le cortége habituel de cette dernière affection. et qui débutent en même temps qu'elle, sont aussi heureusement modifiées par l'emploi quotidien des gouttes noires mêlées aux aliments ou associées aux ferrugineux, à l'époque où la surexcitation nerveuse de l'estomac est encore très grande. On voit, sous l'empire de ce médicament, la digestion se faire plus facilement et sans douleurs, les autres phénomènes nerveux, spécialement la céphalalgie, l'insomnie, les douleurs de l'estomac et du ventre, se dissiper; quelquefois même les selles devenir plus faciles et plus régulières.

« J'ai aussi, dit M. Monneret, dirigé avec avantage ce traitement contre certaines gastralgies qui paraissaient tenir à un trouble purement nerveux de l'estomac. Des hommes livrés avec ardeur aux travaux de l'esprit, condamnés par leur profession à une vie sédentaire, en proie à des émotions morales rapides, ou profondes et persistantes, se plaignent souvent de tiraillements gastriques, après et avant les repas. Le travail de la digestion s'accompagne chez eux de dyspepsie, et spécialement d'un sentiment de chaleur, d'ardeur épigastrique, de pyrosis, de céphalalgie et d'insomnie sympathique fort pénible. Ces accidents se dissipent souvent avec une promptitude assez grande, lorsqu'on administre au moment du repas, et suivant les règles que je tracerai plus loin, un certain nombre de gouttes noires anglaises.

» Leur efficacité est tout aussi grande dans les gastro-névroses liées à l'hystérie. J'ai observé, ainsi que tous les médecins qui ont porté leurs investigations sur ce sujet, que les médicaments antispasmodiques, si usités dans le traitement de cette maladie, que l'opium, la morphine et la codéine étaient souvent rejetés, d'une manière continue et invincible, chez un assez grand nombre de sujets tombés dans un état nerveux très grave. On est alors fort embarrassé pour trouver un médicament qui soulage et que l'estomac veuille bien accepter. Les gouttes noires m'ont servi utilement dans plus d'une occasion de ce genre. Je me rappelle deux femmes hystériques qui sont restées longtemps couchées dans une de mes salles d'hôpital, et qui étaient arrivées à ne plus pouvoir digérer l'eau glacée ni les boissons les plus douces et les plus variées, dont je fis successivement l'essai; les gouttes noires furent bien supportées, ramenèrent si bien les fonctions gastriques à leur état naturel que les aliments furent digérés et que la santé ne tarda pas à revenir.

» Je fais prendre ordinairement les gouttes noires au déjeuner et au dîner, dans la première cuillerée de potage, à la dose de deux gouttes chaque fois. Si les effets sont nuls ou trop faibles, on porte assez rapidement, mais graduellement, les doses à huit, douze et seize gouttes par jour. Il faut toutefois que le praticien sache que les gouttes noires jouissent d'une grande énergie, et que la plupart des malades, les femmes surtout, sont très sensibles à l'action de quatre à six gouttes; chez d'autres les doses peuvent être élevées. L'habitude émousse assez promptement la susceptibilité des malades; il est utile d'être prévenu de cette condition, commune du reste à un grand nombre de préparations d'opium, afin d'augmenter graduellement les doses. Je les donne aussi dans une cuillerée d'eau sucrée, ou mieux encore sur du sucre que le malade fait dissoudre dans la bouche avant de commencer son repas. Je ne les ai jamais conseillées lorsque les aliments ont été introduits dans la cavité gastrique; je ne puis dire quels en seraient les effets.

» Lorsqu'on donne les gouttes noires suivant les règles que je viens de tracer et contre les douleurs gastralgiques qui se manifestent pendant la durée de la chymification et longtemps après, on observe une diminution notable des douleurs, plus rarement leur disparition complète aux premières doses. Il est même assez fréquent de voir les malades n'éprouver quelque soulagement que trois à quatre jours après que le traitement a été commencé et quand les doses ont été déjà portées assez haut (12 à 18 gouttes). Cependant je les ai vues souvent réussir à la première dose. On a la certitude que les effets sont salutaires quand les aliments ne provoquent plus de douleurs ni de tiraillements, quand ils cessent d'être vomis, et, surtout, quand la sécrétion gazeuse diminue ainsi que la constipation. Il ne faut pas toujours s'attendre à voir les selles revenir faciles et naturelles; quoique j'aie noté cet effet dans des cas assez nombreux où les gouttes noires ont réussi, j'en ai également observé d'autres où les selles sont restées rares, malgré le rétablissement complet des fonctions gastriques. C'est surtout dans les gastro-névroses, accompagnées de gastralgie, que la cessation du spasme intestinal peut déterminer un pareil résultat.

» Les gouttes noires peuvent être données aussi à jeun, de très bonne heure, sur du sucre ou dans une cuillerée d'eau, dans l'intervalle des repas, le soir, enfin lorsque la gastralgie reparaît. »

Sirop d'extrait d'opium. — Prenez : extrait d'opium, 9 décigr. ; eau pure, 16 gram. ; sirop simple, 500 gram. Faites dissoudre l'extrait d'opium dans l'eau, filtrez la dissolution ; ajoutez-la au sirop bouillant; faites jeter quelques bouillons et passez.

32 gram. de ce sirop contiennent un grain d'extrait d'opium. En ajoutant à 32 gram. de sirop d'opium deux grains d'esprit volatil du succin, on obtient la préparation connue sous le nom de *sirop de Karabé*.

Voilà la recette adoptée par le nouveau Codex ; elle vaut beaucoup mieux que celle donnée par l'ancien, où la proportion d'opium était double et par conséquent trop forte pour être employée à la dose de 30 gram. dans les potions.

Sirop contre la coqueluche. — Sirops d'extrait d'opium , d'ipécacuanha, de quinquina jaune au vin, aa. p. ég. ; mêlez. J'ai vu ce sirop produire de très bons effets sur la fin des coqueluches ou des bronchites ; on en prescrit aux enfants de trois ans une cuillerée à café le matin, autant à midi, autant le soir.

Tablettes d'opium. — Extrait d'opium, 1 p. ; sucre, 64 p. ; mucilage, q. s. F. s. a. des pastilles de 30 centig. (Inusitées.)

Poudre de Dower. — Prenez : poudre de sulfate de potasse, de nitrate de potasse, aa. 125 gram. ; poudre d'ipécacuanha, de réglisse, aa. 32 gram. ; extrait d'opium sec et pulvérisé, 32 gram. Faites sécher exactement toutes les poudres à l'étuve, et mélangez-les avec le plus grand soin. Cette poudre doit ses propriétés à l'opium et à l'ipécacuanha. On la prescrit dans les bronchites, dans les rhumatismes, à la dose de 20 à 60 centigr. C'est un remède fréquemment employé.

PILULES DE CYNOGLOSSE. — .Prenez : écorce sèche de racine de cynoglosse, 16 gram. ; semence de jusquiame, 16 gram. ; extrait aqueux
d'opium, 16 gram.; myrrhe, 24 gram. ; oliban, 20 gram. ; safran,
castoréum, de chaque 6 gram. ; sirop d'opium, s. q. Pulvérisez ensemble la racine de cynoglosse et la semence de jusquiame, et séparément chacune des autres substances : ramollissez l'extrait d'opium avec
un peu de sirop, et mélangez-le dans un mortier de fer avec les substances pulvérisées; donnez à la masse la consistance convenable, et
conservez-la dans un pot couvert. Elle contiendra le huitième de son
poids d'extrait d'opium. On prépare des pilules de 5 à 20 centigr., qui
s'administrent très souvent, ou pour calmer les douleurs, ou pour procurer le sommeil. On prescrit les pilules de cynoglosse toutes les fois
qu'on veut employer l'opium à faible dose à l'intérieur.

THÉRIAQUE. — Prenez : racine d'acore vrai, 24 gram. ; de costus ara-
bicus, 24 gram. ; de gingembre, 24 gram. ; d'iris de Florence, 48 gram. ;
de quintefeuille, 24 gram. ; de rhapontic, 24 gram. ; de valériane,
16 gram. ; nard celtique, 16 gram. ; de spica-nard, 32 gram. ; de
méum, 16 gram.; de gentiane, 16 gram. ; d'aristoloche. 8 gram.; de
cabaret, 8 gram. ; bois d'aloès, 8 gram.; xylobalsamum, 4 gram. ;
schénanthe, 24 gram. ; écorces de canelle, 48 gram. ; de cassia lignea,
32 gram. ; de citrons, 24 gram. ; scille sèche, 48 gram. ; sommités de
scordium, 48 gram. ; de marrube, 24 gram. ; de calamant, 24 gram. ;
de chamédrys, 16 gram. ; de chamépitys, 16 gram. ; de pouliot,
16 gram. ; de marum, 8 gram. ; dictame de Crète, 24 gram. ; malaba-
tharum, 24 gram. ; petite centaurée, 8 gram. ; hypéricum, 16 gram. ;
stœchas arabique, 24 gram. ; roses rouges, 48 gram. ; safran, 32 gram. ;
ammi, 16 gram. ; anis, 16 gram. ; fenouil, 16 gram. ; daucus de Crète,
8 gram. ; seseli de Marseille, 16 gram. ; persil de Macédoine, 24 gram. ;
amome en grappes, 32 gram. ; cardamome, 16 gram.; carpobalsa-
mum, 16 gram. ; poivre noir, 24 gram. ; poivre blanc, 24 gram. ;
poivre long, 96 gram. ; semences d'ers, 144 gram. ; de bunias, 48 gram. ;
de thlaspi, 16 gram. ; agaric blanc, 48 gram. ; vipères sèches, 48 gram. ;
castoréum, 8 gram. ; opium choisi, 96 gram. ; suc de réglisse, 48 gram. ;
d'acacia, 16 gram. ; d'hypociste, 16 gram. ; gomme arabique, 16 gram. ;
mie de pain desséchée, 48 gram.; galbanum, 8 gram.; myrrhe,
32 gram. ; oliban, 24 gram. ; opopanax, 8 gram. ; sagapénum, 16 gram. ;
styrax calamite, 16 gram. ; bitume de Judée, 8 gram. ; terre sigillée,
16 gram. ; sulfate de fer desséché, 16 gram. ; baume de la Mecque,
48 gram. ; térébenthine de Chio, 24 gram. ; miel blanc, trois fois le
poids des poudres, ou environ 5,250 ; vin d'Espagne, q. s.

Faites avec toutes ces matières (les deux térébenthines, le miel et le
vin exceptés) une poudre composée : c'est la *poudre thériacale*. Mettez
dans une bassine le baume de la Mecque et la térébenthine de Chio;
liquéfiez-les à une douce chaleur ; ajoutez-y assez de *poudre thériacale*
pour les diviser exactement ; d'autre part, faites fondre le miel à une
douce chaleur ; versez-le encore chaud et peu à peu dans la bassine
pour délayer le premier mélange ; ajoutez petit à petit le reste des
poudres, et la quantité de vin d'Espagne nécessaire pour donner à la

masse la consistance d'une pâte un peu molle ; quand le mélange sera bien homogène, conservez-le dans un pot ; au bout de quelques mois, remettez la thériaque dans un mortier et broyez-la de nouveau pour la bien diviser. 4 grammes de thériaque contiennent presque exactement 5 centigr. d'opium brut, qui équivalent à 2 1/2 centigr. d'extrait d'opium. (Codex.) La thériaque se conserve très bien. On la préparait jadis en grande cérémonie, et l'on assurait qu'elle acquérait des propriétés en vieillissant.

Il serait difficile d'imaginer un plus monstrueux assemblage. La thériaque est une image fidèle du chaos de l'ancienne thérapeutique, et cependant elle a survécu à l'oubli qu'ont encouru justement toutes ces recettes ridicules. La thériaque a été pendant un grand nombre de siècles beaucoup plus employée qu'elle ne l'est aujourd'hui : le grand Sydenham l'estimait et la prescrivait souvent ; elle est encore, quoi qu'on en ait dit, fort usitée de nos jours. La thériaque a survécu, parce qu'elle a des propriétés qu'on chercherait en vain dans tous les médicaments simples ; c'est pour ainsi dire le pendant du laudanum de Sydenham. Ces deux médicaments sont à la fois toniques et calmants ; mais les propriétés calmantes dominent dans le laudanum, tandis que les propriétés excitantes de la thériaque sont plus prononcées. Je suis d'avis que, sans changer le fond du médicament, on pourrait singulièrement le simplifier ; le Codex ne l'a pas voulu, il faut suivre ce qu'il a prescrit. L'ancien Codex avait cherché à classer dans un ordre thérapeutique tous les matériaux de la thériaque ; il admettait des substances : 1° âcres ; 2° amères ; 3° astringentes ; 4° aromatiques exotiques ; 5° aromatiques indigènes ; 6° aromatiques tirées des ombellifères ; 7° résineuses ou baumes ; 8° odorantes ; 9° vireuses ; 10° gommeuses ; 11° terre inerte ; 12° substances douces ; 13° vin.

On peut remarquer que la thériaque contient, entre autres médicaments actifs, l'opium, c'est le plus essentiel ; puis des médicaments toniques, comme le fer et les amers ; et des médicaments stimulants, comme les résines et les huiles volatiles. L'association de ces propriétés peut souvent présenter beaucoup d'avantages. On emploie la thériaque à l'intérieur, à la dose de 2 à 4 grammes, pris le soir pour calmer les personnes affaiblies par de longues privations ou les maladies. On recouvre souvent certaines parties douloureuses avec un emplâtre de thériaque.

Nous ne pouvons mieux terminer cet article qu'en donnant un extrait d'un passage de Bordeu : « Andromaque, médecin de Néron, fit un assemblage énorme de toutes sortes de drogues. On ne sait quel génie le conduisit dans cette composition. Ce ne fut pas la méthode, qu'il devait connaître assez pour sentir et craindre le ridicule des mélanges qu'il faisait, mais qu'il ne connaissait pourtant pas assez pour le détourner de son entreprise. Il combina toutes les formules des empiriques ; il fit un composé monstrueux qui dure encore, et qui durera toujours ; qui toujours sera l'écueil de tous les raisonnements, de tous les systèmes, et qu'on ne bannira jamais ; elle est, pour ainsi dire, suivant le cœur, suivant l'instinct ou suivant le goût de tous les hommes. Il me semble que la thériaque, qui tient essentiellement des liqueurs spiritueuses, et qui ne peut être suppléée en partie que par le vin et ses préparations, contient éminemment toutes les vertus nécessaires dans les incommodités et dans beaucoup d'accidents des maladies; elle console la nature; elle la remet dans tous les cas de langueurs, de faiblesse, de tristesse; elle réveille les fonctions de l'estomac, toujours en faute dans les maladies; elle excite dans les corps un tumulte d'ivresse nécessaire pour vaincre les dérangements de ce viscère important, qui est, à tant d'égards, un des centres de la vie, de la santé et de l'exercice de toutes les fonctions. Elle réussit dans mille cas qui semblent opposés, parce qu'elle a mille côtés favorables à la santé; elle réunit pour ainsi dire tous les goûts possibles de tous les estomacs. J'ai vu, pendant plusieurs années, donner chaque soir un bol de thériaque à tous les malades de l'hôpital de Montpellier, tandis que les écoles de cette métropole de la médecine retentissaient d'invectives contre cette composition. J'ai vu donner de la thériaque, et même à très forte dose, dans toutes les incommodités, dans tous les ménages, par toutes les vieilles gens d'expérience, et j'ai vu réussir cette manœuvre dans beaucoup d'occasions, où je n'aurais su quel parti prendre en suivant les indications puisées dans les principes de la théorie. »

ÉLECTUAIRE DIASCORDIUM. — Prenez : feuilles sèches de scordium, 48 gram.; fleurs de roses rouges, 16 gram.; racines de bistorte, 16 gram.; de gentiane, 16 gram.; de tormentille 16 gram.; semences d'épine-vinette, 16 gram.; gingembre, 8 gram.; poivre long, 8 gram.; cassia lignea, 16 gram.; cannelle, 16 gram.; dictame de Crète, 16 gram.; styrax calamite, 16 gram.; galbanum, 16 gram.; gomme arabique, 16 gram.; bol d'Arménie préparé, 64 gram.; extrait d'opium, 8 gram.; miel rosat dépuré et rapproché en consistance de miel ordinaire, 1000 gram.; vin d'Espagne, 250 gram. Faites dissoudre l'extrait d'opium dans le vin; ajoutez le miel rosat liquéfié, puis peu à peu toutes les autres substances, dont vous aurez fait une poudre fine; pistez bien la masse, de manière à obtenir un mélange exact; conservez l'électuaire dans un pot pour l'usage. La proportion de l'opium par rapport à la masse est à très peu près la même que dans la thériaque, c'est-à-dire de 2 1/2 centigr. d'extrait pour 4 grammes.

Le diascordium est encore un de ces vieux électuaires qui ont survécu; c'est un médicament très utile; l'association de l'opium avec des substances astringentes, stimulantes et toniques le rend précieux pour combattre les diarrhées chroniques entretenues par l'atonie du canal digestif. On l'emploie à la dose de 2 à 4 grammes.

COQUELICOT (fleurs de coquelicot).—On emploie en médecine, sous ce nom, les pétales du *papaver rhœas*, plante très commune dans les champs aux environs de Paris. Ces pétales sont d'une belle couleur rouge, d'une odeur vireuse et d'une saveur mucilagineuse. On doit les dessécher rapidement; ils contiennent : morphine, traces,—albumine végétale,— matière colorante rouge, — matière astringente, — gomme, — résine molle, — sels.

On administre souvent les fleurs de coquelicot en *infusion* à la dose de 5 à 10 grammes pour 1 litre d'eau ; elles sont émollientes et légèrement anodines ; on les emploie dans les catarrhes pulmonaires ou autres affections inflammatoires. L'eau bouillante dissout très bien tous les principes actifs du coquelicot. On prescrit quelquefois du *sirop de coquelicot*, qu'on prépare aux mêmes doses et de la même manière que le sirop de violette. Quelques praticiens préfèrent employer les pétales secs ; il en faut alors 30 grammes par 500 grammes de sirop.

Lactucarium, Thridaee.

Il existe deux médicaments fournis par les espèces du genre laitue, le *lactucarium* et la *thridace*, qui, dans la pratique, ont été souvent confondus ; il est résulté de cette confusion qu'un médicament efficace dans certaines conditions est tombé pendant longtemps en discrédit. J'en traiterai en détail après avoir dit quelques mots sur la laitue vireuse.

LAITUE, LACTUCA (L. J.). — Involucre imbriqué, cylindrique et un peu renflé à sa partie inférieure ; réceptacle plane, aigrette stipitée.

Laitue vireuse, lactuca virosa.—Racine bisannuelle ; tige dressée, rameuse, haute de 1 mètre à 1 mètre 1/2 ; feuilles semi-amplexicaules ; inférieures très grandes, presque entières, sagittées, obtuses, denticulées ; supérieures plus petites, aiguës, pinnatifides ; fleurs jaunes ; phoranthe nu-plane ; fruit ellipsoïde, comprimé, bordé d'une membrane saillante, et couronné d'une aigrette soyeuse, stipitée. Cette plante fleurit en juillet et croît en France.

La laitue vireuse contient dans toutes ses parties un suc lactescent très abondant ; elle a une odeur vireuse désagréable et une saveur amère Elle contient un principe amer, de l'acide lactucique, de la résine, du caoutchouc, de la cire, de la gomme, de l'albumine et des sels.

L'épithète de vireuse donnée à la laitue semblerait indiquer qu'une vertu très délétère réside dans cette plante ; mais les expériences d'Orfila démontrent qu'il faut des doses considérables de l'extrait de cette plante pour produire une action toxique, même sur des chiens de petite taille.

Selon Dioscoride, on mêlait de son temps le suc de laitue vireuse à celui de pavot pour sophistiquer l'opium ; il lui attribue les mêmes propriétés qui, de nos jours, ont été accordées à la thridace, de procurer un engourdissement qui calme les douleurs, invite au sommeil, de modifier heureusement les névroses diverses, de diminuer les appétits vénériens. On a de nos jours vanté la laitue vireuse dans les hydropisies ascites, dans l'angine de poitrine, dans l'engorgement des viscères abdominaux, dans la jaunisse. Au reste, elle est très peu employée.

Extrait de laitue vireuse. — On pile les feuilles et la tige ; on extrait le suc et l'on évapore à l'étuve. Il serait préférable de n'employer que l'écorce. (Dose, 10 centigr. à 1 gram.)

Laitue cultivée, lactuca sativa (L.).—Cette espèce annuelle est cultivée dans les jardins potagers ; elle est connue sous le nom de *laitue pommée* et de *romaine* ; elle a des fleurs jaunes plus petites que l'espèce précédente.

Le suc de la variété connue sous le nom de *romaine* a été analysé par M. Quevenne. Il fournit environ 34 pour 100 d'extrait : il est composé de : 1° un principe amer soluble dans l'eau et dans l'alcool, insoluble dans l'éther, non précipitable par les sels de plomb ; 2° albumine ; 3° caoutchouc ; 4° cire ; 5° acide végétal lactucique ? 6° chlorure de calcium ; 7° phosphate de chaux ; 8° potasse, — gomme ? — acide acétique ?

Les deux préparations de laitues connues sous le nom de *thridace* et de *lactucarium* ont été successivement employées par M. Coxe, de Philadelphie, ensuite par Duncan et par M. François. Administrées à dose convenable, elles procurent le sommeil, calment les douleurs, les toux, l'éréthisme nerveux, avec moins de certitude, mais avec moins d'irritation que l'opium.

THRIDACE. — On prend de la laitue montée avant la floraison, on enlève les feuilles, on sépare l'écorce des tiges, et on la pile dans un mortier ; on passe le suc à travers un linge, et l'on fait évaporer en couches minces sur des assiettes. Il est avantageux, pour augmenter les propriétés de la thridace, de rejeter la partie centrale de la tige, qui ne fournirait qu'un liquide sans activité.

Dublanc a proposé de reprendre l'extrait de laitue par l'alcool et d'évaporer : il abandonne ainsi des parties insolubles inertes. Mouchon a proposé de préparer l'extrait de laitue au moyen de l'alcool à 22 degrés. La thridace a été employée par M. François et les médecins français. Dose, 20 centigrammes à 5 grammes. C'est un remède de nul effet qui doit toujours être remplacé par le lactucarium.

Eau de laitue.—Il faut employer les feuilles de laitue montée, d'après

le conseil de M. Soubeiran, car les feuilles de laitue pommée donnent
un produit bien moins odorant. M. Mouchon emploie les feuilles sèches
pour la préparation de l'eau de laitue; mais le procédé de M. Arnaud
est bien préférable : il distille le suc de laitue et obtient une eau très
aromatique. On emploie souvent l'eau de laitue comme sédative ; elle
entre à la dose de 120 gram. dans beaucoup de potions calmantes.

Sɪʀᴏᴘ ᴅᴇ ʟᴀɪᴛᴜᴇ. — Eau distillée de laitue, préparée avec le suc des
tiges de laitue montée, 1 p. ; sucre, 2 p. Faites un sirop par simple
solution dans un bain-marie couvert. Je préfère le *sirop de lactucarium*,
qui est souvent utile, au sirop de thridace, qui est inerte.

Sɪʀᴏᴘ ᴅᴇ ᴛʜʀɪᴅᴀᴄᴇ. — Extrait de laitue, 7 : eau pure, 64 ; sirop simple, 500. Faites dissoudre l'extrait dans l'eau ; ajoutez la liqueur au
sirop bouillant ; ramenez celui-ci par l'évaporation à la consistance ordinaire, et passez.

A prendre par cuillerée à café toutes les heures.

C'est un médicament inefficace qu'il faut remplacer par le sirop
de lactucarium.

LACTUCARIUM.—La thridace, qui est une substance complétement inactive, doit disparaître de toutes les formules, et y être
remplacée par l'*extrait alcoolique de lactucarium*, qui possède des
propriétés hypnotiques manifestes.

Cette substitution est possible maintenant que le problème de la
fabrication en grand du lactucarium a été résolue par M. Aubergier, et qu'il prépare ce produit par centaines de kilogrammes par
un procédé que M. Chevallier a vu exécuter sous ses yeux, et
qu'il a décrit dans tous ses détails (voy. *Bulletin de l'Académie
de médecine*, t. XVI, p. 1192). Tel est, du reste, l'avis formulé par
l'Académie qui, sur la demande du ministre de l'agriculture, du
commerce et des travaux publics, a approuvé les formules suivantes
comme devant remplacer les préparations de thridace du Codex.

Les recherches de M. Aubergier sur le lactucarium se distinguent surtout par l'application d'une pensée excellente, c'est de
comparer les aptitudes des différentes variétés de laitue. Cette
comparaison l'a conduit à donner la préférence dans sa culture à
la *laitue gigantesque* (Bering), qui fournit facilement, et à un prix
proportionnellement très peu élevé, un *lactucarium* d'une qualité
supérieure.

Voici comment il prépare le lactucarium :

Faites des incisions transversales aux tiges de la laitue gigantesque à l'époque de la floraison ; recueillez le suc laiteux qui s'en
écoule dans un verre ; retirez du verre, lorsqu'il est plein, le suc
coagulé ; divisez-le en rondelles peu épaisses que vous ferez ensuite
sécher sur les claies.

Propriétés thérapeutiques du lactucarium. — Tous les auteurs qui ont écrit sur ce sujet ont comparé le lactucarium à l'opium. Cette comparaison a paru aussi bien fondée, sous le rapport de l'action médicale que sous celui des caractères physiques, au docteur Coxe, qui a expérimenté le lactucarium à Philadelphie, à Duncan, et quelques-uns de ses compatriotes, qui l'ont expérimenté à Edimbourg, et enfin au docteur Bidault de Villiers, qui a répété en France les expériences faites en Amérique et en Angleterre. Tous ces observateurs se sont accordés pour reconnaître que le lactucarium possède les propriétés calmantes de l'opium sans en avoir les inconvénients, c'est-à-dire qu'il ne produit ni la constipation opiniâtre, ni la congestion cérébrale, ni l'inappétence, qui accompagnent souvent l'usage de ce médicament.

Il me reste à exposer le résumé des observations thérapeutiques de M. Bertrand, professeur à l'école de Clermont. Voici comment il s'exprime sur les propriétés thérapeutiques du lactucarium : « *Le sirop et les pilules du lactucarium* ont été administrés concurremment à un certain nombre de malades. L'un et l'autre jouissent de propriétés sédatives marquées, moins puissantes toutefois que celles de l'opium ; mais ils possèdent sur ce dernier un avantage précieux : jamais leur usage, même prolongé et à des doses assez fortes, n'est suivi de douleurs de tête, de bourdonnements, de l'injection de la face, du sentiment de mal-être général, de l'élévation et de la dureté du pouls, qui succèdent presque inévitablement à l'action un peu soutenue de l'opium : on n'aperçoit rien enfin de la congestion et de l'excitation cérébrales déterminées par ce dernier.

» Sous ce rapport donc, et la chose n'est pas sans importance, le lactucarium doit être préféré toutes les fois qu'il faut obtenir un effet sédatif général, sans intéresser le cerveau aussi fortement que le fait l'opium. Ainsi, des faits acquis par les premières expérimentations, on est autorisé à conclure que l'on se trouvera bien du sirop et des pilules du lactucarium dans un grand nombre de ces affections désignées vaguement sous le nom commun de *névroses ;* affections qui peuvent se porter tour à tour sur tous les organes, sans y déterminer d'ailleurs aucune lésion grave, aussi capricieuses et variées dans leurs formes qu'insaisissables dans leur nature. Souvent, au reste, elles se montrent en même temps qu'une maladie organique grave, soit qu'il y ait une simple coïncidence, soit qu'elles dérivent de cette affection elle-même. Dans ce cas encore, le lactucarium se montre utile, non point certes qu'il ait action sur le mal essentiel, mais il diminue ou fait disparaître complétement un mal secondaire, souvent très fatigant. C'est ainsi,

I. 6*

par exemple, que, dans un cas bien déterminé de phthisie pulmonaire, les pilules de lactucarium, à la dose de 3 par jour, le matin, à midi et le soir, ont éteint d'une manière complète et durable, et dès le troisième jour, une toux fréquente, profonde, convulsive, empêchant tout sommeil, et usant ainsi avec une double rapidité les forces du malade. Les deux médicaments indiqués ont paru réussir d'une manière évidente dans quelques cas de gastralgie, de névralgie faciale et d'asthme purement nerveux, c'est-à-dire sans lésion appréciable de l'appareil pulmonaire ou circulatoire.

» La dose n'a jamais dépassé 60 grammes pour le sirop, et 30 centigrammes pour les pilules. On a jugé inutile de pousser plus loin ces doses, un médicament de cette nature surtout ne devant prendre un rang sérieux dans la thérapeutique qu'à condition de présenter d'abord, eu égard aux grands hôpitaux, certains avantages d'économie, et surtout, en ce qui concerne la pratique générale, se montrer actif sans que les malades soient fatigués ou dégoûtés par la nécessité de les prendre sous un trop fort volume. »

Les premiers auteurs qui ont vanté le lactucarium ont cherché à tort à déprécier l'opium, qui est et sera toujours le premier peut-être de tous les agents thérapeutiques.

On peut résumer ainsi les faits observés à l'Hôtel-Dieu, sur les effets thérapeutiques du lactucarium : à la dose de 20 ou 30 centigrammes, c'est un médicament hypnotique très utile pour les personnes trop impressionnables par les préparations opiacées ; son administration aux doses précitées ne présente aucun inconvénient ; il peut être avantageusement employé pour procurer du sommeil et du calme aux malades affectés de maladies de poitrine, et particulièrement de bronchite ou de phthisie.

Extrait alcoolique de lactucarium (Aubergier). — Pulvérisez grossièrement le lactucarium, faites-le macérer pendant quelques jours avec quatre fois son poids d'alcool à 56 degrés centésim., passez avec expression et filtrez. Versez sur le marc la même quantité d'alcool, et après une nouvelle macération, passez de nouveau avec expression et filtrez, réunissez les teintures; distillez pour en retirer tout l'alcool; évaporez le résidu au bain-marie en consistance d'extrait, et achevez la dessiccation à l'étuve.

Pour dissimuler l'amertume de cet extrait, M. Aubergier conseille de le diviser en *granules de 5 centigrammes*, que l'on recouvre d'une robe de sucre et que l'on argente ensuite pour éviter les accidents auxquels l'enveloppe sucrée pourrait donner lieu si un flacon de granules tombait entre les mains d'un enfant.

Sirop de lactucarium (Aubergier). — Extrait alcoolique de lactucarium, 3 gram.; sucre candi, 1 kilog.; eau distillée, 500 gr.; eau de fleurs d'oranger, 20 gram.

Epuisez l'extrait alcoolique en le traitant à deux reprises par l'eau bouillante, de manière à ne laisser qu'un résidu sans saveur et insoluble. Passez la solution, complétez les 500 grammes et faites-y fondre le sucre candi, clarifiez au blanc d'œuf, cuisez à 32 degrés bouillant, passez et ajoutez l'eau de fleurs d'oranger au sirop refroidi.

Voici comment M. le professeur Sersiron s'exprime sur les propriétés thérapeutiques du sirop de lactucarium d'Aubergier.

De toutes les préparations de lactucarium que j'ai successivement essayées, j'ai été amené à reconnaître que la plus facile à employer, celle qui donne les résultats les meilleurs et les plus constants, est le sirop composé d'après la formule de M. Aubergier.

On donnera ce sirop avec succès dans tous les cas de surexcitation du système nerveux, contre l'insomnie dont s'accompagne souvent la convalescence des maladies de longue durée, contre les palpitations du cœur qui ne résultent pas d'une altération anatomique de cet organe, contre les névralgies intestinales, toutes les fois, enfin, qu'on aura besoin de produire un effet sédatif. Mais c'est surtout dans les affections des organes respiratoires qu'il se montre le plus efficace. Les bronchites légères, si communes dans notre climat à variations si brusques dans la température, résistent rarement pendant quelques jours à l'usage du sirop de lactucarium. Les toux convulsives, la coqueluche, sont habituellement amendées d'une manière notable. Les accès diminuent de fréquence et d'intensité.

Dans les catarrhes chroniques, la toux et la sécrétion muqueuse sont notablement diminuées. Les crises qui renaissent à chaque instant en hiver sont promptement dissipées par une cuillerée ou deux de sirop que l'on prend dans le début au moment de se coucher.

Dans la phthisie pulmonaire, l'usage de ce sirop calme les accès de toux et modère l'abondance de l'expectoration. Dans presque tous les cas, les nuits, ordinairement si tourmentées, retrouvent du calme et du sommeil. Ce médicament n'échappe pas au sort commun de tous les agents de la matière médicale, à l'habitude, et par suite à la nécessité d'en augmenter progressivement la dose.

La dose ordinaire, chez un adulte, dans les affections légères, est de deux ou trois cuillerées à bouche par jour, prises, la première, le matin ; la seconde, à midi ; la troisième, le soir. On peut augmenter progressivement cette dose, ou l'administrer par cuillerées à café, d'heure en heure, dans le courant de la journée, en laissant un intervalle d'une heure avant ou après le repas. Le plus souvent je fais prendre le soir et au commencement de la nuit, une cuillerée de sirop, et quelquefois deux ; je prescris une autre cuillerée le matin, ou dans le milieu de la journée, pour prévenir les exacerbations qui se présentent dans la soirée.

Pour les enfants, la dose est d'une cuillerée à café, que l'on donne le soir ; quelquefois on donne une autre cuillerée à café le matin ou dans le courant de la journée.

PATE DE LACTUCARIUM (Aubergier). — Masse de pâte de jujubes, 1000 grammes.; extrait alcoolique de lactucarium, 1 gram.; teinture de baume de tolu, 2 gram.

F. s. a. 50 à 60 grammes dans les bronchites.

La pâte de M. Aubergier remplace de la manière la plus rationnelle toutes ces pâtes pectorales, qui ont été souvent préconisées sans avoir pour elles la sanction et l'étude de l'expérience.

M. Aubergier a établi une série de préparations hypnotiques qui, ayant égard à toutes les susceptibilités individuelles et aux conditions morbides les plus variées, peuvent rendre de grands services dans toutes les formes de la bronchite et des affections aiguës du poumon. Veut-on une action calmante très faible, on s'adressera à la *pâte de lactucarium* ; un effet graduellement plus puissant, on aura recours au *sirop de lactucarium*, puis à l'*extrait alcool que en granules*, et enfin au sirop d'affium (voy. p. 26), et à l'extrait d'opium de pavot pourpre (voy. p. 25).

Hachisch. — Chanvre indien.

Le hachisch est un agent très puissant sur lequel on a beaucoup écrit dans ces dernières années, qu'on a vanté dans un grand nombre de maladies, et qui, cependant, est à peine usité ; il nous intéresse surtout pour ses remarquables effets physiologiques.

Tous ceux qui ont visité l'Orient savent combien l'usage du hachisch est répandu parmi les Arabes, chez lesquels il est devenu un besoin non moins impérieux que l'opium chez les Turcs, et les liqueurs alcooliques chez les peuples de l'Europe.

Hachisch est le nom de la plante dont le principe actif forme la base des diverses préparations enivrantes usitées en Egypte, en Syrie et dans presque toutes les contrées orientales. Cette plante est commune dans l'Inde et dans l'Asie méridionale, où elle vient sans culture. C'est une espèce de chanvre, qui diffère très peu, s'il diffère, de notre chanvre d'Europe. Les botanistes l'ont nommé *cannabis indica*. « Si l'on examine les feuilles, les fleurs et les graines de cette plante, on croira reconnaître un chanvre venu dans quelque terre maigre. Les feuilles sont opposées, pétiolées, à cinq divisions profondes et aiguës. Les fleurs sont peu apparentes.

Les mâles et les femelles existent comme dans le chanvre ordinaire. Le fruit est une petite capsule contenant une seule graine. Le calice des mâles est à cinq divisions et à cinq étamines ; celui des femelles est d'une seule pièce. La racine est pivotante. La différence qui existe entre le chanvre et le hachisch est dans la tige : ce dernier a seulement une hauteur de un mètre au plus. Sa tige n'est pas unique, mais rameuse depuis le pied. Les branches sont alternes ; on ne trouve pas sur la tige ces filaments que l'on rencontre sur le chanvre. L'odeur que répand le hachisch est moins forte que celle du chanvre ; elle a quelque chose de particulier. »

La préparation du hachisch la plus commune, et qui sert en quelque sorte de principal condiment à presque toutes les autres, c'est l'*extrait gras*. La manière de l'obtenir est fort simple. On fait bouillir les feuilles et les fleurs de la plante avec de l'eau, à laquelle on a ajouté une certaine quantité de beurre frais ; puis, le tout étant réduit, par évaporation, à la consistance d'un sirop, on passe dans un linge. On obtient ainsi le beurre chargé du principe actif et empreint d'une couleur verdâtre assez prononcée. Cet extrait, qui ne se prend jamais seul, à cause de son goût vireux et nauséabond, sert à la confection de différents électuaires, de pâtes, d'espèces de nougats, que l'on a soin d'aromatiser avec de l'essence de rose ou de jasmin, afin de masquer l'odeur peu agréable de l'extrait pur. L'électuaire le plus généralement employé est celui que les Arabes appellent *dawamesc*. Sa couleur et sa consistance lui donnent un aspect peu agréable, et qui inspire toujours quelque répugnance. Cependant il est agréable au goût, surtout lorsqu'il est fraîchement préparé. Avec le temps, il a l'inconvénient de devenir un peu rance. Toutefois il ne perd aucune de ses propriétés ; j'en possède qui a été préparé il y a plusieurs années, et qui m'a été rapporté d'Egypte par M. le duc de Luynes, et qui a conservé toute son énergie. Dans le but d'obtenir les effets que les Arabes recherchent avec ardeur, à cause des excès auxquels ils se livrent, on mêle à cet électuaire différentes substances aphrodisiaques, telles que la cannelle, le gingembre, le girofle, peut-être bien aussi, comme M. Aubert-Roche paraît être porté à le croire, la poudre de cantharides.

Selon Christison, le *hachisch* est le nom arabe donné aux têtes desséchées de la plante, telle qu'elle pousse dans la Haute-Egypte. Ces têtes sont cueillies avant que les graines soient parvenues à leur maturité. Hachisch veut dire *« herbe par excellence. »*

Le *bhang*, mis en usage dans l'Inde, n'est que les feuilles les plus larges et les capsules de la plante. On le fume comme du tabac, et il est surtout recherché, vu son bas prix, par les classes pauvres. Ces feuilles servent aussi à préparer une décoction enivrante.

Le *gunjah* n'est que la plante desséchée et cueillie avant que la matière résineuse sécrétée par les feuilles ait été enlevée. On le vend à Calcutta sous forme d'espèce de cigares, de 9 décimètres de long sur 6 centimètres d'épaisseur.

Le *churrus* consiste dans la matière résineuse mêlée en proportions variab'es, avec des débris de feuilles. Quant aux *électuaires*, ce n'est que le principe actif du chanvre, dont on s'empare au moyen du beurre ou du miel.

Enfin, comme type des *teintures*, la plus recherchée est celle qu'on prépare au Caire, qu'on nomme *chatsraky*, et qui se prépare en laissant infuser pendant trois semaines dans l'alcool, l'écorce du chanvre, avant que la plante soit parvenue à sa floraison.

RÉSINE DE HACHISCH. — HACHISCHINE. — Le principe actif du chanvre indien est une matière résineuse complexe, étudiée par MM. Smith, Decourtier et M. Gastinel du Caire; on lui a donné les noms de *Hachischine* ou de *Cannabine*. C'est la préparation qui aujourd'hui est généralement employée sous forme de teinture.

On traite une certaine quantité de touffes de chanvre cueillies après la floraison et légèrement concassées par de l'alcool à 36 degrés bouillant. On laisse infuser pendant douze heures et l'on passe à travers un linge. On renouvelle le même traitement jusqu'à ce que l'alcool passe presque incolore. Les liquides alcooliques réunis, on filtre et distille au bain-marie, de façon à retirer environ les trois quarts de l'alcool. Ce qui reste est versé dans une capsule à bec que l'on remplit d'eau froide. La résine étant insoluble dans l'eau, s'y trouve ainsi en suspension et finit par gagner le fond du vase. On laisse reposer cinq à six jours, puis on décante l'eau qui entraîne une grande partie de matière colorante et de chlorophylle à l'état pulvérulent. La résine restée au fond du vase est lavée à plusieurs reprises, puis on la met sécher au soleil ou dans une étuve. Étendue en couches minces, elle est d'un beau vert-pré, tandis que, vue en masse, elle affecte une couleur verte foncée.

La dose habituelle est de deux ou trois pilules (10 à 15 centigrammes), que l'on prend une demi-heure ou une heure avant de manger. Quelques personnes conseillent de les prendre à jeun et de garder la diète pendant tout le temps que durera l'action du médicament; mais les effets sont beaucoup plus lents à se manifester, et leur intensité beaucoup moindre, lorsqu'on suit cette méthode; et même, chez certains individus, les effets sont nuls ou du moins presque nuls.

Teinture de hachischine. — On prépare la teinture de *cannabis indica*, selon M. Gastinel, en faisant dissoudre 1 de hachischine ou résine de *cannabis indica* dans 5 d'alcool à 40 degrés. Cette teinture s'emploie à la dose de 5 à 20 gouttes.

Effets physiologiques du hachisch. — 1° A une dose encore faible, mais cependant capable de modifier profondément le moral, les effets physiologiques du hachisch sont nuls ou du moins si peu sensibles, que certainement ils passeraient inaperçus, si celui qui doit les éprouver n'était pas sur ses gardes et n'épiait en quelque sorte leur arrivée.

2° Par l'élévation de la dose, sentiment de bien-être, de bonheur, légère compression aux tempes et à la partie supérieure du crâne ; la respiration est normale, le pouls s'accélère plus ou moins suivant la dose. Une douce et tiède chaleur, comparable à celle qu'on éprouve en se mettant au bain, se répand par tout le corps, à l'exception des pieds et des mains, qui se refroidissent ; les poignets et les avant-bras semblent s'engourdir ; on éprouve des inquiétudes dans les jambes. Ces phénomènes ne sont pas constants.

3° Si la dose a été trop considérable, dit M. Moreau, il n'est pas rare de voir survenir des phénomènes nerveux qui, sous beaucoup de rapports, ressemblent assez à des accidents choréiques. Des bouffées de chaleur vous montent à la tête brusquement par jets rapides ; les éblouissements sont rares, les tintements d'oreilles au contraire sont fréquents ; on éprouve parfois de l'anxiété, une sorte d'angoisse, un sentiment de constriction à l'épigastre. Après le cerveau, c'est vers cette région que les effets du hachisch paraissent avoir le plus de retentissement. Les battements du cœur semblent avoir une ampleur et une sonorité inaccoutumée. Les spasmes des membres acquièrent parfois une grande énergie, sans devenir jamais de véritables convulsions. L'action des muscles fléchisseurs prédomine : si l'on se couche, ainsi qu'on en éprouve presque toujours le besoin, involontairement les jambes se fléchissent sur les cuisses, les avant-bras sur les bras, ceux-ci se rapprochent des parties latérales de la poitrine ; la tête en s'inclinant s'enfonce entre les épaules.

4° Enfin, si la dose est trop forte, elle donne lieu à un véritable empoisonnement, qui se traduit par une céphalalgie très forte ; une anxiété très grande, des nausées, des vomissements, un malaise d'autant plus considérable que l'empoisonné est porté par l'influence du hachisch à exagérer énormément tous les symptômes qu'il éprouve ; son esprit se frappe davantage. Du reste, les conséquences sont loin d'être aussi terribles que celles qui résultent de l'empoisonnement par la belladone, la jusquiame, le datura, etc. Le plus souvent les vomissements viennent expulser l'excès de hachisch, et, au bout d'un temps variable, huit, dix, douze, vingt-quatre heures, le malade est complétement remis.

Effets du hachisch sur l'intelligence. — Ils sont très nombreux et très variés. Les idées sont généralement gaies, même chez ceux qui ont le vin triste. Les personnes qui se soumettent à l'empire du hachisch ont une grande tendance à matérialiser toutes leurs idées.

On remarque, dit-on, un état de bien-être, de béatitude. C'est un sentiment de bien-être physique et moral, de contentement, de joie intime, indéfinissable, que l'on ne peut analyser, dont on ne peut saisir la cause et qu'il est impossible d'exprimer. Mentionnons cette tendance très remarquée à exagérer toutes les impressions physiques ou intellectuelles. Mais un des phénomènes les plus curieux est cette excitation de l'intelligence, cette dissociation des idées ; nous perdons petit à petit le pouvoir de diriger nos pensées à notre guise, il nous devient impossible de les coordonner entre elles, elles se pressent en foule dans notre cerveau, elles s'y accumulent, elles tourbillonnent, elles deviennent de plus en plus nombreuses, plus vives, plus saisissantes ; elles s'accouplent de la façon la plus bizarre, la plus fantasque. Parfois la volonté reprend le dessus et vous avez un moment lucide ; mais cet intervalle de lucidité ne dure pas, et il en résulte une succession non interrompue d'idées fausses et d'idées vraies, de rêves et de réalités. Par un mot, par un geste, nos pensées peuvent être dirigées successivement sur une foule de sujets différents avec une extrême rapidité et malgré cela avec une grande lucidité. Selon Lallemand, la propriété la plus constante et la plus remarquable du hachisch est d'exalter les idées dominantes de celui qui en a pris, de lui faire voir d'une manière claire ses plans les plus compliqués se débrouiller sans difficulté ; ses projets les plus chers se réaliser sans obstacle ; de lui procurer l'intuition précise de ce qu'il recherche, enfin de lui faire savourer par la pensée la possession anticipée et sans mélange de tout ce qui est suivant ses goûts, ses vœux, ses passions habituelles, ou plutôt suivant ses désirs et la direction de ses pensées au moment où le hachisch agit sur lui.

Quant aux illusions et aux hallucinations, elles sont très nombreuses et très variées ; le hachisché a des hallucinations de la vue, de l'ouïe, du goût, du toucher, de l'odorat. Disons, cependant, que les deux premières paraissent un peu plus fréquentes que les autres.

Hachisch au point de vue hygiénique et moral. — Tous les au-

teurs sont d'accord sur ce point, que l'usage longtemps continué
de cette substance abrutit l'espèce humaine, et peut conduire à
l'idiotisme et à la folie, ainsi que le prouvent bon nombre de cas
observés chez les Orientaux. Cette plante semble avoir une action
particulière sur le foie, tous les mangeurs de haschisch ont une
teinte ictérique très remarquable, les yeux deviennent fixes, perdent leur expression ; la physionomie est hébétée. L'usage de cet
agent doit être nécessairement funeste, puisque dans tous les temps
on voit en Orient des mesures rigoureuses déployées par les autorités locales contre ce commerce.

EFFETS THÉRAPEUTIQUES. — Autrefois, dit M. le docteur Ringler,
de Vienne (*Gazette médicale*, 1854), les Arabes se servaient du
chanvre comme anesthésique ; d'après les recherches de M. Sta-
nislas Julien, les Chinois l'employaient déjà dans le même but dès
l'année 220 de notre ère. De nos jours, il a été surtout expérimenté
par les médecins anglais qui exercent dans l'Inde. D'une manière
générale nous pouvons dire qu'il a été administré contre la plupart
des névroses ; ainsi, dans le traitement de la chorée, les praticiens
anglais en font un pompeux éloge ; malheureusement ils sont en
contradiction avec M. Moreau (de Tours), qui l'a administré très
souvent sans obtenir les succès proclamés par M. Corrigan, dans
le *London medical Times* : trois cas de guérison, la dose était de
25 gouttes de teinture trois fois par jour. Il en est de même pour
l'épilepsie. M. Moreau a eu très souvent l'occasion de donner cet
agent aux nombreux malades de Bicêtre, atteints de cette déplorable affection : jusqu'ici il ne compte que des insuccès. Et cependant les médecins anglais se vantent d'en avoir obtenu de bons
résultats ; M. Gastinel rapporte également un cas de guérison obtenue par M. le docteur Bouteille à l'aide du haschisch. Les praticiens exerçant aux Indes prétendent encore en avoir recueilli de
bons effets contre le tétanos ; nous lisons dans la thèse de M. Foul-
con-Laborie : « L'extrait alcoolique du chanvre a été employé dans
sept cas de tétanos, à la dose de 15 centigrammes toutes les deux ou
trois heures ; sur sept cas, il y a eu quatre guérisons au bout de sept à
huit jours. » Plus récemment, la *Gazette hebdomadaire* (1854) cite
deux cas de guérisons de tétanos des enfants, obtenues par MM. les
docteurs Gaillard et Saussure ; dans un cas, la teinture était mêlée
à de l'eau camphrée, et dans l'autre cas à de l'eau de cerise ; la
dose a pu être portée jusqu'à 15 grammes par cuillerées à café, d'a-
bord toutes les deux heures, puis toutes les heures, et enfin chaque
demi-heure. On l'a encore conseillé dans la rage, le delirium tremens et les convulsions des enfants (*Annales médico-psycholo-*

giques, t. III, p. 268). Mais c'est dans la folie avec hallucinations qu'il a été employé jusqu'ici avec le plus de succès. M. Moreau (de Tours), dans son ouvrage sur l'aliénation, publié en 1845, cite sept observations de fous hallucinés guéris par le hachisch ; depuis lors, il a continué ses expériences, et il a obtenu un certain nombre de nouveaux cas de guérison. Selon lui, ce médicament doit s'adresser aux hallucinations qui signalent le début de la folie, il échoue chez les déments et contre les hallucinations anciennes. M. Rech, professeur à Montpellier, a aussi fait des expériences dans le même sens, et il en a également retiré de bons résultats. M. Hubbard a vanté le hachisch contre la névralgie faciale et crânienne.

M. Aubert-Roche, dans son *Traité de la peste*, cite onze observations de pestiférés traités par le hachisch ; sur ces onze observations, il y a quatre autopsies et sept guérisons. Voici, du reste, comment il s'exprime à ce sujet : « Je suis loin de croire que le haschisch réussisse toujours ; je sais qu'il y aura des cas où, dès le début de la peste, les individus seront frappés de mort. Si je juge cette substance comme capable d'arrêter le cours de la maladie, je ne crois pas qu'elle puisse ressusciter ceux qui, bien que respirant encore, sont déjà atteints mortellement. »

« Voici une nouvelle et importante application du hachisch ; sa vertu stimulante sur les contractions utérines avait déjà été signalée par M. le docteur Christison, qui mettait cette substance au-dessus du seigle ergoté ; elle vient de nouveau d'être expérimentée par M. J. Gregor, qui l'a administrée à seize femmes. Il s'est servi d'une teinture contenant 3 grammes de hachisch pour 60 grammes de liquide; chez neuf de ces femmes, il ne remarqua pas que l'action de l'utérus fût augmentée, quoique la dose ait été portée jusqu'à 60 grammes de teinture donnée par 25 ou 30 gouttes à des intervalles plus ou moins longs; sur ces neuf femmes, une seule eut le bénéfice d'un sommeil profond et réparateur. Chez les sept autres, les contractions devinrent plus fortes et plus fréquentes sous l'influence du médicament, qui agissait ainsi quatre à cinq minutes après avoir été ingéré; et lorsque l'effet avait cessé, on faisait de nouveau apparaître les contractions par l'administration de quelques gouttes de la teinture, chez aucune femme il ne produisit l'anesthésie. En somme, M. Gregor, bien que moins enthousiaste que M. Christison, pense qu'en administrant le hachisch, lorsque le col est assez dilaté pour admettre le doigt dans son orifice, on peut diminuer de moitié la durée du travail; il aurait en outre, selon lui, l'avantage sur le seigle ergoté, d'agir comme sédatif dans les contractions spasmodiques. »

Enfin, on a encore administré le haschisch dans le choléra ; malheureusement les médecins de Paris n'en ont pas retiré les heureux resultats qu'ils en attendaient, surtout après les nombreux éloges que lui avaient donnés les médecins anglais dans les Indes. Ils échouèrent dans les expériences entreprises à ce sujet, lors de l'épidémie qui désola la capitale en 1849.

Solanées vireuses.

Les solanées vireuses commencent à prendre le haut rang qu'elles doivent avoir un jour en thérapeutique ; chaque année, de nouveaux faits viennent témoigner de leur incontestable utilité, lorsqu'elles sont habilement maniées.

Avant d'étudier ces précieux agents, je veux présenter des considérations générales sur les produits de la famille des solanées.

La famille des solanées est une des plus importantes sous le point de vue médical ; elle renferme des poisons énergiques ; les feuilles, les tiges, les racines, les fruits et les semences sont vénéneux dans un grand nombre d'espèces, et cependant plusieurs plantes de cette famille sont employées pour la nourriture de l'homme ou des animaux. Le principe actif a, dans plusieurs espèces, une action particulière sur la pupille, qu'il dilate.

Les racines des solanées sont en général stupéfiantes ; on peut citer les racines de belladone, de jusquiame, de mandragore, de nicoliane. La *pomme de terre* fait exception ; mais ce tubercule est un organe particulier, un dépôt de fécule qui se forme autour des bourgeons dans les tiges souterraines. Les vraies racines de quelques *Solanum* paraissent avoir des propriétés différentes du reste de la famille : ainsi on dit que les S. *trilobatum* et *sodomeum* du Cap sont amères. Dans l'Inde, on emploie, comme diurétiques, les racines du S. *mammosum*, etc.

Presque toutes les feuilles des solanées jouissent de propriétés stupéfiantes plus ou moins énergiques. Qui ne connaît l'action des feuilles de belladone, de mandragore, des jusquiames, des datura, de plusieurs *Solanum?* Les feuilles mêmes et les germes des pommes de terre sont également narcotiques ; on mange à l'état de jeunesse la morelle : cependant Dunal s'est assuré qu'elle n'était pas dépourvue d'action stupéfiante. A l'exemple de quelques botanistes, je retire les molènes de la famille des solanées.

Au Brésil, on emploie l'écorce du S. *pseudokina* comme fébrifuge ; les tiges de notre S. *dulcamara* sont vantées comme dépuratives.

La plupart des fruits des solanées sont malfaisants : nous connaissons tous les fruits vénéneux de la mandragore, de la belladone, des datura ; aux Antilles, on nomme *pomme-poison*, le fruit du *S. mammosum*, etc. Cependant on mange certains fruits de solanées : tels sont la tomate, l'aubergine, le coqueret ou alkékenge. Les fruits des *Capsicum* servent quelquefois de condiment ; ces fruits sont d'une extrême âcreté, ce qui forme une grande anomalie dans cette famille. On cultive dans nos jardins le *Capsicum annuum*, ou poivre Guinée ; le *C. minimum* donne un fruit connu sous le nom de piment enragé. Braconnot dit que cette âcreté est due à une huile résineuse qu'il nomme *capsicine*.

On a extrait le principe actif des solanées de plusieurs graines de cette famille, et on cite comme vénéneuses les graines de stramonium, de metel, de jusquiame : c'est une exception remarquable à cette loi qui veut que la plupart des graines des familles les plus suspectes soient innocentes.

HISTOIRE CHIMIQUE DES SOLANÉES. — Ce fut Desfosses qui le premier isola la solanine des fruits de la morelle ; depuis, plusieurs chimistes l'ont retrouvée dans les tiges des pommes de terre ; Otto l'a rencontrée dans les germes de la même plante ; Buchner, dans le suc de pommes de terre râpées ; on l'a enfin trouvée dans la douce-amère, etc. Brandes annonça également avoir obtenu de la belladone, du stramonium et de la jusquiame, des alcalis, qu'il nomma atropine, daturine et hyoscyamine ; mais les chimistes français n'avaient pu réussir à les reproduire, malgré de nombreuses tentatives, lorsque M. Mein, M. Simes, les préparèrent à l'état de pureté, et leurs résultats furent contrôlés par Geiger et Hesse. M. O. Henry avait donné un procédé général de prépararation de ces alcalis au moyen du tannin. Nous avons répété ces essais sur la belladone et le stramonium sans obtenir un résultat satisfaisant. Une remarque générale que j'ai faite sur le produit actif des solanées, c'est qu'il s'altère et se colore beaucoup sous l'influence des bases, surtout quand on le chauffe ; il se conserve, au contraire, sans altération et sans se colorer sous l'influence des acides. Tous ces principes sont alcalins et azotés, tous sont énergiques : cependant la solanine paraît se séparer des autres par une action spéciale. Je les décrirai plus loin.

On n'emploie que l'atropine, qui, grâce à M. Merck, est à la disposition du thérapeutiste.

On peut former, par rapport aux propriétés médicales, plusieurs catégories dans la famille des solanées. La plus remarquable est celle des *solanées vireuses ;* les espèces des genres *Datura, Atropa,*

Hyoscyamus, composent essentiellement cette catégorie. Les espèces dont les propriétés sont le mieux constatées sont : le stramonium, *D. stramonium* ; la belladone, *H. belladona*, et la jusquiame noire, *H. niger*.

En lisant avec attention les nombreuses histoires d'empoisonnements par les diverses solanées vireuses, on est frappé de la parfaite ressemblance des symptômes ; la seule différence est dans les doses de l'agent toxique. Le stramonium est deux ou trois fois environ plus actif que la belladone, et celle-ci deux ou trois fois plus que la jusquiame.

Les *tabacs* sont rangés parmi les solanées vireuses, mais ils s'en distinguent, surtout lorsqu'ils sont préparés, par quelques propriétés spéciales que nous indiquerons. Toutes les parties des solanées vireuses sont actives ; on emploie particulièrement les feuilles, mais les racines paraissent également douées d'énergiques propriétés ; il en est de même des fruits et des graines.

Alcalis des solanées. — Il paraît résulter évidemment de divers travaux, que si l'*atropine*, la *daturine*, l'*hyoscyamine* diffèrent réellement entre elles sous le rapport chimique, elles se rapprochent infiniment sous le point de vue physiologique, comme le font la quinine de la cinchonine, la strychnine de la brucine ; mais elles diffèrent essentiellement de la *solanine*, dont le mode d'action est dissemblable.

Atropine. — Elle a été trouvée dans les racines, les feuilles et les tiges de belladone. Voici le procédé indiqué par Mein : On épuise par l'alcool à 90 pour 100, chaud, la poudre de racine de belladone. On mêle les teintures avec de l'hydrate de chaux, on agite souvent pendant vingt-quatre heures. On sépare le dépôt, et on ajoute goutte à goutte de l'acide sulfurique pour séparer la chaux qui s'est dissoute. On distille à moitié, ou même un peu plus ; on ajoute de l'eau pure, et l'on fait chauffer dans une capsule jusqu'à ce que tout l'alcool soit dissipé. Le liquide est filtré et évaporé aux deux tiers. Quand il est refroidi, on ajoute par gouttes une solution de carbonate de potasse jusqu'à ce que la liqueur se trouble, et on laisse en repos pendant quelques heures : c'est pour séparer une résine jaunâtre, qui met un grand obstacle à la cristallisation de l'atropine. La liqueur se prend d'elle-même en masse gélatineuse. On sépare les eaux-mères, et l'on ajoute encore du carbonate de potasse, et ainsi de suite jusqu'à ce qu'elles ne se troublent plus. On fait sécher l'atropine impure, et on l'humecte avec de l'eau, de manière à en former une pâte, et on enlève promptement l'eau de lavage par la compression entre des feuilles de papier, et l'on fait de nouveau sécher le résidu. On le fait dissoudre dans cinq parties d'alcool ; on ajoute huit fois son volume d'eau, et l'on évapore pour dissiper tout l'alcool. Au bout de douze à vingt-quatre heures, l'atropine se dépose en cristaux d'un jaune clair ; on la lave avec quelques gouttes d'eau, et on la purifie par un nouveau traitement pareil à celui que l'on a fait subir à l'atropine impure.

L'atropine est inodore, incolore ; elle cristallise en prismes soyeux, transparents ; elle fond et se volatilise un peu au-dessus de 100 degrés ; elle se dissout à froid, mais mieux à chaud dans l'éther et dans l'alcool absolu ; l'eau en dissout 1/500 à la température ordinaire ; abandonnée au contact de l'eau et de l'air, la liqueur jaunit, et ne donne plus par l'évaporation qu'une matière jaune, soluble, nauséabonde, aussi vénéneuse que l'atropine, d'où on peut l'extraire en traitant ce produit par un acide, puis par du charbon, puis en la précipitant par un alcali.

L'atropine sature très bien les acides ; son sulfate et son acétate cristallisent facilement ; elle dilate énergiquement la pupille, et représente les propriétés toxiques de la belladone. Nous y reviendrons plus loin, page 88 et suivantes.

Hyoscyamine. — Elle ressemble à l'atropine pour toutes ses propriétés essentielles : seulement, elle s'obtient avec plus de difficulté, car elle est plus soluble dans l'eau ; elle cristallise en aiguilles soyeuses ; elle se volatilise en donnant un peu d'ammoniaque.

Daturine. — Elle a été extraite des feuilles et des semences du *Datura stramonium.* Voici le procédé de Simes, qui est facile : Il traite les graines pulvérisées par de l'alcool faible à la chaleur de l'ébullition ; il fait digérer la liqueur avec 15 grammes de magnésie pour chaque 500 grammes de semences ; il filtre et traite par le charbon ; il filtre la liqueur réduite à moitié ; elle abandonne une foule de cristaux blancs, dont la quantité s'augmente par une évaporation spontanée ; il reste au fond de la terrine une huile et une matière résineuse. La saveur de l'atropine est amère, puis âcre ; elle est très vénéneuse, dilate la pupille ; elle est un peu volatile, se dissout dans 280 p. d'eau froide et 72 d'eau chaude ; elle est soluble dans l'alcool, moins soluble dans l'éther, et se comporte avec les alcalis comme l'atropine ; ses sels cristallisent bien.

PROPRIÉTÉS PHYSIOLOGIQUES DES SOLANÉES VIREUSES. — Les solanées vireuses agissent plus principalement sur l'homme et sur les animaux supérieurs. Elles troublent surtout les fonctions des organes qui président à l'intelligence. Plusieurs animaux, même dans la classe des mammifères, ne ressentent aucunement les effets toxiques de ces agents si redoutables pour l'homme. Les lapins mangent très bien les feuilles de belladone sans en être incommodés.

et, chose remarquable, le principe actif qui n'a pas manifesté sa puissance est éliminé par les reins, et peut être facilement reconnu dans les urines.

Les préparations de datura, lorsqu'on les applique sur la peau privée de l'épiderme, déterminent une très grande irritation; celles de jusquiame n'exercent plus cette vive action locale. Ce caractère, qu'il est bon de signaler, avait fait séparer ces agents dans une classification longtemps suivie en France; mais il existe de si puissantes analogies entre ces substances, qu'il faut bien se garder de les éloigner les unes des autres.

La science possède de nombreux exemples d'empoisonnements par ces redoutables agents; voici les plus remarquables : quatorze enfants de la Pitié s'empoisonnèrent au Jardin des Plantes, en 1773, avec les baies de belladone, qu'ils prirent pour des fruits comestibles; cent cinquante soldats français furent victimes d'une semblable méprise, à la malheureuse campagne de Dresde. On rapporte plusieurs exemples d'empoisonnements par les feuilles de belladone ingérées dans l'estomac ou administrées en lavements.

On cite aussi un assez grand nombre d'empoisonnements produits par les graines et les feuilles de stramonium. Les sorciers les employèrent particulièrement pour produire des hallucinations fantastiques, et faire assister les crédules aux séances du sabbat, et procurer aux amants des jouissances imaginaires. Tout le monde a entendu parler d'une compagnie de voleurs connus sous le nom d'endormeurs : ils mêlaient à du tabac, qu'ils offraient à leurs dupes, de la poudre des semences de stramonium ou de belladone.

Voici la série de symptômes produits sur l'homme sain par les solanées vireuses. Prises à dose modérée, elles déterminent de légers vertiges, et un peu de propension au sommeil; l'énergie musculaire est diminuée, la sensibilité est émoussée; dilatation de la pupille, léger trouble de la vue, accélération du pouls, élévation de la chaleur de la peau; soif, un peu d'ardeur de gorge; ordinairement le ventre est relâché, les urines sont plus abondantes; sueurs, quand il n'y a ni diurèse ni diarrhée. Mais, à dose élevée : vertiges, sentiment de faiblesse et d'affaissement général, stupeur légère; bientôt, trouble de la vue, *dilatation énorme* et caractéristique des pupilles, agitation, spasmes, délire furieux, gai, triste; hallucinations continuelles, insomnie opiniâtre; fièvre vive, peau sèche, chaude, se recouvrant quelquefois d'une éruption scarlatiniforme; soif ardente, sécheresse et constriction très douloureuse du pharynx, souvent impossibilité d'avaler. Cardialgie, vomissements; quelquefois diarrhée; besoin fréquent d'uriner, peu ou point d'urines. Quand l'intoxication doit devenir fatale, à l'extrême agitation succède le collapsus, le refroidissement, et enfin la mort; au trouble dans les organes des fonctions de relation succède alors le trouble des fonctions de nutrition qui amène l'issue fatale. Dans les cas les plus heureux et les plus ordinaires, les hallucinations se dissipent peu à peu, le délire cesse, et il ne reste plus de tout cet appareil formidable de symptômes que la dilatation des pupilles, l'obscurcissement de la vue, quelquefois une cécité passagère. On a vu le délire et la cécité persister pendant plusieurs jours, et même pendant plusieurs semaines; le délire est tantôt gai, tantôt triste, mais il s'accompagne toujours d'hallucinations singulières, de visions fantastiques, ce qui a valu au *Datura stramonium* et à la belladone le nom d'herbe aux sorciers, herbe au diable.

Les préparations des solanées vireuses se prêtent bien à l'accoutumance.

Les solanées vireuses administrées en lavement, de même que les agents toxiques qui agissent par absorption aqueuse, déterminent des effets beaucoup plus rapides que lorsqu'elles sont portées dans l'estomac. Les préparations des solanées vireuses, appliquées sur la peau dénudée, et même sur l'épiderme, peuvent donner lieu quelquefois à des phénomènes d'empoisonnement très graves.

Les solanées vireuses peuvent toutes se remplacer les unes par les autres dans leurs usages thérapeutiques; je pourrai donc en traiter dans un article général. Mais comme l'habitude a consacré certaines préparations dans des cas déterminés, j'indiquerai les usages thérapeutiques après chacune de ces substances.

Traitement de l'empoisonnement par les solanées vireuses. — La première indication à remplir est l'expulsion de la substance toxique: aussi les vomitifs et les purgatifs seront-ils toujours conseillés quand le poison sera contenu dans le tube digestif; on pourra prescrire ensuite quelques verres d'eau iodurée. Les acides, les boissons froides, les bains frais et l'opium seront employés avec avantage pour calmer les symptômes nerveux qui seront survenus.

BELLADONE, *Atropa*, L. J. —Calice campanulé, persistant, à 5 divisions aiguës; corolle campanulée, quinquéfide, plus longue que le calice; cinq étamines incluses à filets subulés, portant des anthères cordiformes, arrondies. Le fruit est charnu, arrondi, un peu déprimé, à deux loges, renfermant un grand nombre de graines petites, réniformes, attachées à deux trophospermes situés sur la cloison.

Belladone officinale (*Atropa belladona*).— La belladone a une racine vivace, épaisse et charnue, une tige dressée, haute de

1/2 mètre à 1 mètre, cylindrique, velue, dichotome ; ses feuilles alternes, quelquefois géminées, sont grandes, courtement pétiolées, ovales-aiguës, presque entières ; calice campaniforme, velu, 5 divisions ovales-aiguës ; corolle monopétale régulière, à 5 lobes égaux, courts, obtus ; 5 étamines plus courtes que la corolle, filets subulés, anthères globuleux ; ovaire ovoïde-allongé , deux loges polyspermes, style grêle et cylindrique ; fruit : baie arrondie, d'abord verte, puis rouge, et enfin presque noire ; elle est environnée à sa base par le calice ; elle offre deux loges contenant un grand nombre de graines réniformes. La belladone est commune en France : elle fleurit de juin en août.

Les feuilles et les racines de belladone sont les parties de la plante plus particulièrement employées.

La belladone contient, d'après une analyse de Brandes : malate acide d'atropine 1,51, gomme 8,33, amidon 1,25, chlorophylle 5,84, ligneux 13,7, osmazôme, des sels, etc.

Usages thérapeutiques de la belladone.—On a souvent employé la belladone à l'intérieur dans le traitement des *névralgies :* une pilule de 1 centigramme d'extrait toutes les heures, jusqu'à ce qu'il se manifeste des vertiges. Ce moyen réussit particulièrement dans les névralgies de la face, quand le nerf malade est situé profondément. Les applications d'extrait de belladone sur la peau revêtue de son épiderme ont une efficacité incontestable quand le nerf est situé superficiellement. M. Trousseau a retiré de bons effets de la méthode endermique quand le nerf est situé profondément, comme dans la sciatique. M. Fonsagrives a employé avec succès la belladone pour combattre la colique endémique nerveuse des pays chauds.

Les préparations de belladone, administrées soit à l'intérieur, soit à l'extérieur, réussissent très souvent à calmer les douleurs sans être somnifères, comme on l'avait prétendu. Les préparations de belladone sont particulièrement employées pour combattre les contractions spasmodiques des divers organes, de l'anus, de l'urètre, du col de l'utérus ; on les emploie souvent pour dilater la pupille dans plusieurs ophthalmies : tantôt on pratique sur la paupière et sur le sourcil de l'œil malade des frictions avec l'extrait, tantôt on instille dans l'œil même du suc de la plante, de l'extrait ramolli. M. A. Berard emploie ce moyen non-seulement, à l'exemple de plusieurs chirurgiens, avant l'opération de la cataracte , mais encore quand l'opération est faite ; il prévient par là l'inflammation de l'iris, si commune et si fatale dans cette opération. On emploie avec succès la belladone pour combattre l'incontinence d'urine et la spermatorrhée. C'est un médicament d'une grande puissance contre ces affections. M. Faure a vanté l'extrait de belladone à la dose de 1 centigramme pour combattre la constipation.

On a vanté la belladone contre les cancers, l'iléus, l'épilepsie, le tétanos, la folie, etc. ; on l'emploie encore assez fréquemment contre la coqueluche. Dans l'asthme essentiel, on retire de l'avantage de l'administration de la belladone à l'intérieur, mais on réussit beaucoup mieux en faisant fumer la feuille sèche ou mêlée avec du tabac.

Quelques médecins allemands ont attribué à la belladone la propriété remarquable de préserver de la scarlatine; plusieurs observations remarquables ont confirmé cette assertion.

Après ces généralités, il me reste à insister sur quelques applications de la belladone, qui, dans ces dernières années, ont surtout attiré l'attention des praticiens. Je dois parler en première ligne de l'emploi de la belladone *pour combattre l'épilepsie*. Cette redoutable névrose a été attaquée avec succès, par M. de Breyne, par l'administration longuement continuée de 20 à 30 centigrammes par jour d'extrait aqueux de belladone préparé avec la plante fraîche. M. Leuret a également obtenu de très bons effets des stupéfiants solaniques dans cette fatale affection. J'ai moi-même fait un emploi heureux de l'atropine pour combattre l'épilepsie. Lorsque les solanées vireuses sont prescrites contre les névroses, il faut, pour produire des effets thérapeutiques utiles, arriver à déterminer quelques effets physiologiques. C'est par une véritable substitution qu'agissent ces médicaments, il faut donc une grande prudence dans leur administration.

M. Besse et plusieurs autres bons observateurs ont également, dans ces dernières années, employé avec beaucoup de succès la belladone pour combattre le tétanos.

Belladone pour prévenir le développement de la scarlatine. — Ce médicament, déjà conseillé depuis longtemps par Hahnemann, a été administré par plusieurs médecins français.

M. Guersant croit à l'utilité de la belladone pour prévenir la scarlatine ; son opinion est fondée sur des faits assez nombreux. Cet habile praticien avait constamment recours à ce moyen lorsqu'il était appelé dans une famille où il existait une personne affectée de la scarlatine. Il a souvent remarqué que tant que les personnes prenaient de la belladone, la maladie ne paraissait pas, et que lorsqu'on cessait l'administration de cet agent, quelques jours après la scarlatine se développait, mais elle était alors très bénigne. C'est une maladie si dangereuse lorsqu'elle est épidémique, qu'on ne doit pas rejeter un moyen qui se présente pour la prévenir, bien que l'efficacité n'en soit peut-être pas encore parfaitement démontrée.

M. de Lens a eu l'occasion d'observer un fait très concluant en faveur de la belladone, considérée comme moyen prophylactique de la scarlatine. M. Stievenart et M. Godelle se louent de la belladone pour prévenir la scarlatine ; le premier administre la teinture alcoolique. Depuis un an jusqu'à trois, il a administré deux gouttes dans une potion à prendre dans la journée ; de trois à six ans, trois gouttes, et, après cet âge, on augmente d'une goutte de teinture par chaque année.

Belladone dans les ophthalmies. — Les solanées vireuses constituent une ressource infiniment précieuse dans diverses affections des yeux. L'action si remarquable des principes actifs de ces plantes sur la pupille devait les recommander à l'attention des médecins oculistes. C'est en général l'extrait de suc dépuré de la belladone qu'on emploie dans les hôpitaux de Paris : c'est un bon médicament, qui représente assez fidèlement les principes actifs de la plante.

Belladone, son emploi dans le traitement du phimosis et du paraphimosis accidentels (P. de Mignot). — « Dans le paraphimosis, l'extrait de belladone dilate peu à peu le cercle de constriction formé par le prépuce, il enlève l'inflammation et surtout la douleur, et après l'emploi suffisamment prolongé de ce topique, la réduction est généralement possible, et l'incision presque toujours inutile.

» Lorsqu'on est appelé à traiter un malade atteint de paraphimosis, on doit d'abord, à l'exemple de Dupuytren, essayer de réduire le prépuce. Si la constriction est récente, l'opération est bien simple, et l'on réussit avec assez de facilité ; mais si elle est ancienne, il faut frictionner avec la belladone, au lieu de recourir à l'instrument tranchant. »

Action des solanées vireuses sur l'appareil sécréteur de l'urine. — J'ai eu dans mes Annuaires de fréquentes occasions d'indiquer l'action spéciale des solanées vireuses sur l'appareil urinaire ; j'ai vu depuis peu un de mes amis qui, employant une pommade belladonée contre les hémorrhoïdes, éprouva une difficulté d'uriner assez sérieuse pour lui faire suspendre immédiatement l'emploi de la pommade sédative. Dans le Mémoire sur l'atropine, qui m'est commun avec M. Stuart, nous avons noté les effets sur la mixtion de cette base qui représente si bien les propriétés actives des solanées vireuses. Ces effets, il faut l'avouer, sont fort variables : tantôt ce sont des envies fréquentes d'uriner, accompagnées ou non de difficultés dans l'exercice de cette fonction, tantôt, au contraire, c'est une suspension véritable dans l'émission de l'urine qu'on observe. Quoi qu'il en soit, il est bien évident que les principes actifs des solanées vireuses sont de puissants modificateurs de la sécrétion ou de l'excrétion urinaire, et qu'ils peuvent rendre de grands services quand ces fonctions sont dérangées, en y causant des perturbations dont le résultat final peut être heureux. La note suivante de M. Blache prouve que c'est un des moyens les plus sûrs que l'on puisse employer pour combattre l'incontinence d'urine.

Belladone contre l'incontinence d'urine nocturne (Blache). — J'ai depuis deux ans administré plusieurs fois avec succès de la belladone contre l'incontinence d'urine, si fréquente chez les enfants et les adolescents, et malheureusement si opiniâtre, comme chacun le sait. Une jeune personne de dix-huit ans, et un grand garçon de quinze ans, en particulier, ont dû leur guérison à ce médicament, après avoir inutilement fait usage de tous les moyens conseillés en pareil cas. Bains sulfureux, bains de mer, applications réfrigérantes et astringentes; toniques et ferrugineux à l'intérieur, tannin, seigle ergoté, noix vomique, tout avait échoué, et cela malgré les précautions les plus assujettissantes employées avec une persévérance incessante. Depuis plus de six mois la santé est parfaite; mais ils continuent l'un et l'autre la belladone; et j'insiste toujours, d'après le conseil de M. Bretonneau, sur un usage très prononcé de cette substance.

Je donne ordinairement une pilule ou une pastille composée de 1/2 centigramme à 1 centigramme d'extrait, et de 1 centigramme à 2 centigrammes de poudre de racine de belladone. Je crois, avec M. Bretonneau, 1° que les doses suffisantes ne peuvent être fractionnées sans perdre de leur influence; 2° qu'elles ne peuvent être inutilement multipliées sans que leur degré d'action soit amoindri par l'accoutumance. Ainsi, une seule dose quotidienne au plus, le matin à jeun, au moins une demi-heure avant la première alimentation, ou le soir, trois heures après le dernier repas, suffit chez tous les malades.

La dose qui reste efficace doit être continuée fort longtemps, en l'élevant, s'il est nécessaire, à des intervalles de plus en plus éloignés. Cette augmentation n'est que de 1/2 centigramme à la fois.

J'ai, à diverses reprises, très efficacement combattu les constipations les plus rebelles au moyen des mêmes pilules d'extrait de belladone dont je me suis aussi très bien trouvé dans deux cas d'épilepsie.

Feuilles de belladone. — Desséchées avec soin et roulées en forme de cigare, on les emploie en guise de tabac pour combattre l'asthme et des affections nerveuses de poitrine.

Poudre de belladone. — On prend les feuilles de belladone soigneusement séchées et conservant encore toute leur couleur et leur odeur ; on les pulvérise par contusion en arrêtant l'opération quand la poudre obtenue égale les 4/5 de la plante. La poudre de belladone, comme celle des autres solanées, s'altère très facilement ; il faut la conserver dans des bocaux bien secs et la renouveler fréquemment. On emploie la poudre de belladone à l'intérieur à la dose de 5 à 50 centigr. A l'extérieur, elle entre dans les topiques narcotiques.

POUDRE DE RACINE DE BELLADONE. — On prend les racines de moyenne grosseur, bien sèches ; on les pulvérise en laissant un résidu égal à 1/8 de la racine. La poudre de racine de belladone est employée comme sédative particulièrement dans la coqueluche des enfants.

LA POUDRE DE WETZLER est composée de 1 gram. de poudre de belladone et de 4 gram. de sucre. On divise en 60 prises, et on en donne 6 par jour aux enfants affectés de coqueluche.

INFUSION DE BELLADONE. — L'eau dissout très bien le principe actif de la belladone : aussi l'infusion des feuilles bien conservées est-elle un bon médicament qui est cependant très rarement employé ; 10 à 40 centigr. de feuilles de belladone pour 120 gram. d'eau, voilà la dose pour l'usage interne ; 5 à 10 gram. pour 500 gram. d'eau, voilà les proportions qui conviennent pour l'usage externe.

FUMIGATION DE BELLADONE. — On mêle dans l'appareil à fumigation 1 litre d'infusion de sauge et 4 gram. de poudre de belladone. On augmente successivement la dose de belladone. On a vanté ce remède contre la coqueluche et l'asthme ; mais je le crois sans effet, car l'eau distillée de belladone est inerte.

SUC DE BELLADONE. — Ce suc est très rarement employé à l'état récent ; c'est un médicament énergique et d'un effet constant. On pourrait l'employer à la dose de 12 gouttes. Le suc sert pour la préparation des extraits.

EXTRAITS DE BELLADONE. — On prépare avec les feuilles de belladone plusieurs extraits.

1° *Extrait de belladone avec le suc non dépuré.* — Il faut évaporer à l'étuve à 35 degrés. Cet extrait est très actif ; il contient, il est vrai, l'albumine inerte, mais les principes actifs n'ont point subi d'altération. On l'emploie à l'intérieur à la dose de 5 centigr., qu'on élève successivement jusqu'à 1 gram.

2° *Extrait de belladone avec le suc dépuré.* — Cet extrait ne contient point le coagulum albumineux inerte ; mais la chaleur employée pour la coagulation et l'évaporation au bain-marie ont pu altérer un peu le principe actif. C'est la préparation de belladone la plus employée. Cet extrait forme la base des pilules, pommades, collyres de belladone.

3° *Extrait de belladone avec l'eau.* — On épuise la belladone par lixiviation, et on évapore au bain-marie. C'est un mauvais procédé, qui donne un médicament infidèle.

4° *Extrait alcoolique de belladone.* — Il s'obtient en traitant par lixiviation la belladone pulvérisée par de l'alcool à 21 degrés. On distille et l'on évapore au bain-marie. Cet extrait ne contient pas l'albumine, mais il contient la chlorophylle et le principe actif de la belladone. C'est une bonne préparation que M. Fouquier a expérimentée avec succès. Dose : 5 centigr., qu'on élève successivement.

ROB DE BELLADONE. — On l'obtient en évaporant en consistance convenable le suc des baies de belladone. C'est un médicament énergique, mais qui n'est point employé en France.

PILULES DE BELLADONE (Trousseau). — Extrait de suc de belladone, 20 centigr.; extrait d'opium, 20 centigr.; extrait de valériane, 2 gram.; pour 16 pilules. En prendre de 1 à 4 par jour dans la coqueluche.

SIROP DE BELLADONE (Trousseau). — Extrait de belladone, 20 centigr. Faites dissoudre dans sirop d'opium et de fleurs d'oranger, de chaque 30 gram. En prendre dans les vingt-quatre heures depuis 1 jusqu'à 8 cuillerées à café dans la coqueluche.

TEINTURE ALCOOLIQUE DE BELLADONE. — Belladone sèche, 1 p.; alcool à 21 degrés, 4 p.; f. s. a. C'est un médicament énergique, qui ne doit s'administrer qu'à la dose de quelques gouttes, et qui est employé comme sédatif pour l'usage externe.

ALCOOLATURE DE BELLADONE. — Feuilles fraîches de belladone; alcool à 36 degrés, parties égales; f. s. a. C'est un médicament très énergique, qui certainement mérite d'être plus employé qu'il ne l'est, aux mêmes doses que la teinture alcoolique.

TEINTURE ÉTHÉRÉE DE BELLADONE. — Belladone, 1 p. ; éther sulfurique, 4 p.; préparez par lixiviation et par déplacement. Ranque dit que c'est un médicament actif, mais il n'est pas employé.

HUILE DE BELLADONE. — Feuilles fraîches de belladone, 1 p.; huile d'olive, 2 p.; préparez par coction. Comme on ne sait pas si les huiles dissolvent le principe actif des solanées, on ignore la valeur thérapeutique de cette préparation.

BAUME TRANQUILLE. — Prenez : feuilles fraîches de belladone, jusquiame, morelle, nicotiane, pavot, stramonium, de chaque, 125 gram.; sommités sèches d'absinthe, d'hysope, lavande, marjolaine, menthe aquatique, menthe coq, millepertuis, rue, sauge, thym, fleurs sèches de sureau, romarin, de chaque, 32 gram.; huile d'olive, 3 kilogr. Contusez les plantes fraîches; mélangez-les à l'huile, et faites cuire sur un feu doux jusqu'à dissipation complète de l'eau de végétation des plantes; laissez encore digérer pendant 2 heures; passez avec une forte expression, et versez l'huile chaude sur les sommités et les fleurs sèches, que vous aurez convenablement divisées; laissez macérer pendant 1 mois; passez avec expression; décantez et conservez dans des vases bien fermés, que vous placerez dans un lieu frais et à l'abri de la lumière.

Cette huile composée est très souvent employée pour faire des frictions calmantes.

Liniment narcotique. — Baume tranquille, 100 gram.; laudanum de Sydenham, 10 gram. Mêlez.

Pommade de belladone. — Belladone fraîche, 1 p.; axonge 2 p. On opère comme pour l'huile de belladone. Cette recette est abandonnée aujourd'hui ; on préfère avec raison mélanger 1 p. d'extrait de suc de belladone ramolli avec 4 p. d'axonge. Cette pommade a été employée avec succès pour combattre les contractions spasmodiques du col de l'utérus dans l'accouchement.

Emplatre de belladone. — Extrait alcoolique de belladone, 9 p.; résine élémi, 2 p.; cire blanche, 1 p.; f. s. à. Cette recette, indiquée par M. Planche, fournit un emplâtre très actif.

Pommade belladonée pour panser les vésicatoires (Delioux).—Extrait de belladone, 1 gram.; axonge, 5 gram. Mêlez pour panser les vésicatoires dans les cas de névralgies superficielles.

Cataplasmes calmants (Trousseau). — Cataplasmes de farine de graine de lin, arrosés avec une demi-cuillerée de mixture ci-après : extrait de belladone, extrait d'opium, de chaque, 20 à 25 gram.; camphre en poudre, 5 à 10 gram.; eau, 5 à 15 gram. Mélangez.

Le datura peut, si l'on veut, remplacer la belladone et se prescrit aux mêmes doses.

Employés contre les névralgies et les affections rhumatismales douloureuses.

Cautères médicamenteux dans la sciatique (Trousseau). — Les vésicatoires morphinés constituent un agent de médication excellent ; mais ils ont le double inconvénient d'être dispendieux et d'un entretien difficile. C'est pourquoi M. Trousseau a imaginé sa méthode hypodermique, qui consiste à introduire dans la profondeur de la peau des médicaments narcotiques. On fait, pour cela, coucher les malades sur le ventre, et, à l'aide d'un bistouri, on pratique, à l'échancrure sciatique, une incision crurale de 1 centimètre et demi, au centre de laquelle on incruste un pois médicamenteux. On réunit ainsi, à l'efficacité d'un corps étranger agissant à la manière du cautère simple, celle d'un topique anti-névralgique placé dans le voisinage du nerf malade. Voici la formule des pois employés par M. Trousseau : extrait d'opium, de belladone, de chaque, 2 gram., mucilage, q. s.

F. s. q. vingt pilules contenant chacune 10 centigr. de substance active. Ces pilules, qu'on ne doit pas faire argenter, sont séchées à l'étuve, et grâce à la poudre de gaïac superfine qui entre dans leur composition, elles acquièrent la dureté du bois. On ne doit pas s'en servir le premier jour. Une fois l'incision faite, opération d'ailleurs peu douloureuse, on introduit dans la plaie un pois à manger, qui a l'avantage, sur le pois d'iris, d'être souple, non irritant, et d'accroître, par l'augmentation rapide de son volume, la cavité, qui recevra plus tard les pois médicamenteux. Le second jour, on se sert de ceux-ci; on en met un seul dans la plaie, puis, à côté de celui-ci, on place deux petits pois ordinaires ; le tout est maintenu par un peu de charpie et un morceau de diachylon. Si, le troisième jour, le malade n'a pas été trop narcolisé, on passe à deux pois médicamenteux, puis à trois, et à quatre, s'il est nécessaire. Au bout de huit jours, on constate généralement une amélioration très voisine de la guérison. Du reste, comme cette affection est très persistante et sujette à récidive, une fois les douleurs dissipées, M. Trousseau donne le conseil d'entretenir la suppuration du cautère pendant quinze jours ou trois semaines. On a, par ce moyen, un révulsif agissant d'une manière permanente, et une porte tout ouverte pour y faire passer, en cas de retour de la douleur, de nouvelles substances narcotiques. Si l'on considère, en outre, que, tandis que les sels de morphine ne valent pas moins de 50 centimes les 5 centigrammes, les pois dont il s'agit coûtent 5 centimes ; qu'en moyenne, 10 à 20 de ces pois suffisent pour enlever la douleur ; que ce pansement peut être fait par tout le monde, sans le moindre inconvénient, on reconnaîtra que c'est là une ressource d'autant plus précieuse que la sciatique frappe de préférence les ouvriers.

ATROPINE. — Je vais reproduire ici un résumé étendu du travail qui m'est commun avec Stuart Cooper ; avant cela, revenons sur la préparation de l'atropine.

J'ai pris de l'extrait dépuré de feuilles de belladone, je l'ai mêlé avec suffisante quantité de noir animal, pour avoir un mélange pulvérulent que j'ai obtenu bien sec par quelques heures d'exposition à l'étuve. Je l'ai épuisé par de l'éther alcalisé avec l'ammoniaque à l'aide d'un appareil à lixiviation continue.

J'ai obtenu une dissolution éthérique tellement saturée d'atropine, que, par le temps et le refroidissement, elle laissa déjà déposer quelques aiguilles d'atropine. J'ai ajouté dans cet éther chargé d'atropine une dissolution concentrée d'acide oxalique ; il s'est formé un dépôt d'oxalate d'atropine qui a été décomposé par une dissolution de potasse ; le tout a été agité avec de l'éther qui a dissous l'atropine. Il suffit d'évaporer spontanément l'éther pour obtenir l'atropine.

L'appareil à lixiviation continue se compose simplement d'une allonge de fer-blanc munie d'un diaphragme à la naissance de la douille. Au-dessous de ce diaphragme part un tube de fer-blanc qui, rampant à l'extérieur de l'allonge et soudé avec elle, va se rendre dans le col de cette allonge. Il suffit alors d'adapter l'allonge à un flacon contenant de l'éther ammoniacal, de chauffer au bain-marie et de condenser la vapeur d'éther en adaptant la partie supérieure de l'allonge au serpentin d'un alambic qu'on a soin de refroidir.

Ce procédé d'extraction des alcalis organiques, qui rappelle celui que M. Schloesing a employé pour extraire et doser la nicotine, pourra sans doute se perfectionner. Peut-être l'emploi du chloroforme, proposé par M. Rabourdin, sera-t-il plus avantageux que celui de l'éther.

Voici, selon M. Planta, quelques-uns des caractères de l'atropine : elle se présente sous forme de petites aiguilles très fines, inaltérables à l'air et plus pesantes que l'eau. A la température ordinaire, la partie d'atropine exige 300 (299) parties d'eau pour se dissoudre. L'alcool la dissout en toutes proportions, l'éther moins facilement.

A 90 degrés, l'atropine fond en un liquide incolore et transparent, et se prenant par le refroidissement en une masse cassante, dans laquelle, après une fusion longtemps prolongée, on remarque souvent des agglomérations de petites aiguilles groupées en étoiles. A 140 degrés, elle se volatilise en partie, tandis que la plus grande portion se décompose. Chauffée sur une lame de platine, elle fond facilement, se boursoufle en émettant des brouillards blancs, s'enflamme ensuite et brûle avec une flamme très éclairante en laissant un charbon noir et brillant.

La dissolution aqueuse d'atropine possède une forte réaction alcaline. Cette base se combine avec les alcalis pour former des sels neutres et incristallisables. Évaporés dans le vide, ces sels se dessèchent en un sirop incolore. Ils se dissolvent très facilement dans l'eau et dans l'alcool, moins facilement dans l'éther. Le chlorhydrate d'atropine se comporte avec les réactifs de la manière suivante :

La potasse, l'ammoniaque et le carbonate de potasse donnent, dans des dissolutions très concentrées de ce sel, des précipités pulvérulents facilement solubles dans un excès de réactif. Le carbonate d'ammoniaque, le bicarbonate de soude ne donnent pas de précipité cristallin d'un jaune de soufre et peu soluble dans l'acide chlorhydrique. Le chlorure de platine y forme un précipité pulvérulent qui s'agglutine facilement en une masse résineuse, et qui se dissout dans l'acide chlorhydrique. Le chlorure de mercure ne précipite que des dissolutions très concentrées de chlorhydrate d'atropine. L'iodure double de mercure et de potassium y forme un précipité blanc et épais qui s'agglutine fortement lorsqu'on ajoute de l'acide chlorhydrique. L'iodure de potassium et le sulfocyanure de potassium n'y forment pas de précipité. La teinture d'iode précipite en brun la dissolution de chlorhydrate d'atropine. L'acide iodique ne la colore pas ; la teinture de noix de galle et l'infusion de noix de galle ne la précipitent qu'après l'addition d'acide chlorhydrique.

L'acide picrique y forme un précipité jaune de soufre et l'acide nitrique ne l'altère pas.

M. Planta a analysé l'atropine libre et le chlorure double d'atropine et d'or. Ses analyses ont conduit pour ce sel à la formule $C^{34}H^{23}AzO^6HCl + AuCl^3$. La composition de l'atropine libre s'exprime par conséquent par la formule $C^{34}A^{23}AzO^6$.

La daturine, extraite en 1833 par MM. Geiger et Hesse du *Datura stramonium*, se présente sous la forme de petites aiguilles brillantes et réunies en aigrettes. Elle est incolore, inaltérable à l'air et plus dense que l'eau.

M. Planta a fait la remarque intéressante que par l'ensemble de ses propriétés aussi bien que par sa composition, cet alcaloïde se confond avec l'atropine. Le chlorure double de daturine et d'or peut être obtenu sous la forme d'une masse cristalline d'un beau jaune doré.

Propriétés physiologiques de l'atropine. — Peu d'expériences ont été exécutées jusqu'ici pour fixer les propriétés physiologiques de l'atropine, qui sont cependant dignes de beaucoup d'intérêt. On sait qu'à dose infiniment petite, appliquée soit localement, soit administrée à l'intérieur, elle possède, comme la belladone et les autres solanées vireuses, la propriété de dilater considérablement la pupille. On sait également qu'administrée à l'homme à faible dose, elle possède l'ensemble des propriétés qu'on a reconnues aux autres solanées vireuses, mais on est loin d'avoir des notions précises sur la manière dont elle agit sur la série animale.

Action de la belladone sur les lapins. — Runge a déjà établi que les lapins pouvaient impunément manger de la belladone. Nous avons répété cette expérience en la poussant dans ses dernières limites, et en la continuant pendant un temps très long. Deux lapins furent placés dans une baignoire; on les nourrit exclusivement pendant un mois avec des feuilles fraîches de belladone : ils en consommèrent en moyenne 1 kilogramme par jour. Ils ne souffrirent nullement de ce régime; la pupille était plus dilatée, mais du reste la santé était parfaite, malgré les 30 kilogrammes de feuilles de belladone consommées pendant un mois pour nourriture exclusive.

On pourrait prévoir que le principe actif de la belladone subit, dans l'appareil digestif de ces animaux, une modification telle que l'action vénéneuse est détruite; mais les expériences suivantes prouvent que cette hypothèse n'est pas exacte.

Action de l'atropine sur les lapins. — Nous avons placé, au fond d'une incision pratiquée au dos d'un fort lapin, 1 centigramme d'atropine, sans qu'il en soit résulté aucun effet pathologique. Deux jours plus tard, nous lui avons fait une nouvelle incision à quelques centimètres de la première; nous en avons disséqué la peau dans une étendue de 5 à 6 centimètres; ensuite nous avons ouvert la gaine d'un muscle, et la plaie ayant cessé de saigner, nous avons placé sur le muscle, mis ainsi à nu, 5 centigrammes d'atropine. Enfin la plaie a été pansée de manière que rien ne pût s'en échapper.

L'animal a paru souffrir dans les premiers moments qui suivirent cette opération, mais de l'action locale du médicament, et non de son influence générale. Nous l'avons fait garder à vue ensuite pendant plusieurs heures, et il ne s'est présenté aucun phénomène morbide.

Nous avons répété cette dernière expérience quelques jours plus tard, le lapin étant parfaitement rétabli de ses plaies, en en augmentant la dose à 15 centigrammes, et il n'en est résulté aucun accident; l'animal s'est caché dans sa boîte et n'a pas voulu manger de quelques heures.

Ces expériences démontrent clairement que l'atropine ne peut être considérée comme un poison pour les lapins. Son action est plus énergique chez les chiens; mais les expériences qui suivent prouvent, selon nous, qu'on s'exagère généralement l'action nuisible des solanées vireuses sur ces animaux, et qu'on s'égarerait singulièrement, si l'on admettait qu'elle est comparable avec celle qu'on observerait sur l'homme avec les mêmes agents.

Action de l'atropine sur les chiens. — Nous avons fait, au dos d'un chien de moyenne taille, une incision assez profonde, au fond de laquelle nous avons déposé 5 centigrammes d'atropine. Les bords de la plaie ayant été rapprochés et fixés par des bandelettes de sparadrap diachylon, le chien a été mis à terre. Aussitôt il a cherché à se débarrasser du pansement, et en arrachant le sparadrap avec ses dents, il est entré dans sa gueule quelques particules d'atropine. Il secoue la tête avec violence, et presque immédiatement après il lui survient une salivation abondante; ses lèvres se recouvrent d'une écume épaisse, qu'il éparpille en tous sens par ses mouvements de tête. Il est resté dans cet état environ deux heures.

Nous avons répété cette expérience sur un autre chien de la même force, en élevant la dose d'atropine à 10 centigrammes et en ayant soin de garantir le pansement des efforts que faisait l'animal pour le déranger. Au bout de quelques instants, il devient maussade et va se coucher sous une table; poussé et frappé ensuite pour le faire changer de place, il essaie en vain de marcher, il fait des efforts pour se lever, puis retombe sur le ventre comme si ses jambes étaient trop faibles pour le porter. Il est demeuré pendant plusieurs heures dans un état de malaise constant; puis ces phénomènes ont disparu, et il s'est remis à manger.

Nous avons fait une troisième expérience semblable, en élevant la dose d'atropine à 15 centigrammes. Cette fois-ci le malaise a été plus prononcé, accompagné de frisson et de titubation, lorsqu'on remettait l'animal sur ses pattes. Au bout de quelques heures, il paraissait être dans son état normal.

Nous avons fait des boulettes avec de la viande pilée, en plaçant au centre de chacune 15 centigrammes d'atropine ; nous les avons présentées à trois chiens ; mais à peine en avaient-ils mâché chacun une, qu'ils les ont rejetées ; puis il est survenu chez tous une salivation abondante, avec beaucoup d'écume à la gueule. Cet état a duré sept à huit heures. Ici l'atropine a agi localement sur les glandes salivaires, car ces animaux ont rejeté la boulette presque immédiatement.

Nous avons injecté dans la veine crurale d'un chien de moyenne taille 10 centigrammes d'atropine dissous dans 20 grammes d'eau distillée à l'aide d'une goutte d'acide chlorhydrique. A peine cette injection fut-elle faite que l'animal poussa un cri aigu et prolongé, puis tomba roide comme s'il eût été frappé d'un coup de foudre. Sa tête, soulevée et abandonnée à son propre poids, tomba comme celle d'un cadavre, et ses jambes étaient tendues ; un mouvement thoracique presque imperceptible et un faible frémissement du cœur témoignaient encore de la vie, qui nous semblait prête à s'éteindre. Cinq à six minutes se passèrent ainsi, lorsque l'animal fit une légère plainte que nous supposions la fin de ses souffrances. Grande fut donc notre surprise de le voir se lever et traverser la pièce d'une marche chancelante pour se blottir sous une table où il est demeuré plusieurs heures. Pendant ce temps, il n'a eu aucune excrétion soit alvine, soit urinaire. Le soir même, il s'est remis à manger.

Nous avons ensuite répété cette expérience sur d'autres chiens à la même dose et à des doses d'atropine plus élevées, savoir de 0,15, de 0,20, de 0,30. Les remarquables phénomènes que nous venons de décrire se sont constamment produits, seulement avec une intensité plus grande et une durée plus prolongée, en rapport avec la dose.

Action de l'atropine sur l'homme. — Nous avons vérifié par un ensemble imposant d'observations que l'atropine représente complétement, pour ses effets physiologiques sur l'homme, la belladone, et qu'elle doit la remplacer dans toutes les applications thérapeutiques que nous avons indiquées page 81 et suivantes.

L'atropine, appliquée sur le derme dénudé, y cause une vive irritation locale, que quelques malades ont comparée à la sensation d'un fer chaud qu'on passerait sur la plaie. Cette douleur diminue graduellement et cède bientôt ; quelquefois cinq minutes suffisent pour cela.

Voici l'ensemble des phénomènes que peut déterminer chez l'homme l'application de 1 centigramme d'atropine :

Le pouls s'élève le plus souvent de 8 à 10 pulsations, quelquefois de 15 à 20. L'action dynamique propre aux solanées vireuses n'apparaît habituellement que de quinze à trente minutes après l'application.

Un des premiers et des plus constants symptômes que les malades éprouvent, c'est la sécheresse de la gorge, accompagnée d'une grande difficulté dans la déglutition.

La dilatation de la pupille est constante et souvent considérable ; les malades éprouvent habituellement des vertiges, des éblouissements, des bourdonnements d'oreilles. L'aphonie ne s'est pas montrée aussi fréquemment qu'on l'a signalée pour les solanées vireuses.

Les hallucinations et le délire ont été fréquents. L'émission de l'urine a été, dans quelques cas, ou retardée, ou les malades ont été tourmentés par des envies fréquentes d'uriner.

Les jambes s'engourdissent quelquefois ; elles refusent aussi leur service. Les malades se cramponnent aux meubles ; ils éprouvent des fourmillements dans les bras. Leur voix est souvent sans force ; à peine peuvent-ils appeler au secours.

La face peut être ou très rouge ou très pâle ; le pouls peut s'affaiblir ; les extrémités se refroidissent ; la sensibilité générale devient très obtuse.

Malgré ce cortége effrayant de symptômes, au bout de douze ou vingt heures, toute inquiétude a disparu. Le vin ou le thé ont aidé à cet effet.

Nous devons dire que nous n'avons pas dépassé la dose de 1 centigramme et demi par application chez l'homme.

Le fait physiologique principal qui découle de nos expériences, c'est cette incroyable inégalité d'action sur l'homme et sur les animaux. Il est évident que l'atropine agit principalement sur les organes de la vie de relation et sur la partie encéphalique qui y préside. L'inactivité de l'atropine par la méthode endermique chez les lapins prouve que son impuissance, chez cet animal, ne résulte pas de ce que ce médicament est altéré par les liquides qui sont sécrétés dans l'appareil digestif. Les différences considérables produites par l'atropine chez le chien et chez l'homme tendent à établir que cet alcali végétal agit chez l'homme sur une partie de l'organisme qui se trouve moins développée ou moins impressionnable chez le chien que chez l'homme, et moins encore chez le lapin.

L'atropine, par la sûreté de son dosage, par la facilité de l'emploi endermique, peut non-seulement remplacer utilement toutes les préparations dont les solanées vireuses sont la base, mais elle rendra encore bien des services qu'on ne pouvait leur demander. Nous l'avons très utilement employée contre un cas de chorée des plus rebelles, contre lequel la poudre de belladone à haute dose avait échoué. Elle m'a fourni, ainsi qu'à M. Lusanna, de très beaux résultats contre l'épilepsie. Ce dernier auteur l'a employée avec succès contre la fièvre intermittente.

La dose à laquelle on doit prescrire l'atropine, soit à l'intérieur, soit par la méthode endermique, découle de nos recherches. A l'intérieur comme à l'extérieur, l'atropine peut se prescrire à la dose de 2 milligrammes pour arriver progressivement à celle de 1 centigramme.

En nous appuyant sur les observations qui nous ont servi à établir les doses, nous avons donné les formules des principales formes pharmacologiques sous lesquelles on peut prescrire l'atropine :

1° Par la méthode endermique ;

2° Gouttes ou teinture au centième ;

3° Sirop contenant 1 centigramme par 100 grammes de sirop ;

4° Prises contre la coqueluche, contenant un demi-milligramme ;

5° Pilules et dragées contenant 1 milligramme d'atropine.

Avantages de l'atropine sur les préparations de belladone ; doses auxquelles on doit l'administrer. — Les préparations de belladone sont, comme chacun sait, extrêmement variables dans leurs effets, parce qu'elles contiennent des proportions également variables d'atropine : cette dernière substance représente complétement les propriétés utiles de ces préparations. On peut la doser avec exactitude, éviter ainsi les inconvénients des doses faibles, et ne pas redouter les doses exagérées lorsqu'on changeait de préparation et qu'on en rencontrait une très active.

Les préparations des solanées vireuses se prêtaient difficilement à l'emploi endermique ; bien que l'atropine ait une action irritante assez puissante, on peut cependant l'employer facilement par la méthode endermique. Cette forme d'administration sera féconde en bonnes applications pour ce médicament énergique.

Avant nos observations, on manquait de faits précis pour en fixer la dose ; aujourd'hui, rien n'est plus facile à régler. On peut commencer par 2 milligrammes et s'élever à 1 centigramme.

Formes pharmacologiques sous lesquelles il convient d'administrer l'atropine. — On voit, par ce qui précède, que l'atropine est une substance extrêmement active.

MÉTHODE ENDERMIQUE. — On commencera à la dose de 1 milligramme par jour, qu'on augmentera graduellement à celle de 5 ou 6 milligrammes, dans les 24 heures, en surveillant attentivement son action. Cette application doit être faite sur la peau nouvellement dépouillée de son épiderme. La surface d'un vésicatoire n'absorbe activement que pendant trois ou quatre jours.

TEINTURE D'ATROPINE. — Atropine, 1 gram.; alcool à 85 centimes, 100 gram.

Une goutte représente un demi-milligramme environ d'atropine. Faites dissoudre. On la prescrit en potions à la dose de 1 à 5 gouttes.

SIROP D'ATROPINE. — Atropine, 1 décigramme. Faites dissoudre dans 10 grammes d'eau, à l'aide d'une gouttelette d'acide chlorhydrique. Mêlez avec sirop de sucre, 1000 gram.; 100 gram. de ce sirop contiennent 1 centigr. d'atropine. On le prescrit à la dose de 10 gram. pour commencer.

PRISES D'ATROPINE. — Atropine, 1 centigr.; sucre blanc, 2 gram. Mêlez par une longue trituration. Divisez en 20 paquets. Chacun d'eux contiendra un demi-milligramme d'atropine. A la dose de 1 ou 2 paquets par jour aux enfants de 5 ans dans les cas de coqueluche.

PILULES D'ATROPINE. — Atropine, 5 centigr.; miel et poudre de guimauve, q. s. Pour faire 100 pilules. A la dose d'une ou deux pour commencer.

DRAGÉES D'ATROPINE. — Il suffit d'enrober d'une couche légère de sucre les pilules précédentes.

COLLYRE D'ATROPINE. — Atropine, 10 centigr.; eau distillée, 100 gram. Dans les cas de hernies de l'iris; ulcérations de la cornée.

COLLYRE D'ATROPINE POUR DILATER LA PUPILLE. — Atropine, 5 centigr.; eau distillée, 20 gram.

Une ou deux gouttes instillées dans l'œil suffisent.

VALÉRIANATE D'ATROPINE (Victor Garnier). — Voici comment on obtient ce produit :

J'ai fait dissoudre à chaud 10 grammes d'atropine dans un peu d'alcool; j'y ai ajouté quantité suffisante d'acide valérianique pour arriver à saturation ; j'ai évaporé à une douce température, et il m'est resté 12gr,50 de valérianate d'atropine sous la forme d'un miel un peu liquide. Il est soluble dans l'alcool et dans l'eau ; je ne le crois pas susceptible de cristalliser.

Selon M. Michéa, le valérianate d'atropine est un médicament précieux dans plusieurs affections spasmodiques ou convulsives, notamment dans l'épilepsie, l'hystérie, la chorée, la coqueluche et l'asthme essentiel.

Dans l'épilepsie, il guérit tous les sujets jeunes, les adultes comme les enfants, dont le début de la maladie est encore récent, et dont les attaques ne sont ni précédées ni suivies de désordre intellectuel. Dans l'épilepsie ancienne et compliquée d'aliénation mentale, il ne guérit pas, mais il améliore toujours l'état des malades : il éloigne les attaques et il en amoindrit la violence.

Le sel est préférable à la valériane et à la belladone, d'une part, parce qu'il n'a pas les inconvénients de ces plantes, dont les extraits alcooliques et les poudres sont très infidèles, et n'exercent quelque action qu'autant qu'ils sont préparés récemment, sans compter l'odeur fétide de la valériane, qui la fait rejeter par un grand nombre de malades; et d'autre part, parce que, comme tous les principes *actifs* des végétaux, il agit à très faibles doses et toujours de la même manière

La dose de valérianate d'atropine est, au début, chez les adultes, de 1 milligramme par jour ; au bout d'une semaine, on l'élève à 2 milligrammes. Il n'est guère possible de dépasser cette dernière dose sans déterminer une dilatation des pupilles et un trouble de la vision qui gênent ou effraient beaucoup les malades; chez les enfants on commence par 1/2 milligramme, et il est prudent de ne jamais dépasser 1 milligramme.

Pour obtenir un effet thérapeutique appréciable, il faut prolonger le traitement pendant plusieurs mois, deux, trois, quatre, cinq, en ayant soin de le suspendre.

Je ne crois pas qu'il soit bien établi que le valérianate d'atropine soit préférable à l'atropine.

JUSQUIAME, *Hyoscyamus*, L. J. — Calice tubuleux, subcampaniforme, quinquéfide; corolle infundibuliforme, limbe oblique, à 5 lobes obtus et inégaux ; 5 étamines déclinées; stigmate capitulé simple. Le fruit est un pixide, c'est-à-dire une capsule allongée, un peu ventrue à sa base, biloculaire, s'ouvrant horizontalement en deux valves superposées, enveloppée par le calice, dont les dents la dépassent. Les graines sont subréniformes, tuberculeuses. Les jusquiames sont des plantes annuelles. On a employé en médecine trois espèces du genre *Hyoscyamus : albus, aureus* et *niger*.

Jusquiame noire (Hyoscyamus niger, L.). — Tige haute de 50 à 70 centimètres, cylindrique, recourbée en arc, couverte de poils longs, visqueux; feuilles amplexicaules, sinueuses sur les bords, velues; fleurs presque sessiles, tournées d'un seul côté et disposées en longs épis, d'un jaune sale et veinées de lignes pourpres; fruit pixide. Commune dans les lieux incultes

La jusquiame noire contient, suivant l'analyse de Brandes, de la résine, du mucilage, de l'extractif, de l'acide malique et de l'hyoscyamine (voy. page 53).

L'action toxique des jusquiames est beaucoup moins puissante que celle de la belladone ; elle est toutefois semblable si les doses sont proportionnellement plus élevées. C'est Storck qui l'a préconisée de même que les autres plantes vireuses. On l'a employée dans les mêmes circonstances que la belladone : ainsi tout ce que nous avons dit de cette plante peut être appliqué à la jusquiame. Stoll la préfère à l'opium dans le traitement de la colique de plomb, parce qu'en calmant les douleurs elle tient le ventre libre.

On prépare les médicaments qui ont la jusquiame pour base de même que ceux qui ont la belladone : 1° *la poudre*, elle s'administre à la dose de 20 à 80 centigr. par jour ; 2° *le suc*, à la dose de 1 gram. à 5 ; 3° *l'infusion*, 2 gram. pour 150 gram. d'eau pour l'usage interne, 10 gram. pour 500 gram. d'eau pour l'usage externe ; 4° *fumigations*, 15 gram. de poudre de jusquiame ; 5° *extrait avec le suc dépuré*, dose, 20 centigr.; 6° *extrait avec le suc non dépuré*, dose, 15 centigr.; 7°. *extrait aqueux*, dose, 30 centigr.; 8° *extrait alcoolique*, dose, 10 centigr.; 9° *teinture alcoolique*, à la dose de 2 gram.; 10° *alcoolature*, à la dose de 2 gram.; 11° *teinture éthérée*; 12° *huile de jusquiame* en *frictions*; 13° *pommade*, extrait alcoolique, 1 p.; axonge, 2 p.; 14° *emplâtre de jusquiame*, comme celui de belladone.

Sɪʀᴏᴘ ᴅᴇ ᴊᴜsQᴜɪᴀᴍᴇ ʙʟᴀɴᴄʜᴇ. — Extrait sec de jusquiame blanche, 1 p.; sirop, 576 p.; dose 15 à 30 gram.

Pᴏᴛɪᴏɴ sÉᴅᴀᴛɪᴠᴇ. — On réduit en poudre fine par trituration, dans un mortier de marbre, 1 gram. de semences de jusquiame ; on ajoute 10 gram. d'amandes douces, et l'on fait une émulsion à la manière ordinaire avec 150 gram. d'eau.

Pɪʟᴜʟᴇs ᴅᴇ MÉɢʟɪɴ. — Oxyde de zinc, — extrait de jusquiame, — extrait de valériane, de chaque, parties égales ; faites des pilules de 15 centigr. Bardin a démontré que ces pilules n'agissent que par l'extrait de jusquiame qu'elles contiennent ; elles s'administrent dans les névralgies à la dose de 1 à 30 par jour. Elles doivent être portées jusqu'au point de déterminer de légers vertiges et un trouble notable de la vue. On les continue au moins 15 jours ou 1 mois après la complète cessation de la douleur névralgique. C'est surtout dans le tic douloureux qu'on les emploie. Elles ont été employées avec succès par M. Roux, pour combattre les névralgies du col de l'utérus.

Les préparations de jusquiame que je regarde comme préférables sont : 1° le suc ; 2° l'extrait avec le suc non dépuré, évaporé à une chaleur de 35 degrés, pour l'usage interne ; l'extrait de suc dépuré et l'extrait alcoolique pour l'usage externe.

STRAMOINE, *Datura*, L. J. — Calice tubuleux, renflé à sa base, à 5 angles, à 5 dents profondes, caduc, à l'exception de sa partie la plus inférieure, qui persiste et se renverse en dehors; corolle très grande, infundibuliforme; tube à 5 angles; limbe offrant 5 plis, qui se terminent supérieurement par 5 lobes très aigus; 5 étamines incluses; stigmate bilobé; capsule à 4 loges, communiquant deux à deux par leur sommet, à 4 valves; graines très nombreuses, réniformes, chagrinées, noires.

Les stramoines sont tantôt des herbes annuelles, des arbustes, ou même des arbrisseaux. Elles sont remarquables par la grandeur de leurs fleurs. Ces plantes sont des poisons redoutables.

Stramoine, pomme épineuse (Datura stramonium, L.). — C'est une grande plante annuelle à tige herbacée, cylindrique, haute de 1 à 2 mètres, dichotome; ses feuilles sont grandes, ovales, pétiolées, aiguës, sinuées et anguleuses, un peu pubescentes; fleurs très grandes, blanches ou violacées, solitaires; le fruit est une capsule ovoïde chargée de piquants très aigus; graines brunâtres, réniformes. Cette plante est fort commune dans les lieux incultes près des habitations. Toutes les parties sont actives; mais on emploie particulièrement les feuilles et les semences.

Les feuilles fraîches de stramoine contiennent, d'après Prommitz: extractif gommeux, 0,58; extractif, 0,6; fécule, 0,64; albumine, 0,15; résine, 0,12; sels, 0,23; ligneux, 3,15. Brandes a découvert dans les feuilles et dans la semence un alcali végétal, la *daturine* (voyez page 78).

La *stramoine* est la plus redoutable des solanées vireuses que nous avons étudiées jusqu'ici. Nous avons exposé d'une manière générale (page 78) l'histoire physiologique et toxicologique de ces agents; nous n'y reviendrons pas. Storck passe pour être le premier qui essaya l'emploi du *Datura stramonium;* il s'en servit d'abord pour combattre la folie et l'épilepsie. Ce moyen n'a pas réussi entre les mains de la plupart des médecins qui ont répété ses essais; mais on peut l'employer avec succès dans tous les cas où la belladone réussit ordinairement : ainsi, on l'a vantée dans la coqueluche, les névralgies, les rhumatismes, les douleurs, l'épilepsie, etc. On rapporte un grand nombre d'observations d'asthmatiques guéris ou soulagés en fumant du *Datura stramonium.*

Voici quelques détails publiés par M. Moreau sur le traitement des hallucinations par le stramonium.

Sur dix hallucinés qui, s'ils ne pouvaient être déclarés incurables, se trouvaient dans des conditions plus ou moins fâcheuses, sept ont guéri, trois n'ont éprouvé qu'une amélioration passagère. Les guérisons ont été obtenues en quatre, sept jours, un mois, avec des doses modérées d'*extrait de suc dépuré de stramonium*, 10 centigrammes matin et soir ; en cinq, huit ou quinze jours, par une dose élevée, 30 centigrammes dans une potion à prendre par cuillerée toute les heures ; en vingt-quatre heures par des doses très élevées, 5 centigrammes d'extrait administré d'heure en heure jusqu'à ce que des effets physiologiques apparaissent ; ils surviennent ordinairement après l'administration des 30 centigrammes. L'emploi du datura à doses très élevées exige une prudence extrême. Il ne faut pas perdre le malade de vue un seul instant, afin de veiller sur les effets croissants du remède, et combattre les accidents s'ils menacent de dépasser la limite.

Voyez, pour le détail des préparations, les médicaments de belladone.

CIGARES DE STRAMOINE. — Feuilles parfaitement desséchées et convenablement roulées. Employés dans l'asthme.

POUDRE DE STRAMOINE. — Dose : 5 à 30 centigr. dans les 24 heures.

SUC DE STRAMOINE. — Dose : 6 gouttes.

INFUSION DE STRAMOINE. — Dose : 5 à 50 centigr. pour 150 gram. d'eau. Pour l'usage interne.

EXTRAIT DE STRAMOINE AVEC LE SUC NON DÉPURÉ. — Dose : 1 centigr. à 10.

EXTRAIT AVEC LE SUC DÉPURÉ. — Même dose.

EXTRAIT DE STRAMOINE PAR L'EAU. — Dose : 2 centigr. à 20.

EXTRAIT ALCOOLIQUE DE STRAMOINE. — Dose : 2 centigr. à 10.

EXTRAIT DE SUC DE CAPSULES VERTES DE STRAMOINE. — Dose : 1 centigr. à 10.

EXTRAIT DE SEMENCES DE STRAMOINE. — On divise au moulin les semences de stramoine ; on les traite par l'alcool à 21 degrés à chaud à plusieurs reprises ; les liqueurs refroidies et filtrées sont évaporées en consistance d'extrait, qui est dissous dans une petite quantité d'eau et filtré de nouveau. C'est un médicament très énergique. Dose : 1 centigr. à 10.

VIN DE SEMENCES DE STRAMOINE. — Semences de stramoine, 20 gram. ; alcool rectifié, 10 gram. ; vin de Malaga, 80 gram. ; f. s. a. ; s'administre par gouttes. C'est un médicament énergique.

TEINTURE ALCOOLIQUE DE STRAMOINE. — Stramoine, 1 p. ; alcool à 21 degrés, 4 p. Dose : 2 à 20 gouttes.

ALCOOLATURE DE STRAMOINE. — Stramoine et alcool à 36 degrés, p. é. Dose : 2 à 20 gouttes.

TEINTURE ÉTHÉRÉE DE STRAMOINE. — Stramoine, 1 p. ; éther, 4 p. Usitée en frictions.

Huile de stramoine. — Feuilles fraîches de stramoine, 1 p.; huile d'olive, 2 p.; usitée en frictions,

Pommade de stramoine. —· Extrait alcoolique de stramoine, 1 p.; graisse, 4 p.

Emplatre de stramoine. — Comme celui de belladone.

TABAC. — Sans doute le tabac se rapproche sous certains rapports des autres solanées vireuses par son action physiologique, mais il en diffère aussi complétement à plusieurs égards ; la nature de son principe actif, la *nicotine*, qu'on a isolée nouvellement à l'état de pureté, diffère beaucoup des alcalis actifs des solanées vireuses.

Principe actif du tabac. — Depuis longtemps Vauquelin a extrait du tabac un principe actif fort remarquable ; M. Ortigoza en a fait l'analyse dans ces derniers temps, mais M. Barral est le premier qui l'ait obtenu à l'état de pureté. Voici, selon ce dernier chimiste, les moyens de le préparer, et les propriétés principales de cet alcali organique, si digne d'intérêt à cause de l'énergie de ses propriétés toxiques. Jusqu'ici il n'a pas été employé en médecine ; mais je ne doute pas que, maniée avec prudence, cette nouvelle substance ne puisse rendre des services dans les conditions diverses où le tabac s'est montré utile.

M. Barral a obtenu environ 16 grammes de nicotine pure en opérant sur 20 kilogrammes de feuilles sèches de tabac d'Alsace. Il fait digérer ces feuilles, préalablement hachées, avec de l'eau aiguisée d'acide sulfurique ; après trois jours, il les porte sous une presse. Il renouvelle ce traitement jusqu'à ce que les feuilles aient perdu leur âcreté. Il distille sur de la chaux la liqueur évaporée à moitié. L'eau distillée entraine la nicotine, qu'il lui enlève en partie en l'agitant avec l'éther.

Il traite de nouveau le résidu, jusqu'à ce qu'il ne soit plus âcre, avec l'eau de la distillation précédente.

Il obtient ainsi une dissolution brune de nicotine dans l'éther ; il enlève l'éther, l'eau et tous les corps étrangers plus volatils que la nicotine, en la maintenant durant quinze jours à des températures successivement croissantes jusqu'à 140 degrés.

Alors il distille sur la chaux éteinte la liqueur ainsi concentrée au milieu d'un courant d'hydrogène sec, dans une cornue placée dans un bain d'huile chauffé à 190 degrés environ, et dont le col recourbé et effilé plonge dans un petit flacon sec. La nicotine, préservée ainsi des altérations que causerait le contact de l'air ou une chaleur trop intense, passe légèrement colorée ; une nouvelle distillation la donne incolore et tout à fait pure. Elle ne contient pas d'ammoniaque; car, traitée par une dissolution de chlore, elle ne donne pas la moindre trace d'azote.

C'est un liquide transparent, incolore, assez fluide, anhydre, s'altérant, devenant brun et s'épaississant au contact de l'air; d'une odeur âcre, ne rappelant que peu celle du tabac; d'une saveur brûlante. M. Barral n'a pu la congeler en l'exposant à un froid de 10 degrés. — Elle se volatilise à 250 degrés environ, en laissant un résidu charbonneux. C'est un poison d'une extrême violence. Un chien de moyenne taille meurt en moins de trois minutes, si on lui place sur la langue une goutte de nicotine de moins de 5 milli-grammes. Elle bleuit le papier rouge de tournesol humide; elle se comporte comme un alcali fixe. Ainsi elle se combine en dégageant de la chaleur avec les acides, et elle précipite de leurs dissolutions l'alumine et tous les métaux.

Elle se combine directement avec les hydracides; ses sels sim-ples cristallisent difficilement, parce qu'ils sont déliquescents; les sels doubles qu'elle donne avec différents métaux cristallisent mieux. Tous ces sels sont insolubles dans l'éther.

DESCRIPTION BOTANIQUE. — Calice urcéolé, ventru, quinquéfide; corolle infundibuliforme, régulière; tube plus long que le calice; limbe ouvert, plane, à 5 divisions égales; stigmate capitulé, légè-rement bilobé, capsule ovoïde, bivalve; graines très petites, irré-gulièrement arrondies et rugueuses.

Plantes herbacées, presque toutes originaires du nouveau monde; les fleurs sont paniculées ou rarement disposées en épi.

Tabac ordinaire (*Nicotiana tabacum*, L.). — Racine annuelle, tiges dressées, rameuses, cylindriques, hautes de 1/2 mètre à 1 mètre, pubescentes; feuilles sessiles, oblongues, lancéolées, acu-minées; les inférieures décurrentes, longues de 32 centimètres, larges de 8 à 12 centimètres; corolle infundibuliforme; tube deux fois plus long que le calice, limbe étalé à 5 divisions peu profondes; fruit : capsule ovoïde-pointue.

Le tabac nous a été apporté en Europe de l'Amérique vers le milieu du xvi° siècle; il fut introduit en France sous le règne de Charles IX. Nicot, ambassadeur de France à Lisbonne, en rap-porta à Catherine de Médicis, d'où les noms d'herbe à la reine, herbe à la princesse. Les feuilles sont les parties usitées.

Les feuilles de tabac ont été successivement analysées par Vau-quelin, puis par Posselt et Riemann; ces divers chimistes y ont trouvé : nicotine, — nicotianine, — extractif — gomme, — chlo-rophylle, — albumine, — gluten, — amidon, — acide malique, —

muriate d'ammoniaque,— nitrate et muriate de potasse ; autres sels.

Nicotianine. — Elle est solide, d'une odeur de tabac, d'une saveur amère ; c'est une espèce d'huile volatile, insoluble dans l'eau, soluble dans l'alcool et l'éther ; on la prépare en distillant à plusieurs reprises de l'eau avec du tabac ; elle vient nager à la surface de l'eau distillée.

Propriétés physiologiques et médicales. — Dans l'emploi médical, il faut distinguer deux préparations de tabac : les feuilles de tabac desséchées, qui paraissent avoir une action ayant de l'analogie avec les autres solanées vireuses (voyez page 78), et le tabac préparé qui a subi une sorte de fermentation. C'est alors un médicament narcotique, âcre, qui détermine des phénomènes d'irritation locale plus ou moins énergiques. On n'a que trop souvent à déplorer des empoisonnements par l'emploi inopportun du tabac.

L'usage du tabac comme errhin et comme masticatoire est trop connu pour qu'il soit nécessaire d'y insister. L'usage médical du tabac est beaucoup moins répandu aujourd'hui qu'il ne l'était autrefois, et c'est avec raison ; car, comme narcotique, il le cède aux autres solanées, comme médicament âcre, il est très infidèle. On administre encore des lavements de tabac à la dose de 2 grammes à 5, dans l'asphyxie, les hernies étranglées, l'iléus, la paralysie, pour détruire les ascarides. On l'emploie à l'extérieur contre la gale, la teigne, et d'autres maladies de la peau.

Dangers qui suivent l'administration d'une dose trop élevée de tabac sous forme de lavement. — En 1823, M. le docteur Chantourelle a rapporté une série d'accidents sérieux survenus à la suite d'une infusion de poudre de tabac à la dose de 45 grammes. M. Tavignot a rapporté un cas de mort qui suivit l'administration de tabac à la dose de 60 grammes. Les symptômes se succédèrent avec une effrayante rapidité et dans l'ordre suivant : pâleur, stupeur, pupille dilatée anormalement, respiration de plus en plus gênée, intelligence complétement abolie ; à cela s'ajoutèrent des tremblements convulsifs des bras d'abord, des jambes et de tout le corps ensuite, qui allèrent progressivement en augmentant pendant six minutes, et auxquels succéda un état de prostration extrême. Le coma et la résolution de tous les membres términèrent l'agonie. En douze minutes tout fut fini. Il n'y avait pas eu de vomissement.

Nous rapprochons ces deux faits avec intention : ils nous fourniront l'occasion de remarquer que la proportion de 30 grammes de tabac qui entrent dans le lavement de tabac du *Formulaire des hôpitaux* est beaucoup trop considérable ; il faut la réduire à 5 grammes : et je pense, en outre, que la fumée de tabac, dans les cas d'asphyxie, est beaucoup plus utile que les lavements de tabac et ne peut être remplacée par eux, comme on le pense généralement aujourd'hui.

Sur la santé des ouvriers qui préparent le tabac. — Ce que je vais dire est extrait d'un rapport remarquable fait à l'Académie de médecine par M. Mêlier. Le travail du tabac dans les manufactures royales de France a reçu de très grands perfectionnements. On n'a rien négligé pour éloigner les dangers qui accompagnent les manipulations diverses auxquelles cette denrée est soumise avant d'être livrée à la consommation. Malgré ces améliorations, il s'en faut de beaucoup, selon M. Mêlier, que la fabrication du tabac soit complétement exempte de toute action sur les ouvriers. A vrai dire, on ne concevrait guère qu'elle pût être sans inconvénient, quand on songe à la composition de la plante et au principe si énergique qu'elle contient, la *nicotine*, poison des plus violents. Beaucoup d'ouvriers en ressentent les effets : effets primitifs caractérisés par une céphalalgie plus ou moins intense, accompagnée de mal de cœur et de nausées, perte de l'appétit et du sommeil, diarrhée ; ils durent de huit à quinze jours, et disparaissent ordinairement ; effets consécutifs se révélant par une altération particulière du teint, qui prend une nuance grise. Ce dernier effet ne s'observe que sur un petit nombre d'ouvriers, après un temps assez long et seulement dans certains ateliers. M. Mêlier suppose qu'il se lie à un état particulier du sang dû à l'absorption des principes du tabac, et il appuie cette idée sur plusieurs considérations. Il a fait analyser par M. Félix Boudet l'urine, et tout porte à croire qu'elle contient de la nicotine.

Tout en signalant ainsi les effets du tabac sur les ouvriers, effets qui se sont manifestés même sur les plantes, M. Mêlier a soin d'ajouter qu'ils sont loin d'être aussi graves qu'on le croyait autrefois. « N'exagérons rien, dit-il ; l'action du tabac sur les ouvriers, bien que réelle, n'est pas telle qu'il faille voir dans sa fabrication une chose éminemment nuisible et dangereuse ; ce n'est rien de comparable, par exemple, au plomb ou au mercure ; il n'en résulte ni coliques violentes, ni paralysies, ni tremblement, comme de la part de ces métaux ; il n'y a même pas, à bien dire, de maladie déterminée ; mais il y a des effets physiologiques bien certains, et tels qu'on devait les attendre de la substance dont il s'agit, et d'après ses propriétés connues. »

Est-il vrai qu'à côté des inconvénients que produit la fabrication du tabac, il y ait, comme compensation, quelques effets salutaires ? M. Mêlier fait observer qu'il n'y aurait rien de surprenant ni de contradictoire à ce qu'il en fût ainsi. La plupart de nos agents thérapeutiques ne doivent-ils pas aux mêmes éléments et les vertus salutaires qui les font rechercher, et les propriétés toxiques qui les rendent redoutables ? Il paraît certain que les émanations du tabac sont quelquefois salutaires. Les ouvriers sont persuadés de leur efficacité contre les douleurs rhumatismales ; sont-ils pris de ces douleurs après un refroidissement, ils ne connaissent pas de meilleur remède qu'un bon somme sur un tas de tabac. M. Mêlier cite à ce propos, et à l'appui du fait, une série d'observations qui lui ont été communiquées par M. le docteur Berthelot, et desquelles il résulte que des cataplasmes de farine de graine de lin délayée dans une décoction de tabac calment promptement les douleurs du rhumatisme et amènent, en moyenne, une guérison aussi prompte que la plupart des méthodes de traitement généralement employées contre cette maladie.

Le travail du tabac paraît être propre à préserver des fièvres intermittentes ; il aurait eu également pour effet de préserver des atteintes de certaines épidémies ; c'est ainsi qu'à Tonneins la suette aurait épargné presque complétement les ouvriers du tabac : il préserve de la gale.

Préserverait-il de la phthisie? pourrait-il en ralentir la marche et la guérir, comme on l'a dit? Tout en louant les médecins qui ont cru entrevoir une si belle espérance, de l'avoir signalée, parce qu'on ne doit rien négliger de ce qui semble pouvoir donner prise sur une maladie aussi funeste, M. Mêlier ne croit guère que l'on puisse avoir une aussi bonne opinion du tabac. Il n'a vu aucun fait qui l'appuie ; il en a vu de contraires. M. Ruefz, de Strasbourg, prétend que la phthisie est plus rare chez les ouvriers qui travaillent le tabac.

Morelle. — Solanum.

Les espèces du genre *Solanum* ne possèdent pas les propriétés stupéfiantes énergiques des solanées vireuses. On remarque cependant, quand elles sont données en quantité suffisante, qu'elles peuvent causer des vertiges, des convulsions, et qu'elles déterminent une éruption spécifique à la peau. On emploie la douce-amère comme dépurative, peut-être à cause de son action sur la peau, et la morelle noire comme calmant léger.

MORELLE, *Solanum*, L. J. — Calice subcampanulé, à 5 divisions, persistant ; corolle rotacée, tube très court ; limbe à 5 divisions étalées ; anthères allongées, conniventes, s'ouvrant par un petit trou pratiqué au sommet de chaque loge, et formant une espèce de petite pyramide centrale ; baie à deux loges, entourée à sa base par le calice persistant.

SOLANINE. — Elle s'extrait ou des baies de morelle, ou des tiges de douce-amère, ou des germes de pommes de terre. Voici comme Otto l'extrait de ces derniers : il les traite par de l'eau acidulée avec de l'acide chlorhydrique, et il précipite en même temps de la liqueur l'acide sulfurique avec l'acide phosphorique et une matière extractive, au moyen de l'acétate de plomb ; il sursature ensuite la liqueur par un lait de chaux ; il recueille le précipité, le fait bouillir avec de l'alcool à 80 degrés ; il purifie par plusieurs cristallisations dans l'alcool. La solanine est très différente des autres alcalis de solanées ; elle ne possède pas leur action caractéristique sur la pupille à un degré aussi prononcé : c'est un stupéfiant puissant, qui agit particulièrement en paralysant les membres inférieurs et en déterminant de violentes convulsions. La solanine est un alcali très faible ; ses sels ne cristallisent pas, le sulfate seul cristallise en choux-fleurs ; elle est pulvérulente, brillante, micacée.

Morelle douce-amère (*Solanum dulcamara*, L.). — Arbrisseau sarmenteux, tige grêle, feuilles ou entières, ou à 3 ou 5 lobes glabres ; fleurs violettes, disposées en grappes, pédoncules opposés aux feuilles ; fruit : baie ovoïde ; rougeâtre ; croît dans les haies, fleurit en juin ou juillet. On emploie en médecine les tiges de douce-amère.

DOUCE-AMÈRE. — Elle doit son nom à sa saveur, qui est en même temps amère et sucrée. La matière sucrée de la douce-amère a été examinée par Pfaff ; il lui a donné le nom de *picroglycion*. Cette matière cristalline est d'une saveur douce et amère, fusible, se dissout dans l'eau, l'alcool et l'éther acétique ; elle n'est précipitée de cette dissolution ni par l'infusion de noix de galle ni par les sels métalliques On l'obtient en épuisant par l'alcool l'extrait aqueux de la douce-amère ; on dissout dans l'eau l'extrait alcoolique ; on traite la liqueur par le sous-acétate de plomb, puis par le gaz sulfhydrique ; on évapore à siccité ; on traite le produit par l'éther acétique. Le picroglycion se dépose par une évaporation spontanée.

La douce-amère donnée à haute dose peut produire des effets toxiques analogues à ceux que peuvent occasionner les solanées vireuses : céphalalgie, ivresse, embarras de la langue, ardeur de la gorge, délire, nymphomanie, suppression d'urine, démangeaison et éruption à la peau. Linné et Carrère la donnaient avec avan-

tage dans le rhumatisme chronique ; Cullen, qui reconnaît son efficacité, admet qu'elle ne réussit que dans un petit nombre de cas ;
Dehaen l'a vue réussir dans l'asthme ; mais elle a particulièrement
été recommandée dans le traitement des dartres, de la lèpre, des
scrofules, des véroles constitutionnelles, et de toutes ces affections
diverses qui assiégent les malades lorsque des maladies cutanées se
sont supprimées. Bretonneau la considère comme le dépuratif le
moins infidèle ; il commence par la donner à la dose la plus faible,
et il augmente graduellement jusqu'à ce que le médicament produise un léger trouble de la vue, des vertiges et des nausées.
Carrère, qui a beaucoup étudié l'emploi de la douce-amère, signale
les effets suivants comme accompagnant quelquefois son administration chez les personnes très impressionnables : la douce-amère
occasionne quelquefois de légers mouvements convulsifs aux
mains, aux lèvres, aux paupières, surtout dans les temps froids.
Cet accident est rare, les approches du feu le calment à l'instant ;
chez les femmes, elle excite de la chaleur dans les parties sexuelles,
elle détermine des démangeaisons, et quelquefois elle provoque des
désirs vénériens. Elle donne quelquefois des agitations, des insom-
nies, des picotements, des démangeaisons et une éruption de
plaques d'une couleur rouge semblables à des morsures de puce.
Quelquefois l'administration de la douce-amère cause de la céphalalgie.

POUDRE.— Rarement usitée à la dose de 50 centigr. jusqu'à 10 gram.

TISANE. — La douce-amère cède très bien à l'eau par infusion ses
principes solubles. On l'emploie depuis 2 gram. jusqu'à 100 pour
1 litre d'eau.

EXTRAIT. — On le prépare par la lixiviation ; on l'administre depuis
30 centigr. jusqu'à 10 gram.

SIROP DE DOUCE-AMÈRE. — On fait infuser 200 gram. de douce-amère
dans 500 d'eau ; on passe sans expression ; on fait une seconde infusion, que l'on mêle à 1,500 gram. de sirop de sucre ; l'on évapore jusqu'à ce que le sirop ait perdu un poids d'eau égal aux deux infusions ;
on ajoute alors brusquement la première liqueur, et l'on passe à travers un blanchet. On le donne aux enfants à la dose de 2 à 3 cuillerées
à bouche par jour.

Morelle noire (Solanum nigrum, L.). — Plante annuelle, qui
croît en abondance dans les lieux cultivés ; tige herbacée, rameuse,
pubescente, ainsi que les feuilles, presque triangulaires et inégalement lobées ; fleurs blanches, baies vertes, puis noires. C'est
de ces baies à l'état de maturité que Desfosses a extrait la solanine.

On emploie les feuilles de morelle à la dose de 30 grammes pour un litre de décoctions émollientes et narcotiques ; elles sont pour ainsi dire inertes, car on les mange dans les Antilles et à Bourbon.

COQUERET, *Physalis,* J. L. — Calice urcéolé, vésiculeux, quinquéfide, persistant, renflé après la floraison, et renfermant le fruit ; corolle rotacée, limbe quinquéfide, anthères allongées, rapprochées, style court, terminé par un stigmate capitulé ; baie semblable à une cerise, renfermée dans l'intérieur du calice, qui est très renflé ; elle est biloculaire, et contient des graines réniformes attachées à deux trophospermes insérés à la cloison.

Les *baies du coqueret-alkékenge* (*Physalis alkekengi*) sont d'une couleur rouge, de la grosseur d'une petite cerise ; elles sont enveloppées entièrement et cachées dans l'intérieur du calice, qui s'est accru et qui est devenu vésiculeux et rougeâtre ; elles sont aigrelettes, d'un goût agréable, nullement vénéneuses, un peu diurétiques : Presque inusitées.

Ombellifères vireuses.

Les plantes de la famille des ombellifères se divisent en deux séries distinctes, par rapport à leurs propriétés médicales : 1° ombellifères aromatiques, 2° ombellifères vireuses. Nous ne nous occuperons ici que de ces dernières.

Les *ombellifères vireuses* se trouvent répandues dans plusieurs tribus de cette famille. C'est une grande anomalie à la loi des analogies ; leur action toxique présente la plus grande ressemblance : elles agissent sur le cerveau d'une manière spéciale et réagissent sur tout le système nerveux. Le trouble peut se borner à quelques vertiges, mais elles peuvent aussi causer la mort. Nous étudierons en détail ces propriétés à l'article *Ciguë* ou *Conicine*, où nous passerons en revue les diverses ombellifères vireuses. Nous renvoyons également aux graines de *Phellandrium aquaticum* De Candolle avait pensé à tort que les ombellifères vireuses devaient cette qualité aux lieux humides qu'elles habitent, il a également avancé, sans qu'on puisse le prouver, que l'extractif des ombellifères est vireux et que leur suc propre est aromatique ; mais des expériences positives, que nous rapporterons à l'article *Ciguë*, démontrent que cette plante doit son activité à une matière volatile. Un fait assez curieux, c'est que les racines de quelques espèces vénéneuses sont quelquefois salubres : ainsi on mange à Angers, sous le nom de *jouanettes*, les tubercules radicaux de *l'OEnanthe pimpelloides*, mais celles de *l'OEnanthe crocata* sont très vénéneuses.

Parmi les *ombellifères vireuses*, la ciguë est pour ainsi dire exclusivement employée aujourd'hui : aussi nous allons la décrire en détail ; on se sert encore quelquefois du phellandrium.

CIGUE, *Conium*, L. — Involucre de 3 à 5 folioles, réfléchies, soudées et unilatérales ; pétales presque égaux, cordiformes : fruits globuleux, didymes, marqués sur chaque côté de 5 côtes obtuses, crénelées ; fleurs blanches.

Ciguë maculée (Conium maculatum, grande ciguë, L.). — Cette plante croît près des habitations dans les lieux incultes ; elle a une racine blanche, pivotante, bisannuelle ; une tige herbacée, dressée, rameuse, haute de 1 à 2 mètres, glabre, cylindrique, glauque, striée, marquée de taches d'une couleur pourpre foncé ; feuilles alternes, grandes, tripinnées, à folioles allongées, profondément dentées ; fleurs blanches, petites ; pétales étalés, obcordiformes, sessiles ; diakène offrant sur chacune des deux moitiés latérales 5 côtes saillantes et crénelées, en sorte qu'il paraît couvert d'aspérités.

Les *feuilles de ciguë* sont la partie de cette plante qu'on emploie; ses propriétés toxiques ont attiré l'attention d'un grand nombre de chimistes. Brandes désignait sous le nom de *conin* une résine d'une nature complexe ; Geiger et Giesecke ont démontré que la ciguë devait ses propriétés vénéneuses à un alcali végétal qu'ils nommèrent *cicutine*, et que M. Berzélius changea en celui de *conicine*. Depuis, ce principe a été étudié par MM. Deschamps, Boutron, Henry et Christison.

La *conicine*, désignée successivement sous les noms de *conin*, de *cicutine*, de *conéine*, existe dans les feuilles et dans les semences du *Conium maculatum*. Pour la préparer, on distille les semences concassées ou la plante fraîche avec de la postasse caustique et de l'eau, aussi longtemps que le produit de la distillation a de l'odeur ; on neutralise ce produit avec de l'acide sulfurique, on évapore les liqueurs en consistance sirupeuse, et on ajoute de l'alcool anhydre tant que celui-ci en précipite du sulfate d'ammoniaque ; on sépare par le filtre le sel précipité, on distille pour retirer l'alcool, on mêle le résidu avec de la potasse caustique très concentrée, et on distille de nouveau. La conicine passe mêlée à une certaine quantité d'eau, mais elle surnage sous forme d'une huile jaunâtre.

Propriétés. — La conicine se présente sous la forme d'un liquide huileux, jaunâtre, entièrement soluble dans l'éther et dans l'alcool; elle est plus légère que l'eau, qui la dissout en petite proportion ; son odeur forte et pénétrante rappelle à la fois celles de la ciguë, du tabac et de la souris ; sa saveur est très âcre et corrosive; son alcalinité est très développée ; elle se dissout dans les acides, qu'elle sature fortement, et produit avec les acides sulfurique, phosphorique, nitrique et oxalique, des combinaisons qui cristallisent en prismes d'un assez beau volume. Pendant la saturation, on remarque que les liqueurs prennent une teinte vert bleuâtre qui passe plus tard au rouge brun, et lorsqu'on évapore ces sels, soit à une douce chaleur, soit dans le vide ou à l'air libre, ils perdent, comme les sels ammoniacaux, une partie de leur base dont l'odeur est fort reconnaissable. Les sels de conicine attirent très promptement l'humidité de l'air et sont solubles dans l'alcool.

La conicine a été analysée par M. Liebig ; elle contient : carbone (66,91) ; hydrogène (12) ; azote (12,80) ; oxygène (8,29). Voici, d'après Christison, son action physiologique.

La conicine agit énergiquement partout où l'absorption peut avoir lieu ; elle produit une irritation locale ; placée sur l'œil ou le péritoine, elle cause une rougeur et une apparence vasculaire, et fait éprouver un sentiment douloureux partout où on l'applique. Cet effet local est bientôt détruit par une paralysie qui attaque d'abord les muscles volontaires, puis les muscles respiratoires de la poitrine et de l'abdomen, enfin le diaphragme, et qui cause ainsi la mort par asphyxie. L'influence du poison s'exerce principalement sur la moelle épinière ; son action est tout à fait opposée à celle de la noix vomique et de son alcali, la strychnine. La strychnine irrite la moelle épinière, produit des spasmes violents et permanents aux muscles et cause l'asphyxie. La conicine, au contraire, épuise l'énergie nerveuse de la moelle épinière, produit une paralysie musculaire générale, et par cet épuisement cause également l'asphyxie. Peu de poisons sont d'une énergie plus grande que la conicine : une seule goutte ingérée dans l'œil d'un lapin l'a tué en 9 minutes ; 2 grains de conicine saturée par de l'acide muriatique ayant été injectés dans la veine de la cuisse d'un chien, l'animal tomba mort au bout de 2 à 3 secondes. Son énergie dans cette circonstance ne peut être comparée qu'à celle de l'acide prussique.

Le sang ne présente pas d'autres caractères que ceux qu'il manifeste dans les cas d'asphyxie.

Quoique la conicine soit volatile, il ne faut pas en conclure que la ciguë perde toutes ses propriétés par la chaleur, car la conicine se trouve à l'état de sel qui n'est pas volatil : cependant on peut dire d'une manière générale que, toutes choses égales d'ailleurs, les meilleures préparations de ciguë seront celles où l'on aura employé le moins de chaleur possible Le réactif le plus sûr pour s'assurer de la présence de la conicine dans un extrait ou autre préparation, c'est de la triturer avec de la potasse, qui à l'instant dégage l'odeur de conicine.

L'action de la conicine et de la ciguë sur l'économie animale est identique ; les sels sont peut-être plus actifs que l'alcaloïde lui-même. Ce fait démontre combien était vicieuse la pratique qui considérait les acides comme des contre-poisons de la ciguë.

ACTION THÉRAPEUTIQUE DE LA CONICINE. — La conicine est à peine usitée chez nous ; en Allemagne elle paraît l'être davantage.

Plusieurs médecins ont vanté la conicine dans le traitement de diverses maladies, entre autres Werthem , qui a cru voir dans ce médicament un spécifique contre les fièvres intermittentes et contre le typhus. C'est ce qui a engagé M. Sulger, a essayer cette substance, afin de confirmer ou d'infirmer les résultats annoncés.

Les auteurs ont administré la conicine dans douze cas de typhus, dans tous les stades de la maladie, et cela sans aucun effet, c'est-à-dire qu'ils n'ont observé aucun amendement dans les symptômes. La conicine fut donnée dissoute dans de l'alcool (pr. *conicine pure*, 1/64 à 1/8 de grain ; *esprit-de-vin rectifié*, 2 scrupules ; eau distillée, 6 onces : une cuillerée à bouche par heure): elle fut continuée pendant trois ou six jours.

La conicine fut donnée dans quatorze cas de fièvre intermittente, une seule fois avec succès, ce qui n'est guère encourageant pour recommencer de nouveaux essais. La seule action réelle que les auteurs aient reconnue à la conicine est une action calmante ; son emploi dans la tuberculose et dans les bronchites chroniques diminue la toux, et elle calme les douleurs névralgiques ; mais ses effets sont beaucoup moins sûrs que ceux de l'opium, ce qui tient au peu de stabilité de sa composition : aussi, disent les auteurs, devrait-on rayer la conicine du nombre des médicaments usuels.

La conicine a été vantée contre la coqueluche aux doses de 1/2 à 2 milligrammes toutes les six heures.

PROPRIÉTÉS PHYSIOLOGIQUES ET MÉDICALES DE LA CIGUE. — La ciguë, donnée à petite dose, cause d'abord de légers vertiges, de la céphalalgie, des nausées ; les sécrétions urinaires et cutanées sont augmentées ; à une dose élevée, elle agit à la manière des poisons stupéfiants ; elle cause l'assoupissement , la stupeur, le délire, la syncope et quelquefois la mort. Les accidents qu'elle peut produire sont d'autant plus redoutables que la plante a crû dans un climat plus chaud. Ils sont les mêmes que ceux produits par la conicine (voyez plus haut).

La ciguë a été, dit-on, employée par Hippocrate, Arétée et Avicenne ; mais c'est Storck qui surtout l'a mise en crédit avec trop d'enthousiasme. Il est certain néanmoins, d'après de nombreux et judicieux témoignages, que la ciguë a guéri des tumeurs diverses qui avaient le caractère squirrheux. On cite des cas nombreux où l'administration de la ciguë modifia d'une manière heureuse des tumeurs scrofuleuses ; on a vanté la ciguë dans la coqueluche, les toux rebelles ; on lui attribue la propriété d'éteindre les désirs amoureux : on a dit qu'elle était tæniafuge. On emploie ordinairement la ciguë sous forme de pilules ; on administre ainsi la poudre et les extraits.

La ciguë aura grand'peine à se relever du discrédit qui l'a frappée après les exagérations de Storck et de ses disciples : cependant plusieurs médecins ont entrepris sa réhabilitation, et parmi eux on doit surtout distinguer M. Trousseau, qui a vanté le large cataplasme de feuilles de ciguë contre la phthisie et les tumeurs diverses.

RÉCOLTE, DESSICCATION ET CONSERVATION DE LA CIGUE. — Il faut recueillir cette plante quand les fleurs commencent à s'épanouir ; les feuilles mondées doivent être rapidement desséchées et conserver leur couleur et leur odeur.

POUDRE DE CIGUE. — On prend des feuilles de ciguë sèches, vertes et odorantes ; on les pulvérise en rejetant les dernières parties. Dose : 1 décigr. à 6, en pilules.

SUC DE CIGUE. — Il faut le dépurer seulement par filtration. Dose : 2 gouttes à 24. Forme inusitée, mais cependant très bonne.

TEINTURES DE CIGUE. — Ciguë sèche, 1 p.; alcool à 21°, 4 p. (Bon médicament, mais inusité. Dose : 12 gouttes à 5 gram.) Il en est de même de la *teinture éthérée de ciguë*, qui se prépare par une recette analogue, et qui peut s'employer aux mêmes doses. — L'*alcoolature de ciguë* est le mode d'administration que peut-être on doit préférer : ciguë fraîche, 1 p.; alcool à 34°, 1 p. Pilez la ciguë, faites-la macérer pendant quinze jours avec l'alcool. Dose : 6 gouttes à 2 gram.

EMPLOI DE L'ALCOOLATURE DE CIGUE (Bazin). — La ciguë est un médicament héroïque qui mérite toute l'attention des praticiens. Voici quelques nouvelles applications que l'on doit à M. Bazin, que je recommande à leur attention. Je dirai seulement de n'employer des doses élevées que progressivement.

A la dose de 1 gram. et graduellement augmentée de 1 gram. par jour jusqu'à 10 et 12 gram. dans la pleurésie avec épanchement, la bronchite capillaire et la phthisie aiguë. On porte la dose jusqu'à 30, 40, 50 et même 60 gram. par jour dans la scrofule glanduleuse, les affections squirrheuses et carcinomateuses. Ce médicament se donne dans une tisane ou dans un julep approprié.

EXTRAITS DE CIGUE. — Le Codex contient quatre recettes d'extraits de ciguë, et leur action médicale est très différente : aussi le médecin devra-t-il toujours indiquer celui qu'il entend prescrire. Je donnerai dans la partie spécialement pharmaceutique de ce livre les règles qui doivent guider dans la préparation de ces extraits : 1° *extrait de ciguë avec le suc non dépuré*, ou l'extrait de ciguë de Storck. Quand il est préparé à une température inférieure à 50°, c'est celui que les expériences cliniques ont démontré être le plus actif; i faut commencer par l'administrer à la dose de 5 centigr.: c'est la meilleure des préparations de ciguë et qui peut suffire au plus grand nombre d'indications ; 2° *l'extrait avec le suc dépuré* devrait être plus énergique, car l'albumine et la chlorophylle sont éliminées, et cependant il est moins actif ; 3° *l'extrait de ciguë par l'eau*, préparé par lixiviation : c'est un mauvais médicament, très infidèle ; le Codex aurait dû le supprimer ; 4° *extrait alcoolique de ciguë*. Les expériences de M. Fouquier ont démontré que c'était un médicament énergique : c'est le seul, avec le premier, que les praticiens doivent employer avec confiance. Dose : 5 à 30 centigr.

HUILE DE CIGUE. — Ciguë fraîche, 1 p.; huile d'olive, 2 p.; f. s. a. Employée en fomentation contre les tumeurs indolentes et squirrheuses.

POMMADE DE CIGUE. — Ciguë fraîche, 1 p.; axonge, 4 p.; f. s. a Employée pour panser les ulcères scrofuleux.

EMPLATRE DE CIGUE. — Prenez : résine de pin, 470 gram.; poix blanche, 220 gram.; cire jaune, 320 gram.; huile de ciguë, 64 gram.: feuilles vertes de ciguë, 1000 gram.: gomme ammoniaque, 250 gram. Faites liquéfier dans une bassine de cuivre, sur un feu doux, la résine de pin, la poix blanche, la cire et l'huile de ciguë; ajoutez les feuilles de ciguë écrasées, et continuez à chauffer jusqu'à ce que toute l'eau de végétation de la plante soit dissipée ; soumettez la matière chaude à l'action d'une forte presse. Faites fondre de nouveau la masse emplastique, et laissez-la refroidir lentement pour donner le temps aux matières étrangères de se déposer, et pour pouvoir les séparer aisément. D'autre part, divisez la gomme ammoniaque dans de l'alcool à 21° Cart., à une douce chaleur; passez la liqueur, distillez-la au bain-marie, et achevez l'évaporation sur un feu doux jusqu'à ce que la matière ait pris la consistance d'un miel épais; en cet état, mélangez-la par l'agitation avec la masse emplastique que vous aurez préalablement liquéfiée.

Voilà la recette du nouveau Codex, qui donne un emplâtre d'une belle apparence. On lui a reproché de faire perdre une partie du produit; mais M. Souheiran s'est assuré que cette perte n'était que de 3 pour 100. Van Mons remplaça la ciguë par la fécule verte de ciguë; mais cette fécule n'a pas les propriétés de la plante. M. Caventou fait cuire la ciguë avec l'huile. Guibourt remplace la ciguë fraîche par la poudre. Hubert emploie une teinture alcoolique. Bref, toutes ces modifications ne valent pas l'emplâtre du Codex, dont les propriétés sont d'ailleurs très contestables. Si l'on voulait employer la ciguë sous forme emplastique, la meilleure recette est celle de Planche. — *Emplâtre de ciguë de Planche.* Extrait alcoolique de ciguë, 1 p.; résine élémi, 2 p.; cire blanche, 1 p.: f s. a.

M. Mouchon, considérant que les substances résineuses introdu tes dans la formule de l'emplâtre de ciguë du Codex doivent nécessairement nuire à l'action calmante que l'on peut attendre de ce médicament, et que, d'ailleurs, les principes de la ciguë y entrent en trop faible proportion, adopte en principe la modification qui avait été proposée par M. Planche, qui formait cet emplâtre d'extrait alcoolique de ciguë uni à la résine élémi et à la cire blanche. Cependant il fait observer que la résine élémi reproduit une partie des inconvénients qu'il reproche à l'ancienne formule, et que, d'ailleurs, elle devient de plus en plus, dans le commerce, rare et impure. Il propose, en conséquence, la formule suivante : Extrait alcoolique de ciguë, 16 parties ; beurre de cacao récent ; cire blanche pure, de chaque 6 parties ; huile de ciguë, 4 parties. On mêle à la chaleur du bain-marie bouillant le beurre de cacao, la cire et l'huile, et l'on ajoute l'extrait rendu presque liquide par l'addition d'un peu d'alcool à 21°.

M. Mouchon fait observer que sa formule peut servir pour préparer l'emplâtre de *belladone*, d'*opium*, d'*aconit*, etc.

CATAPLASME DE CIGUE. — On peut le préparer avec l'eau et la poudre de ciguë, ou avec la pulpe de ciguë, à laquelle on ajoute de la poudre de ciguë, et q s. de farine de lin. Employé par M. Trousseau contre les tumeurs diverses et en application sur la poitrine dans la phthisie.

Emploi des semences de ciguë contre les affections cancéreuses. — Storck, en introduisant les préparations de ciguë dans la thérapeutique des affections cancéreuses, éveilla de grandes espérances, mais après lui la ciguë jouit d'une renommée qu'elle doit plutôt à l'opinion qu'à la réalité de ses effets. Sans doute il faut reconnaître avec de Haen que Storck était très disposé à se faire illusion sur la valeur de ses essais thérapeutiques. De Haen rapporte que sur trente-six cas de cancers que *Storck* considérait comme guéris par l'usage de la ciguë, trente s'étaient terminés par la mort, et que les six autres malades conservaient encore leur affection. Triste statistique ! Eh bien, malgré ces résultats décourageants, les praticiens attentifs n'ont pas définitivement condamné la ciguë dans la thérapeutique des affections cancéreuses.

Pour reprendre les études de Storck, il faut des préparations de ciguë permettant un dosage précis du principe actif, et, par-dessus tout, une grande persévérance.

La découverte de l'alcaloïde de la ciguë (conéine, conicine, cicutine) permettait d'entrevoir la réalisation facile de la première condition, mais la préparation de cet alcaloïde ne s'est pas régularisée, il est facilement altérable Sans doute parmi les sels qu'il peut former quelques-uns le sont peu, mais on ne les a pas à

volonté ; puis leurs propriétés physiologiques n'ont pas été véri-
fiées. C'est une étude physiologique et thérapeutique entièrement
à faire. En attendant, MM. Devay et Guilliermond ont sagement
fait de remplacer les préparations de feuilles de ciguë par de la
poudre de semence qui est assez constante dans ses effets, et d'une
grande efficacité,

Semences de ciguë, préparation pharmaceutique, emploi. — Ayant
constaté, disent-ils, soit par expérience, soit par le raisonnement,
que les fruits de ciguë (*akène*) doivent désormais remplacer toutes
les préparations de cette plante employée en médecine, il nous
reste, ajoutent-ils, à faire connaître le parti que nous en avons tiré.
Il est d'abord de la plus grande importance que les fruits de
ciguë qu'on emploiera soient bien ceux de la grande ciguë, et qu'ils
ne soient point mélangés avec d'autres de la famille des ombellifères
et qu'ils soient bien mûrs.

1° *Formules pour l'usage interne.* — Les fruits de la ciguë n'ont
pas besoin de subir des transformations pharmaceutiques très
compliquées ; ils sont assez actifs par eux-mêmes pour pouvoir
être employés en nature. Une simple manipulation a paru nécessaire pour en faciliter l'usage : c'est de les réduire en poudre et
d'en former des pilules qui, recouvertes d'une enveloppe de sucre,
doivent se conserver indéfiniment. Les auteurs ont jugé à propos
d'avoir des pilules de deux degrés de force, et ils les formulent
comme il suit :

PILULES CICUTÉES. — *Pilules n° 1.* Prenez 1 gram. de fruits de ciguë
récemment pulvérisés ; faites, avec une quantité suffisante de sucre et
de sirop, une masse que vous divisez en 100 pilules, que vous recouvrez de sucre à la manière des dragées, et qui sont du poids de 19 centigrammes. Ce numéro doit convenir aux personnes qui ne sont point
habituées encore au médicament et qui sont d'un tempérament déli-
cat. On commence par 2 pilules le premier jour, et l'on va progressivement jusqu'à 10, 15, 20, en augmentant d'une chaque jour. Alors il
devient plus commode d'employer les pilules n° 2.

Pilules n° 2, Prenez 5 grammes de fruits de ciguë récemment pulvérisés ; incorporez-les avec quantité suffisante de gomme et de sucre pour
faire une masse qu'on divisera en 100 pilules et qu'on couvrira d'une
enveloppe de sucre. Chaque pilule pèsera 25 centigr.

En commençant par les pilules n° 1, on en prendra d'abord une le
matin et une autre le soir. On augmentera d'une chaque jour jusqu'à
huit, dix, douze, quatorze, seize, dix-huit, vingt. Lorsqu'on sera arrivé
à ce chiffre, il sera plus commode de prendre les pilules n° 2, la tolérance du remède ayant lieu. On commencera par une le matin, une à
midi et une autre le soir. On les élèvera successivement jusqu'à quatre,
cinq, six, sept, huit.

Nous compléterons la série des médicaments internes par la formule d'un *sirop de conicine* qui offrira quelque utilité au praticien :

Épuisez 10 grammes de fruits de ciguë par de l'alcool à 28°, soit 60 gram., pour former une teinture que vous ajouterez dans 5000 gr. de sirop aromatisé *ad libitum*.

30 gram. de ce sirop représentent 1 décigr. de fruits de ciguë ou 1 milligr. de conicine. Une cuillerée à bouche étant l'équivalent de 30 gram. de sirop, le malade qui prend une pilule du n° 2 pourra prendre une demi-cuillerée à bouche de notre sirop (1).

2° *Formules pour l'usage externe.* — *Baume de conicine.* Le procédé que nous suivons, dit M. Guillermond, pour préparer le baume de conicine nous autorise à lui donner ce nom. C'est, en effet, une véritable dissolution dans la graisse de la conicine, dégagée des principes qui la retenaient dans sa combinaison naturelle, et aussi pure que les procédés que nous avons proposés pour l'extraire peuvent nous le permettre.

Ainsi, après avoir épuisé les fruits de ciguë par l'alcool, et après en avoir séparé autant que possible la conicine, au moyen de l'éther et de la potasse caustique, en s'astreignant aux précautions indiquées plus haut, nous prenons : éther cicuté, provenant, par exemple, de l'épuisement de 100 gram. de fruits de ciguë et 200 gram. d'axonge récente bien lavée. Nous commençons par faire évaporer l'éther cicuté à l'air libre, c'est-à-dire en le versant peu à peu dans une assiette, et aussitôt que la plus grande partie de celui-ci aura été éliminée et que la conicine commencera à paraître sur l'assiette *sous forme de petites gouttelettes jaunes* se séparant du reste du véhicule, on y incorpore l'axonge peu à peu, en remuant continuellement pour faire évaporer le reste de l'éther. On aura ainsi un baume de conicine qui sera très actif et dont l'emploi sera fort commode.

Suivant M. Devay, appliquée à l'extérieur, dans les cas d'engorgements chroniques de glandes lymphatiques (adénites scrofuleuses), la pommade préparée avec les séminoïdes de ciguë a une action résolutive des plus puissantes. L'administration des préparations internes n'est point toujours nécessaire dans ces cas, mais lorsqu'elle a eu lieu, elle ne peut que stimuler la tendance résolutive.

Ces préparations agissent de la même manière dans les engorgements du col et du corps de la matrice. Nous ne connaissons pas, dit-il, de meilleur moyen pour résoudre cet état pathologique désigné sous le nom d'hypertrophie inflammatoire de l'utérus et qui se complique très fréquemment de prolapsus et de déviation.

Dans ce cas, les préparations internes et externes doivent être simultanément mises en usage. Les pansements directs avec le baume

(1) D'après nos recherches, voici la quantité proportionnelle de conicine que renferment les médicaments internes que nous venons de formuler : 1 gramme de poudre de fruits donne 1 centigramme de conicine ; 1 décigramme donne 1 milligramme de conicine ; 5 centigrammes (poids de nos pilules) donnent 1|2 milligramme,

de conicine portés sur le col au moyen de bourdonnets de charpie et répétés plusieurs fois par semaine, nous ont paru, ajoute M. Devay, d'après des expériences assez fréquemment renouvelées, le procédé le plus avantageux.

Appliqué au traitement des affections cancéreuses, ce médicament a des effets calmants et des effets curatifs. Ces derniers, quoique plus incertains que les premiers, quoique réalisables dans des conditions limitées, sont néanmoins hors de doute et appellent toute l'attention des médecins. C'est particulièrement dans la forme squirrheuse atrophique (*cancer ratatiné*) que les séminoïdes de ciguë nous ont paru avoir le plus de puissance. Ce traitement est plus chanceux contre les tumeurs molles, à accroissement rapide. Dans plusieurs circonstances, il a échoué complétement; mais dans d'autres, il a eu pour résultat d'enrayer l'accroissement, de diminuer le volume de quelques tumeurs secondaires, et de déblayer ainsi le terrain pour des opérations qui ont été pratiquées plus tard.

Comme topique dans les cancers externes, sous forme pilulaire dans les cancers internes, les préparations de semences de ciguë ont toujours été préférées par les malades aux calmants, aux narcotiques dont ils avaient fait un grand usage. M. Devay cite des malades en traitement depuis un an et plus, qui ne peuvent point se passer du seul médicament qui apporte de la sédation à leurs douleurs.

En somme, ajoute l'auteur, dans l'état actuel des choses, eu égard au découragement profond qui règne touchant le traitement du cancer, cette méthode thérapeutique nous paraît la plus rationnelle et la plus fructueuse.

PETITE CIGUE (*Æthusa cynapium*).—Elle n'est pas employée en médecine, mais elle a causé beaucoup d'accidents parce qu'on l'a confondue avec le persil. On la reconnaît à sa tige rougeâtre inférieurement, à ses feuilles tripinnées, à folioles étroites, aiguës, incisées, d'un vert foncé et luisant, à l'absence d'involucres, à ses involucelles à 4 et 5 folioles, linéaires, rabattues et pendantes d'un seul côté, à ses pétales inégaux, cordiformes, à ses fruits presque globuleux, un peu comprimés, d'un vert foncé, offrant cinq côtes simples sur chacune de ses moitiés; ses fleurs sont blanches.

ŒNANTHE. — Ce genre fournit deux espèces vénéneuses que nous devons mentionner. On le reconnaît à ses involucelles polyphylles; à ses pétales inégaux, cordiformes; à ses fruits prismatiques, couronnés par les dents du calice et le style. 1 *L'OE. safrané* (*OE. crocata*) croît dans les prés humides; sa racine, composée do 5 ou 6 tubercules allongés, rapprochés en faisceaux, a causé beaucoup d'accidents. 2° L'*OE. phellandrium* ou *phellandrie aquatique*, nous fournit ses fruits ovoïdes, oblongs, non striés, surmontés par les dents du calice ; ils ont une couleur brune qu'ils doivent à un commencement de fermentation. — Les semences de phellandrium ont été recommandées dans la bronchite chronique et dans la phthisie pulmonaire par plusieurs médecins allemands. M. Sandras, dans ces dernières années, a beaucoup employé la poudre de phellandre dans la phthisie, et il a obtenu sinon des guérisons, au moins de très remarquables améliorations. On attribue à ces semences des propriétés fébrifuges et antiscorbutiques. On les administre *en poudre*, à la dose de 50 centigrammes à 2 grammes, plusieurs fois par jour. On les a employées à la dose de 10 grammes en infusion.

ELECTUAIRE DE PHELLANDRIUM. — Semences de phellandrium en poudre, 1 à 2 gramm.; sirop de sucre, q. s. A prendre soir et matin.

Voilà la formule que M. Sandras emploie. Ainsi administrée, cette substance, dit-il, ne produit jamais de vomissements ; les facultés digestives n'en sont point troublées ; elle ne produit aucun désordre dans aucune des fonctions importantes du cerveau ou d'autres organes. Il a vu des malades en continuer impunément l'usage régulier pendant plusieurs semaines, et même plusieurs mois, sans aucun inconvénient. Voici maintenant ce qu'il a observé de ses effets thérapeutiques.

Les phthisiques dans un état avancé, c'est-à-dire affectés de fontes tuberculeuses et de tous les dépérissements qui s'ensuivent, n'ont pas plutôt usé pendant une huitaine de jours de la phellandrie, qu'ils se sentent mieux ; ils ont cessé de souffrir, ils renaissent à l'espoir et presque au bien-être. L'expectoration est devenue à la fois moins abondante et plus facile ; la fièvre a diminué ou disparu, la diarrhée s'est amendée ; l'appétit est revenu ainsi que le sommeil. Cette amélioration se soutient en général d'une manière notable. M. Sandras a noté, en outre, que les malades sont bien moins tourmentés par la diarrhée colliquative, qu'ils sont plus rarement pris d'hémoptysie et de pleurodynie ; que leurs nuits, et surtout leur toux du matin ont subi une grande amélioration.

« Depuis que je soumets mes malades à ce traitement, dit M. Sandras, je les vois presque tous endurer la phthisie qui les dévore, ils ont cessé de subir la progression ordinaire du dépérissement qui les menaçait, et, dans l'immense majorité des cas, ils se conservent merveilleusement sous tous les rapports pendant des mois qui, sans ce traitement, seraient dévolus à la consomption. » Quand les sujets sont jeunes, l'amélioration peut encore aller plus loin. M. Sandras rapporte l'histoire d'un jeune homme et d'un enfant guéris, malgré l'existence de cavernes dans les poumons. Ce sont là des faits exceptionnels, il est vrai. Dans le plus grand nombre des cas de tuberculisation avancée, les malades finissent par succomber; mais, dans ce cas, on leur a épargné de longues souffrances, et ce n'est qu'après un répit plus ou moins prolongé que le malade meurt, après avoir parcouru en huit ou dix jours tous les degrés du marasme. Les guérisons sont nombreuses, dans les cas où la tuberculisation est commençante ou simplement probable. Dans ces cas, la phellandrie, aidée des autres médications nécessitées par l'état général et par les antécédents, contribue singulièrement à l'amélioration des symptômes. — Quant aux catarrhes pulmonaires chroniques, ils sont heureusement modifiés par l'usage méthodique de la phellandrie. Ordinairement on voit, sous son influence, la toux et l'expectoration du soir et du matin s'amender progressivement.

Elléborées.

La section des elléborées, que j'établis dans la grande classe des médicaments narcotiques, est principalement constituée par les produits fournis par les plantes employées de la tribu des elléborées, de la famille des renonculacées, et par ceux que nous donne la famille des colchicacées. L'analogie qui unit ces divers médicaments n'avait pas été méconnue par les anciens, qui avaient rapproché deux plantes de ces familles différentes sous le nom commun d'*ellébore*, qu'ils désignaient par les épithètes de *blanc* et de *noir*.

Les médicaments compris dans cette section doivent, en général, leurs propriétés à des alcalis végétaux qui sont doués d'une âcreté extrême : tous étaient rangés dans la division des *narcotico-acres*; appliqués sur une partie dépourvue d'épiderme, ils y déterminent une irritation locale des plus vives.

Lorsque ces substances sont introduites dans le torrent de la circulation, elles réagissent sur l'ensemble du système nerveux, et particulièrement sur le système nerveux de la vie organique; de là des troubles remarquables dans les fonctions de la circulation et de la respiration, qui ne sont pas ordinairement précédés, comme pour les autres narcotiques dont nous avons jusqu'ici tracé l'histoire, de vertiges et de trouble dans les fonctions du système nerveux central. Deux conséquences découlent de cette action spécifique : la première, c'est que les agents compris dans cette section étendent leur action toxique aux êtres placés beaucoup plus bas dans la série ; et la seconde, qui est plus importante dans la pratique, c'est que ces substances sont plus rebelles à l'accoutumance que les narcotiques que nous avons précédemment étudiés. Dès qu'on a observé des effets physiologiques, il faut bien se garder de dépasser les limites de ces doses actives, car des accidents redoutables pourraient apparaître tout à coup.

Outre l'action irritante locale et l'action spécifique sur le système nerveux, les substances que nous allons étudier présentent encore des phénomènes dignes de remarque.

Sous le point de vue de leur action physiologique, quelques-unes, même à faible dose, exercent une vive action sur le tube digestif, et se comportent alors comme des purgatifs énergiques. Tantôt cette action est primitive, alors elle se manifeste peu de temps après que ces substances sont prises ; tantôt, au contraire, elle est secondaire à l'action de ces substances sur le système nerveux, et, dans ce cas, l'effet purgatif ne se manifeste souvent que vingt-quatre heures, et même souvent plus tard encore, après qu'elles ont été ingérées.

J'ai déjà mentionné l'influence des substances comprises dans la section des elléborées sur l'appareil de la circulation ; cette action est dite *contro-stimulante*. Mais c'est plutôt, lorsque les doses sont modérées, un trouble dans les mouvements du cœur qu'un effet contro-stimulant bien net qu'on observe chez les malades qui sont sous l'influence de ces agents.

Dans la grande majorité des cas, cette action perturbatrice ou contro-stimulante est suivie d'une augmentation dans la sécrétion urinaire. Cet effet rapproche les médicaments de cette section des diurétiques en général, et en particulier, de la scille et de la digitale, qui ont des affinités physiologiques si remarquables avec eux, qu'il serait peut-être plus convenable de les réunir ; mais pour ne point détruire d'autres analogies, je laisserai encore la scille et la digitale dans la classe des diurétiques.

A propos de la tribu des elléborées, je commencerai par quelques notions générales sur la famille des renonculacées.

Notions générales sur la famille des renonculacées.

Envisagées d'une manière générale, les plantes de la famille des renonculacées doivent être regardées comme dangereuses et suspectes. Les propriétés toxiques des renonculacées paraissent résider surtout dans les racines. On emploie dans l'Inde le *caltha codua* pour empoisonner les flèches. Pour donner sur cette famille des généralités plus précises, nous allons d'abord nous occuper des

tribus des clématidées et des péoniées, qui déjà, par leurs caractères botaniques, pourraient constituer deux familles à part, et
qui, par rapport à leur composition, se groupent aussi séparément.

Les feuilles des espèces du genre *Clematis*, et particulièrement
du *C. vitalba* (herbe aux gueux), sont âcres ; leur suc, appliqué
sur la peau, détermine d'abord une vésication légère ; cette âcreté
est beaucoup moins intense dans la jeunesse de la plante. On emploie
dans l'Inde, comme diaphorétique ou diurétique, le *Clematitis sinensis*.

On connaît d'une manière imparfaite la composition des *péoniées*.
Morin a analysé les racines de la pivoine, *Pæonia officinalis ;* quand
elles sont bouillies, elles sont alimentaires. Mais à côté de cette
plante presque inerte, qui autrefois a eu beaucoup de réputation,
et qui entre encore dans la poudre de Guttète, se trouve l'*actée*,
qui est un poison très redoutable, et le xanthorrhiza, dont le suc est
âcre et amer.

Poudre de Guttète. — Gui de chêne, 2 p.; dictame blanc, 2 p.; racines de pivoine, 2 p.; semences de pivoine, 2 p.; arroche, 1 p.; corail
rouge ; ongle d'élan, 1 p (Recette absurde, qui quelquefois est employée
par les commères pour les convulsions des enfants. Dose : 5 à 50 centigrammes.)

Les *elléborées* se rapprochent beaucoup plus des anémonées et
des renonculacées que les autres tribus ; cependant elles présentent des caractères botaniques, une composition chimique et des
propriétés médicales qui paraissent toutes spéciales En général,
ce sont des plantes âcres et dangereuses. On a retiré des semences
de staplfisaigre un alcali végétal très énergique, la *delphine ;*
l'aconit a également fourni une base organique très active, l'*aconitine*. Ces produits sont tout à fait particuliers au groupe des elléborées : rien d'analogue n'a été observé dans les tribus voisines. À
côté de ces principes bien caractérisés, on a signalé dans plusieurs
espèces d'elléborées un principe actif volatil. Ainsi Hofschaiger a
isolé de la staphisaigre un acide blanc cristallin volatil, et dont une
très petite quantité suffit pour déterminer des vomissements violents. D'un autre côté, MM. Lassaigne et Feneulle ont retiré des
rhizomes d'ellébore noir un acide volatil qui paraît être le principe
actif.

Nous avons vu les principes volatils actifs apparaître déjà dans
la tribu des elléborées : dans les tribus des anémonées et des renonculacées, ils dominent exclusivement. Ainsi toutes ces plantes perdent
leur énergie par la dessiccation ou par l'intervention de la chaleur.

M. Braconnot a vu que les plantes de ces tribus donnaient des
eaux distillées remarquables par leur âcreté et la rubéfaction

qu'elles peuvent déterminer à la peau. Ces eaux, exposées à l'air, deviennent insipides. Robert, en examinant l'eau distillée de pulsatille, signala l'action pénétrante de ses exhalaisons sur les yeux et les fosses nasales ; il vit qu'elle déposait une matière solide que nous étudierons plus loin, et qui paraît représenter le principe actif que Schwartz a retrouvé dans l'*Anemone pratensis*. Bosson a retiré un produit analogue des fleurs de renonculacées. A côté de ces plantes dangereuses, il en est plusieurs qui sont à peu près inertes, comme la ficaire, l'hépatique ; mais, je le répète, les plantes dangereuses dominent dans cette famille, et, avant d'avoir exécuté des expériences précises, il faudra toujours s'en défier.

Malgré des propriétés si prononcées, les renonculacées sont très peu employées aujourd'hui en médecine; cela tient, à n'en pas douter, à l'infidélité des préparations, car lorsqu'on ignorait la volatilité du principe actif, on leur faisait subir des manipulations qui les rendaient inertes.

RENONCULE, *ranunculus*, L., J. — Ce sont des plantes herbacées, à fleurs jaunes ou blanches, ayant des feuilles plus ou moins divisées, rarement simples. Le calice est à cinq sépales caducs, la corolle à cinq pétales réguliers, planes ; étamines nombreuses ; carpelles comprimés, réunis en tête, terminés par une pointe courte.

Le genre renoncule contient plusieurs espèces indigènes, dont quelques-unes sont très vénéneuses : les renoncules âcre, scélérate, flammule, bulbeuse ; on a extrait de cette dernière un alcali végétal, la corydaline. Toutes ces plantes doivent être rangées dans la classe des poisons âcres, et leur ingestion peut occasionner les accidents les plus graves, et même la mort.

Emploi thérapeutique des renoncules (Polli). — Les expériences n'ont porté que sur les renoncules *acris*, *bulbosus*, *sceleratus* et *flammula*. La plus active de ces espèces est la *R. sceleratus ;* puis viennent par ordre d'activité, l'*acris*, le *bulbosus*, et le *flammula*. Le principe actif ne se trouve point toujours dans les mêmes parties de la plante. Dans les deux premières espèces, *sceleratus* et *acris*, la tige et la feuille sont plus actives ; ce sont la racine et la tige dans la renoncule *bulbosus*, et la fleur dans l'espèce *flammula*. De novembre à mars, leur activité est complétement éteinte. Quand les plantes croissent dans un lieu ombragé et humide, elles l'emportent de beaucoup en énergie sur celles qui viennent dans les lieux secs et découverts.

Il résulte des expériences de M. Polli : 1° que les quatre renoncules examinées doivent leur activité à un principe âcre, éminemment volatil ; 2° que ce principe actif peut être obtenu par la macération de la plante fraîche dans l'huile, le vinaigre, l'alcool ; que le meilleur moyen de l'obtenir est de distiller le suc de la plante ; 3° que l'application de ce remède sur la peau détermine, suivant son énergie, des effets variés, depuis la simple rougeur jusqu'à la mortification ; que l'irritation qu'elle produit est plus intense, accompagnée d'un écoulement plus abondant de sérosité, que par tous les autres épispastiques ; qu'elle est moins douloureuse et exempte des inconvénients des préparations de cantharides ; 4° que le mode particulier d'irritation de ce remède convient dans des conditions pathologiques spéciales ; 5° qu'il est démontré qu'il possède une action efficace contre les névralgies des membres, les irritations chroniques des muqueuses bronchique, pulmonaire et gastrique.

ANÉMONE, *anemone*, L., J. — Ces plantes ont des fleurs environnées d'un involucre de trois feuilles ; leurs tiges sont nues ; les feuilles toutes radicales. Le calice est corolliforme, de 5 à 15 pétales ; corolle, 0 ; étamines nombreuses ; carpelles capitulés, terminés par une pointe ou une queue plumeuse.

Anémone pulsatillé (Anemone pulsatilla, L), *coquelourde*, *pulsatille*. — Cette plante croît dans les bois sablonneux ; elle fleurit en avril. Sa racine est grosse, épaisse, dure, noirâtre ; ses feuilles radicales sont pétiolées, soyeuses, composées de folioles plusieurs fois pinnatifides ; à segments très étroits, linéaires ; sa tige est cylindrique, velue, haute de 20 à 35 centimètres. Elle porte une seule fleur penchée, d'une belle couleur violette.

L'anémone pulsatille, de même que toutes les espèces du genre, est une plante d'une grande âcreté ; elle doit ses propriétés à une substance volatile, *l'anémonine*, découverte par Heyer, qui se dépose dans l'eau distillée d'anémone. Elle est peu soluble dans l'eau froide, plus dans l'eau bouillante, et davantage encore dans l'alcool ; elle est presque insipide et inodore ; mais fondue, elle acquiert une odeur forte et une saveur très âcre. Selon Blanchet et Sell, cette anémonine est un produit d'altération du principe âcre lui-même, qui, sous l'influence de l'eau, se convertirait en anémonine.

L'anémone pulsatille, comme ses congénères, est rangée parmi les poisons narcotico-âcres ; elle détermine, lorsqu'elle est ingérée dans l'estomac, les accidents des substances âcres et corrosives, et une action stupéfiante sur le système nerveux. C'est Storck qui a préconisé la pulsatille ; il l'a surtout administrée dans l'amaurose, et l'a employée également dans la cure des symptômes consécutifs de la syphilis, dans la paralysie, les ulcères chroniques, pour combattre les dartres. L'*eau distillée d'anémone* est très âcre ; on l'obtient en distillant 1 p d'anémone pulsatille avec s. q. d'eau, pour obtenir 4 p. de produit ; elle est inusitée. Les *extraits d'anémone* sont encore quelquefois employés ; mais ils doivent l'être avec une grande prudence, à des doses très faibles, 5 à 10 centigrammes, par exemple, qu'on peut élever beaucoup plus haut. Le Codex contient trois recettes de ces extraits : 1° l'*extrait d'anémone avec le suc non dépuré* : c'est l'extrait que prescrivait Storck, et celui qui mérite la préférence ; 2° *extrait d'anémone par l'eau* ; 3° *extrait d'anémone alcoolique*. Ces deux extraits sont très infidèles ; car on emploie la plante sèche, et son principe actif se dissipe par la dessiccation.

L'*anémone pulsatille* est une plante très dangereuse. que Storck, le partisan par excellence des plantes vénéneuses indigènes, a surtout mise en crédit pour combattre la paralysie et l'amaurose ; il paraît que si l'on n'a pas toujours réussi comme le médecin de Vienne, il faut souvent s'en prendre aux mauvaises préparations pharmaceutiques dont l'anémone pulsatille a été la base; il faut s'en tenir, si l'on veut la préparation la moins infidèle possible, à l'extrait obtenu par l'évaporation du suc non dépuré à une température inférieure à 60 degrés. C'est l'extrait de Storck ; mais il serait important qu'on pût en isoler facilement le principe actif, et qu'il fût introduit dans la thérapeutique. Rust, dont nous allons donner deux formules, associait souvent l'émétique à la pulsatille pour combattre l'amaurose.

Mixture de pulsatille stibiée (*Rust*). — Extrait de suc non dépuré de pulsatille, 2 gram.; vin stibié, 15 gram.; faites dissoudre. Contre l'amaurose, à la dose de 20 à 60 gouttes, 3 fois par jour.

Pilules antiamaurotiques (*Rust*). — Poudres de valériane, de fleurs d'arnica, d'asa fœtida, de chaque 8 gram.; tartre stibié, 60 centigr.; extr. de suc non dépuré de pulsatille, 2 gram. F. s. a des pilules de 10 centigr. De 8 à 15, le matin, à midi et le soir.

ELLÉBORE, *helleborus*, L., J. — Les ellébores sont des plantes vivaces, à calice régulier, formé de 5 sépales planes et persistants; corolle composée de 5 à 12 pétales creux, pédicellés et en forme de cornets; capsules au nombre de 3 à 6.

Les anciens employaient l'ellébore d'Orient (Tourn.) ; on se sert en France de l'ellébore noir.

Ellébore noir (*Helleborus niger*, L.). — Le rhizome, qui est la partie employée, est horizontal, charnu, comme articulé, présentant des traces évidentes de la base des feuilles qui ont servi à le former, blanc à l'intérieur, noirâtre à l'extérieur, donnant naissance par son extrémité supérieure aux feuilles, et dans différents points de son étendue aux fibres radicellaires, qui sont très allongées, simples, charnues, jaunes-brunâtres, et devenant noires par la dessiccation ; feuilles radicales, pédatiséquées, très glabres ; les hampes aphylles portent une ou deux fleurs roses, accompagnées d'une ou deux bractées. Cette belle plante fleurit en hiver et croît sur les montagnes subalpines de l'Europe.

La *racine* ou *rhizome d'ellébore noir* est la partie de cette plante qu'on emploie. La dessiccation lui fait beaucoup perdre de ses propriétés. Elle a été analysée par Vauquelin et par Feneulle ; elle contient, suivant ce dernier chimiste : huile volatile, — huile grasse, — acide volatil, — matière résineuse, — cire, — principe amer, — gomme, — ulmine, — gallates de potasse et de chaux, — sel à base d'ammoniaque. La matière active paraît être l'acide volatil, qui est retenu opiniâtrément par la matière grasse. Vauquelin prétend, au contraire, que le principe actif est une huile âcre, qui paraît être le mélange d'acide volatil et de corps gras ; il a vu se séparer de cette huile une matière cristalline ; il a trouvé en outre dans la racine d'ellébore du sucre et de l'amidon.

Propriétés médicales. — L'action locale de l'ellébore récent est très irritante ; il paraît agir d'une manière secondaire sur le système nerveux. On vantait beaucoup autrefois l'ellébore contre la manie ; il est complétement abandonné sous ce rapport. On l'emploie quelquefois contre certaines maladies de la peau ; mais l'usage de cette substance réclame beaucoup de précaution. Les congénères de l'*Helleborus niger*, tels que l'*Helleborus viridis, fœtidus*, jouissent de propriétés analogues.

Poudre d'ellébore. — Elle doit être renouvelée souvent. Dose : 50 centigr. à 2 gram.

Teinture d'ellébore. — Ellébore noir, 10 gram.; alcool à 31° 40 gram.; f. s. a. Dose : 10 gouttes à 2 gram. Je préfère l'*alcoolature d'ellébore*. On la prescrit aux mêmes doses.

Extrait d'ellébore. — On le prépare avec l'alcool. Dose : 30 à 50 centigr.

Pilules toniques de Bacher. — Prenez : racine sèche d'ellébore noir, 500 gram.; carbonat. de potasse purifié, 125 gram.; alcool à 21° Cart., 2 kilogr.; vin blanc, 2 kilogr. Concassez la racine d'ellébore ; mettez-la dans un matras avec la carbonate de potasse et l'alcool, et faites digérer pendant douze heures ; passez avec expression : versez le vin blanc sur le résidu ; laissez macérer pendant vingt-quatre heures, puis portez à l'ébullition et passez. Réunissez les liqueurs alcooliques et vineuses ; clarifiez-les par le repos ou la filtration et faites-les évaporer en consistance d'extrait ferme. Prenez alors : extrait ci-dessus, 100 gr.; extrait de myrrhe, 100 gr.; poudre de chardon bénit, 50 gram. Faites une masse pilulaire, que vous diviserez en pilules de 20 centigr., que vous tiendrez renfermées dans un flacon bien bouché.

Les pilules de Bacher ont joui autrefois d'une grande réputation ; on les emploie encore quelquefois comme purgatives dans l'hydropisie essentielle, à la dose de 1 ou 2 par jour.

On trouve encore dans les formulaires plusieurs recettes dont l'ellébore est la base, parmi lesquelles nous citerons le *vin d'ellébore*, racine d'ellébore verte, 125 gram.; vin d'Espagne, 1 litre; f. s. a.; le *vinaigre d'ellébore*, avec racines fraîches d'ellébore noir, 100 gram.; alcool, 64 gram.; vinaigre, 1000 gram.; f. s. a. Cette préparation est efficace, car on emploie l'ellébore frais. — *Oxymel d'ellébore :* vinaigre d'ellébore, 1 p.; miel blanc, 1 p.; f. s. a. — *Pommade d'ellébore :* poudre d'ellébore, 10 gram.; axonge, 40 gram.; employée contre les dartres invétérées.

DAUPHINELLE, *delphinium*, L., J. — Ce sont des plantes herbacées, annuelles ou vivaces, ayant les feuilles découpées en lobes digités ; les fleurs ordinairement blanches, en grappes terminales simples ou rameuses; calice coloré, formé de 5 sépales inégaux ; le supérieur, prolongé, a sa base en un éperon ; corolle de 4 pétales, quelquefois soudés ensemble, les deux supérieurs se terminant inférieurement en un appendice subulé, qui est caché dans l'éperon du sépale supérieur ; capsules distinctes, au nombre de 1 à 5.

Dauphinelle staphisaigre (Delphinium staphisagria, L.). — Tige dressée, haute de 60 centimètres; fleurs d'une couleur terne, gris de lin ; chaque fleur est portée sur un pédoncule très court, velu, offrant 3 bractées linéaires ; l'éperon est très court et recourbé en dessous; le fruit se compose de 3 capsules rapprochées, cotonneuses, ovoïdes, allongées, terminées en pointe à leur sommet.

Les *graines*, qui sont les parties employées, sont grisâtres, irrégulièrement triangulaires, comprimées, d'une saveur à la fois très amère et très âcre. La staphisaigre est originaire de l'Europe méridionale ; elle croît en Portugal, en Provence, etc.; elle est cultivée dans beaucoup de provinces.

Les semences de staphisaigre ont été analysées par Lassaigne et Feneulle, qui ont découvert la delphine. Elles contiennent : stéarine, — huile peu soluble dans l'alcool, — huile grasse très soluble dans l'alcool, — gomme, — amidon, — matière azotée, — albumine végétale soluble, — albumine végétale, coagulée, — delphine, acide volatil, — sels.

Les propriétés de ces semences sont dues : 1° à l'acide volatil blanc cristallin, 2° à la delphine.

EMPLOI THÉRAPEUTIQUE. — Les semences de staphisaigre n'étaient plus guère employées que pour faire périr les poux et l'acarus de la gale. M. Ranque avait obtenu de beaux succès de l'emploi de ce parasiticide : à l'intérieur, personne ne le prescrivait. Il faut remonter à Dioscoride pour trouver que les anciens s'en servaient comme purgatif. Cet auteur en recommande l'usage contre la lèpre. M. Bazin en a obtenu de bons effets contre l'eczéma. Voici les préparations qu'il emploie.

POMMADE CONTRE L'ECZÉMA. — Axonge, 32 gram.; extrait de staphisaigre, 4 gram.

AUTRE POMMADE. — Axonge, 32 gram.; extrait de staphisaigre, oxyde de zinc, de chaque 2 gram.

EMPLOI A L'INTÉRIEUR. — Julep simple, 90 gram.; teinture de staphisaigre, 1 gram.

Augmenter graduellement jusqu'à 10 grammes dans l'eczéma.

PILULES. — Extrait de staphisaigre et de douce-amère, de chaque 4 gram. Faites 40 pilules; en prendre de 4 à 12 gram.

DELPHINE. — Elle existe dans la staphisaigre combinée avec un acide qui la rend soluble dans l'eau. Le meilleur procédé pour l'obtenir est dû à Couerbe. On prend de la staphisaigre d'Allemagne; on l'épuise par l'alcool à 36 degrés bouillant, et l'on fait un extrait avec les liqueurs alcooliques. On traite l'extrait obtenu par l'eau acidulée avec l'acide sulfurique; on filtre, et on traite la solution par l'ammoniaque; en passant le tout sur une toile, le précipité de delphine reste sur la toile; on le laisse égoutter; on le prend par l'alcool pour le séparer d'un peu de phosphate de chaux qu'il contient quelquefois; on le sulfatise une seconde fois, et on le précipite de nouveau par l'ammoniaque ou la potasse, après avoir ajouté la quantité nécessaire d'acide nitrique pour précipiter une matière grasse poisseuse.

La delphine ainsi obtenue est assez pure pour les usages médicaux. Elle contient encore, suivant les observations de M. Couerbe : 1° une matière résineuse, que l'on peut en séparer en précipitant la solution de delphine dans l'acide sulfurique par l'acide nitrique; 2° de la delphine pure; 3" du staphisain. Ce dernier corps est une sorte de matière résineuse âcre, qui n'est pas soluble dans l'éther, ce qui donne le moyen d'en débarrasser la delphine.

PROPRIÉTÉS CHIMIQUES. — A l'état de pureté, la delphine se présente sous la forme d'une poudre blanche, cristalline, lorsqu'elle est humide, mais qui devient bientôt opaque par son exposition à l'air; son odeur est nulle; sa saveur est très amère et ensuite

âcre. L'eau en dissout une quantité très petite, qu'on ne peut y
reconnaître qu'à la légère amertume qu'elle en reçoit. L'alcool et
l'éther la dissolvent très facilement ; la dissolution alcoolique verdit fortement le sirop de violette, et ramène au bleu le papier de
tournesol rougi par les acides. La delphine forme avec les acides
sulfurique, nitrique, chlorhydrique, oxalique, acétique, etc., des
sels neutres très solubles, dont la saveur est extrêmement amère et
très âcre ; les alcalis la précipitent sous la forme d'une gelée
blanche. Elle est composée de carbone, 27 atomes (76,69) ; azote,
2 atomes (5,93) ; hydrogène, 38 atomes (8,89) ; oxygène,
2 atomes (7,49).

PROPRIÉTÉS MÉDICALES. — La delphine a des propriétés fort analogues à celles de la vératrine. Elle a été expérimentée avec soin
par le docteur Turnbull. Quand on se frotte le bras avec de la delphine mélangée de graisse, il se produit de la chaleur, des picoté-
ments, une légère rougeur, et une sorte de frémissement dans la
partie frottée, phénomènes qui disparaissent tous au bout de quelques heures. Les effets de la delphine contre le tic douloureux et
les névralgies ne l'ont pas cédé à ceux de la vératrine ; et comme
elle a l'avantage de ne pas produire de nausées, elle doit être préférée dans le traitement des névralgies de la langue ou des autres
parties de la bouche. Dans le mal de dents, on enfonce dans la cavité dentaire l'embrocation de delphine, où l'on fait des frictions
sur les gencives ; elle est aussi préférable dans l'hydropisie, où elle
détermine une résorption plus prompte des liquides épanchés. Du
reste, les doses et le mode d'emploi des deux alcaloïdes sont les
mêmes, et les formules indiquées à l'article *Vératrine*, p. 133, seront employées en remplaçant la vératrine par la delphine. Il est
bon d'observer que la delphine dont le docteur Turnbull s'est
servi avait été purifiée en précipitant la dissolution sulfurique par
de l'acide nitrique.

POUDRE DE STAPHISAIGRE. — On pulvérise avec précaution et sans résidu. Usitée pour faire périr les poux. On la mélange quelquefois avec
du cérat ou de l'axonge.

LOTION DE STAPHISAIGRE. — Poudre de staphisaigre, 32 gram.; eau,
1000 gram. Faites bouillir, passez. Usitée contre la gale.

TEINTURE DE STAPHISAIGRE. — Poudre de staphisaigre, 1 p.; alcool
rectifié, 2 p. Employée par le docteur Turnbull, en frictions sur le front
dans les cas d'amaurose et d'iritis.

ACONIT, *aconitum*, L., J. — Ce sont des plantes herbacées, vivaces, ayant les feuilles découpées, les fleurs violettes ou jaunes, disposées en épis ou en panicules ; calice pétaloïde, formé de 5 sépales inégaux, l'un supérieur, plus grand et en forme de casque ; corolle de 5 pétales, dont 3 inférieurs, très petits ou avortés, et 2 supérieurs en forme de capuchon, longuement pédicellés, renfermés dans l'intérieur du sépale supérieur ; étamines nombreuses; capsules au nombre de 3 ou de 5.

ACONIT NAPEL (*Aconitum napellus*, L.).—Cette belle espèce, qui est cultivée dans nos jardins, croît dans les montagnes de la Suisse et du Jura ; elle fleurit en mai ; sa racine est vivace, pivotante, napiforme, allongée, noirâtre ; sa tige est dressée, simple, haute de 1 mètre, cylindrique, glabre ; les feuilles sont alternes, pétiolées, partagées en 5 ou 7 lobes subcunéiformes ; les fleurs sont grandes, bleues, un peu pédonculées, disposées en un épi allongé, assez serré à la partie supérieure de la tige ; leur calice est pétaloïde, irrégulier, formé de 5 sépales inégaux ; la corolle est formée de 2 pétales irréguliers, longuement onguiculés et canaliculés; ces 2 pétales sont dressés et cachés sous le sépale supérieur ; les étamines sont au nombre de 30 environ ; le fruit est formé de 3 capsules allongées, qui s'ouvrent par une suture longitudinale pratiquée du côté externe.

L'aconit napel est une plante que le médecin doit bien connaître, car c'est une belle fleur qui est cultivée dans nos jardins et qui souvent a causé des accidents. C'est aussi un médicament qui, soumis à des préparations pharmaceutiques convenables, et bien appliqué, peut être fort utile. Je vais d'abord rappeler les exemples d'empoisonnement les plus récents causés par cette plante.

Douze malades souffrant de la pellagre et du scorbut prirent par erreur 90 grammes chacun de suc d'aconit napel, au lieu de suc de cochléaria. Un homme de soixante ans éprouva le premier les symptômes d'un empoisonnement grave, et mourut après quelques minutes. Deux vieilles femmes périrent en deux heures. Les neuf autres malades éprouvèrent de graves accidents ; mais on parvint à les sauver en leur administrant au plus vite un vomitif, plus tard de la teinture de cannelle, et d'autres remèdes stimulants et fortifiants. En même temps, on pratiqua à l'extérieur des frictions spiritueuses. En peu d'heures, tout danger avait disparu.

La composition chimique de l'aconit napel nous est encore assez mal connue, malgré les travaux d'un assez grand nombre de chimistes ; il contient : albumine, — cire verte, — extrait brun, amer, — acides acétique et malique, — gomme, — aconitine.

ACONITINE. — Elle a été découverte par Brandes, examinée par Geiger, Hesse et Berthemot. Voici le procédé indiqué par ce dernier chimiste. On obtient l'aconitine des feuilles sèches d'aconit en faisant un extrait alcoolique, redissolvant cet extrait dans l'eau, filtrant, faisant évaporer les liqueurs en consistance sirupeuse, dissolvant de nouveau cet extrait en consistance sirupeuse dans l'alcool à 40 degrés, puis distillant cet alcool après l'avoir filtré au charbon. L'extrait alcoolique étant repris par l'eau, on filtre la liqueur, qu'on acidule légèrement par l'acide sulfurique, et que l'on passe au noir : puis on concentre en sirop et l'on ajoute du lait de chaux. Il se fait un précipité jaune qui contient l'aconitine ; on sépare la liqueur surnageante. On dessèche le précipité ; on le traite par l'alcool bouillant ; on filtre, on distille, et l'on obtient au fond du bain-marie un résidu résineux qui, dissous dans l'acide sulfurique étendu, puis filtré sur du charbon animal, donne une liqueur jaunâtre d'où l'ammoniaque précipite l'aconitine, qui s'hydrate immédiatement et est de couleur blanche. Mais bientôt après, lorsqu'on veut la recueillir pour la dessécher, elle se déshydrate et devient brunâtre, cassante, et se réduisant facilement en une poudre qui est d'un blanc légèrement jaunâtre. L'aconitine ne paraît pas susceptible de cristalliser : elle est très soluble dans l'éther, dans l'alcool ; dans l'eau elle est aussi un peu soluble : elle sature les acides ; elle a une saveur très âcre.

Ce principe ne paraît pas représenter fidèlement les propriétés de l'aconit ; car un des principes actifs est volatil, et l'aconitine est fixe. Le docteur Turnbull paraît avoir obtenu un produit différent, qu'il désigne également sous le nom d'aconitine. La matière qu'il a obtenue et employée a une saveur âcre et persistante, et produit un sentiment d'engourdissement de la langue qui persiste pendant plusieurs heures. L'aconit et l'aconitine *contractent* fortement la pupille. M. Scroof prétend, au contraire, qu'ils la dilatent ; je n'ai pas d'observation pour décider. Si l'on applique sur l'œil une petite quantité d'un mélange de graisse et d'aconitine, la sensation est d'abord presque insupportable, et la pupille se contracte plus fortement. L'expérience tentée sur une personne atteinte d'une amaurose depuis plusieurs années, et chez laquelle la pupille était immobile, a amené une contraction remarquable de cet organe.

L'aconitine appliquée sur la peau produit de la chaleur et une sorte de frémissement, et un engourdissement qui continue pendant plusieurs heures. Elle a été employée à l'intérieur et à l'extérieur comme la vératrine, contre les mêmes affections et avec le même succès. Elle est préférable à la vératrine, quand il s'agit de frictionner la peau dans les parties où elle est fort épaisse, en général, dans le traitement des différentes affections nerveuses. Le docteur Turnbull alterne souvent l'emploi des trois alcalis, et maintient ainsi une persistance d'effet qui ne serait pas accordée à l'emploi continué d'un seul de ces corps.

Les formules d'aconitine rapportées par le docteur Turnbull sont les suivantes :

Liniment d'aconitine. — Aconitine, 1 gram.; huile d'olive, 2 gram.; axonge, 30 gram. Mêlez.

Embrocation d'aconitine. — Aconitine, 1 gram.; alcool rectifié, 250 gram ; faites dissoudre.

Pilules d'aconitine. — Aconitine, 5 centigr.; poudre de réglisse, 1 gram.; sirop, s. q. F. s. a. 16 pilules, dont on donnera une toutes les heures.

Gouttes d'aconitine. — Aconitine, 1 gram.; alcool rectifié, 10 gram.; faites dissoudre. Employées pour être introduites dans l'oreille.

Propriétés médicales. — L'aconit napel, après avoir été presque complétement abandonné, est assez souvent employé aujourd'hui. A haute dose, c'est un poison narcotico-âcre très énergique, dont l'action se porte spécialement sur le système nerveux. Il produit quelques vertiges, une inflammation violente des organes digestifs, et la mort. Le suc des feuilles et des racines agit avec une grande énergie. A petites doses, cette substance paraît agir en déterminant l'irrégularité du pouls et en augmentant l'activité des sécrétions rénales et cutanées. On l'a vanté dans le traitement du rhumatisme chronique, de la goutte, de la syphilis constitutionnelle, de la paralysie, de l'amaurose, et des affections cancéreuses. M. Fouquier, auquel on doit de nombreuses expériences sur l'action de l'aconit, lui a reconnu une vertu diurétique évidente, et l'a employé avec succès contre les hydropisies.

L'alcoolature d'aconit, dont nous parlerons plus loin, a été employée, dans quelques cas, avec succès pour combattre deux affections très redoutables, la fièvre puerpérale et le farcin ; mais il faut être très réservé, car les cas heureux ne sont ni assez nombreux ni assez bien étudiés.

Les faits qui témoignent de l'utilité de l'aconit dans les névralgies récentes, les rhumatismes, l'érysipèle de la face, la bronchite, l'angine, la coqueluche, sont plus nombreux et plus concluants. On a prétendu qu'il était utile dans la dysentérie pour supprimer l'exhalation sanguine.

Voici encore des observations récentes qui prouvent que l'aconit est un médicament utile dans un assez grand nombre de cas.

Suivant M. Tessier, de Lyon, c'est un agent stupéfiant moins actif que l'opium, la belladone et le datura, mais qui néanmoins peut rendre de grands services dans les maladies douloureuses, surtout dans celles qui reconnaissent pour cause une fluxion séreuse, catarrhale ou rhumatismale. Il réussit moins bien dans les douleurs provenant de maladies franchement inflammatoires.

Le caractère essentiel de l'aconit est d'agir sur les fonctions de la peau. Il a une propriété éliminatrice spéciale sur cette membrane, qui le rend utile, comme médication principale ou comme simple élément de la médication, dans toutes les maladies où la perturbation de l'activité cutanée joue un grand rôle, particulièrement dans la courbature, la fièvre catarrhale, la grippe, l'angine et le catarrhe pulmonaire aigu, les rhumatismes articulaire et musculaire, surtout ceux qui s'accompagnent de peu de fièvre et de phénomènes inflammatoires peu marqués, la névralgie rhumatismale, la goutte, etc., et dans toutes les affections où un principe morbifique est retenu dans les mailles du tissu cutané et pervertit son organisation normale, comme dans toutes les fièvres exanthématiques (rougeole, variole, scarlatine, miliaire, urticaire, érysipèle, etc.).

Le docteur Turnbull emploie concurremment la vératrine, la delphine et l'aconitine à la guérison de quelques maladies des yeux, et toujours les succès ont été plus prononcés quand on a fait succéder alternativement ces alcalis tous les trois ou quatre jours : l'iritis, l'amaurose récente, ont été guéries par leur emploi ; l'opacité de la cornée et la cataracte capsulaire ont souvent aussi été guéries. Le traitement a toujours été tout à fait local ; on faisait des frictions sur le front pendant un quart d'heure, deux ou trois fois par jour, avec des teintures d'aconitine ou de delphine, ou de vératrine pour embrocations.

Les maladies des oreilles, en général si mal connues et si souvent rebelles, ont été guéries souvent par l'emploi des mêmes moyens, tantôt par des frictions faites sur la face ou sur le derrière de l'oreille, tantôt en introduisant la substance médicamenteuse dans le conduit auditif même. Un des effets les plus remarquables est le rétablissement de l'écoulement du cérumen, s'il avait cessé, ou son retour à de bonnes conditions ; et en même temps on voit disparaître les bruits et bourdonnements désagréables qui accompagnent si souvent ces sortes de maladies. De bons effets sont obtenus, quand la surdité est due à un gonflement des glandes tonsillaires ; alors on fait des frictions sur les glandes mêmes, quand la surdité provient de ce que la trompe d'Eustache est obstruée, comme il arrive après la fièvre scarlatine et d'autres fièvres éruptives, quand la maladie est due à une affection nerveuse ou à la paralysie. Ces alcalis ont été encore très utiles pour combattre les douleurs d'oreilles, assez fréquentes chez les enfants. On les traite par les frictions.

Comme on ne prépare point facilement l'aconitine, voici les recettes que le docteur Turnbull donne pour la remplacer.

Teinture d'aconit. — Poudre de racine d'aconit, 1 p.; alcool rectifié, 2 p.; f. s. a. Dose : 5 gouttes, trois fois par jour. En évaporant cette teinture, on obtient l'*extrait alcoolique d'aconit*. — On prépare des pilules d'aconit avec 2 gram. de cet extrait pour 20 pilules ; on en donne une toutes les trois heures. M. Fouquier a fait cette année de nombreuses expériences sur cet extrait, et il lui a reconnu peu d'utilité.

Extraits d'aconit. — Le Codex contient trois recettes d'extrait d'aconit : 1° extrait d'aconit avec la fécule verte : c'est celui que Storck employait et celui qu'on doit préférer ; 2° extrait par lixiviation ; cet extrait ne mérite aucune confiance ; 3° extrait alcoolique : il est préférable au précédent, mais c'est encore un médicament infidèle, car on ne sait pas si la dessiccation ne détruit pas les propriétés de l'aconit. M. Lombard prépare l'extrait d'aconit en reprenant par l'alcool l'extrait de suc dépuré. Dose : 5 à 30 centigr.

On prépare encore une *teinture alcoolique d'aconit* avec : feuilles d'aconit, 1; alcool, 4; et une teinture éthérée aux mêmes proportions. Dose : 10 gouttes à 5 gram.

On ne trouve point encore dans les pharmacies de l'aconitine bien pure. Les procédés qui ont été donnés pour la préparer ne fournissent qu'un produit mal défini, qui, lui-même, n'est pas un médicament qu'on puisse aujourd'hui se procurer facilement et partout. Il importe donc de trouver une bonne préparation d'aconit qui puisse être préparée par tous les pharmaciens, dont l'effet soit assuré et toujours le même. Si les médecins français qui ont répété les essais de Storck sont arrivés à des résultats si complétement négatifs, cela provient, à n'en pas douter, de la mauvaise qualité du produit qu'ils ont mis en usage. Pour mon compte, j'ai vu souvent prescrire de l'extrait, qui est la préparation d'aconit la plus fréquemment employée en France, et jamais je n'ai remarqué d'effets physiologiques. Voici donc la préparation que je proposerais, et qui pourrait suffire à toutes les indications, en attendant qu'on puisse facilement se procurer de l'aconitine pure et cristallisant régulièrement.

Alcoolature de racine d'aconit. — Racine fraîche d'aconit, 100 gr; alcool à 40°, 100 gram. Contusez la racine fraîche d'aconit, placez-la dans un flacon bien fermé avec l'alcool; après quinze jours de macération, décantez, exprimez, filtrez et conservez pour l'usage.

Cette teinture pourra remplacer les gouttes d'aconitine de Turnbull ; et si quelques médecins étaient désireux de répéter les expériences de Storck, ils pourraient employer cette préparation avec confiance ; car maintes observations témoignent de la puissance de la racine fraîche d'aconit, et l'on sait que l'alcool dissout très bien l'aconitine. On pourrait prescrire cette alcoolature à la dose de 2 à 4 gouttes par jour, qu'on élèverait progressivement.

Notions sur la famille des colchicacées.

Cette famille naturelle a été fondée par de Candolle sur les débris de plusieurs genres des familles des liliacées et des juncacées. Les propriétés chimiques et médicales des produits de cette famille justifient entièrement cette séparation, établie d'après l'organisation du fruit. En effet, les liliacées et les juncacées ne renferment point de plantes nuisibles ; les colchicacées, au contraire, se distinguent par les propriétés vénéneuses qu'on retrouve dans toutes les parties de ces plantes.

MM. Pelletier et Caventou ont analysé les bulbes du colchique, la racine du vératre blanc et les fruits de cévadille, et les produits ont présenté la plus grande analogie. Ils ont trouvé que leurs propriétés âcres et vomitives provenaient d'une base alcaline végétale fort active, la vératrine. Les feuilles et les fleurs des colchicacées jouissent aussi d'une certaine âcreté, et participent ainsi des propriétés générales de la famille.

CÉVADILLE. — Ce sont les semences du *Veratrum sabadilla* du Mexique. Ce fruit est composé d'une capsule à trois loges, mince, sèche, déhiscente par le haut, d'une couleur grise-rougeâtre ; chaque loge renferme deux semences noires allongées et pointues ; elles sont extrêmement âcres, excitent l'éternument et la salivation ; elles purgent violemment. On les emploie pour extraire la vératrine, et la poudre est aussi usitée pour faire périr les poux, sous le nom de poudre de capucin. Les semences de cévadille sont composées de matières grasses : acide cévadique, cire ; gallate acide de vératrine, matière colorante jaune, gomme. L'acide cévadique est blanc ; il cristallise en aiguilles nacrées ; il est fusible à 20 degrés, et est volatil. Les indigènes du Mexique emploient la cévadille contre la rage. M. Fouilhoux rapporte une observation où la cévadille, à la dose de 60 centigrammes, a produit les plus heureux effets.

VÉRATRINE. — Cette énergique base végétale s'obtient en épuisant la cévadille par de l'alcool à 36 degrés bouillant. On distille l'alcool ; on fait bouillir dans l'eau l'extrait alcoolique à trois reprises ; puis on emploie l'eau acidulée ; on décolore les liqueurs avec du charbon animal ; on les filtre ; on les évapore. On précipite la vératrine par la magnésie caustique ; le précipité magnésien est séché, puis épuisé par l'alcool bouillant ; on évapore à siccité ; on fait bouillir le résidu avec de l'eau distillée. on décolore par le charbon animal ; enfin on concentre, et l'on précipite par l'ammoniaque. M. Delondre a fait la remarque importante que la vératrine s'altérait par la chaleur, et qu'alors il ne fallait traiter la cévadille qu'à froid.

M. Couerbe a prouvé qu'ainsi obtenue, elle n'était pas pure. Elle contient : 1° une matière noire poisseuse ; 2° une résine brune, insoluble dans l'alcool, ayant quelques propriétés alcalines (*vératrin*) : une substance soluble dans l'eau, incristallisable, également alcaline (*sabadillin*), et enfin un principe alcalin cristallisable, insoluble dans l'eau et soluble dans l'éther, la *sabadilline*.

La vératrine fond à 115 degrés ; elle n'est pas volatile ; insoluble dans l'eau, soluble dans l'alcool ; elle sature les acides, et forme des sels cristallisables avec les acides sulfurique et hydrochlorique ; elle est d'une extrême âcreté ; portée sur les fosses nasales, elle y provoque des éternuments des plus violents ; à très petite dose, elle détermine des vomissements et des selles accompagnées de violentes coliques.

PROPRIÉTÉS PHYSIOLOGIQUES DE LA VÉRATRINE. — Elles ont d'abord été étudiées par M. Magendie, puis par M. L. Faivre et C. Leblanc. *Dans une première période*, la vératrine porte d'abord son action sur le tube digestif ; elle cause de vives coliques. En proie aux douleurs que l'action du médicament leur fait éprouver, les chevaux frappent du pied le sol et s'agitent. Les chiens sont aussi en proie à une vive excitation. A la douleur se joignent les phénomènes de contractilité musculaire ; les intestins sont contractés, les mouvements péristaltiques notablement accélérés. M. Magendie a remarqué ces phénomènes chez le chien.

La sécrétion des follicules intestinaux et des glandes salivaires est augmentée par l'action de la vératrine.

On pourrait supposer que la production de la salive est due à l'irritation que la vératrine exerce directement dans la cavité buccale sur les conduits excréteurs des glandes Il serait aussi naturel de penser que l'effet purgatif est dû à une action toute locale sur l'intestin. L'expérience démontre qu'il en est autrement. En effet, soit qu'on injecte le médicament dans les veines, soit qu'on le dépose dans le tissu cellulaire sous-cutané, l'excitation du tube digestif, l'hypersécrétion des follicules intestinaux et des glandes salivaires est également marquée.

Dans le cas de contact direct entre l'agent toxique et la muqueuse intestinale, des altérations appréciables se manifestent. On peut alors voir se dessiner sur la muqueuse de l'estomac et de l'intestin grêle des plaques rouges de plusieurs centimètres de diamètre, nettement circonscrites et distinctes les unes des autres. — *Deuxième période*. L'abattement, la prostration des forces et le ralentissement de la circulation forment les caractères tranchés de la seconde période. Cet état, qui n'avait pas été signalé dans les premières expériences de M. Magendie, a presque uniquement occupé les praticiens actuels; plusieurs même n'ont attribué à la vératrine qu'un effet principal, celui de provoquer le ralentissement de la circulation. — *Troisième période*. Lorsque les doses de vératrine sont plus considérables, les accès de tétanos ne tardent pas à se manifester. Les membres antérieurs et postérieurs s'étendent et se roidissent, les muscles du thorax et de l'abdomen se contractent, et la respiration devient anxieuse et pénible, le trismus des mâchoires met un nouvel obstacle au renouvellement du sang, et l'asphyxie se prononce de plus en plus.

Dans les premiers moments, les accès tétaniques sont courts et séparés par des intervalles considérables; mais l'action de la vératrine, se manifestant de plus en plus, provoque des accès plus longs et plus rapprochés, souvent l'animal succombe après une demi-heure ou une heure; mais, si la vie prend le dessus, les accès diminuent progressivement. L'augmentation de la sensibilité accompagne toujours les phénomènes tétaniques. Si l'on touche l'animal, ne fût-ce que légèrement, on provoque de nouvelles contractions musculaires. A l'autopsie des animaux qui ont succombé à la suite du tétanos, on trouve des traces manifestes d'asphyxie.

Emploi thérapeutique. — La vératrine, ce puissant agent thérapeutique qui se place pour l'ensemble de ses effets physiologiques à côté de l'aconit et du colchique, était à peine employée depuis sa découverte. Dans ces dernières années, on a fait de nombreux efforts pour lui donner le rang qu'elle doit avoir en thérapeutique. M. Gebhort, de Moscou, a fait des expériences sur ce médicament.

« La vératrine, dit M. Gebhort, donnée à petite dose, détermine une sensation particulière d'ardeur, de picotement comme électrique vers les extrémités nerveuses; auxquels succèdent bientôt des effets sédatifs vers les parties affectées de névrose. On voit ensuite paraître des nausées, des vomissements, une sécrétion urinaire abondante et de la diarrhée. L'auteur pense même que l'usage de ce médicament favorise la menstruation, et agit comme emménagogue. Employée à l'extérieur, la vératrine détermine également des sensations particulières vers la peau, et agit, par l'intermédiaire des nerfs cutanés, depuis l'endroit où ont été faites les frictions, sur tous les points qui sont placés sous l'influence de la moelle épinière. Suivant M. Gebhort, les *indications* de l'emploi de la vératrine sont l'existence de *douleurs*, de *spasmes*, d'*épanchements* et de *paralysie*, soit que cette dernière reconnaisse pour cause des épanchements ou un *épuisement vital*. La *contre-indication* principale, c'est l'augmentation de l'activité de la circulation, la fièvre, la *phlogose*; et la contre-indication contre l'usage interne, spécialement l'existence d'une *irritation gastro-intestinale*, ou de quelque altération vers les organes digestifs. La faiblesse même portée très loin ne contre-indique pas l'emploi de ce remède : ses propriétés stimulantes et l'activité qu'il imprime au système nerveux, le rendent digne d'être employé dans ce cas particulier.

A l'intérieur, la vératrine doit être donnée à la dose de un seizième de grain (3 milligrammes environ), sous forme pilulaire, deux fois par jour. La dose peut être portée graduellement jusqu'à 4 pilules, selon le degré de sensibilité et suivant que l'on voit survenir plus ou moins rapidement les nausées ou la diarrhée. Pour l'usage externe, on fait préparer une pommade dans laquelle on incorpore de 5 à 20 grains (de 25 centigrammes à 1 gramme de vératrine) dans 1 once (30 grammes) de graisse. Afin de graduer facilement l'action du médicament, on peut, ajoute M. Gebhort, prescrire, pour chaque friction, de 1/2 à 1 grain (de 25 milligrammes à 5 centigrammes) de vératrine pour 15 grains (75 centigrammes) d'axonge, deux ou trois frictions par jour. L'auteur recommande d'avoir la précaution, avant de mêler la vératrine avec l'axonge, de la faire dissoudre dans une petite quantité d'alcool. Ainsi préparée, cette pommade peut être utile, dit-il, chez les jeunes enfants, chez les femmes à peau délicate, et dans les rhumatismes récents, alors que les accidents fébriles et inflammatoires ont disparu depuis peu de temps; mais dans les cas chroniques, où la peau est peu excitable, les frictions spiritueuses rendent de grands services, alors même que le médicament est à dose moins considérable (de 2 à 10 grains de vératrine par once d'axonge). Les frictions sont continuées, suivant le degré de sensibilité de la peau, pendant dix ou quinze minutes, jusqu'à ce que le malade éprouve un sentiment de picotement ou de brûlure. »

M. Gebhort a surtout employé avec succès la vératrine contre le rhumatisme articulaire aigu, dans les névralgies s'étendant jusqu'aux extrémités nerveuses, dans la paralysie faciale, et enfin dans les hydropisies succédant à des affections chroniques qui ne sont pas déterminées par une affection organique.

D'après les expériences cliniques du docteur Bardsley, la vératrine produit des effets tout à fait analogues à ceux du colchique,
savoir : faiblesse dans le pouls, diarrhée et vomissements. Elle a
réussi tout aussi bien que ce dernier dans les cas de rhumatisme,
d'anasarque et de goutte. Il a soumis vingt-quatre malades goutteux ou rhumatisants au traitement par la vératrine, et vingt-
quatre autres au traitement par le colchique : les résultats ont été
les mêmes. La dose de vératrine est de 1 centigramme toutes les
quatre heures pour commencer ; on peut ensuite pousser la dose
jusqu'à 3 centigrammes. Dans un cas d'hydropisie, M. Bardsley
en a donné 5 centigrammes, deux fois par jour.

La vératrine, employée sous la forme de pommade, a réussi un
très grand nombre de fois à guérir des hydropisies, des douleurs
rhumatismales et névralgiques. Le docteur A.-F. Turnbull a fait
faire des frictions sur le ventre avec cette pommade dans des cas
désespérés d'hydropisie, et il est ainsi parvenu à rendre à la santé
des malades qui paraissaient voués à une mort certaine.

Vératrine dans le traitement du rhumatisme articulaire aigu. —
Comme on le sait, les préparations de colchique ont été fort recommandées dans le traitement du rhumatisme articulaire aigu, et
quelques auteurs s'en louent comme d'un véritable spécifique ; le
fait est que, dans quelques cas et surtout dans le rhumatisme
goutteux, on en retire quelquefois de signalés services. C'est
contre cette affection que M. Piédagnel a expérimenté la vératrine.
Il emploie des pilules de 1/2 centigramme chacune : le premier
jour il en prescrit trois, à prendre une le matin, une à midi et une
le soir ; quelquefois cependant il commence par quatre ; dans tous
les cas, il augmente d'une pilule chaque jour, et va ainsi jusqu'à
dix, nombre qu'il ne dépasse jamais ; c'est donc 5 centigrammes
au plus qu'il fait prendre dans les vingt-quatre heures. Si le médicament produit des accidents du côté du tube digestif, tels que
chaleur à la gorge et à l'estomac, vomissements, diarrhée, on suspend le médicament pour le reprendre ensuite, et pendant cette
interruption M. Piédagnel prescrit les bains de vapeur, sans jamais
avoir recours à la saignée.

Ce ne sont pas des faits isolés, mais les résultats d'une pratique
longue et attentive qui ont démontré à M. Piédagnel l'utilité de
l'usage interne de la vératrine contre le rhumatisme articulaire.

Depuis quelques années, cet alcaloïde était presque exclusivement employé pour l'usage externe dans des pommades contre les
névralgies.

Il est permis d'espérer qu'il sera de plus en plus employé à l'intérieur, peut-être pourra-t-il rendre de signalés services dans

quelques-uns des cas où les préparations d'aconit ont été vantées dans ces dernières années : il existe entre ces préparations et la vératrine une communauté d'action que démontre une pratique attentive.

Vératrine dans la pneumonie (Aran). — Mes observations de pneumonie traitée par la vératrine, dit M. Aran, ne sont pas très nombreuses, mais les effets thérapeutiques ont été tellement remarquables dans quelques-uns de ces cas, qu'il faudrait vouloir fermer les yeux à la lumière pour nier les avantages de l'introduction de la vératrine dans le traitement de la pneumonie.

M. Aran administre la vératrine sous forme de pilules contenant chacune 5 milligrammes de vératrine, toutes les deux, trois, quatre ou cinq heures.

Le docteur Turnbull a vanté les préparations de cévadille et de vératrine dans les maladies nerveuses. C'est dans le tic douloureux, le rhumatisme et les névralgies que la vératrine est employée. On l'a prescrite quelquefois concurremment avec l'aconitine.

LINIMENT DE VÉRATRINE. — Vératrine, 1 gram. ; huile d'olive, 2 gram.; axonge, 15 gr. : mêlez.

EMBROCATION DE VÉRATRINE. — Vératrine, 1 gram.; alcool rectifié, 15 gram.; faites dissoudre.

PILULES DE VÉRATRINE. — Vératrine, 5 centigr.; extrait de jusquiame, 50 centigr.; poudre de réglisse, 50 centigr.; f. s. a. 10 pilules.

PILULES DE VÉRATRINE OPIACÉES (Piédagnel). — Extrait gommeux d'opium, 2 gram.; vératrine, 1 gram ; f. s. a. 200 pilules qui contiendront chacune 5 milligram. de vératrine. On en administre depuis 1 jusqu'à 5 chaque jour, suivant l'effet dans le rhumatisme articulaire aigu.

LINIMENT DE VÉRATRINE ET D'IODURE DE POTASSIUM. — Vératrine, 1 gram.; iodure de potassium, 2 gram.; axonge, 30 gram.; mêlez, dans l'anasarque.

LINIMENT DE VÉRATRINE ET DE MERCURE. — Vératrine, 1 gram.; onguent mercuriel doux, 15 gram.; mêlez, pour combattre les engorgements.

POMMADE CONTRE LES NÉVRALGIES (*Calvé*). — Vératrine, 5 centigr.; axonge, 4 gram. On augmente successivement la dose de vératrine; on peut la porter à 6, 7 et 10 centigram.; on fait des frictions sur le point douloureux au point de départ de la douleur.

L'infidélité de la pommade de vératrine a attiré l'attention de M. Sauvan, lorsque le hasard lui en fit découvrir la cause. M. Sauvan a reconnu que la différence d'action de la pommade provenait non de la vératrine, mais du corps gras qu'on emploie; qu'avec de l'axonge fraîche, pure, on n'obtenait qu'une mauvaise pommade, tandis qu'avec une mauvaise graisse, avec de l'axonge rance, on avait une pommade très bonne et très heureuse dans ses applications.

Teinture de cévadille. — Poudre de cévadille, 1 p.; alcool rectifié, 2 p. Faites macérer pendant six jours; passez avec expression; filtrez.

Extrait de cévadille. — Il résulte de l'évaporation de la teinture précédente.

Pilules de cévadille. — Extrait alcoolique de cévadille, 10 centigram.; poudre de réglisse, 1 gram.; sirop, q. s. F. s. a. 12 pilules.

COLCHIQUE D'AUTOMNE (*Colchicum autumnale*). — Tue-chien, tue-loup. Une spathe, périgone coloré pétaloïde, longuement tubulé, à 6 divisions, 3 capsules réunies, renflées : *Car. spécif.*, feuilles planes, lancéolées, droites. Le colchique est commun dans les prés; ses fleurs paraissent au mois de septembre; elles sont grandes, d'une couleur lilas pâle; ce n'est que le printemps suivant que les feuilles et le fruit se développent. Il faudrait récolter le colchique au mois d'août, avant le développement des fleurs; car à cette époque il donne naissance à un petit bulbe qui continue de s'accroître et appauvrit l'ancien.

Le colchique du commerce est le bulbe du colchique; c'est un corps ovoïde de la grosseur d'un marron, creusé longitudinalement d'un côté et convexe de l'autre, d'un gris jaunâtre à l'extérieur, blanc à l'intérieur, d'une saveur âcre et mordicante.

Le fruit du colchique est formé de trois coques membraneuses légères; elles s'ouvrent à la maturité par le côté intérieur; elles contiennent beaucoup de semences sphériques de la grosseur de celles de moutarde noire, d'un brun noirâtre, à surface rugueuse, d'une grande âcreté; elles sont pourvues d'un albumen corné élastique qui les rend difficiles à pulvériser.

Les bulbes de colchique ont fourni, à l'analyse, à MM. Pelletier et Caventou : matière grasse; acide volatil; gallate de vératrine; gomme; amidon; inuline; ligneux.

La *vératrine* est le principe actif de la colchique, et il devient évident que les médicaments de colchique les plus actifs seront ceux où l'alcool est employé comme dissolvant.

Les recettes des préparations de colchique sont si variables dans les formulaires, qu'il sera toujours utile de transcrire en entier la formule du médicament que l'on veut employer.

TEINTURE DE COLCHIQUE. — Le Codex la fait préparer avec une partie de bulbes secs de colchique et 4 p. d'alcool à 21 degrés. Plusieurs formulaires prescrivent des doses ou un *modus faciendi* très différent; la plus convenable de toutes est la suivante : Bulbe frais de colchique recueilli au mois d'août, 1 p.; alcool à 36 degrés, 2 p. On écrase les bulbes et on les fait digérer pendant huit jours dans l'alcool. Ce remède est employé contre la goutte et connu sous le nom d'*eau médicinale de Husson*. Selon Jourdan, ce remède se préparerait avec 20 gram. de racines et 80 gram. de vin d'Espagne; mais la formule avec le bulbe frais donne un médicament d'un emploi plus sûr et plus énergique.

Les recettes de *vin de colchique* sont aussi multipliées que celles des teintures. Le *Codex* prescrit 10 gram. de bulbes secs et 160 gram. de vin de Malaga; mais la recette qui donne un médicament plus sûr et plus énergique est celle de Balber : Bulbe de colchique frais, 120 gram.; vin, 60 gram.; alcool, 30 gram.; faites macérer huit jours. On voit l'importance de formuler la recette qu'on veut prescrire, car tel vin ne peut s'employer qu'à la dose de 5 gram., et tel autre peut être donné à celle de 60 gram.

EXTRAIT DE COLCHIQUE. — Il est peu usité; il se prépare en évaporant à l'étuve le suc frais des bulbes de colchique. C'est un médicament doué d'une grande activité. Il ne faut pas commencer par une dose plus élevée que 5 centigram. On a préparé également un extrait alcoolique et un extrait acétique. Ce dernier, d'après les observations de Scudamore, paraît très efficace.

VINAIGRE DE COLCHIQUE. — Il se prépare, d'après Storck, qui l'a beaucoup employé, en faisant macérer pendant un mois une partie de bulbe frais de colchique dans 12 p. de vinaigre très fort. Ce vinaigre sert à préparer l'*oxymel colchique*. Une partie de ce vinaigre est mélangée à 2 p. de miel; on fait cuire en consistance convenable. Quelques praticiens conseillent encore le *miel colchique*, qui se prépare en faisant bouillir 60 gram. de bulbe de colchique écrasé dans 1500 gram. d'eau commune; on passe; on ajoute à la colature 750 gram. de miel, on clarifie et l'on fait cuire en consistance de sirop.

Les préparations qui ont pour base les *semences de colchique* sont préférées maintenant à celles qui ont pour base les bulbes; on obtient des médicaments d'un effet plus certain. Geiger et Hesse en ont extrait un alcali végétal qui se distingue de la vératrine par des caractères assez importants; ils l'ont nommé *colchicine*. Elle cristallise en aiguilles déliées et incolores; sa saveur est âpre et amère; elle se distingue de la vératrine parce qu'elle est un peu soluble dans l'eau, qu'elle forme des sels incristallisables, qu'elle n'agit pas sur la membrane pituitaire comme la vératrine; elle est aussi très vénéneuse, et agit énergiquement sur les intestins et l'estomac. On prépare *une teinture de semence de colchique* avec 1 partie des semences concassées et 8 parties d'alcool à 33 degrés.

C'est un médicament très énergique et qu'il ne faut pas confondre avec le *vin de semences de colchique*, connu sous le nom de *teinture de semences de colchique de William*, et qui se prépare avec 60 grammes de semences de colchique et 1 kilogramme de vin de Malaga.

EMPLOI MÉDICAL DU COLCHIQUE. — C'est Storck qui publia le premier des expériences précises sur l'emploi des préparations de colchique; il reconnut leurs propriétés drastiques et surtout diurétiques; à dose élevée elles peuvent causer l'empoisonnement. L'emploi du colchique contre l'hydropisie eut beaucoup de succès entre les mains de Storck. Le médicament qu'on emploie toujours lorsqu'il s'agit d'agir comme diurétique, est l'oxymel colchique; on l'administre dans une tisane diurétique à la dose de 15 grammes qu'on peut porter jusqu'à 60 grammes. Il est important, pour avoir un médicament actif, que les bulbes soient employés frais et recueillis au mois d'août. On emploie aussi l'oxymel colchique pour provoquer l'expectoration dans le catarrhe muqueux chronique.

En 1814, les médecins anglais reconnurent l'efficacité du colchique dans le rhumatisme aigu, et surtout dans la goutte. Selon ces médecins, les préparations de colchique font cesser les accès de goutte en les rendant beaucoup plus rares; ils agissent en augmentant la quantité d'acide urique contenu dans l'urine, dont ils débarrassent ainsi l'économie. La préparation de colchique que l'on doit toujours préférer dans ce cas, c'est la teinture alcoolique de semences de colchique, qu'on administre trois fois par jour à la dose de 12 gouttes chaque fois dans un verre d'eau sucrée; on peut aussi augmenter successivement cette dose. Cette préparation doit être préférée, parce qu'on peut la préparer toujours identique.

M. Bentley Tood a inséré, dans un ouvrage sur la goutte, plusieurs remarques dignes d'attention sur l'emploi du colchique. Suivant cet auteur :

1° Le colchique ne doit pas être donné dans la forme asthénique de la goutte.

2° Il ne doit jamais être administré au début d'un paroxysme, et on ne doit le faire prendre qu'après avoir évacué les intestins par de doux purgatifs.

3° On ne doit d'abord l'administrer qu'à petites doses, que l'on augmente progressivement et peu à peu.

4° On ne doit jamais l'administrer seul en commençant.

5° On ne doit pas le donner à une dose susceptible de provoquer des nausées, des vomissements ou des purgations, car ces différents effets sont défavorables à une action curative.

6° On peut le considérer comme avantageux, lorsqu'il augmente la sécrétion urinaire et l'évacuation de la bile, lorsque les matières fécales sont fermes, mais enduites de mucosités, et que la peau est le siége d'une sécrétion abondante.

7° Les effets du colchique doivent être surveillés soigneusement, parce que, de même que la digitale et certains autres médicaments, il est susceptible de s'accumuler dans l'organisme.

8° Il est surtout utile dans la forme sthénique de la goutte, chez les constitutions robustes et pendant la jeunesse; il est, au contraire, à peine admissible chez les individus âgés et qui ont déjà eu plusieurs accès de goutte; car, chez ces derniers, la maladie est trop enracinée pour que l'emploi temporaire des médicaments puisse exercer quelque influence sur elle.

M. Monneret a employé, contre le rhumatisme articulaire aigu, la teinture de bulbes de colchique. Voici le résumé de ce travail remarquable inséré dans les *Archives*. Disons au préalable que la teinture de bulbes est moins active et *moins sûre* que la teinture de semences de colchique.

Presque tous les malades ont pris 4 à 16 grammes de teinture de bulbes de colchique dans les vingt-quatre heures, les uns en une ou deux fois, les autres en quatre fois. Les doses indiquées par les formulaires ont toujours été, par conséquent, dépassées de beaucoup. Jamais M. Monneret n'a commencé par moins de 4 grammes; il a remarqué qu'on pouvait en élever rapidement les doses, mais non en continuer longtemps l'usage, lorsqu'on était arrivé à de hautes doses. Quelques malades ont pris la teinture pendant sept, dix et treize jours, mais après une suspension momentanée de deux à trois jours.

Vingt et un malades affectés de rhumatisme articulaire ont été soumis à cette médication. Chez aucun l'administration de la teinture de colchique n'a été suivie de guérison évidente et durable. Chez huit malades, il est vrai, la diminution, et même la disparition complète des douleurs, ont coïncidé avec le traitement; mais, ou bien le rhumatisme durait depuis plusieurs jours, était à peine fébrile, et se terminait en douze ou quinze jours; ou bien il était tout à fait chronique, et, « dans l'un et l'autre cas, la révulsion très forte que la teinture produisait sur l'intestin suffisait, dit M. Monneret, pour faire cesser ou suspendre le mal. Dans aucun cas, ajoute-t-il, je n'ai vu la teinture de colchique amender ou guérir le rhumatisme par quelqu'une de ces propriétés spécifiques et cachées que certains auteurs se sont plu à lui reconnaître. Dans les cas assez rares, où son action a été salutaire et rapide, il a agi comme un véritable drastique. » Quant aux complications qui pouvaient exister du côté du cœur, elles n'ont été nullement modifiées par la teinture de colchique.

Parmi les effets presque constants de la teinture de colchique, M. Monneret place les nausées et les vomissements, la diarrhée, les coliques et les borborygmes. Quelques malades ont offert ces symptômes réunis à des degrés différents : ce sont, en général, ceux chez lesquels la teinture de colchique a été donnée à hautes doses pendant longtemps et a agi énergiquement. D'autres ont eu d'abondantes évacuations alvines, et à peine quelques nausées et quelques vomissemeuts sans évacuation alvine.

On doit, selon moi, conclure du travail de M. Monneret, que le colchique est plus dangereux qu'utile pour combattre le rhumatisme articulaire aigu Ce remède me paraît beaucoup plus avantageux dans le traitement de la goutte: mais il doit être administré avec beaucoup de prudence Bien des goutteux ont été empoisonnés par des préparations de colchique, parce que les propriétés toxiques du colchique, comme celles de la digitale, se révèlent à l'improviste.

Fleurs de colchique. — On a vanté la teinture de fleurs de colchique dans le rhumatisme. Enregistrons avec réserve, selon les vœux de M. Forget, les résultats suivants :

1° La teinture alcoolique des fleurs de colchique est un bon remède contre le rhumatisme articulaire aigu.

2° Elle est sans action sensiblement favorable contre le rhumatisme articulaire chronique et contre les névralgies aiguës.

3° Ses propriétés physiques, et probablement ses propriétés chimiques, son mode d'administration, ses effets physiologiques et ses résultats thérapeutiques, ont beaucoup d'analogie avec ceux de la teinture de semences de colchique

4° L'efficacité de la teinture de fleurs de colchique paraît être supérieure à celle de la teinture de semences, dans le traitement du rhumatisme articulaire aigu.

5° On doit l'administrer à la dose de dix à vingt gouttes et plus, trois fois par jour.

6° Bien qu'elle puisse agir sans produire de dérangement du ventre, je pense qu'il convient d'en élever les doses jusqu'à production de quelques selles par jour, point où l'on devra s'arrêter.

HERMODACTE. — C'est le bulbe du *Colchicum illyricum* ou *variegatum* ; il ressemble beaucoup au colchique ; il en diffère parce qu'il est plus blanc, non ridé à l'extérieur, d'une saveur douceâtre et un peu âcre. Il jouit des mêmes propriétés que le colchique, mais beaucoup plus faibles. Inusité.

ELLÉBORE BLANC (*Veratre blanc*). — C'est la racine du *Veratrum album*. Telle qu'on nous l'apporte de la Suisse, elle est blanche à l'intérieur, noire et ridée à l'extérieur ; elle est munie de radicules blanches à l'intérieur, jaunâtres à l'extérieur. Sa saveur est d'abord amère, douceâtre, puis âcre et corrosive ; c'est un vomitif drastique des plus violents. Inusité.

Le vératre blanc est très voisin de la staphisaigre par sa composition chimique et ses propriétés physiologiques ; c'est aussi un puissant modificateur de la peau, et il n'est pas douteux que des expériences suivies sur l'emploi de ces énergiques médicaments n'enrichissent la thérapeutique des dermatoses de précieuses ressources.

Le docteur Lilienfeld, réfléchissant à l'emploi jadis si fréquent des lotions d'ellébore blanc (*Veratrum album*) dans le traitement d'un grand nombre d'affections cutanées, a eu recours à la teinture de cette plante, et en a obtenu les plus beaux succès contre les taches hépatiques.

On administre d'abord, et surtout là où les selles sont rares, un cathartique, et l'on fait prendre, pendant trois à quatre jours, des bains savonneux tièdes. Le malade, ainsi préparé, se lotionne tous les jours, en se couchant, les parties du tégument où existe la coloration anormale, avec la teinture d'ellébore, et le lendemain matin lave et frictionne ces endroits avec une flanelle trempée dans une eau de savon chaude.

Après trois jours de ce traitement, les taches commencent ordinairement à pâlir et à perdre en étendue, et au bout d'un temps très court, elles s'effacent complétement. Dans aucun cas, il ne s'est montré de récidives.

La teinture d'ellébore blanc, dont 50 grammes suffisent pour le traitement d'un malade, doit être préparée avec la racine fraîche de la plante, et de l'alcool pesant spécifiquement 0,830.

A la suite de la section des ellébores, je vais traiter brièvement de plusieurs autres substances qui agissent aussi sur le système nerveux, qui possèdent une grande âcreté, et qui, dans certaines conditions, produisent un effet diurétique. Je citerai parmi ces remèdes le *Rhus radicans*, la coque du Levant, etc.

SUMAC VÉNÉNEUX (*Rhus toxicodendron* et *Rhus radicans*), de la famille des térébinthacées. — Il est quelquefois employé en médecine ; il croît spontanément dans l'Amérique du Nord, et on le cultive en France ; il a été analysé par Van Mons ; il contient : tannin, acide acétique, gomme, résine, chlorophylle principe hydrocarboné. Cette analyse ne fait pas mention de la matière qui noircit à l'air et sous l'influence du chlore et de l'acide nitrique. Le principe actif est encore mal défini ; c'est celui que Van Mons désigne sous le nom d'hydrocarboné ; il est extrêmement fugace ; il se produit et se dissipe pendant la vie de la plante ; la dessiccation le dissipe complétement ; lorsqu'on s'expose à ses émanations, il peut causer une violente irritation à la peau, qui se couvre en peu d'instants de plaques rouges, et même de boutons plus ou moins volumineux.

D'après les expériences de M. Orfila, le sumac frais agit sur l'économie à la manière des poisons narcotico-âcres. A petite dose il agit comme un excitant très énergique, et paraît en même temps exercer une influence notable sur la peau. M. Dufrénoy l'a employé avec beaucoup de succès pour combattre certaines dartres rebelles ; on l'a administré dans les rhumatismes chroniques, l'épilepsie, la paralysie. C'est un médicament dangereux, dont l'emploi exige beaucoup de prudence. Le choix des préparations et les précautions qu'on a prises pour les obtenir sont aussi de la plus grande importance, car on peut avoir ou des médicaments inertes ou des poisons très dangereux.

M. Trousseau a appelé l'attention des praticiens sur cet agent thérapeutique encore peu connu, le *Rhus radicans*, conseillé par Dufrénoy, de Valenciennes, contre les paraplégies dues à la rétrocession des dartres, et dont M. Bretonneau assure avoir tiré de bons effets dans les paraplégies consécutives à des commotions traumatiques de la moelle épinière ou à des affections n'entraînant pas des lésions organiques. On prépare l'extrait avec le suc non dépuré de la plante et on l'administre en pilules de la manière suivante : Extrait de rhus radicans, 5 grammes ; excipient inerte, quantité suffisante pour 25 pilules. On commence par une pilule et l'on augmente d'une tous les jours jusqu'à ce qu'on soit arrivé à seize. Chez l'enfant, on commence par une pilule contenant 5 centigrammes d'extrait, et l'on ne dépasse pas la dose de 50 centigrammes par jour. D'après les expérimentations de MM. Bretonneau et Trousseau, le *Rhus radicans*, sans être d'un effet curatif certain, ni même aisé à préparer, a procuré néanmoins assez de guérisons pour qu'on doive en tenter l'emploi quand les médications rationnelles ont échoué.

POUDRE DE FEUILLES DE RHUS RADICANS. — Dose, 20 centigram. ; à 1 gram. (A peu près inerte.)

EXTRAIT DE RHUS RADICANS.— On emploie l'extrait préparé soit avec la plante sèche, soit avec le suc. C'est un médicament infidèle; dose, 2 centigr., qu'on élève successivement jusqu'à 5 gram.

TEINTURE ALCOOLIQUE DE RHUS RADICANS. — Feuilles sèches de Rhus radicans, 1 p.; alcool à 21 degrés, 8 p.; f. s. a. Médicament infidèle; la préparation suivante est beaucoup préférable, et la seule adoptée par le Codex sous le nom de teinture de Rhus radicans.

ALCOOLATURE DE RHUS RADICANS.— Feuilles fraîches de Rhus radicans et alcool pur, de chaque parties égales, f. s. a. C'est là véritablement la forme sous laquelle, dans l'état de la science, on doit administrer le Rhus radicans. Il faut une grande prudence dans l'emploi de cette alcoolature; on commencera par quelques gouttes, et l'on élèvera progressivement la dose.

COQUE DU LEVANT. — C'est le fruit du *Cocculus suberosus* DC., *Anamirta cocculus* (Wig.), de la famille des ménispermées, qui croît dans l'Inde. Ce fruit, tel que le commerce nous le fournit, est plus gros qu'un pois, arrondi et légèrement réniforme; il est formé d'un brou desséché, mince, noirâtre, rugueux, d'une saveur faiblement âcre et amère, et d'une coque blanche, ligneuse, à deux valves, au milieu de laquelle s'élève un placenta central rétréci par le bas, élargi par le haut et divisé intérieurement en deux petites loges; tout l'espace compris entre ce placenta et la coque est rempli par une amande grosse, très amère.

On emploie quelquefois la coque du Levant pour pêcher le poisson en l'empoisonnant; mais cette pratique, défendue par les lois, est très dangereuse, car le poisson, s'il n'est pas vidé sur-le-champ, peut occasionner des accidents. La coque du Levant a été examinée par un grand nombre de chimistes. M. Boulay en a isolé la *picrotoxine;* son amande contient en outre : résine, gomme, matière grasse acide, cire, acide malique, amidon, sels. MM. Pelletier et Couerbe ont isolé en outre du péricarpe de la coque du Levant : ménispermine, paraménispermine, matière jaune alcaline, acide hypopicrotoxique, chlorophylle.

La *picrotoxine* est le principe essentiel de la coque du Levant; sa saveur est extrêmement amère; elle cristallise en aiguilles aciculaires ou en cristaux grenus; elle se dissout dans 150 p. d'eau à 14 degrés, et dans 25 p. d'eau bouillante; l'alcool à 0,81 en dissout le tiers de son poids; elle ne se combine pas avec les acides et mal avec les alcalis. Pour la préparer, d'après Pelletier et Couerbe, on épuise la coque du Levant par de l'alcool à 36 degrés bouillant, et l'on distille les liqueurs pour retenir l'alcool et obtenir un extrait; on fait bouillir cet extrait à plusieurs reprises avec de l'eau : on filtre les liqueurs, on y ajoute quelques gouttes d'acide chlorhydrique pour saturer quelques parties calcaires qui nuiraient à la cristallisation, on concentre et l'on fait cristalliser ; on purifie la picrotoxine par de nouvelles cristallisations. La picrotoxine, comme la coque du Levant, agit avec beaucoup de puissance sur les poissons.

Les expériences de M. Glover, sur les effets physiologiques de la picrotoxine, sont intéressantes. Son action spéciale sur les tubercules quadrijumeaux, la remarquable influence que son injection exerce sur l'augmentation de la chaleur animale, doivent fournir l'indication d'importantes applications thérapeutiques.

Les effets physiologiques déterminés par la picrotoxine rappellent presque exactement les phénomènes décrits par M. Flourens comme résultant de la section de certains points des centres nerveux, en particulier des tubercules quadrijumeaux et du cervelet, à savoir le défaut de coordination et d'harmonie dans les mouvements. Ainsi on voit dans ses expériences les animaux, les chiens, les lapins, être pris d'agitation convulsive dans les membres, dans les membres antérieurs surtout, faire quelques pas en arrière ou se rouler en cercle, tomber ensuite dans des attaques convulsives si bien décrites par M. Orfila. Toutefois, M. Glover ne s'est pas convaincu que les animaux eussent toujours perdu la vue, ainsi que cela arrive dans les cas où l'on agit directement sur les tubercules quadrijumeaux seulement ; dans quelques cas, l'iris est resté contractile jusqu'à ce que les symptômes fussent devenus très graves. D'un autre côté, la picrotoxine agit aussi d'une manière très énergique sur la moelle épinière. La picrotoxine, quoique poison très actif, n'est pas à beaucoup près, aussi dangereuse à petites doses que la conicine, l'aconitine et d'autres principes du même genre. Enfin M. Glover signale une circonstance fort curieuse dans l'action de la picrotoxine, à savoir l'élévation considérable de la température animale dans certains cas d'empoisonnement, circonstance tout à fait opposée à ce que l'on observe dans le plus grand nombre des intoxications.

La coque du Levant et ses produits ne sont pas employés en médecine. Swédiaur a vanté son extrait aqueux contre les vers et contre l'épilepsie ; mais c'est un médicament dangereux. Sa poudre, mêlée à la graisse, constitue une pommade propre à détruire les poux.

CHAMPIGNONS. — Plusieurs champignons empoisonnent par suite de leur action sur le système nerveux ; c'est pour cette raison que nous allons donner ici quelques notions sur les propriétés de cette famille. Les champignons ne fournissent à la matière médi-cale que trois produits employés : l'amadou, fourni par le *Boletus ignarius* ou le *Boletus ungulatus;* l'agaric blanc, *Boletus laricis,* usité comme drastique; et l'ergot du seigle, employé pour faciliter l'accouchement. Nous en traiterons dans d'autres paragraphes.

Les champignons nous intéressent, parce qu'ils nous offrent à la fois des espèces comestibles très recherchées et des espèces vé-néneuses ; malheureusement, on ne connaît aucun caractère précis qui puisse établir de prime abord cette différence. En général, il faut rejeter les champignons à chair coriace, subéreuse, ou, au contraire, d'un tissu trop mou ; ceux qui ont une couleur écla-tante, bigarrée, ou dont le tissu intérieur se colore à l'air lorsqu'on les casse; ceux qui ont une odeur vireuse, forte, désagréable ; ceux dont la saveur est âcre, amère, poivrée, acide; ceux aux-quels les insectes ne touchent pas. Du reste, quelques observateurs affirment qu'on peut rendre les mauvais champignons non dange-reux en les faisant macérer, puis bouillir dans de l'eau salée et acidulée soit avec du vinaigre, soit avec du citron, en les lavant bien à grande eau et rejetant ces liquides qui entraînent le poison. M. F. Gérard a institué et répété ces expériences un grand nombre de fois avec un grand succès.

Les espèces qui causent le plus d'accidents sont : 1° l'agaric bulbeux, *Amanita bulbosa,* Pers.; il ressemble un peu au champi-gnon le plus employé, ou champignon de couches ; il en diffère en ce qu'il a une volva qui l'enveloppe en entier avant son développe-ment, qu'il est blanc en dessous, et que la peau de son chapeau ne se détache pas ; 1° la fausse orange, *Amanita pseudo-auran-tiaca,* qui se distingue de l'oronge vraie par sa viscosité, par son chapeau d'un beau rouge en dessus, avec des restes blancs de la volva par place, ce qui le rend comme moucheté, et par sa couleur blanche en dessous ; tandis que l'oronge est rouge orangé en dessus sans traces de pellicules, et d'un beau jaune en dessous, de même que son pied.

Envisagés sous le point de vue médical, les champignons offrent, d'après Zeviani, les propriétés des différentes substances toxifères, telles que l'opium, le laurier-cerise, la tarentule, la renoncule scélérate. L'analyse chimique ne nous permet point encore de nous rendre compte de cette diversité de propriétés. Letellier a retiré de quelques agarics à volva, constituant le genre *Amanita,* une sub-stance très vénéneuse, qu'il a nommée *amanitine,* qui fait périr les animaux en causant un coma profond. Les analyses faites par Vauquelin et Braconnot nous ont appris que leur tissu est formé par un corps particulier, *fongine,* qui ressemble au ligneux, mais

qui en diffère par l'azote qu'il contient. Ce fait mérite confirmation.
Nombre d'espèces renferment une matière sucrée, que Braconnot
croyait particulière et nommait sucre de champignon ; Malaguti a
vu que c'était de la mannite. On a encore trouvé dans les champignons un acide particulier fongique qui fournit des sels solubles
avec presque toutes les bases.

Pour combattre les accidents survenus à la suite de l'ingestion
des champignons vénéneux, on emploie avec beaucoup d'avantages
des éméto-cathartiques énergiques, puis on administre de la thériaque à la dose de 5 à 10 grammes.

MÉDICAMENTS CYANIQUES.

Je comprends sous le nom de *médicaments cyaniques* l'acide
cyanhydrique pur ou étendu, les cyanures alcalins, comme le
cyanure de potassium, et quelques cyanures métalliques simples,
tels que le cyanure de zinc, et les essences ou les eaux distillées
qui contiennent de l'acide cyanhydrique, telles que celles d'amandes
amères et du laurier-cerise, les semences et produits de la famille
des rosacées, qui contiennent des principes qui, sous l'influence de
l'eau, peuvent donner, comme produit de décomposition, de l'acide
cyanhydrique.

Toutes les substances que je réunis dans ce groupe ont le même
mode d'action physiologique ; je renvoie, à ce que j'en dirai plus
loin, à l'article *Acide cyanhydrique*, qui est le type de cette section.

ACIDE CYANHYDRIQUE (*acide hydrocyanique*, *acide prussique*). — Cet acide fut découvert par Schéele en 1780 ; mais la
composition et la vraie théorie des composés cyaniques ne nous
sont bien connues que depuis les travaux de M. Gay-Lussac en
1814. Il est composé de 1 at. de cyanogène (164,916) et 1 at.
d'hydrogène (6,239) ; le cyanogène lui-même est formé de 1 at. de
carbone (76,437) et 1 at. d'azote (88,518). L'acide cyanhydrique
existe dans la nature dans plusieurs végétaux de la famille des
rosacées ; mais celui qu'on emploie en médecine est un produit de
l'art. Voici les propriétés essentielles de l'acide cyanhydrique pur,
tel qu'il a été obtenu pour la première fois par M. Gay-Lussac :
c'est un liquide incolore, d'une odeur forte, et analogue à celle des
amandes amères ; sa densité est de 0,70 ; il bout à + 26° ; à — 15°,
il se solidifie ; à + 26°, il est gazeux ; la densité de ce gaz est de
0,9476 ; il rougit faiblement le papier de tournesol ; il est peu soluble dans l'eau ; si on l'agite avec de petites quantités de ce

liquide, il s'y dissout en petite proportion, le reste de l'acide vient nager à la surface. L'acide cyanhydrique est transformé en acide formique et en ammoniaque par l'action des acides chlorhydrique et sulfurique, et sans doute par un grand nombre d'autres acides ; il suit de là que, dans la préparation de l'acide cyanhydrique, il faut bien se garder de mettre un excès d'acide chlorhydrique. Un autre fait fort remarquable, et qui sert de preuve au précédent, c'est que le formiate d'ammoniaque, soumis à l'action de la chaleur, se transforme, vers 180°, en eau et en acide cyanhydrique. L'acide cyanhydrique s'altère quelquefois très rapidement, il se colore peu à peu, il finit par déposer une abondante quantité de matière noire : il se forme divers produits, qui ont été étudiés par P. Boulay.

PRÉPARATION. — Le Codex a adopté, pour préparer l'*acide cyanhydrique pur*, le procédé de M. Gay-Lussac, et pour l'*acide cyanhydrique médicinal*, les proportions d'eau indiquées par M. Magendie, qui étaient généralement usitées (1). Prenez cyanure de mercure,

(1) On a indiqué un grand nombre de procédés pour préparer l'acide cyanhydrique ; nous allons les rappeler brièvement. Schéele le préparait en distillant un mélange de cyanure de mercure, de fer métallique et d'acide sulfurique étendu. M. Vauquelin a proposé la décomposition du cyanure de mercure sec par l'hydrogène sulfuré, procédé qui a été bientôt abandonné à cause de la difficulté d'atteindre le cyanure par l'acide hydro sulfurique, au delà de ses couches les plus extérieures. M. Proust a modifié le procédé de Vauquelin pour l'appliquer à la préparation de l'acide hydrocyanique liquide ; mais ce procédé a l'inconvénient d'être coûteux et d'entraîner la perte de beaucoup d'acide hydrocyanique. MM. Gaultier et Robiquet ont proposé l'emploi du cyanure de potassium, que l'on décompose par un acide dans un appareil distillatoire. Ce moyen réussit très bien, mais le cyanure de potassium est trop coûteux. Un procédé que nous devons rapporter en détail est celui qu'a donné M. *Gea Pessina* ; il présente l'avantage d'être économique et de donner un acide dans un état moléculaire tel, qu'il s'altère beaucoup moins que celui préparé par les autres moyens ; le voici. Prenez, protocyanure de fer et de potassium, 18 p.; acide sulfurique à 66°, 9 p.: eau, 12 p. On étend l'acide sulfurique avec l'eau, et quand il est refroidi on l'introduit dans une cornue de verre tubulée que l'on place sur un bain de sable ; on y introduit le prussiate pulvérisé, et l'on agite avec une baguette de verre, de manière à obtenir un mélange exact. On adapte à la cornue une allonge et un récipient, et on lute les jointures avec du papier et de la colle. Après quinze à seize heures, on entoure le récipient de glace et l'on distille à une douce chaleur, de manière à retirer la plus grande partie de liquide. L'inconvénient de ce procédé, est de fournir un acide étendu d'eau, en des proportions qui varient dans chaque opération, si bien qu'on ne peut l'employer pour les usages médicaux qu'après avoir déterminé sa richesse précise en acide cyanhydrique, pour le ramener au même degré de concentration. On y arrive facilement en mettant dans un flacon un excès d'une dissolution étendue de nitrate d'argent, et y versant une quantité déterminée de l'acide cyanhydrique qu'on veut essayer. On recueille le cyanure d'argent formé ; on le lave, on le sèche, on le pèse, et de son poids on conclut la quantité réelle d'acide. Chaque partie de cyanure d'argent représente 0,205 d'acide cyanhydrique pur.

M. Magendie a observé que si l'on veut préparer l'*acide prussique* médicinal en étendant l'acide cyanhydrique avec six fois son volume d'alcool, il se conserve beaucoup mieux sans altération. M. Guibourt a fait remarquer que le rapport entre l'eau et l'acide cyanhydrique pur, qui est de 1 à 8,5 pour l'acide prussique médicinal, était compliqué et le devenait davantage dans les formules ultérieures. Il a proposé le rapport de 1 à 8 ; mais pour ne point augmenter la confusion, il faut s'en tenir aux recettes du Codex.

3 p.; acide chlorhydrique, 2 p.; réduisez le cyanure en poudre, et introduisez-le dans une petite cornue de verre tubulée et placée sur un fourneau; adaptez au col de cette cornue un tube de 0^m,35 environ de longueur sur 15 centimètres de diamètre. Remplissez la première moitié de ce tube avec des fragments de carbonate de chaux (marbre), et l'autre avec du chlorure de calcium. A ce premier tube, qui doit être disposé sur un support presque horizontalement, ajoutez-en un deuxième d'un plus petit diamètre, courbé à angle droit, et plongeant jusqu'aux 2/3 dans un tube gradué, entouré d'un mélange de sel marin et de glace pilée. L'appareil (fig. 1) étant disposé, et les jointures bien lutées, versez par la tubulure de la cornue l'acide chlorhydrique; bouchez, laissez réagir à froid pendant quelques instants, puis chauffez graduellement et avec précaution, pour que la

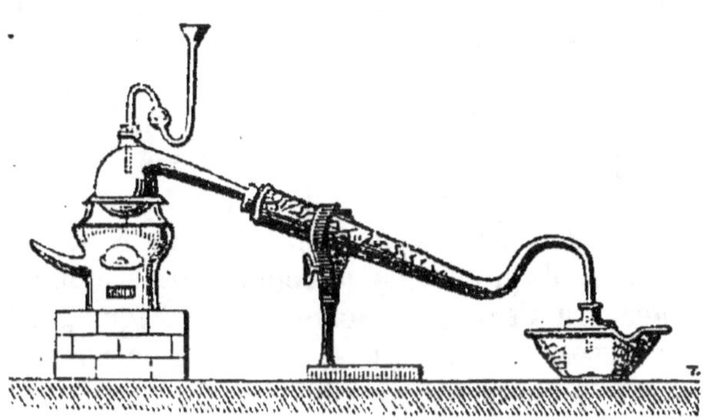

Fig. 1.

réaction soit lente et successive. Lorsqu'elle sera terminée, il faudra promener à distance un charbon ardent dans toute la longueur du gros tube, afin d'en chasser l'acide cyanhydrique qui pourrait s'y être condensé. On enlèvera ensuite le tube gradué; on examinera jusqu'à quelle hauteur s'élève le liquide, et l'on y ajoutera six fois autant d'eau distillée en volume. Si l'on n'avait pas de tube gradué à sa disposition, on pèserait l'acide et on le mélangerait de 8,5 fois son poids d'eau; mais il faut avoir, dans ce cas, la précaution préalable de tarer à l'avance l'éprouvette vide et munie d'un bon bouchon, afin de ne pas se trouver exposé à la vapeur cyanhydrique pendant la pesée. L'acide cyanhydrique ainsi étendu prend le nom d'*acide prussique médicinal*. C'est le seul que le pharmacien doive délivrer lorsqu'on prescrit de l'*acide cyanhydrique* ou de l'*acide prussique* sans aucune autre désignation. La théorie de la préparation de l'acide cyanhydrique est très simple : l'acide chlorhydrique est décomposé; le chlore se combine au mercure et l'hydrogène au cyanogène, pour former de l'acide cyanhydrique qui se volatilise.

Propriétés physiologiques et médicales. — Elles ont été étudiées particulièrement par M. Magendie L'acide cyanhydrique pur est le poison le plus violent que l'on connaisse : une goutte portée dans la gueule d'un chien vigoureux le fait tomber mort après 2 ou 3 grandes inspirations précipitées; quelques gouttes appliquées sur l'œil produisent des effets presque aussi soudains et d'ailleurs semblables. Chez les animaux empoisonnés par l'acide cyanhydrique, on peut à peine retrouver dans les muscles des traces de sensibilité quelques instants après la mort. L'acide cyanhydrique pur produit sur l'homme les mêmes effets que sur les animaux; sa vapeur étant respirée donne lieu à des douleurs de poitrine assez vives et à un sentiment d'oppression qui ne cesse qu'après plusieurs heures. Convenablement affaibli, ses effets sur l'homme malade sont de calmer une irritabilité trop vive développée dans certains organes; il agit d'abord en irritant l'estomac, et, par suite de cette action, il augmente la fréquence du pouls; mais ces effets stimulants ne sont que momentanés. La sensibilité et la contractilité musculaires diminuent, et l'acide prussique agit comme un calmant énergique : donné à des doses convenables, mais à des intervalles trop rapprochés, il produit de la céphalalgie et une sorte de vertige passager. On a employé l'acide cyanhydrique pour combattre les toux nerveuses et chroniques, l'asthme, la coqueluche; on l'a vanté comme palliatif dans la phthisie. En Angleterre, on l'a employé avec succès contre la toux hectique, sympathique de l'affection d'un autre organe, contre la dyspepsie accompagnée de douleurs assez vives à la région épigastrique et de pyrosis. On s'en est servi en lotions pour diminuer les démangeaisons et les cuissons si fatigantes des maladies cutanées. On a employé l'acide cyanhydrique pour calmer la trop grande irritabilité de l'utérus, même dans les cas de cancer, et pour modérer l'activité du cœur dans presque toutes les maladies sthéniques. On l'a également conseillé pour modérer les douleurs causées par le cancer du sein. Bera l'a encore vanté contre la pneumonie, contre les rhumatismes et comme vermifuge.

On a employé la vapeur d'acide cyanhydrique dans les maladies de la cornée. Une jeune malade avait la cornée gauche presque entièrement opaque, et les rayons lumineux ne passaient qu'à travers un petit segment transparent, placé à la partie supérieure de l'organe; M. Catterson, d'après la méthode de M. le docteur Turnbull, soumit les deux yeux à l'action de la vapeur d'acide cyanhydrique, et il affirme qu'il n'a jamais obtenu d'aucun autre moyen des résultats aussi extraordinaires. La lymphe épanchée entre les lamelles de la cornée fut bientôt résorbée, et la cornée elle-même ne tarda pas à reprendre sa transparence. La pupille s'agrandit avec la même rapidité, et après un mois de ce traitement la malade voyait assez pour se conduire elle-même. M. Florent Cunier emploie aussi dans les maladies des yeux les divers composés cyaniques.

Mais je dois ajouter, avant de terminer cette longue énumération, que l'acide cyanhydrique est un médicament peu fidèle, qui ne produit pas toujours le soulagement qu'on attendait ; que c'est un agent très redoutable, qui demande les plus grandes précautions dans son administration.

Le fait est certain, l'acide cyanhydrique n'a pas réalisé toutes les espérances que son introduction dans la thérapeutique semblait faire naître. Je vais donner plus loin les conclusions d'un travail exécuté dans le service de M. Andral, qui tendent à diminuer beaucoup l'importance de ce médicament.

On sait que l'acide cyanhydrique est très altérable, et les contradictions de plusieurs auteurs sur l'intensité d'action de cette substance peuvent être rapportées à cette cause. La formule donnée par le Codex pour l'acide cyanhydrique médicinal est très mauvaise, car le produit obtenu ne se conserve pas ordinairement plus de quelques jours.

Le procédé de *Géa Pessina* pour préparer l'acide prussique médicinal doit toujours être préféré.

M. Coze, doyen de la Faculté de Strasbourg, a publié un travail très important sur les propriétés physiologiques de l'acide cyanhydrique qui tendent à faire considérer ce redoutable agent sous un point de vue nouveau. Voici le résumé du mémoire de M. Coze :

1° L'acide cyanhydrique n'exerce point une action directe spéciale sur le système nerveux, ni sur les centres nerveux.

2° Son action, même dans les cas où l'empoisonnement est très rapide, porte plus spécialement sur l'appareil de la circulation.

3° La mort arrive par la suspension des mouvements de contraction du cœur et par l'astriction des dernières divisions artérielles, d'où résultent la plénitude des gros troncs artériels et la stase sanguine.

4° Les convulsions produites par cet empoisonnement résultent du défaut de l'abord du sang vers la moelle épinière.

5° Les contractions fibrillaires des muscles, ainsi que le mouvement vermiculaire des intestins, sont dus à la présence d'une certaine quantité d'acide dans le sang qui pénètre ces organes.

Le phénomène ne se manifeste jamais quand on lie préalablement les artères qui se rendent à ces organes.

6° Les fibres musculaires ont une vitalité qui survit pendant quelque temps à l'arrêt absolu de la circulation et de la respiration, ainsi qu'à la destruction des nerfs et de la moelle.

7° Sous le rapport thérapeutique, l'acide cyanhydrique peut arrêter très rapidement les hémorrhagies, donner de la tonicité dans les cas d'anémie, et provoquer les contractions utérines dans les cas d'accouchement.

Nous allons donner maintenant le résumé des observations recueillies par M. A. Becquerel dans le service de M. Andral.

On doit administrer l'acide prussique médicinal, préparé d'après la méthode de Géa Pessina, dans une potion de 125 grammes d'eau pure non édulcorée, et par cuillerées ; il conserve ainsi jusqu'aux dernières cuillerées une force égale à celle qu'il avait aux premières.

En prenant ces précautions, l'acide cyanhydrique peut être administré et manié avec facilité, pourvu que l'on ait le soin de commencer par des doses assez faibles (4 et 6 gouttes, par exemple), et de l'élever peu à peu de 1 à 2 gouttes à la fois.

L'acide cyanhydrique médicinal à la dose de 8 à 12 gouttes, détermine en général les effets physiologiques locaux qui deviennent de plus en plus intenses, et agissent avec d'autant plus d'énergie qu'on porte cette dose plus haut. Ces effets sont intermittents et suivent chaque cuillerée de potion.

Ce même médicament, donné à la dose de 16 à 24 gouttes, et continué sans interruption pendant un certain temps, peut, chez quelques individus, agir d'une manière continue. C'est une action essentiellement hyposthénisante.

Porté à dose plus élevée, l'acide cyanhydrique peut donner naissance à des accidents graves, dont les symptômes principaux sont constitués par une violente surexcitation des systèmes circulatoire et nerveux.

Les effets physiologiques ne donnent aucune indication qui puisse conduire à employer ce médicament contre tel ou tel symptôme, telle ou telle maladie.

L'acide cyanhydrique est sans aucune influence contre la plupart des symptômes des maladies dans lesquelles on l'emploie et en exagère, au contraire, quelques autres.

Dans quelques affections nerveuses, l'acide cyanhydrique, par les effets auxquels il donne lieu, peut changer la nature des symptômes, leur marche et leur intensité ; mais M. Andral n'a pas observé la guérison.

Il est sans influence sur la marche de la plupart des maladies, et il peut être considéré comme nuisible plutôt qu'utile.

Malgré ces résultats négatifs, je dois dire que l'acide prussique médicinal est encore fréquemment employé dans plusieurs services médicaux de l'Hôtel-Dieu, et que, s'il ne produit pas de guérison évidente, il procure cependant un soulagement immédiat aux malades atteints de quintes de toux nerveuse ou spasmodique.

Je dois ajouter en outre que l'observation attentive de chaque jour me fait persister encore avec plus de force dans l'opinion que j'ai précédemment énoncée sur l'emploi continué de l'acide cyanhydrique. Les composés cyaniques doivent être classés parmi les agents toxiques qui sont rebelles à l'accoutumance, en vertu de la loi que j'ai trouvée et que j'ai ainsi formulée : *On ne s'habitue point aux substances qui agissent comme poison sur tous les êtres de l'échelle organique.*

MOYENS DE COMBATTRE L'EMPOISONNEMENT PAR L'ACIDE CYANHYDRIQUE. — On sait la rapide énergie de l'acide cyanhydrique, et l'on comprend sans peine combien il est difficile d'arriver assez à temps pour combattre les funestes effets d'un agent qui éteint si promptement la vie ; quoi qu'il en soit, on a tour à tour employé avec succès dans certains cas d'empoisonnement avec l'acide cyanhydrique, ou de l'*ammoniaque*, qui forme avec l'acide cyanhydrique du cyanhydrate d'ammoniaque moins vénéneux ; ou le chlore, qui peut aussi décomposer l'acide cyanhydrique. Voici un moyen pour combattre l'empoisonnement cyanique proposé par le docteur Robinson. Il fit tomber à la surface de la langue de deux lapins 4 gouttes d'acide cyanhydrique ; ces animaux ressentirent aussitôt l'action délétère de ce redoutable composé, et tombèrent immédiatement comme frappés de mort. Alors l'expérimentateur leur pratiqua, sur la région occipitale et sur tout le trajet de la colonne vertébrale, des affusions d'eau froide, en faisant tomber perpendiculairement le liquide, de manière à produire un choc direct. L'eau employée pour ces affusions n'était pas à l'état pur, mais elle tenait en dissolution un mélange d'azotate de potasse et de chlorure de sodium. Sous l'influence de cette médication si simple, prolongée pendant quelques minutes, les lapins ne tardèrent pas à revenir à la vie. et bientôt ils se mirent à courir et à gambader comme s'il ne leur fût rien arrivé de particulier. Ces expériences, qui ont été répétées par M. Louyat, ont donné à ce second observateur des résultats parfaitement semblables à ceux qui viennent d'être décrits.

J'ai été curieux de constater l'efficacité de ce nouveau moyen. Dans mes cours, j'ai empoisonné un petit chien avec 20 gouttes d'acide cyanhydrique médicinal : après une minute et demie, il tomba sans mouvement ; après cinq minutes, il ne donnait plus aucun signe de vie. Nous avons pratiqué sur sa colonne vertébrale d'abondantes affusions d'eau froide pure, sans aucun mélange ;

trois heures après, il était complétement rétabli : c'était une véritable résurrection.

Sirop d'acide cyanhydrique (sirop cyanique, sirop d'acide hydrocyanique). — Sirop de sucre blanc, 125 p.; acide prussique médicinal, 1 p. Mêlez très exactement et conservez dans un flacon bien bouché. (Codex.) Il vaut mieux préparer ce sirop à mesure du besoin; à 30 gram. de sirop de sucre on mêlera 6 gouttes d'acide cyanhydrique médicinal.

Lotion d'acide cyanhydrique (Magendie). — Acide cyanhydrique médicinal, 5 à 10 gram.; eau de laitue, 1000 gram. On peut porter la dose de l'acide à 20 gram. On emploie ce mélange en applications extérieures, sur les dartres, les cancers ulcérés, et pour faire des injections dans le cas de cancer de l'utérus.

Collyre cyanhydrique. — Acide cyanhydrique médicinal, 1 gram.; eau distillée de belladone, 100 gram. Instiller quelques gouttes de ce collyre entre les paupières, en imbiber des compresses de mousseline qui seront tenues appliquées sur les paupières et renouvelées toutes les trentes minutes.

Employé pour combattre la photophobie intense accompagnée d'épiphora et de blépharospasmes (F. Cunier).

CYANURE DE POTASSIUM. — Il est composé de 2 atomes de cyanogène (329,94) et de 1 atome de potassium (489,916). Il est blanc, inodore; mais il répand à l'air des vapeurs d'acide cyanhydrique qui résultent de sa décomposition lente par l'eau et par l'acide carbonique de l'air. Il est très soluble dans l'eau. Quand on évapore sa solution, elle se décompose en grande partie; il se dégage de l'ammoniaque et de l'acide cyanhydrique, et le résidu contient du cyanure de potassium, de la potasse, du formiate et du carbonate de potasse. Il se dissout moins bien dans l'alcool. Sa saveur est âcre, alcaline et amère. Il est difficile d'obtenir à l'état de pureté le cyanure de potassium.

Préparation. — Voici le procédé donné par M. Robiquet et adopté par le Codex. Pilez grossièrement du cyanure de fer et de potassium q. s. (prussiate jaune de potasse); introduisez-le dans une cornue de grès que vous ne remplirez qu'à moitié. Placez cette cornue dans un très bon fourneau à réverbère; adaptez-y un tube pour recueillir les gaz Chauffez modérément pour chasser d'abord toute l'eau de cristallisation; élevez ensuite la température par degrés jusqu'à déterminer la fusion, qui sera annoncée par un dégagement de gaz. Soutenez la température de manière à rendre ce dégagement régulier et modéré; lorsqu'il aura cessé, augmentez progressivement la chaleur et maintenez-la très élevée pendant un quart d'heure; bouchez ensuite l'extrémité du tube avec un peu de lut; bouchez également toutes les issues du fourneau, et abandonnez le tout jusqu'à complet refroidissement. Brisez alors la cornue : enlevez d'abord la couche supérieure, qui forme une espèce d'émail blanc bien fondu : c'est le cyanure de potassium pur. Détachez-la soigneusement avec une lame de couteau, et enfermez-la promptement dans un flacon bouché à l'émeri. Enlevez ensuite la masse noire et spongieuse qui se trouve à la partie inférieure ; enfermez-la également dans des flacons bien bouchés. Ce cyanure noir est plus difficile à doser que l'autre, parce que la quantité de fer et de charbon qu'il contient n'est pas constante. Sa solution filtrée doit être parfaitement incolore, autrement la calcination n'aurait pas été poussée assez loin.

Si l'on voulait obtenir sous l'état solide le produit de cette dissolution, nous avons vu plus haut que l'évaporation suffirait pour le décomposer en partie.

Comme le cyanure de potassium est fréquemment employé aujourd'hui dans la galvanoplastie, je vais faire connaître divers procédés qui le fournissent à l'état de pureté.

Procédé de Wiggers. — Il consiste à faire passer de l'acide cyanhydrique à travers une solution de potasse pure. Le produit est solide, blanc, doué d'une saveur âcre, alcaline, amère : il a une odeur très prononcée d'acide cyanhydrique, indécomposable à la température la plus élevée s'il n'a pas le contact de l'air, décomposable au contact de l'air s'il est chauffé au rouge blanc, très soluble dans l'eau, et moins soluble dans l'alcool. Les acides affaiblis en dégagent de l'acide cyanhydrique *sans effervescence.* Sa dissolution aqueuse rétablit la couleur bleue du papier de tournesol rougi, et n'est point troublée par l'eau de chaux; les sulfates de protoxyde et de sesqui-oxyde de fer y font naître des précipités bleus ou qui acquièrent cette couleur par l'addition de quelques gouttes d'acide chlorhydrique.

Procédé de Liebig.—Si l'on fait sécher fortement sur une plaque de tôle une partie de ferrocyanure de potassium, qu'ensuite on les mélange intimement en poudre fine avec trois parties de carbonate de potasse sec, qu'on les jette d'une seule fois dans un creuset de Hesse, qu'on a préalablement fait légèrement rougir, et qu'on les entretienne à cette température, le mélange fond d'abord en un magma brun, avec un dégagement de gaz rapide : déjà au bout de quelques minutes, lorsque la masse fluide a été portée à la chaleur rouge, on voit la couleur foncée devenir plus claire, et, par la continuation de la fusion, elle devient dans le creuset claire et d'un jaune de succin. Si l'on y introduit de temps en temps une baguette de verre chaude, la portion qui est adhérente, quand on l'a retirée, reste d'abord brune après la solidification ; elle devient jaune plus tard, et en dernier lieu, à la fin de l'opération, le liquide qui adhère à la baguette de verre est clair et incolore comme de l'eau, et se prend en une masse cristalline d'un blanc brillant.

On voit pendant la fusion nager dans le mélange fluide des flocons bruns, qui finissent par se réunir sous forme d'éponge, et prennent une couleur grise claire. Si l'on retire alors le creuset du feu et qu'on le laisse légèrement refroidir, il arrive ordinairement que la poudre grise se dépose complétement au fond ; on facilite ce dépôt en agitant une ou deux fois avec la baguette de verre. La masse fondue et chaude qui surnage se laisse alors décanter avec la plus grande facilité dans une capsule de porcelaine chaude, sans entraîner le moindre grain de la poudre déposée.

On a, dans la masse séparée du fer par la décantation, un mélange de deux combinaisons principalement formé de cyanure de potassium ; l'autre combinaison est du cyanate de potasse. Elles s'y trouvent toutes deux dans le rapport de 5 atomes de cyanure de potassium à 1 atome de cyanate de potasse.

PROPRIÉTÉS PHYSIOLOGIQUES ET MÉDICALES. — Ce médicament a été proposé par MM. Robiquet et Villermé pour remplacer l'acide cyanhydrique. Des expériences faites sur les animaux ont prouvé que le cyanure de potassium agissait de la même manière que l'acide cyanhydrique, seulement avec moins de violence. On l'administre dans les cas où l'emploi de cet acide est indiqué. M. Josat l'a employé contre l'hystérie et contre la chorée. MM. Trousseau et Bonnet ont employé avec succès une solution de cyanure de potassium en applications extérieures pour combattre les névralgies et les migraines.

Voici le résumé des expériences de M. Orfila sur l'action toxique du cyanure de potassium. Le cyanure de potassium, préparé, soit par le procédé de Wiggers, soit en calcinant le cyanure jaune de potassium et de fer, est un poison excessivement énergique, capable d'occasionner une mort prompte à la dose de quelques centigrammes ; il agit exactement comme l'acide cyanhydrique. Le prétendu cyanure de potassium obtenu en calcinant la chair musculaire desséchée avec la potasse, tel qu'il est débité par certains fabricants de produits chimiques et par quelques pharmaciens, contient *à peine du cyanure* ; il est en grande partie formé de carbonate de potasse, de chlorures, etc. ; il est peu vénéneux, et il exerce sur l'économie animale la même action que le *carbonate de potasse*.

S'il est vrai qu'une dissolution aqueuse *concentrée* de cyanure de potassium se décompose en ammoniaque et en formiate de potasse lorsqu'on la fait bouillir en vaisseau clos, cette décomposition s'opère pourtant assez lentement pour que le sel ne soit pas entièrement altéré après une ébullition de trois heures et demie.

Si le cyanure de potassium est décomposé par l'action simultanée de l'eau et l'acide carbonique contenus dans l'air, lorsqu'il est en contact avec cet agent, cette décomposition n'est complète qu'au bout d'un temps assez long, puisque après quatorze jours, du cyanure de potassium qui avait été presque liquéfié par l'humidité atmosphérique, conservait encore des propriétés toxiques énergiques.

Quant aux moyens de reconnaître le cyanure de potassium dans les recherches médico-légales, s'il est mélangé dans des médicaments ou des matières alimentaires, il faudra avoir recours à la distillation, après avoir ajouté un peu d'acide acétique, et recueillir le produit dans un *solutum* refroidi d'azotate d'argent, qui indique la présence de l'acide cyanhydrique en formant du cyanure d'argent.

A l'intérieur on prescrit 2 à 5 centigram. de cyanure de potassium dans 100 gram. d'eau sucrée. On administre par cuillerées, d'heure en heure. On augmente successivement la dose du cyanure ; on peut la porter jusqu'à 20 centigr.

A l'extérieur on prescrit 50 centigr. de cyanure de potassium, qu'on dissout dans 100 gram. d'eau distillée. — Au lieu d'eau distillée, MM. Trousseau et Bonnet conseillent un liquide composé de parties égales d'eau, d'alcool et d'éther.

CYANURE DE ZINC. — Il est composé de 2 atomes de cyanogène et de 1 atome de zinc. Il est blanc, insipide, insoluble dans l'eau. On le prépare par double décomposition, en mêlant deux solutions de sulfate de zinc pur et de cyanure de potassium. Il a été proposé en Allemagne pour remplacer l'acide prussique. Le docteur Henning dit l'avoir employé avec beaucoup de succès, non-seulement dans les cas où l'on donne ordinairement cet acide, mais encore dans les maladies vermineuses des enfants ; il l'administre à la dose de 5 centigrammes, mêlé à de la poudre de jalap ; et dans les affections nerveuses qu'on nomme *crampes d'estomac*, il emploie avec avantage le cyanure de zinc sous le nom de *poudre antigastralgique* en l'associant avec la magnésie calcinée et la cannelle.

Si l'on administrait le cyanure de zinc, il faudrait débuter par des quantités faibles (2 à 5 centigrammes en plusieurs prises) ; car, suivant Coullon, c'est un composé très délétère.

POMMADE DE CYANURE DE ZINC. — Cyanure de zinc, 20 centigr.; graisse et beurre de cacao, aa 5 gram. F. s. a. — Une friction tous les quarts d'heure sur le front, les paupières et les tempes, avec gros comme un haricot de cette pommade, pour combattre la photophobie et les douleurs névralgiques, recommandée par M. Cunier.

CYANURE DOUBLE DE FER HYDRATÉ (bleu de Prusse). — C'est le premier des composés cyaniques connus. C'est un produit fort important pour la teinture, mais nul en médecine. On le vante dans le traitement des fièvres intermittentes, à la dose de 5 à 50 centigrammes; de la diarrhée chronique, à la dose de 1 à 2 grammes; de l'épilepsie, à la dose de 5 à 30 centigrammes. — Faut-il mentionner le *cyanure d'iode* et l'*éther cyanhydrique*, qu'on décrit dans les formulaires, mais qui ne sont point employés en médecine?

ACIDE CYANHYDRIQUE FOURNI PAR LES PLANTES DE LA TRIBU DES AMYGDALÉES. — Plusieurs plantes de la famille des rosacées peuvent fournir une huile essentielle riche en acide cyanhydrique; nous allons les étudier ici: elles sont comprises dans les genres *Prunus* et *Amygdalus*.

PRUNIER, *Prunus*, Tournef. — Calice campanulé, caduc, à 5 lobes; corolle de 5 pétales; étamines nombreuses, insérées circulairement au haut du tube calicinal; drupe ovoïde, lisse, glauque, marquée d'un sillon longitudinal, contenant un noyau rugueux, comprimé, terminé en pointe et creusé d'une gouttière sur l'une de ses deux sutures.

Le genre *Prunus* nous fournit les pruneaux, les cerises, les merises et le laurier-cerise.

LAURIER-CERISE, *Prunus lauro-cerasus*, L. — Cet arbre, originaire des bords de la mer Noire, croît en France en pleine terre. On emploie en pharmacie ses *feuilles*. Elles sont persistantes, toujours vertes, presque sessiles; elles sont obovales, allongées, acuminées au sommet, denticulées sur leurs bords, vertes et luisantes en dessus, plus pâles en dessous; leur consistance est coriace. Elles fournissent à la distillation une huile volatile, vénéneuse, qui contient de l'acide prussique, et qui est presque identique avec celle d'amandes amères, que nous allons bientôt étudier. La quantité d'essence qu'elles peuvent fournir varie aux différentes époques de l'année. M. Soubeiran s'est assuré qu'elles en donnaient le maximum au mois de juin; M. Garot a fait de nombreuses expériences qui prouvent qu'au printemps elles n'en donnent presque pas. Elles perdent presque toute leurs propriétés par la dessiccation.

EAU DISTILLÉE DE LAURIER-CERISE. — Feuilles récentes de laurier-cerise incisées, 2 kilos ; distillez-les à feu nu avec 4 kilos d'eau jusqu'à ce que vous ayez obtenu 2 kilos de liqueur distillée.

Voilà le procédé du Codex, qui recommande avec raison de filtrer le produit de la distillation à travers un filtre mouillé, pour séparer complétement l'huile essentielle.

L'eau distillée de laurier-cerise agit par l'essence et par l'acide prussique qu'elle contient ; son action est la même que celle de l'acide prussique, seulement elle est beaucoup moins énergique ; les médecins italiens la considèrent comme un excellent contro-stimulant. On l'administre dans une potion appropriée, à la dose de 5 à 50 grammes, mais progressivement. Il faut une grande prudence dans l'administration de cette eau distillée : ainsi, tandis que 120 grammes d'une eau de laurier-cerise préparée au prin-temps, ne produiront aucun effet, 10 grammes de cette même eau préparée à Montpellier pendant le mois de juillet pourront em-poisonner. On la conseille dans les affections nerveuses ; c'est un antispasmodique efficace et agréable ; on la vante dans les engor-gements des viscères abdominaux, dans les catarrhes pulmonaires chroniques, en un mot, dans tous les cas où l'emploi de l'acide prussique est ordonné. Cependant M. Fouquier a prouvé par des expériences cliniques que c'était un médicament très infidèle, parce que cette eau distillée varie de composition suivant la nature des feuilles employées et suivant l'époque de sa conservation : aussi MM. Liebig et Vœhler ont-ils proposé de la remplacer, comme nous allons bientôt l'indiquer à l'article *Amandes amères*. Nous renvoyons en même temps à ce dernier article pour étudier les propriétés de l'huile essentielle de laurier-cerise, car elles sont les mêmes que celles de l'essence d'amandes amères.

INFUSION DE LAURIER-CERISE DE CHESTON. — Feuilles récentes de lau-rier-cerise, 120 gram. ; faites infuser dans 1 kilogr. d'eau. Ce remède a été employé en lotion contre les cancers des lèvres.

CÉRAT DE LAURIER-CERISE. — Eau de laurier-cerise, 12 p. ; huile d'amandes, 16 p. ; cire blanche, 4 p. ; f. s. a. Recommandé pour panser les brûlures, les cancers ulcérés.

POMMADE DE JAMES. — Essence de laurier-cerise, 5 gram. ; axonge, 40 gram. Même usage que le cérat, mais plus énergique.

AMANDIER, *Amygdalus*, Tournef. — Ce genre diffère du prunier par ses fruits recouverts d'une pellicule tomenteuse, ayant la chair peu épaisse et le noyau creusé d'un grand nombre de sillons.

Amandier cultivé (Amygdalus communis). — C'est un bel arbre dont on distingue deux variétés qui fournissent les amandes douces et les amandes amères.

AMANDES AMÈRES. — Elles contiennent les mêmes principes que les amandes douces, et en outre une matière cristalline azotée, l'amygdaline, et une résine jaune âcre. On a compté, au nombre des principes constituants des amandes amères, l'acide prussique et l'huile volatile ; mais nous verrons bientôt que ces principes ne préexistent pas dans la graine. Des travaux chimiques très importants ont été exécutés dans ces derniers temps sur les produits de ces amandes, et ces travaux peuvent avoir une grande influence sur l'avenir de la chimie organique ; c'est ce qui nous engage à en donner une analyse détaillée. Schrader et Vauquelin démontrèrent les premiers, en 1802, que le produit de la distillation des amandes amères avec de l'eau contenait de l'acide prussique tout formé, mais dès cette époque Vauquelin émit le doute que l'odeur et la saveur des amandes amères dépendissent uniquement de l'acide prussique. Martès confirma cette induction, et il montra que les amandes amères pilées et soumises à une forte pression ne répandent aucune odeur, et qu'elles en acquièrent aussitôt que l'eau les pénètre.

Mais c'est MM. Robiquet et Boutron qui ont prouvé que l'huile volatile des amandes amères et l'acide cyanhydrique que l'on obtient en distillant les amandes amères avec de l'eau ne sont point renfermés dans ces dernières, avant leur traitement par l'eau ; ils ont ainsi confirmé les recherches antérieures de Martès, de Planche, de Henry et de Guibourt. L'huile grasse, obtenue par expression, ne contient aucun de ces produits ; et en épuisant le son des amandes par l'éther, on n'y trouve dissoute d'autre substance que de l'huile grasse. Or, on sait que l'acide cyanhydrique, ainsi que l'huile volatile des amandes amères, se dissout tant dans les huiles grasses que dans l'éther. Si donc ces corps s'étaient déjà trouvés tout formés dans les amandes amères, on aurait dû nécessairement les retrouver dans les dissolvants mentionnés. Lorsque, après le traitement du son des amandes amères par l'éther, on humecte d'eau et qu'on distille, on obtient la même quantité d'huile volatile. On en peut conclure à juste titre que les matières dont elle se produit et les conditions nécessaires à sa formation se trouvent dans le son des amandes sous la même forme que si celui-ci n'avait pas été en contact avec l'éther. Si, après avoir enlevé toute l'huile grasse au moyen de l'éther, on humecte d'eau le son des amandes, on le fait sécher à l'air, et on le traite derechef par l'éther, il donne, par l'évaporation, de l'huile volatile d'amandes amères.

Au contraire, on observe des phénomènes entièrement différents en épuisant le son, soit avant, soit après son traitement par l'éther, par de l'alcool fort et bouillant. Dans ce cas, le résidu ne présente plus les moindres indices d'huile d'amandes amères et d'acide cyanhydrique. Humecté d'eau, il reste sans odeur ; distillé avec celle-ci, il ne donne plus d'huile volatile ; mais la solution alcoolique bouillante dépose des cristaux blancs, que l'on obtient encore en plus grande quantité par concentration. Le corps cristallisé a également été découvert par MM. Robiquet et Boutron-Charlard, et a reçu le nom d'*amygdaline*.

AMYGDALINE.—Elle est très soluble dans l'eau et l'alcool bouillant, mais insoluble dans l'éther ; elle est d'une saveur amère ; et, traitée par l'acide nitrique fort, elle donne, à la manière de l'huile volatile des amandes amères, de l'acide benzoïque ; chauffée avec des alcalis, elle dégage de l'ammoniaque, et contient par conséquent de l'azote. Digérée avec les alcalis bouillants, l'amygdaline se convertit en acide amygdalique.

Voici le procédé donné par Liebig et Wœhler pour préparer l'amygdaline. Le son d'amandes amères, séparé de l'huile grasse par expression, fut traité deux fois par l'alcool bouillant de 94 à 95 p. c. ; ensuite on filtra la liqueur à travers un linge, et l'on pressa le résidu. Le liquide trouble dépose ordinairement encore de l'huile grasse, que l'on en sépare. On le chauffe ensuite de nouveau, et l'on cherche à l'obtenir limpide en le filtrant. Après l'avoir abandonné pendant quelques jours, on obtient une partie de l'amygdaline sous forme de cristaux ; toutefois la majeure partie reste dissoute. On distille l'eau-mère jusqu'à ce qu'elle soit réduite environ à 1/6ᵉ de son volume primitif ; on laisse le résidu se refroidir, et on le mêle avec la moitié de son volume d'éther. Par ce moyen, toute l'amygdaline se précipite. On recueille la bouillie de petits cristaux qu'on obtient sur un filtre, et on la presse convenablement entre du papier joseph, qu'on a soin de renouveler de temps à autre, car les cristaux renferment toujours une quantité assez considérable d'huile grasse qui leur adhère fortement ; cette huile est absorbée par le papier. Pour en purifier tout à fait l'amygdaline, on l'agite dans une bouteille contenant de l'éther, jusqu'à ce qu'une goutte évaporée sur une surface d'eau ne laisse plus de pellicules d'huile. Enfin, pour en séparer des fibres de papier, on la dissout une seconde fois dans l'alcool fort, bouillant. Elle cristallise alors presque toute par le refroidissement en feuillets blancs, d'un éclat nacré. Liebig et Wœhler ont vu dernièrement qu'on peut obtenir l'amygdaline avec plus de facilité en faisant fermenter le produit de l'évaporation des solutions alcooliques. L'amygdaline est composée de 2 atomes d'azote (3,069), 40 atomes de carbone (52,976), 52 atomes d'hydrogène (5,835), 22 atomes d'oxygène (38,135). L'amygdaline cristallisée contient en plus 6 atomes d'eau.

Des faits exposés ci-dessus on pouvait conclure que l'*amygdaline* servait à la production de l'acide cyanhydrique; mais on ignorait complétement par quelle réaction s'opérait cette transformation. On n'avait pu obtenir cet acide avec aucun des produits, ou par leur mélange entre eux, ou avec le résidu d'amandes. On supposait l'existence d'un principe fugace qui servait de lien commun, et qui n'avait pu être saisi. Wœhler et Liebig viennent d'éclaircir cette question.

ÉMULSINE. — Liebig et Wœhler donnent ce nom à l'albumine des amandes douces ou amères. Lorsqu'on mêle une solution d'amygdaline à une émulsion d'amandes douces ou à une solution d'émulsine, on observe instantanément l'odeur particulière à l'acide cyanhydrique, qui devient plus forte par l'échauffement du mélange. En ajoutant au liquide un sel de fer, puis de l'ammoniaque, il se forme du bleu de Prusse, ce qui démontre la présence de l'acide cyanhydrique. L'albumine végétale extraite d'autres plantes ne réagit pas sur l'amygdaline; l'émulsine elle-même perd son action, quand elle a été coagulée par la chaleur; mais elle ne la perd pas par sa coagulation par l'alcool. L'essence d'amandes amères ne se sépare pas du mélange de la solution d'amygdaline et d'émulsine; on ne peut l'obtenir que par la distillation. Il semble que la solubilité de l'essence dans le liquide où la décomposition a lieu doive déterminer la limite de la décomposition de l'amygdaline. Si donc il y a moins d'eau que l'essence séparée en a besoin pour se dissoudre, une partie de l'amygdaline reste non décomposée. Par sa décomposition par l'émulsine, l'amygdaline produit, outre l'acide cyanhydrique et l'hydrure de benzoyle, une quantité notable de sucre mamelonné et du formiate d'ammoniaque.

MM. Robiquet et Boutron ont montré que c'était une sorte de diastase ou de ferment qui possédait le caractère d'opérer une métamorphose si complète et si subite; ils lui ont donné le nom de *synaptase*.

Emploi médical de l'amygdaline. — On sait que les eaux distillées d'amandes amères et de laurier-cerise sont des médicaments très infidèles, parce qu'ils varient dans leur composition suivant la qualité des matières employées, le procédé de distillation suivi et l'ancienneté du produit; l'emploi de l'amygdaline remédiera à toutes ces incertitudes. Liebig et Wœhler ont montré que 1 gramme d'amygdaline, mise en contact avec une solution d'émulsine, donne 5 centigrammes d'acide cyanhydrique anhydre et environ 40 centigrammes d'essence d'amandes amères. Voici une recette qui, comparée aux expériences de Geiger, représente fidèlement l'eau distillée d'amandes amères. Faites avec 8 grammes d'amandes douces 30 grammes d'émulsion; faites-y dissoudre 1 gramme d'amygdaline. On obtiendra 30 grammes de produit représentant 30 grammes d'eau distillée d'amandes amères saturée, contenant 5 centigrammes d'acide cyanhydrique anhydre.

EAU DISTILLÉE D'AMANDES AMÈRES.—Prenez : tourteau récent d'amandes amères, 1 kilogr.; eau commune froide, q. s. Délayez le tourteau d'amandes dans l'eau, de manière à obtenir une bouillie bien liquide; introduisez-la dans la cucurbite d'un alambic; montez l'appareil distillatoire, et laissez macérer pendant vingt-quatre heures; au bout de ce temps, distillez au moyen de la vapeur d'eau que vous ferez arriver au fond de la cucurbite, à l'aide d'un tube communiquant avec une chaudière pleine d'eau en ébullition. Continuez la distillation jusqu'à ce que vous ayez obtenu en produit distillé 2 kilogr. Filtrez l'eau distillée à travers un filtre de papier mouillé, pour en séparer exactement l'huile essentielle non dissoute.

M. Vinckler a obtenu un nouvel acide en évaporant l'eau distillée d'amandes amères à laquelle on a préalablement ajouté une certaine quantité d'acide chlorhydrique. Liebig lui donne le nom de formobenzoïque, parce que sa composition peut être exprimée par 1 atome d'acide formique et 1 atome d'hydrure de benzoyle.

Geiger a montré l'utilité de la macération des amandes amères avant la distillation. Les expériences de Wœhler et Liebig font qu'on peut se rendre compte de cette opération préalable; car c'est seulement à froid que s'opère la transformation de l'amygdaline.

HUILE VOLATILE D'AMANDES AMÈRES. — Les faits que nous avons exposés ci-dessus montrent par quelles transformations l'huile volatile, qui n'existait point dans les amandes, s'y développe sous l'influence de l'eau, de l'émulsine et de l'amygdaline. Nous allons maintenant en exposer la préparation et les propriétés.

Préparation. — Opérez comme pour l'eau distillée d'amandes amères; arrêtez l'opération aussitôt que le produit cessera d'être très odorant; séparez alors l'huile essentielle de l'eau aromatique; versez celle-ci dans la cucurbite d'un petit alambic, et distillez de nouveau; il se séparera une nouvelle quantité d'huile essentielle qui passera dans les premiers moments de l'opération ; vous la séparerez, et vous la mélangerez avec le premier produit.

Ce sont MM. Boutron et Robiquet qui ont fait connaître la nécessité de redistiller les produits de la première opération pour retirer une plus grande quantité d'huile essentielle.

Propriétés. — L'huile volatile d'amandes amères brute a une couleur jaune. Elle contient toujours de l'acide prussique ; mais on ignore complétement dans quel état il s'y trouve. J'avais pensé qu'il pouvait s'y trouver à l'état de *cyanoforme* ; mais je n'ai pu isoler cette combinaison.

L'huile d'amandes amères médicinale que contient l'acide prussique, ou le composé qui lui donne naissance, diffère complétement de l'huile purifiée nommée hydrure de benzoyle. L'huile non purifiée est un médicament très dangereux ; elle doit ses propriétés toxiques à l'acide cyanhydrique. On doit l'employer avec la plus grande réserve.

HUILE VOLATILE D'AMANDES AMÈRES PURIFIÉE (hydrure de benzoyle). — Pour priver l'huile d'amandes amères de l'acide prussique qu'elle contient, on l'agite avec de l'hydrate de chaux, puis avec une dissolution de chlorure de fer, et on la distille de nouveau. On la rectifie par une nouvelle distillation sur la chaux en poudre. Elle est alors privée de l'acide cyanhydrique, de l'acide benzoïque et de l'eau qu'elle pouvait contenir. Elle possède des propriétés très remarquables, qui ont été surtout étudiées par Wœhler et Liebig.

Composition, propriétés. — L'huile d'amandes amères purifiée peut être considérée comme une combinaison binaire de 2 atomes d'hydrogène et de 1 atome d'un radical composé, qui est lui-même formé de 14 atomes de carbone, 12 atomes d'hydrogène et 2 atomes d'oxygène. Ce radical, qui n'a point encore été isolé, a été nommé *benzoyle*. L'huile volatile d'amandes amères purifiée est alors de l'hydrure de benzoyle.

Exposé à l'air, l'hydrure de benzoyle ou l'huile brute absorbe de l'oxygène et se transforme en acide benzoïque, qui peut être représenté par 1 atome de benzoyle et 1 atome d'oxygène. Chauffé avec l'hydrate de potasse, il donne de l'hydrogène et un benzoate alcalin ; l'acide nitrique le change également en acide benzoïque. — Le chlore, en agissant sur l'hydrure de benzoyle, se combine à l'hydrogène, forme de l'acide chlorhydrique, en même temps qu'il se combine au benzoyle et le transforme en *chlorure de benzoyle*, qui, étant mis en contact avec l'eau, s'empare de ses deux éléments. L'hydrogène de l'eau et le chlore du chlorure de benzoyle forment de l'acide chlorhydrique, tandis que l'oxygène de l'eau et le benzoyle forment de l'acide benzoïque. En faisant réagir le gaz ammoniac sec sur le chlorure de benzoyle, il en résulte un composé cristallin nouveau, la *benzamide*, composée de 14 atomes de carbone, 14 atomes d'hydrogène, 2 atomes d'azote et 2 atomes d'oxygène.

Si l'on traite le chlorure de benzoyle par un bromure, un iodure, un sulfure ou un cyanure, il y a un échange d'éléments. D'un côté, il se forme un chlorure du métal, et de l'autre une combinaison du benzoyle avec le brome, l'iode, le soufre et le cyanogène, proportionnelle au chlorure de benzoyle.

BENZOÏNE. — Ce corps, découvert par Strange, se forme en mettant l'huile d'amandes amères en présence avec la potasse, à l'abri du contact de l'air. Il se présente sous forme de cristaux brillants transparents; il est isomérique avec l'hydrure de benzoyle.

PROPRIÉTÉS PHYSIOLOGIQUES ET MÉDICALES DES AMANDES AMÈRES. — Les anciens connaissaient déjà les propriétés toxiques des amandes amères, qui ont été parfaitement démontrées par les expériences de MM. Villermé, Orfila et Christison. Un chien peut être empoisonné avec vingt amandes. Les recueils scientifiques contiennent de nombreux exemples d'accidents occasionnés par les amandes amères. Le docteur Kenedy a vu mourir un homme qui avait mangé une grande quantité d'amandes amères.

De toutes les préparations d'amandes amères, la plus dangereuse est l'huile essentielle. Metzdorff a rapporté l'observation d'un hypochondriaque qui en prit deux gros et qui périt en une demiheure. — On a démontré que l'huile essentielle d'amandes amères agit par l'acide cyanhydrique qu'elle contient, et que les accidents qu'elle détermine sont précisément ceux que nous avons développés à l'article *Acide hydrocyanique*. — L'eau distillée d'amandes amères doit ses propriétés à l'essence qu'elle contient.

Selon Dioscoride, cinq ou six amandes amères suffisent pour dissiper l'ivresse. Les amandes amères tuent les vers intestinaux. Berguin affirme qu'une livre ou deux d'*émulsion d'amandes amères*, donnée dans l'intervalle des accès, guérit des fièvres intermittentes qui ont été rebelles à l'action du quinquina. On a encore préconisé les amandes amères contre la rage. On peut encore employer les amandes amères ou leurs préparations (et la meilleure de toutes est la solution d'amygdaline dans l'émulsine) dans tous les cas où l'acide prussique a été indiqué.

POMMADE D'ESSENCE D'AMANDES AMÈRES. — Essence d'amandes amères, beurre de cacao, aa 5 gram. M. s. a. — Une friction douce d'heure en heure sur le front et les tempes avec gros comme un pois de cette pommade.

Employée dans les cas de glaucome et d'iritis pour combattre les douleurs névralgiques.

Ce qui est surtout remarquable, dit M. Cunier, dans l'emploi des composés cyaniques dans la médication ophthalmique, c'est la promptitude avec laquelle l'emploi des instillations cyaniques détermine la cicatrisation des ulcères de la cornée et amène la résorption d'épanchements, toujours si lents à disparaître : aussi est-ce aux cas de cette nature et aux pertes de transparence de la cornée que M. Cunier conseille d'en restreindre l'emploi, en faisant choix, de préférence, du cyanure de zinc, comme étant moins dangereux à manier que les autres préparations, et surtout moins variable dans ses effets.

L'usage de l'eau distillée de laurier-cerise détermine des effets identiques avec ceux dont il a été question ci-dessus. L'action hyposthénisante de cette eau est en raison de la proportion d'acide cyanhydrique qu'elle renferme; mais son contact avec l'œil est presque toujours trop douloureux pour que l'on puisse songer à y avoir recours lorsqu'il existe des ulcérations des cornées. Elle a paru à M. Cunier exercer une bonne influence dans le traitement du leucoma par les incisions; dans ces cas seulement et dans quelques pannus anciens, les instillations ont pu être supportées.

L'huile essentielle d'amandes amères et celle de laurier-cerise ne peuvent être employées que dans des douleurs névralgiques. Introduites entre les paupières, elles déterminent une cuisson très vive et prolongée, et leur effet sur l'œil ou les ulcérations de la cornée reste nul ou à peu près.

MÉDICAMENTS TÉTANIQUES.

On donne le nom de *tétaniques* à des médicaments qui n'ont de commun avec les narcotiques que d'agir sur le système nerveux; de très remarquables différences les séparent de ces agents. Tous les animaux sont sensibles à leur influence; mais leur action est surtout remarquable sur les vertébrés. Ils agissent d'une manière spéciale sur la moelle épinière, et ils donnent lieu à des contractions spasmodiques, brusques et passagères, parfois d'une grande violence et suivies d'une rigidité tétanique. Les médicaments qui composent cette classe sont des poisons redoutables qui exigent la plus grande prudence dans leur administration. On les a surtout employés contre plusieurs maladies du système nerveux, les paralysies, l'amaurose, l'épilepsie. Ceux qui viennent en première ligne sont les produits de la famille des *strychnées*, dont l'action physiologique et médicale a été si bien étudiée par MM. Magendie et

Delille. On a encore rangé dans cette classe des tétaniques les substances qui contiennent de la *vératrine* : l'*ellébore noir*, le *redoul*.

REDOUL. — En voyant le grand rapprochement qui existe entre l'action physiologique et toxique du redoul et de la strychnine, analogie qu'un exemple que nous allons citer vient encore confirmer, on a tout lieu de penser qu'il existe dans la *Coriaria myrtifolia* un alcali organique analogue à la strychnine. C'est un digne sujet de recherches. Voici une observation qui prouve le danger du redoul :

Une famille de cultivateurs des environs de Toulouse a été empoisonnée par des limaçons qui avaient été recueillis sur des buissons de redoul (*Coriaria myrtifolia*). On sait que les feuilles et les jeunes pousses de ce végétal tuent les animaux domestiques qui les broutent, en déterminant des attaques tétaniques. On savait que les escargots recueillis sur la belladone pouvaient empoisonner ; mais il n'y avait pas encore d'observation d'empoisonnement déterminé par des limaçons qui avaient mangé des feuilles de redoul. Cet exemple prouve combien il est indispensable de faire jeûner ces animaux avant de les employer comme aliments.

Je donnerai des notions sur le redoul à l'article des *Sénés*.

STRYCHNÉES. — J'arrive au groupe important des *strychnées*, dont De Candolle fait une famille particulière. Ce sont les graines qui méritent surtout de nous arrêter ; elles contiennent deux alcalis végétaux, nommés *strychnine* et *brucine* : nous les décrirons en détail. Ces graines sont contenues dans un fruit pulpeux, acidule, dont on mange plusieurs. Les bois et les écorces des strychnées contiennent de la strychnine, ou de la brucine, ou du moins Pelletier et Caventou en ont extrait du strychnos colubrina, connu sous le nom de *bois de couleuvre ;* ils en ont trouvé aussi dans l'*upas tieuté, S. tieuté*. Vauquelin n'en a pas rencontré dans le *S. pseudokina*, qui est un fébrifuge et qui ne contient aucun principe propre à la famille. On attribue aux strychnées la *fausse angusture*, parce qu'à l'analyse elle donne de la brucine.

STRYCHNOS (L., J.).— Calice monosépale, à 4 ou 5 divisions plus ou moins profondes ; corolle monopétale, tubuleuse, ayant le limbe à 4 ou 5 découpures ; étamines libres ou distinctes, insérées au sommet du tube ; ovaire simple, uniloculaire, surmonté par un style ; fruit globuleux, crustacé extérieurement, charnu à son intérieur, renfermant plusieurs graines logées dans une pulpe aqueuse.

Ce sont des arbres élevés, à feuilles opposées, entières, à fleurs petites, disposées en cimes.

Strychnos, noix vomique (strychnos nux vomica). — L'arbre, longtemps inconnu, dont les graines sont connues dans le commerce sous le nom de *noix vomiques*, croît à Ceylan, au Malabar et sur la côte de Coromandel. Son tronc est d'une élévation médiocre ; ses rameaux opposés sont glabres, chargés de feuilles opposées, courtement pétiolées, ovales, entières, lisses et glabres ; ses fleurs sont petites, blanches, disposées en corymbes terminaux ; le fruit est ovoïde, à peu près de la grosseur d'une orange ; son enveloppe extérieure est crustacée, assez fragile ; les graines, que nous allons décrire, sont éparses dans une pulpe aqueuse.

Strychnos, fève de Saint-Ignace (Strychnos ignatia, ignatia amara, L.) — L'arbre qui produit les fèves de Saint-Ignace croît aux îles Philippines. C'est le jésuite Camelli qui l'a fait connaître ; il a un tronc assez élevé qui porte des rameaux longs, cylindriques, très glabres et comme sarmenteux, sur lesquels sont des feuilles opposées, presque sessiles, ovales, acuminées, entières, planes et très glabres ; les fleurs sont blanches, tubuleuses, et exhalent une odeur de jasmin. Les fruits, de la grosseur d'une poire, sont ovoïdes, glabres ; leur enveloppe extérieure est cassante ; ils contiennent 15 ou 20 graines que nous allons décrire plus bas.

GRAINES DES STRYCHNÉES. — Les deux graines de strychnées qui sont employées dans la matière médicale sont : la *fève de Saint-Ignace* et la *noix vomique.* Ce sont des graines d'une extrême amertume ; elles sont toutes les deux des poisons redoutables pour les hommes et les animaux carnivores, beaucoup moins pour les ruminants. Elles doivent leurs propriétés toxiques à deux alcalis végétaux, la strychnine et la brucine, découverts par MM. Pelletier et Caventou ; leur composition est très analogue : seulement, la fève de Saint-Ignace contient beaucoup plus de strychnine, et la noix vomique plus de brucine. Elles ont fourni à l'analyse des lactates de strychnine et de brucine, de la cire, une huile concrète, une matière colorante jaune, de la gomme, de l'amidon, de la bassorine.

Les *noix vomiques* sont des semences arrondies et plates, grises et veloutées à l'extérieur ; à l'intérieur, ces semences sont cornées, ordinairement blanches, quelquefois noires et opaques ; elles sont inodores, mais d'une saveur très amère.

Les *fèves de Saint-Ignace* sont grosses comme des olives, arrondies et convexes d'un côté, anguleuses et à 3 ou 4 faces de l'autre, offrant à une extrémité la cicatrice du point d'attache. Leur substance intérieure est cornée, demi-transparente, plus ou moins brune et très dure. Elles sont opaques à leur surface, et recouvertes d'une efflorescence grisâtre qui y adhère. Elles sont inodores et d'une grande amertume.

STRYCHNINE et **BRUCINE**. — Ces deux remarquables alcalis végétaux ont des propriétés physiologiques tellement pareilles qu'on peut les substituer l'un à l'autre dans tous les usages thérapeutiques. C'est absolument le même rapport qui existe entre la morphine et la codéine, entre la quinine et la cinchonine; c'est une chose très remarquable que de voir ces produits analogues par leur effet sur les animaux se rencontrer, soit dans la même partie végétale, soit dans les plantes de la même famille.

Je veux, avant de terminer ces notions générales sur les strychnées, faire connaître un rapprochement nouveau qui unit la strychnine et la brucine.

En étudiant les propriétés optiques des alcalis végétaux, j'ai découvert que les dissolutions, soit de strychnine, soit de brucine, dans les dissolvants neutres, agissaient sur la lumière polarisée. L'une et l'autre de ces bases ont un pouvoir moléculaire rotatoire qui s'exerce vers la gauche ; mais l'énergie du pouvoir de la strychnine est presque exactement le double de celui de la brucine. Si l'on ajoute un acide dans une dissolution de strychnine, le pouvoir décroît immédiatement et d'une façon considérable. Si l'on ajoute également un acide dans une dissolution de brucine, le pouvoir décroît encore et, dans une proportion exactement pareille. Voilà certes des rapprochements bien dignes de fixer l'attention, et qui caractérisent complétement ces remarquables alcalis végétaux.

STRYCHNINE. — C'est le premier alcali végétal découvert par MM. Pelletier et Caventou ; on l'a trouvé dans les noix vomiques, les fèves de Saint-Ignace, le bois de couleuvre. Elle est toujours à l'état de sel. On pensait qu'elle était combinée avec un acide particulier (igasurique) ; mais M. Corriol a reconnu que c'était l'acide lactique. Elle est toujours accompagnée d'un autre alcali végétal, la *brucine* ; elle en est pour ainsi dire exempte dans l'upas tieuté.

PRÉPARATION. — Voici le procédé indiqué par le Codex, qui n'est qu'une modification de celui décrit par M. Henry. On fait trois décoctions avec 1 kilogr. de noix vomiques (1), en faisant précéder

(1) Si l'on pouvait se procurer à peu de frais les fèves de Saint-Ignace, on devrait les préférer aux noix vomiques, parce qu'elles contiennent plus de strychnine et moins mélangée de brucine.

chaque décoction d'une macération préalable dans l'eau ; on passe avec expression ; on évapore la liqueur en consistance de sirop clair ; on ajoute pour chaque 500 grammes de noix vomiques 64 grammes de chaux vive, délayée dans l'eau ; on fait dessécher le précipité au bain-marie ou à l'étuve ; on traite ce précipité à plusieurs reprises par de l'alcool à 33 degrés Cartier bouillant. Par évaporation et refroidissement de l'alcool, la strychnine cristallisera en cristaux octaédriques, encore colorés ; mais par trois ou quatre dissolutions dans l'alcool et autant de cristallisations, on obtiendra la strychnine suffisamment pure pour être employée en médecine. M. Henry convertissait la strychnine en nitrate, qu'il purifiait par plusieurs cristallisations, et dont la strychnine était précipitée par l'ammoniaque.

Procédé de Wittstock. — Selon cet auteur, 500 grammes de noix vomiques, traitées comme il suit, fournissent 2 grammes de nitrate de strychnine et 3 grammes de nitrate de brucine. On fait bouillir la noix vomique une fois avec de l'eau-de-vie de 0,94 ; on décante la liqueur, et l'on sèche la noix vomique dans un four ; il est alors facile de la réduire en poudre. On traite cette poudre 2 ou 3 fois par l'eau-de-vie ; on réunit toutes les liqueurs, et l'on distille l'esprit de vin. On verse dans la liqueur restante de l'acétate de plomb, jusqu'à ce que celui-ci ne produise plus de précipité, moyen par lequel on sépare de la matière colorante, de la graisse et des acides végétaux. On lave bien le précipité. La liqueur filtrée est évaporée, jusqu'à ce qu'il reste, par 500 grammes de noix vomique, 250 grammes de liquide ; on ajoute à ce dernier 10 grammes de magnésie, et on laisse reposer le mélange pendant plusieurs jours, afin que toute la brucine soit séparée. On recueille le précipité sur un linge ; on l'exprime, et on le délaie dans l'eau froide ; on l'exprime encore ; on répète ce traitement plusieurs fois ; après quoi on dessèche le précipité ; on le pulvérise, et on l'épuise par l'alcool de 0,835 ; en distillant l'alcool, la strychnine se sépare sous forme d'une poudre blanche, cristalline, assez pure, tandis que la brucine reste dans l'eau-mère. Il convient alors de traiter celle-ci et la strychnine ensemble par l'acide nitrique étendu, dont il ne faut pas mettre un excès, et d'évaporer la dissolution à une douce chaleur ; le sel strychnique se dépose en cristaux penniformes, parfaitement blancs et purs, qu'on enlève. Plus tard, une portion de sel brucique se dépose en cristaux solides ; mais la plus grande partie forme, à cause des corps étrangers qu'elle retient, une masse gommeuse qu'il faut reprendre par la magnésie, l'alcool, etc., pour obtenir des cristaux de nitrate prussique. Quand on précipite la brucine, il en reste toujours dans la dissolution une assez grande quantité, qui ne se dépose qu'au bout de six à huit jours en grains cristallins.

On peut, pour séparer la strychnine de la brucine, transformer ces bases en nitrates acides. Le nitrate de brucine cristallise le premier ; il est peu soluble, et ses cristaux sont durs, tandis que la strychnine forme des aiguilles molles et flexibles.

Procédé de Corriol. — On fait bouillir la noix vomique dans l'eau pour la ramollir ; on la retire, et on la passe au moulin pour la diviser ; on la remet dans les premières décoctions, et on la fait bouillir pendant deux heures. On passe avec expression ; on renouvelle les décoctions trois fois ; on évapore les liqueurs réunies en consistance de sirop, et l'on y ajoute de l'alcool tant qu'il se forme un précipité. On sépare ainsi la partie mucilagineuse qui entraverait les opérations subséquentes. On passe, on distille, et l'on évapore en consistance d'extrait. On redissout cet extrait dans l'eau, qui laisse un peu de matière grasse ; on chauffe la liqueur, et on la décompose par un lait de chaux qui précipite la strychnine, la brucine et un peu de matière colorante. On verse sur cette masse de l'alcool à 20 degrés, qui dissout la brucine et la matière colorante, et qui laisse la strychnine qu'on dissout dans l'alcool bouillant, et qui cristallise par une évaporation spontanée. Si elle contenait encore de la brucine, on pourrait la séparer par de l'alcool faible, ou en transformant les deux bases en nitrates, comme nous l'avons dit plus haut.

S'il s'agissait seulement de constater la pureté de la strychnine ou de la brucine commerciale, on se servirait avec avantage du procédé donné par M. Robiquet. On délaie l'alcali que l'on veut examiner dans un peu d'eau chaude, et l'on ajoute quelques gouttes d'acide ; on porte à l'ébullition, et l'on précipite bouillant par l'ammoniaque. Si la strychnine est pure, le précipité est pulvérulent ; s'il y a de la brucine, il est poisseux, et il colle aux vases d'autant plus qu'il contient plus de brucine.

Propriétés physiques et chimiques. — La strychnine est blanche ; elle cristallise par évaporation spontanée de sa dissolution alcoolique en prismes blancs quadrilatères, terminés par des pyramides à quatre faces surbaissées qui ne contiennent pas d'eau de cristallisation. Exposée au feu, elle se fond, mais ne se volatilise pas ; elle se décompose entre 312 et 315, en donnant des produits ammoniacaux. L'eau bouillante en dissout 1/2500 ; l'eau à 10 degrés en dissout 1/6687, et malgré cette faible proportion cette eau est d'une amertume insupportable ; l'éther ne la dissout pas, ou seulement des traces ; l'alcool anhydre ne la dissout pas ; l'alcool faible n'en dissout que des traces ; elle se dissout mieux dans l'alcool à 36 degrés. Les huiles volatiles la dissolvent bien , et les huiles grasses en dissolvent à peine. Mêlée avec du soufre et chauffée, elle se décompose à la température où le soufre fond, et dégage du gaz sulfhydrique. La strychnine commerciale prend souvent, lorsqu'on la mêle avec l'acide nitrique, une couleur rouge; mais ce phénomène est produit par un corps étranger dont il est difficile de débarrasser la strychnine.

La strychnine comparée aux autres alcalis végétaux est une base puissante ; elle précipite la plupart des bases inorganiques non alcalines et forme des sels doubles avec plusieurs d'entre elles.

Les *sels de strychnine* solubles sont précipités par le tannin, l'infusion de noix de galle et les alcalis; ils ne le sont point par les oxalates et les tartrates solubles. Ils sont complétement précipités même dans une dissolution acide par l'iodure de potassium ioduré. Le précipité a une couleur marron : c'est de l'iodure d'iodhydrate de strychnine, qui, dissous dans l'alcool à 86 degrés bouillant, se cristallise par le refroidissement sous forme de prismes d'une couleur rouge-rubis.

PROPRIÉTÉS ORGANOLEPTIQUES. — La strychnine et tous ses sels sont inodores ; ils sont remarquables par leur extrême amertume.

MOYEN DE DÉCOUVRIR DES TRACES DE STRYCHNINE. — Si l'on ajoute, d'après Artus, à une dissolution aqueuse d'un sel de strychnine du sulfocyanure de potassium, la liqueur se trouble et le moindre mouvement suffit pour faire précipiter un sel insoluble en petites étoiles fines et blanches. Si l'on échauffe la liqueur jusqu'à $+70$, ce précipité se dissout; mais il se sépare de nouveau à $+17,5$ degrés en aiguilles nacrées. On peut, par cette méthode, trouver la strychnine dans une liqueur qui n'en contient que $1/375$. Il paraît, d'après Vinckler, que la quinine se comporte comme la strychnine; c'est pourquoi il indique comme meilleur réactif le sublimé corrosif ; le mercure peut être séparé par un courant de gaz sulfhydrique, et le muriate de strychnine reste en dissolution ; mais je dois dire que nul réactif n'est plus convenable pour découvrir des traces de strychnine que l'iodure de potassium ioduré.

Sulfate de strychnine. — Il se prépare en dissolvant jusqu'à saturation de la strychnine dans l'acide étendu, et filtrant et faisant évaporer ; il cristallise en cubes quand il est neutre, et en aiguilles quand il est acide; il est soluble dans moins de 10 p. d'eau froide. Il contient 14,4 d'acide sulfurique et 85,6 de strychnine.

Chlorhydrate de strychnine. — Il cristallise en aiguilles quadrilatères, agglomérées en mamelons qui perdent à l'air leur transparence; il n'est guère plus soluble que le sulfate.

Nitrate de strychnine. — Il cristallise en aiguilles nacrées réunies en faisceaux. Très soluble dans l'eau chaude, l'alcool en dissout peu, et l'éther point. Le *binitrate* cristallise en aiguilles fines.

Phosphate de strychnine. — En dissolvant la strychnine dans l'acide phosphorique jusqu'à ce que celui-ci refuse d'en prendre, il se forme un sursel qui cristallise par l'évaporation en prismes quadrilatères.

Carbonate de strychnine. — On peut l'obtenir ou directement ou par double décomposition. Ce sel est légèrement soluble dans l'eau; il cristallise en prismes quadrilatères.

Oxalate de strychnine. — Il est très soluble dans l'eau, et il cristallise quand il contient un excès d'acide. Il en est de même du *tartrate.* L'*acétate* est très soluble, et cristallise difficilement à l'état neutre, facilement à l'état acide.

PROPRIÉTÉS PHYSIOLOGIQUES ET MÉDICALES. — Ce sont les expériences de MM. Magendie et Delille, Fouquier et Andral, qui ont éclairé l'histoire physiologique et médicale de la strychnine; c'est M. Magendie que nous allons prendre pour guide. La strychnine et les sels de cette base sont les poisons solides les plus énergiques que l'on connaisse, et qui demandent les plus grandes précautions pour les préparer, les administrer et les livrer au public.

Sur un homme sain, 1 centigramme de strychnine a des effets très prononcés ; 2 ou 3 centigrammes suffisent pour tuer un chien de forte taille en produisant des accès de tétanos qui , en se prolongeant, s'opposent à la respiration jusqu'au point de produire l'asphyxie complète et la mort. Quand la dose est plus forte, l'animal paraît périr par l'action même de la substance sur le système nerveux. Quand on touche l'animal soumis à l'action de cette substance, il éprouve une secousse semblable à une forte commotion électrique. Cet effet se reproduit à chaque nouveau contact. La décollation complète n'empêcherait point les effets de la substance d'avoir lieu et de continuer quelque temps. Ce caractère distingue l'action des strychnines des autres substances irritantes connues jusqu'ici. Après la mort, on ne trouve aucune lésion de tissus qui puisse indiquer la cause qui l'a produite; la strychnine contracte la pupille.

On a conseillé la strychnine dans toutes les maladies avec affaiblissement, soit local, soit général; les paralysies de tout genre, générales ou partielles. Si l'on emploie la strychnine dans les cas de paralysie suite d'apoplexie, il ne faut l'administrer qu'à une époque éloignée de celle où a lieu l'hémorrhagie cérébrale qui a produit la paralysie, et l'on ne peut en espérer d'ayantages réels que s'il n'y a point de lésion organique grave ; car dans ces cas il serait dangereux de persister·dans l'emploi de ce médicament. Sur l'homme affecté de paralysie, les effets de la strychnine ont cela de remarquable, qu'ils se manifestent particulièrement sur les parties paralysées ; c'est là que se passent les secousses tétaniques ; c'est là qu'un sentiment de fourmillement annonce l'action du médicament ; c'est là que se développe une sueur locale qu'on n'observe point ailleurs. Chez les hémipylégiques soumis à l'action de la strichnine, le contraste entre les deux moitiés du corps est frappant : tandis que le côté sain est paisible, le côté malade éprouve souvent une agitation extrême ; la langue elle-même présente cette différence entre ses deux moitiés : l'une fait souvent ressentir une saveur amère, tandis que l'autre n'offre rien de semblable. Si la dose est portée plus loin, les deux côtés du corps participent, mais· inégalement, à l'effet tétanique, jusqu'au point que le malade est quelquefois lancé hors de son lit, tant les accès tétaniques ont d'intensité.

On a employé la strychnine ou l'extrait alcoolique de noix vomique dans des cas d'amaurose et d'épilepsie, dans les atrophies partielles des membres supérieurs et inférieurs, dans les débilités générales extrêmes avec tendance irrésistible au repos, dans la chorée ou danse de Saint-Guy. M. le professeur Trousseau a publié un travail important sur l'emploi des composés strychniques· dans cette maladie. A petite dose, la strychnine a été trouvée très utile pour combattre les gastralgies. Nous reviendrons sur cette application.

Noix vomique contre les hydropisies asthéniques. — Suivant M. Tessier de Lyon, les préparations de noix vomique peuvent être administrées utilement dans les cas d'hydropisies *asthéniques,* c'est-à-dire qui se compliquent d'un état de débilité générale, comme, par exemple, celles qui surviennent à la suite de longues maladies, ou chez les individus soumis à une alimentation mauvaise et insuffisante.

On peut prescrire avec avantage la noix vomique dans les cas d'hydropisies, suites d'anciennes fièvres intermittentes, alors que les malades sont arrivés à une espèce d'état cachectique, et quand les préparations de quina ont cessé d'être efficaces.

Elle peut rendre quelques services quand l'hydropisie est liée à un état d'anémie ou de chlorose, alors que le fer a épuisé sa puissance curative, comme on le voit assez souvent.

Les propriétés stimulantes de la noix vomique en ont depuis longtemps recommandé l'emploi dans certaines affections du tube digestif, en particulier dans la dyspepsie, les gastralgies, les entéralgies, etc. De là , à les employer dans les diarrhées chroniques sans symptômes inflammatoires ou avec des symptômes inflammatoires peu prononcés, il n'y avait pas loin. Le docteur Nevins a parfaitement réussi par cette administration, chez des sujets affaiblis par la misère et par les privations, ainsi que chez les enfants, chez lesquels la diarrhée persistait depuis longtemps, et avait résisté jusque-là aux moyens les plus rationnels.

On le voit, la noix vomique est précieuse pour combattre les diarrhées ; j'ai montré ailleurs (*Annuaire thérapeutique*, 1848), qu'elle était très efficace à dose modérée pour combattre la constipation. Ce sont deux effets qui sont loin de se contredire.

On a vanté la noix vomique contre l'emphysème pulmonaire.

M. Duclos a expérimenté avec succès la noix vomique dans le traitement de deux maladies bien plus communes qu'on ne le croirait de prime abord, l'impuissance et la spermatorrhée.

MODES D'EMPLOI DE LA STRYCHNINE. — Cette substance réclame la plus grande attention dans son emploi ; on l'administre à la dose de 1/2 à 1 centigramme par jour.

On augmente chaque jour jusqu'à ce qu'on arrive à l'effet désiré ; alors on s'arrête pour éviter les accidents. Si quelque raison a fait interrompre l'usage de ce remède pendant plusieurs jours, il faut reprendre les faibles doses, et ne revenir que peu à peu aux doses élevées.

La strychnine s'emploie le plus souvent aujourd'hui par la méthode endermique ; l'épiderme étant enlevé par un petit vésicatoire ammoniacal, on saupoudre chaque jour le derme mis à nu avec 1 centigramme de strychnine.

PILULES DE STRYCHNINE. — Strychnine pure, 1 décigr. ; conserve de cynorrhodon, 2 gram. Mêlez exactement, et faites 24 pilules bien égales et argentées, afin qu'elles ne se collent pas les unes aux autres. 1 ou 2 par jour.

POUDRE DE STRYCHNINE ET D'OXYDE DE FER. — Strychnine , 1 décigr. ; oxyde noir de fer, 5 gram. ; poudre de sucre et de gomme, de chaque 5 gram. Mêlez et divisez en 10 paquets. 1 paquet chaque jour.

TEINTURE OU ALCOOLÉ DE STRYCHNINE. — Alcool à 36°, 20 gram. ; strychnine, 10 centigr. Cette teinture s'emploie par gouttes, de 6 à 24 dans les potions et les boissons.

POMMADE DE STRYCHNINE (*Sandras*). — Strychnine, 1 gram. ; axonge, 30 gram. Mêlez avec soin. — Employée en frictions sur les mains paralysées des ouvriers maniant le plomb, peintres et potiers de terre. Guérisons obtenues au bout de plusieurs mois de l'usage de cette pommade, qui fait en même temps disparaître les gonflements durs que l'on observe sur le dos des mains parmi ces paralytiques.

Sirop de sulfate de strychnine contre la chorée. — M. Trousseau insiste avec grand soin sur la préparation du remède et sur son mode d'administration. Il a renoncé à l'extrait de la noix vomique qui est souvent mal préparé, et qui d'ailleurs s'altère facilement lorsqu'il est converti en masse pilulaire. Il exclut également la strychnine, qui, n'étant soluble que dans 6,600 fois son poids d'eau froide, peut être regardée comme à peu près insoluble, et exposé par conséquent à des mécomptes et à des dangers. Il adopte exclusivement le sulfate de strychnine, qu'il dissout dans du sirop simple, dans la proportion de 5 centigrammes pour 100 grammes de sirop. Il donne d'abord 10 grammes de sirop, soit 5 milligrammes ou un dixième de grain de sel de strychnine, divisé en quatre ou six doses, dans le courant des vingt-quatre heures. Tous les jours, il augmente de 5 grammes jusqu'au moment où il se manifeste des démangeaisons à la tête et de légères roideurs musculaires. Il faut toujours aller jusqu'à cette roideur. On augmente ou l'on diminue les doses du sirop en raison de l'effet produit. Quand la chorée est à peu près guérie, on reste aux mêmes doses pendant quelques jours, on diminue ensuite, et l'on cesse enfin quand il ne reste plus que ces légères grimaces que les choréiques conservent si souvent.

M. Trousseau regarde le sirop de sulfate de strychnine comme la médication principale. Toutefois, il satisfait aux indications : la saignée, s'il y a aménorrhée avec pléthore ; les martiaux, si la chlorose est unie à la danse de Saint-Guy, comme cela arrive si souvent ; les antispasmodiques, si l'hystérie vient compliquer la chorée.

Nitrate de strychnine dans certaines formes de la goutte. — M. Wendt recommande le nitrate de strychnine à l'extérieur comme l'un des agents thérapeutiques les plus efficaces contre la goutte anormale, par exemple contre les affections arthritiques de la colonne vertébrale, qui, par le moyen des filets du grand sympathique, vont envahir les organes de la cavité thoracique et donner lieu à des accidents qui simulent l'angine de poitrine. Voici la formule d'après laquelle M. Wendt prescrit l'administration de ce médicament : Axonge, 8 grammes ; nitrate de strychnine, 10 centigrammes. M. s. a. et faites une pommade parfaitement homogène. En frictions sur le côté du rachis deux ou trois fois par jour.

STRYCHNINE ET COMPOSÉS STRYCHNIQUES CONSIDÉRÉS SOUS LE POINT

DE VUE TOXICOLOGIQUE. — J'ai donné précédemment les propriétés physiques et chimiques de la strychnine, j'ai décrit son action sur les animaux. Pour compléter son histoire toxicologique, il ne me reste plus qu'à indiquer, 1° les secours qu'on doit donner dans le cas d'empoisonnement par la strychnine ; 2° et comment on doit s'y prendre pour rechercher cette substance dans les cas de recherches médico-légales.

Soins à donner dans le cas d'empoisonnement par la strychnine ou par un composé strychnique. — Quand le poison a été introduit dans l'estomac, la première indication est de faire vomir le plus tôt possible, avec les émétiques les plus énergiques. Cette indication est doublement pressante ; en effet, il s'agit ici d'une substance qui est puissamment vénéneuse, et qui par elle-même ne provoque pas la révolte de l'estomac, qui ne détermine aucun vomissement à dose toxique, et c'est pour cette cause que ce poison peut atteindre les animaux carnassiers, dont l'estomac est cependant si merveilleusement susceptible, et qui habituellement résistent à la plupart des poisons.

Après l'emploi des émétiques, le contre-poison chimique dans lequel j'ai le plus de confiance, est l'eau iodurée, qui forme avec la strychnine un composé insoluble même dans les acides étendus ; il faut la prescrire en notable quantité.

Si les émétiques et le contre-poison chimique sont administrés trop tardivement et que le poison strychnique ait été absorbé en quantité suffisante pour faire naître des accidents, il importe alors de les combattre par des moyens thérapeutiques convenables.

Nous savons que les poisons strychniques tuent, parce que sous leur influence les muscles, qui sont sous la dépendance de la moelle épinière, sont dans un état de rigidité telle, que leur mécanisme si incessamment utile à la fonction de la respiration est interrompu. Si l'on possédait un bon moyen de rompre cet état de rigidité tétanique, on aurait le remède des poisons strychniques. Les substances qui sont les plus efficaces pour atteindre ce but sont les opiacés en général et la morphine en particulier, administrée à dose physiologique, puis les médicaments cyaniques, et surtout l'eau distillée de laurier-cerise.

Recherches de la strychnine. — La strychnine étant séparée par des procédés qu'on peut calquer sur ceux que nous avons indiqués pour préparer cette substance, quels sont les moyens de s'assurer de son identité? Si on l'a obtenue cristallisée, il faudra d'abord comparer sa forme cristalline avec celle de la strychnine pure prise pour type ; puis on dissout cette strychnine dans l'eau faiblement acidulée, on y ajoute une solution d'iodure de potassium iodurée, il se forme un précipité jaune qui, repris par l'alcool bouillant, donne des cristaux rouges-rubis par le refroidissement d'iodure d'iodhydrate de strychnine. Je vais donner dans une note quelques détails sur ce composé remarquable (1). On ne devra pas non plus négliger l'étude optique de la strychnine et de la brucine ; j'en ai parlé précédemment (page 171).

PRÉPARATIONS DE NOIX VOMIQUES. — Celles qui sont le plus usitées sont l'extrait alcoolique et la teinture de noix vomique. Tout ce que j'ai dit des propriétés physiologiques et médicales de la strychnine s'applique aux préparations de noix vomique. Voyez ci-dessus l'article *Strychnine ;* voyez aussi l'article *Brucine* plus loin.

_(1) *Iodures d'iodhydrates de strychnine.* — Quand on verse dans une solution neutre de strychnine une solution d'iodure de potassium, on n'observe aucun changement; mais si, au lieu de sels neutres, on a employé un sel acide, ou si on ajoute de l'acide dans les liqueurs neutres, il se manifeste aussitôt un précipité abondant d'une couleur marron clair à nuance constante. On obtient un précipité identique en ajoutant du bi-iodure de potassium, à une solution saline de strychnine, ou bien encore en mêlant de la teinture d'iode à une solution aqueuse d'iodhydrate de strychnine. Si on recueille ce précipité sur un filtre, si on le lave avec de l'eau, puis qu'on le dissolve dans l'alcool bouillant à 88° centésimaux, on obtient par le refroidissement des liqueurs, des cristaux aiguillés, demi-transparents, d'une belle nuance rouge rubis foncé. Occupons-nous de déterminer la nature de ces cristaux. On s'est facilement assuré par les réactions que nous indiquerons plus loin qu'ils contenaient de l'iode et de la strychnine ; mais comment ces corps sont-ils combinés, et dans quels rapports ? Pour déterminer la quantité d'iode, le moyen que j'ai employé est le suivant. J'ai placé dans le fond d'un tube de verre vert de la chaux caustique exempte de chlorures, puis un mélange de chaux et de composé iodique; j'achève de remplir avec de la chaux; j'enveloppe le tube dans une feuille de cuivre, et je le place dans la grille à combustion ; je chauffe d'abord vivement la chaux, puis je porte le charbon à la hauteur du mélange de chaux et de composé iodique ; je garnis de charbons ardents la grille entière ; je maintiens la chaleur un quart d'heure après tout dégagement de vapeurs, je lave la chaux, puis je dissous le résidu dans de l'acide nitrique affaibli; j'ajoute aux liqueurs du nitrate d'argent. Le précipité est recueilli, séché, fondu, puis pesé.

M. Pelletier a employé un moyen d'analyse plus simple. Il traite le composé iodique par le nitrate d'argent; il pèse le résidu insoluble, qu'il regarde comme de l'iodure d'argent; mais, dans les essais que j'ai tentés par ce procédé, j'ai toujours vu, quoique j'aie aidé l'action par une chaleur longtemps soutenue, que le précipité retenait de la strychnine, et qu'il noircissait lorsqu'on le fondait avant de le peser.

N° 1. 1 gramme des cristaux bien isolés, traités comme il est dit ci-dessus, m'a donné 0,801 d'iodure d'argent.

N° 2. 2 grammes m'ont fourni 1,986 d'iodure d'argent.

N° 3. 1 gramme m'a donné 0,802.

Ces expériences nous donnent les proportions suivantes d'iode pour 100 p. du composé iodique : no 1, 43,147: no 2, 42,986; no 3, 43,202.

Ces résultats nous montrent que le corps que j'ai analysé diffère essentiellement de celui que M. Pelletier a décrit sous le nom d'iodure de strychnine. En effet, ce composé ne lui a fourni, dans deux expériences, que 35,50 d'iode et 34,30 pour 100, et par le mode d'analyse suivi par cet illustre savant, la quantité d'iodure d'argent obtenue a dû plutôt être portée trop haut que trop bas.

Quelle est la nature des cristaux que j'ai soumis à l'analyse ? Si nous nous reportons aux conditions diverses dans lesquelles ils se produisent, nous verrons que la manière la plus simple et la plus rationnelle de les envisager est de les considérer

Poudre de noix vomique. — On prépare cette poudre en râpant les noix vomiques ; mais on préfère les exposer sur un tamis à l'action de la vapeur d'eau jusqu'à ce qu'elles soient ramollies ; on les concasse en cet état, on les fait sécher à l'étuve, et l'on achève la pulvérisation dans un mortier bien couvert. Pour diviser la noix vomique pour la préparation de la strychnine, il vaut mieux la passer dans un moulin semblable à celui qui sert à la préparation de l'huile d'amandes douces. Rarement usitée. (Dose, 10 à 60 centigr.)

Teinture alcoolique de noix vomique. — Alcool à 31° Cartier, 4 p. ; noix vomique, 1 p. ; f. s. a. Magendie la fait préparer avec alcool à 30°, 30 gram. ; extrait de noix vomique, 20 centigr. Cette teinture s'administre par gouttes dans les potions ou les boissons, dans les mêmes circonstances que la strychnine ; on l'emploie aussi en frictions sur les parties atrophiées ou paralysées.

comme un iodure d'iodhydrate de strychnine. En effet, lorsqu'on mêle de l'iodure de potassium à une dissolution de sulfate acide de strychnine, il se produit d'abord par double décomposition du sulfate de potasse et de l'iodhydrate de strychnine ; l'acide sulfurique, réagissant sur l'iodure de potassium, met de l'iode à nu, qui se combine avec l'iodhydrate, et forme avec lui un composé insoluble qui se précipite. Lorsqu'on mêle du bi-iodure de potassium avec une solution du sel neutre de strychnine, il y a tout simplement double décomposition.

Quand on ajoute de l'iode à de l'iodhydrate de strychnine, il s'y combine immédiatement en produisant le même composé ; toutes ces réactions assignent au produit que nous avons analysé la composition que nous lui avons donnée.

En adoptant la formule de la strychnine admise par M. Liebig dans son dernier travail (*Annalen der Pharmacie*, bd. 26), on aurait alors pour l'iodure d'iodhydrate de strychnine la composition suivante :

        1 atome de strychnine. . . .   4404,25—58,12
        4 atomes d'iode. . . . .   3161,84—41,72
        2 atomes d'hydrogène. . . .   12,48— 0,17

Si l'on admet la formule donnée par M. Regnault (*Annales de chimie et de physique*, t. LXVIII), on a :

        1 atome de strychnine. . . .   4259,01—57,18
        4 atomes d'iode. . . , ...   3161,84—42,65
        2 atomes d'hydrogène. . . .   12,48— 0,17

Les nombres que nous avons obtenus pour l'iode ne coïncident pas rigoureusement avec cette formule. Nous en avons toujours obtenu un excédant ; en effet, au lieu de 41,72, d'après la formule de M. Liebig, ou de 42,65, d'après la formule de M. Regnault, nous en avons, n° 1, 43,147 ; n° 2, 42,986, et n° 3, 43,202. Cet excédant ne nous paraît pas dépendre d'impuretés dans la matière analysée, car la strychnine employée était très pure, et l'on a analysé des cristaux dégagés d'iode par trois cristallisations successives, et l'iodure d'argent a toujours été pesé fondu.

L'iodure d'iodhydrate de strychnine est sans odeur ; sa saveur, d'abord nulle, est longue à se développer, mais après quelques minutes elle devient amère et persistante. C'est un des composés de strychnine les moins vénéneux. Nous l'avons plusieurs fois administré à des chiens, à la dose de 1 et même 2 décigrammes sans produire d'empoisonnement ; mais à la dose de 6 grammes il a été vénéneux. Après une heure d'ingestion, l'animal présentait tous les symptômes de l'empoisonnement par la strychnine. Il se présente sous forme d'aiguilles douées d'une couleur rouge-rubis foncée ; sa poudre est d'une couleur jaune sale ; sa densité est de 1,42. Chauffé dans un tube, il se décompose en dégageant des vapeurs d'iode, des vapeurs empyreumatiques et en laissant un résidu charbonneux. Parmi tous les composés de strychnine connus, c'est le plus insoluble dans les divers menstrues ; l'eau n'en dissout aucune trace, même quand elle est acidulée. Il est peu soluble dans l'éther et dans l'alcool

TEINTURE DE NOIX VOMIQUE AMMONIACALE. — Teinture de noix vomique, 30 gram.; ammoniaque concentrée, 10 gram. M. Magendie a obtenu de bons effets de cette teinture pour frictions dans le choléra.

EXTRAIT DE NOIX VOMIQUE. — C'est l'alcool que l'on doit préférer pour obtenir cet extrait; le Codex prescrit l'alcool à 31°, M. Magendie l'alcool à 36°. La noix vomique fournit le dixième de son poids d'extrait.

L'extrait de noix vomique agit comme la strychnine. (Voyez plus haut.)

On l'administre ordinairement en pilules; chaque pilule doit être de 5 centigr. d'extrait. On commence par une ou deux; on augmente chaque jour jusqu'à ce qu'on arrive à l'effet désiré; alors on s'arrête,

à froid; à l'aide de l'ébullition; 100 p. d'alcool à 88° c. dissolvent environ 2 p. et en laissent cristalliser 1 p. par le refroidissement.

Les acides affaiblis ne l'attaquent et ne le dissolvent qu'à la longue et avec beaucoup de difficulté; l'acide sulfurique et l'acide nitrique concentrés le décomposent en désorganisant la strychnine. Il est attaqué à la longue par les solutions des bicarbonates et des carbonates alcalins; de la strychnine est mise à nu. Ceci nous explique sa saveur, qui est longue à se développer, mais qui cependant apparaît sous l'influence de la salive, qui est alcaline. Cette propriété nous rend compte encore de ces effets toxiques; en effet, les corps ingérés dans l'appareil digestif sont soumis tour à tour à des liquides acides ou alcalins. Si les uns sont sans influence pour les dissoudre, les autres alors manifestent leur puissance; mais comme l'influence acide domine dans cet appareil, les poisons que les acides dilués dissolvent sont plus promptement vénéneux que ceux que ne sont dissous que par les alcalis : aussi l'iodure d'iodhydrate de strychnine est-il infiniment moins et surtout moins rapidement vénéneux que la strychnine.

Si l'on fait chauffer à 60° de l'iodure d'iodhydrate de strychnine avec de l'eau et du zinc, il est peu à peu attaqué; la poudre se dissout; si l'on fait bouillir le tout après quelques jours d'action, on obtient, par le refroidissement, de belles aiguilles cristallines d'une couleur blanche éclatante : c'est l'*iodure double de zinc et de strychnine.*

J'ai employé ce sel contre l'épilepsie, la chorée et contre d'autres névroses à la dose progressive de 1 à 5 centigrammes.

Parmi les propriétés d'iodhydrate de strychnine, il nous en reste deux à étudier qui sont d'un grand intérêt : c'est l'action qu'exercent sur lui les alcalis caustiques et nitrate d'argent. Les solutions alcalines concentrées attaquent vivement l'iodure d'iodhydrate de strychnine; si l'on met, par exemple, une solution de potasse caustique à l'alcool sur cet iodure réduit en poudre, la masse blanchit instantanément, et la décomposition est bientôt complète, surtout si l'on chauffe doucement. Que s'est-il produit pendant cette réaction? Nous avons d'abord cherché s'il y avait formation d'iodate de potasse, et nous avons constaté qu'il ne s'en était pas fait une trace. L'oxygène de la potasse déplacé par l'iode s'est donc porté sur la strychnine pour former un oxyde de strychnine; c'est la première idée qui nous est venue; mais l'expérience nous a bientôt montré qu'elle n'était point fondée. En effet, en examinant le précipité, nous avons constaté qu'uni avec l'acide sulfurique il formait des cristaux cubiques de sulfate de strychnine; que ce sulfate, dissous dans l'eau acidulée, précipitait par l'iodure de potassium comme un sel acide de strychnine; que le précipité recueilli, traité par l'alcool, reproduisait les mêmes aiguilles cristallines d'iodure d'iodhydrate de strychnine. En le dissolvant dans un acide et en faisant passer un courant de chlore, on observe ce caractère élégant trouvé à la strychnine par M. Pelletier, la formation d'une matière blanche floconneuse : ainsi l'action ne consiste pas dans la production d'un oxyde de strychnine. Mais si la plus grande proportion de cette base reste intacte, il en est une petite quantité qui subit une décomposition plus profonde, une oxydation plus avancée : l'oxygène ne se porte que sur une partie de cette strychnine, et il est assez difficile de démêler ce que devient cette portion de strychnine suroxydée. Voici ce que l'expérience m'a appris à cet égard. J'ai pris comparativement de la même strychnine qui m'avait servi à préparer l'iodure d'iodhydrate et le produit résultant de l'action de la potasse sur ce corps; j'ai fait agir sur les deux de l'acide nitrique concentré : sur la strychnine primitive, aucune coloration; sur la strychnine

pour éviter les accidents. Quelquefois la dose a dû être élevée jusqu'à 1 et 2 gram. par jour pour obtenir des secousses tétaniques; mais le plus souvent 20 à 30 centigr. suffisent pour y arriver. Si quelque raison a fait interrompre l'usage du remède pendant plusieurs jours, il faut reprendre les faibles doses et ne revenir que peu à peu aux doses élevées.

ÉCORCE DE FAUSSE ANGUSTURE. — On a d'abord attribué cette écorce au *Bruceu antidysenterica*, de la famille des térébinthacées; mais M. Batka nous a appris que c'était l'écorce du *Strychnos nux vomica*, ou d'une espèce voisine qui fut apportée de

séparée par la potasse, coloration rouge. J'ai fait dissoudre un nouvel échantillon des deux substances dans de l'alcool; j'ai ajouté dans chacune d'elles quelques gouttes de brome : aucun effet immédiat; le lendemain, aucune coloration dans la strychnine primitive, coloration pourpre dans la strychnine précipitée. J'ai ensuite saturé par de l'acide nitrique la liqueur de potasse qui m'avait servi à décomposer l'iodure d'iodhydrate de strychnine. Si je dépasse le terme de saturation ou si j'ajoute à la liqueur exactement neutre du bi-iodure de potassium, il se forme un précipité marron foncé, nuance que donne la brucine lorsqu'elle a été soumise aux agents d'oxydation et qu'on la précipite au moyen du bi-iodure de potassium. Ces expériences établissent que si toute la strychnine n'est point oxydée, l'oxygène se porte cependant sur une petite portion de cette base, la convertit en un alcali présentant plusieurs des caractères de la brucine, et en un autre produit plus oxydé que la brucine. C'est un fait remarquable que cette oxydation qui ne s'exerce point uniformément sur toute la masse, mais qui en attaque une faible partie pour la suroxyder immédiatement.

L'action du nitrate d'argent sur l'iodure d'iodhydrate de strychnine se rapproche beaucoup, comme on devait s'y attendre, de l'action précédente : seulement, elle est plus complexe et les résultats sont plus difficiles à démêler. Si l'on ajoute une solution de nitrate d'argent sur l'iodure d'iodhydrate de strychnine réduit en poudre, il est attaqué à l'instant même; il se forme de l'iodure d'argent insoluble; le liquide surnageant se colore légèrement en brun rougeâtre, et prend une odeur très prononcée que je ne pourrais comparer qu'à celle du cyanure d'iode. Si l'on précipite l'argent en excès par du chlorure de sodium, si l'on ajoute ensuite dans les liqueurs de l'ammoniaque, on obtient un précipité de strychnine qui n'est point altérée, car elle donne des sels de strychnine très nets; elle ne rougit point par l'acide nitrique; sa solution alcoolique n'est point colorée par le brome. Une dissolution de cette strychnine dans un acide précipité abondamment en blanc par un courant de chlore; avec le bi-iodure de potassium, on reproduit l'iodure d'iodhydrate de strychnine. J'insiste sur tous ces caractères, que j'ai vérifiés avec soin, parce que M. Pelletier a vu, comme je l'ai également observé, qu'il n'y avait aucun dégagement d'oxygène; et cependant, d'après l'opinion que j'ai adoptée sur ce composé, comme dans celle admise par M. Pelletier, il doit y avoir de l'oxygène mis en liberté. M. Pelletier pensait que cet oxygène se portait immédiatement sur la strychnine; tel n'est point mon avis, et voici sur quoi je me fonde : si l'on verse du bi-iodure de potassium dans une dissolution de nitrate d'argent, il y a formation d'iodure d'argent, et quoique le nitrate d'argent soit en excès, la liqueur surnageante est, comme celle résultant de l'action du nitrate d'argent sur le sel de strychnine, colorée en brun rougeâtre, car son odeur est précisément la même. Dans les deux cas elle est très différente de celle d'une dissolution d'iode. Nous l'avons déjà dit, il n'y a aucun dégagement d'oxygène. N'est-il point extrêmement probable que ce corps, à l'état naissant, s'est porté sur l'iode pour former un acide correspondant à l'acide hypochloreux, l'acide hypo-iodeux ? Cette présomption prend de la consistance par le fait suivant : si l'on chauffe le mélange de nitrate d'argent et d'iodure d'iodhydrate de strychnine, alors l'odeur disparaît; il se forme de nouvel iodure d'argent qui se précipite; l'oxygène alors, qui était uni à l'iode et à l'argent, se porte sur une partie de la strychnine pour la suroxyder. Si à cette époque ou précipite la strychnine après avoir séparé l'argent en excès, on observe que la plus grande partie n'est point oxydée; que celle qui a été suroxydée offre tous les caractères résultant du produit de l'oxydation de la brucine; mais dans cette réaction ou ne peut constater la formation de ce produit intermédiaire.

l'Inde en Angleterre en 1806. C'est une écorce inodore, d'une saveur très amère, épaisse, compacte, pesante et comme racornie par la dessiccation ; son épiderme varie : tantôt il est peu épais, non fongueux et d'un gris non jaunâtre, marqué de points blancs proéminents ; tantôt il est fongueux et d'une couleur de rouille caractéristique ; sa poudre est d'un blanc légèrement jaunâtre.

L'écorce de fausse angusture est composée, suivant l'analyse de MM. Pelletier et Caventou, de : brucine, matière grasse, gomme, matière jaune soluble dans l'eau et dans l'alcool, sucre, ligneux.

L'écorce de fausse angusture est un poison très violent qui réagit fortement sur la moelle épinière ; c'est à la brucine que cette écorce doit ses propriétés.

BRUCINE. — Cet alcali végétal a été découvert par MM. Pelletier et Caventou ; il accompagne constamment la strychnine.

PRÉPARATION. — Voici le procédé du Codex : réduisez en poudre grossière suffisante quantité d'écorce de fausse angusture, et traitez-la à trois reprises par l'eau acidulée avec de l'acide chlorhydrique : évaporez les liqueurs jusqu'à ce qu'une petite quantité prise pour essai précipite abondamment par l'ammoniaque : versez-y alors un lait de chaux préparé dans la proportion de 30 grammes de chaux par 500 grammes d'écorce employée ; lavez le précipité avec un peu d'eau froide, et après l'avoir fait sécher, traitez-le par l'alcool bouillant. Trois ou quatre traitements suffisent ordinairement pour l'épuiser. Évaporez l'alcool et combinez la matière restante avec l'acide sulfurique étendu préalablement de 10 à 15 parties d'eau. Le sulfate de brucine obtenu sera redissous dans l'eau et décoloré par le charbon animal ; après cristallisation, on la fera dissoudre dans 10 parties d'eau bouillante, et l'on précipitera la brucine par l'ammoniaque. La brucine pure doit se dissoudre entièrement à froid et par trituration dans 10 parties d'alcool à 28° Cart., 74 centigrades. On peut obtenir de la brucine des eaux-mères, de la strychnine retirée de la noix vomique ; c'est surtout sur cette dernière qu'on doit faire l'essai que nous venons d'indiquer. S'il reste un sédiment peu soluble dans l'alcool froid, mais soluble dans l'alcool bouillant, on doit présumer qu'elle contient de la strychnine et la rejeter entièrement. (C'est ainsi que s'exprime le Codex ; mais, selon moi, on ne doit employer que de la *brucine cristallisée*.)

Nous avons déjà indiqué à l'article *Strychnine* le moyen d'extraire la brucine des eaux mères de noix vomique ; voici un procédé qui réussit bien. On évapore en sirop l'alcool faible qui a dissous la brucine et la matière colorante ; on sature à froid avec de l'acide sulfurique étendu en laissant un léger excès d'acide. Au bout de deux à trois jours, tout est pris en une masse cristalline de sulfate de brucine, qui est salie par une eau mère noire. On la sépare à la presse, on redissout le sulfate dans l'eau, on le décolore par le charbon et l'on précipite la brucine par l'ammoniaque. L'essentiel est de faire le sulfate de brucine à froid, autrement le sel contracte avec la matière colorante une combinaison dont on peut difficilement la chasser. (Il faut aussi le faire cristalliser par une nouvelle dissolution dans l'alcool qu'on évapore.)

PROPRIÉTÉS PHYSIQUES ET CHIMIQUES. — En mêlant avec un peu d'eau une dissolution alcoolique de brucine et l'abandonnant à l'évaporation spontanée, la brucine cristallise en prismes à 4 pans obliques, transparents et incolores. Par une évaporation rapide, elle forme des paillettes nacrées ou des excroissances en choux-fleurs ; ces cristaux sont de l'hydrate brucique ; ils ont une saveur amère et forte qui persiste longtemps. L'hydrate, chauffée un peu au-dessous de 100 degrés, entre en fusion et abandonne près de 19 pour 100 de son poids d'eau, laquelle contient, d'après l'analyse de Pelletier et Dumas, deux fois autant d'oxygène que la brucine. Ces chimistes ont trouvé que 100 parties de brucine anhydre se combinent avec 22,6 pour 100 d'eau. D'après Liebig, l'oxygène de cette eau est à celui de la base : : 3 : 2. La masse fondue se prend en une substance non cristalline, semblable à la cire ; réduite en poudre et mêlée à de l'eau, elle reprend, au bout de quelques jours, son eau d'hydratation. La masse visqueuse, gluante, que la potasse caustique précipite de la dissolution de l'extrait de noix vomique, consiste également en brucine anhydre, qui se gonfle et se délite dans l'eau pure, laquelle se combine avec la brucine. Chauffée au contact de l'air et à la distillation sèche, la brucine se comporte comme les alcalis précédents. Elle exige pour sa dissolution 850 parties d'eau froide et 500 parties d'eau bouillante. La brucine impure, qui contient de la matière extractive, est plus soluble ; elle se dissout facilement dans l'alcool concentré et même dans l'esprit de vin de 0,88. L'éther et les huiles grasses ne la dissolvent pas ; mais elle est soluble en petite quantité dans les huiles volatiles. Un des caractères distinctifs de la brucine consiste en ce que la couleur rouge ou jaune qu'elle prend par l'action de l'acide nitrique se change en beau violet quand on y ajoute du chlorure stanneux, et qu'il se forme simultanément un précipité de même couleur. Cette propriété sert à distinguer la brucine de la morphine et de la strychnine : cependant le résultat n'est pas toujours parfaitement sûr, parce que la strychnine contient quelquefois de la brucine, ce qui se découvre très bien par ce moyen ; l'iodure de potassium ioduré fournit encore un moyen de le reconnaître (1).

Voici un autre procédé indiqué par Pelletier et Couerbe pour distinguer la morphine de la brucine : ils ont remarqué que par la décomposition d'un sel de brucine au moyen de la pile, il se forme au pôle positif la même couleur rouge que produit aussi l'acide nitrique. Comme la morphine donne la même réaction avec l'acide nitrique, mais que les sels soumis à l'action de l'électricité ne se colorent pas, cette propriété de la brucine peut servir à la distinguer de la morphine, lorsqu'on n'a que de petites quantités à analyser. La pile qui a servi pour ces expériences consistait en 80 paires.

(1) *Iodure d'iodhydrate de brucine.* — Si dans une dissolution neutre de brucine on verse du bi-iodure de potassium, on obtient un précipité marron à nuance constante, qui est lavé, séché et repris par l'alcool bouillant. Les liqueurs alcooliques laissent déposer, par le refroidissement, des plaques cristallines et de petits cristaux qui sont des prismes à base oblique. Ces cristaux ont une couleur brune foncée avec un reflet rougeâtre. Leur odeur est nulle, leur saveur amère, longue à se développer; leur solubilité dans l'eau est presque nulle ; mais enfin leur insolubilité n'est pas aussi absolue que celle du sel de strychnine correspondant.

J'ai réuni, pour les analyser, des cristaux bien isolés et purifiés par plusieurs cristallisations. 1° 1 gramme m'a donné 0,707 d'iodure d'argent ; 2° 2 grammes m'ont fourni 1,43 d'iodure d'argent ; ce qui fait 58,20 pour 100 d'iode dans l'iodure d'iodhydrate de brucine analysé, qui aurait la composition théorique suivante :

4 atomes d'iode.	5161,84	58,70
1 atome brucine.	4994,70	61,15
2 atomes d'hydrogène. . .	12,48	0,15

Les plaques cristallines retiennent un excès d'iodhydrate de brucine et ne constituent pas une combinaison définie ; c'est ce que l'analyse m'a démontré. 0,515 m'ont fourni 0,594 d'iodure d'argent, ce qui fait 34,634 pour 100 d'iode dans ce corps, qui doit être considéré comme un mélange d'iodure d'iodhydrate de brucine et d'iodhydrate de cette base.

La plupart des propriétés de l'iodure d'iodhydrate de brucine sont presque exactement calquées sur celles du sel de strychnine correspondant. Ainsi, l'ordre de solubilité dans les divers menstrues est exactement le même ; les caractères les plus importants découlent encore de l'action du nitrate d'argent et des alcalis sur ce composé. Si l'on verse du nitrate d'argent sur de l'iodure d'iodhydrate de brucine réduit en poudre, il est attaqué à l'instant même : il se forme de l'iodure d'argent sans aucun dégagement d'oxygène ; la liqueur est colorée en rose, et prend cette odeur que nous avons signalée en parlant de l'action de l'iodure d'iodhydrate de strychnine sur le nitrate d'argent. Si alors on étend la liqueur d'eau, si l'on précipite l'argent par l'acide chlorhydrique, si on sature la liqueur par un excès d'ammoniaque, on obtient un précipité composé entièrement de brucine, qui n'a encore subi aucune altération. Mais si l'on chauffe la liqueur avant la précipitation de l'argent et de la brucine, l'odeur disparaît, la liqueur prend une couleur plus foncée, la brucine est alors altérée ; mais cette oxygénation n'est encore que partielle et ne s'exerce pas sur toute la masse. En effet, si après avoir séparé l'argent, on sature la liqueur par de l'ammoniaque en léger excès, on obtient un précipité floconneux qui s'augmente encore par une ébullition de quelques minutes. Les liqueurs refroidies sont filtrées. On vérifie que le précipité est de la brucine jouissant encore de toutes les propriétés de cette base ; mais cette brucine est loin de représenter toute celle qui existait dans l'iodure d'iodhydrate. En effet la plus grande partie reste dans la liqueur, même après que l'ammoniaque en excès a été chassée par l'ébullition, mais sous un état d'altération particulier. La liqueur est colorée en brun, possède une saveur très amère

Propriétés organoleptiques. — La brucine et ses sels sont inodores et ont une saveur très amère.

Les *sels de brucine* sont décomposés, non-seulement par les alcalis et les terres alcalines, mais aussi par la morphine et la strychnine, qui précipitent la brucine. La capacité de saturation de la brucine est très faible ; elle est de 2,87. La plupart de ses sels cristallisent ordinairement très bien, et s'obtiennent ou directement ou par double décomposition. Le *chlorhydrate* cristallise en prismes quadrilatères, tronqués. Le *sulfate neutre* est très soluble dans l'eau : il cristallise en longues aiguilles quadrilatères : il est un peu soluble dans l'alcool. Le *sulfate acide* cristallise facilement. Le *nitrate neutre* est incristallisable. Le *binitrate* cristallise en

sans odeur. Si on l'évapore, on n'obtient qu'une masse extractiforme incristallisable, mêlée de cristaux de nitrate et de chlorhydrate d'ammoniaque, que je n'ai pu amener à un degré de pureté tel qu'on puisse espérer en faire une étude sérieuse et profitable. Ces liqueurs précipitent, il est vrai, très abondamment par le bi-iodure de potassium, ce qui, pour moi, est l'indice certain qu'il y a là un alcali végétal, mais que je ne peux isoler à l'état de pureté. Ce précipité ne cristallise point par la dissolution dans l'alcool bouillant. Si l'on verse une dissolution de potasse concentrée sur de l'iodure d'iodhydrate de brucine réduite en poudre fine, il est assez promptement attaqué ; la liqueur se colore légèrement en brun, et il reste un dépôt d'une couleur gris sale. Ce précipité est en petite proportion relativement à la quantité de sel employée ; mais il m'a présenté quelques caractères dignes d'être notés. Si on le traite par de l'eau légèrement aiguisée avec de l'acide sulfurique, il se dissout en grande partie ; la portion insoluble consiste en iodure d'iodhydrate non attaqué ; la dissolution jouit d'une amertume très prononcée, d'une couleur légèrement ambrée ; mais, chose remarquable, elle présente cette nuance opaline, caractère si précis des sels de quinine. Une portion de la brucine pourrait-elle, sous l'influence destructive de la potasse, se transformer en quinine ? Ces deux alcalis végétaux appartiennent au même groupe par rapport à leur proportion d'azote ; leur composition n'est pas tellement éloignée qu'un pareil changement soit inadmissible. Cependant la brucine contient 8 atomes d'oxygène, et la quinine n'en renferme que 4 ; l'excès d'iode, en se combinant avec la potasse, a mis de l'oxygène à nu, et nous avons là une cause oxydante et un forte raison pour ne point admettre une désoxydation de la brucine. On pourrait dire, il est vrai, mais cette supposition n'est guère admissible, qu'en même temps qu'une portion de brucine s'est suroxydée et s'est dissoute dans la potasse, comme nous le dirons plus bas, une autre portion a perdu une petite quantité de son oxygène pour concourir à suroxyder la portion qui se dissout dans les alcalis. On pense bien que nous avons cherché à vérifier par l'expérience ces suppositions. Nous avons précipité la liqueur acide, examiné le précipité formé, qui se colore en rouge par l'acide nitrique, qui, dissout dans l'alcool, prend par le brome une coloration violette ; en un mot, qui présente tous les caractères de la brucine, mais qui, en dissolution dans les acides, reproduit cette nuance opaline qui nous a frappé, et sur laquelle nous n'avons tant insisté que parce que cette remarque peut mettre les expérimentateurs sur la voie d'intéressantes transformations, et que nous ne connaissons pas de moyen de séparer de la brucine une petite proportion de quinine.

La solution de potasse, étendue et filtrée, renferme la plus grande proportion de la brucine, ayant subi précisément la même espèce d'altération dont nous avons parlé en exposant l'action du nitrate d'argent sur l'iodure d'iodhydrate de brucine. Si l'on sature exactement la potasse, qu'on évapore les liqueurs et qu'on dissolve ensuite au moyen de l'alcool, on obtient une substance qui, par l'évaporation de ce menstrue, se présente sous la forme d'une masse extractiforme, qui, dissoute dans l'eau, fournit un très abondant précipité gris marron par l'addition du bi-iodure de potassium. C'est évidemment la brucine oxydée ; mais nous n'avons point encore trouvé de moyen de l'obtenir assez pure pour en faire une étude approfondie,

prismes quadrilatères, terminés en sommets à deux faces. Le *phosphate neutre* est incristallisable; le phosphate acide cristallise en grandes tables carrées, efflorescentes. L'*oxalate* cristallise en aiguilles allongées, surtout quand il contient un excès d'acide; il est insoluble dans l'alcool. L'acétate est très soluble et incristallisable.

PROPRIÉTÉS PHYSIOLOGIQUES ET MÉDICALES.— L'action de la brucine sur l'économie animale est analogue à celle qu'exerce la strychnine, mais elle est moins énergique ; son intensité est, selon M. Magendie, à celle de la strychnine pure comme 1 : 12, et, selon M. Andral, comme 1 : 24. (Il ne faut accepter ces rapports que comme de simples renseignements, sans y attacher aucune importance pratique.) La brucine peut remplacer la strychnine; elle a l'avantage de produire des effets analogues, sans avoir une aussi grande activité. Pour faire connaître les propriétés physiologiques et les usages thérapeutiques de la brucine, je ne puis mieux faire que de donner un résumé du travail de M. Lepelletier qui résume lui-même la pratique de M. Andral et de M. Bricheteau.

Le effets physiologiques de la brucine, quoique analogues sous certains rapports à ceux de la strychnine, présentent cependant des particularités assez intéressantes pour attirer l'attention des observateurs.

La différence d'activité de ces deux alcalis végétaux produit la différence de leur action. Le raisonnement le fait pressentir, et l'observation clinique le démontre clairement.

Action sur le tube digestif.— Dans la plupart des cas, la brucine ne produit aucun effet sur les premières voies digestives. Les malades n'éprouvent absolument rien, soit en l'avalant, soit quelques instants après. Dans d'autres cas, au contraire, ils ressentent, après l'avoir pris, une chaleur vive, qui, partant du creux de l'estomac, suit le trajet de l'œsophage, et arrive à l'isthme du gosier, où elle détermine une amertume assez prononcée. Ce malaise augmente en général progressivement avec les doses du médicament.

Le plus ordinairement, les digestions sont faciles et régulières; quelquefois cependant les malades éprouvent des maux d'estomac; il survient des nausées, et l'appétit diminue ou disparaît. Cet état ne dure pas longtemps ; il suffit en effet de diminuer la dose de brucine ou de la suspendre pendant quelques jours pour le faire cesser.

Du côté de l'intestin, il n'y a rien de particulier à signaler, car on n'observe rarement que quelques coliques passagères et peu intenses.

Appareils de sécrétion. — Dans une observation on a remarqué une fréquence extrême dans l'excrétion de l'urine, et une sécrétion abondante de ce liquide. La malade, en effet, était obligée d'uriner à peu près toutes les heures, et rendait chaque fois une notable quantité d'urine. La brucine se retrouve dans l'urine, de même que les autres alcaloïdes absorbés.

Les autres sécrétions ne paraissent pas être activées par la rucine.

Appareil de la circulation. — Ce médicament paraît ne produire aucun effet sur la circulation.

Appareils nerveux. — Cette partie de l'histoire physiologique de la brucine est réellement la seule intéressante ; aussi mérite-t-elle d'être étudiée avec quelques détails.

L'action de la brucine peut être momentanée ou permanente. Dans le premier cas, elle agit à des intervalles séparés et sur des parties isolées de notre économie ; dans le second, au contraire, ses effets se manifestent à un moment donné, et deviennent généraux, au lieu d'être partiels et passagers comme auparavant. Ils constituent alors de véritables attaques, qui paraissent moins fréquentes que lorsqu'on administre la strychnine.

Les premières sensations que les malades éprouvent sont de légers fourmillements dans tous les membres et quelques picotements dans la tête ; ces effets se reproduisent plusieurs fois dans la journée et ne durent que peu d'instants. Leur succession rapide incommode souvent les malades et leur occasionne des démangeaisons assez vives pour les forcer à se gratter. On remarque parfois dans cette première période quelques maux de tête passagers.

Ces phénomènes sont les seuls qui apparaissent ordinairement jusqu'à la dose de 10 centigrammes. A cette époque de l'administration de la brucine, on observe d'autres phénomènes.

Au moment où ils s'y attendent le moins, les malades ressentent un petit mouvement dans un de leurs membres. Ce mouvement, véritable étincelle électrique, passe avec une rapidité étonnante, et ne laisse aucune douleur après lui. Il existe indifféremment sur les membres paralysés ou non, mais le plus ordinairement sur les premiers.

Ce premier mouvement est l'indice de l'action de la brucine. Il est bientôt suivi par d'autres qui se répètent dans la journée. Ils impatientent souvent les malades, qu'ils surprennent pendant la marche ou la station verticale. Ils perdent alors l'équilibre et craignent de tomber ; cependant, dans le principe, ces secousses ne sont certainement pas assez fortes pour produire ce résultat.

La dose augmente-t-elle, les mouvements deviennent plus fréquents, plus forts et plus généraux. Si l'on observe, en effet, le malade quelques instants seulement, on voit le bras, l'avant-bras, la main, la cuisse, la jambe et le pied successivement ébranlés par ces secousses électriques, et même enlevés du lit. A la dose de 0,65, la brucine a produit, chez un des malades, des mouvements assez forts pour lui faire craindre d'être jeté hors du lit. Cet homme était complétement hémiplégique.

Quand les doigts et les orteils ressentent les effets de la brucine, ils présentent une particularité que je dois mentionner. Ils sont le siége de mouvements d'extension et de flexion trés précipités et quelquefois assez étendus pour produire un bruit très prononcé résultant du frottement des surfaces articulaires. Ils ne sont jamais frappés de cette roideur tétanique que l'on observe si fréquemment lorsqu'on administre la strychnine.

Pendant que la brucine exerce son action sur les muscles des membres, d'autres organes importants, constamment modifiés par la strychnine, ne paraissent pas être influencés. C'est ainsi que les muscles élévateurs de la mâchoire, le pharynx et l'œsophage, qui participent aux spasmes produits par la strychnine, échappent presque constamment à l'action de la brucine.

Quant aux muscles qui érigent le pénis, il n'en est pas de même ; ils sont manifestement influencés par la brucine. Cette propriété est assez importante ; aussi pourrait-on, je crois, l'employer contre l'impuissance sans exposer à voir survenir des accidents qu'entraîne quelquefois l'administration de la strychnine.

On observe assez souvent dans cette seconde période la perte plus ou moins complète du sommeil. Dans quelques cas, elle n'est produite que par les secousses violentes dont les membres du malade sont le siége ; dans d'autres, au contraire, elle est le résultat de l'action physiologique de la brucine. Cette insomnie, considérée sous ce point de vue, arrive à des doses différentes qu'il est impossible de préciser et qui varient suivant les individus.

La céphalalgie, qui primitivement n'était que légère et passagère, devient assez vive et s'accompagne quelquefois de tintements d'oreilles. La vue se trouble un peu ; les malades croient avoir un nuage devant les yeux. Quand ils lisent, ils se fatiguent facilement, et, s'ils ne cessent, la vue s'obscurcit. L'œil, du reste, ne présente aucun changement apparent.

Tels sont les effets les plus ordinaires de la brucine. Mais il peut survenir des attaques parfaitement caractérisées, quoique très légères.

Les effets de la brucine ne s'observent ordinairement que lorsqu'on l'administre depuis quelques jours et à une certaine dose ;

son action s'épuise facilement, et ne se fait sentir que pendant deux et très rarement trois jours, mais ne dépasse pas ce laps de temps. On comprend déjà avec quelle facilité le praticien pourra l'employer sans crainte de voir les effets s'accumuler et produire des accidents analogues à ceux de la strychnine.

C'est certainement un avantage bien grand que présente la brucine, et que l'on appréciera davantage, quand on saura à quelle dose on peut l'administrer sans entraîner le moindre accident. Les observations de M. Bricheteau sont tout à fait concluantes sur ce point ; car depuis fort longtemps il emploie la brucine, et jamais il n'a observé de fâcheux effets.

Action thérapeutique de la brucine. — L'analogie qui existe entre la strychnine et la brucine, sous le rapport de leurs effets physiologiques, l'a fait employer dans les mêmes affections que le premier de ces deux médicaments. M. Andral l'a expérimentée dans l'hémiplégie, la paraplégie et la paralysie saturnine. C'est dans ces mêmes maladies que M. Bricheteau a l'habitude de l'ordonner.

Employée dans des cas où l'hémiplégie est récente, elle aggravera très vraisemblablement les accidents cérébraux ; aussi le praticien ne doit songer alors qu'aux antiphlogistiques, seuls médicaments capables d'éloigner le danger qui menace le malade. Mais l'épanchement résorbé et les accidents cérébraux disparus, il existe néanmoins une hémiplégie, c'est-à-dire une atonie musculaire du côté paralysé, qui, après avoir été plongé dans une sorte de profond coma, ne peut se relever de cet état d'accablement ; c'est alors le moment d'employer les excitants du système musculaire, et par conséquent la brucine. On a dit qu'à cette époque il faut craindre qu'ils ne produisent une inflammation de la substance cérébrale autour du foyer apoplectique ; mais jusqu'à présent, les faits bien observés ne permettent pas d'avoir cette crainte.

La brucine, dans ce cas, a donné quelques résultats avantageux ; mais cependant il ne faut pas exagérer son efficacité. Elle pourra réussir dans quelques cas et échouer dans d'autres, à cause de la faiblesse de son action, ou de la gravité et de l'étendue de la lésion organique.

Dans la paraplégie, elle a donné quelques bons résultats. Mais on sait combien d'affections peuvent produire cette espèce de paralysie, depuis la simple congestion des membranes intra-vertébrales jusqu'à la destruction complète d'une partie de la moelle. Ce serait certainement une erreur que de croire que la brucine peut guérir une paraplégie consécutive à un ramollissement de la moelle ; mais enfin, il est d'autres paraplégies, celles, par exemple, qui succèdent à une myélite arrêtée dans sa marche ou à une simple congestion de la moelle, qui pourront se modifier heureusement et même guérir par l'administration de la brucine.

Les paralysies, auxquelles sont si fréquemment sujets les individus qui manient les préparations saturnines, ont été également traitées par la brucine. Les observations de M. Andral ne lui sont pas très favorables.

J'ajouterai en terminant l'analyse du travail important de M. Lepelletier; je pense que la brucine, employée avec suite et discernement, peut rendre de grands services, non-seulement dans la paralysie, l'hémiplégie et la paraplégie, mais encore dans plusieurs névroses, telles que la chorée, l'épilepsie, etc. ; elle peut être un adjuvant efficace pour combattre l'impuissance, mais je ne saurais trop insister encore sur la nécessité de l'employer pure et cristallisée, telle que M. Merck, de Darmstadt, la livre au commerce. La brucine du commerce français renfermait jadis de la strychnine, elle peut encore contenir un alcaloïde nouveau, que M. Denoix a découvert dans les strychnées, l'*igasurine*, qui, selon moi, ne se distingue pas nettement de la brucine; mais c'est surtout la strychnine qu'il faut redouter dans la brucine impure. Si l'on a observé de redoutables accidents en administrant la brucine à doses modérées, je crois que cette impureté en était la cause.

La brucine pure et cristallisée peut être administrée sans crainte, à un adulte, à la dose de 2 centigrames, on l'élèvera progressivement à 5, puis à 10, puis plus, s'il est nécessaire.

PILULES DE BRUCINE. — Brucine bien pure, 1 gram.; conserve de roses, 2 gram. Mêlez exactement, et faites 40 pilules bien égales et argentées.

ALCOOL DE BRUCINE. — Alcool à 36°, 30 gram.; brucine, 1 gram. Cet alcool s'emploie par gouttes, de 6 à 24 dans des potions ou des boissons.

MÉDICAMENTS EMMÉNAGOGUES.

On donnait le nom de *médicaments emménagogues* à des agents qui étaient censés jouir de la propriété de provoquer l'écoulement menstruel.

Il est certaines substances qui ont une action spéciale sur l'utérus ; celles-là viennent au premier rang des emménagogues, quoique souvent elles soient inefficaces pour provoquer les menstrues. Elles se rapprochent singulièrement des narcotiques, par suite de leur action sur le système nerveux ; c'est pourquoi je les ai classées ici.

Les véritables emménagogues appartiennent souvent aux classes les plus diverses. Ainsi, les règles sont supprimées, ou par débilité générale, ou par défaut dans la composition du sang; donnez des corroborants, le fer, les viandes noires, les amers, etc. : ils seront alors les meilleurs emménagogues. Devra-t-on, pour cela, les ranger dans cette classe de médicaments? Évidemment non : mais on ne devra pas moins avoir recours à eux dans le plus grand nombre de circonstances. Ils n'ont pas pour effet de provoquer les menstrues d'une manière intempestive, mais de mettre l'économie dans un état tel que cette fonction puisse s'accomplir d'une manière normale, ce qui est bien préférable.

Ainsi, suivant les indications, le fer et les autres corroborants constituent des agents précieux de cette médication. L'aloès et d'autres purgatifs sont souvent, employés dans ce but, soit seuls, soit, le plus souvent, associés les uns aux autres. Les préparations d'iode, d'or, ont été préconisées avec raison. Tous les jours on emploie les émissions sanguines, la vapeur d'eau et les cataplasmes.

Les emménagogues classiques sont fort négligés. Quoi qu'il en soit, sous le titre d'*emménagogues*, on trouve encore confondus dans les ouvrages de thérapeutique des agents divers qu'il est important de séparer en plusieurs groupes, quand on veut se rendre compte d'une manière générale de leur action.

La première section sera composée des *emménagogues proprement dits*, et l'on n'y rencontrera plus guère que quelques excitants généraux, tels que le safran, l'armoise, qui est très peu active, et qui le cède infiniment à l'absinthe, agent précieux et trop peu employé.

La seconde section comprend des médicaments auxquels on peut donner le nom d'*abortifs*. On y trouve deux substances vénéneuses, qui intéressent plutôt aujourd'hui le médecin-légiste que le thérapeutiste, la sabine et la rue. Ces deux plantes contiennent des huiles essentielles et des résines extrêmement irritantes, qui agissent comme poison sur les êtres inférieurs, et dont l'action funeste peut bien recevoir cette explication.

Le troisième groupe des emménagogues, de beaucoup le plus important aujourd'hui, comprend les *excitateurs de l'utérus*. Ces agents, dans des circonstances données, provoquent les contractions utérines et peuvent ainsi rendre de signalés services, quand l'accouchement languit par inertie de la matrice. Cette section comprend le seigle ergoté. Ce précieux médicament va d'abord fixer notre attention.

Excitateurs de l'utérus.

SEIGLE ERGOTÉ, ou *ergot de seigle*, *Sclerotium clavus*, D.C. — Le seigle ergoté est d'un brun violet à l'extérieur, plus rarement grisâtre, long depuis 1 jusqu'à 5 centimètres, d'une forme presque cylindrique, aminci à ses deux bouts, souvent gercé et recourbé : sa substance est blanche au centre, rougeâtre près de sa surface ; saveur âcre, odeur nauséabonde. Il a été analysé par Vauquelin et par Wiggers. Voici l'analyse faite par ce dernier : huile grasse particulière, matière grasse particulière, cérine, ergotine, osmazôme, sucre particulier, matière gommeuse extractive, albumine, fongine, phosphates de chaux et de potasse.

La *matière huileuse* est épaisse, insipide, soluble dans l'éther et dans l'alcool à chaud, non saponifiable. L'*ergotine* de Wiggers est une poudre rougeâtre d'une odeur nauséabonde, d'une saveur âcre et amère : elle n'est ni acide ni alcaline ; elle est soluble dans l'alcool, insoluble dans l'eau et dans l'éther ; elle est indifférente ; elle se dissout à la fois dans la potasse caustique et dans l'acide acétique ; elle ressemble beaucoup au rouge cinchonique. Wiggers la considère comme le principe actif, ce qui est fort douteux ; il l'obtient en épuisant le seigle ergoté par l'éther, qui enlève les matières grasses. Il traite par l'alcool bouillant, évapore, lave avec l'eau, et l'ergotine reste indissoute. Vauquelin pensait que la matière active était une huile grasse, molle, âcre, à odeur de poisson.

Le *froment ergoté* est employé à Clermont comme le seigle ergoté, il agit de même ; ainsi que l'a démontré M. J. Grandclément dans son excellente thèse.

NATURE ET PROPRIÉTÉS DU SEIGLE ERGOTÉ. — On a cru que le seigle ergoté était une altération de grains produite par les années humides ; mais De Candolle a démontré que ce produit était dû à l'envahissement d'un champignon, *Sclerotium clavus*. Ce fait est prouvé par l'analyse chimique, qui nous y démontre les principes ordinaires des champignons.

Des populations entières se nourrissent de seigle contenant de l'ergot. Quand le pain en contient un cinquième, il provoque une espèce d'enivrement. L'usage longuement continué cause l'abrutissement des ivrognes et des mangeurs d'opium ; un autre phénomène des plus remarquables, c'est le sphacèle qui s'empare souvent des mains, des pieds, et qui peut aussi envahir tous les membres inférieurs. Lorsque le pain est épais, peu cuit, il est beaucoup plus dangereux que lorsqu'il est sous forme de galettes plates durcies par une cuisson longuement continuée ; il me paraît certain qu'une chaleur de 100 degrés modifie les propriétés du seigle ergoté. On attribuait au seigle contenant beaucoup d'ergot les épidémies décrites sous le nom de *convulsions céréales;* mais Dance a montré que ces épidémies ressemblaient beaucoup à l'épidémie connue sous le nom d'*acrodynie,* qui a régné à Paris, en 1829, où l'on ne mangeait pas de seigle ergoté. On comprend sans peine que d'autres altérations des grains ou des farines aient pu déterminer ces épidémies. Des expériences de M. Payan, d'Aix, et celles de M. Boudin, ont prouvé que le seigle ergoté possédait une action excitatrice spéciale sur la moelle spinale. De toutes les propriétés de l'ergot de seigle, la plus importante et la mieux constatée est celle de solliciter les contractions utérines dans le cas d'inertie de la matrice. La durée de l'action du médicament varie d'une demi-heure à une heure et demie ; cette action va en s'affaiblissant au bout d'une demi-heure ; mais elle reprend son intensité si l'on en donne une nouvelle dose, même quand les contractions sollicitées par la première auraient baissé. L'emploi du seigle ergoté est indiqué quand le travail est languissant et que la dilatation du col utérin est manifeste ; mais il faut être très réservé dans son administration, qui, trop hâtive ou intempestive, peut être dangereux pour la mère ou pour l'enfant, comme cela a été très bien établi dans un beau rapport fait à l'Académie de médecine, par M. Danyau (*Ann. de thérapeutique*, 1853).

On a encore vanté le seigle ergoté dans les cas : 1° de délivrance tardive ; 2° de caillots dans la matrice ; 3° dans les hémorrhagies utérines puerpérales et non puerpérales ; 4° dans les cas de paralysie de la vessie et du rectum.

La POUDRE DE SEIGLE ERGOTÉ est encore le meilleur mode ; mais comme elle s'altère vite, il faut la pulvériser immédiatement à mesure du besoin. Sans cette précaution, on court risque d'avoir un médicament infidèle. Il faut aussi avoir du seigle ergoté qui n'ait pas plus d'un an ; la dose est depuis 1 gram. jusqu'à 4 gram.

On prépare une *potion* avec 3 gram. de seigle ergoté et 100 gram. de vin blanc, et l'on administre en trois fois.

ERGOTINE. — Ce nom a été donné par M. Bonjean à un extrait aqueux de seigle ergoté ; je vais indiquer la préparation de ce produit, en la faisant précéder de quelques considérations du même auteur sur la composition et les propriétés du seigle ergoté.

Suivant M. Bonjean, le seigle ergoté doit être rangé dans la classe des narcotiques, car il détermine tous les symptômes relatifs à ce genre de poison. Les effets qu'il produit auraient les plus grands rapports avec ceux déterminés par la morphine. Cette opinion me paraît un peu hasardée : bien que l'action du seigle ergoté sur le système nerveux soit évidente, elle me paraît différer beaucoup de celle de l'opium. Quoi qu'il en soit, continuons d'exposer les résultats de M. Bonjean : « Suivant ses observations, le premier effet du seigle ergoté se manifeste chez les animaux par la perte d'appétit et une diminution notable dans leur agilité, qui va jusqu'à les rendre immobiles. Ils sont comme hébétés ; leur regard est fixe et leurs yeux hagards. Immédiatement après qu'ils sont sous l'influence de ce toxique, les chiens poussent des hurlements affreux, qui ne s'apaisent que par les vomissements ou lorsque le poison a déjà produit ses premiers effets ; dès lors ils restent presque toujours à la même place, et ils ne donnent plus de voix, si ce n'est quelques gémissements causés par la souffrance ; chez les poulets et les coqs, chose singulière, la crête et le jabot se noircissent dès l'invasion des premiers symptômes, et ces animaux ne tardent pas à succomber après une agonie qui est ordinairement assez longue.

» L'action stupéfiante du seigle ergoté se trouve confirmée par l'identité des signes cadavériques observés chez les animaux dont l'autopsie a été faite par le docteur Chevallay, professeur de médecine à Chambéry. En effet, on ne rencontre généralement aucune lésion constante bien marquée, bien décidée, qui puisse expliquer la cause de leur mort : seulement, ainsi que cela a eu lieu pour l'opium et les narcotiques en général, on retrouve constamment un engorgement sanguin du côté de la tête, du canal rachidien et du système veineux. Ainsi, à l'instar de ces poisons, le seigle ergoté porte son influence délétère sur le cerveau, et le système nerveux paralyse leur action sur tous les organes, et détermine enfin la mort, qui en est la conséquence nécessaire.

» Contrairement à l'opinion émise par M. Balme, l'ergot à cassure blanche est tout aussi énergique que l'ergot à cassure violette. Mais une remarque importante faite par M. Bonjean, et qui explique parfaitement les mécomptes qui ont été souvent le résultat de son emploi, c'est que ce parasite, recueilli immédiatement après son développement, ne possède aucune action vénéneuse, administré du moins aux mêmes doses qui suffisent ordinairement pour donner la mort quand il est bien mûr ; son action toxique ne se développe que par la maturité, et six ou huit jours suffisent pour donner à l'ergot toute l'énergie qui le caractérise comme poison.

» Le seigle ergoté vieux, piqué ou vermoulu, pulvérisé et exposé à l'air depuis longtemps ne perd rien de ses propriétés médicales et vénéneuses. M. Bonjean en a acquis la preuve par des observa-

tions pratiques et des essais toxicologiques dont les résultats sont
de nature à faire disparaître tout doute à cet égard ; il devient donc
inutile de prendre tant de soins à sa conservation. Si quelques
praticiens ont eu à se plaindre de son défaut d'action ; si l'on accu-
sait ce parasite d'être à la fois inerte et dangereux, c'est qu'on
l'administrait dans des cas où son emploi était contre-indiqué ; mais
il était toujours dangereux, parce que le poison était toujours là
prêt à donner les preuves de sa présence redoutable.

La cuisson et la fermentation panaire diminuent toujours plus
ou moins l'action toxique du seigle ergoté, et cette diminution est
d'autant plus grande que le pain a été plus cuit ou desséché au four.

» Les recherches les plus minutieuses n'ont pu faire découvrir à
M. Bonjean, dans l'ergot, aucune trace d'alcaloïde : ainsi qu'on va
le voir, ses propriétés médicales et ses vertus délétères sont dues
à d'autres corps plus complexes. Le seigle ergoté renferme deux
principes actifs bien distincts, un remède et un poison. Le premier
est un extrait mou (ergotine), rouge brun, très soluble dans l'eau
froide, et qui possède au plus haut degré les précieuses propriétés
obstétricales et hémostatiques qu'on a depuis si longtemps reconnues à l'ergot ; l'autre est une huile fixe, incolore dans sa nature,
très soluble dans l'éther froid, insoluble dans l'alcool bouillant, et
en qui seule résident toutes les vertus toxiques du seigle ergoté. La
nature différente de ces deux produits permet de les séparer facilement et d'obtenir le remède entièrement isolé du poison. Comme
celui-là est tout à fait inoffensif, il en résulte cet avantage pour la
pratique médicale qu'on peut, au besoin, l'administrer à haute dose
sans avoir à craindre aucun des accidents reprochés au seigle ergoté lui-même. Ce qu'il y a d'extraordinaire, c'est la rapidité avec
laquelle cet extrait agit dans les hémorrhagies en général, ne bor-
nant pas ses effets aux pertes utérines seulement. Quelle que soit
la dose à laquelle on l'ait donné, il n'a jamais causé la moindre action nuisible. Plusieurs fois il a été pris à la dose de 8 grammes
(représentant 36 à 40 grammes de seigle ergoté), dans des cas de
métrorrhagies foudroyantes, suites d'avortements ou autres, et
qui cédaient immédiatement à l'action de ce remède.

» L'huile ergotée agit absolument sur les animaux comme l'ergot lui-même, et à des doses correspondantes à ce dernier : seulement, ses effets sont plus prompts ; ils sont immédiats chez les
sujets faibles, tels que oiseaux, poulets, que l'on endort facilement
avec 4 grammes de ce principe, équivalant à un peu moins de
12 grammes de poudre d'ergot. Ces animaux succombent ensuite
dans les vingt-quatre heures, sans être presque sortis de l'état de
stupeur où ce poison les a plongés. A la dose de 20 grammes, j'ai,

dit M. Bonjean, obtenu chez un chien tous les phénomènes de l'ergotisme convulsif, tels que paralysie complète du train postérieur, attaques convulsives violentes, etc. Pour obtenir cette huile avec toutes ses propriétés énergiques, il faut nécessairement l'extraire par l'éther froid, et éviter, dans cette opération, toute action de la chaleur. Enfin, ce principe peut encore se trouver tout à fait inerte, s'il a été obtenu d'ergots non parvenus à leur maturité. L'huile est donc le poison, et l'extrait aqueux le remède du seigle ergoté, quoi qu'en ait dit M. le docteur Wright, qui pense, au contraire, que l'huile est le principe qui arrête les hémorrhagies, ce qui se trouve contredit par plus de cinquante observations médicales, faites à mon instigation par des médecins éclairés de cette ville, et dans lesquelles mon extrait hémostatique ne s'est jamais démenti une seule fois dans sa puissante action antihémorrhagique. »

Préparation de l'ergotine. — On épuise par l'eau et par déplacement de la poudre de seigle ergoté, et l'on chauffe au bain-marie la dissolution aqueuse par l'action de la chaleur ; tantôt cette dissolution se coagule par la présence d'une certaine quantité d'albumine, tantôt elle ne se coagule pas. Dans le premier cas, on sépare le coagulum par le filtre ; on concentre au bain-marie la liqueur filtrée jusqu'en consistance de sirop clair, puis on ajoute un grand excès d'alcool, qui précipite toutes les matières gommeuses ; on abandonne le mélange au repos, jusqu'à ce que toute la gomme se soit précipitée, et que le liquide ait repris sa transparence et sa limpidité, et l'on décante ensuite la liqueur pour la réduire au bain-marie en consistance d'extrait mou. Dans le second cas, on amène directement la dissolution aqueuse à un état demi-sirupeux, et on la traite par l'alcool, comme je viens de le dire, pour en obtenir l'extrait. En procédant ainsi, on obtient un extrait mou, rouge-brun, très homogène, d'une odeur agréable de viande rôtie, d'une saveur un peu piquante et amère, plus ou moins analogue à celle du blé gâté. Il forme avec l'eau une dissolution d'un beau rouge, limpide et transparente. 500 grammes de seigle ergoté fournissent 70 à 80 grammes d'extrait.

Voici maintenant les recettes proposées par M. Bonjean.

Potion d'ergotine. — Ergotine, 1 gram.; eau commune, 100 gram ; sirop de fleurs d'oranger, 30 gram. F. s. a. une potion à prendre par cuillerée à bouche dans la journée, pour une hémorrhagie, et de quart en quart d'heure dans un cas d'inertie de la matrice, jusqu'à ce que les douleurs expulsives aient amené l'accouchement. Cette dose suffit ordinairement pour arrêter une hémorrhagie ordinaire ; mais lorsqu'il s'agit de ces pertes foudroyantes qui surviennent quelquefois après l'accouchement, la potion devra contenir de 5 à 10 gram. d'ergotine, suivant le cas, et être administrée par cuillerée, à de courts intervalles, jusqu'à ce que tout danger ait disparu.

Sirop d'ergotine. — Ergotine, 10 gram.; dissoute dans eau de fleurs d'oranger, 30 gram.; sirop simple, 500 gram. Faites bouillir le sirop et ajoutez-y la dissolution. On obtient ainsi 500 gram. de sirop qui contiennent pour 30 gram. 50 centigr. d'ergotine. Dose : 2 à 4 cuillerées à bouche par jour, et plus ou moins, suivant l'urgence du cas.

Pilules d'ergotine. — Ergotine, 5 gram.; poudre de réglisse, q. s. F. s. a. 60 pilules, qui peuvent être argentées au besoin, et que l'on peut prendre à la dose de 6 à 10 par jour.

Après avoir loué la persévérance des efforts de M. Bonjean, après avoir textuellement reproduit ses expressions, je dois ajouter : 1° que le nom d'ergotine que M. Bonjean adopte me paraît peu convenable; il s'applique, en effet, à un produit complexe, et, il faut bien le reconnaître, mal défini; 2° je ne puis encore admettre cette séparation rigoureuse du principe toxique et du principe médicamenteux, comme M. Bonjean prétend l'avoir obtenu : c'est une ancienne hypothèse que plusieurs chimistes ont en vain poursuivie pour plusieurs médicaments importants, et des recherches physiologiques attentives ont toujours démontré que c'était une utopie : le poison devient médicament quand on l'administre à propos et à doses convenables. Les propriétés thérapeutiques sont toujours sous la dépendance des propriétés physiologiques; cependant je me plais à reconnaître que les observations de M. Bonjean sont très dignes d'intérêt.

M. Arnal a employé l'extrait de seigle ergoté dans quelques cas d'affections chroniques de l'utérus. Trente-six malades affectées d'engorgement de l'utérus ont été traitées par l'extrait de seigle ergoté. Les doses que prenaient chaque jour ces malades ont varié depuis 10 jusqu'à 60 centigr., et même 1 gram., sous forme pilulaire, et cela pendant des mois consécutifs; or, si chaque 5 centigr. de cet extrait représentait 50 centigr. environ de poudre d'ergot, il s'ensuivrait que quelques malades auraient pris à peu près la valeur de 8 gram. et demi de cette poudre en vingt-quatre heures; aucune d'elles n'a cependant éprouvé d'accidents sérieux. Mais, reconnaissons-le, l'ergotine est peut-être moins active que la poudre de seigle ergoté.

La moyenne du traitement a été de trois mois.

SULFURE DE CARBONE. *Alcool de soufre, liqueur de Lampadius.* — Stimulant général très énergique qui agit d'une manière spéciale sur l'utérus. On l'a vanté comme emménagogue ; on l'a employé contre les affections rhumatismales et pour dissoudre les tumeurs arthritiques chroniques; presque inusité en France (voyez page 234).

À l'*intérieur*, deux gouttes dans une tasse de gruau sucré.

Liniment avec le sulfure de carbone. — Sulfure de carbone, 10 gram.; eau-de-vie camphrée, 150 gram. En frictions contre les rhumatismes et les tumeurs arthritiques.

Emménagogues proprement dits.

SAFRAN, *Crocus*, Tournef. Famille des iridées. — Périgone à tube grêle; limbe dilaté, sixpartite ; anthères sagittées; stigmate roulé en forme de crête; capsule petite, globuleuse, à trois loges ; racine formée par deux tubercules situés l'un sur l'autre.

Safran cultivé, *Crocus sativus*, L. — On reconnaît le safran officinal à ses longs stigmates inclinés et pendants hors du tube de la fleur et dentés à l'extrémité. Il est originaire d'Asie; on le cultive en Espagne, et en France, dans le Gâtinais.

Les *stigmates du safran* sont la partie de cette plante qu'on emploie ; on les recueille en septembre et en octobre, on les sèche rapidement; ils perdent les trois quarts par la dessiccation.

Le safran du commerce se présente sous la forme de filaments longs, élastiques, d'une couleur rouge-blanchâtre, sans mélange de styles blanchâtres ; il colore la salive en jaune et a une odeur forte, vive, pénétrante, agréable. On le conserve dans des vases bien clos; on le falsifie avec le carthame, qu'on reconnaît parce qu'il est composé d'un tube rouge, divisé supérieurement en cinq parties et renfermant le pistil et les étamines. Si l'on plonge les mains dans un sac qui contient du safran falsifié avec du carthame, ce dernier s'attache aux mains.

Le safran contient, d'après une analyse de Bouillon-Lagrange, de l'huile volatile, une matière colorante (*polycroïte*) ; en poudre, la couleur de cette substance est rouge écarlate, sa saveur est amère ; elle est peu soluble dans l'eau froide, peu dans l'éther, mais elle se dissout bien dans l'alcool et les huiles ; l'acide sulfurique la colore en bleu, puis en lilas.

A haute dose, le safran est un stimulant énergique qui agit particulièrement sur l'utérus ; ses émanations agissent fortement sur le système nerveux et peuvent produire une sorte de fièvre soporeuse et même la mort ; à petite dose, il est employé comme excitant des organes digestifs. On emploie des infusions légères de safran pour exciter la menstruation ou pour soulager les douleurs lombaires qui la suivent ou l'accompagnent.

Poudre de safran. — On le fait bien sécher et on le pulvérise sans résidu; on l'emploie sous cette forme comme stomachique à la dose de 20 à 50 centigr. On l'associe, à parties égales, de cannelle et de sucre.

On l'emploie le plus souvent en *infusion* à la dose de 30 centigr. à 1 gram. L'eau est très colorée et odorante.

Teinture de safran. — Alcool à 31°, 4 parties; safran, 1; avec l'alcool fort, la matière colorante se dépose moins vite. Cette teinture est employée comme stomachique à la dose de 10 gram.; elle entre dans plusieurs collyres détersifs; on s'en sert en frictions contre les douleurs rhumatismales.

ALCOOLAT DE SAFRAN. — On fait infuser 1 partie de safran dans 16 parties d'alcool à 35°; on y ajoute 4 parties d'eau, et l'on retire 16 parties d'alcoolat par la distillation. C'est un stomachique agréable; on l'administre dans une potion appropriée à la dose de 10 gram.

L'EXTRAIT DE SAFRAN est très peu employé; il se prépare avec l'alcool à 21".

SIROP DE SAFRAN. — On fait macérer 1 partie de safran dans 16 p. de vin de Malaga. On y fait fondre 20 parties de sucre blanc au bain-marie.

ÉLECTUAIRE DE SAFRAN COMPOSÉ (*confection d'hyacinthes*). — Terre sigillée préparée, pierres d'écrevisses porphyrisées, aa 125 gram.; cannelle, 45 gram.; dictame de Crète, santal citrin, aa 6 gram.; myrrhe, 8 gram.; f. s. a. une poudre composée. D'autre part, miel, sirop de capillaire et sucre, aa 250 gram ; ajoutez s. q. d'eau pour faire un sirop. Quand il sera à moitié refroidi, incorporez-y : safran en poudre, santal citrin en poudre, aa 16 gram.; ajoutez le reste des poudres, et aromatisez avec un oléosaccharum de citron

Cet électuaire contenait en outre des hyacinthes qui étaient inertes et qu'on a supprimées. On a remplacé le sirop de limons par du sirop de capillaire ; on a ainsi évité la décomposition des pierres d'écrevisses et conservé les propriétés absorbantes.

La confection d'hyacinthes est un bon médicament que le Codex a supprimé avec d'autant plus de tort qu'il a conservé la potion aromatique où il entre. Il convient surtout lorsqu'il se développe des acides dans l'estomac par atonie de cet organe; il agit à la fois comme absorbant et comme stimulant. Dose : 2 à 5 gram.

POTION AROMATIQUE. — Prenez : sirop d'œillets, 30 gram.; alcoolat de cannelle, 15 gram.; confection d'hyacinthes, 8 gram.; eau de menthe poivrée, de fleurs d'oranger, aa 60 gram. Mélangez les eaux distillées, l'alcoolat et le sirop, et délayez la confection d'hyacinthes dans la liqueur.

On donne cette potion pour ranimer les forces épuisées par la maladie.

Le safran entre encore comme partie importante dans plusieurs autres préparations, dans l'élixir de Garus, le laudanum de Sydenham et looch vert du Codex.

ABSINTHE, *Absinthium* Tournef., famille des synanthérées. — Fleurs flosculeuses ; involucre globuleux composé d'écailles imbriquées ; réceptacle garni de longues soies; fleurons du centre hermaphrodites, fertiles, à 5 dents; fleurons du disque femelles, tubuleux, à 2 dents ; fruits dépourvus d'aigrettes.

ABSINTHE OFFICINALE, *Absinthium officinale*, A. R., *Artemisia ab-*

sinthium, L., grande absinthe. — L'absinthe est cultivée dans nos jardins; elle croît naturellement dans les lieux pierreux et incultes; elle fleurit pendant les mois de juillet et d'août; elle a une tige herbacée, recouverte d'un duvet blanchâtre; les feuilles tripinnatifides, blanchâtres des deux côtés; les fleurs petites, jaunâtres, formant une panicule très allongée et pyramidale; fleurons de la circonférence irréguliers, filiformes.

On emploie les feuilles et les sommités fleuries d'absinthe; elles ont une odeur forte et aromatique, et une saveur très amère et aromatique. L'absinthe a été analysée par M. Braconnot; elle est composée de : huile volatile, — matière résiniforme, très amère, — matière animalisée, très amère, — chlorophylle, — albumine, — fécule particulière, — matière animalisée, peu sapide, — des sels, et entre autres de l'absinthate de potasse.

L'absinthe doit ses propriétés à l'essence et à ses principes amers.

La matière animalisée résiniforme donne de l'amertume à l'eau froide, quoiqu'elle y soit à peine soluble; elle se dissout plus abondamment dans l'eau bouillante, et la liqueur se trouble en la laissant déposer par le refroidissement. Le *principe amer* animalisé est soluble dans l'eau froide, et au contraire peu soluble dans l'alcool.

En précipitant l'infusion d'absinthe par l'acétate de plomb, en séparant l'excès de plomb par le gaz sulfide-hydride, et en évaporant les liqueurs, reprenant le résidu par de l'alcool mêlé d'éther, M. Caventou obtient une matière très amère, en ramifications brunes. On peut, de ces faits, tirer la conséquence que l'eau et l'alcool peuvent se charger des principes amers de l'absinthe.

L'absinthe jouit de propriétés toniques et excitantes assez énergiques : administrée à forte dose, elle produit de la chaleur dans la région de l'épigastre, de la soif, et tous les symptômes de l'irritation de l'estomac. A dose modérée, elle excite l'appétit, rend la digestion plus facile, accélère la circulation, porte, en un mot, dans toute l'économie une influence fortifiante. On l'emploie fréquemment et avec beaucoup de succès dans toutes les affections qui exigent une médication tonique excitante, et principalement dans la dyspespie et autres maladies atoniques du canal digestif, dans certaines aménorrhées et leucorrhées chroniques, les diarrhées rebelles, entretenues par l'atonie des membranes. On en a retiré d'heureux effets dans le traitement des fièvres intermittentes, et on l'emploie fréquemment comme anthelminthique quand il n'y a pas inflammation du canal digestif; enfin c'est un des emménagogues les plus sûrs qu'on puisse prescrire.

Poudre d'absinthe. — (Dose, 2 à 5 gram.)

Tisane d'absinthe. — Sommités sèches d'absinthe, 5 à 10 gram.; eau, 1 litre.

Eau distillée d'absinthe. — Absinthe, 1 p.; eau, q. s. Distillez à la vapeur et retirez 2 p. d'eau. Elle est rarement employée; c'est un tonique excitant assez agréable.

Huile essentielle d'absinthe. — Elle est préparée par les procédés ordinaires; elle a une odeur très vive d'absinthe, une saveur très âcre, et ordinairement une couleur verte. C'est une essence très active, qu'on ne peut employer qu'à la dose de 4 ou 5 gouttes, après l'avoir bien divisée par l'intermédiaire du sucre, d'un mucilage ou d'un sirop. On l'emploie aussi à l'extérieur, comme vermifuge, en frictions sur l'abdomen, après l'avoir mélangée à quatre fois son poids d'huile d'olive.

Crème d'absinthe blanche. — Essence d'absinthe et de badiane, de chaque 6 gouttes; alcool à 21 degrés et sirop de sucre, de chaque 500 gram. C'est un stomachique très agréable.

Espèces anthelmintiques. — Feuilles et fleurs sèches de tanaisie, d'absinthe, fleurs de camomille romaine, de chaque 2 gram.; mêlez.

Extrait d'absinthe. — Préparez avec la plante sèche par lixiviation. (Dose, 20 centigr. à 2 gram.)

Vin d'absinthe. — Absinthe, 30 gram.; vin blanc généreux, 1 kilogr.; alcool à 31 degrés, 30 gram.; f. s. a. Dose, 50 à 100 gram.

Teinture alcoolique d'absinthe. — Prenez : sommités sèches d'absinthe, 1 partie; alcool à 22 degrés, 4 parties; f. s. a.

Quintessence d'absinthe. — Prenez : sommités sèches de grande et petite absinthe, de chaque 30 gram.; girofles concassées, sucre, de chaque 15 gram.; alcool à 21 degrés, 500 gram.; f. s. a. Cette teinture est un remède populaire employé comme stomachique. (Dose, 30 à 60 gram.)

Sirop d'absinthe. — Prenez : sommités sèches d'absinthe, 64 gram.; eau bouillante, 500 gram.; sucre, q. s. environ 1 kilogr. Versez l'eau bouillante sur l'absinthe incisée; laissez infuser pendant douze heures; passez avec expression; filtrez la liqueur; ajoutez le double de son poids de sucre, et faites le sirop par solution, en vases clos et à la chaleur du bain-marie. Ce procédé, indiqué par le Codex, est très bon, et donne un sirop contenant les principes amers et volatils. Dose, 50 à 100 gram.

Huile d'absinthe. — Prenez : sommités sèches d'absinthe, 100 gram.; huile d'olive, 800 gram. Faites digérer au bain-marie; passez avec expression; filtrez. Cette huile a une belle couleur verte. On l'emploie en frictions sur le ventre, comme vermifuge, à la dose de 50 à 100 gram.

ARMOISE, *Artemisia*, Tournef., famille des synanthérées. — Fleurs flosculeuses; involucre ovoïde ou cylindrique; réceptacle nu. Ce genre ne diffère de l'absinthe que par l'absence des soies sur le réceptacle.

ARMOISE VULGAIRE, *Artemisia vulgaris*. — Feuilles pinnatifides, incisées, planes, d'un vert foncé en dessus, blanches et cotonneuses en dessous : grappes simples, recourbées ; 5 fleurons femelles à la circonférence. Plante légèrement odorante, non amère, haute de 1 mètre environ. On emploie ses feuilles et ses sommités en infusion.

Les *feuilles d'armoise* contiennent un principe amer et une huile volatile. Les feuilles d'armoise sont couvertes d'un duvet ; quand on les pile, ce duvet, mêlé de fibre de la plante, forme le résidu de la pulvérisation et constitue une espèce de coton qui sert à la préparation des *moxas*.

Les propriétés médicales de l'armoise se rapprochent beaucoup de celles de l'absinthe, seulement elles sont moins actives. On l'emploie communément pour provoquer l'écoulement des menstrues, sous forme de tisane ou infusion, ou sous forme d'infusion concentrée en lavements ou en fumigations.

TISANE. — 5 gram. pour 1 kilogr. d'eau.

LAVEMENT. — 20 gram. pour 500 gram. d'eau.

SIROP D'ARMOISE. — Se prépare comme le sirop d'absinthe. (Dose, 30 à 100 gram.)

SIROP D'ARMOISE COMPOSÉ. — Prenez : sommités fleuries et fraîches d'armoise, 192 gram. ; racines fraîches d'aunée, 16 gram. ; de livèche, 16 gram. ; de fenouil, 16 gram. ; sommités fraîches de pouliot, de cataire, de sabine, de chaque 192 gram. ; de marjolaine, d'hysope, de matricaire, de rue, de basilic, de chaque 112 gram. ; anis. 36 gram. ; cannelle, 36 gram. ; miel blanc, 1 kilogr. ; sucre, 2,500 gram. Délayez le miel dans 8 kilogr. d'eau de fontaine ; versez la dissolution sur toutes les plantes ou parties de plantes, et laissez macérer pendant trois jours dans un lieu un peu chaud ; distillez ensuite au bain-marie pour retirer 250 gram. de liqueur aromatique. Dans cette liqueur, vous ferez dissoudre en vase clos 500 gram. de sucre. D'autre part, passez avec expression le résidu de la distillation ; clarifiez la liqueur par le repos ; ajoutez-y le reste du sucre, et faites un sirop que vous clarifierez avec le blanc d'œufs ; quand il sera à moitié refroidi, vous le mélangerez avec le sirop aromatique.

Ce sirop jouit de propriétés toniques assez prononcées ; on le prescrit dans les cas d'aménorrhée.

On a vanté la poudre de racine d'armoise contre l'épilepsie et la danse de Saint-Guy, mais c'est un remède peu recommandable.

POUDRE DE BRESLER. — Poudre de racine d'armoise, 20 gram ; sucre, 40 gram. ; mêlez. (Dose, 1 cuillerée à café quatre fois par jour.)

Abortifs.

Les deux médicaments, la sabine et la rue, qui sont compris dans cette catégorie méritent sous plus d'un rapport de fixer notre attention. Ils ont joué un rôle dans la thérapeutique qu'il convient d'apprécier ; leurs funestes propriétés sont généralement connues, et la plus dangereuse de ces plantes, la rue se trouve encore dans beaucoup de jardins. L'abus qu'on fait de la rue est doublement déplorable : non-seulement cette plante peut déterminer l'avortement ; mais encore elle entraîne souvent la mort de la mère qui a eu la coupable pensée de prendre cette plante. On comprend sans peine que l'irritation toxique déterminée par cette herbe funeste se joignant aux accidents d'un état puerpéral provoqué, la mère doit courir de grands dangers. Lorsqu'on est appelé pour combattre cet empoisonnement, après avoir employé les évacuants qui ont pour but de débarasser l'appareil digestif du poison, on aura recours à d'abondantes boissons émollientes et tempérantes, et l'on prescrira bains tièdes et des opiacées à dose modérée.

RUE, *Ruta*, L.-J. — Ce sont des végétaux herbacés ou sous-frutescents, de la famille des rutacées, à feuilles alternes et pinnées ; calice plane, à 4 divisions aiguës ; corolle à 4 ou 5 pétales concaves ; 8 ou 10 étamines ; ovaire à 4 ou 5 côtes rugueuses ; style et stigmate simples ; capsule à 4 ou 5 loges polyspermes.

RUE ODORANTE, *Ruta graveolens*, L. — C'est un arbuste de 3 à 4 pieds de haut, ayant des feuilles éparses, composées, glauques ; folioles cunéiformes, un peu épaisses et charnues ; les fleurs jaunes à pétales entiers ou dentés. La rue croît dans les lieux secs du midi de la France : elle est cultivée dans les jardins.

Les *feuilles de rue* sont particulièrement employées ; mais toute la plante jouit de propriétés semblables. Elles contiennent : huile essentielle, — chlorophylle, — albumine, extractif, — gomme, — amidon, — inuline.

L'*huile essentielle* de la rue est d'un jaune verdâtre : elle a une odeur forte particulière ; par le froid elle dépose des cristaux réguliers ; elle est plus soluble dans l'eau que les huiles essentielles ordinaires ; elle est considérée comme le principe actif de la rue. On l'administre, à la dose de 2 à 10 gouttes, sur du sucre ou dans une potion appropriée.

L'*extractif* de la rue paraît aussi devoir contribuer aux propriétés de cette plante ; car on a remarqué que l'extrait aqueux de rue jouissait d'une âcreté, et pouvait causer une inflammation des intestins.

La rue est une plante fort active et qui demande beaucoup de prudence dans son administration ; c'est un stimulant général très énergique, qui paraît exercer une influence particulière sur l'utérus, ce qui l'a fait ranger parmi les emménagogues. Elle est quelquefois usitée dans les cas d'aménorrhées produites par l'atonie de l'utérus, dans la chlorose, l'hystérie. Elle jouit de propriétés vermifuges ; mais c'est un médicament assez dangereux et qui n'est guère employé aujourd'hui qu'à l'extérieur.

La *poudre* de rue est quelquefois usitée pour déterger les vieux ulcères. On emploie la rue en infusion, à la dose de 2 grammes pour 500 grammes d'eau ; pour l'intérieur, 5 grammes pour lavement excitant, et 20 grammes ou 50 grammes pour fumigations ou lotions excitantes. — *Huile de rue :* rue sèche, 1 p. ; huile, 2 p. ; f. s. a. — *Onguent de rue :* feuilles fraîches de rue, d'absinthe, de menthe, aa. 1 p.; axonge, 8 p.; f. s. a.

SABINE. — On emploie les feuilles et les rameaux du *Juniperus sabina*, L., de la famille des conifères, arbrisseau qui croît dans le midi de la France, qui a des feuilles petites,: squamiformes, opposées, imbriqués sur la tige ; fleurs dioïques, en chatons ; fruits, baies pisiformes, noirâtres, contenant deux petits noyaux. Toute la plante a une odeur forte et une saveur âcre et amère ; elle contient beaucoup de résine et d'essence : elle est très âcre, et peut produire l'inflammation de la peau ; à l'intérieur, elle peut empoisonner en déterminant une vive inflammation de l'estomac ; à une dose ménagée, c'est un excitant énergique qui a une action spéciale sur l'utérus. On l'employait dans la chlorose, l'hystérie, et pour provoquer l'apparition des règles retardées par l'atonie ; mais c'est un remède presque abandonné.

M. Aran a publié plusieurs faits qui témoignent de l'efficacité de la sabine employée dans les métrorrhagies qui se produisent hors de la grossesse ; il la prescrit sous forme de poudre à la dose de 1 gramme ou de 1 gramme et demi dans les vingt-quatre heures.

ESSENCE. — 2 à 10 gouttes dans une potion.

POUDRE. — Employée à la dose de 50 centigr. à 2 gram. en trois prises par jour.

INFUSION. — 1 à 5 gram. pour 1 litre d'eau.

TEINTURE DE SABINE. — Feuilles de sabine, 1 ; alcool à 31 degrés, 4. Dose, 4 gram. dans une potion.

MÉDICAMENTS ANTISPASMODIQUES.

On donne les nom d'*antispasmodiques* à des médicaments qui exercent sur le système nerveux une influence spécifique tendant à faire cesser le trouble de ces fonctions et à calmer les contractions musculaires irrégulières et désordonnées connues sous le nom de *spasmes*.

Les antispasmodiques paraissent agir sur le système nerveux en régularisant son action; ils apaisent la douleur, calment l'agitation sans occasionner l'état d'assoupissement qui caractérise la médication narcotique. Plusieurs auteurs rangent les antispasmodiques parmi les *excitants spéciaux*; d'autres, au contraire, prétendent que ce n'est point des excitants, mais des médicaments spécifiques qui s'attaquent à l'élément spasmodique. Cependant, si nous comparons les propriétés de plusieurs principes immédiats qui entrent dans la composition des médicaments antispasmodiques végétaux et des excitants généraux, nous verrons qu'ils sont formés souvent de principes immédiats ayant des propriétés très voisines. Il ne faut pas non plus se dissimuler que les médicaments antispasmodiques sont des substances très variables pour leurs effets. Ainsi ils pourront agir en calmant certains individus, tandis qu'administrés à d'autres, ils les exciteront. Les antispasmodiques sont recommandés pour combattre toutes les affections spasmodiques simples ou celles qui viennent compliquer d'autres maladies; ils réussissent d'autant mieux qu'ils s'adressent à des personnes dans des états de faiblesse et d'irritabilité plus grande. Leurs effets se manifestent promptement, mais ils sont plus durables; leur action est bientôt émoussée par l'habitude. Il ne faut pas abandonner l'administration des antispasmodiques lorsque les premières tentatives ne sont pas couronnées de succès. Si l'un d'eux échoue, il faut recourir à l'autre, et il arrive quelquefois que l'on obtient ainsi d'heureux résultats d'un antispasmodique qui ne réussit pas constamment.

L'histoire des antispasmodiques est encore peu avancée. Les uns exaltent ces agents thérapeutiques outre mesure; d'autres, au contraire, les dépréciant injustement, ne leur reconnaissent aucune efficacité. C'est une classe formée par la réunion d'éléments souvent disparates sous plus d'un rapport. 1° Les éthers forment un groupe très naturel. On doit les séparer des autres antispasmodiques. On les réunissait sous le nom de *diffusibles*, que M. Barbier avait adopté. Ils sont surtout remarquables par les services qu'ils rendent comme agents anesthésiques. Ils ont une action physiologique prononcée ; ils sont remarquables par l'énergie et la rapidité de leur action. Inefficaces contre l'*état spasmodique*, ils rendent de signalés services pour combattre et dissiper les *accidents spasmodiques* : ce sont des remèdes d'actualité, mais aujourd'hui ils rencontrent dans une section nouvelle qui a pris une grande importance les *anesthésiques* ; 2° le camphre forme à lui seul un type bien tranché dans les antispasmodiques ; 3° plusieurs autres antispasmodiques peuvent être réunis dans un groupe naturel ; c'est la valériane ; les gommes-résines fétides, etc. Si l'on considère ces agents sous le rapport de leur composition chimique, on trouve qu'ils doivent leur propriété à des principes volatils (essences) et à des résines. Si on les compare aux produits d'une composition analogue, il faudra évidemment les rapprocher du groupe des basalmiques de la médication stimulante. On pourra peut-être inférer de ce rapprochement que ces corps sont utiles comme antispasmodiques, parce qu'ils stimulent et qu'ils déterminent une véritable substitution. On comprendra alors pourquoi ces agents sont sans puissance contre la réunion la plus complète de l'état spasmodique (l'hystérie), et qu'ils peuvent être très utiles, au contraire, contre ces symptômes isolés de cette névrose ; car, dans ce cas, la stimulation de l'agent antispasmodique peut égaler la stimulation de l'état hystérique.

Plusieurs substances empruntées au règne minéral sont rangées par les auteurs dans la classe des médicaments antispasmodiques. Je citerai surtout l'oxyde de zinc, auquel je pourrai joindre le sousnitrate de bismuth. Si l'oxyde de zinc calme les spasmes, c'est évidemment par une modification lente du système nerveux ; ce n'est point là une action comparable à celle des antispasmodiques végétaux, c'est une action qui se rapproche beaucoup de celle de plusieurs substances métalliques, telles que les composés de cuivre, d'argent, donnés à doses altérantes. Nous en traiterons plus loin, dans la grande division des substitutifs ou des altérants.

Anesthésiques.

On donne le nom d'*anesthésiques* à des agents, qui introduits dans la circulation le plus souvent au moyen de l'absorption pulmonaire, jouissent de la propriété d'affaiblir ou d'éteindre la sensibilité.

Cette section de médicaments, qui comprend le *chloroforme*, les *éthers*, et plusieurs autres modificateurs, appartient à la fois à la classe des narcotiques et des antispasmodiques, et elle se confond par quelques-uns de ses effets les plus constants avec les agents qui appartiennent à la section des alcooliques de la classe des stimulants, et même à la section des myroliques, car les huiles essentielles et le camphre agissent comme anesthésiques.

Les applications si étendues, si heureuses du chloroforme ont donné dans ces dernières années une place très importante en thérapeutique à la section des anesthésiques.

L'idée de prolonger dans l'insensibilité les malades qu'on voulait opérer n'est pas nouvelle : diverses tentatives avaient déjà été annoncées à l'aide d'agents très différents; mais la gloire d'avoir prouvé par l'expérience que l'inhalation de la vapeur d'éther pouvait déterminer une insensibilité telle qu'on pouvait pratiquer les opérations les plus douloureuses, sans que le malade en ait la conscience, appartient à M. le docteur Jackson.

Les premières applications de l'agent anesthésique avaient été faites par le dentiste Morton et répétées en grand à l'hôpital de Massachusetts. Le docteur John Warren avait enlevé une tumeur du cou sans causer la moindre douleur. Sur son exemple, MM. Bigelow et Hayward avaient pratiqué avec le même succès une amputation de cuisse et l'ablation d'un sein.

Depuis cette époque, les chirurgiens anglais et français étendirent à l'envi ces applications.

Les physiologistes, et particulièrement M. Flourens, firent sur ces agents les plus remarquables observations et reconnurent que chez les animaux l'éther abolit successivement les fonctions du cerveau et du cervelet, de la protubérance annulaire, de la moelle épinière et de la moelle allongée.

L'éther enlève à la moelle épinière son pouvoir transmissif d'abord, puis son action réflexe. Il anéantit *toujours* la sensibilité avant la motricité.

La période d'insensibilité absolue correspond à l'éthérisation de la protubérance annulaire.

L'action du bulbe survit longtemps à celle des autres parties du système cérébro-spinal.

L'éthérisation continuée amène la cessation de la respiration, des battements du cœur, et la mort. On ne peut mieux alors comparer ses effets qu'à ceux qui résultent de la section du nœud vital.

Le cerveau et le cervelet *subissent peut-être* les premiers l'influence de l'éther, parce que leurs fibres primitives sont plus délicates que celles de la moelle épinière et du bulbe.

L'éther exerce d'abord sur les poumons et sur le cœur une excitation manifeste. Bientôt cette excitation s'éteint et fait place à une débilité fonctionnelle qui va croissant jusqu'à la mort.

C'est surtout à l'éthérisation de la moelle allongée qu'il faut attribuer la cessation de l'hématose et des mouvements du cœur.

I.   18*

Le sang devient plus liquide, son caillot moins consistant; il exhale une forte odeur d'éther; celui des artères prend, après une inhalation prolongée, une couleur rouge foncée qui le rapproche du sang veineux. Cette coloration est due bien plus au trouble de l'hématose qu'à l'action chimique propre de l'éther. Elle ne se développe qu'après l'insensibilité.

La composition chimique du sang n'éprouve aucun changement bien notable.

La température d'un animal qu'on éthérise s'élève d'abord jusqu'au moment de l'anesthésie, puis elle s'abaisse jusqu'au moment où l'on cesse l'expérience. La différence peut être de $+ 2° 1/2$.

Ingéré dans l'estomac, l'éther amène l'ivresse mais non l'insensibilité.

Action comparée des éthers. — Voici les conclusions que M. Flourens déduit de l'action comparée des éthers sur les animaux.

Tous les éthers peuvent éteindre la sensibilité, mais aucun ne produit ce résultat d'une manière plus constante et aussi innocente que l'éther sulfurique.

Tous les éthers portent leur action sur la motricité qu'ils exaltent ou qu'ils pervertissent, plus spécialement que sur la sensibilité. L'éther sulfurique, au contraire, agit surtout sur l'appareil sensitif.

Tous les éthers provoquent une énorme dilatation pupillaire. L'éther formique, l'éther nitrique et l'éther iodhydrique ont déterminé trois fois la paralysie de la rétine.

De tous les éthers, l'éther nitreux est le plus actif. Après lui viennent l'éther iodhydrique, l'éther formique, l'éther chlorhydrique, l'éther acétique, l'éther oxalique.

L'énergie d'un éther n'est pas toujours en rapport avec sa volatilité.

CHLOROFORME.

Anesthésiation par le chloroforme (historique). — Le 10 novembre 1847, le docteur J.-Y. Simpson, professeur d'accouchement à l'université d'Edimbourg, entretint les membres de la Société médico-chirurgicale de cette ville, d'un nouvel agent qu'il employait pour produire l'insensibilité à la douleur dans la pratique chirurgicale et obstétricale.

Plusieurs mois avant la communication du docteur Simpson, M. Flourens avait lu un mémoire à l'Académie des sciences, dans lequel les propriétés anesthésiques du chloroforme sont étudiées avec le plus grand soin. C'est donc au savant français que revient l'honneur de cette belle application.

En lisant les expériences de M. Flourens où il avait vu un chien éthérisé après quatre minutes d'inspiration de chloroforme, j'avais eu la pensée d'employer cet agent comme succédané de l'éther sulfurique pour produire l'insensibilité dans les opérations chirurgicales ; j'abandonnai mon projet en voyant le résultat de mes expériences sur l'action comparée du chloroforme et de l'éther sulfurique sur les poissons consigné à la page 98 de mes *recherches sur la végétation*. Des poissons furent placés dans une dissolution contenant un millième de chloroforme, ils furent immédiatement affectés, après trois minutes ils étaient renversés sur le dos ; ils étaient morts après quinze minutes, leurs branchies furent rouges.

Il est un autre agent que mes expériences sur les animaux m'ont montré encore plus énergique que le chloroforme pour produire l'anesthésiation, c'est l'*hydrure de benzoyle*. Mais j'avoue encore que je n'oserais l'employer chez l'homme.

Composition chimique, préparation du chloroforme.— Le chloroforme a été découvert par M. Soubeiran, et obtenu à peu près dans le même temps par M. Liebig; il se présente sous forme d'un liquide très dense, limpide et transparent comme l'eau. Son odeur et ses propriétés physiques ont quelque analogie avec celles de l'huile des Hollandais ; mais il est plus dense, et son point d'ébullition moins élevé.

Sa densité, à 18 degrés centigrades, est de 1,480 ; il bout à 60°,8. La densité de sa vapeur est égale à 4,2. Le chloroforme n'est point inflammable. Cependant, en mettant dans la flamme de l'alcool une baguette de verre qui en a été humectée, on remarque une flamme jaune et fuligineuse. L'huile du gaz oléfiant s'enflamme facilement dans les mêmes circonstances, et brûle avec une flamme grande et lumineuse, dont le bord inférieur se trouve toujours coloré en vert.

Si l'on fait passer le chloroforme en vapeurs sur du fer ou du cuivre métalliques portés au rouge, il se décompose entièrement.

Il est décomposé par la chaux au rouge faible, et l'on n'obtient aucune trace de gaz inflammable. A une température plus élevée, on obtient du gaz oxyde de carbone, dont la formation est due à la réaction du charbon déposé sur le carbonate de chaux produit.

Le chloroforme n'est point décomposé par le potassium. Aussi peut-on le distiller sur ce métal sans qu'il s'y manifeste la moindre altération. Cependant, on remarque que le potassium se couvre, au commencement de cette opération, de quelques bulles de gaz hydrogène qui paraissent s'augmenter en portant le liquide à l'ébullition. Chauffé dans la vapeur du chloroforme, le potassium s'enflamme avec explosion. Il se forme du chlorure de potassium et du charbon qui se dépose.

Il n'est pas facilement décomposé par les alcalis hydratés ou dissous. Cependant, sous l'influence d'une ébullition prolongée, le chloroforme finit par se convertir en chlorure et en formiate, en décomposant l'eau ou la base.

L'alcool et l'éther le dissolvent facilement, mais l'eau le précipite de ces dissolutions. Il dissout du phosphore, du soufre et de l'iode, corps qui n'exercent sur lui aucune action décomposante.

On peut se procurer facilement ce corps, et en grande quantité, en distillant de l'alcool très étendu d'eau, avec du chlorure de chaux. Pour 1 kilogramme de chlorure de chaux et 3 kilogrammes d'eau, on prend 200 grammes d'esprit de vin. Comme, par la distillation, la masse se boursoufle beaucoup, il faut choisir une cornue assez grande.

On peut l'obtenir de même, et en plus grande quantité encore, en distillant de l'acétone ou de l'esprit de bois avec du chlorure de chaux dans les mêmes circonstances.

On peut encore préparer le chloroforme de diverses manières : en faisant, par exemple, réagir le bichlorure de mercure sur l'iodoforme, on obtient un composé auquel j'ai donné le nom de *chloro-iodoforme*, et que j'ai décrit dans mon Mémoire sur l'iodoforme, le chloroforme et le sulfoforme. Le chlore ne s'est substitué, dans une première opération, que partiellement à l'iode ; mais à l'aide de distillations réitérées sur du bichlorure de mercure, la substitution peut être complète, et l'on obtient du chloroforme pur et exempt d'iode. On comprend sans peine que ce procédé, intéressant sous le rapport théorique, ne peut être employé dans la pratique. Quand on n'a pas de bon chlorure de chaux à sa disposition, voici le procédé qui donne du chloroforme avec le plus de facilité : on délaie une partie de chaux éteinte dans 24 parties d'eau ; on y fait passer un courant de chlore, jusqu'à ce que la plus grande partie de la chaux ait disparu ; on ajoute une petite quantité de lait de chaux, pour que la liqueur soit alcaline. Lorsque l'hypochlorite de chaux ainsi produit s'est clarifié par le repos, on y ajoute 1/24ᵉ de son volume d'alcool, d'esprit de bois ou d'acétone. On abandonne le mélange pendant vingt-quatre heures, et l'on distille à une douce chaleur dans une cornue remplie seulement au tiers. Le chloroforme se présente alors sous l'apparence d'un liquide oléagineux légèrement coloré, contenant de l'alcool mélangé, dont on le sépare à l'aide de l'eau. On le rectifie ensuite, puis, pour l'obtenir parfaitement pur, on le laisse en digestion avec du chlorure de calcium, et on le distille de nouveau avec de l'acide sulfurique.

Pour l'emploi médical du chloroforme, une simple rectification suffit, car la très petite proportion d'eau ou d'alcool qu'il peut retenir ne nuit aucunement à ses effets.

Voici comment M. Soubeiran opère :

« Je prends 10 kilogrammes de chlorure de chaux du commerce, à 90 degrés ou environ. Je les délaye avec soin dans 60 kilogrammes d'eau; j'introduis le lait calcaire qui en résulte dans un alambic de cuivre, qui ne doit en être rempli qu'aux deux tiers au plus; j'ajoute 2 kilogrammes d'alcool à 85 degrés. J'adapte le chapiteau et un serpentin, et les jointures étant bien lutées, je porte un feu vif sous l'appareil. Vers 80 degrés, il se produit une réaction très vive qui soulève la masse, et qui la ferait passer dans le récipient si l'on ne se hâtait d'enlever le feu. C'est le seul moment difficile de l'opération. On est averti qu'il approche par la chaleur qui gagne le col du chapiteau. Quand celui-ci s'est fort échauffé vers son extrémité la plus éloignée, alors que les produits de la distillation ne se sont pas encore montrés, on retire le feu (sous ce rapport, un feu de bois est plus commode que tout autre). Quelques instants après, là distillation commence et marche avec rapidité; elle se termine presque entièrement d'elle-même. Quand je m'aperçois que l'action se ralentit, je rétablis le feu pour la soutenir. Bientôt tout est terminé. On s'en aperçoit à ce que les liqueurs qui passent ne possèdent qu'à un faible degré la saveur sucrée du chloroforme. C'est à peine si 2 à 3 litres de liqueur ont distillé. Ce produit se compose de deux couches. La plus inférieure est dense et légèrement jaunâtre : c'est du chloroforme mêlé d'alcool et souillé par un peu de chlore. La couche supérieure, plus abondante, est un mélange parfois laiteux, d'eau d'alcool et de chloroforme; du jour au lendemain, elle laisse déposer une certaine quantité de ce produit.

» On sépare le chloroforme par décantation, on le lave par agitation avec de l'eau, puis, une autre fois, avec une faible dissolution de carbonate de soude, qui le débarrasse du chlore, on y ajoute du chlorure, du calcium, et on le rectifie par une distillation au bain-marie.

» Les eaux qui surnageaient le chloroforme dans le produit direct de la distillation, et celles qui ont servi à le laver, sont réunies, étendue d'une nouvelle quantité d'eau, et distillée au bain-marie; le chloroforme passe bientôt, entraînant avec lui un peu d'eau alcoolisée qui le surnage. On le purifie comme je l'ai déjà dit. »

Ce qui fait la difficulté dans la fabrication du chloroforme, c'est qu'il y a nécessité d'opérer avec du chlorure de chaux assez fortement étendu d'eau, sous peine de voir prendre naissance à d'autres corps, et en particulier à des produits acétiques qu'il serait presque impossible de séparer. De là la nécessité d'opérer dans des alambics à grande dimension, tout en n'opérant que sur des quantités très limitées d'alcool.

Dans les premiers moments, on a livré à quelques chirurgiens du chloroforme qui n'avait pas le degré de pureté convenable. Bien qu'une pureté complète ne me paraisse pas une condition d'absolue nécessité pour l'emploi médical, encore faut-il que le chloroforme ne contienne que des quantités très minimes d'alcool. Malgré sa fluidité apparente, il y a une densité assez forte qui peut fournir un excellent caractère pour reconnaître sa pureté. Que l'on fasse un mélange de parties égales d'acide sulfurique à 60 degrés et d'eau distillée, on aura un liquide qui marquera 40 degrés après son refroidissement. Une goutte de chloroforme versé sur ce liquide doit gagner le fond ; si elle surnage, c'est une preuve qu'il contient de l'alcool en quantité notable : il faut le refuser.

Quand il se précipite au fond de l'eau en gardant sa transparence, on peut être assuré, comme l'a montré M. Mialhe, qu'il ne contient pas d'eau.

Il résulte d'expériences exécutées par MM. Soubeiran et Mialhe, que le chloroforme obtenu avec l'esprit de bois ne pouvant être entièrement dépouillé de son odeur pyrogénée, ne doit pas servir à l'inhalation. On pourrait tout au plus l'employer pour les liniments ou dissolutions dans lesquels en le fait entrer habituellement, après qu'il aurait subi toutefois des rectifications préalables par l'acide sulfurique concentré et le chlorure de calcium. Mais la nécessité de ces rectifications détruit l'avantage que l'on pouvait espérer de la substitution de l'esprit de bois à l'alcool.

La présence de l'huile chlorurée, en si petite quantité qu'elle soit, même dans le chloroforme obtenu avec de l'alcool, a une influence des plus marquées dans l'emploi de ce corps : c'est à elle qu'il faut attribuer le plus souvent le malaise, les nausées et les vomissements causés par l'inhalation chloroformique.

Il suit de là qu'il est absolument nécessaire de rectifier le chloroforme par la distillation pour le séparer du corps étranger qu'il contient, et qu'il faut ne plus arrêter cette distillation un peu avant la fin de l'opération, afin de ne pas rétablir le mélange qu'on a cherché à éviter. L'huile qu'il contiendrait alors possède au plus haut degré la propriété de déterminer des vertiges. Son action sur l'économie mérite certainement que l'on fasse l'étude de ses effets physiologiques : c'est à cette substance que sont dus le plus souvent, pour ne pas dire toujours, le malaise et les vomissements qui suivent quelquefois l'inhalation du chloroforme. Lorsque ce corps est parfaitement pur, il ne présente pas de tels inconvénients.

Par l'ensemble de ces propriétés, le chloroforme se rapproche des éthers; par sa composition il est représenté par de l'acide formique, dans lequel l'oxygène est remplacé par du chlore, équivalent pour équivalent; c'est ce qui lui a valu le nom de *chloroforme* que lui a donné M. Dumas, qui a fixé exactement sa composition. Sa formule est de $C^2H\ Cl^3$.

Le chloroforme, si remarquable par la suavité de son odeur et par sa saveur sucrée, possède des propriétés antispasmodiques très prononcées, et je ne doute pas que sous ce rapport il n'occupe un rang distingué à côté de l'éther sulfurique; il a déjà été employé, sous ce point de vue, par M. Natalis Guillot. Nous reviendrons sur cette application.

PROPRIÉTÉS ANESTHÉSIQUES DU CHLOROFORME. — Comme agent anesthésique introduit par inhalation, il possède tous les avantages de l'éther sulfurique, sans en avoir les principaux inconvénients.

Il faut beaucoup moins de chloroforme que d'éther pour déterminer l'insensibilité : 100 à 200 gouttes suffisent pour l'ordinaire, et chez quelques malades beaucoup moins.

Son action est beaucoup plus rapide et plus complète, et généralement plus persistante. Dix à vingt aspirations suffisent et quelquefois moins. Il y a ainsi économie de temps pour le chirurgien, et cette période d'excitation, qui appartient à tous les agents anesthésiques étant réduite de durée, ou véritablement abolie, le malade n'a pas autant de tendance à l'exhilaration et à la loquacité.

La plupart de ceux qui connaissent par une expérience antérieure les sensations produites par l'inhalation de l'éther, et qui ont ensuite respiré le chloroforme, ont fermement déclaré que l'inhalation et les effets du chloroforme sont beaucoup plus agréables que ceux de l'éther.

Il n'est besoin d'aucun appareil pour son administration. Un peu de liquide versé à l'intérieur d'une éponge taillée en creux, ou sur un mouchoir de poche, sur un morceau de linge ou de papier, et appliqué par dessus la bouche et les narines, de manière à être largement respiré, suffit généralement en une ou deux minutes pour produire l'effet désiré.

ACTION PHYSIOLOGIQUE. — DANGERS DES ANESTHÉSIQUES ET MOYENS POUR CONJURER CES DANGERS. — J'ai déjà, dans ce qui précède, fait connaître les principales propriétés physiologiques des anesthésiques, mais la question des morts subites déterminées par la chloroformisation ont si vivement et à si juste titre préoccupé, que je dois présenter ici un résumé des principales discussions qui, dans ces dernières années, ont vivement ému le monde chirurgical. En suivant la marche que j'ai adoptée, je m'exposerai à des redites, mais je conserverai ainsi l'esprit des documents qui ont de l'importance dans la pratique.

M. Coze, examinant la nature de l'anesthésie générale produite par l'inspiration des vapeurs de chloroforme, a démontré que c'est principalement par le poumon et non par les veines des surfaces nasales et buccales que se fait l'absorption du chloroforme. Le sang imprégné de chloroforme va anesthésier tout le corps. On peut préserver un membre de l'anesthésie en comprimant l'artère principale qui s'y rend. L'insensibilité se prononce dès que l'on enlève l'obstacle opposé à la circulation. Mais le sang chloroformé semble se porter en plus forte proportion vers le cerveau. La cause de cette inégale répartition réside dans la nature du mouvement de l'ondée sanguine partant du ventricule gauche à chacune de ses contractions.

Les causes de la mort par les inspirations du chloroforme sont ou bien dans quelques cas la pénétration d'une petite quantité de chloroforme liquide dans les poumons, et par suite l'hépatisation, ou l'accumulation de la sérosité sanguinolente. Dans le plus grand nombre des cas, c'est la paralysie du cœur et des gros vaisseaux. et l'engorgement du cœur droit et gauche.

Suivant M. Bouisson, les anesthésiques agissent : 1° Par sidération anesthésique, ce qui explique les morts subites, mais dont la production est heureusement très rare ; 2° par asphyxie, genre d'accident bien moins fréquent aussi qu'on ne l'a pensé, et dont il est possible d'ailleurs de réprimer les effets par ce que nous nommons le dosage physiologique ; 3° par syncope, cause de beaucoup la plus fréquente et qu'on retrouve dans la plupart des cas de mort qui ont été publiés.

Il est facile de comprendre, du reste, toute la gravité que présente la syncope chez un individu privé de sensibilité, et qui, par là même, échappe à l'action des moyens par lesquels on pourrait le faire revenir. Aussi en présence de la disposition toute particulière à la syncope des individus opérés dans la position assise, M. Bouisson s'est imposé la loi de ne jamais soumettre à l'action des anesthésiques les malades qu'il a à opérer dans cette position, et ce précepte, qu'il a le premier formulé, est aujourd'hui adopté par les chirurgiens prudents. Mais là ne se bornent pas toutes les précautions auxquelles M. Bouisson doit, sans doute, de ne pas avoir éprouvé le moindre accident dans les cas si nombreux où il a procuré à ses opérés le bénéfice de l'anesthésie. Non-seulement il importe de prendre dans l'administration des anesthésiques toutes les précautions que commande la connaissance de l'action de ces agents, mais il est surtout indispensable d'établir préalablement l'indication de leur emploi et de ne pas les prodiguer à tout propos; il n'est pas moins utile de choisir entre l'éther et le chloroforme, suivant la nature des cas qui se présentent, et de renoncer au dernier de ces agents chez les malades qui sont affaiblis considérablement, soit par des hémorrhagies, soit par de longues maladies et par des douleurs prolongées qui ont amené un épuisement nerveux extrême. Le chloroforme, qui, par son action prompte, vive, énergique, rend le plus souvent des services marqués, peut dans ce cas devenir fatal par ces qualités mêmes ; car, dans la succession des phénomènes, leur évolution trop rapide empêche d'arrêter les effets funestes qu'ils peuvent présenter. L'emploi de l'éther, au contraire, présente le grand avantage de suivre une marche plus lente et de permettre ainsi de suspendre son administration et de conjurer les accidents avant qu'ils aient pris une intensité irrémédiable. Aussi, employant le chloroforme dans la grande majorité des cas, M. Bouisson n'en réserve pas moins l'éther pour les exceptions, lorsque l'abattement d'un sujet, l'épuisement des forces peut lui faire craindre un accident de la nature de ceux dont nous venons de parler. M. Robert emploie dans ces cas un mélange d'éther et de chloroforme.

EFFETS THÉRAPEUTIQUES DU CHLOROFORME.—Voici les conclusions du rapporteur de l'Académie dans la grande question du chloroforme :

1° Le chloroforme possède une action toxique propre que la médecine a tournée à son profit, en l'arrêtant à la période d'insensibilité ; mais qui, trop longtemps prolongée, peut amener directement la mort, et surtout donné à une dose trop considérable.

2° Le chloroforme est un agent des plus énergiques qu'on peut rapprocher de la classe des poisons, et qui ne doit être manié que par des mains expérimentées.

3° Le chloroforme est sujet à irriter par son odeur et son contact les voies aériennes, ce qui exige plus de réserve dans son emploi lorsqu'il existe quelque affection du cœur ou des poumons.

4° Certains modes d'administration apportent un danger de plus étranger à l'action du chloroforme lui-même. Ainsi, on court des risques d'asphyxie, soit quand les vapeurs anesthésiques ne sont pas suffisamment mêlées d'air atmosphérique, soit quand la respiration ne s'exécute pas librement.

5° On se met à l'abri de tous ces dangers en observant exactement les précautions suivantes : premièrement, s'abstenir ou s'arrêter dans tous les cas de contre-indication bien avérée, et vérifier avant tout l'état des organes de la circulation et de la respiration ;

secondement, prendre soin, durant l'inhalation, que l'air se mêle suffisamment aux vapeurs du chloroforme, et que la respiration s'exécute avec une entière liberté; troisièmement, suspendre l'inhalation aussitôt l'insensibilité obtenue, sauf à y revenir quand la sensibilité se réveille avant la fin de l'opération.

Voici quelques remarques sur l'emploi du chloroforme, empruntées à M. Denonvilliers : L'âge ni le sexe ne sont des contre-indications : le chloroforme peut être administré chez la femme comme chez l'homme, depuis les premiers jours de l'existence jusqu'à la plus extrême vieillesse.

L'hystérie et l'épilepsie ne sont pas non plus des empêchements absolus Les maladies du cerveau, du cœur et des poumons ne sont des contre-indications qu'autant qu'elles sont très prononcées.

La faiblesse qui suit les grandes pertes de sang, la prostration qui accompagne les étranglements herniaires datant de plusieurs jours, la commotion et la stupeur causées par les grandes blessures, les écrasements, les chutes d'un lieu élevé, les plaies d'armes à feu compliquées, etc., sont des contre-indications, parce qu'elles favorisent la syncope. Il en est de même de ces craintes exagérées et de cette excessive pusillanimité qui sont naturelles à certaines personnes.

La chloroformisation est aussi contre-indiquée pour toutes les opérations pendant lesquelles le sang peut tomber en abondance dans les voies aériennes.

Les propositions qui précèdent sont générales et non absolues, car il faut laisser une certaine latitude au chirurgien dans l'appréciation des circonstances spéciales et impossibles à prévoir qui viennent modifier chaque cas particulier.

L'utilité de la chloroformisation se mesure, non pas seulement sur la gravité des opérations, mais aussi sur leur durée, leur délicatesse, l'immobilité qu'elles nécessitent et les douleurs qu'elles occasionnent. C'est, du reste, aux malades ou aux familles à se décider après que le chirurgien les a avertis des avantages et des inconvénients de la chloroformisation.

Moyens et précautions employés pour la chloroformisation.— L'appareil destiné à l'administration de l'agent anesthésique doit être disposé de manière à livrer à l'air, tant inspiré qu'expiré, un passage large et facile; à permettre à la respiration de se faire en même temps par la bouche et par le nez; enfin, à pouvoir être immédiatement enlevé, afin que le malade soit, au besoin, soustrait aux vapeurs chloroformiques, et respire librement l'air atmosphérique. Ainsi se trouvent proscrits les appareils appliqués sur la bouche ou sur les narines seules, et ceux qui enveloppent la tête tout entière du malade.

Les éponges taillées en cône creux, et les simples compresses, sur lesquelles on verse le liquide, et que l'on tient à quelque distance de l'entrée des voies respiratoires, conviennent.

Le malade qu'on se dispose à chloroformiser doit, autant que possible, être placé dans la position horizontale.

Avant de commencer la chloroformisation, il faut calmer le malade, s'assurer qu'il sait respirer naturellement et lui apprendre à le faire s'il ne le sait pas, ce qui est plus commun qu'on ne pense chez les gens qu'on veut faire fonctionner à commandement.

Le chirurgien doit lui-même présider à la chloroformisation. Son rôle consiste à surveiller l'état général du malade, et à observer en même temps la respiration et la circulation. Pour cela il tient le doigt sur l'artère radiale jusqu'au moment où l'opération commence; alors seulement il cède sa place à un élève instruit, dont la mission est de signaler de temps en temps l'état du pouls et d'en indiquer les variations.

C'est dans les premiers instants que la chloroformisation présente le plus de danger, et que les précautions doivent être les plus sévères.

On débutera par des proportions très faibles de chloroforme, et l'on n'en élèvera la quantité que par degrés, après avoir acquis la certitude qu'il est bien supporté. L'action du chloroforme étant progressive, on parviendra à obtenir l'insensibilité et même la résolution par le seul fait de la continuité des inhalations, sans qu'il soit nécessaire de forcer les doses.

Si la circulation ou la respiration venait à se troubler, on suspendrait la chloroformisation, pour laisser au malade le temps de se remettre, et l'on recommencerait ensuite. Pour peu que le trouble des grandes fonctions se produisît ou acquît une certaine intensité, il serait prudent de renoncer pour l'instant au chloroforme, et peut-être même de différer l'opération si la chose était possible.

La chloroformisation peut être poussée plus ou moins loin, suivant l'opération que l'on se propose de pratiquer ou l'effet qu'on veut obtenir; mais, en tout cas, il faut cesser l'administration du chloroforme aussitôt que le malade est plongé dans l'insensibilité, et que la résolution s'est établie.

S'il était nécessaire de prolonger l'état anesthésique, on pourrait le faire, en revenant avec précaution à l'administration du chloroforme aussitôt que le malade se ranime. On a pu ainsi pratiquer, sans douleur et sans inconvénient pour les malades, des opérations qui n'ont pas duré moins d'une heure. Cependant, toutes les fois que de grandes quantités de vapeurs chloroformiques ont été absorbées, il faut se tenir en garde contre les syncopes consécutives. Quoiqu'on n'ait vu que bien rarement des accidents survenir après l'opération, la prudence exige que le chirurgien ne quitte son malade qu'après l'avoir vu parfaitement ranimé.

Dans le cas de syncope grave, voici ce qu'il convient de faire :

1° Placer le malade dans une position fortement inclinée et telle que les pieds soient élevés et que la tête occupe le point le plus déclive.

2° Pratiquer la respiration artificielle au moyen de pressions méthodiques exercées sur les parois thoraciques et abdominales; faire en même temps ouvrir la bouche du malade, attirer sa langue au dehors, nettoyer et exciter le fond de sa gorge avec le doigt, avec une spatule.

3° Faire ouvrir les fenêtres, afin d'introduire dans la chambre un air frais et pur.

Ces moyens ont réussi déjà; mais, si l'on veut en tirer le parti qu'on peut en attendre, il faut les mettre en usage immédiatement, sans hésitation, et en continuer l'emploi avec énergie, foi et persévérance. — Quant aux frictions, au massage, aux aspersions froides, aux vapeurs ammoniacales, ce sont des moyens dont l'action est trop incertaine, et surtout trop lente, pour qu'ils soient employés autrement qu'à titre d'adjuvants.

OPINIONS DES SOCIÉTÉS SAVANTES ET DES AUTEURS SUR L'EMPLOI DU CHLOROFORME. — Après une longue discussion à la *Société de chirurgie*, à la suite d'un rapport de M. Robert, les conclusions suivantes ont été adoptées :

« 1° L'inhalation du chloroforme peut déterminer des accidents et la mort, lors même que cet agent est pur et administré par des mains habiles : mais les cas avérés de ce genre sont rares et tout à fait exceptionnels, si on les compare aux observations innombrables qui attestent les bienfaits de l'anesthésie.

» 2° L'examen attentif des observations a démontré que, lorsque la mort survient, elle ne doit pas être attribuée au chloroforme exclusivement, et qu'elle peut dépendre aussi d'autres causes diverses. »

Pour n'omettre aucun document important sur cette grave question, citons les *conclusions du rapport de M. L. Lallemand, fait à la Société médicale d'émulation*, le 8 janvier 1855.

« 1° L'action du chloroforme sur l'organisme s'opère avec une rapidité qui est en raison directe de la concentration des vapeurs inhalées; mais les phénomènes qui la manifestent se développent toujours dans le même ordre et avec le même caractère.

» 2° Les propriétés excito-motrices des centres nerveux, la sensibilité et la motricité des nerfs cérébro-rachidiens, sont suspendues par le chloroforme; mais l'excitabilité de la moelle et la motricité des nerfs continuent de se manifester sous l'action d'un courant électrique.

» 3° Le chloroforme a une affinité élective spéciale pour les centres nerveux, dans la substance desquels il s'accumule pendant l'inhalation, et se retrouve après la mort en proportion beaucoup plus considérable que dans les autres organes.

» 4° Chez les animaux chloroformisés, les mouvements respiratoires cessent avant les contractions du cœur; la circulation est la fonction qui persiste la dernière; le cœur est l'*ultimum moriens.*

» 5° Les animaux meurent constamment quand on les abandonne à eux-mêmes après que les mouvements respiratoires sont suspendus.

» 6° Le chloroforme est éliminé très rapidement de l'économie; la surface pulmonaire est la voie normale de cette élimination, à laquelle la surface cutanée ne prend qu'une part très restreinte.

» 7° Le rétablissement des fonctions vitales suspendues par les inhalations du chloroforme est obtenu, dans le plus grand nombre des cas, par l'emploi des insufflations pulmonaires d'air atmosphérique et d'oxygène pur, même après que tous les mouvements de la circulation sont abolis. (Rappelons que c'est M. Ricord qui le premier a préconisé les insufflations d'air atmosphérique.)

» 8° L'insufflation, pour réussir, doit être appliquée immédiatement après la suspension de la respiration et de la circulation, et elle doit être continuée avec persévérance et avec énergie jusqu'au rétablissement complet des mouvements normaux et spontanés de la respiration.

» 9° La respiration artificielle produite par la faradisation des nerfs phréniques peut, comme l'insufflation, rétablir les fonctions vitales suspendues par le chloroforme.

» 10° L'électricité employée comme excitant général du système nerveux est impuissante contre l'intoxication chloroformique; elle ne peut produire des effets salutaires que quand elle parvient à déterminer la respiration artificielle.

» 11° L'électricité épuise rapidement l'excitabilité nerveuse chez les animaux arrivés à la dernière période de l'intoxication chloroformique.

» 12° L'insufflation agit contre l'intoxication chloroformique en stimulant l'excitabilité du système nerveux et en provoquant l'élimination du chloroforme par la surface pulmonaire.

» 13° La mort qui survient à la suite des inhalations de chloroforme est due à l'abolition de l'action du système nerveux et non à l'asphyxie ou à la paralysie des mouvements du cœur.

» 14° La dilution des vapeurs du chloroforme dans une large et constante proportion d'air atmosphérique peut, sinon prévenir, du moins retarder longtemps les dangers de l'intoxication. »

Ajoutons encore, avant de terminer ce paragraphe, que les observations de M. Maisonneuve ont prouvé l'efficacité de la *flagellation* dans les cas d'accidents chloroformiques. Insistons surtout sur l'*utilité de l'oxygène* que M. Duroy a préconisé avec une grande raison, et disons que ce dernier observateur a réussi à isoler très nettement le chloroforme du sang dans les cas de chloroformisation.

Chloroforme dans la médecine opératoire. — Avant d'indiquer les opérations principales dans lesquelles se présente l'indication du chloroforme, rappelons, d'après M. Sédillot, la manière dont on doit opérer.

Le chloroforme est versé sur une compresse roulée, de manière à présenter une cavité assez large pour recouvrir facilement le nez et la bouche du malade. L'autre côté de la compresse est froncé et fixé lâchement par une épingle pour ne pas empêcher complétement le passage de l'air. Le malade ne doit pas être tenu, mais rester couché sur le dos, la tête légèrement soulevée par un oreiller. On commence par verser sur la compresse 1 ou 2 grammes de liquide, et l'on approche le linge à quelque distance de la bouche, pour laisser le temps au malade de s'habituer à l'odeur et à l'impression du chloroforme. Il ne saurait arriver à personne de se laisser plonger dans une perte de conscience absolue, et d'affronter une opération, sans une émotion plus ou moins vive. Le chirurgien s'efforce de tranquilliser ses opérés, leur parle doucement, leur demande quels effets ils éprouvent, leur explique qu'ils doivent respirer naturellement et sans effort, et qu'ils ne s'endormiront pas tout à coup, qu'il faut pour ce résultat un temps assez long. S'il voit les malades faire des inspirations précipitées, il retire entièrement la compresse et attend un peu plus de calme. Bientôt la respiration se régularise et l'on reprend l'usage de l'anesthésique. Lorsqu'on s'aperçoit que les inspirations sont bien supportées et que l'émotion est en partie dissipée, on verse largement le chloroforme sur le linge, et l'on cherche à en faire inspirer les plus fortes quantités dans le temps le plus court, ce qui est le meilleur moyen de prévenir la période d'excitation et une anesthésie trop profonde. Le succès nous a paru moins prompt chez les individus vigoureux et habitués aux alcooliques. S'il vient du spasme, de la gêne respiratoire, de la turgescence de la face, on s'arrête, puis on recommence dès que la normalité respiratoire se rétablit. S'il y a un peu d'exaltation, des mouvements brusques, les signes d'une ivresse bruyante, sans que la respiration ni la circulation soient gênées, on active l'action du chloroforme, en en imbibant abondamment la compresse. Souvent alors le blessé s'alanguit, ses paroles deviennent plus lentes, sa voix plus faible, sa tête se penche sur sa poitrine, et il se renverse complétement endormi sur son oreiller. Dans d'autres cas assez rares, la compresse est repoussée. On attend que l'exaltation diminue. Puis on renouvelle les mêmes épreuves. Si l'on ne réussit pas et que le malade continue à se défendre, on essaie seulement alors de le maintenir et de le sidérer par de grandes doses de l'agent anesthésique. On n'en suspend l'usage qu'après l'apparition de la résolution musculaire, lorsque les membres soulevés retombent inertes par leur propre poids Le chirurgien commence alors l'opération et fait reprendre le chloroforme à la moindre trace de mouvement sous l'action de ses instruments.

L'indication consiste à maintenir cet état d'insensibilité et d'immobilité sans en exagérer le degré. Avec de l'intelligence et de l'habitude, l'aide accomplit cette délicate mission d'après des signes qui le trompent rarement, et dans tous les cas son erreur ne doit consister qu'à ne pas chloroformiser assez le malade, et jamais à porter trop loin l'anesthé ie. On éloigne la compresse tant que ne se manifeste aucune contraction musculaire, mais lorsqu'un mouvement de la bouche ou des paupières révèle le retour de la motilité, on revient à quelques inspirations de chloroforme, puis on les suspend momentanément. On écoute la respiration, on cesse lorsqu'elle faiblit, pour recommencer. Quelquefois on a pu rester fort longtemps sans donner de chloroforme, dont les effets étaient suffisamment persistants.

En agissant ainsi, on consomme manifestement beaucoup plus de chloroforme que n'en absorbent les malades, mais c'est là une perte de peu d'importance.

L'introduction du chloroforme dans la médecine opératoire a réalisé un immense progrès. L'élément douleur que l'on retrouvait toujours comme un obstacle a pour ainsi dire disparu de cette partie de l'art. De l'autre part, les chances de guérison dans les grandes opérations chirurgicales paraissent réellement augmentées, ainsi que l'établissent les relevés publiés par M. Simpson et par M. Bouisson. D'après ce dernier chirurgien les guérisons seraient aussi plus rapides. Voici, selon lui, les principales contre-indications :

1° Les opérations très courtes et très douloureuses ;

2° Les opérations qui exigent une participation active de la part du malade ;

3° Les opérations où la sensibilité sert de guide aux chirurgiens ;

4° Les opérations dans lesquelles la douleur est le but ;

5° Enfin les opérations faites dans le cas où il existe des causes préalables de stupeur ou d'immobilité.

Pour les opérations très courtes et peu douloureuses, pour une ponction d'hydrocèle, pour l'extraction d'une dent, pour une ouverture d'abcès, pour une cautérisation superficielle, pour d'autres opérations. même un peu plus importantes, telles que la ténotomie, la paracentèse, le phimosis, l'excision de tumeurs pédiculées, et généralement. pour tous les cas chirurgicaux qui ne réclament qu'une discrète intervention de l'instrument tranchant, il faut bien reconnaître que les inhalations anesthésiques ne sont pas rigoureusement indiquées. Presque tous les chirurgiens s'en abstiennent et l'on ne peut que les approuver.

La méthode anesthésique a rarement trouvé place dans l'oculistique pour les opérations qui se pratiquent sur le globe de l'œil ; elle rend des services journaliers dans les cas de taille, de hernies étranglées. Pour la réduction des luxations et des fractures, la chloroformisation a montré tout le parti qu'on pouvait tirer de la suppression de la résistance musculaire. La dilatation du sphincter anal pratiquée par M. Récamier contre les fissures à l'anus devient praticable à l'aide du chloroforme.

M. Guyton a montré le parti qu'on pouvait tirer du chloroforme pour la réduction des hernies étranglées.

Jusqu'où faut-il s'avancer dans les tentatives de réduction par le chloroforme ? Qu'est-il permis d'en attendre ? Il est évident qu'il fera réduire dans bien des cas où le taxis ordinaire eût échoué ; il sera sans effet dans ceux où des adhérences au sac retiendront fortement l'intestin en dehors, ou peut-être quand ces tuniques épaissies, infiltrées, ne pourront plus, quand même on en chasserait les gaz, franchir une ouverture qu'elles remplissaient déjà en partie à l'état sain. Mais n'aura-t-on pas à craindre de rentrer, plus facilement qu'avec les moyens habituels, une anse dont les parois altérées amèneraient des accidents à l'intérieur de l'abdomen ? La question est bien délicate. Toujours est-il que dans les cas où l'on ne reconnaîtra pas les signes de lésions un peu avancées, on réduira aisément, par conséquent, en général dans les premiers jours.

Ainsi l'entérocèle simple étranglée, l'entéro-épiplocèle avec portion médiocre d'épiploon, ou, en un mot, les hernies résistantes, sonores à la percussion, seront celles où l'emploi du chloroforme est indiqué.

Chloroforme chez les enfants. — On emploie une petite éponge en godet. Le chloroforme est versé dans la cavité de cette éponge renversée sur son sommet ; puis, dans cette position, l'éponge est pressée avec la main, afin que le liquide l'imbibe, surtout vers son sommet, et laisse à sec le rebord de sa base, destiné à s'appuyer sur la peau. On évite ainsi l'irritation des lèvres et des narines. L'éponge est, en effet, appliquée sur ces deux orifices.

Souvent, après avoir fait quelques aspirations de vapeur chloroformique avec une sorte d'avidité, l'enfant la refuse obstinément. Il ferme la bouche, s'agite, et la respiration semble suspendue tant que l'éponge couvre la bouche et les narines. Il faut saisir l'instant où, l'éponge enlevée, l'enfant pousse des cris, pour la réappliquer pendant les inspirations. De cette façon, une grande quantité de vapeur chloroformique se perd, et celle qui est aspirée, ne l'étant pas d'une manière continue, agit plus lentement. Malgré cette intermittence, l'enfant absorbe une dose surprenante de vapeur avant d'en éprouver suffisamment les effets.

M. Morel-Lavallée fait les remarques suivantes sur la marche de la chloroformisation :

1° Sa durée varie de une à cinq minutes ; elle est en moyenne, de deux à trois minutes.

2° Quelquefois l'enfant ouvre spontanément les yeux avant que l'anesthésie soit complète, lorsque le gonflement des paupières n'oppose pas un obstacle mécanique à leur écartement.

3° Mais la plupart du temps il est nécessaire de pousser l'inhalation jusqu'à ce que l'enfant ne retire plus sa main fortement pincée ou piquée avec une épingle.

4° Il arrive même très souvent que sous la pression des écarteurs, les paupières se contractent encore, et se contractent violemment alors que la peau a perdu sa sensibilité. La sensibilité s'éteint plus tardivement dans la conjonctive emflammée.

5° Presque toujours l'écume vient à la bouche de l'enfant, et très promptement.

6° Le pouls, qu'on ne peut pas toujours bien suivre à cause de la petitesse de la radiale, ne la modifie notablement que lorsque la respiration est comme suspendue : à ce moment il devient faible et précipité.

Emploi du chloroforme dans les accouchements. — Tandis que le chloroforme est à peine employé en France dans la pratique des acccouchements, ce précieux agent est d'un usage extrêmement répandu en Angleterre et en Amérique. Le rapport du comité de l'Association médicale américaine constate, en effet, que les anesthésiques commencent à être employés aux États-Unis dans presque tous les accouchements. Le comité a reçu à cet égard des communications, desquelles il résulte que deux mille accouchements ont été terminés avec le chloroforme sans aucun accident funeste, et qu'un très petit nombre seulement a été accompagné de phénomènes défavorables à l'emploi des anesthésiques.

Quoi qu'il en soit, nous approuvons complétement la sage réserve des accoucheurs français, qui ont été inspirés par la pratique si éclairée de M. le professeur Paul Dubois. L'objection tirée des scènes fâcheuses que pouvaient faire naître les idées érotiques développées par l'anesthésie devait être prise en considération quand on employait l'éther, mais le chloroforme n'offre pas cet inconvénient.

Dans les accouchements naturels, dit M. Danyau, il faut user modérément du chloroforme, même à dose simplement atténuante. Cette réserve ne va pas cependant jusqu'à en limiter l'usage aux cas où la rigidité de l'orifice donne aux contractions utérines un caractère vraiment pathologique. Je pense, dit-il, qu'on peut aller plus loin et y recourir dans ceux où la dilatation est lente et très douloureuse, dût-on d'ailleurs y renoncer plus tard, quand elle a été accomplie au début de la période d'expulsion, en général, beaucoup moins pénible et d'ailleurs presque toujours si vaillamment supportée par les femmes. Je ne l'exclus pas non plus de cette dernière partie du travail, si elle doit être longue, difficile et par conséquent accompagnée de très vives douleurs, mais à la condition qu'une attention égale pourra être donnée à la chloroformisation et à l'accouchement, et j'ajoute qu'il faut plutôt accorder que proposer l'anesthésie, et généralement attendre qu'elle soit demandée par la patiente ou par la famille.

APPLICATIONS MÉDICALES DU CHLOROFORME. — Il y a déjà longtemps que le chloroforme a été employé comme antispasmodique par M. le professeur Natalis Guillot (*Annuaire thérapeutique*, 1844). Depuis ce temps il a reçu d'importantes applications thérapeutiques.

Pour combattre le *symptôme douleur* le chloroforme ou en inhalations ou en applications locales a rendu d'incontestables services.

Beaucoup de médecins en ont obtenu de bons résultats contre les affections névralgiques, en particulier contre les douleurs névralgiques des organes abdominaux. Le chloroforme a réussi à calmer les douleurs des coliques nerveuses et des coliques de plomb, il a rendu de grands services dans des cas de coliques hépatique et néphrétique; il a réussi à calmer les douleurs qui accompagnent la dysménorrhée.

On a employé le chloroforme pour combattre quatre affections, l'épilepsie convulsive, l'hystérie, l'éclampsie et le tétanos. Dans l'hystérie, les bons effets ont été douteux, dans l'épilepsie nuls. Dans le tétanos traumatique le chloroforme a été plutôt nuisible qu'utile, il a mieux réussi contre le tétanos spontané. M. Macario a relaté des observations qui montrent l'utilité du chloroforme dans l'éclampsie.

M. Carrière rapporte dans le *Bulletin de thérapeutique*, des observations intéres-antes qui témoignent de l'emploi heureux des inhalations de chloroforme pour combattre une redoutable névrose, l'angine de poitrine.

On a réussi à calmer les accès d'asthme nerveux à l'aide des inhalations chloroformiques, M. Pratt les a employées avec succès dans le *delirium tremens;* M. Manson, pour combattre l'empoisonnement avec la strychnine; on les a indiquées contre l'hydrophobie.

Chloroforme dans la pneumonie. — Une application inattendue du chloroforme est celle qu'on a faite dans ces derniers temps en Allemagne pour modifier avantageusement la marche de l'inflammation du poumon. Sur cent quatre-vingt-treize cas traités par les docteurs Wachern, Baumgartner, Helbing et Schmidt, il n'y a eu que neuf décès. De vingt-trois cas rapportés par le docteur Warrentrapp, de Francfort, dix-neuf ont été traités exclusivement par le chloroforme, et un seul malade a succombé. Le *Henle's Zeitschrift für rationnelle Medicin* indique, en ces termes, le mode suivant lequel l'agent anesthésique était administré dans ces derniers cas :

« Toutes les deux, trois ou quatre heures, on faisait respirer au malade des vapeurs de 60 gouttes de chloroforme, pendant dix ou quinze minutes, mais sans aller jusqu'à la perte de connaissance. Tous les malades étaient adultes, et en moyenne arrivés au cinquième jour de la pneumonie. Chez tous, on a remarqué que le chloroforme avait pour effet de déterminer la transpiration ; quelquefois après la première inhalation, mais jamais plus tard que la troisième ou la quatrième. Il diminuait graduellement et faisait disparaître définitivement la douleur de poitrine ou de côté. Il soulageait la sensation de gêne thoracique, ramenait la respiration à son type normal, calmait la toux dans tous les cas, facilitait l'expectoration en la modifiant et en la rendant moins abondante. Enfin il faisait tomber rapidement la fièvre, et amenait un sommeil rafraîchissant et réparateur du troisième au quatrième jour après le commencement des inhalations. »

Chloroforme contre les fièvres d'accès. — M. Delioux a donné le chloroforme à des malades atteints de fièvres anciennes et rebelles chez lesquels les préparations de quinquina, les ferrugineux, les toniques amers, ne parvenaient plus à suspendre les accès. Il a souvent réussi, dans ces circonstances, à enrayer la maladie. Souvent aussi il a échoué, ou bien les accès n'ont été suspendus que pour peu de temps. L'auteur rapporte cinq observations détaillées à l'appui de son assertion. Il administre le chloroforme sous la forme d'un sirop dans lequel cette substance entre dans la proportion de 5 centigrammes par gramme. Il n'en a jamais observé de fâcheux effets. Toutefois, ajoute M. Delioux, je n'ai pas la prétention de substituer ce médicament à des antipériodiques incontestablement plus efficaces. Je le signale seulement comme un succédané des préparations de quinquina, et je pense par là étendre le champ des applications thérapeutiques de ce précieux agent.

Préparations pharmaceutiques du chloroforme (*eau chloroformisée*). — Je reproduis ici le résultat d'anciennes expériences exécutées par M. N. Guillot sur l'emploi de ce nouveau médicament.

Il fut administré de la manière suivante : 4 gram. environ de chloroforme furent ajoutés à 400 gram. d'eau. On agita avec force les deux liquides dans le flacon, et après avoir laissé reposer le tout pendant un quart de minute, on fit prendre à chaque malade une ou plusieurs cuillerées de la liqueur, et l'on répéta cette administration, selon les cas, deux à quatre fois par jour, en ajoutant de nouvelle eau lorsque la première eut été épuisée. Chaque cuillerée à bouche contenait donc une notable quantité d'eau plus une petite dose de chloroforme, dont la précipitation au fond de l'eau n'avait pas encore pu s'opérer. Il est bon de dire que le médicament avait été pris d'abord par des personnes en parfait état de santé, de sorte qu'on put l'administrer aux malades sans avoir aucune inquiétude. Des personnes saines ont avalé jusqu'à 200 gram. d'eau contenant en dissolution une notable quantité de chloroforme. Elles n'ont été en aucune manière incommodées ; elles ont reconnu au médicament une saveur sucrée, légèrement alcoolique, très analogue à celle des éthers. Les malades asthmatiques qui prirent ce médicament l'avalèrent avec plaisir, et quelques-uns demandèrent qu'on leur en donnât de nouveau, s'étant trouvés soulagés après avoir été soumis à cette médication ; d'autres ne parurent point avoir éprouvé de soulagement notable. Cependant on peut se croire autorisé à regarder l'effet du chloroforme comme antispasmodique, et à penser que si une si grande analogie de composition rapprochait cette substance des éthers, une grande analogie d'action était également commune à chacune de ces substances.

Sirop de chloroforme (Dorvault). — Chloroforme pur 2gr,500 ; sirop simple, 100 gram.; agitez fortement pour opérer la dissolution.

Ce sirop contient une goutte ou 2 centigr. et demi de chloroforme par gramme. Il est destiné à être pris pur par petites cuillerées à café ou délayé dans de l'eau.

Le sirop simple peut dissoudre une bien plus forte proportion de chloroforme (jusqu'à un douzième environ). Mais, ainsi chargé, il est beaucoup trop fort pour être pris pur, et lorsqu'on le mêle avec de l'eau, du chloroforme se sépare.

Le sirop de chloroforme, et surtout celui qui est saturé, réfracte fortement la lumière, son aspect a quelque chose de miroitant ou de métallique.

Préjugeant que la thérapeutique tirerait parti du chloroforme sous forme d'inhalations légères, nous avons cherché, dit M. Dorvault, à l'unir à une substance qui ne le laisserait dégager que peu à peu sous l'effort de l'aspiration ; mais jusqu'à présent nous n'avons rien trouvé de convenable ; le sucre, la lactine granulée, se chargent très bien du chloroforme, mais le laissent échapper en totalité dès la première aspiration. Nous nous proposons de continuer nos recherches sur ce point.

Le charbon est la matière qui convient le mieux pour atteindre ce but.

Potions au chloroforme. — J'emprunte à M. Deschamps l'historique suivant des potions au chloroforme :

« En 1851, M. le docteur Mertens recommanda d'administrer le chloroforme dans des potions gommeuses et de préparer ces potions de la manière suivante : Versez 60 gram. de mucilage dans une fiole, pesez la moitié du chloroforme et agitez. Ajoutez ensuite le reste du mucilage, puis le chloroforme par petites parties, trois ou quatre gouttes à la fois, et agitez après chaque addition.

» En 1852, M. le docteur Wahu critiqua la prescription de M. Mertens, et annonça que, depuis 1850, il faisait dissoudre le chloroforme dans trois ou quatre parties d'alcool, et mêlait la solution à une potion gommeuse. Pour justifier sa critique et sa manière d'opérer, il disait qu'il est difficile de mélanger exactement le chloroforme à une potion par l'agitation. Les malades qui font usage de ces potions ressentent dans le pharynx et l'œsophage de douloureuses stimulations, tandis qu'ils n'éprouvent rien de semblable lorsqu'ils prennent les potions qui sont préparées avec de l'alcool.

» En 1854, M. Dannecy, de Bordeaux, prenant aussi en considération la difficulté de mélanger, par la simple agitation, du chloroforme avec une potion, proposa de dissoudre le chloroforme dans de l'huile d'amandes et de transformer cette solution en potion huileuse. Voici sa formule :

» Chloroforme pur, 2 gram.; huile d'amandes, 8 gram.; Gomme arabique, 4 gram.; sirop de fleur d'oranger, 30 gram.; eau distillée, 60 gram.

» La Commission de la Société de pharmacie qui fut chargée d'examiner la note de M. Dannecy, tout en admettant que cette formule était rationnelle, et tout en reconnaissant que l'auteur avait atteint le but auquel il devait arriver, proposa les formules qui suivent : Chloroforme, 2 ou 4 gram ; sucre en morceaux, 12 gram.; gomme arabique, 5 à 10 gram.; eau, 100 gram. Versez le chloroforme sur le sucre placé au fond d'un mortier, ajoutez tout de suite la gomme, et achevez les potions en versant l'eau par parties.

I.   20

» La Commission termine son rapport en disant que l'eau saturée de chloroforme doit être préférée aux potions, parce que les potions qui contiennent 2 à 3 pour 100 de chloroforme sont d'une sapidité presque insupportable ; et parce qu'il est préférable de faire prendre deux cuillerées d'une potion faite avec 1 pour 100 de chloroforme, que d'administrer une seule cuillerée d'une potion qui contient 2 pour 100 de chloroforme. Elle pense, en outre, que l'eau saturée de chloroforme peut devenir une préparation officinale avec laquelle les potions et même un sirop de chloroforme pourraient être préparés.

» Après avoir exposé tout ce qui a été publié sur l'administration du chloroforme, nous allons faire quelques remarques qui ne seront peut-être pas inutiles.

» Toutes les fois que l'on prescrira une potion de 50 centigr. ou 1 gram. de chloroforme, il suffira, pour la préparer, de peser les substances prescrites et d'agiter la potion pendant quelques instants. Mais toutes les fois que l'on voudra administrer des quantités plus considérables de chloroforme, il faudra nécessairement opérer autrement ou choisir une des trois formules précédentes. La formule de la Commission de la Société de pharmacie est préférable à celles de MM. Wahu et Dannecy, car il n'est pas indifférent de soumettre tous les malades à l'action de beaucoup d'alcool ou de beaucoup d'huile. On peut, cependant, en doublant le poids de la gomme et en conservant celui de l'huile prescrite par M. Dannecy, introduire 4 gram. de chloroforme dans une potion. La formule de la Commission est facile à exécuter, et l'on obtient toujours le même résultat, si l'on a le soin de triturer un peu de temps le chloroforme, le sucre et la gomme avec la quantité d'eau qui est nécessaire pour faire le mucilage. Cette potion laisse déposer, il est vrai, après quelque temps, un précipité floconneux blanchâtre, et l'abondance de ce précipité est en raison inverse du temps qu'on a mis à préparer la potion ; mais une légère agitation rend à la potion son aspect primitif.

» Quoique la formule de la Commission soit très convenable, nous pensons qu'il est encore possible de préparer les potions avec le chloroforme, de la manière suivante :

» Chloroforme, 2, 4, 6, etc., gram.; sirop, 30 gram.; jaune d'œuf, n° 1 ; eau pour une potion de 150 gram. Délayez le jaune d'œuf avec de l'eau et passez la liqueur à travers une étamine. Pesez le sirop, puis le chloroforme, ajoutez la liqueur passée et agitez.

» Le jaune d'œuf se dépose plus ou moins promptement, suivant la quantité de chloroforme employé, mais on n'aperçoit aucune goutte de chloroforme, quand bien même on a préparé la potion avec 8 gram. de chloroforme, et la plus faible agitation rétablit l'équilibre entre toutes les parties de cette potion. L'action du chloroforme sur les matières albuminoïdes du jaune d'œuf nous paraît devoir être d'un heureux effet pour l'administration de cet agent. »

Potion contre le hoquet persistant. — Le docteur Marage a publié une observation qui démontre que, lorsque le hoquet nerveux a résisté à tous les moyens que l'expérience recommande, le praticien se trouvera bien servi par la mixture au chloroforme qu'il a imaginée, à bout de ressources, et qui a merveilleusement réussi. Huile d'amandes douces, 60 gram.; chloroforme, 20 gouttes: sirop diacode, 30 gram.; sirop de menthe poivrée, 12 gram. A prendre par cuillerée toutes les trois heures.

LAVEMENT CHLOROFORMISÉ. — Chloroforme, 1 gram.; eau, 150 gram. Employé pour combattre des douleurs spasmodiques chez une primipare.

EMPLOI DU CHLOROFORME A L'EXTÉRIEUR. — EMBROCATION DE CHLOROFORME. — Prenez : Chloroforme, 10 gram.; alcool, 20 gram. Mélangez dans une fiole bien bouchée.

Lorsque nous voulons appliquer le chloroforme localement, nous faisons étendre sur la partie un morceau de flanelle ; on verse rapidement la solution alcoolique de chloroforme à la surface de la flanelle, de manière à l'humecter entièrement, et l'on recouvre le tout immédiatement d'un tissu imperméable. A peine la flanelle est-elle imbibée, que le malade éprouve à la peau une sensation de chaleur qui va bientôt jusqu'à la brûlure, et l'effet est dans ce cas aussi complet que possible.

LINIMENT AU CHLOROFORME. — Prenez : Chloroforme, 5 gram.; alcool, 10 gram.; huile d'amandes, 30 gram. Faites d'abord dissoudre le chloroforme dans l'alcool; ajoutez l'huile et agitez fortement.

Ce liniment remplace avec avantage l'embrocation, lorsqu'on ne veut pas produire une action aussi énergique, mais qu'on veut obtenir une sédation continue.

LINIMENT CONTRE LA CHORÉE (Borand). — Chloroforme, huile d'amandes douces, de chaque 50 gram. Mêlez; faites des frictions à la dose d'une cuillerée à bouche sur le trajet de la colonne vertébrale. Répétez le matin et le soir.

TEINTURE CHLOROFORMIQUE DE GUTTA-PERCHA CONTRE LA DARTRE SQUAMEUSE HUMIDE (Robert). — Gutta-percha, 5 gram.; chloroforme, 30 gram. Faites dissoudre; passez à travers un tissu de mousseline.

POMMADE DE CHLOROFORME. — Chloroforme, 5 gram.; pommade de concombre, 40 gram.; essence de roses, 4 gout. Mêlez. Pour combattre le prurit.

LINIMENT CONTRE LE LUMBAGO ET LES PLEURODYNIES. — Baume tranquille, 45 gram.; chloroforme, 1 gram. Mêlez.

POMMADE AU CHLOROFORME (Cazenave). — Chloroforme, 2 gram.; axonge, 20 gram. Contre le prurit dartreux. Le chloroforme intervient aujourd'hui dans un grand nombre de pommades employées par les dermatologistes.

Autres agents anesthésiques.

Plusieurs autres agents anesthésiques ont été essayés par les physiologistes, les médecins, et particulièrement par M. Flourens et par M. Simpson ; mais le chloroforme est, pour ainsi dire, seul usité. Quoi qu'il en soit, nous allons dire un mot de quelques-unes de ces substances.

Sesquichlorure de carbone. — Le sesquichlorure de carbone a été découvert, comme on le sait, par Faraday. On l'obtient soit en faisant réagir le chlore sur la liqueur des Hollandais sous l'influence de la lumière, soit en employant, comme l'a fait M. Laurent, de l'éther chlorhydrique au lieu de liqueur des Hollandais. C'est M. Troschel, médecin en chef d'un hôpital consacré aux malades affectés du choléra, à Berlin, qui a obtenu, dans beaucoup de cas, des résultats fort satisfaisants dans la période algide du choléra, par l'emploi du *carbo-trichloratus*. Le docteur King avait donné ce médicament à la dose de 4 à 8 grammes en solution.

M. Troschel l'a donné à la dose modique de 25 centigrammes, répétée toutes les demi-heures ou toutes les deux ou trois heures, selon les circonstances ; et, malgré la modicité de ces doses, il a réussi, dans beaucoup de cas, à rompre et raccourcir la période asphyxique du choléra. Très souvent la période algide a été vaincue dans peu d'heures ; une réaction vive a été provoquée, qu'on a combattue par les moyens usités. M. le docteur Troschel dit que de tous les moyens connus jusqu'à présent, et qu'on avait tous expérimentés à Berlin, il n'en connaît pas de meilleur pour ranimer les cholériques engourdis dans la première phase de cette terrible maladie. Son action spécifique paraît s'exercer uniquement sur l'asphyxie cholérique.

M. Manget s'est très bien trouvé de l'emploi du *sesquichlorure de carbone.*

Anesthésie produite par l'hydrocarbone, l'éther nitrique, la benzine, l'aldéhyde et le bisulfure de carbone. — Le chloroforme, et à son défaut l'éther, sont d'excellents anesthésiques qui laissent peu à désirer ; cependant des essais comparatifs sur d'autres substances analogues ne sont pas sans intérêt : c'est ce qui nous engage à reproduire ici les expériences de M. Simpson.

Le *chlorure d'hydrocarbone* ou *liqueur danoise*, ainsi nommée à cause des chimistes qui la découvrirent dans le dernier siècle, et qui a reçu le nom d'*éther chlorique*, résulte de la combinaison de parties égales de chlore et de gaz oléfiant, se présente sous forme d'un liquide huileux, incolore, d'un goût douceâtre et d'une odeur éthérée. Lorsqu'on respire les vapeurs de cette substance, il en résulte une si violente irritation de la gorge, qu'il faut beaucoup de courage pour continuer jusqu'à production de l'anesthésie. Du reste, l'insensibilité n'est accompagnée d'aucun phénomène d'excitation ou de céphalalgie.

L'*éther nitrique*, qui résulte de la distillation de deux parties d'alcool, d'une partie d'acide nitrique pur, et d'une petite quantité d'urée, est un liquide transparent incolore, d'une saveur douce et d'une odeur agréable. L'inhalation de cette substance est sans aucun inconvénient. L'insensibilité est rapide et complète; il suffit de 50 à 60 gouttes versées sur un mouchoir pour obtenir l'insensibilité, après quelques inhalations. Mais pendant le court intervalle de temps qui précède l'anesthésie, on éprouve tant de plénitude et de bruit dans la tête, et l'anesthésie est suivie d'une si grande céphalalgie et d'éblouissements tels, que l'emploi de cette substance est par cela même peu commode et peu convenable.

La *benzine* ou *benzole*, obtenue d'abord par Faraday, en comprimant le gaz oléfiant, et plus tard par Mitscherlich, au moyen de la distillation de l'acide benzoïque avec un excès de chaux ($C^{12}H^6$), est un liquide incolore et transparent, d'une odeur éthérée particulière, susceptible, comme la substance précédente, de produire l'anesthésie, mais déterminant une sensation intolérable de bruit dans la tête, qui précède et suit l'inhalation. M. Snow, qui l'a également essayé, l'a vu produire des tremblements convulsifs.

Ce carbure est d'un usage très populaire pour enlever les taches de graisse. C'est un poison pour les insectes, comme l'a démontré M. Milne Edwards; celui qu'on emploie en France s'extrait des produits de la distillation de la houille. Il est utile, d'après M. Reynal, pour tuer les parasites.

L'*aldéhyde* ou *hydrate d'oxyde d'acétyle*, obtenue par Dœbereiner au moyen de la distillation de l'acide sulfurique, de l'alcool et du peroxyde de manganèse ($C^4H^3 +$ eau), liquide limpide et transparent très volatil, se décomposant spontanément, n'a pas paru à M. Simpson posséder des propriétés anesthésiques aussi puissantes que l'avait dit M. Poggiale. Peu de personnes sont capables de respirer une assez grande quantité de cette vapeur pour arriver à l'insensibilité. Sur cinq personnes qui ont essayé ces inhalations, quatre ont été forcées d'y renoncer, à cause de la sensation de dyspnée, de constriction de la poitrine et de la toux violente qu'elles déterminaient. La cinquième personne est tombée dans l'insensibilité, après avoir respiré courageusement l'aldéhyde pendant une minute ou deux, et est restée dans cet état pendant deux ou trois minutes, avec faiblesse et petitesse du pouls. En reprenant connaissance, la toux et la constriction bronchique ont reparu et ont persisté pendant quelque temps.

Le *bisulfure de carbone*, *alcool de soufre*, *liqueur de Lampadius*

(CS²), liquide transparent, incolore, très volatile, d'une saveur piquante, a, dit-on, été essayé dans ces derniers temps à Christiania. M. Simpson a répété lui-même et sur vingt autres personnes ces expériences. Il s'est convaincu que c'est un anesthésique puissant. Seulement il a donné lieu chez plusieurs personnes à des visions désagréables, et son action a été suivie de maux de tête et d'éblouissements. Dans un cas d'ablation du sein, pratiquée par M. Miller, M. Simpson s'est servi du bisulfure de carbone. Il y a eu insensibilité. Mais la malade a été très agitée; elle a conservé après l'opération une violente céphalalgie, et une fréquence avec plénitude du pouls, pendant cinquante ou soixante heures, sans autre symptôme de fièvre. Employé chez une femme en couches, pendant trois quarts d'heure, le bisulfure de carbone a déterminé l'insensibilité après quelques inspirations, mais une insensibilité bien différente du sommeil calme qui suit l'emploi du chloroforme. L'action de cette substance paraissait suspendre les contractions utérines, et l'anesthésie n'avait d'ailleurs qu'une très courte durée. Dans les dernières minutes de l'accouchement, l'auteur fut forcé de recourir au chloroforme, parce que la respiration et le pouls s'étaient accélérés, et que la malade avait eu des nausées et de nombreux vomissements. Le chloroforme produisit au contraire un sommeil calme, au milieu duquel eut lieu l'accouchement. Ajoutons (ce qui doit probablement achever de faire rejeter cette substance) qu'elle exhale une odeur fort désagréable de *chou pourri*, odeur que l'on peut pallier, mais non faire disparaître avec d'autres substances.

Inutile de dire que M. Simpson est loin de comparer aucun de ces cinq agents anesthésiques, ni pour leurs effets, ni pour la facilité de l'emploi, au chloroforme ou à l'éther sulfurique.

Anesthésie locale.

Le problème de l'anesthésie locale, qui aurait tant d'importance pour la thérapeutique chirurgicale, a fait quelques progrès vers la solution.

Dans les essais tentés on a eu jusqu'ici en vue une action rapide: peut-être en faisant intervenir l'élément temps, arrivera-t-on à des résultats plus heureux. Au lieu du chloroforme ou des éthers volatils, on pourrait employer l'*iodoforme* ou d'autres agents anesthésiques plus fixes qui pourraient rester en contact *longtemps* avec la partie, peut-être pourrait-on les appliquer après avoir enlevé l'épiderme.

Quoi qu'il en soit de ces remarques, voici le résumé des essais entrepris :

On a continué à faire dans les hôpitaux quelques essais d'anesthésie locale qui n'ont pas eu des résultats bien positifs, mais qui, toutefois, ne doivent pas faire renoncer à l'espoir de parvenir à détruire la sensibilité de certaines parties du corps avec la vapeur du chloroforme. Cependant les expériences ont été dirigées dans un sens un peu différent, et l'on a cherché plutôt à soumettre les parties à un froid intense qu'à les pénétrer de vapeurs de chloroforme. On avait pu remarquer, en effet, que toutes les fois que les tentatives d'anesthésie locale avaient eu un résultat plus ou moins complet, les malades avaient accusé un vif sentiment de froid par l'évaporation du chloroforme. M. Velpeau avait à cette occasion fait observer aux élèves que les malades se trouvaient précisément dans la même position que ceux chez lesquels il cherchait à produire une anesthésie locale à l'aide d'un mélange de sel et de glace pilée. Souvent, en effet, ce chirurgien, avant de procéder à l'arrachement de l'ongle entré dans les chairs, enveloppe le gros orteil dans ce mélange, et au bout de dix minutes l'anesthésie locale est telle que les malades supportent assez patiemment cette cruelle opération. Or, lorsque après avoir déposé quelques gouttes de chloroforme sur la peau, on en active l'évaporation à l'aide d'un soufflet, il se produit aussitôt un sentiment de froid très prononcé, et l'on peut ensuite faire une incision superficielle à l'insu des malades.

Ce point paraît assez bien établi, et déjà quelques observations ont été publiées, qui ne laissent guère de doute à cet égard.

M. Richet a extirpé à l'Hôtel-Dieu une tumeur mélicérique du volume d'un petit œuf, située dans l'épaisseur de la joue d'une jeune femme ; du chloroforme a été répandu goutte à goutte sur la joue, puis à l'aide d'une sorte de soufflet, on en favorisait l'évaporation. La peau a ensuite été incisée sans que la malade accusât de douleur ; mais il n'en a pas été de même quand, la peau étant divisée, on en est venu à disséquer la tumeur. Il a été facile de reconnaître, aux plaintes de la malade, que l'anesthésie ne s'étendait pas au delà des téguments.

Il n'est pas impossible qu'à l'aide de la réfrigération obtenue soit avec le chloroforme, soit par l'emploi d'autres moyens, on arrive à déterminer une anesthésie locale; mais l'insensibilité n'atteindra que les tissus superficiels. Ainsi bornée, l'anesthésie locale pourrait encore, il est vrai, rendre de très grands services aux praticiens. On n'hésite pas, en effet, à recourir aux inhalations de chloroforme dans toutes les opérations d'une certaine gravité ;

mais la plupart du temps on s'en dispense quand on ne doit pratiquer que des incisions superficielles, et cependant ces incisions
sont souvent extrêmement douloureuses, et les malades les redou-
tent avec raison. Ainsi les furoncles, les abcès superficiels, les
phimosis, les fistules, nécessitent des opérations peu graves à la
vérité, mais que la pusillanimité des malades nous force souvent à
pratiquer trop tard. Si, à l'aide des réfrigérants, on pouvait détruire la sensibilité des parties à diviser, on en retirerait de très
grands avantages. Nous ne parlons point des névralgies de la peau
ou des parties peu profondément situées et qui seraient heureusement modifiées par l'anesthésie locale.

Éther chlorhydrique chloré. — Parmi les agents de l'anesthésie
locale, il n'en est pas qui ait été employé avec plus de succès que
l'*éther chlorhydrique chloré* qui a surtout été employé par M. Aran
et par M. Cucuel. Il s'obtient, comme on le sait, en faisant réagir
le chlore sur l'éther chlorhydrique. Ce composé est incolore, très
fluide, ayant une odeur aromatique éthérée analogue à celle du chloroforme, ou mieux encore à celle de la liqueur des Hollandais ; une
saveur sucrée et poivrée à la fois ; il est complétement sans action
sur le papier de tournesol bien sec, mais il le fait sensiblement
virer au rouge quand il est humide ; il est peu soluble dans l'eau,
se dissout parfaitement dans l'alcool, dans l'éther sulfurique et la
plupart des huiles fixes et volatiles ; il n'est pas directement inflammable, ce qui le distingue de la liqueur des Hollandais et des éthers
officinaux, et ce qui le rapproche au contraire du chloroforme ; il
présente une densité variable et un point d'ébullition également variable, oscillant entre 110 et 130 degrés centigrades. Ce qui indique
évidemment que ce corps n'est pas constitué par une substance
unique, mais bien par la réunion de plusieurs éthers, de densité
et de tension élastique différentes. Comme divers éthers chlorhy-
driques chlorés jouissent tous des mêmes propriétés anesthésiques, et que d'ailleurs il serait impossible de songer à les séparer
exactement les uns des autres, M. Mialhe a proposé de désigner
le liquide qu'ils constituent sous le nom générique d'éther chlorhydrique chloré.

Voici maintenant un extrait du mémoire de M. Cucuel sur les
propriétés physiologiques de l'éther chlorhydrique chloré.

« J'ai d'abord, dit M. Cucuel, voulu connaître l'action de l'éther
chloré sur le corps dans l'état physiologique, et m'assurer s'il était
possible de suspendre la sensibilité dans un membre ou dans une
étendue plus ou moins grande de la peau. A cet effet, je me suis
appliqué sur l'avant-bras une petite compresse imbibée d'éther,
et maintenue par un tour de bande. La première impression a été

une sensation de fraîcheur, qui bientôt est devenue confuse, au point que je me suis demandé si j'éprouvais un sentiment de froid ou de chaud; puis enfin la compresse ayant été humectée de nouveau, je sentis bien décidément une véritable cuisson de chaleur, mais légère et bien supportable. Je fis la même expérience sur le front; mais ici, en très peu de temps, j'arrivai à un picotement très vif et même douloureux qui, du reste, ne laissa aucune trace. Après quarante-cinq minutes, l'appareil ayant été enlevé, la sensibilité de la peau, soumise à l'expérience, ayant été interrogée au moyen de piqûres d'épingles, m'a paru tout aussi vive que celle de la peau voisine. J'ai répété la même opération, et à plusieurs reprises, sur les doigts, que j'ai enveloppés de compresses humectées d'éther chloré, et, chaque fois, j'ai obtenu le même résultat négatif, avec cette différence que la cuisson était moins vive, grâce à la sensibilité moins grande de la peau de la main.

» Dans l'étude des faits pathologiques, j'ai cru devoir suivre la route tracée par M. Aran; je ne me suis donc pas borné à combattre les affections de nature purement nerveuse; j'ai attaqué l'élément douleur partout où je l'ai rencontré, quelle qu'en ait été d'ailleurs la cause, qu'il ait dépendu d'une altération aiguë ou chronique d'organe, ou qu'il ait été l'expression d'une simple lésion de sensibilité. Cependant, parmi les affections douloureuses qui se présentent le plus fréquemment dans la pratique, on peut mettre en première ligne les névralgies et les rhumatismes ; aussi est-ce dans ces deux genres des maladies que j'ai été le plus souvent dans le cas d'appliquer l'éther chloré.

» Sur onze de ces névralgies, j'ai obtenu quatre fois une guérison complète, cinq fois cessation momentanée de la douleur, et deux fois aucun résultat. On le voit, le plus ordinairement on enlève la douleur pour un temps plus ou moins long, mais on n'obtient de guérison solide, comme l'a déjà, d'ailleurs, observé M. Aran, que lorsqu'on a affaire à une névralgie de date récente. D'autres remèdes, sans doute, ont la même vertu, mais aucun n'agit d'une manière aussi prompte et aussi commode. Lorsque la névralgie a pris par sa durée droit de domicile, on ne fait plus qu'éteindre momentanément la douleur ou diminuer sa violence; mais cette ressource encore n'est pas à dédaigner, puisqu'elle vient en aide à des remèdes d'une action plus durable. Il est à remarquer que l'action sédative de l'éther chloré va en s'affaiblissant graduellement : dans les névralgies anciennes, surtout, on soulage une, deux, trois fois au plus; mais plus tard, quand on veut revenir à un moyen dont on avait eu lieu de se louer, on le trouve à peu près inerte. Je n'ai eu qu'une fois occasion de l'appliquer dans une névralgie à type intermittent, et il a complétement échoué. Je n'ai pas été plus heureux dans ce cas avec le cathétérisme du conduit auditif, qui, d'ailleurs, pour le dire en passant, ne m'a jamais réussi, et j'ai dû en venir au sulfate de quinine. Sans vouloir en déduire aucune conséquence, je me borne à constater ce fait, parce que cette névralgie, qui était toute récente, me semblait du ressort de l'éther chloré.

» Les résultats ne sont pas moins satisfaisants dans les rhumatismes musculaires, tels que torticolis, pleurodynies, lumbagos, etc.; sept fois sur quatorze j'ai obtenu une guérison presque instantanée et complète, trois fois une amélioration très notable, quatre fois aucun résultat. Il y a peu de jours encore, j'ai eu à soigner une jeune dame très souffrante d'un commencement de grossesse, et tourmentée par un violent lumbago; après deux applications d'éther chloré, la douleur a disparu pour ne plus revenir. Je ne l'ai employé que deux fois dans le rhumatisme articulaire. L'un, aigu, s'est montré complétement réfractaire ; l'autre, chronique, a subi une grande amélioration.

» C'est en vain que j'ai essayé de calmer les douleurs qui accompagnent les tumeurs blanches, qu'il y ait carie ou non : chaque fois j'ai échoué, et même, dans un cas, j'ai exaspéré les souffrances.

» Je n'ai pas été plus heureux dans un cas de blessure grave du bras par broiement. L'éther largement appliqué sur le trajet des nerfs n'a point calmé les douleurs. Bientôt le tétanos étant survenu, les fomentations ont été étendues à la région cervicale, aux muscles masséters et temporaux, à la partie antérieure du cou, pour aider à la déglutition, devenue impossible, sans qu'on ait pu remarquer aucun effet avantageux.

» J'ai eu souvent à me louer de l'éther chloré dans les céphalalgies, quelle qu'en ait été d'ailleurs la cause, qu'elles aient été idiopathiques, ou qu'elles aient dépendu d'un dérangement des fonctions digestives. Son secours vient puissamment aider l'action des remèdes appropriés au mal. Quant aux céphalalgies connues sous le nom de migraines, je les ai constamment rencontrées rebelles à mes essais.

» Dans les caries dentaires, même déjà avancées, on obtient presque toujours un soulagement, dont la durée est relative à la désorganisation de la dent. On applique l'éther soit sur la dent elle-même, soit dans l'oreille, au moyen d'un tampon de coton. Je ferai encore observer ici que l'action de l'éther s'use rapidement.

» Un des effets les plus avantageux de l'éther chloré est le soulagement presque instantané des douleurs si vives de la brûlure au premier et même au second degré, si les cloches ne sont pas encore déchirées. Des lotions ou des fomentations, faites le plus promptement possible, augmentent, il est vrai, un instant la douleur, mais pour la faire bientôt après disparaître complétement. M. G. Herr s'étant brûlé la main dans des manipulations chimiques, avec du nitrate de cuivre fondu dans son eau de cristallisation, ce qui suppose une chaleur supérieure à 100 degrés, et ayant en vain cherché du soulagement dans des affusions d'eau froide, eut l'idée de se faire des lotions avec de l'éther chloré qu'il avait sous la main, et non-seulement la douleur cessa comme par enchantement, mais il n'y eut pas même production de phlyctènes. Peu de temps après, un architecte ayant eu la face brûlée par la flamme d'un poêle qu'il examinait et qu'un coup de vent lui avait poussée à la figure, a été soigné de la même manière et a été soulagé complétement et en très peu de temps. Aussi l'éther chloré est-il devenu un remède vulgaire dans les ateliers de forgerons à Wesserling, et chaque fois qu'un ouvrier se brûle, on le lui applique à sa grande satisfaction. Il ne faudrait pourtant pas s'aviser d'y avoir recours lorsque l'épiderme est enlevé : quelque étendu que soit l'éther dans un véhicule quelconque, il détermine des douleurs intolérables.

» J'ai eu souvent aussi à me louer de l'emploi de l'éther chloré dans les engelures non encore ulcérées ; on ne tarda pas à voir disparaître les démangeaisons, puis la rougeur violacée et enfin le gonflement.

» Dans un cas d'érythème de la face frisant l'érysipèle, j'ai obtenu, de lotions éthérées, une résolution très rapide.

» J'ai essayé une fois, et sans succès, de calmer le prurit dartreux. J'ai également échoué dans un cas de panaris pris à son début ; les douleurs n'ont été nullement apaisées, l'inflammation a continué sa marche et a réclamé un autre genre de traitement.

» Enfin j'ai eu recours à l'éther chloré dans deux affections cancéreuses. Une fois il m'a fait complétement défaut, c'était un cancer ulcéré occupant tout un côté de la face, ayant détruit la voûte palatine et le voile du palais, et venant s'ouvrir sous l'orbite par une large ouverture. Dans un cas, au contraire, de tumeur squirrheuse de l'ovaire, j'ai obtenu un résultat.

» Le choix de l'éther chloré n'est pas indifférent au succès, et, en raison surtout de son action sur la peau, on doit chercher à l'avoir le plus fixe possible. Plus il est volatil, plus ses propriétés caustiques se développent, et même je dois avouer que sur certaines peaux, principalement chez les femmes, aux endroits où le tissu cutané est le plus fin, à quelque degré qu'on l'emploie, il détermine la vésication aussi rapidement que le chloroforme. Du reste, il a de la tendance à s'acidifier, surtout lorsqu'on le laisse exposé à l'action de la lumière ; il se développe alors de l'acide chlorhydrique qui le rend naturellement très caustique. Les différents éthers dont je me suis servi varient entre 127, 135, 137 et 151 degrés ; entre la manière d'agir de ces trois derniers je n'ai pas trouvé de différence.

» Pour employer l'éther chloré, je me procure une compresse simple ou double dont la grandeur varie selon l'étendue de la douleur à combattre ; j'y verse vingt ou trente gouttes d'éther, je l'applique sur la partie douloureuse, et je la recouvre d'un linge sec plié en plusieurs doubles, et soutenu par la main ou par un tour de bande. Toutes les heures ou toutes les deux heures, j'humecte de nouveau jusqu'à effet produit ; mais si la douleur cesse, je ne reviens au remède que lorsqu'elle paraît vouloir reprendre. J'ai essayé, pour éviter l'évaporation, de recouvrir la compresse imbibée d'éther d'un taffetas ciré, où d'une feuille de gutta-percha, ou de caoutchouc ; mais aucun de ces moyens ne m'a réussi ; chacune de ces substances, étant dissoute assez promptement, absorbait tout l'éther à son profit. Une compresse imbibée d'eau n'est pas plus convenable, parce que l'eau altère l'éther chloré. Je ne l'ai jamais employé en pommade. La dose indiquée par les formulaires et les journaux me paraît d'ailleurs trop faible pour être efficace.

» Je terminerai par les conclusions suivantes, qui me paraissent résulter de mes observations :

» 1° L'éther chlorhydrique chloré ne peut pas être considéré comme un anesthésique local, au même titre que l'éther et le chloroforme sont des anesthésiques généraux. Il n'a pas la puissance de suspendre complétement et toujours la sensibilité, et par conséquent la douleur, sur la région où il est appliqué, ainsi que le font sur l'ensemble de l'organisme ces deux autres agents employés en inhalations.

» 2° Néanmoins, c'est un des calmants, un des sédatifs les plus puissants que nous possédions, et il est appelé à rendre d'importants services dans le traitement des affections douloureuses. A ce titre, son rôle est encore assez beau »

Ajoutons, pour être un historien fidèle, que l'éther chlorhydrique chloré est peu employé aujourd'hui, et que le camphre en dissolution dans l'huile est encore l'anesthésique local le plus usité.

Éthers.

On donne ce nom à différents produits qui résultent de l'action des acides sur l'alcool. Relativement à leur composition, on divise les éthers en trois genres : 1° Les *éthers du premier genre* ne contiennent aucune portion de l'acide qui a servi à les former ; ils ont tous une composition identique. Ils peuvent être représentés par un volume de gaz oléfiant (carbure bihydrique) et un demi-volume de vapeur d'eau ; *ex.* : éther sulfurique phosphorique, arsénique. 2° Les *éthers du second genre* sont formés par les hydracides, et leur composition peut être représentée par des volumes égaux de l'hydracide et du gaz oléfiant ; *ex.* : éther hydrochlorique, éther hydriodique. 3° Les *éthers du troisième genre*. Ils sont formés par les oxacides, et ils peuvent être représentés dans leurs compositions par un atome d'oxacide et par du gaz oléfiant et de l'eau dans les proportions dans lesquelles ils constituent l'éther du premier genre; *ex.* : éther acétique, éther nitreux, etc. J'ai donné dans mon *Cours de chimie élémentaire* une analyse détaillée des travaux qui ont été entrepris pour éclaircir la théorie des éthers ; je n'y reviendrai pas ici, je me contenterai de décrire la préparation et les propriétés médicales des éthers employés en médecine, après avoir donné leurs propriétés essentielles.

Les éthers qui intéressent le médecin sont, en première ligne : l'éther sulfurique, qui est de beaucoup le plus souvent employé ; puis l'éther acétique, qui l'est encore quelquefois, et enfin l'éther nitrique alcoolisé, qui l'est plus rarement. Ces trois éthers agissent comme antispasmodiques ; il en est de même du chloroforme, qui a pris dans ces dernières années une si grande place dans la thérapeutique, et dont nous avons traité avec tant de détail dans l'article précédent sur les anesthésiques. Tous les éthers agissent également comme anesthésiques ; de même que le camphre et les huiles essentielles, comme je l'avais établi expérimentalement dans mon mémoire sur l'action des poisons sur les poisons.

ÉTHER SULFURIQUE (*éther hydratique, éther*). — C'est un liquide incolore, très fluide, d'une odeur particulière, forte et pénétrante; d'une saveur d'abord brûlante, puis fraîche ; il est neutre, ne conduit point l'électricité et réfracte fortement la lumière. Sa densité à 20° est de 0,713 ; il bout à 35°,66 à une pression de 0,67 ; à — 31°, l'éther commence à cristalliser ; à — 44°, il se présente sous forme d'une masse blanche, solide, cristalline. L'éther brûle facilement avec une flamme blanche très étendue ;

l'eau dissout 1/9ᵉ de son poids d'éther ; il se mêle en toutes proportions avec l'alcool. — L'éther dissout un grand nombre de matières organiques.

Pour obtenir l'éther, prenez : l'alcool à 36°, 4 part. ; acide sulfurique à 66°, 2 part Mélangez exactement l'acide avec la moitié de l'alcool dans une terrine ou dans une cruche de grès ; versez pour cela l'acide par petites portions sur l'alcool en agitant continuellement. Ayez d'une autre part un appareil composé d'une cornue tubulée de verre, d'une allonge et d'un ballon, ce dernier communiquant avec un serpentin de plomb, rafraîchi par un courant d'eau ; la cornue sera placée sur un bain de sable. L'appareil, ainsi monté, on versera dans la cornue le mélange encore chaud, et on le portera aussi rapidement que possible à l'ébullition ; la tubulure de la cornue sera bouchée avec un bouchon de liége donnant passage à un tube de verre effilé à sa partie inférieure, qui plongera dans le liquide jusqu'à 4 ou 5 centimètres du fond ; la partie supérieure de ce tube sera recourbée au-dessous du bouchon, sous un angle convenable pour pouvoir s'adapter au moyen d'un tube de caoutchouc à un vase contenant le reste de l'alcool, placé à une certaine distance du fourneau. Ce vase devra porter à sa partie inférieure un robinet qui permette d'introduire à volonté l'alcool dans la cornue. Dès qu'on aura recueilli par la distillation un volume de liquide égal au quart ou au cinquième environ de l'alcool introduit dans la cornue, on le remplacera en ouvrant le robinet qui fait communiquer le réservoir d'alcool avec la cornue ; on réglera le jet d'alcool de manière que l'ébullition ne soit jamais interrompue, et à remplacer aussi exactement que possible le liquide qui distille continuellement Lorsqu'on aura ajouté ainsi tout l'alcool, et que le produit distillé sera égal aux trois quarts environ de la totalité de l'alcool employé, on arrêtera l'opération et l'on démontera l'appareil. Le produit de la distillation, qui est un mélange d'eau, d'éther, d'alcool, d'acides et d'huile douce de vin, a besoin d'être rectifié. On y parvient en y ajoutant 15 grammes de potasse caustique à la chaux par litre d'éther ; on agite le mélange à plusieurs reprises ; après vingt quatre heures de contact, on sépare par décantation la solution alcaline de l'éther qui la surnage, et l'on distille celui-ci au bain-marie dans un alambic ordinaire. On fractionne les produits ; ceux qui marquent moins de 56 degrés sont mis de côté et rectifiés par une nouvelle distillation à une très douce chaleur.

L'éther a été le premier agent anesthésique mis en usage. D'après plusieurs chirurgiens, le mélange de parties égales d'éther sulfurique et de chloroforme constitue un excellent anesthésique.

L'éther est un des médicaments le plus fréquemment employés comme antispasmodique. Administré intérieurement à hautes doses, il irrite vivement l'estomac, et produit des étourdissements, des éblouissements, et une sorte d'ivresse, mais très passagère. On peut observer également ces symptômes en respirant fortement sa vapeur. Voilà ce que j'écrivais dans la première édition de cet ouvrage ; mais il faut ajouter maintenant que ces inspirations continues produisent le sommeil et l'anesthésie. Administré en petites quantités, l'éther produit d'abord un sentiment de chaleur qui, de l'estomac, se transmet rapidement dans tout le corps ; il réagit sur le système nerveux, mais toujours d'une manière passagère. Il n'a point d'action manifeste sur l'appareil circulatoire.

On prescrit l'éther dans la plupart des affections nerveuses, surtout celles qui ont l'estomac pour siége. Il est souvent utile dans les vomissements spasmodiques, les coliques nerveuses, l'hystérie, et en général dans toutes les névroses. On l'a employé pour combattre le hoquet et calmer des mouvements convulsifs. On l'a vanté pour dissiper l'ivresse. On fait respirer sa vapeur dans le cas de syncope.

En résumé, l'éther est un agent très efficace pour combattre les accidents spasmodiques ; mais ses effets utiles, de même que ses effets physiologiques, sont très peu durables.

Les inhalations d'éther sont, d'après M. Rousseau, un moyen facile, puissant et avantageux, dont on peut espérer de grands résultats dans un certain nombre d'affections de l'appareil respiratoire.

Le docteur Challeton est parvenu à guérir presque constamment la fièvre intermittente qui s'observe dans les environs de Gannat, en administrant l'éther sulfurique à la dose d'une demi-cuillerée à café dans un verre d'eau sucrée, soit au moment du frisson, soit à des intervalles de quatre heures pendant la journée qui précède l'accès. Plusieurs médecins des environs ont confirmé les résultats obtenus par M. Challeton.

M. Delioux a employé l'éther à dose élevée contre l'aphonie, et le continue d'heure en heure ou à peu près, de manière à soutenir constamment la médication. S'il s'agit d'une aphonie nerveuse simple, en général plus elle est ancienne, plus l'action de l'éther tarde à se produire et moins elle est durable ; au contraire, si elle est récente et légère, elle disparaît avec plus de rapidité. Lorsque la voix ne reparaît pas avec son timbre normal, le médicament, après quelques jours, est abandonné, tant parce qu'il semble alors insuffisant ou inefficace, que parce que beaucoup de malades ne le prennent, après un certain temps, qu'avec répugnance.

M. Delioux a obtenu, à l'aide de ce moyen exclusivement employé, plusieurs guérisons rapides et sans récidive.

M. Gintrac fils a appliqué l'éther dans deux cas d'hémorrhagie nasale grave chez des sujets atteints de scarlatine. Dans un troisième cas, où un écoulement de sang avait lieu par des piqûres de sangsues chez un enfant de dix ans, M. Boisseuil a pu faire la même observation. Après avoir employé tous les moyens hémostatiques ordinaires, et notamment la cautérisation avec le nitrate d'argent, il eut recours à l'application d'une bandelette de coton imbibée d'éther, et aussitôt l'hémorrhagie s'arrêta.

Éther sulfurique employé en frictions dans la bouche et le pharynx. —. Dans les hypochondries avec manque de sommeil, avec douleurs vagues à la poitrine, au bas-ventre, l'éther sulfurique, employé d'après la méthode buccale et pharyngienne, en frictions sur la langue, sur le voile du palais, sur les amygdales, etc., procure un sommeil agréable, calme les douleurs, et il jouit surtout de ces avantages lorsqu'au milieu de la surexcitation nerveuse les narcotiques n'ont contribué qu'à augmenter l'excitabilité générale.

Dans les éclampsies des femmes en couche ou en travail d'enfantement, dans les convulsions des nouveau-nés, dans les attaques hystériques, dans les accès épileptiformes, avec complication de trismus, de resserrement des dents et avec spasme de l'œsophage, il est impossible de faire avaler des remèdes. Au moyen d'un pinceau imbibé d'éther sulfurique, si l'on frictionne la cavité buccale et pharyngienne, le plus souvent, des attaques nerveuses qui peuvent devenir graves s'amendent.

A l'extérieur, on prescrit l'éther comme réfrigérant pour combattre la migraine et certaines névralgies. Il est aussi très utile en irrigation pour produire un refroidissement notable qui peut aider à réduire des hernies ou à obtenir une précieuse diminution de douleurs dans les premiers accidents des brûlures. Il forme le véhicule des teintures éthérées.

A l'intérieur, on prescrit l'éther à la dose de 4 à 12 gouttes sur du sucre, ou 12 gouttes à 5 gram. dans une potion de 200 gram.

Potion antispasmodique. — Sirop d'opium, 15 gram.; de sucre, 10 gram.; eau de fleur d'oranger, 10 gram.; eau commune, 100 gram.; éther sulfurique, 2 gram. Mêlez d'abord les eaux et les sirops dans une bouteille; ajoutez l'éther; agitez et bouchez promptement. (Par cuillerée toutes les heures.)

Éther sulfurique alcoolisé (*liqueur d'Hoffmann*). — Prenez : Éther sulfurique à 56 degrés, 10 part.; alcool à 33 degrés Cart.; 10 part. Mélangez exactement, et conservez pour l'usage dans un flacon bien bouché. (Dose, 10 gouttes à 5 gram.)

Sirop d'éther. — Prenez : Sirop simple blanc, 1600 gram.; éther sulfurique, 100 gram. Mettez le sirop dans un flacon bouché à l'émeri et portant à sa partie inférieure un robinet de verre; mêlez bien l'éther et le sirop en agitant le flacon de temps à autre pendant cinq à six jours; abandonnez au repos dans un lieu frais; tirez le sirop a clair par le robinet, et conservez le dans des flacons bien bouchés et de petite capacité. (Dose, par cuillerée à café toutes les heures.)

SIROP D'ALCOOL ÉTHÉRÉ (*sirop d'éther alcoolisé*). — Sirop de sucre très blanc, 1000 gram.; alcool de vin rectifié à 33 degrés, 50 gram.; éther sulfurique fait avec de l'esprit-de-vin et rectifié, 100 gram. Placez ces trois substances dans le flacon bitubulé servant à la préparation du sirop d'éther. Agitez à plusieurs reprises.

EAU ÉTHÉRÉE. — Prenez : Eau distillée, 800 gram.; éther sulfurique, 100 gram. Mélangez dans un flacon bouché à l'émeri ; agitez à plusieurs reprises jusqu'à ce que l'eau soit saturée. Laissez en repos pendant vingt heures, et séparez par décantation l'eau éthérée de la couche d'éther qui la surnage. (Dose, 20 à 500 gram.)

Eau éthérée considérée comme dissolvant et comme agent conservateur. — Les dissolvants neutres sont extrêmement précieux dans l'analyse chimique et pharmaceutique, parce qu'ils servent à isoler avec facilité les principes immédiats divers qui entrent dans la composition des produits provenant des êtres organisés.

Ils l'emportent ordinairement beaucoup sur les dissolvants, soit acides, soit basiques, parce que les matières qu'ils prennent en dissolution en sortent ordinairement intactes, et ne subissent pas ces transformations variées qui sont si communes avec les dissolvants acides ou alcalins.

L'eau est un dissolvant admirable, employé avec beaucoup d'avantage dans plusieurs préparations chimiques ou pharmaceutiques; malheureusement, dès qu'elle est chargée de quelques principes organiques, elle ne s'oppose nullement à leur décomposition spontanée, soit à cause de l'influence oxydante de l'air, soit à cause de la présence incessante de ces germes animés qui ont bientôt substitué, par les transformations continuelles qu'ils font subir à la matière organisée, d'autres principes à ceux qui existaient en dissolution.

J'espère qu'on appréciera le moyen simple que je vais faire connaître, qui permet de conserver à l'eau toutes ses propriétés dissolvantes, et qui s'oppose en même temps à toute altération ultérieure du principe dissous.

J'avais vu depuis longtemps, et ce fait a déjà été communiqué par moi à plusieurs personnes, que l'eau chargée d'éther jusqu'à saturation, et même surchargée d'une légère couche de ce liquide en excès, était un moyen aussi simple que commode pour conserver les objets organiques délicats, sans autre altération que celle que le dissolvant lui fait subir. Ce moyen de conservation n'impose qu'une condition, celle d'avoir un vase clos exactement.

Cette préservation ab-olue de toute décomposition spontanée des matières organisées sous l'influence de l'eau éthérée me fait espérer qu'on pourra désormais trouver en ce liquide économique un agent de dissolution qui réunira les principaux avantages de l'eau sans en avoir les inconvénients résultant d'une prompte décomposition des matières dissoutes ou tenues en suspension.

On pourra ainsi préparer des macérations, des digestions, des lixiviations, chargées des principes solubles dans l'eau, qui pourront être employées directement, quand l'éther n'aura pas d'effet thérapeutique nuisible : les matières dissoutes pourront aussi facilement sortir sans altération.

Je ne doute p·s que ce nouveau dissolvant ne puisse être employé heureusement dans la préparation de plusieurs *extraits actifs*, surtout quand on pourra disposer d'un appareil pour effectuer l'évaporation dans le vide. On aura, en effet, ici, avec une rare fidélité, la représentation des principes solubles dans le véhicule propre, et cela sans nulle altération ; car, par la nature du dissolvant, nous évitons les décompositions spontanées, si fréquentes dans toutes les dissolutions aqueuses, et qui commencent presque aussitôt que l'eau est en contact avec une partie organisée ; par l'emploi du vide on évitera les décompositions résultant de l'emploi de la chaleur. Je dois ajouter encore que les appareils aujourd'hui en usage pour l'évaporation des extraits dans le vide permettront de recueillir l'éther employé dans chaque opération. Le surcroît de dépense deviendra alors aussi faible que possible. Si quelques hommes de pratique veulent bien adopter ces idées, j'espère que les extraits préparés par ce mode rendront de grands services.

Avant de terminer, je crois utile de dire que l'eau éthérée permettra à l'anatomiste de conserver avec toutes leurs formes les objets d'une texture délicate, s'il a la précaution de faire dissoudre dans l'eau soit un peu de sucre, soit d'un autre principe, pour donner à l'eau un coefficient endosmotique exactement pareil à celui de la matière qu'il voudra conserver avec toutes ses formes. Il pourra encore employer l'eau éthérée avec avantage pour les macérations qui sont si heureusement mises en usage dans les recherches d'anatomie microscopique pour désagréger les tissus élémentaires. Il évitera ainsi les décompositions spontanées qui produisent des liquides infects, et qui souvent altèrent les formes des tissus, soit par le développement de nouveaux êtres, soit par les ravages que ces hôtes microscopiques occasionnent dans les tissus normaux.

ÉTHER CHLORHYDRIQUE. — Il est formé de volumes égaux de gaz chlorhydrique et de carbure bihydrique. On l'obtient en chauffant dans une cornue, à laquelle on adapte plusieurs flacons de Woulf, un mélange de parties égales d'alcool très concentré et d'acide chlorhydrique liquide. Le premier flacon contient de l'eau chauffée à 25 degrés. L'éther chlorhydrique est incolore; il a une saveur forte, légèrement sucrée, alliacée; une odeur forte et pénétrante; sa densité est de 0,774 à 5 degrés; il bout à 12 degrés sous la pression de 0^m,75. La densité de sa vapeur est de 2,219. Chauffé dans un tube de porcelaine, il se décompose en volumes égaux de carbure bihydrique et de gaz chlorhydrique. L'eau en dissout volume égal de gaz ou 1/50 liquide, suivant Gelben. La dissolution a une saveur éthérée, forte et douceâtre.

L'éther chlorhydrique, à cause de sa grande volatilité, n'est pas usité. On a quelquefois employé un mélange de parties égales d'alcool et d'éther chlorhydrique sous le nom d'*éther chlorhydrique alcoolisé*. Son action est la même que celle de l'éther sulfurique. On le prescrit aux mêmes doses. Cependant cette grande volatilité de l'éther chlorhydrique pourra le rendre précieux pour produire l'anesthésie locale par réfrigération (voyez page 234; consulter aussi page 236, l'article sur l'*Éther chlorhydrique chloré*).

ÉTHER NITREUX (*éther nitrique*). — Il est représenté dans sa composition par de l'éther sulfurique et de l'acide nitreux. Il est d'un jaune pâle; il a une odeur éthérée qui tient en même temps de celle des pommes de reinettes mûres; sa saveur douceâtre et brûlante rappelle aussi un peu celle des pommes. Sa pesanteur spécifique est de 0,886 à 4 degrés. Sous la pression de 0^m,75, il bout à la température de 21 degrés. Il est très inflammable, et brûle avec une flamme claire et blanche. L'éther nitreux se décompose peu à peu de lui-même; il dégage alors du gaz oxyde nitrique et devient acide.

Pour l'obtenir, prenez: alcool à 36 degrés, acide nitrique à 33 degrés, 500 grammes. On introduit l'alcool et l'acide dans une cornue de verre tubulée d'une capacité triple, placée sur un triangle de fer, et à laquelle on aura préalablement adapté et luté une allonge, un ballon, et trois flacons de Woulf allongés, à moitié remplis d'eau saturée de sel marin, et plongés dans un mélange de glace et de sel. On place quelques charbons ardents sous la cornue, jusqu'à l'apparition de petites bulles qui partent du fond du liquide et viennent crever à la surface. Alors on retire le feu entièrement, et l'on abandonne l'opération à elle-même; l'action réciproque de l'acide nitrique et de l'alcool continuera seule, et la température s'élèvera jusqu'à produire une vive ébullition, que l'on est souvent obligé de modérer à l'aide de linges mouillés. Lorsqu'elle cesse, on remet quelques charbons sous la cornue, et l'on continue de manière à réduire le liquide à 580 grammes environ ; on laisse refroidir, et l'on délute l'appareil. Ainsi obtenu, il est acide et contient un peu d'alcool. Pour le rectifier, on l'agite avec un volume d'eau égal au sien contenant en dissolution un peu plus d'alcali caustique qu'il n'en faut pour saturer l'acide non combiné. On décante ensuite l'éther, et on le distille sur une petite quantité d'un mélange de chlorure calcique de magnésie.

Il agit à peu près comme l'éther sulfurique. On l'a employé comme diurétique. On l'a vanté dans quelques maladies du foie. Il est pour ainsi dire inusité, mais sa grande volatilité pourra le rendre précieux dans la médication anesthésique locale par réfrigération (voy. page 234).

On connaît sous le nom d'*éther nitrique alcoolisé* un mélange de parties égales d'éther nitrique et d'alcool.

ÉTHER ACÉTIQUE. — Il est incolore, d'une odeur d'éther très agréable, d'une saveur également agréable et brûlante ; il bout à 74 degrés, quand il est entièrement exempt d'alcool ; la densité de sa vapeur est de 3,06. L'éther acétique s'enflamme facilement et brûle en répandant une odeur acide, et laissant une eau qui contient de l'acide acétique. Il se conserve sans s'altérer. A la température de 17 degrés, il exige, pour se dissoudre, 7 parties 1/2 d'eau. Il se combine en toutes proportions avec l'alcool.

Pour l'obtenir, prenez : Alcool à 33 degrés Cart., 3000 p.; acide acétique à 10 degrés, 2000 p.; acide sulfurique à 66 degrés, 625 p. Versez d'abord l'alcool et l'acide acétique dans une cornue de verre ; ajoutez ensuite l'acide sulfurique en agitant pour opérer le mélange ; adaptez à la cornue une allonge et un ballon, et distillez au bain de sable jusqu'à ce que vous ayez recueilli environ 1000 parties. Ajoutez à la liqueur distillée une petite quantité de carbonate de potasse ; agitez, décantez après quelques heures de contact, et distillez de nouveau pour obtenir 3000 part. de produit. L'éther acétique marque 23 degrés ; il est employé en cet état pour l'usage médical ; mais il n'est point pur, il contient encore beaucoup d'alcool.

L'éther acétique jouit de propriétés analogues à celles de l'éther; mais on l'emploie particulièrement à l'extérieur. Administré à l'intérieur, son effet est moins rapide que celui de l'éther sulfurique, mais il est plus persistant. Mes expériences sur les animaux qui vivent dans l'eau ont prouvé qu'il fallait 5 d'éther pour 1000 d'eau pour rendre la solution d'éther sulfurique funeste aux poissons, il n'en fallait que 2 pour 1000 pour l'éther acétique. On le prescrit dans les potions à la dose de 2 grammes. M. Sédillot a beaucoup vanté les frictions d'éther acétique à la dose de 10 à 20 grammes.

Camphre.

Le camphre forme, avons-nous dit, à lui seul un type bien tranché dans les antispasmodiques. Ce remarquable agent thérapeutique peut être considéré sous bien des faces. Appliqué localement sur les membranes dénudées, c'est un irritant énergique, puis un anesthésique ; absorbé, c'est un contre-stimulant dont la puissance est incontestable et souvent invoquée ; éliminé par l'appareil respiratoire et par la peau, il détermine une réaction bien appréciable, mais qui est souvent paresseuse et infidèle. Ainsi, on le voit, quand on ne distingue point les effets dépendants de son action locale, de son absorption, de son élimination, on peut considérer le camphre tour à tour comme un irritant, comme un contre-stimulant comme un anesthésique et comme un stimulant. C'est pour avoir confondu ces phases dans son administration que les auteurs sont remplis de contradictions à son égard. Si l'on considère l'action du camphre sur la série animale, on trouve qu'il tue toutes les plantes, tous les animaux inférieurs ; que ceux qu'il n'empoisonne pas immédiatement sont d'autant plus affectés qu'ils s'éloignent plus de l'homme, qui, de tous les autres êtres de la création, ressent le moins sa fâcheuse influence ; c'est une arme avec laquelle il peut se défendre, sans se compromettre, de tous les parasites qui l'entourent et qui semblent attendre et provoquer sa fin. On pourrait dire d'une façon générale qu'*à l'opposé des solanées vireuses, le camphre épargne d'autant plus les êtres organisés qu'ils se rapprochent plus de l'homme.*

Le camphre présente des affinités chimiques et physiologiques considérables avec les huiles essentielles. Bien que ces derniers médicaments soient classés parmi les stimulants généraux, la différence physiologique est bien moins importante qu'elle ne semble l'être au premier abord. J'ai prouvé par des expériences précises et nombreuses que les huiles essentielles, lorsque les conditions d'absorption étaient les mêmes, agissaient sur les animaux inférieurs précisément comme le camphre ; elles sont seulement, en général, plus énergiques. La différence du mode d'absorption, voilà ce qui amène les différences physiologiques qui en ont imposé aux observateurs, qui leur ont empêché d'apercevoir les propriétés anesthésiques du camphre et des huiles essentielles.

CAMPHRE. — C'est une huile volatile concrète produite par le *Laurus camphora*, grand arbre du Japon, et selon quelques auteurs, par le *Dryobalanops camphora*, grand arbre de la côte nord-est de Sumatra.

Pour obtenir le camphre, on réduit en éclats la racine, le tronc et les branches du laurier-camphrier; on les met avec de l'eau dans de grandes chaudières de fer surmontées de chapiteaux de terre, dont on garnit l'intérieur de paille de riz; on chauffe modérément, et le camphre se volatilise et se sublime sur la paille. C'est ainsi qu'on l'expédie en Europe; il est sous forme de grains grisâtres, agglomérés, huileux, humides, mêlés d'impuretés. On le raffine en France en mettant le camphre brut dans des matras à fond plat placés chacun sur un bain de sable et entièrement couverts de sable. On chauffe graduellement jusqu'à fondre le camphre et le faire entrer en légère ébullition; on l'entretient en cet état jusqu'à ce que toute l'eau qu'il contient soit évaporée. Alors on découvre peu à peu le haut du matras en retirant le sable, de manière à le refroidir et à permettre au camphre de s'y condenser. On continue ainsi jusqu'à ce que le matras soit entièrement découvert, et l'on attend que l'appareil soit complétement refroidi pour en retirer le pain de camphre.

Le camphre est blanc, cristallin; son odeur est forte; sa saveur est amère et aromatique; il fond à 175 degrés, bout à 204 degrés; il se volatilise complétement à l'air libre; l'eau en dissout peu, l'alcool beaucoup, de même que l'éther et les huiles grasses et volatiles. L'acide nitrique le convertit en *acide camphorique*. Il est formé, selon M. Dumas, de 5 atomes de carbone, 16 d'hydrogène et un demi d'oxygène.

Propriétés médicales. — Le camphre est un des médicaments les plus employés. A haute dose, il empoisonne. Administré à l'intérieur, il agit d'abord comme un excitant local en irritant les muqueuses; puis il réagit sur les nerfs, et manifeste une action sédative très intense; et quand les doses ont été exagérées (ex., 10 grammes), les signes de sursédation vont jusqu'à la syncope, aux sueurs froides, à l'abolition des sens; puis à cet effet sédatif succède une réaction fébrile qui paraît occasionnée par l'absorption du camphre qui agit sur les organes circulatoires et d'élimination. Si l'absorption s'effectue à cette dose, il peut causer la mort.

Le camphre a été préconisé comme antispasmodique, et cette -action paraît indubitable. On a vanté l'emploi du camphre dans les inflammations, mais particulièrement administré dès leur début. C'est ainsi qu'on l'a employé dans la pleurésie aiguë, dans les pneumonies, dans la fièvre puerpérale ; mais cet usage est presque abandonné. On l'a vanté particulièrement en fumigations contre le rhumatisme aigu et la goutte ; on a beaucoup employé le camphre dans la peste, les fièvres putrides pétéchiales ; je l'ai vu souvent administrer avec succès dans la période inflammatoire de l'affection typhoïde et quelquefois dans la période de putridité.

Le camphre a joui d'un grand crédit dans les fièvres éruptives. Haller l'administra avec avantage dans une épidémie de variole dont la gravité était due à des taches noires et à des hémorrhagies sous-cutanées qui se montraient entre les pustules. Les maladies des voies urinaires, particulièrement les blennorrhagies accompagnées de dysurie et de strangurie, sont dégagées de ces accidents par l'usage intérieur du camphre. On cite des rétentions d'urine où le camphre a pu épargner le cathétérisme aux malades ; on a beaucoup vanté le camphre contre les maladies nerveuses, la manie, l'épilepsie, l'hystérie, l'éclampsie.

Son influence contre l'érotomanie et la nymphomanie peut être controversée ; on pourrait cependant l'expliquer par son action sédative. L'emploi extérieur du camphre a beaucoup d'importance. Dans les ulcères de mauvaise nature, scorbutiques, dartreux, les gangrènes spontanées, la pourriture d'hôpital, il possède réellement des propriétés antiputrides incontestables. M. Malgaigne l'a employé en application sur les érysipèles. En Angleterre on emploie beaucoup la poudre de camphre dans les poudres dentifrices, mais l'abus de cette substance détruit l'émail.

Le camphre se montre généralement avantageux en application externe contre les éruptions cutanées chroniques. Il modifie, excite favorablement la vie nutritive pervertie, ou parfois comme assoupie dans ces éruptions, et tend à calmer les démangeaisons qui les accompagnent si souvent.

Le camphre employé à l'extérieur peut être utile de trois manières : 1° par une action locale irritante, il agit comme un excellent substitutif ; 2° en s'attaquant à la vitalité des êtres inférieurs qui apparaissent aussitôt qu'une partie animale quelconque s'éloigne de l'état physiologique ; 3° en déterminant un commencement d'anesthésie locale. L'action substitutive du camphre est souvent mise à profit isolément ; mais plus souvent encore on l'associe heureusement à des substitutifs plus énergiques, tels que l'oxyde rouge de mercure, le sulfate de cuivre. J'insisterai plus tard sur les avantages de ces associations, qui sont très utiles en ophthalmologie. Il faut être très circonspect par rapport aux doses, quand on administre le camphre à l'intérieur : 1 gramme au plus dans les vingt-quatre heures, voilà la proportion à laquelle je m'arrête.

CAMPHRE RAPÉ (Raspail). — On emploie cette poudre comme le tabac à priser, contre le coryza, les migraines, les céphalalgies frontales et sourcilières. Semée sur la surface de la peau ou à l'orifice d'une muqueuse, elle détruit les parasites qui ont pu s'y produire accidentellement, etc.

CIGARETTES DE CAMPHRE (Raspail). — On fume le camphre dans des tuyaux de plume, de paille, ou autres convenablement préparés. Toutes les précautions se réduisent à introduire dans le tuyau des grumeaux de camphre, sans les tasser, et à les maintenir éloignés du contact de la salive au moyen d'un petit diaphragme de papier joseph. On aspire ordinairement ces cigarettes à froid. Cependant, si la température était trop basse, on devrait avoir soin de réchauffer de temps à autre la cigarette dans la paume de la main.

On emploie les cigarettes de camphre contre les rhumes, la coqueluche, les toux opiniâtres, l'asthme. L'auteur les recommande aussi comme stomachiques, apéritives, propres à calmer les crampes d'estomac, et même à combattre le muguet chez les petits enfants à la mamelle.

POUDRE DE CAMPHRE. — On verse un peu d'alcool sur le camphre et l'on pulvérise par trituration; l'alcool a pour but de diminuer l'élasticité du camphre. Cette poudre se prépare à mesure du besoin; elle sert à faire les *pilules de camphre*, avec suffisante quantité de conserve de rose. On administre le camphre sous cette forme à la dose de 50 centigr. à 1 gram. par jour.

EAU CAMPHRÉE. — Eau, 500 gram.; camphre pulvérisé, 1 gram. Agitez de temps en temps jusqu'à parfaite dissolution; filtrez. 500 gram. peuvent dissoudre 1 gram. et demi de camphre. Inusitée.

EAU ÉTHÉRÉE CAMPHRÉE. — On met dans un flacon muni à sa partie inférieure d'un robinet, 8 gram. de camphre, 16 gram. d'éther sulfurique; on ajoute après la dissolution, eau distillée, 470 gram.; on agite vivement, et l'on tire à mesure du besoin par le robinet. Chaque 32 gram. d'eau contient à peu près 50 centigr. de camphre et 1 gram. et demi d'éther.

ÉMULSION CAMPHRÉE. — On dissout par trituration 50 centigr. à 1 gram. de camphre dans 5 gram. d'huile d'amandes douces; on ajoute ensuite 10 gram. de gomme arabique, et puis peu à peu en triturant 500 gram. d'émulsion.

On administre cette boisson par cuillerée d'heure en heure dans les fièvres graves, quand le malade ne peut facilement avaler des pilules.

Préparations pour l'usage externe :

ALCOOL CAMPHRÉ. — Camphre, 1; alcool rectifié, 7. F. s. a. Rarement employé comme antiseptique.

EAU-DE-VIE CAMPHRÉE. — Camphre, 1; alcool à 22 degrés, 50. F. s. a. Très souvent employée pour panser les plaies de mauvais caractère, pour imbiber les bandelettes dans les fractures.

Vinaigre camphré. — Camphre en poudre, 1 ; vinaigre fort, 10. F. s. a. Usité comme antiseptique, mais beaucoup moins que la préparation suivante.

Vinaigre antiseptique (*vinaigre des quatre voleurs*). — Sommités sèches de grande absinthe, de petite absinthe, romarin, sauge, menthe, rue, lavande, ãã 64 gram. ; calamus aromaticus, cannelle, girofle, muscade, ail, ãã 8 gram. ; camphre, 16 gram. ; vinaigre radical, 64 gram. ; vinaigre très fort, 4 kilogr. Faites macérer les plantes dans le vinaigre pendant quinze jours ; passez avec expression, ajoutez le camphre que vous avez fait dissoudre dans l'acide acétique, et, après quelques heures de contact, filtrez. Ce vinaigre est employé avec succès pour stimuler la membrane pituitaire dans le cas de syncope, et pour masquer les mauvaises odeurs.

Lavement camphré. — Camphre, 20 centigr. à 1 gram. Divisez dans un peu de jaune d'œuf, et délayez dans 250 grammes de décoction de guimauve.

On a signalé des accidents avec des doses plus élevées de camphre.

Huile camphrée. — Camphre, 1 ; huile d'olive, 7. F. s. a. Employée en frictions contre les douleurs rhumatismales.

Éther camphré contre l'érysipèle de l'enfance (Trousseau). — Ether, 60 gram. ; camphre, 30 gram. A l'aide d'un petit pinceau de charpie trempé dans la solution, on l'étend sur toutes les parties frappées d'érysipèle. L'application est renouvelée pendant cinq ou six jours.

Liniment contre les engelures non ulcérées (Goffin). — Camphre, 4 gram. ; essence de térébenthine, 30 gram. Faites dissoudre. Frictionnez sur les engelures avant la période ulcérative.

Emplâtre, onguent, cataplasme camphré. — On introduit souvent le camphre dans ces médicaments ; il faut le réduire en poudre, et ne l'ajouter que lorsqu'ils sont refroidis ; on agira de même en ajoutant le camphre à la *pierre divine*. Souvent on saupoudre de *camphre pulvérisé* les *emplâtres-vésicatoires*, parce que l'on prétend que le camphre atténue l'effet irritant des cantharides sur l'appareil génito-urinaire.

On associe souvent le camphre au nitre et à l'opium pour en former des pilules tempérantes. On ajoute du laudanum à l'huile camphrée, pour accroître son effet sédatif.

Baume de genièvre. — Huile d'olive, 384 p. ; cire jaune, 64 p. ; santal rouge en poudre, 16 p. ; térébenthine, 128 p. ; camphre, 2 p. Faites digérer à une chaleur suffisante pour fondre les corps gras ; ajoutez le camphre quand la pommade est à moitié refroidie. Cette pommade est employée pour donner du ton aux ulcères de mauvais caractère.

Baume de Chiron. — Huile d'olive, 625 gram. ; térébenthine, 125 gram. ; cire jaune, 64 gram. ; racine d'orcanette, 32 gram. ; baume noir du Pérou, 20 gram. ; camphre pulvérisé, 1 gram. 30 centigr. F. s. a. Onguent cicatrisant peu usité.

Liniment hongrois. — Alcool rectifié, 375 gram.; vinaigre fort, 192 gram.; camphre, 16 gram.; farine de moutarde, 16 gram.; poivre, 16 gram.; poudre de cantharides, 4 gram.; ail, 1 gousse. Faites macérer huit jours; passez. Ce liniment excitant a été employé pour rappeler la chaleur à la peau dans le choléra asiatique.

Emplatre de Nuremberg ou de minium. — Emplâtre simple, 375 gram.; cire jaune, 192 gram.; huile d'olive, 64 gram.; minium, 100 gram.; camphre, 8 gram. F. s. a. Cet ancien emplâtre est peu usité.

CAMPHRÉE DE MONTPELLIER. — La camphrée de Montpellier est une plante qui était à tort peut-être tombée en désuétude; elle peut rendre des services contre les accidents de l'hystérie. M. Debreyne l'a beaucoup vantée contre l'asthme. Elle s'emploie en infusion théiforme.

Antispasmodiques aromatiques ou fétides.

Ce groupe de substances antispasmodiques comprendra d'abord le *castoréum*, le *musc* et les autres matières animales employées dans le même but; puis la valériane et ses dérivés; ensuite les substances fétides et aromatiques fournies par la famille des ombellifères, et en dernier lieu enfin plusieurs substances antispasmodiques d'un moindre effet, mais souvent employées, telles que le tilleul, l'oranger. J'ajouterai comme annexe le succin et ses produits pyrogénés, de même que les substances fournies par la distillation de la corne de cerf. Un fait digne de remarque, c'est que plusieurs substances des plus odorantes de ce groupe perdent presque toutes leurs odeurs en les broyant avec des amandes, ou les mêlant avec du sirop d'orgeat. Le fait a été constaté pour le musc et l'assa fœtida.

CASTORS. — On les distingue des autres rongeurs par leur queue aplatie horizontalement, de forme presque ovale et couverte d'écailles; ils ont cinq doigts à tous les pieds : ceux de derrière sont réunis par des membranes; il y a un ongle double et oblique à celui qui suit le pouce. Leurs mâchelières, au nombre de quatre partout, et à couronne plate, ont l'air d'être faites d'un ruban osseux replié sur lui-même, en sorte qu'on voit une échancrure au bord interne et trois à l'externe dans les supérieures, et l'inverse dans les inférieures.

Castor du Canada (*Castor fiber*, L.). — Il surpasse le blaireau par sa taille; sa tête est comme tétragone, son museau allongé; il a dix dents à chaque mâchoire; sa peau est revêtue de deux sortes de poils, l'un gris, très fin, l'autre brun, plus long et plus ferme.

Ses parties génitales et l'anus s'ouvrent dans une poche commune qui aboutit à la naissance de la queue ; la verge, qui ne paraît pas au dehors, se dirige en arrière, et les testicules sont cachés dans les aines. De chaque côté du conduit commun on trouve deux paires de glandes, dont la paire inférieure renferme une matière huileuse, jaune, d'une odeur désagréable, mais qui n'est pas le castoréum ; celui-ci est contenu dans les deux glandes supérieures, que leur forme piriforme et leur communication par la partie la plus étroite font assez bien ressembler à une besace. La femelle porte également ces glandes au castoréum, mais elles sont moins développées que chez le mâle. Le castor est de tous les quadrupèdes celui qui met le plus d'industrie à la fabrication de sa demeure, à laquelle il travaille en société dans les lieux les plus solitaires du nord de l'Amérique ; il vit solitaire pendant l'été. Cuvier n'a pu constater, malgré les comparaisons scrupuleuses, si les castors ou bièvres, qui vivent dans les terriers le long du Rhône et du Danube, sont différents par l'espèce de celui d'Amérique.

CASTORÉUM. — On connaît sous ce nom un organe sécréteur que nous venons de décrire, rempli du produit de la sécrétion, qui est onctueux et presque fluide dans l'animal vivant. Tel que le commerce nous le présente, il est sous l'aspect de deux poches encore unies ensemble, à la manière d'une besace, fortement ridées ou très aplaties, et dont l'une est constamment plus volumineuse que l'autre. Il a encore une odeur très forte et même fétide, une couleur brune-noirâtre à l'extérieur ; brune, fauve ou jaunâtre à l'intérieur ; une cassure résineuse entremêlée de membranes blanchâtres ; une saveur âcre et amère.

Le castoréum que nous venons de décrire est celui du *Canada*, le seul qui soit usité en France et en Angleterre ; on connaît encore le *castoréum de Sibérie*, dont on se sert en Pologne et en Russie. Les poches sont plus arrondies, souvent il n'y en a qu'une ; l'odeur de ce castoréum est très forte, analogue à celle du cuir de Russie ; il a une consistance solide, une couleur jaunâtre, une saveur amère et très aromatique. Il donne avec l'alcool une teinture à peine colorée ; il contient une forte proportion de carbonate de chaux, et fait effervescence avec les acides.

Le castoréum du Canada a été analysé par plusieurs chimistes, Bouillon-Lagrange, John, Plaff, Brandes. Il contient : huile volatile, — castorine, — résine, — albumine, — graisse, — mucus, — carbonate d'ammoniaque, — urates, benzoates, sulfates de potasse et de soude.

La *castorine* de Brandes cristallise en prismes diaphanes ; sa saveur est métallique, son odeur analogue à celle du castoréum ; elle est insoluble dans l'eau et dans l'alcool froid ; mais elle se dissout dans l'éther et les huiles essentielles. On l'obtient en traitant le castoréum par l'alcool pur bouillant. Elle contribue, avec l'huile essentielle et la résine, aux propriétés du castoréum.

PROPRIÉTÉS MÉDICALES. — Le castoréum est un des antispasmodiques les plus employés. Galien, Celse, Arétée, l'ont déjà vanté dans des cas semblables à ceux où de nos jours son action est le moins contestée. Il agit d'une manière évidente sur le système nerveux. On l'emploie fréquemment et avec assez d'avantage pour combattre les affections spasmodiques, telles que l'hystérie, l'hypochondrie, les palpitations nerveuses, le hoquet convulsif, l'épilepsie, l'asthme nerveux, l'aménorrhée, lorsqu'elle dépend d'un état spasmodique de l'utérus, qu'elle est accompagnée de gonflements douloureux et tympanitiques du ventre, dans des cas où l'utérus congestionné ne laisse échapper que quelques gouttes de sang. Le castoréum a joui d'une grande réputation pour aider le travail de l'accouchement, calmer la violence des tranchées, et faire expulser la délivrance retenue. En raison de son action stimulante, il est utile, dans les fièvres typhoïdes, adynamiques et ataxiques, pour relever les forces et combattre les accidents nerveux. Mais je dois ajouter que c'est un médicament souvent infidèle, et qui est loin de produire constamment l'effet qu'on recherche.

Le castoréum s'administre en *poudre*, qu'on prépare en déchirant les poches du castoréum, en rejetant l'enveloppe extérieure, et autant que possible toutes les parties membraneuses, et en pulvérisant sans laisser de résidu (dose 1 à 2 grammes). On l'administre souvent sous forme de pilules. On prépare une *teinture de castoréum* avec castoréum 1 p., alcool à 34° 4 p., f. s. a., qu'on prescrit à la dose de 2 à 15 grammes dans les lavements ou les potions ; on la divise dans le sirop ou un peu de jaune d'œuf, pour que la matière grasse et la résine ne se séparent pas sous forme de grumeaux. — *Teinture éthérée de castoréum.* Castoréum, 1 p.; éther sulfurique, 6 p. (dose, 12 gouttes à 36). Le castoréum entre dans une foule de médicaments composés, la thériaque, les pilules de Fuller, de cynoglose, etc.

SIROP DE CASTORÉUM COMPOSÉ PAR M. LEBROU. — Ce sirop, dont la pratique, dit M. Lebrou, constate tous les jours les bons effets dans les spasmes, l'asthme, la toux spasmodique, les coliques nerveuses, les coliques menstruelles, l'hystérie, les névralgies en général, est composé comme il suit : Eau distillée de valériane, 1000 gram.; eau distillée de laurier-cerise, 500 gram.; sucre blanc, 3000 gram.; castoréum, 75 gram.; alcool à 30 degrés, q. s. Faire macérer le castoréum dans l'alcool pendant huit jours; filtrer la teinture qui en résulte; ajouter celle-ci aux hydrolats; faire digérer le mélange à une douce chaleur pendant quelques heures; laisser refroidir et filtrer. Enfin, faire fondre en vase clos le sucre dans la liqueur, et filtrer de nouveau.

CHEVROTAINS (*Moschus*, L.). — Ils appartiennent aux mammifères ruminants; ils ne diffèrent des ruminants ordinaires que par l'absence des cornes, par une longue canine de chaque côté de la mâchoire supérieure, qui sort de la bouche dans les mâles, et enfin parce qu'ils ont encore dans le squelette un péroné grêle, qui n'existe pas même dans le chameau. Ce sont des animaux charmants par leur élégance et leur légèreté.

Musc (*Moschus moschiferus*, L.). — C'est l'espèce la plus célèbre. Grande comme un chevreuil, presque sans queue, elle est toute couverte d'un poil si gros et si cassant, qu'on pourrait presque lui donner le nom d'épines ; mais ce qui la fait surtout remarquer, c'est la poche située en avant du prépuce du mâle, et qui se remplit de cette substance odorante si connue en médecine et en parfumerie sous le nom de *musc*. Cette espèce paraît propre à cette région âpre et pleine de rochers d'où descendent la plupart des fleuves de l'Asie, et qui s'étend entre la Sibérie, la Chine et le Thibet. Sa vie est nocturne et solitaire, et sa timidité extrême. C'est au Thibet et au Tonquin qu'elle donne le meilleur musc. Dans le Nord, cette substance n'a presque pas d'odeur.

MUSC. — On en connaît deux espèces dans le commerce: 1° celui qui vient de Tonquin ou de la Chine, qui est renfermé dans des poches arrondies, dont le poil tire plus ou moins sur le roux, et est comme imprégné de la matière grasse du musc, qui a transsudé à travers la poche ; 2° le musc de Russie, dit maintenant kabardin, dont les poches sont couvertes d'un poil propre, sec, blanchâtre, et comme argenté. Celui-ci est en général plus sec, d'une odeur moins forte, moins tenace. Il est moins estimé. Le musc est demi-liquide dans l'animal vivant ; mais, par la conservation, il prend une consistance solide. Il a une couleur brune-noirâtre, une odeur très forte, caractéristique, on ne peut plus expansible. Les poches contiennent 8 à 24 grammes de musc. Il n'est sorte de fraude qu'on n'ait imaginée pour le sophistiquer. Le musc est composé, suivant Blondeau et Guibourt, de : ammoniaque, — huile volatile, — stéarine, — oléine, — cholestérine,

— huile acide unie à l'ammoniaque, — gélatine, — albumine,
— fibrine, — matières indéterminées, — sels.

Propriétés médicales. — Le musc est un des médicaments qui
ont été le plus préconisés. Cullen, qui d'ordinaire est si réservé,
prétend que c'est un des plus puissants antispasmodiques que nous
connaissions ; il le vantait surtout dans les cas de goutte déplacée
et fixée sur un organe important. On peut dire d'une manière générale que le musc peut être indiqué dans les accidents nerveux
graves qui compliquent d'autres maladies, et se sont associés à ces
maladies, non comme effet direct, comme symptôme, mais comme
élément distinct. C'est ainsi que M. Récamier l'a employé avec
succès dans certaines pneumonies avec délire ; c'est ainsi qu'on
l'a vanté dans les fièvres typhoïdes compliquées d'ataxie. En
Russie, il est souvent employé contre la coqueluche. Clarus l'a uni
au tannin pour combattre le spasme de la glotte ; M. Carrière, à
l'opium dans les pneumonies ataxiques. Faut-il ajouter que le musc
uni à l'ammoniaque a été préconisé pour s'opposer aux progrès de
la gangrène ; qu'on l'a vanté contre l'épilepsie, l'hystérie, les convulsions des enfants, le tétanos, l'hydrophobie? Mais nous devons
dire que nous avons vu souvent administrer le musc dans les circonstances mentionnées, et que presque jamais il n'a réalisé les
espérances que son emploi avait fait concevoir ; il ne faut pas oublier que c'est un médicament extrêmement cher, sujet à être falsifié, et que son odeur est très désagréable.

On administre le musc en *poudre*, en pilules ou délayé dans
une potion, à la dose de 50 centigrammes à 2 grammes. — *Teinture de musc*. Musc, 1 partie ; alcool à 31 degrés, 4 parties. F. s. a.
(Codex). Dose, 12 gouttes à 5 grammes.

Musc végétal. — La *moscatelline* (*Adoxa moschatellina*, L.), la
mauve musquée (*Malva moschata*, L.) et le *Mimulus moschatus* de
Douglas, sont trois plantes qui peuvent nous fournir du musc végétal. Les deux premières appartiennent à notre flore, tandis que
la troisième est originaire de la Colombie, mais est cultivée dans
nos jardins. M. Hannon, après avoir décrit les caractères de ces
végétaux et avoir indiqué les parties de la plante qui fournissent
l'huile musquée, propose de cultiver en grand le *Mimulus moschatus*
et le *Malva moschata*, pour en extraire le musc végétal. Ces plantes
peuvent servir à la préparation de deux produits, l'*eau distillée* et
l'*huile essentielle* musquée ou *musc végétal*, que l'on obtient en
distillant ces végétaux avec les précautions convenables.— L'identité d'odeur du musc animal et de l'huile essentielle de *mimulus*
est telle, dit l'auteur, qu'il est impossible à l'organe olfactif le

mieux exercé de les distinguer l'une de l'autre. Cette odeur, excessivement pénétrante, est rendue plus pénétrante encore par l'addition de quelques gouttes d'ammoniaque caustique — Les effets physiologiques du musc végétal sont beaucoup plus appréciables que ceux du musc animal. Pris à la dose de deux ou trois gouttes, il exerce sur le tube intestinal et sur l'encéphale une action excitante très énergique : il provoque des vertiges, de la céphalalgie, de la sécheresse au pharynx, de la pesanteur à l'épigastre et des éructations ; de l'abattement, de la somnolence, des bâillements et du sommeil suivent ces premiers effets. Les personnes très nerveuses et chlorotiques sont vivement excitées par ce médicament, qui provoque des tremblements et des vomissements. Ses effets thérapeutiques sont identiques avec ceux du musc animal, mais encore plus marqués. C'est contre les attaques d'hystérie principalement qu'il montre son efficacité. Il réussit aussi contre les accidents nerveux qui compliquent les fièvres typhoïdes ou les pneumonies ataxiques. Comme le musc animal, il est sans action sur le délire dû à un état fébrile prononcé ou à une affection inflammatoire ; en un mot, son emploi est borné au délire purement nerveux. — M. Hannon a fait préparer un *oléo-saccharum* que l'on fait avec deux gouttes d'huile essentielle de mimulus pour 12 grammes de sucre blanc ; des *pastilles*, un *sirop* (eau distillée de mimulus, 1 partie ; sucre blanc, 2 parties) ; des *pilules*, un *électuaire*.

AMBRE GRIS. — Cette substance se présente sous forme de masses irrégulières, ordinairement globuleuses, de grosseur et de poids très différents, formées de couches concentriques ou d'une substance grenue, grise, parsemée de taches noirâtres ou blanchâtres ; il est presque d'une cassure écailleuse, d'une consistance variable, mais ordinairement dure et cassante, conservant cependant l'impression de l'ongle ; d'une saveur fade et d'une odeur forte, qui ne manque pas d'analogie avec celle du musc, mais qui est plus douce et beaucoup plus agréable.

On a fait bien des hypothèses sur l'origine de l'ambre gris, mais la plus probable est celle qui consiste à considérer l'ambre comme une sorte de concrétion morbide qui se forme dans les intestins du cachalot macrocéphale ou d'un autre cétacé, peut-être la baleine franche. On trouve l'ambre le plus ordinairement dans le cœcum de cet animal, au milieu d'une sorte de bouillie jaune orangé ou rougeâtre, et d'une quantité de débris de seiches ; on le trouve souvent flottant sur les côtes de la Chine et du Japon. L'ambre gris est composé, d'après John, d'ambréine, 85, — matière balsamique, 2,5, — matière soluble dans l'eau, mêlée d'acide benzoïque.

L'*ambréine* ressemble beaucoup à la cholestérine ; elle fond à 30 degrés ; l'acide nitrique la convertit en *acide ambréique*, qui fond à 58 degrés.

L'ambre gris n'est guère employé que comme parfum ; c'est un stimulant général, qui agit particulièrement sur le système nerveux. On l'a employé dans des cas de névroses, de convulsions, de fièvres graves, etc. ; on l'administre en poudre à la dose de 50 centigrammes à 2 grammes. On prépare une *teinture d'ambre* avec 1 partie d'ambre et 24 d'alcool à 35 degrés. Dose, 12 gouttes à 5 grammes.

CIVETTE. — Matière produite par les l'*iverra civetta* et *V. zibetta*, L., animaux carnassiers de la tribu des carnivores digitigrades, voisins des renards et des chats, qui habitent les contrées les plus chaudes de l'Asie et de l'Afrique ; on les y élève avec soin. La civette est une matière demi-fluide, onctueuse, jaunâtre, devenant brune et épaisse à l'air, remarquable par son odeur extrêmement vive, qui participe de celle du musc et des matières fécales ; elle est sécrétée par des glandes, et rassemblée dans une poche entre l'anus et les parties génitales. On vide cette poche tous les huit jours. La civette est un stimulant antispasmodique qui n'est plus employé que par les parfumeurs.

COCHENILLE. — On emploie quelquefois, pour colorer en rouge certains médicaments, la *cochenille* (*Coccus cacti*, L.), insecte hémiptère. On employait autrefois deux espèces congénères, la *cochenille de Pologne* (*Coccus polonicus*, L.) et la *cochenille du kermès* (*Coccus ilicis*), qui entrait dans une confection dite de kermès.

Dans ces dernières années, on a prétendu que la cochenille était très utile pour combattre la coqueluche.

Ajoutons que la cochenille est employée de temps immémorial en Ecosse contre la coqueluche, et proposée comme spécifique par M. le docteur Wachtl, de Vienne. M. Pavesi a fait prendre à ses petits malades la mixture suivante : cochenille, 50 centigrammes ; carbonate de potasse, 50 centigrammes ; sucre en poudre, 30 centigrammes ; eau, 120 grammes. Mêlez. Pour une mixture à prendre par cuillerée toutes les deux heures. Ce traitement a été employé seul, sauf que l'auteur maintenait la liberté du ventre avec les purgatifs, dans les cas où il y avait constipation. Le résultat a été satisfaisant, non pas que la maladie ait été arrêtée dans son cours, ou même ait été abrégée ; mais les accès ont perdu de leur intensité ; et toutes les fois que les petits malades ne prenaient pas leur cochenille, les accès étaient plus fréquents et plus fatigants. Tous ont guéri.

Potion de cochenille (*Wachtt*). — Cochenille en poudre, 1 décigram.; sucre, 5 gram.; eau, 20 gram. Mêlez. — A prendre dans les vingt-quatre heures.

VALÉRIANES , ACIDE VALÉRIANIQUE , VALÉRIANATE DE ZINC. — Les médicaments valérianiques ont pris dans ces dernières années une assez grande importance ; ce sont des agents fréquemment usités.

Les médecins de l'école italienne classent la valériane avec l'assa fœtida dans l'ordre des hyposthénisants spinaux ; c'est une prétention qu'aucune expérience physiologique valable ne justifie. Il suffit, pour donner une idée de la valeur de cette classification, de dire que l'on trouve confondus dans le même ordre, la strychnine, le toxicodendron, les préparations de plomb et l'arnica : peut-on imaginer une plus singulière association ? On comprend que rien ne doit embarrasser quand on a une imagination aussi facile.

Revenons à nos valérianes, et commençons par quelques généralités sur les propriétés du genre.

Les racines des valérianes sont seulement usitées ; elles sont remarquables par leur odeur forte et désagréable : ce sont des antispasmodiques très puissants. On emploie particulièrement en médecine celles du *Valeriana officinalis*, et quelquefois du *V. phu*, qui est moins énergique ; on employait aussi sous le nom de *nard celtique* les racines des *V. celtica* et *saliunca*. Le nard indien , ou spicanard, est le collet et le bas de la tige du *Nardostachys jatamansi*. Les feuilles des valérianes sont insipides ; on mange sous le nom de *mâche* les petites espèces, *Valerianella olitoria* et *locusta*.

VALÉRIANE (*Valeriana*, L.). — Limbe du calice formant un bourrelet qui se déroule en une aigrette plumeuse ; corolle tubuleuse, un peu oblique et bossue à sa base , à 5 lobes inégaux, 3 étamines attachées au haut du tube ; akène couronné par une aigrette plumeuse.

Valériane officinale (*Valeriana officinalis*). — C'est une assez belle plante qui se trouve dans les bois ombragés et qui fleurit en mai ; elle a une tige cylindrique, striée et velue, haute de 1 mètre à 1 mètre et demi ; les feuilles sont parfaitement découpées ; les inférieures pétiolées, les supérieures sessiles ; les fleurs sont petites, d'un blanc rosé, disposées en cime, d'une odeur agréable.

Racine de valériane. — C'est la partie de cette plante que l'on emploie. Elle est petite, formée d'un collet écailleux, très court, entouré de tous côtés de radicules blanches, cylindriques, d'une à deux lignes de diamètre, qui ne diminuent pas beaucoup par la dessiccation et qui prennent un aspect corné; à l'état de fraîcheur, elle est presque inodore; elle prend par la dessiccation une très forte odeur et très désagréable, mais qui plaît beaucoup aux chats, qui déchirent les sacs qui la contiennent pour en manger et se rouler dessus. La saveur de la racine de valériane est un peu amère, elle est comme légèrement sucrée au commencement. La racine de valériane a été étudiée par plusieurs chimistes : Tromsdorff, Pentz, Grote, Ettling. Elle contient : huile volatile, — acide valérianique, — résine, — extractif aqueux, — matière particulière, — amidon.

Huile volatile de valériane. — C'est un des principes actifs de cette racine; préparée par les procédés ordinaires, elle est un mélange d'une huile d'odeur camphrée et d'acide valérianique.

ACIDE VALÉRIANIQUE. — Il a été découvert par Pentz, étudié par Tromsdorff et Ettling. On le retire de l'huile volatile de valériane, en la battant avec de l'eau et de la magnésie et distillant; l'huile se volatilise, l'acide reste combiné avec la magnésie : on le sépare de cette nouvelle combinaison au moyen d'un acide et par la distillation. Il est préférable, comme je le dirai plus bas, de l'obtenir de l'eau distillée de valériane. Cet acide ressemble beaucoup aux acides gras volatils; il est liquide, oléagineux, d'une odeur particulière, repoussante, qui a beaucoup d'analogie avec celle de la valériane. Il bout à 132 degrés, se dissout dans 30 parties d'eau, et en toutes proportions dans l'alcool et dans l'éther; il est composé de 10 atomes de carbone, 18 d'hydrogène et 3 d'oxygène; à l'état d'isolement, il contient 1 atome d'eau. Les valérianates ont une odeur particulière, un arrière-goût piquant; presque tous les acides en séparent l'acide vélérianique.

PRÉPARATION. — D'après une expérience que j'ai faite, il me paraît certain que l'acide valérianique, pas plus que l'essence de valériane, ne préexiste en entier dans la racine de valériane; ils se forment par une action analogue à celle qui donne naissance à l'huile volatile d'amandes amères.

Voici cette expérience. De la valériane pulvérisée a été épuisée à froid dans un vase fermé par de l'alcool rectifié.

Les teintures alcooliques ont été distillées, et le produit obtenu n'exerçait aucune action sur le papier de tournesol et n'avait point l'odeur de l'acide valérianique.

La racine épuisée par l'alcool a été traitée par l'eau. Cette eau n'a fourni à la distillation aucune trace d'acide valérianique. Cette expérience, selon moi, prouve que l'acide valérianique ne préexiste pas dans la racine, car il est soluble dans l'alcool, et aurait passé avec lui; elle prouve également que l'alcool dissout le principe qui se convertit en acide valérianique, car l'eau ne produit pas d'acide valérianique avec la racine épuisée par l'alcool. Cette réaction demanderait une étude suivie dont j'ai été détourné par d'autres recherches.

M. S. Rabourdin a prouvé qu'en employant dans la préparation de l'acide valérianique de l'eau contenant 10 grammes d'acide sulfurique par litre, on obtenait une proportion beaucoup plus grande d'acide valérianique.

Voici les précautions indiquées par M. Barbet-Lartigue pour préparer l'acide valérianique :

« On sait que, pour obtenir l'acide valérianique, il faut distiller, avec le secours de l'eau, la racine sèche du *Valeriana officinalis*, jusqu'à ce que le produit de la distillation ne passe plus acide, neutraliser par un carbonate alcalin, évaporer le soluté, traiter le résidu par l'acide sulfurique, et distiller à la cornue pour retirer l'acide valérianique, dont une partie passe en solution dans l'eau et l'autre est surnageante à l'état de fluide huileux. Il ne s'agit plus que de saturer l'acide par l'oxyde du zinc pour obtenir le sel de cette base.

» La racine de la valériane doit être à peine concassée, pour éviter le boursouflement inséparable de l'ébullition. Le filet d'eau distillée doit être souvent soumis à l'action du papier de tournesol, pour surveiller son état acide et arrêter à temps la distillation.

» Le serpentin par lequel passe la vapeur doit être d'une grande propreté; car on perdrait une proportion d'autant plus considérable d'acide que les parois métalliques seraient plus oxydées. Une circonstance qu'il est bien important de signaler, c'est la perte considérable d'acide valérianique, lorsqu'on n'a pas le soin d'aciduler fortement l'eau destinée à la distillation. La grande quantité d'eau qu'on est forcé d'employer recèle toujours une proportion de carbonate calcaire qui peut aller jusqu'à plusieurs grammes, et l'on conçoit que l'addition de l'acide minéral a pour but de s'opposer à la neutralisation de l'acide valérianique et d'obtenir tout celui qui paraît être à l'état libre dans la racine de valériane.

» L'évaporation de l'eau distillée, neutralisée et séparée de l'huile essentielle, doit s'opérer dans une capsule de porcelaine sur un feu ménagé, afin d'éviter une altération trop profonde des éléments organiques qui s'y trouvent mélangés et qui brunissent assez fortement, quoi qu'on fasse. C'est pour cette raison qu'il faut encore éviter de mettre un excès d'acide sulfurique lors de la décomposition du valérianate alcalin ; cet acide énergique charbonnerait, sur la fin de la distillation, les matières hétérogènes, et fournirait de l'acide sulfureux. Il est bon de réserver à cet effet un peu de valérianate et de l'ajouter au mélange lorsqu'on s'aperçoit que la solution ne se trouble plus par l'addition de l'acide sulfurique. »

Les détails de manipulation conseillés par M. Barbet-Lartigue me paraissent fort convenables ; il est un soin préalable à ajouter, qui me semble avoir de l'importance. La distillation doit être précédée par une macération de quarante-huit heures. Les principes qui, par leur réaction mutuelle, donnent naissance à l'acide valérianique et à l'essence de valériane sont alors dans des circonstances favorables à leur transformation.

Il faut que la proportion d'eau soit suffisante pour que l'action soit complète, et peut-être conviendrait-il d'ajouter au maceratum de valériane du carbonate de chaux ou du bicarbonate de soude, qui saturerait l'acide valérianique à mesure qu'il se formerait ; puis, avant de procéder à la distillation, on ajouterait un léger excès d'acide sulfurique.

Résine de valériane. — Elle est noire ; elle a une odeur de cuir et une saveur très âcre : c'est encore un des principes actifs de la valériane.

La matière particulière et l'extractif aqueux sont mal connus.

PROPRIÉTÉS MÉDICALES DE LA VALÉRIANE. — La valériane est un excitant général faible, dont l'action se porte particulièrement sur le cerveau. Administrée à haute dose, elle occasionne un peu de céphalalgie, d'incertitude de la vue et la myotilité, d'où quelques vertiges très fugaces. On l'a vantée dans l'hystérie, l'hypochondrie, certaines migraines et d'autres névroses. On a guéri avec la valériane certaines fièvres intermittentes, rebelles aux préparations de quinquina : on l'associe avec avantage à ce précieux médicament. On l'a aussi employée dans certaines fièvres graves, présentant des symptômes ataxiques ; mais c'est surtout comme antispasmodique que la racine de valériane et ses préparations méritent de fixer l'attention des praticiens. Selon M. Trousseau, la valériane est fort utile dans la série indéterminable des accidents nerveux qui naissent sous l'empire des affections hystériques et vaporeuses, soit que ces accidents se montrent réunis, soit qu'ils apparaissent isolés.

Poudre de valériane. — Prenez : Racine de valériane en suffisante quantité; concassez-la légèrement dans un mortier avec un pilon de bois; criblez-la pour en séparer la terre; faites-la sécher à l'étuve et pulvérisez-la dans un mortier de bronze sans laisser de résidu. (Dose, 1 à 10 gram.)

Eau distillée de valériane.— Prenez : Racine de valériane, 2 kilogr.; eau commune, s. q. Distillez à la vapeur pour obtenir eau distillée, 8 kilogr. Rarement employée. (Dose, 20 à 100 gram.)

Tisane de valériane. — Prenez : Racines de valériane concassées, 10 gram.; eau bouillante, 1 litre. Faites infuser pendant deux heures et passez. C'est une des formes les plus usitées. Une macération de six heures serait préférable à l'infusion.

Teinture alcoolique de valériane. —Prenez : Racines concassées de valériane, 100 gram.; alcool à 21 degrés Cart., 400 gram. Faites macérer pendant quinze jours; passez avec expression; filtrez. (Rarement employée; dose, 5 à 15 gram.)

Teinture éthérée de valériane. — Prenez : Poudre de valériane, 100 gram; éther sulfurique, 400 gram. Opérez par la méthode de déplacement. Rarement employée; à la dose de 2 gram.

Extrait de valériane. — Prenez : Racines de valériane, 2 kilogr.; alcool à 21 degrés Cart., 7 kilogr. Préparez par lixiviation.

Sirop de valériane.— Prenez : Racine sèche de valériane, 500 gram.; sirop simple, 4 kilogr. Concassez la racine de valériane; mettez-la dans la cucurbite d'un alambic avec 4 kilogr. d'eau, et, après douze heures de contact, distillez pour retirer 750 gram. de produit; passez avec expression la matière restée dans la cucurbite; filtrez la liqueur et mélangez-la au sirop de sucre; évaporez jusqu'à ce que le tout pèse 3 kilogr. et 250 gram.; laissez refroidir en grande partie le sirop, et décuisez-le avec la liqueur aromatique. (Dose, 30 à 60 gram.)

VALÉRIANATE DE ZINC. — Ce médicament a été d'abord préparé par M. le prince L.-L. Bonaparte; mais il n'est très employé en France que depuis les recherches de M. Devay.

Pour l'obtenir, on sature l'acide valérianique avec de l'oxyde de zinc très pur et nouvellement précipité. On favorise l'action au moyen de la chaleur; on filtre la dissolution chaude, et on la laisse cristalliser à l'étuve. Les cristaux se présentent sous forme de paillettes nacrées, légères et d'une blancheur éclatante. On peut encore obtenir ce sel par double décomposition, à l'aide du valérianate de baryte et du sulfate de zinc.

Le valérianate de zinc se présente, avons-nous dit, sous forme de paillettes brillantes, nacrées, d'une blancheur éclatante, d'une grande légèreté; et il est neutre, soluble dans l'eau, plus à chaud qu'à froid.

L'eau froide mouille difficilement les cristaux de valérianate de zinc ; ils nagent à sa surface. Chauffés à 50 degrés, ils se ramollissent et se pétrissent sous le doigt comme un mélange d'acide stéarique et de cire. A 100 et quelques degrés, le sel devient visqueux, et fond tout à fait à 150 ou 160 degrés, en perdant son eau de cristallisation et une proportion d'acide. En continuant de chauffer dans un tube, il brunit, produit des vapeurs blanches huileuses à forte odeur empyreumatique, et laisse un résidu d'oxyde de zinc charbonneux. Si cette calcination se fait sur la feuille de platine, ces vapeurs brûlent avec une belle flamme blanche et l'oxyde de zinc reste pur.

Tous les acides minéraux dilués en séparent l'acide valérianique. On remarque qu'aussitôt que les cristaux touchent le liquide acide, ils subissent un mouvement giratoire rapide qui dure jusqu'à complète dissolution ; tant que l'acide valérianique trouve assez de liquide pour entrer en solution, le mouvement a lieu ; mais sitôt que l'eau en est saturée, le mouvement giratoire cesse, et des gouttelettes huileuses apparaissent à la surface.

L'acide nitrique à 40 degrés bouillant l'attaque avec une faible effervescence, se trouble et laisse précipiter un corps blanc cristallin, insoluble dans l'acide, mais soluble dans l'eau.

L'acide sulfurique bouillant ne le charbonne pas : seulement, l'acide valérianique se dégage avec une vive effervescence sans déceler à l'odorat la moindre trace d'acide sulfureux.

Le valérianate de zinc se dissout à froid sans résidu dans une solution alcaline de potasse, de soude ou d'ammoniaque. Il se dissout également dans l'alcool, l'éther et les huiles.

Il ne faudrait pas juger, dit M. Devay, de la valeur thérapeutique de ce sel uniquement par ses effets physiologiques, qui ne sont guère plus prononcés que ceux produits par la valériane ou le zinc pris séparément. Une dose de 15 centigrammes, suffisante pour brider un accès de névralgie, pour modérer le paroxysme d'une migraine violente, ne provoque à l'état sain qu'un peu de céphalalgie, quelques vertiges fugaces, un peu d'incertitude et de susceptibilité dans l'ouïe.

Propriétés médicales.—Jusqu'à ce jour, ajoute M. Devay, nous avons dirigé l'emploi du valérianate de zinc principalement contre les *névralgies faciales* et les *migraines*. Mais ce médicament n'a amené de résultats certains et soutenus que dans les cas où ces affections étaient purement nerveuses, indépendantes d'autres complications. C'est ainsi que, dans les névralgies faciales si souvent mélangées d'un élément rhumatismal qui se traduit par les signes propres à la diathèse rhumatoïde, tels que l'exacerbation des douleurs par les vicissitudes de température, l'existence simultanée de ces mêmes douleurs dans différentes régions, etc., l'emploi pur et simple de divers antispasmodiques, et en particulier du valérianate de zinc, a peu d'efficacité. Il y a là plusieurs indications à remplir, et la médication antispasmodique n'en remplit qu'une seule. Nous appliquerons les mêmes réflexions aux névralgies *larvées*, tenues sous la dépendance d'un élément périodique. Il en est de même des névralgies qui sont l'expression d'un virus latent, tel que celui de la syphilis, et qui sont si bien connues de nos jours. Ces dernières maladies cèdent ordinairement à un traitement spécifique sans le secours des antispasmodiques. Il n'en est pas de même des névralgies faciales que complique un état chlorotique; après l'emploi suivi des ferrugineux qui ramène le sang à son mode normal, il arrive très souvent que les accidents nerveux persistent avec plus d'intensité; un élément seul a été dégagé, l'élément chlorotique; mais l'élément nerveux se montre encore dans toute son intensité. C'est alors que l'emploi des antispasmodiques, et le valérianate de zinc entre autres, est appelé à rendre les plus éminents services.

Nous ne nous sommes point borné aux névralgies faciales pour l'application du valérianate de zinc; nous mentionnons une observation de névralgie intercostale, qui s'est heureusement dissipée sous l'influence de son administration.

Ayant la conviction que ce sel peut rendre d'éminents services dans diverses névroses, nous l'avons employé contre un cas de *satyriasis* qui a été soumis à notre observation, et l'on s'est assuré que ce médicament n'avait point été infidèle. Nous avons commencé également des essais contre l'épilepsie; mais, comme les résultats thérapeutiques qu'on peut obtenir dans cette cruelle maladie ne se constatent qu'à la longue, au bout d'une ou plusieurs années, nous passerons sous silence nos observations, quoiqu'elles indiquent un acheminement remarquable vers l'amélioration. Nous attendrons encore avant de les publier; elles prouvent jusqu'ici peu de chose.

Voici les différentes formes sous lesquelles M. Devay prescrit ce médicament :

PILULES. — Valérianate de zinc, 6 décigram.; gomme adragante, 2 gram. Pour 12 pilules, à prendre, une le matin et une le soir.

POUDRE. — Valérianate de zinc, 6 décigram.; sucre en poudre, 3 gram. Mêlez et divisez en 24 paquets, dont on donnera un à quatre par jour, suivant les indications.

Potion. — Eau distillée, 120 gram ; valérianate de zinc, 10 centigram.; sirop de sucre, 30 gram. Une cuillerée toutes les demi-heures.

Voici quelques sages réflexions qui terminent le mémoire de M. Devay, et que je dois enregistrer : « Quelque peu que nous soyons disposé, par la nature de notre esprit et par les mécomptes qui s'attachent à une vie médicale un peu sérieuse, à nous enthousiasmer pour les médicaments et les médications que préconise la voix du jour, nous ne pouvons toutefois ne pas bien augurer du sel que nous venons d'expérimenter. Nous appelons de nouveaux essais ; nous les tenterons encore nous-même sur une plus large échelle ; car le valérianate nous semble parfaitement indiqué dans beaucoup d'autres espèces de névroses. La dose à laquelle nous l'avons le plus souvent employé a été de 10 centigrammes chaque jour. Rien ne peut faire craindre de la porter progressivement plus haut, à la dose de 40 centigrammes par exemple. Les médecins italiens cependant ne l'emploient qu'à la dose d'un grain et demi, et ils ont beaucoup de succès. Dans trois cas de névralgies sus et sous-orbitaires, M. Cerulli, de Parme, a guéri en donnant ce sel à la dose d'un grain et demi par jour, divisé en deux pilules. Il les faisait prendre au moment même de l'accès. En continuant le remède à la même quantité, la cure a été complète dans l'espace de trente jours chez un malade, de quarante chez l'autre, et de cinquante chèz le dernier. »

Valérianate de fer. — Se prépare en faisant réagir l'acide valérianique sur le fer ; est employé contre l'hystérie.

Pilules de valérianate de fer. — Valérianate de fer, 1 gram.; miel et poudre de guimauve, q. s., pour faire 20 pilules de 20 centigram. Utiles dans les accidents hystériques compliqués de chlorose.

OMBELLIFÈRES AROMATIQUES.

Les produits aromatiques fournis à la matière médicale par la famille des ombellifères présentent entre eux de grands rapprochements ; ils ne diffèrent sous le point de vue physiologique que par rapport à l'énergie de leur action, qui est la même pour tous. On les divise habituellement en deux séries : 1° Ombellifères *antispasmodiques*. Cette série est formée essentiellement par les gommes-résines fétides. 2° Ombellifères *stimulantes*. On trouve là les semences aromatiques connues sous les noms d'*anis*, *coriandre*, *angélique*, etc. Cette division me paraît mauvaise, car les semences d'ombellifères sont surtout utiles pour combattre le symptôme le plus léger de l'état spasmodique, les flatuosités ; on réserve les gommes-résines fétides pour des accidents plus graves. Ainsi les stimulants les plus faibles seront les antispasmodiques les moins puissants : les stimulants les plus énergiques seront de meilleurs antispasmodiques. Nous réunissons de la sorte les ombellifères aromatiques aux ombellifères fétides, et l'étude attentive de ces rapprochements prouvera, je l'espère, que les antispasmodiques doivent être considérés comme des stimulants substitutifs spéciaux se rapprochant de quelques-uns des groupes de médicaments stimulants que nous avons établis.

Je vais commencer par donner quelques généralités sur la composition et les propriétés des plantes innocentes de la famille des ombellifères.

Toutes les parties des ombellifères aromatiques présentent entre elles la plus grande analogie ; toutes sont ordinairement aromatiques et chargées d'huile volatile et de résine ; plusieurs laissent exsuder des sucs gommo-résineux qui sont employés en médecine, et que nous étudierons plus loin d'une manière générale sous le nom de *gommes-résines des ombellifères*.

Les *racines des ombellifères* ont une assez grande importance en économie domestique ; elles sont peu employées en médecine : celles qui sont encore usitées quelquefois sont les racines d'angélique, d'ache, de carotte, de chardon roulant, de fenouil, d'impératoire, de meum, de persil. Les racines d'ombellifères qui contiennent une grande proportion d'huile essentielle unie à une résine molle qui la retient, telles que celles de ninsi, d'impératoire, de meum, de chervi, sont des toniques excitants assez énergiques. Celles qui contiennent moins d'essence, comme les racines de persil, de fenouil, de chardon roulant, sont employées comme diurétiques. Celles qui sont succulentes servent d'aliments, comme la carotte, le panais, le céleri.

La *carotte* (*Daucus carota*) a été analysée par M. Vauquelin ; elle contient du gluten, de l'albumine, de la mannite, du sucre, de la gomme, du ligneux, de l'acide malique, de l'acide pectique, et une résine molle, d'une belle couleur jaune, d'une saveur très forte et d'une odeur pénétrante. Suivant Osanne, cette résine molle contient un principe cristallisable, la *carottine*, d'un jaune rouge, insipide, inodore.

On a employé la décoction de carotte contre la jaunisse. C'est un excitant léger, inerte. La carotte râpée sert à faire des cataplasmes, qu'on a vantés dans les cancers (inertes). La carottte sert à extraire l'acide pectique. Les racines de céleri-rave contiennent, d'après Payen, une quantité notable de *mannite* ; les feuilles vertes du céleri ordinaire en contiennent également une proportion très notable, qu'on pourrait en extraire avec profit, car ces feuilles sont rejetées. Il est très probable que la mannite est un principe qui est très commun dans toute la famille des ombellifères. Le panais, l'angélique, en contiennent également.

Les racines sèches des ombellifères doivent être renouvelées tous les ans, car elles perdent une partie de leur essence, et elles sont très sujettes à être piquées par les vers.

Les feuilles de plusieurs ombellifères aromatiques nous servent de condiment. On emploie ainsi tous les jours le cerfeuil et le persil. On confit les tiges d'angélique et d'ache.

Fruits et semences. — Les fruits des ombellifères contiennent une petite semence émulsive d'où l'on peut retirer une huile fixe; mais leurs péricarpes contiennent une proportion très considérable d'essence qui rend ces fruits excitants et carminatifs. Voici ceux qui forment les *espèces carminatives :* anis, carvi, coriandre, fenouil, ââ p. é. Mêlez. On emploie encore les fruits du cumin, de l'angélique, de l'aneth, de l'ammi, du daucus de Crète. Ils sont tous aromatiques, excitants, et peuvent se remplacer les uns par les autres.

BOUCAGE (*Pimpinella*, L., J.).—Point d'involucre ni d'involucelle; pétales presque égaux, cordiformes; fruits ovoïdes, oblongs, striés, glabres ou pubescents; fleurs blanches.

Anis boucage (*Pimpinella anisum*, L.). — C'est une plante annuelle, originaire du Levant, qui est maintenant cultivée en France. Les fruits sont seulement employés : ils sont ovoïdes, striés longitudinalement, légèrement pubescents et blanchâtres.

ANIS. — Ils ont une saveur sucrée, aromatique, chaude, assez agréable. C'est un remède populaire qu'on emploie assez fréquemment dans les vices de digestion, tels que les dyspepsies, les flatuosités, les coliques des enfants, certaines diarrhées séreuses. On les emploie le plus souvent en *infusion* à la dose de 5 à 10 grammes pour 1 litre d'eau, ou une pincée pour une tasse.

Eau distillée d'anis. — Anis, 1 p.; eau, 6 p. Retirez 4 parties d'eau distillée. (Dose, 50 à 100 gram.)

Huile essentielle d'anis. — Pour obtenir cette essence, on opère comme nous le dirons plus loin. Il faut avoir soin de tenir le serpentin tiède.

L'essence d'anis est composée de deux huiles : un stéaroptène, qui forme à peu près le quart de l'huile brute; il est friable et se fond à + 20 degrés. L'huile brute se fige à + 10 degrés, et ne se liquéfie qu'à 170 degrés. Elle est soluble en toutes proportions dans l'alcool anhydre. (Dose, 6 à 12 gouttes.)

On emploie l'essence d'anis sous forme d'oléo-saccharum, en mélangeant une goutte d'essence d'anis avec 5 gram. de sucre blanc.

ALCOOLAT D'ANIS. — Anis, 1 p.; alcool à 21 degrés, 8 part. F. s. a. (Dose, 5 à 10 gram.)

TEINTURE D'ANIS. — Anis, 1 part.; alcool à 31 degrés, 4 part. F. s. a. (Dose, 5 à 10 gram.)

ANGÉLIQUE (*Angelica*, L.). — Involucre de quelques folioles ou nul ; involucelles polyphylles ; pétales recourbés en dessus ; fruit ovoïde, membraneux sur les bords, marqué de stries saillantes et longitudinales, surmonté par 2 styles divergents ; fleurs blanches.

ANGÉLIQUE OFFICINALE (*Angelica archangelica*, L., *archangelica officinalis*). — Cette plante croît naturellement dans les provinces méridionales de la France. Ses *racines* sont vivaces, grosses, allongées, charnues, noirâtres à l'extérieur, blanches à l'intérieur, d'une odeur aromatique agréable, qui est d'ailleurs répandue dans toute la plante. On les emploie comme excitant, diurétique et sudorifique. Ses *tiges* sont cylindriques, grosses, dressées, rameuses, creuses intérieurement, striées, glabres, couvertes d'une poussière glauque, hautes de 1 mètre. On les blanchit et on les confit au sucre. Ses *fruits* sont ovoïdes allongés, relevés de côtes saillantes, et portant les deux styles qui sont placés presque horizontalement. Ils ont des propriétés analogues à l'anis, et ils sont employés dans les mêmes circonstances.

L'*angélique* est un des meilleurs et des plus agréables excitants de la famille des ombellifères. On l'administre avec avantage dans la dyspepsie, les vomissements spasmodiques, les coliques flatueuses ; elle est quelquefois utile dans la chlorose. On la conseille comme emménagogue et pour faciliter l'expectoration sur la fin des bronchites.

TISANE D'ANGÉLIQUE. — 10 gram. de racine ou de semences pour 1 litre d'eau.

TEINTURE D'ANGÉLIQUE. — Racine d'angélique, 1 p.; alcool à 31 degrés, 4. F. s. a. (Dose, 10 à 50 gram.)

On prépare encore, par les procédés ordinaires, une eau distillée et un alcoolat d'angélique.

TEINTURE BALSAMIQUE COMPOSÉE (*baume du commandeur*). — Prenez : Racine d'angélique, 15 gram.; fleurs d'hypericum, 30 gram. ; alcool à 31 degrés Cart., 1125 gram. Faites digérer, à une douce chaleur, en vases clos et en agitant de temps en temps, pendant huit jours ; passez avec forte expression, et ajoutez à la liqueur : myrrhe, oliban, āā 15 gram.; baume de Tolu, benjoin, de chaque 100 gram. Cette teinture, mélangée à quatre fois son poids d'eau, est employée pour l'usage externe, comme hémostatique substitutif et cicatrisant ; c'est un vieux remède encore usité.

ACHE (*Apium*). — Involucre et involucelles composés de plusieurs folioles ou nuls ; pétales terminés à leur sommet par une petite pointe recourbée en dessus ; fruits ovoïdes, marqués de stries longitudinales ; fleurs d'un jaune pâle.

Ache-persil (*Apium petroselinum*). — Cette plante annuelle ou bisannuelle est cultivée dans nos jardins potagers ; ses feuilles sont employées comme le condiment le plus usuel ; sa racine, blanche, rameuse, grosse comme le petit doigt, entre dans les espèces diurétiques et le sirop des cinq racines.

Ache odorante (*Apium graveolens*).— Ses feuilles et ses racines sont très usitées sous le nom de *céleri*. On confit les feuilles d'ache : elles contiennent de la mannite. La racine d'ache est diurétique comme l'espèce précédente.

Sirop des cinq racines apéritives. — Racines sèches d'ache, de fenouil, de persil, d'asperge, de petit-houx, āā 125 gram. Coupez-les en tranches minces et faites-les infuser dans 2250 gram. d'eau bouillante ; passez sans expression, et conservez la liqueur dans un lieu frais. Faites une seconde infusion de racines avec 1 demi-kilogr. d'eau; passez avec une légère expression ; décantez la liqueur ; mélangez-la à 3750 gram. de sirop de sucre ; portez sur le feu, et tenez en ébullition jusqu'à ce que le sirop ait perdu en poids une quantité égale au poids de la première infusion ; ajoutez-y rapidement celle-ci et passez.

Voilà la recette adoptée par le Codex. Je préfère prendre 1 kilogr. de chacune des racines fraîches et les contuser avec q. s. d'eau pour obtenir 2 kilog. de suc que je dépure par coagulation à 60 degrés, puis par filtration ; je fais fondre dans ce suc 4 kilogr. de sucre blanc. D'autre part je mélange 4 kilogr. d'eau avec les racines, et je distille pour obtenir 2 kilogr. d'eau aromatique, dans laquelle je fais fondre 4 kilogr. de sucre; je mélange les deux sirops. Le produit ainsi obtenu est très sapide, très aromatique, et représente fidèlement toutes les propriétés des racines employées.

Le sirop des cinq racines est un diurétique excitant léger; il s'administre à la dose de 60 gram. dans les tisanes diurétiques.

CORIANDRE (*Coriandrum*, L., J.). — Point d'involucre : involucelles de plusieurs folioles ; pétales de l'extérieur plus grands, bifides ; fruit globuleux, surmonté par cinq dents inégales ; fleurs blanches.

Coriandre cultivée (*Coriandrum sativum*, L.). — La coriandre est originaire d'Italie ; on emploie le fruit ; il est ovoïde, globuleux, couronné par les dents inégales du calice, et les deux styles pouvant se séparer en deux akènes hémisphériques par les progrès de la maturité. Les fruits récents répandent une odeur de punaise ; quand ils sont secs, ils ont, au contraire, une odeur douce et aromatique ; ils ont les mêmes propriétés que l'anis.

ANETH (*Anethum*, L., J.). — Point d'involucre ni d'involucelles ; pétales roulés ; fruits allongés, un peu comprimés et membraneux sur les bords, profondément striés ; fleurs jaunes.

ANETH ODORANT (*Anethum graveolens*). — On a employé ses fruits, qui sont allongés, un peu comprimés, et offrent cinq petites côtes longitudinales sur chacune de leurs deux moitiés latérales. Mêmes propriétés que les congénères.

ANETH FENOUIL (*Anethum fœniculum*). — *Fenouil commun.* — Cette plante croît naturellement dans les parties méridionales de la France ; sa racine est vivace, allongée, de la grosseur du doigt ; elle entre dans les espèces apéritives et le sirop des cinq racines ; ses fruits sont glabres, ovoïdes, striés longitudinalement. Ils sont employés comme les anis ; l'essence qu'ils contiennent en abondance leur donne des propriétés excitantes assez énergiques.

On emploie quelquefois l'*huile essentielle de fenouil* à la dose de 4 à 5 gouttes, comme excitant ; on en fait un oléo-saccharum avec 5 grammes de sucre.

CUMIN (*Cuminum*, L., J.). — Involucre et involucelles composés d'un petit nombre de folioles ; pétales égaux, un peu échancrés et cordiformes ; fruits ellipsoïdes, striés ; fleurs blanches ou purpurines.

CUMIN OFFICINAL (*Cuminum cyminum*). — Il est originaire d'Orient ; on emploie ses fruits dans la médecine vétérinaire ; ils ont les mêmes propriétés que l'anis, mais ils sont plus excitants.

PANAIS (*Pastinaca*, L., J.). — Point d'involucre ni d'involucelles ; pétales égaux, un peu roulés ; fruit ellipsoïde, comprimé, membraneux sur les bords, strié ; fleurs jaunes.

Le genre *Pastinaca* nous intéresse par le *P. sativa*, panais cultivé, qui est usité comme aliment, et qui, comme plusieurs racines de cette famille, contient de la mannite, et par le *P. opopanax*, qui nous fournit l'opopanax.

CARVI (*Carum*, L., J.). — Involucre de 1 à 3 folioles ; point d'involucelles ; pétales égaux, subcordiformes ; fruit ovoïde et comme prismatique, offrant trois côtes sur chaque moitié ; fleurs blanches.

CARVI OFFICINAL (*Carum carvi*, L.).—C'est une plante bisannuelle qui habite les lieux montueux. On emploie les fruits sous le nom de *carvi* ; ils sont ovoïdes, allongés, recourbés, striés, d'une odeur très aromatique, d'une saveur chaude ; d'une couleur brunâtre ; ils ont les mêmes propriétés que l'anis, et une composition analogue ; ils ne sont pas employés en France. Les pharmacopées étrangères contiennent de l'*essence*, de l'*eau distillée*, une *teinture* de carvi, qui se préparent et s'emploient comme les préparations analogues d'anis.

DU SUMBUL. — Le *sumbul* a jusqu'ici à peine été employé en France ; les essais entrepris en Allemagne, en Angleterre, et surtout ceux dont M. Granville a rendu compte, doivent encourager les médecins à prescrire le nouvel agent qu'on peut actuellement se procurer dans les pharmacies françaises.

Le *sumbul* paraît avoir été employé dans l'Inde depuis une époque très reculée. Pietro della Valle, qui a voyagé en 1623, 1624 et 1625 dans diverses contrées de l'Asie, en parle pour dire que le *sumbul* est une racine et non une tige, quoique le mot *sumbul*, qui est arabe, indique la totalité de la plante. Le nom de *sumbul* s'applique, dans l'Inde, à ce qu'il paraît, à une plante et à des portions d'une plante employée comme parfum ; d'autres fois comme encens dans les cérémonies religieuses ; enfin comme substance médicamenteuse. W. Jones avait prétendu que le véritable *sumbul* est une espèce de valériane connue également parmi les Indous et les brahmines sous le nom de *jatamansi*. Mais, d'après M. Granville, ce serait plutôt une plante de la famille des ombellifères, plante aquatique ou vivant au voisinage des rivières.

C'est par erreur que l'on a dit que le *sumbul* croît dans l'Indoustan. On ne le trouve dans aucune des portions du territoire indien occupé par les Anglais. Il paraît que cette plante croît dans le Bootan et dans les montagnes du Népaul ; et bien qu'on exporte des quantités énormes de cette plante desséchée, aucun botaniste n'a pu encore en décrire les caractères d'après un individu vivant. Une loi du pays s'oppose, dit-on, à ce qu'on puisse exporter cette plante vivante sans une autorisation du souverain.

Le *sumbul* ne se présente pas, comme on l'a dit assez généralement, sous forme d'une masse de racines et de feuilles, d'une couleur verdâtre, froissées et pressées les unes contre les autres. Cette erreur vient de ce qu'on a montré d'abord à Saint-Pétersbourg un échantillon de cette substance qui avait été mélangée avec une forte décoction de cette même substance qui a une couleur verdâtre. Le *sumbul* se présente, au contraire, sous forme d'une racine épaisse, homogène, de 2, 3 et même 4 pouces de diamètre, coupée en morceaux de 1 pouce à 1 pouce et demi de long, et dont la tranche offre un aspect fibreux et une teinte blanc jaunâtre. Le *sumbul* est apporté du centre de l'Asie à Moscou, par Kiatka.

Dans tous les bons échantillons de *sumbul*, on trouve l'épiderme ou enveloppe externe d'une couleur un peu sombre ou légèrement brune ; si la coloration est plus brune, c'est que la plante sur laquelle on l'a récolté était vieille. L'épiderme est très mince et fortement ridé. La substance intérieure est composée de fibres grossières, irrégulières, que l'on peut séparer les unes des autres, après avoir détaché l'enveloppe externe, et qui indiquent une structure poreuse comme celle des plantes aquatiques Si, après avoir enlevé l'enveloppe externe, on fait une coupe transversale, on remarque une couche externe, blanche et marbrée, et une couche interne plus épaisse et jaunâtre. Avec une forte loupe, on distingue des points transparents qui ont l'aspect de granules de fécule.

Deux caractères physiques fort remarquables attirent l'attention lorsqu'on examine cette racine : d'abord son parfum, qui approche, à s'y méprendre, du musc le plus pur ; ensuite l'arome puissant qu'elle exhale dans la bouche lorsqu'on la mastique. Cette odeur musquée est si caractérisée, que quelques personnes avaient supposé d'abord que le *sumbul* devait cette qualité à son contact avec le musc dans le transport des drogues qui s'opère d'Asie en Europe ; mais une pareille opinion tombe devant ce fait que le *sumbul* retient et conserve cette odeur, même lorsqu'il est très vieux ; que lors même que les parties externes l'ont perdue, elle persiste dans les parties internes ; que l'on peut extraire ce principe odorant par une manipulation chimique ; enfin, ce qui achève la démonstration, c'est le nom de *mochus wurzel* ou *racine de musc* qui lui a été donné par quelques botanistes. Le goût aromatique n'est pas un caractère moins distinctif. La première impression qu'on en éprouve est celle d'une saveur légèrement douce ; puis cette sensation est assez rapidement remplacée par une saveur balsamique, suivie d'un goût amer qui n'a rien de déplaisant. A mesure que la mastication s'opère, la bouche et la gorge ressentent un arome très vif avec sensation de chaleur, et l'haleine prend l'odeur pénétrante de cette substance. Cette saveur est bien plus prononcée si, au lieu de goûter la racine, on goûte la teinture alcoolique ; alors la saveur aromatique et dissimulante est portée à un très haut degré.

L'analyse chimique du *sumbul* a fait le sujet des recherches de plusieurs chimistes allemands, Reinsch, Schnitzlein, Frechinger et

Kalthofer. Suivant Reinsch, la racine de *sumbul* contient, en outre de l'eau, des traces d'une huile éthérée, deux composés balsamiques (*résines*), dont un soluble dans l'éther et l'autre dans l'alcool, de la cire, de l'esprit aromatique et une substance amère soluble dans l'eau et dans l'alcool. La solution de cette substance amère, traitée par la chaux et le chlorure de sodium, donne un sédiment composé de gomme, d'amidon et de matériaux salins. Ce sont les baumes qui paraissent contenir le parfum, lequel, par parenthèse, devient plus intense quand on l'étend d'eau. Enfin, le *sumbul* contient un acide auquel Reinsch a proposé de donner le nom d'*acide sumbulique*.

Kalthofer s'est occupé davantage des usages pharmaceutiques. Il a obtenu une teinture alcoolique jaunâtre, d'une odeur musquée et d'un goût assez amer ; une teinture éthérée, jaunâtre, d'un parfum musqué et d'une saveur piquante pour la langue ; et une matière semblable à de la cire qui se précipite à la suite de décoctions répétées dans l'eau.

Il suit de là que l'on peut retirer du *sumbul*, pour l'usage médical, deux teintures, l'une alcoolique, l'autre éthérée, qui ne paraissent pas contenir les mêmes principes, et que l'on peut donner par gouttes seules ou associées à d'autres médicaments, et un extrait amer, soluble dans l'eau, que l'on peut administrer en pilules. On peut aussi donner la poudre de racine en nature ou en pilules.

Jusqu'ici, comme on le comprend, les applications thérapeutiques du *sumbul* sont assez limitées. M. Granville a rangé dans cinq groupes les cas dans lesquels on a fait usage de cette substance : 1° les troubles ou désordres nerveux ; 2° les spasmes et les crampes d'estomac ; 3° l'hystérie et toutes les variétés des affections hystériques ; 4° la chlorose, l'aménorrhée et la dysménorrhée ; 5° la paralysie des membres ; 6° l'épilepsie ; 7° la période algide du choléra.

Le *sumbul* peut être essayé contre l'hystérie ou d'autres névroses. On peut prescrire la teinture alcoolique préparée au quart. La dose est de 10 gouttes répétées trois à quatre fois par jour.

GOMMES-RÉSINES DES OMBELLIFÈRES.

C'est la famille des ombellifères qui fournit les plus importantes et les plus usitées (1). Nous allons les étudier avec détail, en

---

(1) *Gommes-résines.* — Les gommes-résines sont des produits végétaux qui participent à la fois de la nature des gommes et de la nature des résines, et qui résultent ordinairement de l'union des deux corps. Les résines sont le plus souvent produites

insistant surtout sur l'assa fœtida, dont les utiles propriétés sont le plus souvent mises à profit.

ASSA FŒTIDA. — Cette gomme-résine découle par incision de végétaux qui croissent en Perse, et qui appartiennent au genre *Ferula*, très voisin du *Pastinaca*, mais qui en diffère par son involucre et son involucelle moins comprimés, marqués de trois côtes dorsales. Les *F. assa fœtida* et *F. orientalis* fournissent l'assa fœtida du commerce.

Cette gomme-résine est quelquefois en larmes détachées, mais le plus ordinairement elle est en masses considérables, brunes, rougeâtres, parsemées de larmes blanches, un peu transparentes ; lorsqu'on la casse, la nouvelle surface, qui est ordinairement d'une couleur peu foncée, rougit promptement par le contact de l'air ; elle répand une odeur alliacée, forte et fétide, et jouit d'une saveur amère, âcre et repoussante ; elle est beaucoup plus soluble dans l'alcool que dans l'eau, et donne de l'huile volatile à la distillation.

L'assa fœtida a été analysée par Pelletier et Brandes ; voici les résultats obtenus par ce dernier chimiste : résine, 47,2 ; gomme, 19,4 ; huile volatile, 4,6 ; substance résinoïde, 1,6 ; bassorine, 6,4 ; sels divers, 7,6 ; extractif, 1 ; impuretés, 4,6.

La *résine d'assa-fœtida*, qui jouit de la propriété de rougir au contact de l'air, est composée de deux résines différentes : l'une d'un jaune foncé, cassante, insipide, très fusible, soluble dans les huiles fixes et volatiles et les alcalis, insoluble dans l'éther ; l'autre résine, qui est plus abondante que la première, est d'un brun ver-

par des végétaux ligneux ; les gommes-résines, au contraire, sont fournies le plus souvent par des végétaux herbacés qui croissent dans les pays chauds : on se les procure par incision des végétaux et dessiccation au soleil des sucs qui en découlent ; les résines découlent combinées avec une huile volatile. Les sucs laiteux qui, par leur dessiccation, forment les gommes-résines sont contenus dans des vaisseaux particuliers, placés pour la plupart à la partie intérieure de l'écorce. Outre la gomme et la résine qui entrent dans la composition de ces produits, elles peuvent contenir un grand nombre d'autres corps : ainsi, on y trouve ordinairement une petite quantité d'essence et d'huile grasse ; quelques-uns renferment une substance âcre ou vénéneuse, du caoutchouc, de la potasse et de la chaux unie à des acides végétaux et de l'extractif. Les gommes-résines se dissolvent imparfaitement dans l'eau et dans l'alcool ; leur meilleur dissolvant est l'alcool faible, qui est préférable au vinaigre, qu'on employait autrefois pour les purifier. Les dissolutions étendues des alcalis caustiques dissolvent très bien les gommes-résines : elles se dissolvent mieux dans les acides concentrés que dans l'eau ; mais les acides minéraux les décomposent ordinairement. Hatchett a reconnu que l'acide sulfurique les transforme en une matière analogue au tannin. MM. Pelletier et Braconnot ont éclairé l'histoire chimique des gommes-résines.

La famille des ombellifères fournit les plus importantes gommes-résines : la gomme ammoniaque, l'assa fœtida, le galbanum, l'opopanax, le sagapénum. La famille des convolvulacées fournit les scammonées. La famille des térébinthacées donne le bdellium, la myrrhe et l'encens. L'euphorbe et la gomme-gutte sont produits par les familles des guttifères et des euphorbiacées.

dâtre, cassante, d'une odeur empyreumatique, d'une saveur amère et alliacée; le chlore la blanchit, l'acide nitrique la convertit en acide oxalique et en acide mucique.

L'*huile volatile* d'assa fœtida est incolore; elle contient du soufre, et son odeur est désagréable, alliacée; sa saveur, d'abord fade, devient ensuite âcre et amère.

Propriétés physiologiques et médicales. — L'assa fœtida est un des meilleurs médicaments antispasmodiques; aussi c'est un de ceux qui est le plus souvent employé. Dioscoride connaissait déjà ses utiles propriétés. Elle paraît porter spécialement son action sur le système nerveux, mais elle agit aussi très puissamment sur l'appareil digestif : les Orientaux l'emploient comme assaisonnement; sous ce rapport, elle se rapproche évidemment de l'ail, qui possède beaucoup de ses propriétés. Les agriculteurs mettent souvent à profit l'assa fœtida pour réveiller l'énergie des fonctions digestives des animaux languissants; c'est pour les bœufs un condiment très agréable, qu'ils recherchent avidement, et à l'aide duquel ils peuvent digérer de mauvais fourrages. Les médecins ont employé l'assa fœtida contre les accidents variés de l'hystérie. Elle a été vantée dans l'hypochondrie, dans l'asthme et la bronchite spasmodique, en un mot, dans toutes les maladies nerveuses des organes respiratoires; on l'a aussi conseillée utilement dans les coliques venteuses avec constipation; elle est également anthelminthique; prise à petite dose, elle facilite les fonctions de l'estomac; à l'extérieur, on la vante comme un puissant résolutif dans le cas de tumeurs indolentes, de carie des os; mais elle n'est guère plus employée sous ce rapport.

Pilules d'assa fœtida. — C'est là le mode le plus ordinaire d'administrer l'assa fœtida. Elle peut être ramollie par contusion et roulée sans intermède; mais il vaut mieux l'associer à quelque substance qui s'interpose entre ses parties; elle se délaie plus facilement dans l'estomac. (Dose, 50 centigram. à 2 gram.)

On emploie rarement l'assa fœtida seule comme antispasmodique; on l'associe ordinairement à la valériane et au camphre. On l'unit encore avec succès aux médicaments diurétiques énergiques, à la scille et à la digitale, au nitrate de potasse. Comme incisif, on l'associe à l'ipécacuanha; comme calmant, à la belladone, etc.

Émulsion ou lait d'assa fœtida. — En délayant 5 gram. d'assa fœtida dans 500 gram. d'eau, on a le *lait d'assa fœtida* de la pharmacopée de Londres. En délayant 5 gram. d'assa fœtida dans 200 gram. d'eau de menthe, on a la *mixture d'assa fœtida*. La formule suivante est préférable, parce que la gomme-résine est mieux divisée.

Potion d'assa fœtida. — Assa fœtida, 1 gram.; sirop de fleur d'oranger, 30 gram.; eau distillée de valériane, 100 gram.; jaune d'œuf, 1/2. F. s. a.—Milar préfère la recette suivante : Assa fœtida, 10 gram.; acétate d'ammoniaque, 30 gram.; eau de pouliot, 100 gram. Il en donne une cuillerée toutes les heures contre le croup.

TEINTURE ALCOOLIQUE D'ASSA FŒTIDA. — Assa fœtida, 1 p.; alcool à 31 degrés, 4 p. F. s. a. (Dose, 1 à 15 gram.) On l'ajoute aux potions et aux lavements en la délayant avec un jaune d'œuf.

TEINTURE ÉTHÉRÉE D'ASSA FŒTIDA. — Assa fœtida, 1 p.; éther sulfurique, 4 p. (Dose, 1 gram. Inusitée.) — Les pharmacopées étrangères contiennent plusieurs teintures composées d'assa fœtida qui ne sont point usitées en France. Ainsi la *teinture fétide* de la pharmacopée de Londres : assa fœtida, 1 p.; alcool ammoniacal, 16 p. Faites digérer pendant vingt-quatre heures et distillez à siccité à la chaleur du bain-marie. — La *teinture de suie fétide :* assa-fœtida, 5 gram.; suie de bois, 40 gram.; alcool à 21 degrés, 100 gram. F. s. a. Employée dans les convulsions des enfants, à la dose de quelques gouttes.

LAVEMENT D'ASSA FŒTIDA. — Assa fœtida, 2 à 5 gram., ou teinture d'assa fœtida, 10 gram.; eau, 500 gram.; jaune d'œuf, 1. C'est la manière la plus ordinaire d'administrer l'assa fœtida ; car sa saveur, que les Orientaux trouvent excellente, déplaît extrêmement en Europe.

EMPLATRE ANTIHYSTÉRIQUE. — Galbanum, 6 p.; assa fœtida, 3 p.; poix blanche, 3 p.; cire jaune, 3 p. F. s. a. On a autrefois employé cet emplâtre comme antispasmodique.

SAGAPÉNUM (*gomme séraphique*). — Cette gomme-résine est attribuée avec doute au *Ferula persica ;* elle ressemble assez par son odeur et sa saveur à l'assa fœtida, mais elle ne se colore pas en rouge comme elle. Le sagapénum nous arrive ordinairement en masses, et très rarement en larmes ; il est demi-transparent, mou, mêlé d'impuretés. Il est composé, suivant l'analyse de Brandes, de : résine, 50,29 ; huile volatile, 3,63 ; gomme et sels, 32,72 ; mucilage, 4,48 ; corps étrangers, 4,3 ; eau, 4,6 ; malate, sulfate et phosphate de chaux. L'*essence* est d'un jaune pâle, très fluide, et probablement composée de deux huiles volatiles différentes, dont l'une très volatile, a une odeur alliacée ; la résine est aussi composée de deux résines, dont une est insoluble dans l'éther.

Le sagapénum n'est pas employé isolément, il entre dans plusieurs préparations ; il a les mêmes propriétés que l'assa fœtida, mais à un plus faible degré. Cette gomme-résine est souvent falsifiée.

GALBANUM. — Cette gomme-résine nous arrive encore de la Syrie ; on l'a attribuée au *Bubon galbanum*, L. M. Don dit qu'elle est fournie par une plante différente, qu'il nomme *Galbanum offi-*

cinale; elle est d'un jaune translucide à l'intérieur, offrant une cassure grenue et comme huileuse, une odeur forte, particulière, tenace, une saveur âcre et amère. On en distingue deux espèces, le *galbanum mou* et le *galbanum sec ;* toutes les deux offrent deux variétés : 1° en larmes ; 2° en masses.

Le galbanum est composé, suivant Meisner, de : résine, 3,29: gomme, 1,13 ; bassorine, 9 ; acide malique, 4 ; essence, 17; débris, 14 : perte, 17. L'essence obtenue par distillation a d'abord une couleur jaune qui devient bleue; la résine est insipide et se dissout dans l'alcool fort, l'éther et l'essence de térébenthine; elle est électro-négative. Le galbanum jouit des mêmes propriétés que les gommes-résines de cette famille. Il est très peu usité aujourd'hui.

OPOPANAX. — Gomme-résine attribuée à l'*Opopanax chironium* (Cock). Il est en larmes irrégulières, anguleuses, opaques, légères et friables, quoique peu sèches ; il est rougeâtre à l'extérieur, et d'un jaune marbré de rouge à l'intérieur ; il a une saveur âcre et amère, et une odeur aromatique très forte, qui tient de l'ache et de la myrrhe.

On le rencontre souvent sous forme de masses impures; il est composé, d'après M. Pelletier, de : résine, 42,0, gomme, 33,4; amidon, 4,2 ; extractif et acide malique, 4,4 ; ligneux, 9,8; cire 0,3 ; huile volatile et perte, 3,9.

La résine d'opopanax se fond à 50 degrés, et se dissout dans l'alcool, l'éther et les alcalis. L'opopanax est à peine usité, il entre dans quelques préparations officinales.

GOMME AMMONIAQUE. — C'est une des plus importantes gommes-résines des ombellifères ; elle est attribuée, par M. D. Don, au *Dorema ammoniacum,* qui croît en Arménie.

On trouve la gomme ammoniaque sous deux formes dans le commerce : 1° en larmes détachées, blanches et opaques à l'intérieur, blanches également à l'extérieur, mais devenant jaunes avec le temps; d'une odeur forte particulière, d'une saveur amère, âcre et nauséeuse ; 2° en masses considérables jaunâtres, parsemées d'un grand nombre de larmes blanches, moins pure que la précédente, et ayant une odeur plus forte. La première sorte est préférée à cause de sa pureté; elle est composée, d'après M. Braconnot, de : gomme, 18,4 ; résine, 70 ; matière glutiniforme insoluble dans l'eau et l'alcool, 4,4 ; eau, 6 ; perte, 1,2.

La résine est rougeâtre, transparente, fond à 54 degrés; très soluble dans l'alcool; l'éther la sépare en deux résines.

La gomme ammoniaque jouit de propriétés stimulantes assez énergiques, qui se rapprochent assez de celles de l'assa fœtida, cependant cette dernière substance lui est préférée avec raison comme antispasmodique. On l'a employée dans les catarrhes pulmonaires chroniques, l'asthme et les névroses de la respiration et de la digestion; on l'a vantée comme incisive dans les cas d'obstruction des viscères abdominaux; on l'emploie fréquemment à l'extérieur dans les traitements des tumeurs non inflammatoires. Elle entre dans la composition de plusieurs emplâtres.

La *gomme ammoniaque* s'administre à la dose de 30 centigrammes à 1 gramme, en *pilules*, et le plus souvent associée à d'autres substances, comme le savon, l'aloès, la ciguë, l'ipécacuanha, l'opium, suivant l'indication que l'on veut remplir. On la divise avec un peu de sirop de gomme, et sa poudre; on la prescrit quelquefois délayée dans l'eau : 4 grammes de gomme ammoniaque triturée avec 500 grammes d'eau constituent l'*émulsion de gomme ammoniaque* ou le *lait ammoniacal*. L'ancien Codex contenait la recette d'une *potion incisive* qui est encore prescrite. On délayait 60 centigrammes de gomme ammoniaque avec 30 grammes d'oxymel scillitique, et l'on ajoutait peu à peu 120 grammes d'infusion d'hysope; mais c'est un médicament aussi désagréable qu'infidèle; je ne l'ai jamais vu administrer sans causer beaucoup de dégoût.

Teinture de gomme ammoniaque. — Gomme ammoniaque, 1 p.; alcool à 33 degrés, 4 p. Inusitée.

Pilules balsamiques de Morton. — Prenez : Poudre de cloportes, 72 gram.; de gomme ammoniaque, 36 gram.; fleurs de benjoin, 24 gram.; poudre de safran, baume de Tolu sec, aa 4 gram.; baume de soufre anisé, environ 24 gram. Mêlez et battez longtemps pour obtenir une masse bien liée et homogène. Divisez en pilules de 20 centigram. Ces pilules ont été conseillées contre les catarrhes chroniques; mais espérons que les nouveaux rédacteurs du Codex nous feront grâce des cloportes.

Emplatre de gomme ammoniaque — On divise la gomme ammoniaque à chaud dans s. q. d'alcool à 21 degrés; on passe, et on l'évapore en consistance convenable. Plusieurs formulaires prescrivent de remplacer l'alcool par du vinaigre distillé ou du vinaigre scillitique. Cet emplâtre est un très bon résolutif.

Emplatre diachylon gommé.—Prenez : Emplâtre simple, 1500 gram; cire jaune, poix blanche, térébenthine, aa 100 gram.; gomme-résine ammoniaque, bdellium, galbanum, sagapénum, aa 30 gram. Faites liquéfier l'emplâtre simple avec la cire. D'autre part, faites liquéfier également la poix avec la térébenthine; passez ce dernier mélange et ajoutez-le au premier; versez ensuite dans la masse emplastique et incorporez par l'agitation les gommes-résines qui auront été préalablement dissoutes dans l'alcool à 21 degrés Cart., puis ramenées par la distillation et l'évaporation en consistance de miel épais. Quand l'emplâtre sera suffisamment refroidi, roulez-le en magdaléons. Il est employé pour faire le sparadrap, qui est très bon.

EMPLATRE DE MUCILAGE. — Huile de mucilage, 250 gram.; résine de pin, 100 gram.; térébenthine, 30 gram.; cire jaune, 1000 gram.; gomme ammoniaque, 30 gram.; opopanax, 30 gram.; safran en poudre, 10 gram. F. s. a. Cet emplâtre est inusité.

EMPLATRE RÉSOLUTIF, OU DES QUATRE FONDANTS. — Emplâtre de savon, de ciguë, diachylon gommé, mercuriel, ãã. p. é. Mêlez.

ORANGER (*feuilles et fleurs*). — Les espèces du genre oranger fournissent plusieurs produits utiles à la matière médicale ; je donnerai leurs caractères en traitant des fruits acides. Nous ne devons nous occuper ici que des feuilles et fleurs d'oranger.

FEUILLES D'ORANGER. — Ce sont les seules feuilles de la famille des aurantiacées qu'on emploie. Elles sont ovales, entières, glabres, luisantes des deux côtés, et parsemées d'un grand nombre de vésicules remplies d'huile essentielle. Elles contiennent en outre une matière extractive et du tannin. Les feuilles d'oranger jouissent de propriétés antispasmodiques ; elles paraissent agir spécialement sur le système nerveux. On les emploie tous les jours dans les affections nerveuses, telles que certaines dyspepsies, les toux convulsives, les palpitations, la céphalalgie, l'hystérie et même l'épilepsie. On les prescrit le plus ordinairement en infusion, à la dose de 10 grammes pour un litre d'eau, ou mieux d'une feuille pour une tasse d'eau bouillante. On les associe souvent au tilleul. On les a vantées, *en poudre*, contre l'épilepsie, à la dose de 5 à 20 grammes. Cette poudre est encore ordonnée à la dose de 50 centigrammes à 2 grammes comme stomachique.

FLEURS D'ORANGER. — On emploie celles de l'oranger doux et celles de l'oranger amer. Ces dernières sont préférées, parce qu'elles ont une odeur plus suave. Les fleurs d'oranger contiennent une huile essentielle appelée *néroli*, une matière amère jaune, de la gomme, de l'albumine, de l'acétate de chaux, de l'acide acétique libre et du soufre ; l'eau et l'alcool dissolvent les principes actifs de ces fleurs. On dessèche à l'étuve les *pétales d'oranger*, et on les serre dans des flacons bien bouchés. On emploie ces pétales en infusion à la dose de 2 à 5 grammes pour un litre d'eau. Cette boisson est à la fois tonique et antispasmodique ; elle peut être utile pour combattre les débilités d'estomac et les affections nerveuses. C'est une tisane très agréable. Mais c'est particulièrement *l'eau distillée de fleurs d'oranger* qui est employée tous les jours

comme antispasmodique, pour combattre une foule d'affections
nerveuses ; ce qui est certain, c'est que cette eau est un aromate
très agréable, et qui entre dans beaucoup de potions. Voici comment
on la prépare. Prenez fleurs d'oranger nouvellement cueillies,
5 kilogrammes, eau commune, q. s. Placez les fleurs, sans les
tasser, sur un diaphragme percé, disposé dans la partie supérieure
d'une cucurbite dans laquelle vous aurez versé préalablement la
quantité d'eau nécessaire ; montez l'appareil distillatoire ; distillez
à la vapeur, et recevez le liquide condensé dans un récipient florentin, à l'effet d'isoler l'huile essentielle ; continuez la distillation
jusqu'à ce que vous ayez obtenu en eau distillée 20 kilogrammes.
On le connaît sous le nom d'eau distillée de *naphe*.

Cette eau préparée d'après le Codex prend le nom d'*eau de
fleurs d'oranger double*. Si l'on retirait 500 grammes d'eau pour
500 grammes de fleurs, on aurait l'eau de fleurs d'oranger qua-
druple. L'acide acétique que contient l'eau de fleurs d'oranger
passe à la distillation, surtout à la fin de l'opération. M. Boullay,
pour éviter la présence de cet acide, qui est très dangereux quand
on doit transporter l'eau de fleurs d'oranger dans des estagnons de
cuivre, avait proposé de mélanger aux fleurs 8 grammes de magnésie par 500 grammes.

Le pharmacien devra autant que possible préparer chez lui son
eau de fleurs d'oranger; lorsqu'il ne peut se procurer ces fleurs,
il peut les faire venir de loin, en les faisant mélanger, après les
avoir réduites en pâte, avec le quart de leur poids de sel marin.
On prépare par solution, avec 1 partie d'eau de fleurs d'oranger
et 2 parties de sucre très blanc, le *sirop de fleurs d'oranger*.

L'*essence de fleurs d'oranger* (néroli) se sépare à la surface de
l'eau quand on distille la fleur d'oranger. Elle renferme deux essences, l'une liquide et l'autre solide, que Plisson appelle *aurade*,
et qui se sépare quand on verse de l'alcool à 35 degrés dans
l'huile volatile brute. Le néroli a une odeur aromatique très agréable; on l'emploie sur du sucre, à la dose de deux à six gouttes,
comme antispasmodique.

TILLEUL (*fleurs de*). —C'est l'antispasmodique le plus faible
et le plus usuel ; une infusion légère et théiforme est une des boissons les plus agréables, et qui convient aux femmes en couches
et dans un grand nombre de maladies aiguës. Je vais donner
quelques notions sur la famille qui les fournit.

La famille des *tiliacées* se rapproche de celle des malvacées par
ses caractères botaniques ; elle se distingue surtout par ses étamines, dont les filets sont entièrement libres, par son style simple,

par son fruit qui est quelquefois charnu, et par ses cotylédons plans et lobés. On trouve dans toutes les parties des tiliacées, comme dans les malvacées, un mucilage très abondant, et quelques-unes de leurs parties peuvent être alimentaires; les fibres de leurs écorces sont tenaces et servent à faire des cordages.

On n'emploie en médecine que les *fleurs de tilleul* produites par le *Tilia europœa*, grand arbre indigène Les feuilles du *tilleul argenté* sont bien préférables. Ces fleurs peuvent être prescrites, avec ou sans bractées; elles ont une odeur suave et une saveur douce et mucilagineuse; elles contiennent : huile volatile odorante, — tannin colorant les sels de fer en vert, — sucre, — gomme,— chlorophylle. Les fleurs de tilleul sont considérées comme antispasmodiques et légèrement diaphorétiques; elles doivent leurs propriétés à l'huile essentielle qu'elles contiennent. M. Brossat prétend que de l'eau de tilleul saturée d'essence, administrée à dose convenable, peut causer une sorte d'ivresse joviale avec une stimulation toute particulière. On emploie fréquemment les fleurs de tilleul en *infusion* à la dose de 5 grammes pour un litre d'eau. L'*eau distillée* de tilleul sert de véhicule ordinaire aux potions antispasmodiques. On la prépare d'après les règles que j'exposerai dans la partie pharmaceutique de cet ouvrage.

SUCCIN ET PRODUITS DE SA DISTILLATION. — Le succin (*ambre jaune*) est une substance analogue aux résines; c'est un mélange de deux résines, d'un peu d'huile volatile, d'acide succinique. On le trouve dans plusieurs localités, dans les terrains tertiaires, mais particulièrement sur les rivages de la mer Baltique. Le succin est solide, dur, cassant, à cassure vitreuse, souvent transparent, susceptible de poli, en fragment plus ou moins volumineux, d'une couleur variant du jaune pâle au rouge-hyacinthe. On l'a vanté comme antispasmodique; on n'emploie plus aujourd'hui que les produits de sa distillation, et encore très rarement. On préparait une teinture de succin avec : succin, 1 p.; alcool à 35 degrés, 16 p. 12 gouttes à 2 grammes dans une potion.

Produits de la distillation du succin. — Si l'on introduit du succin dans une cornue de verre lutée, munie d'une allonge et d'un récipient, et qu'on chauffe modérément, le succin fond, se boursoufle, dégage des vapeurs abondantes, épaisses, et il se condense dans l'allonge et dans le récipient de longs cristaux, aiguilles d'*acide succinique impur*, appelé jadis *sel volatil de succin*. On l'enlève avant qu'il soit dissous et entraîné par l'huile volatile qui se produit. Cet acide est blanc, transparent, cristallisé en prismes d'une saveur acidule, âcre; il est très soluble dans l'eau. Il est inusité aujourd'hui comme médicament; on l'a employé comme antispasmodique à la dose de 30 à 50 centigrammes.

On prend le produit de la distillation précédente, qui est composé de deux couches, l'une huileuse, supérieure, l'autre aqueuse, que l'on sépare par décantation. La dernière est connue sous le nom d'*esprit volatil de succin*; c'est une dissolution étendue d'acide succinique, d'acide acétique et de produits pyrogénés : on l'a employée comme antispasmodique. Le liquide surnageant est connu sous le nom d'*huile volatile de succin*. On la rectifie, et on la conserve dans de petits flacons noirs bien fermés. Ce n'est pas une huile volatile, mais bien un mélange de beaucoup de produits pyrogénés volatils qui se rapprochent d'ailleurs des huiles volatiles par plusieurs propriétés. L'huile volatile de succin est très énergique ; on l'administre à la dose de 4 à 6 gouttes dans les affections spasmodiques. On l'emploie en frictions dans les douleurs rhumatismales.

On connaît, sous le nom de *succinate d'ammoniaque impur* (liqueur de corne de cerf succinée), un produit qui s'obtient en saturant l'*esprit volatil de corne de cerf* par l'acide succinique, filtrant pour séparer une portion d'huile empyreumatique, et conservant le produit à l'abri de la lumière (antispasmodique).

HUILE VOLATILE DE CORNE DE CERF (*produits de la distillation de la corne de cerf*). — On divise en petits fragments de la corne de cerf; on en remplit presque entièrement une cornue de grès lutée; on y adapte une allonge et un ballon ; on chauffe doucement. Il passe d'abord un liquide aqueux, que l'on rejette; on chauffe ensuite graduellement la cornue au rouge, en refroidissant l'allonge et le ballon. On obtient ainsi trois produits : 1° le sel volatil de corne de cerf ; 2° l'esprit volatil de corne de cerf ; 3° l'huile volatile. On la rectifie dans une cornue de verre munie d'un récipient. On ne recueille environ que le quart du poids de l'huile. Ce produit, presque incolore, doit être conservé dans des flacons bouchés à l'émeri que l'on dépose à l'abri de la lumière. Elle se colore assez rapidement; elle est composée d'un grand nombre de produits pyrogénés volatils. Elle a été employée à l'extérieur comme résolutive et fortifiante ; elle possède les propriétés de l'huile animale de Dippel, dont nous allons parler.

Huile animale de Dippel (*huile empyreumatique*).—On l'obtient en distillant à feu nu les matières animales. Elle est analogue à l'huile volatile de corne de cerf. Comme elle, on la purifie par plusieurs rectifications ; elle est d'une odeur très fétide, d'une saveur âcre et très désagréable. A hautes doses, c'est un poison très actif ; à très petites doses on l'a employée comme antispasmodique. On la vantait surtout dans l'épilepsie. C'est un anthelminthique assuré, mais trop désagréable pour être communément prescrit. On la donnait à la dose de 5 à 10 gouttes dans une potion appropriée.

NAPHTE (*huile de naphte*). — C'est un produit analogue par ses propriétés et sa composition à l'*eupione* (huile pyrogénée légère, insoluble dans les acides et les alcalis) ; elle a la même composition, d'après Hes, que le gaz oléfiant. On la trouve assez abondamment en plusieurs localités, par exemple sur les bords de la mer Caspienne et en Calabre. C'est un liquide transparent, blanc, légèrement jaunâtre, d'une pesanteur spécifique de 0,83, et d'une odeur particulière et désagréable. Il est très volatil, s'enflamme à l'approche d'un corps en ignition ; il est insoluble dans l'eau, et se dissout dans l'alcool, l'éther et les huiles. On l'emploie quelquefois comme antispasmodique à la dose de 10 gouttes à 5 grammes et plus, et on le mêle à l'éther pour en masquer l'odeur insupportable. Il a été employé avec succès par M. Morettin pour combattre le choléra (voyez *Annuaire* de 1855). Le *pétrole*, mélange de naphte et de bitume-asphalte, se trouve en France dans le département du Puy-de-Dôme et dans quelques autres lieux. C'est un liquide onctueux, d'un brun noirâtre, presque opaque, d'une odeur forte et désagréable, et d'une pesanteur spécifique de 0,85. On l'a employé aux mêmes usages que le précédent ; mais il est abandonné,

MÉDICAMENTS STIMULANTS OU EXCITANTS.

On donne ce nom aux médicaments qui ont pour effet d'augmenter immédiatement et d'une manière momentanée l'énergie des fonctions vitales. A petites doses et au premier abord, leur manière d'agir se rapproche beaucoup de celle des toniques ; mais si on les administre à doses plus élevées, les distinctions s'établissent facilement : l'action des toniques n'est qu'augmentée ; de locale, elle peut devenir générale sans produire d'accidents remarquables ; les stimulants, au contraire, réagissent énergiquement sur le système nerveux, et peuvent produire ou des spasmes cloniques, ou l'ivresse. L'action des toniques administrés à dose modérée ne se manifeste qu'à la longue, et persiste longtemps ; celle des stimulants est immédiate et ne dure pas. — Lorsqu'on administre des médicaments excitants, on doit distinguer avec soin quatre effets principaux : 1° l'action locale, 2° l'action sympathique, 3° l'absorption, 4° l'élimination. Aussitôt qu'un médicament excitant est mis en contact avec la muqueuse gastro-intestinale, il y détermine immédiatement une sensation de chaleur plus ou moins vive; il réveille l'activité de l'appareil digestif. Les médicaments qui entrent dans cette classe sont assez généralement facilement absorbés : les contractions du cœur deviennent alors plus fréquentes, la respiration s'accélère, la chaleur animale augmente, la circulation capillaire devient plus active, les yeux brillent; toutes les fonctions animales sont stimulées, et cette stimulation peut être portée à un si haut degré, qu'il en résulte tous les symptômes d'une fièvre inflammatoire. — Il arrive souvent que certaines parties du système nerveux éprouvent une excitation toute particulière; cet effet peut dépendre ou de l'action directe du stimulant sur cette partie du système nerveux, ou d'une influence sympathique. L'économie es débarrasse par toutes ses voies d'élimination de cet agent excitateur; et suivant que c'est tel ou tel organe qui est chargé de cette fonction, il est excité d'une manière toute particulière, et le produit de sa sécrétion se trouve ordinairement augmenté. Cette action secondaire des médicaments stimulants a permis aux auteurs de les diviser en deux grandes sections : 1° *stimulants généraux*, ceux qui agissent sur toute l'économie, et qui n'augmentent pas d'une manière très remarquable les fonctions d'un organe d'élimination en particulier; 2° *stimulants spéciaux*, ceux qui agissent particulièrement sur un organe ou sur un appareil. On distingue ceux qui agissent sur le système rénal, ou les *diurétiques;* ceux qui portent leur action sur le système cutané, les *sudorifiques* et les *diaphorétiques;* ceux qui agissent spécialement sur l'appareil génital, les *emménagogues* et les *aphrodisiaques;* ceux qui stimulent spécialement la membrane pulmonaire, les *expectorants* et les *incisifs;* ceux qui excitent la membrane pituitaire, ou *sternutatoires;* les stimulants spéciaux des glandes salivaires, ou les *sialagogues;* et enfin les médicaments excitants qui agissent spécialement sur certaines glandes et sur l'absorption en général, les *altérants.*

Je suis loin d'admettre aujourd'hui ces diverses sections comme étant sous la dépendance des stimulants; en effet, les diurétiques et les altérants doivent être complétement séparés pour entrer dans la grande division des contro-stimulants, comme le veulent les médecins italiens, ou plutôt pour former des classes à part, qui sont parfaitement distinctes.

Les médecins italiens donnent aux médicaments stimulants généraux le nom d'*hypersthénisants;* cette classe est pour eux peu nombreuse. Leur premier ordre est composé des remèdes hypersthénisants cardiaco-vasculaires : il comprend l'ammoniaque et le sesquicarbonate de cette base ; le second, des hypersthénisants vasculo-cardiaques : on n'y trouve que l'éther ; le troisième, des hypersthénisants céphaliques : cet ordre comprend les opiacés ; le quatrième, les hypersthénisants rachidiens, qui comprend les alcooliques ; et le cinquième enfin, les hypersthénisants gastro-entériques, où l'on trouve les huiles essentielles, la cannelle, le girofle, la noix muscade.

Jusqu'ici, avec quelques concessions, nous pouvons nous entendre avec les médecins de l'école italienne ; mais il n'en sera plus de même lorsque nous les verrons ranger dans leur innombrable classe des hyposthénisants la menthe, la camomille, la sauge, qui agissent principalement par leur huile essentielle, et cela en compagnie de l'acide cyanhydrique, des cantharides, de la digitale. Cette classification rompt, selon moi, une foule de rapports naturels, et accouple des substances qui n'ont entre elles aucune ressemblance.

STIMULANTS GÉNÉRAUX.

On les sous-divise en *diffusibles* et en *non diffusibles*. M. Barbier ne place dans la classe des diffusibles que les *vins*, l'*alcool* et les *éthers*. Plusieurs auteurs admettent en outre l'ammoniaque, les huiles volatiles, le safran, le musc, l'huile animale de Dippel. La plupart de ces substances se rangent dans le groupe des anesthésiques, etc. Au reste, voici les caractères qui ont été donnés comme distinctifs des diffusibles et des excitants généraux, d'après leur mode d'action sur l'économie animale. Les diffusibles développent leur puissance avec une extrême célérité ; les excitants ont une action plus tardive. Les effets des premiers passent très vite ; ceux des derniers durent plus longtemps. Les diffusibles suscitent des effets sympathiques aussi remarquables que les effets de l'absorption de leurs molécules. Les phénomènes sympathiques des excitants sont moins prononcés que les phénomènes qui suivent la pénétration de leurs molécules dans le sang ; les diffusibles agissent fortement sur l'encéphale : ils développent les facultés, ils mettent en jeu toutes les puissances du système nerveux ; de fortes doses déterminent de plus une congestion sanguine vers le cerveau et l'état morbide que l'on nomme ivresse. Les substances excitantes n'ont pas le même mode d'action sur l'encéphale ; elles ne provoquent jamais une véritable ivresse.

Les auteurs ont attribué des propriétés stimulantes à plusieurs substances fournies par le règne minéral ; mais ces prétentions sont loin d'être justifiées ; j'écarterai ces substances de la classe des stimulants généraux pour les ranger à côté de celles qui leur ressemblent le plus. Quoi qu'il en soit , je crois utile de les énumérer ici.

Les stimulants généraux du règne minéral indiqués par les auteurs sont les *préparations arsenicales ;* — plusieurs acides minéraux, l'*acide nitrique ;*—l'*acide sulfureux ;*—l'*acide chlorhydrique ;* — le *chlore* et les *hypochlorites ;* — l'*acide carbonique* et les *eaux acidules gazeuses.* Nous devons ajouter encore à cette liste plusieurs médicaments que certains auteurs classent parmi les diffusibles, l'*ammoniaque* et le *carbonate d'ammoniaque ;* — les *sels ammoniacaux,* et surtout l'*hydrochlorate* et l'*acétate d'ammoniaque.*

Le règne végétal fournit à la matière médicale un grand nombre de stimulants généraux; nous allons les énumérer rapidement. — Le *café ;* — la *vanille ;* — le *thé ;* — plusieurs médicaments fournis par la famille des *laurinées,* et entre autres les *cannelles,* le *cassia lignea,* le *laurier d'Apollon,* la *cannelle-giroflée,* etc.; — la *badiane ;* — l'*écorce de Winter* et la *cannelle blanche ;* — la *cascarille ;* — la *muscade* et le *macis ;* — le *girofle* et le *piment de la Jamaïque ;* — les produits de la famille des *pipérinées ;* — les produits de la famille des *amomées ;* — le *contra-yerva ;* — les *racines d'aristoloche,* de la famille des *aristolochiées ;* — le *calamus aromaticus.* — Les produits de la famille des *crucifères ;* ils jouissent de propriétés excitantes particulières, ce qui les avait fait désigner sous le nom d'*antiscorbutiques.*—Les plantes aromatiques fournies par la famille des *labiées ;* — des *corymbifères ;* — des *ombellifères,* dont nous avons déjà traité à propos des antispasmodiques. Les parties aromatiques des plantes de la famille des *aurantiacées ;* enfin arrivent les *résines,* les *térébenthines* et les *baumes.*

Si nous cherchons maintenant à considérer d'une manière générale les produits nombreux qui composent la grande classe des stimulants généraux, nous dirons que tous, pour ainsi dire, doivent leurs propriétés médicales ou à des huiles volatiles très diverses, ou à des matières résineuses: ce sont là évidemment les principes qui dominent dans toutes les parties des végétaux employés que nous avons compris dans l'énumération précédente.

Il est difficile d'indiquer dans un article général les propriétés physiologiques et les usages thérapeutiques des substances diverses comprises dans la classe des stimulants généraux: il sera plus profitable de le faire pour chacune des sections que nous comptons former dans cette grande division. Reconnaissons cependant de prime abord les faits suivants :

. Les médicaments stimulants ont été préconisés sans mesure et proscrits sans raison : on est revenu généralement à un sage juste milieu ; on est moins effrayé des prétendus ravages qu'ils peuvent occasionner, mais aussi on ne les regarde plus comme des remèdes à tous les maux. Ils manifestent surtout leur puissance contre des maladies aiguës qui menacent ou qui commencent ; ils peuvent ainsi les prévenir ; mais ils sont ordinairement sans puissance contre les affections chroniques ; cependant quelques-uns d'entre eux peuvent rendre de signalés services dans ces conditions, parce qu'ils agissent comme substitutifs ; exemple : les térébenthines et les balsamiques, ou parce qu'ils peuvent modifier les fonctions digestives, comme les crucifères.

Alcooliques.

Le groupe des médicaments alcooliques est formé par l'alcool, les eaux-de-vie diverses et les vins ; il vient en première ligne parmi les médicaments stimulants ; il se rapproche, comme nous l'avons dit déjà, du groupe des éthers, que nous avons rangé parmi les antipasmodiques. Les alcooliques peuvent aussi bien être considérés comme des boissons alimentaires que comme des remèdes. J'exposerai à l'article *Vins* le rôle physiologique et les usages thérapeutiques de ces agents remarquables.

ALCOOL. — L'alcool fut découvert par Raimond Lulle, professeur à Montpellier ; on l'employa d'abord seulement comme médicament. On retire l'alcool de toutes les boissons vineuses, du vin, du cidre, de la bière, de toutes les substances qui peuvent éprouver une décomposition spontanée connue sous le nom de *fermentation alcoolique*. L'alcool, tel qu'on le trouve dans le commerce, n'est pas pur ; pour l'obtenir tel, on soumet celui-ci à plusieurs opérations connues sous le nom de *rectification*.

PRÉPARATION DE L'ALCOOL RECTIFIÉ. — Distillez au bain-marie, dans un alambic ordinaire, de l'alcool de vin à 33 degrés Cartier (85 cent.). Lorsque vous aurez recueilli environ les 2/5e de l'alcool employé, changez le récipient, et distillez ensuite jusqu'à ce que tout l'alcool ait passé. On reconnaît que l'opération est terminée lorsque l'eau de la cucurbite entre en ébullition. La première portion recueillie, qui constitue l'alcool rectifié, doit marquer 35 à 36 degrés. Une portion de cet alcool, volatilisé dans la main, ne doit laisser aucune odeur appréciable. Étendu d'eau, il doit conserver sa transparence et une odeur franche. Le deuxième produit de la distillation est moins alcoolique, d'un goût moins franc et moins pur ; cependant il peut être utilisé dans un grand nombre de préparations. Pour obtenir l'alcool pur, il faut le soumettre à une nouvelle opération.

Préparation de l'alcool à 40 degrés. — Alcool rectifié à 36 degrés, 2 kilogrammes ; acétate de potasse desséché, 500 grammes. Versez l'alcool sur l'acétate de potasse, et distillez le mélange au bain-marie, après vingt-quatre heures de contact. Le produit obtenu devra marquer de 40 à 42 degrés, 95 à 97 cent. Il convient, lorsqu'on opère sur des quantités un peu considérables, de fractionner les produits, et de mettre de côté ceux qui n'ont pas le degré voulu. L'alcool est composé d'oxygène, d'hydrogène et de carbone en proportions telles, qu'il peut être représenté par des volumes égaux de vapeur d'eau et d'hydrogène bicarboné.

Propriétés physiques et chimiques. — L'alcool est un liquide incolore, d'une odeur vive et aromatique ; quand il est pur, sa densité à 15 degrés est de 0°,7947 ; il bout alors à 78°,44. Le terme d'ébullition est d'autant plus élevé qu'il contient plus d'eau. L'alcool dissout le phosphore, le soufre, l'iode, le brome, la potasse, la soude, plusieurs chlorures, nitrates, etc. La baryte est un excellent réactif pour s'assurer de la pureté de l'alcool ; si l'on met de l'alcool pur sur un fragment de baryte, il restera intact, mais il se délitera tout de suite si l'alcool contient de l'eau. L'action des acides sur l'alcool est très variée ; de cette action résulte, ou la production d'un éther, ou leur décomposition, ou leur simple dissolution. Nous verrons à l'article *Teintures* la manière dont l'alcool se comporte avec les principes immédiats organiques.

En médecine, on doit toujours préférer l'alcool de vin, qui a une odeur et une saveur franches ; on reconnaît la falsification par l'odorat et le goût ; par l'évaporation, il ne doit point laisser de résidu.

Pour estimer la quantité relative d'eau et d'alcool contenu dans un alcool donné, on emploie des instruments connus sous le nom d'aréomètres ou de pèse-liqueurs. On s'est servi successivement de celui de Baumé, de celui de Cartier, et de l'alcoomètre centésimal que l'on doit à M. Gay-Lussac. Les deux premiers ne diffèrent l'un de l'autre que par une légère modification de leur échelle ; le point inférieur qui correspond à l'eau pure est marqué 0 degré. Il est le même pour les deux instruments, mais le 30° degré de Cartier corrrespond au 32° de Beaumé : ainsi le même espace qui, dans l'aréomètre de Baumé, se trouve divisé en 22 degrés, se trouve divisé en 20 dans celui de Cartier. Ces rapports primitifs entre les échelles des deux instruments ont été modifiés plus tard, mais d'une manière peu sensible, par les changements successifs qui ont été apportés à l'échelle de Cartier.

Dans l'*alcoomètre centésimal* de M. Gay-Lussac, l'échelle est divisée en 100 degrés inégaux en longueur ; le zéro correspond à l'eau pure, et le nombre 100 à l'alcool absolu. Chaque degré intermédiaire exprime en centièmes la quantité d'alcool absolu renfermé dans la liqueur essayée. Ainsi, lorsque l'instrument s'enfonce dans un liquide alcoolique, jusqu'à 40 degrés, par exemple, on doit en conclure que ce liquide contient, sur 100 parties, 60 parties d'eau et 40 d'alcool pur.

Cet instrument a été gradué pour la température de 15 degrés cent., et ses indications ne sont rigoureusement exactes que pour cette température ; il faut donc avoir soin toujours d'y ramener les liqueurs que l'on veut éprouver ; on peut, au reste, trouver dans l'instruction qui a été publiée par l'auteur, à ce sujet, les corrections nécessaires à faire aux indications de l'instrument, pour le rendre applicable à toutes les températures.

L'aréomètre que nous avons employé pour les liqueurs plus légères que l'eau est celui de Cartier, qui est le plus répandu dans le commerce. Les personnes qui voudraient avoir recours à l'aréomètre centésimal pourraient établir la concordance au moyen du tableau qui va suivre.

Voici ce tableau indiquant les correspondances des aréomètres de Cartier et de Gay-Lussac, ou centésimal.

Évaluation des degrés de Cartier en degrés centésimaux à la température de 15 degrés centigrades.

Cartier.	Centésimaux.	Cartier.	Centésimaux.
10	0.2	28	74
11	5.1	29	76.3
12	11.2	30	78.4
13	18.2	31	80.5
14	25.2	32	82.6
15	31.6	33	84.4
16	36.9	34	86.2
17	41.5	35	88
18	45.5	36	89.6
19	49.1	37	91.2
20	52.5	38	92.7
21	55.6	39	94.1
22	58.7	40	95.4
23	61.5	41	95.6
24	64.2	42	97.7
25	66.9	43	98.8
26	69.4	44	99.8
27	71.8		

Propriétés organoleptiques et médicales de l'alcool. — Son odeur est particulière, vive et pénétrante, sa saveur chaude et brûlante.

Action de l'alcool sur l'économie animale. — L'alcool anhydre, appliqué sur la peau, détermine une excitation assez vive des vaisseaux capillaires. Il y a rougeur et chaleur; si on laisse séjourner dans la bouche une certaine quantité d'alcool anhydre, on y éprouve une cuisson vive, qui se change promptement en une sensation de brûlure; cette première action paraît tenir à ce qu'il enlève avec beaucoup d'activité l'eau propre aux tissus vivants, et cette action peut quelquefois être assez vive pour éteindre la vie dans ces parties. Après l'effet primitif, la sécrétion muqueuse est considérablement augmentée. Si l'alcool pur est introduit dans l'estomac à la dose de 10 à 20 grammes, cet organe devient immédiatement le siége d'une inflammation assez vive; une sensation brûlante s'y fait sentir, une vive excitation s'y manifeste, qui se propage rapidement aux autres organes, et particulièrement au cerveau, ou plutôt au cervelet, suivant les observations de M. Flourens. Lorsque la quantité d'alcool ingérée est plus considérable, l'inflammation est plus vive et plus durable; l'excitation cérébrale est plus grave, le délire et une sorte de coma apoplectique se déclarent, et la mort peut même être la suite de l'abus de l'alcool pur, particulièrement chez les personnes qui n'ont pas l'habitude des liqueurs très alcooliques. L'alcool étendu et convenablement mitigé, pris en trop grande quantité, cause une série de phénomènes fort remarquables, connus sous le nom d'*ivresse*, dont les effets sont très bien décrits dans ces vers de Lucrèce :

Denique cur hominem, quam vini vis penetravit
Acris, et in venas discessit diditus ardor :
Consequitur gravitas membrorum? præpediuntur
Crura vacillanti? tardescit lingua? madet mens?
Nant oculi? clamor, singultus, jurgia gliscunt?

Quand l'alcool est pris à une dose extrêmement élevée, et qu'il détermine une mort immédiate, on trouve à l'autopsie tous les signes de l'asphyxie la plus nette; tous les organes sont gorgés d'un sang noir. Il ressort de nos expériences sur la digestion de l'alcool (*Annuaire*, 1847), qu'il est absorbé sans altération, puis transformé en aldéhyde, puis en acide acétique, en acide carbonique et en eau.

Quand les alcooliques sont continués pendant longtemps, on voit apparaître cette succession de maladies des ivrognes qui est couronnée par le *delirium tremens*, ou *chorée alcoolique*.

L'alcool étendu d'eau est rarement prescrit seul à l'intérieur comme médicament. J'exposerai ses propriétés physiologiques et thérapeutiques à l'article *Vins*.

En médecine, on emploie l'alcool pur pour faire des frictions excitantes, qui conviennent dans une foule de circonstances. On le prescrit en lotions comme réfrigérant, pour prévenir le développement de l'inflammation, au début des brûlures et des entorses. On compose une boisson agréable, tonique, connue sous le nom de *limonade alcoolique*, avec 50 grammes d'alcool pour 1 litre de limonade. Il constitue l'excipient des alcoolats et des teintures.

Injection alcoolique à très faible dose pour obtenir la cure radicale de l'hydrocèle. — M. A. Richard, qui a beaucoup employé et perfectionné la méthode de M Dupierris, expose ainsi le mode opératoire auquel il s'est arrêté et la dose *minimum* d'alcool qu'il a adoptée pour obtenir la cure radicale.

Le malade doit être étendu sur un lit ou par terre.

Le trocart doit être aussi fin que possible, ne pas dépasser le trocart explorateur des trousses.

Il faut être parfaitement sûr de sa seringue ; elle doit être de corne, de petite dimension, le piston avec un double cuir en parachute, l'ajutage d'un petit calibre et fort.

On fait pousser par un aide, avec une vitesse moyenne, 5 grammes d'alcool froid, marquant 36 degrés à l'aréomètre de Baumé.

Le mouvement qui retire la canule doit être sec et rapide : il se compose autant de l'action de la main gauche du chirurgien, qui presse et refoule les bourses en arrière que de celle de sa main droite qui retire l'instrument. A cette fin, pendant que la sérosité s'écoule, on a légèrement dégagé la canule pour qu'elle soit peu enfoncée.

L'ajutage de la seringue ne doit, en aucun moment quitter la canule, et pour cela, l'aide qui tient la seringue, la laisse glisser sur une de ses mains, au moment où le chirurgien dégage la canule.

Les faits rapportés avec conscience et suivis avec soin, offrent toujours un certain degré d'utilité, et rien n'est indifférent en thérapeutique chirurgicale. La méthode de l'injection pour la cure de l'hydrocèle a été appliquée à une foule d'autres maladies, au grand avantage de l'humanité. Et cependant la main du chirurgien hésite souvent encore à l'idée d'injecter de l'iode dans certaines cavités dont l'inflammation lui cause des craintes légitimes. L'hydrocèle congénitale, les sacs herniaires, les cavités articulaires, les hystes ovariques, les hydatides du foie, les épanchements dans les grandes cavités splanchniques, l'hydrorachis, etc., sont dans ce cas. La

thérapeutique pourra-t-elle utiliser avec fruit dans ces maladies, bien plus importantes que l'hydrocèle, le mode opératoire
préconisé dans ce travail? C'est ce que je désire de toutes mes
forces.

C'est un service très réel que M. Ad. Richard a rendu en pré-
cisant la dose de l'alcool que l'on doit employer, et les conditions
indispensables pour assurer le succès de l'opération.

Fomentations alcooliques contre l'hydrocèle. — Cette méthode,
dit M. le docteur Pleindoux, guérit radicalement sans aucune souffrance et sans aucune perte de temps pour le malade, qui n'est
pas obligé de garder le lit un seul jour, et elle est de plus d'une
innocuité parfaite. Elle consiste tout simplement à faire des fomentations alcooliques autour du scrotum. Ajoutons que les cas de
guérison par cette méthode sont rares.

VINS. — Les vins constituent la boisson alimentaire la plus
importante et un remède d'une grande utilité; je ne vais, dans cet
ouvrage, en Traiter que d'une manière sommaire, me proposant de
publier plus tard un traité des vignes et des vins, où seront exposées en détail toutes les questions qui se rapportent à cet objet
important.

Les vins sont, comme on le sait, de nature très variable, et leur
composition influe sur leurs propriétés. Les principes que l'on trouve
généralement dans les vins rouges sont : de l'eau, de l'alcool, de
l'œnanthine, une matière gommeuse, du tannin, une matière végéto-animale, une matière colorante jaune, une matière colorante
bleue qui prend une couleur rouge par les acides, de l'éther
œnanthique qui donne au vin son bouquet, des acides tartrique,
acétique et malique, du bitartrate de potasse, du tartrate de chaux,
de fer, du tartrate d'alumine et de potasse, du sulfate de potasse,
du chlorure de sodium. Les vins blancs ont une composition très
analogue; ils contiennent beaucoup moins de matières colorantes,
et souvent le tannin y manque complétement.

Nous allons indiquer rapidement les procédés les moins impar-
faits que la science possède pour s'assurer de la qualité d'un vin ;
la donnée la plus importante est la détermination de la quantité
d'alcool. Le meilleur moyen pour obtenir cette donnée est de comparer le volume de l'alcool distillé avec celui de toute la liqueur,
et de déterminer, au moyen de l'alcoomètre, la quantité d'alcool
contenu dans le produit de la distillation.

Brandes a donné une table de la richesse en alcool de différents
vins; elle est inexacte, parce qu'il n'a pas opéré sur des vins purs.
A la page 555 de la deuxième édition de ma *Chimie élémentaire*,

on en trouve une qui est assez étendue, et qui est déduite d'opérations exécutées sur des vins d'origine certaine.

Tabarié a inventé un appareil auquel il a donné le nom d'*œnomètre*, pour déterminer la richesse en alcool d'une liqueur spiritueuse, qui repose sur les bases suivantes. Si, après avoir pris la pesanteur spécifique d'une liqueur spiritueuse qui ne doit point contenir d'acide carbonique, on la fait bouillir jusqu'à ce que tout l'alcool soit volatilisé, qu'on la ramène ensuite au volume primitif, en y ajoutant de l'eau, et qu'on détermine de nouveau sa densité, la différence fait voir combien il faut retrancher du nombre 1000 pour avoir la pesanteur spécifique d'une liqueur de la même force, mais qui ne serait composée que d'alcool et d'eau pure; cas dans lequel la quantité d'alcool qu'elle contient peut être trouvée facilement, d'après la densité.

FALSIFICATION DES VINS. — Quand des vins ont tourné à l'aigre, on les restaure quelquefois en saturant par de la craie ou des alcalis cet excès d'acide, et l'on masque un peu cette saveur amère étrangère par l'addition d'alcool. En faisant évaporer ces vins frelatés et en les mélangeant avec l'acide sulfurique, on obtient un dégagement abondant d'acide acétique.

On ne falsifie plus le vin avec la litharge, parce qu'un pareil breuvage occasionnait toujours de graves accidents. Pour s'assurer si un vin en contient, on y verse une dissolution de sulfure de chaux dans l'acide tartrique étendu; cette dissolution précipite le plomb à l'état de sulfure noir, tandis que le fer qui peut se trouver dans le vin reste uni à l'acide tartrique.

On reconnaît, selon M. Deyeux, la falsification avec le poiré en évaporant le vin en sirop clair, et après que tout le tartre a déposé, l'odeur de poiré est très sensible, et le devient davantage en jetant sur des charbons un peu de sirop. On reconnaît l'addition des matières sucrées dans le vin en évaporant, reprenant le résidu par l'alcool et faisant évaporer de nouveau. Mais un palais exercé est un meilleur juge en pareille matière; il peut aider à reconnaître les vins des divers terroirs, le mélange de vins de qualités différentes et l'addition de l'alcool au vin (1).

(1) *Procédé pour essayer les vins frauduleusement colorés.* — Nees d'Esenbeck a proposé une méthode pour essayer les vins, que j'ai fréquemment essayée et qui est bonne. Ce procédé consiste à dissoudre d'abord 1 p. d'alun dans 11 p. d'eau, et 1 p. de carbonate de potasse (de la potasse ordinaire purifiée) dans 8 p. d'eau. On mêle le vin avec un volume égal de la dissolution d'alun, qui rend sa couleur plus claire. Puis on y verse peu à peu de la dissolution alcaline, en ayant soin de ne pas précipiter la totalité de l'alumine. L'alumine se précipite alors avec le principe colorant du vin, à l'état d'une laque dont la nuance varie avec la nature de la matière colorante, et qui prend, sous l'influence d'un excès de potasse, une

A Paris, presque tout le vin qui est livré à la consommation du détail résulte du mélange du vin rouge, du vin blanc de divers crus et d'eau. Il est très difficile de reconnaître un pareil mélange; cependant, en s'aidant de nombreuses observations et à l'aide d'expériences comparatives, on peut arriver à trouver la vérité.

Il importe d'abord de s'informer de l'année de la récolte et de la nature du cru, et d'opérer concurremment sur un échantillon d'origine certaine pris pour point de comparaison.

Voici les bases qui m'ont servi à établir des jugements qui jusqu'ici n'ont point été erronés.

1° Je compare par la dégustation l'échantillon examiné avec l'échantillon type. — 2° Je prends la densité des deux vins avant la distillation. — 3° Je détermine la proportion d'alcool au moyen de la méthode de M. Gay-Lussac. — 4° Je ramène les résidus de la distillation au volume du vin primitif. Je prends la densité de ces liqueurs et j'en conclus, à l'aide de tables, la proportion de substances solides contenue dans les vins, ou je détermine cette proportion dans une opération spéciale. — 5° Si c'est un vin rouge je l'essaie à l'aide du procédé de Nees d'Esenbeck. — Il ne me reste plus qu'à décolorer un échantillon des deux vins à l'aide du chlore, à ajouter un excès d'oxalate d'ammoniaque dans les deux liqueurs et à estimer la quantité d'oxalate de chaux précipitée. Ce caractère a beaucoup de valeur pour les vins qui ont au moins deux ans de récolte, car à cette époque, leurs sels calcaires sont en grande partie déposés à l'état de tartrate de chaux, tandis qu'il est sans importance pour les vins nouveaux ou nouvellement plâ-

autre teinte, qui varie aussi en raison du principe colorant combiné avec l'alumine. Pour procéder à cet essai, il faut faire une expérience comparative avec du vin rouge naturel, parce qu'il n'est pas possible d'établir des comparaisons exactes entre des couleurs qu'on retient seulement dans la mémoire. La comparaison se fait le mieux de onze à vingt-quatre heures après la précipitation. Suivant Nees d'Esenbeck, le précipité que fournit le vin rouge non frelaté est d'un *gris sale* tirant visiblement sur le rouge, et la liqueur devient presque incolore, à mesure que la précipitation de l'alumine s'effectue. Lorsqu'on emploie un excès d'alcali, le précipité devient d'un gris cendré, et la couleur se dissout dans la liqueur, qui se colore en brun. Des portions du même vin, colorées par les matières suivantes, ont produit les réactions que voici : le vin coloré par les pétales du coquelicot a donné un précipité gris brunâtre, qui passe au gris-noirâtre par l'action d'un excès d'alcali; la liqueur a conservé une partie de sa couleur. Le vin coloré par des baies de troëne a donné un précipité d'un violet brunâtre et une liqueur violette; le précipité est devenu d'un gris plombé par l'addition d'un excès d'alcali. Le vin coloré par les pétales de la passe-rose (*Alcea rosea*) a offert la même réaction. Le vin coloré par les baies de myrtille a donné un précipité gris-bleuâtre, dont la couleur n'est pas sensiblement altérée par la potasse. Le vin coloré par les baies du *Sambucus ebulus* a donné un précipité violet et une liqueur de même couleur; le précipité est devenu d'un gris bleuâtre par l'action de la potasse. Le vin coloré par les cerises a fourni un précipité d'une belle couleur violette; le vin coloré par le bois du Brésil a été précipité en gris violâtre, et celui qui est précipité par le bois de Fernambouc a donné un précipité rose.

trés. Je développerai, dans mon *Traité des vignes et des vins*, les avantages de ce mode d'essai, et il m'a paru jusqu'ici que le problème de reconnaître les vins mélangés et étendus d'eau était fort difficile, et que de même lorsqu'un médecin examine un malade, il ne doit pas se borner à tâter le pouls ou examiner la langue, mais qu'il doit s'aider de tous les moyens dont la science du diagnostic dispose ; de même lorsqu'un expert veut résoudre le problème compliqué de reconnaître un vin mélangé et étendu, il ne peut, dans l'état présent de la science, se borner à un seul caractère.

EFFETS PHYSIOLOGIQUES DU VIN. — Le vin vieux de bonne qualité, pris en proportion modérée, est une boisson alimentaire qui convient merveilleusement à l'économie animale. Arrivé dans l'estomac, l'absorption commence immédiatement et est très active, il est directement transporté dans la grande circulation par l'intermédiaire des *vasa breviora* et de la rate. L'alcool, sous l'influence de l'oxygène absorbé dans l'acte de la respiration, se transforme en acide acétique, qui se combine avec la soude qui se trouve à l'état de bicarbonate dans le sang ; l'acétate de soude est bientôt transformé lui-même en acide carbonique et en eau ; une partie de l'alcool peut être détruit sans passer par l'état intermédiaire d'acide acétique ; une portion, mais qui est très faible, peut être éliminée par le poumon ; c'est la seule voie par laquelle l'alcool sorte en nature.

Pendant que l'alcool est détruit, les forces sont aussitôt accrues, et l'homme est alors susceptible d'efforts plus considérables sans éprouver de fatigue.

Jusqu'ici j'ai considéré l'alcool comme étant isolé ; mais dans le vin il est uni au bitartrate de potasse, à des acides organiques libres et à d'autres matières organiques. Ces acides libres agissent comme tempérants ; ils modèrent l'action de l'alcool, l'estomac en est moins fatigué ; ces acides, en saturant en partie l'alcali du sang, rendent la destruction de l'alcool plus lente et peu durable, ils forment eux-mêmes des sels neutres à base de soude qui sont également transformés en carbonate.

Le vin agit donc moins rapidement que l'alcool étendu, mais son effet est plus modéré et plus continu ; l'influence excitatrice sur le système nerveux, qui est toujours mauvaise lorsqu'elle sort des limites, est moins à craindre avec le vin qu'avec l'alcool étendu.

Les mauvais vins, par l'excès de crème de tartre et d'acides qu'ils contiennent, peuvent avoir ou une action purgative ou une action tempérante exagérée ; ils délabrent l'estomac et ne donnent

pas de forces. Les vins trop sucrés troublent la digestion, les vins
très chargés en alcool ne contiennent pas une juste proportion
d'acide et d'alcool, et ils ont les inconvénients des alcooliques ; il
faut donc, pour que le vin soit toujours salutaire, cette heureuse
harmonie des principes qu'on trouve dans les vins provenant de
bons plants qui croissent à une heureuse exposition, récoltés dans
une année favorable ; aucun ne doit être placé avant les vins rouges
de Bourgogne de cinq ans, et les vins de Bordeaux de dix, qui
réunissent les conditions que je viens d'énoncer.

USAGES THÉRAPEUTIQUES DU VIN. — Le bon vin rouge, tel que je
viens de le caractériser, est le remède le plus sûr pour relever les
forces abattues par une longue maladie, ou par un vice dans la
nutrition, car c'est un aliment tout préparé qui n'a pas besoin des
forces assimilatrices de l'appareil digestif. Je le prescris à la dose
de 1 litre et demi à 2 litres aux malades affectés de glucosurié
(diabète sucré) et, en ordonnant en même temps la suppression des
féculents, j'ai obtenu des résultats on ne peut plus favorables et
qui m'ont rendu bien heureux.

Le peuple emploie souvent le vin chaud dans le début des maladies aiguës. Cette pratique, qui pourrait être très avantageuse,
est le plus souvent fatale. Je vais préciser ma pensée. Quand on
éprouve le refroidissement initial qui dénote une maladie, quand
aucun organe important n'est encore atteint, quand le sang n'est
pas encore modifié, alors un stimulant aussi efficace que le bon
vin peut donner du ressort à toute l'économie, augmenter l'activité
des organes excréteurs qui dépurent le sang, s'opposer aux con-
gestions locales, et véritablement enlever comme par enchantement
la maladie qui allait se déclarer ; mais si la fièvre a déjà fait sentir
ses atteintes, s'il existe une congestion bien prononcée, si le sang
est altéré, certainement alors les accidents de la maladie seront
augmentés par ce stimulant inopportun. Toutes les personnes qui
ont fréquenté les hôpitaux reconnaissent que le vin chaud est une
cause très importante d'aggravation des maladies du peuple.

Voici maintenant, d'après M. Mojon, les conditions dans lesquelles les auteurs ont employé le vin. Welse, de Haen, Brera,
Strambio, trouvèrent très efficace le vin, même à forte dose, pour
calmer et guérir la colique métallique. Neumann, Tissot, Borsieri,
Manni, et d'autres praticiens ont reconnu que dans certaines fièvres
intermittentes rebelles au quinquina et à d'autres fébrifuges, il n'y
avait de meilleur remède que le bon vin à fortes doses. Huxham le
vante beaucoup, dans les fièvres nerveuses, lorsque le collapsus et
l'évanouissement sont parvenus à un très haut degré. M. Petit

prescrivait le vin lorsque la fièvre typhoïde s'accompagnait d'un état de faiblesse très prononcé et de coma. Les anciens, entre autres, Arétée, conseillaient, dans les péripneumonies des vieillards, le vin à petites doses répétées. Laënnec et Moscati le prescrivent également dans les mêmes cas; M. Chomel dit s'être bien trouvé de l'emploi du vin dans la pneumonie des ivrognes, dans certaines pneumonies épidémiques ou adynamiques.

M. Brierre de Boismont a montré que certaines hydropisies générales pouvaient être rapportées à la privation des liqueurs fermentées chez les individus qui en font un usage habituel et immodéré.

Il a observé, dans l'établissement d'aliénés qu'il dirige, quelques malades qui avaient perdu la tête par suite d'ivrognerie, et chez lesquels la privation du vin et de l'eau-de-vie ne tardait pas à être suivie d'une hydropisie qui se manifestait aux extrémités inférieures, gagnait le tronc, les membres, la face, résistait à tous les moyens pharmaceutiques et ne cédait qu'à l'emploi rationnel de la cause qui avait produit la perte de la raison.

Stoll, Huxham, Frank, Pinel et autres assurent que les saignées sont meurtrières, tandis qu'on a presque toujours à s'applaudir du prompt usage des toniques et notamment du vin généreux.

M. Guersant vante le vin et autres toniques, pour remédier à l'incontinence d'urine chez les enfants, pendant le sommeil. Les lavements vineux sont recommandés par Frank dans certaines diarrhées opiniâtres sans fièvre. On préfère, contre le scorbut, l'emploi du bon vin à tout autre moyen. On doit aussi, d'après plusieurs praticiens, considérer le vin comme un excellent auxiliaire de tout remède contre les scrofules. Les vins amers à forte dose ont été vantés pour expulser le tænia. Rush, Hosack, Schneider et autres, qui regardent le tétanos comme une maladie essentiellement hyposthénique, recommandent, pour le combattre, l'administration du vin et de l'alcool. On connaît assez l'utilité du vin injecté dans la vaginale testiculaire, pour la guérison de l'hydrocèle. On vante aussi l'efficacité des injections vineuses contre certaines blennorrhagies et leucorrhées. L'application des compresses de vin sur les gerçures du mamelon est conseillée par un grand nombre de praticiens. Greenbon recommande le vin contre les brûlures; il couvre les parties brûlées de compresses imbibées de vin, ou d'alcool mêlé d'eau, pour provoquer, dit-il une réaction subite. Les bains vineux, les pédiluves et les fomentations de même substance, notamment des vins médicinaux, ont été préconisés contre certains rhumatismes chroniques, contre les paralysies, la goutte, la sciatique, l'œdème des extrémités, et notamment des articulations tibio-tarsiennes.

Caféiques.

Je forme ce groupe par la réunion de trois substances : le *café*, le *thé*, le *guarana*, qui présentent une ressemblance considérable, quant à leurs effets physiologiques, et qui contiennent tous une substance très remarquable, qu'on a nommée tour à tour *caféine*, *théine* et *guaranine*, mais qui est toujours semblable à elle-même, et à laquelle, par conséquent, nous conserverons le nom consacré de *caféine*. Ce rapprochement, que j'avais fait dans la première édition de cet ouvrage, est fortifié par l'emploi des feuilles de café pour remplacer le thé.

Partant de cette donnée scientifique que la caféine est chimiquement identique avec la théine extraite des feuilles du *Thea sinensis*, M. le docteur Vandencorput, après avoir constaté la présence dans les feuilles du caféier commun (*Coffea arabica*) d'une proportion de 1,70 à 2 p. 100 de caféine, a proposé, il y a plusieurs années, de substituer aux feuilles du théier, qui, malgré tous les efforts tentés pour l'acclimatation dans les colonies, est resté propre à la Chine, celles du caféier dont la culture large et facile est répandue dans toute l'étendue des contrées tropicales.

D'après les renseignements qui ont été fournis par M. Vandencorput, une immense quantité de thés de caféier, qui ne le cèdent par aucune de leurs qualités aux thés chinois, a été déjà livrée par le Brésil à la consommation. M. Vandencorput aurait, si ce fait se confirme, créé par là une industrie nouvelle qui peut acquérir une immense portée.

Les thés, les cafés, le guarana, sont des stimulants généraux, qui agissent surtout sur l'encéphale en augmentant l'énergie des fonctions intellectuelles. Ils diffèrent des alcooliques en ce que cette excitation est toute bienfaisante et ne ressemble pas aux accidents de l'ivresse ; mais les caféiques n'augmentent pas l'énergie des fonctions musculaires aussi puissamment que les alcooliques pris à doses modérées ; et comme le principe excitateur est accompagné, dans le thé, le café et le guarana, d'une matière azotée abondante, ces substances peuvent jouer sous ce rapport le rôle de matières alimentaires.

CAFÉIER (*Coffea*, L. J.). — Calice à 5 dents ; corolle tubuleuse infundibuliforme ; tube court, limbe plane ; étamines saillantes ; baie cérasiforme, ombiliquée, contenant 2 nucules à parois minces, dont les graines offrent un sillon profond sur leur face interne, qui est plane.

I.26

CAFÉIER D'ARABIE (*Coffea arabica*, L.). — Arbrisseau de 5 à 6 mètres ; ses rameaux portent des feuilles toujours vertes, luisantes, opposées, pétiolées, ovales, allongées, amincies en pointe à leurs deux extrémités, entières, glabres et un peu sinueuses sur les bords ; les 2 stipules sont lancéolées et caduques ; les fleurs sont blanches, presque sessiles, groupées et réunies en grand nombre à l'aisselle des feuilles supérieures ; elles sont à peu près de la grandeur de celles du jasmin d'Espagne, et répandent comme elles une odeur extrêmement suave ; leur calice est turbiné, terminé par 5 petites dents égales ; la corolle est presque hypocratériforme ; son tube est cylindrique, plus long que le calice ; son limbe est partagé en 5 lobes étalés, égaux et lancéolés ; les étamines, au nombre de 5, sont saillantes hors du tube de la corolle ; les anthères sont allongées, étroites et vacillantes ; l'ovaire est à 2 loges qui contiennent chacune un seul ovule ; le style est simple, grêle, terminé par un stigmate bifide ; le fruit est un nuculaine, de la grosseur et de la couleur d'une petite merise, renfermant 2 nucules accolés par leur côté interne, qui est plane, et convexes par leur côté externe ; dans chacun d'eux on trouve une graine cartilagineuse de même forme, creusée d'un sillon longitudinal profond sur sa face plane.

On emploie seulement les graines du caféier. On en distingue dans le commerce plusieurs espèces. Les principales sont : le *café Moka*, qui est le plus estimé. Il vient de l'Arabie ; il est petit, jaunâtre, et souvent presque rond, ce qui est dû à la fréquence de l'avortement des deux semences ; alors celle qui reste prend la forme du fruit. Son odeur et sa saveur sont plus agréables que dans les sortes suivantes, surtout après la torréfaction. Le *café Bourbon*, produit par le *Coffea arabica* cultivé à Bourbon, est plus gros et moins arrondi que celui de Moka ; il ne doit pas être confondu avec une espèce particulière de café qui croît naturellement dans cette île, où on le nomme *café marron*. Celui-ci est le *Coffea mauritiana* (Lamk.), dont la baie est oblongue et pointue par la base ; la semence est également allongée en pointe et un peu recourbée en corne par une extrémité ; elle a une saveur amère et passe pour être un peu vomitive. Le *café Martinique* est en grains volumineux, allongés, d'une couleur verdâtre, recouverts d'une pellicule argentée (épicarpe), qui s'en sépare par la torréfaction ; le sillon longitudinal est très marqué et ouvert ; odeur franche ; saveur qui rappelle celle du froment. Le *café Haïti* est très irrégulier, rarement pelliculé, d'un vert clair ou blanchâtre, pourvu d'une odeur et d'une saveur moins agréables que le précédent.

Analyse chimique du café. — Plusieurs chimistes ont étudié la composition du café. Parmi les travaux entrepris sur ce sujet, il faut distinguer ceux de Cadet, de A. Séguin, de Runge, de Pelletier, de Robiquet, de Schrader, de Robiquet et Boutron, et celui de M. Payen. Voici, en résumé, les principes que l'on a extraits du café : 1° huile volatile concrète ; 2° mucilage ; 3° résine ; 4° huile grasse solide, d'odeur de cacao ; 5° matière extractive ; 6° apothène ; 7° albumine végétale ; 8° caféine ; 9" acide caféique ; 10° tannin.

CAFÉINE. — C'est un des principes immédiats les plus importants du café. Elle a été découverte par Runge, puis étudiée avec soin par Robiquet. Elle cristallise en aiguilles blanches, soyeuses, légèrement amères, neutres, qui abandonnent environ 8 p. c. d'eau à la température de 100 degrés, et perdent en même temps leur éclat et leur flexibilité ; elle se fond aisément, se résout en un liquide transparent, et se sublime ensuite sans laisser de résidu. L'eau froide en dissout 1/50 de son poids ; l'eau bouillante beaucoup plus, à tel point que la liqueur se prend en masse cristalline par le refroidissement. Sa solubilité dans l'alcool anhydre est assez faible ; elle est, au contraire, très prononcée quand l'alcool est étendu de 1/4 ou de 1/3 de son poids d'eau ; l'éther et l'essence de térébenthine en dissolvent à peine des traces. Les acides et les alcalis favorisent sa dissolution aqueuse ; mais ils ne paraissent pas se combiner avec elle, ni lui faire éprouver d'altération. Pfaff assure même que l'acide azotique bouillant ne l'attaque pas ; elle n'est pas précipitée par l'infusion de noix de galle, ni par les sels de cuivre, ni par l'acétate de plomb neutre ou basique. On se procure la caféine en traitant par l'eau bouillante à plusieurs reprises le café réduit en poudre, versant dans les liqueurs réunies de l'acétate de plomb, les filtrant ensuite, y faisant passer un courant de gaz sulfhydrique pour décomposer l'excès d'acétate, les filtrant de nouveau et les concentrant par l'évaporation. La caféine cristallise par le refroidissement ; on la purifie en lui faisant subir une nouvelle cristallisation.

La caféine a été analysée par Pfaff et par MM. Liebig et Voëhler ; elle est composée de 2 atomes de carbone (49,8), 4 atomes d'azote (28,8), 10 atomes d'hydrogène (5,1), 2 atomes d'oxygène (16,3), plus 1 atome d'eau.

D'après les expériences de MM. Robiquet et Boutron, 500 grammes des différentes espèces de café ont fourni en caféine les proportions suivantes : café Martinique, 1^{gr},79 ; café d'Alexandrie, 1,26 ; café de Java, 1,26 ; Moka, 1,06 ; Cayenne, 1,0 ; Saint-Dominique, 0,89.

ACIDE CAFÉIQUE. — Cet acide avait été pris pour de l'acide gallique par Cadet, et pour de l'acide quinique par Grindel ; ce fut Pfaff qui signala ses caractères particuliers. Si on le dissout dans l'alcool et qu'on abandonne la dissolution à une évaporation spontanée, l'acide se sépare en paillettes brunes et translucides : il répand, quand on le décompose par la distillation sèche, l'odeur aromatique du café brûlé. Cet acide se trouve dans le précipité que forme l'acétate neutre de plomb dans la décoction de café. On décompose ce précipité par l'hydrogène sulfuré ; on filtre ; on évapore la liqueur jusqu'en consistance de sirop ; après quoi, on la mêle avec une égale quantité d'alcool rectifié ; il se forme un précipité blanc léger ; on le traite par l'eau bouillante qui dissout l'acide caféique. Il est composé de 29,4 de carbone, 6,9 d'hydrogène, 64 d'oxygène.

Le *tannin de café* appartient à l'espèce de tannin qui colore en vert les sels ferriques. Pfaff n'en a retiré que 30 grammes de 1500 grammes de café. — L'*extractif du café* n'est que du tannin modifié. — La *résine du café* a beaucoup des propriétés de la chlorophylle. — L'*huile volatile* du café est peu abondante ; c'est à elle que le café cru doit son odeur.

PRÉPARATION ET USAGES DU CAFÉ. — Le café éprouve par la torréfaction des changements remarquables ; c'est surtout le principe huileux, aromatique et volatil, qui se développe pendant la torréfaction, qui communique au café torréfié son parfum. On ne sait point encore d'une manière certaine quelle est la partie du café qui lui donne naissance. D'après Pfaff, c'est l'*acide caféique* ; d'après Schrader, c'est la matière cornée de la semence. Dans la torréfaction du café, il faut avoir soin de ne point employer une trop forte chaleur pour ne point dissiper le principe aromatique. D'après Schrader, on peut brûler le café dans un appareil à condensation ; on recueille un liquide jaune aromatique que l'on mêle au café.

Le café est d'un usage immémorial dans le Levant. En 1517, le sultan Sélim l'apporta à Constantinople. Prosper Alpin le décrivit en 1640. En 1645, il commença à s'établir des cafés publics en Italie, à Marseille en 1671, et à Paris en 1672. L'infusion de bon café bien torréfié est une boisson stomachique digestive : elle accélère la circulation, favorise la digestion, les sécrétions ; développe les facultés intellectuelles. Le café convient surtout aux tempéraments lymphatiques, froids, aux estomacs paresseux ; il est plus convenable aux vieillards qu'à la jeunesse, aux hommes qu'aux femmes. C'est la boisson par excellence des pays méridionaux marématiques. Sans café, notre Algérie serait inhabitable.

On emploie rarement le café en médecine. Il est très utile dans le cas d'empoisonnement par l'opium, pour combattre la somnolence et les symptômes nerveux ; on emploie alors le café torréfié à la dose de 50 à 100 grammes pour 500 grammes d'eau. On a vanté l'usage du café contre les fièvres intermittentes ; Grindel emploie alors le café non torréfié, en poudre, à la dose de 1 gramme et demi, d'heure en heure, dans l'apyrexie. M. Dauvin le prescrit comme il suit : Café non torréfié, en poudre, 40 grammes : eau, 500 grammes. Réduisez par ébullition jusqu'à 150 grammes. Filtrez et administrez en trois doses égales pendant l'apyrexie. Si les accès persistent, on augmente la proportion du café.

Il y a longtemps que le café a été préconisé contre les fièvres d'accès et l'on a annoncé des résultats de son emploi très heureux. M. Grindel, qui a fait des expériences dans l'établissement clinique de Dorpat, en Russie, rapporte que, sur plus de 80 cas de fièvres intermittentes, un très petit nombre a résisté à l'action du café. Nous croyons que M. Dauvin, en réduisant à *un tiers environ* la proportion des guérisons, exprime plus exactement la moyenne des résultats.

Le café à l'eau chaude et bien sucré, donné après chaque repas à la dose d'une cuillerée à café jusqu'à deux ans, d'une cuillerée à conserve jusqu'à quatre, et d'une cuillerée à bouche au delà de cet âge, guérit, dans l'espace de deux à quatre jours au plus, les coqueluches les mieux caractérisées et les plus opiniâtres, suivant les observations de M. J. Guyot.

Pour obtenir une guérison prompte et durable de cette affection, il importe de joindre à l'usage du café, répété deux fois au moins et trois fois au plus par jour, immédiatement après chaque repas, l'usage d'une alimentation composée de viandes froides et rôties, hachées menu, si l'enfant ne peut les diviser par la mastication ; diminuer l'usage du lait, supprimer celui des fécules, sucreries, fruits, etc.

CITRATE DE CAFÉINE. — Pour obtenir le citrate de caféine, on pourra recourir à deux procédés. Le plus simple consiste à faire infuser à 80 degrés centigrades du café non torréfié, mais parfaitement desséché et porphyrisé, dans une dissolution d'acide citrique très peu chargée ; on filtre la liqueur chaude encore, on la mêle avec un volume d'éther égal aux deux tiers du liquide, on agite fortement ce mélange, afin d'enlever au liquide l'acide chlorogénique qu'il contient. On sépare la portion inférieure du liquide par un appareil à déplacement, et l'on concentre prudemment, à une douce chaleur, le liquide déplacé. Le citrate de caféine se cristallise en longues aiguilles, que l'on redissout dans de l'eau distillée; on fait évaporer de nouveau et l'on obtient ainsi de beaux cristaux, longs, acidulaires, blancs, soyeux et groupés en rayonnant autour d'un point central.

Le second procédé consiste à combiner directement l'acide citrique, suffisamment étendu, à la caféine, et à exposer le mélange à une température de 50 degrés centigrades. Quand la caféine est dissoute, on évapore doucement, et le citrate se cristallise.

Ce sel est fort soluble dans l'eau, et l'estomac l'assimile beaucoup plus facilement que la caféine pure.

Ce sel renferme 1 équivalent de caféine et 2 équivalents d'eau pour 3 équivalents d'acide citrique.

Le citrate de caféine, introduit en 1849 dans la thérapeutique par M. Vandencorput, a été adopté récemment par la nouvelle pharmacopée du Hanovre. Le mode d'action, la préparation et l'indication des dernières formes pharmaceutiques sous lesquelles on peut administrer ce précieux médicament qui a rendu déjà d'utiles services dans le traitement de certaines fièvres intermittentes et des céphalées nerveuses, ont été publiées par M. Vandencorput. La forme d'administration la plus convenable est en pilules ou en pastilles.

Le citrate de caféine s'administre à la dose de 5 à 30 centigrammes.

THÉS. — La famille des *théacées* (camelliées) nous intéresse parce qu'elle nous fournit un produit très important, le *thé*, qui a été importé en Europe en 1666 ; il en arrive aujourd'hui plus de vingt millions de livres, et cette consommation tend toujours à s'accroître.

On trouve dans le commerce un grand nombre d'espèces de thés, que l'on attribue à deux arbres qui croissent à la Chine et au Japon, *Thea bohea* et *Thea sinensis*, L, dont on ne forme aujourd'hui qu'une seule espèce, *Thea sinensis*, Rich. C'est un arbre de 6 à 10 mètres, à feuilles alternes, glabres, allongées, longues de 6 à 10 centimètres, coriaces ; les fleurs sont blanches, réunies trois ou quatre à chaque aisselle ; l'ovaire est arrondi, hérissé de poils rudes, et le fruit est une capsule à trois coques arrondies, 1 ou 2 spermes.

On trouve dans le commerce un grand nombre d'espèces de thés, qui paraissent différer par l'âge auquel on les a recueillis et par les préparations qu'on leur a fait subir. On fait la récolte des feuilles de thé plusieurs fois par an, et on les fait sécher sur des plaques de fer chaudes où elles se crispent et se roulent : les thés de choix sont roulés à la main. L'odeur du thé lui est communiquée par différentes fleurs qui sont employées pour l'aromatiser. On cite le *Camellia sesanqua* de la même famille, l'*Olea fragrans*, et le *Mangorium sambac*, de la famille des jasminées. On peut diviser en deux séries les thés du commerce : 1° les thés verts ; 2° les thés noirs.

1° Les *thés verts* se divisent en plusieurs espèces ; les principales sont : *a*, le *thé heyswen* ou *hysson*, qu'on reconnaît à ses feuilles roulées longitudinalement, d'un vert sombre, un peu noirâtre et bleuâtre, d'une odeur agréable et d'une saveur astringente. Lorsqu'on le fait infuser dans l'eau, les feuilles se développent, acquièrent de un à deux pouces de longueur, de six à neuf lignes de largeur, et une teinte plus verte. Ces feuilles sont ovées-lancéolées, glabres d'un côté, légèrement pubescentes de l'autre, dentées de petites dents aiguës sur leurs bords ; plusieurs feuilles sont brisées. La liqueur est jaune, transparente, a une saveur amère, rougit le tournesol. — *b*. Le *thé schulang* ressemble par tous ses caractères aux précédents ; il en diffère par son odeur pénétrante plus suave, qui lui est communiquée par les fleurs de l'*Olea fragrans*. — *c*. Le *thé perlé* et le *thé poudre à canon*, qui se reconnaissent à leur forme ramassée et comme arrondie, à leur couleur brune cendrée. Lorsque les feuilles sont développées dans l'eau, elles ont la même forme que les précédentes : seulement, celles du thé perlé sont plus petites, et celles du thé poudre à canon ont été coupées transversalement en trois ou quatre avant d'être roulées. Les thés verts sont colorés artificiellement pour l'exportation. Aussi doit-on toujours leur préférer les thés noirs.

2° Les *thés noirs* se reconnaissent immédiatement à leur couleur plus foncée ; ils sont en général roulés en long, et ils possèdent une odeur et une saveur plus faibles que les thés verts. On distingue particulièrement : *a*, le *thé noir* ou *thé bouy saol-chaon :* il est léger, grêle ; infusé dans l'eau, il se développe facilement ; les feuilles sont lancéolaires ou elliptiques, dentées, brunes, plus épaisses que le thé heyswen ; l'infusion a une odeur moins agréable ; elle est d'une couleur orangée, brune. *b*. Le *thé pékao* se distingue du précédent parce qu'il est le plus choisi, qu'il possède une odeur plus agréable, et qu'il est mêlé de feuilles non développées, pubescentes, qui ressemblent à des filets argentés.

Analyse chimique du thé. — Le thé a été examiné par plusieurs chimistes ; il contient une petite proportion d'huile essentielle, — du tannin, 8,5 pour 100, — de la gomme, — de l'albumine, du ligneux, — des sels. On y a encore admis la présence d'une résine soluble dans l'alcool, qui possède une odeur de thé très agréable. Oudry a extrait du thé une substance qu'il désigne sous le nom de *théine*, mais qu'on reconnut plus tard être identique avec la *caféine*. Pour l'obtenir, il fit infuser 12 parties 1/2 de thé dans 200 parties d'eau froide, dans laquelle il avait fait dissoudre 3 parties de sel marin. Au bout de vingt-quatre heures, il évapora la liqueur à siccité, traita le résidu par de l'alcool de 0,91, évapora de nouveau, fit dissoudre l'extrait alcoolique dans l'eau, et digérer la dissolution avec la magnésie pure. La liqueur, filtrée et évaporée jusqu'à un certain degré de concentration, laissa déposer des cristaux de théine. La magnésie traitée par l'alcool céda à ce liquide une certaine quantité du même corps. Suivant Oudry, la théine exige pour se dissoudre 35 à 40 parties d'eau à 10 degrés ; elle cristallise de cette dissolution en prismes réguliers, fins et incolores. Elle se dissout en toutes proportions dans l'alcool ; mais cette solution fournit des cristaux irréguliers. Quand on la chauffe, elle entre en fusion, et, à une température plus élevée, elle se décompose et laisse du charbon. Voici la quantité de théine que M. Péligot a obtenue de 100 parties des différents thés : thé hysson, 5,40 ; thé poudre à canon, 3,50 ; mélange de thé poudre à canon, hysson impérial, caper et pekoé, 2,70. Voici comment M. Péligot extrait la théine : on ajoute à l'infusion de thé chaude un léger excès de sous-acétate de plomb, puis de l'ammoniaque ; on fait bouillir quelque temps, et on lave avec soin à l'eau bouillante le précipité plombique recueilli sur un filtre. En traitant la liqueur filtrée par un courant d'hydrogène sulfuré, on sépare l'excès de plomb, et, en concentrant à une douce chaleur le liquide débarrassé du sulfure de plomb, on obtient, par le refroidissement de ce liquide, une abondante cristallisation de théine presque pure ; l'eau mère concentrée par la chaleur fournit une nouvelle quantité de cristaux.

On reprend par l'eau chaude la théine de première cristallisation ; on l'obtient alors en belles aiguilles soyeuses, assez pure pour être pesée après sa dessiccation dans un air sec ; le liquide qui accompagne cette théine sert à purifier les cristaux du second jet, tandis qu'on essaie, en évaporant l'eau mère de ces derniers, d'obtenir une nouvelle cristallisation.

M. Péligot a de plus extrait du thé une quantité considérable d'une matière azotée alimentaire, la caséine.

En comparant les quantités de thés consommées en Angleterre, en Hollande et en France, on voit, d'après les documents rassemblés par M. Houssaye, qu'en 1840, l'Angleterre a importé 14 millions de kilogrammes de thé ; les États-Unis, 9 millions ; la Hol-

lande, 450,498 kilogrammes; tandis que la France n'en a reçu
et consommé que 124,498 kilogrammes; à la vérité cette consommation croît chez nous, d'après une progression rapide, car elle
est représentée, en 1842, par 231,880 kilogrammes.

PROPRIÉTÉS ET USAGES DU THÉ. — Le thé jouit de propriétés excitantes assez énergiques, et, comme on le prend toujours en infusion
chaude, il agit encore comme diurétique et diaphorétique. Cette
boisson est d'un usage général chez la plupart des peuples du nord
de l'Europe. Elle favorise puissamment la digestion, et c'est même
en France un remède vulgaire contre les indigestions.

On l'emploie toujours en infusion, à la dose de 2 à 10 grammes
pour 500 grammes d'eau bouillante. Distillant 8 parties d'alcool à
21 degrés sur 1 partie de thé schulang, on obtient un *alcoolat de
thé* qui, mélangé avec portion égale de sirop de sucre, forme une
liqueur de thé très agréable.

GUARANA (*Paullinia*). — Cette substance médicamenteuse est
très estimée des Brésiliens, qui l'emploient contre la dysentérie.
On l'avait d'abord considérée comme un suc gommo-résineux dé-
coulant de quelque arbre particulier; on a reconnu plus tard que le
Guarana n'était rien autre qu'une pâte préparée avec les fruits d'un
arbre qui croît au Brésil, le *Paullinia sorbilis*. Théodore Martins,
dans son *Traité de Pharmacie sur les substances végétales*, publié
en 1832, indique ainsi le mode de préparation suivi par les indigènes.

En octobre et novembre, dit-il, à l'époque de la maturité des
semences, on les retire de leurs capsules pour les dessécher au
soleil, afin de pouvoir briser entre les doigts la pellicule qui les recouvre.

On les pulvérise ensuite dans un mortier, ou sur une pierre à
chocolat, préalablement échauffée; on y ajoute de l'eau en petite
quantité, on expose cette masse à la rosée, et, après quelques
jours, en malaxant le mélange, on en fait une pâte dans laquelle on
introduit des semences entières ou concassées; on divise ensuite
cette pâte en morceaux, le plus ordinairement cylindriques, quelquefois sphériques, qu'on dessèche soit au soleil, soit à l'aide
d'une chaleur artificielle, jusqu'à ce qu'ils aient acquis une grande
dureté.

Suivant l'analyse de MM. Chastellux et Berthemot, le guarana
contient de la *caféine* et en plus forte proportion que le café, de la
gomme, de l'amidon, une matière grasse, huileuse, verdâtre, de

l'acide tannique. C'était la caféine que Th. Martins avait décrite sous le nom de *guaranine*.

TEINTURE DE GUARANA. — Guarana, 100 gram.; alcool à 85 degrés, 400 gram. F. s. a. une teinture alcoolique, dose 10 à 20 gram. dans une potion ou une tisane appropriée, dans les cas de dyspepsie, de diarrhée chronique, de dysentérie.

Myroliques.

Je donne le nom de *myroliques* à des médicaments qui doivent leurs propriétés à des huiles essentielles hydrocarbonées et oxygénées. C'est un groupe bien défini dans la classe des médicaments stimulants.

Je vais commencer par donner quelques notions générales sur les propriétés de ces huiles essentielles.

GÉNÉRALITÉS SUR LES HUILES ESSENTIELLES. — *Huiles volatiles, essences.* — Il est peu de familles de végétaux qui ne renferment pas de plantes contenant de l'huile essentielle dans quelques-unes de leurs parties; et c'est presque toujours ce principe qui leur communique leur odeur particulière. Ces produits sont extrêmement variables pour leur odeur, leur saveur, leur couleur, et peut-être même par leur action sur l'économie animale; mais nous allons décrire d'une manière générale leurs principales propriétés; cette étude rendra leur histoire particulière très simple, et permettra en même temps de se rendre compte de plusieurs opérations pharmaceutiques.

COMPOSITION DES HUILES ESSENTIELLES. — Les huiles volatiles sont presque toujours formées de deux huiles différentes : l'une, liquide, prend le nom d'*éléoptène*, et l'autre, solide, celui de *stéaroptène*; par rapport à leur composition intime, elles se divisent en trois classes : 1° celles composées de carbone et d'hydrogène; 2° celles qui contiennent en outre de l'oxygène; 3° et les huiles qui, outre ces trois principes, contiennent de l'azote et du soufre; mais ce sont toujours des produits très riches en carbone et en hydrogène, et c'est ce qui explique pourquoi elles brûlent si facilement quand on les approche d'un corps enflammé : la plus riche en carbone en contient plus de 88 pour cent, et la plus pauvre en contient encore près de 70.

PROPRIÉTÉS DES HUILES ESSENTIELLES. — Les essences sont toutes volatiles; sous ce rapport, on peut les diviser en deux séries : celles

qui s'altèrent quand on les distille seules, et celles qui alors ne
s'altèrent point. Elles se colorent à l'air et s'épaississent en absorbant de l'oxygène, et en dégageant du gaz acide carbonique et de
l'hydrogène Elles se rapprochent alors des résines. L'eau dissout
une petite proportion d'huile volatile; il existe des combinaisons
diverses d'eau et d'essences; exemple, hydrate d'essence de térébenthine. Elles sont très solubles dans l'éther et dans les huiles
grasses; l'alcool les dissout d'autant mieux qu'il est plus concentré.
La plupart des essences sont neutres, quelques-unes se combinent
aux acides ou aux bases.

Les essences absorbent beaucoup de gaz ammoniac quand elles
sont plus pesantes que l'eau; avec l'essence de moutarde, il se
forme une combinaison concrète. Le chlore et l'iode leur enlèvent
une partie de leur hydrogène. Elles absorbent, en général, une
grande quantité de gaz chlorhydrique; quelques-unes, telles que
l'essence de térébenthine, de citron, acquièrent alors la propriété
de former un composé cristallin qui ressemble beaucoup au camphre. Les acides nitreux et nitrique les décomposent avec violence. L'acide sulfurique s'y unit en les transformant en une masse
noire et épaisse. Plusieurs essences dissolvent les résines, le
caoutchouc, le camphre.

Propriétés organoleptiques. — Les essences ont une odeur variée
très forte, une saveur âcre et caustique.

PRÉPARATION DES HUILES VOLATILES; 1° *par expression.* — Ce procédé n'est usité que pour extraire l'huile contenue dans le zeste
des fruits de la famille des hespérides; on râpe toute la partie
jaune de ce fruit, et on la soumet à la presse dans un sac de crin;
on abandonne à lui-même le suc écoulé, il se sépare en une
couche inférieure aqueuse, et une couche supérieure formée d'huile
volatile qu'on purifie par le repos et par la filtration.

2° *Par distillation.* On emploie ordinairement les plantes fraîches; mais les labiées desséchées donnent un produit plus abondant; on les recueille ordinairement au moment où les fleurs
commencent à s'épanouir. Quand on veut retirer l'huile volatile
d'un végétal, la quantité d'eau ne peut être fixée; il faut en mettre
assez pour que toutes les parties en soient baignées. On place les
plantes dans la cucurbite, et l'on procède à la distillation par les
procédés connus; si la substance est sèche, on a eu le soin préalable de la diviser et de la faire macérer. On cesse de distiller
aussitôt qu'il ne passe plus d'essence, car l'eau qui distillerait
pourrait dissoudre les produits obtenus : on peut cependant recueillir à part cette eau et l'employer pour une nouvelle opération.

L'essence qui passe la première est la plus suave. Dans l'extraction des essences par distillation, il faut toujours distiller une masse considérable d'eau pour arriver à faire passer toute l'essence, contrairement à ce qui arrive quand on distille un mélange d'eau avec une huile essentielle. Ceci tient à ce que les principes organiques auxquels elles sont associées ont pour elles une sorte d'affinité qui oppose sans cesse un obstacle à leur séparation. Si le point d'ébullition de l'huile était très élevé, ce qui arrive ordinairement aux essences plus lourdes que l'eau, on a coutume d'ajouter à l'eau du sel marin qui retarde son point d'ébullition ; on a soin alors d'extraire l'essence, et de rejeter l'eau sur le marc, tant qu'elle passe chargée d'essence : cette manipulation est employée pour l'essence de cannelle. Pour récipient, on emploie le récipient florentin, que les huiles plus légères viennent surnager, et au fond duquel les huiles plus lourdes se rassemblent. Pour les huiles solides, il faut tenir le serpentin tiède pendant tout le cours de l'opération. C'est Hoffmann qui le premier a conseillé d'ajouter du sel marin à l'eau pour la préparation des essences pesantes. Baumé, le premier, a déclaré que cette pratique était inutile ; M. Mialhe et M. Soubeiran ont confirmé ce fait ; ce dernier observateur a vu que, dans la distillation du cubèbe, le sel marin nuisait positivement à l'extraction de l'essence.

CONSERVATION DES HUILES VOLATILES. — Elles doivent être conservées dans des flacons bien bouchés, à l'abri du contact de la lumière.

RECTIFICATION DES HUILES VOLATILES. — 1° On met l'essence dans une cornue de verre, et l'on distille au bain de sable tant que l'huile passe incolore ; 2° on distille l'essence mêlée de deux parties d'eau.

FALSIFICATIONS DES ESSENCES. — Elles sont de plusieurs ordres ; la plus fréquente est le mélange de l'essence de térébenthine, particulièrement employée pour les essences des labiées. On reconnaît cette sophistication en trempant un papier dans l'essence soupçonnée et en l'exposant à l'air ; l'odeur de la térébenthine, qui est plus tenace, reste la dernière ; il faut de l'habitude pour bien découvrir cette sophistication. La falsification avec une *huile fixe* est plus facile à reconnaître : il suffit d'en verser un peu sur le papier et de chauffer ; l'huile sophistiquée laisse une tache grasse. La falsification avec l'alcool se reconnaît en agitant l'essence dans un tube contenant de l'eau qui devient laiteuse si l'essence renferme de l'alcool ; en même temps le volume de l'essence diminue.

PROPRIÉTÉS MÉDICALES DES ESSENCES. — Voici ce qu'on trouve de général dans les auteurs sur les propriétés médicales des essences. Administrées à des doses élevées, ce sont des irritants très énergiques qui peuvent causer de graves inflammations, une céphalalgie intense ; on les administre à l'intérieur par gouttes sur du sucre, dans des potions ou dans des pilules. On les emploie en général comme diffusibles, sudorifiques, stomachiques, antispasmodiques ; quelques-unes sont particulièrement usitées comme carminatives, comme emménagogues ou comme vermifuges ; à l'extérieur, quelques-unes sont des excitants énergiques et quelquefois des rubéfiants. On a cité plusieurs exemples d'asphyxie causée par une atmosphère surchargée d'essence.

PROPRIÉTÉS PHYSIOLOGIQUES DES HUILES ESSENTIELLES. — J'ai fait un grand nombre de remarques sur les propriétés physiologiques des huiles essentielles que je crois utile de relater.

Les faits que j'ai observés sur l'action délétère des huiles volatiles sur les plantes et les poissons, me semblent dignes de fixer l'attention. On a déjà signalé cette action nuisible des huiles essentielles sur les plantes, mais elle n'a pas été appréciée à sa juste valeur, parce que les doses employées par les observateurs ont été beaucoup trop considérables.

Les végétaux plongés par leurs racines dans de l'eau, ne contenant en dissolution que 1/1000 d'essence de moutarde, périssent après vingt-quatre heures. Des sangsues y sont immédiatement affectées et succombent au bout de vingt-cinq minutes. Des poissons qu'on plonge dans cette dissolution, y sont comme foudroyés ; ils sont également influencés, mais ne périssent qu'après six heures dans une liqueur qui ne contient que 1/20000 d'essence de moutarde.

L'essence d'amandes amères, privée d'acide cyanhydrique, agit peut-être encore avec plus d'énergie et sur les plantes et sur les poissons. Des poissons placés dans une dissolution à 1/1000 ont des mouvements désordonnés après sept minutes, et ils périssent après une heure.

Cette essence privée d'acide cyanhydrique agit sur les plantes et les poissons, certainement avec plus de puissance que l'acide lui-même.

L'huile essentielle d'anis vient peut-être au premier rang par rapport à la rapidité et à l'énergie de son action. Deux gouttes dans un litre d'eau suffisent pour tuer un grand nombre de poissons.

Les essences de girofle, de cannelle, de valériane, de cajeput, de fleurs d'oranger, etc., s'en rapprochent beaucoup ; les quantités pondérables qui suffisent pour empoisonner les plantes et les poissons sont vraiment inappréciables.

Les essences de térébenthine, de copahu, de citron, quoique extrêmement actives, le sont moins que les essences précédentes.

Les plantes de menthe poivrée sont tuées, comme les autres végétaux, par l'essence de menthe.

Le camphre agit sur les plantes et sur les poissons absolument comme les huiles essentielles ; son énergie toxique est seulement trois ou quatre fois moins considérable.

La créosote se rapproche infiniment des essences par son action sur les plantes et les poissons ; elle est plus active que les essences de térébenthine ou de citron, mais elle l'est moins que celle d'anis. Des poissons sont immédiatement affectés dans une dissolution à 1/1000, ils périssent après six heures dans une dissolution à 1/10000.

Chez les animaux plus élevés dans la série, les huiles essentielles n'ont pas une action si puissante ; mais cela tient en grande partie à la différence dans le mode d'absorption ; nous allons examiner sous ce double point de vue leur introduction dans l'économie, par l'intermédiaire de l'appareil respiratoire et de l'appareil digestif. Je vais pour cela transcrire une note que j'ai adressée à l'Académie des sciences, et qui se rapporte à cet objet. Mais disons auparavant que les huiles essentielles se rapprochent des anesthésiques par plusieurs propriétés, et qu'elles peuvent rendre des services pour déterminer l'anesthésie locale. Voilà pourquoi on emploie un grand nombre de préparations où elles interviennent pour combattre les névralgies et les douleurs rhumatismales.

EFFETS PHYSIOLOGIQUES DE LA VAPEUR D'ESSENCE DE TÉRÉBENTHINE. — En distillant à plusieurs reprises l'essence de térébenthine sur de la brique, j'ai respiré à différentes époques assez de vapeurs de cette essence pour en éprouver des effets physiologiques que j'ai soigneusement observés, et que je crois utile de faire connaître.

Chaque fois que je restais habituellement cinq ou six heures dans le laboratoire, dont l'atmosphère était chargée de vapeur d'essence, pendant tout ce temps je ne ressentais qu'un peu de céphalalgie qui était assez faible pour échapper à un observateur inattentif. Le pouls était régulier, l'appétit ordinaire. Des effets bien nets ne commençaient à se manifester que pendant la nuit à l'heure habituelle du repos Voici en quoi ils consistaient : insomnie, agitation continuelle, chaleur à la peau, pouls s'élevant de 65 à 86 pulsations, quelques difficultés dans l'émission de l'urine, qui possédait à un haut degré cette odeur caractéristique spéciale, mais qui n'avait pas subi d'autre altération dans sa composition.

Le lendemain, une courbature excessive, accompagnée de pesanteur et de douleurs dans la région des reins, succédait à cette agitation. Cet état de lassitude, de défaillance, d'incapacité de travail, persistait pendant deux ou trois jours.

A trois reprises, j'ai recommencé mon travail sur l'essence pyrogénée, et à trois reprises, les mêmes causes ont produit les mêmes effets.

En considérant que les vernisseurs et les peintres, qui sont continuellement exposés aux vapeurs d'essences, n'éprouvent pas les incommodités que j'ai ressenties, on pourrait penser qu'il s'agissait d'une idiosyncrasie spéciale ; mais voici ce qui réfute cette conclusion.

Les personnes qui habitent un appartement fraîchement peint avec une préparation où intervient l'essence, ressentent quelques-uns des effets que j'ai décrits. Si les ouvriers peintres en sont exempts, c'est l'habitude qui a émoussé leur susceptibilité. Les expériences sur les plantes, sur les poissons et sur les animaux qui vivent dans l'eau, que j'ai fait connaître il y a deux ans à l'Académie, prouvent que les essences doivent être placées au premier rang des poisons pour ces êtres ; or, les animaux qui vivent dans l'eau, lorsqu'ils sont placés dans un liquide saturé d'essence, sont dans les mêmes conditions qu'un animal à respiration pulmonaire, qui vit au milieu d'une atmosphère saturée d'essence. Les conditions d'absorption présentant de l'analogie, les effets observés ont aussi plus de ressemblance.

Lorsque les huiles volatiles sont introduites dans l'économie par l'appareil digestif, il n'y a qu'une quantité infiniment petite qui est absorbée dans l'estomac : l'absorption s'accomplit dans les intestins et encore avec une très grande lenteur, et elle est très incomplète. Si l'essence a été donnée en excès, la plus grande partie est éliminée avec les matières excrémentitielles. Voilà pourquoi les effets des essences ingérées de la sorte sont moins funestes que lorsqu'elles pénètrent dans l'économie par l'intermédiaire de l'appareil respiratoire.

Je vais actuellement passer en revue les principales familles qui nous fournissent les huiles essentielles.

LABIÉES. — Il est peu de familles qui confirment mieux la loi des analogies que celle des labiées. Ces plantes se ressemblent tellement par leurs caractères botaniques, qu'on pourrait en quelque sorte les regarder comme ne formant qu'un vaste genre ; leur composition chimique et leurs propriétés médicales présentent la même analogie ; elles contiennent toutes un principe amer dont la nature chimique n'est pas bien connue, et presque toutes une assez grande quantité d'une essence qu'on obtient en distillant avec l'eau leurs feuilles et leurs sommités fleuries. Cette essence laisse avec le temps déposer un stéaroptène que Proust avait pris pour du camphre, mais qui paraît être très différent. Plusieurs de ces essences sont employées comme toniques, excitants et antispasmodiques.

On emploie ordinairement les feuilles et les sommités fleuries des labiées ; on en prépare le plus souvent des *infusions théiformes*, avec 5 grammes de plante pour un litre d'eau bouillante.

Les *sucs* des labiées sont peu usités. Ces plantes contiennent peu d'eau ; on en ajoute un peu en les pilant ; on clarifie ces sucs par simple filtration. — On emploie plusieurs eaux distillées de labiées ; elles sont très aromatiques ; on en prépare aussi divers alcoolats, des essences, le vin aromatique, des sirops, etc. Les labiées dans lesquelles le principe amer n'est pas accompagné d'huile volatile sont employées comme toniques dans les cas de débilité d'estomac, et pour seconder l'effet des médicaments fébrifuges. La labiée qu'on prescrit le plus souvent pour remplir cette indication, est le chamædrys ou petit chêne, *Teucrium chamædrys*, sous forme d'infusion ; on prépare un *extrait* ou avec le suc, ou par lixiviation de la poudre ; inusité. On emploie quelquefois dans les mêmes circonstances le scordium, *Teucrium scordium*, la bugle, *Ajuga reptans*, qui ont des propriétés peu énergiques.

Quand l'huile essentielle prédomine, alors on prescrit généralement les labiées comme aromatiques et toniques, et souvent *comme antispasmodiques* ; c'est ainsi qu'on emploie la mélisse, *Melissa officinalis*, les *menthes*, les lavandes, les *sauges*. On ordonne aussi quelquefois. mais beaucoup plus rarement, le romarin, *Rosmarinus officinalis*, le thym, *Thymus vulgaris*, le serpollet, le *Thymus serpyllum*, le dictame de Crète, l'origan et la marjolaine, *Origanum dictamnus vulgare* et *majorana*, le calament, *Melissa calamintha*.

On attribue à quelques espèces de labiées odorantes une action spéciale sur le système pulmonaire, qui facilite l'exportation à la fin des bronchites et des catarrhes chroniques ; on emploie ainsi l'*hyssope*, le lierre terrestre, *Glecoma hederacera*, les pétales d'ortie blanche, *Lamium album*, et quelquefois le stœchas et le marrube.

Ces généralités suffisent pour diriger l'emploi de toutes les plantes de la famille des labiées ; je me contenterai d'indiquer quelques préparations d'un usage journalier, et d'indiquer les caractères génériques des principales labiées.

ROMARIN (*Rosmarinus*, T.). — Calice comprimé, 2-labié, entier dessus, 2-fide en dessous, gueule nue, corolle bilabiée, lèvre supérieure trifide, 2 étamines fertiles. Le romarin officinal est peu employé ; cette plante contient une huile essentielle très aromatique.

SAUGE (*Salvia*, L.). — Calice sous-campanulé, 2-labié, lèvre supérieure 3-dentée, inférieurs 2-fide, anthères à 2 loges, une fertile, l'autre avortant, 2 étamines fertiles. Les feuilles de sauge officinale donnent une infusion aromatique assez agréable qui jadis était très usitée. La sauge intervient dans plusieurs préparations aromatiques composées.

MARRUBE (*Marrubium*). — Les sommités de marrube ont été vantées par les anciens dans les bronchites et la phthisie ; elles sont à peine usitées aujourd'hui.

HYSSOPE (*Hyssopus*). — Calice strié, gorge nue, la lèvre supérieure de la corolle brièvement échancrée, inférieure 3-lobée, le lobe intermédiaire plus grand, cordé crénelé. Les sommités fleuries de l'hysope officinale sont employées comme expectorant sous forme d'infusion.

BOUILLON BLANC (*Lamium*, L.). — Calice à 5 dents pourvues d'arêtes nues, ouvert par le sommet ; corolle longue, limbe enflé, le lobe supérieur entier, l'inférieur trilobé, les lobes latéraux petits, réfléchis, le lobe moyen échancré, anthères glabres, semences à trois arêtes légères. — Les fleurs du *Lamium album* sont quelquefois usitées comme expectorant léger.

LIERRE TERRESTRE (*Glecoma*, L.). — Calice strié, cylindrique, fructifère, nu, corolle deux fois plus longue que le calice bilabié, lèvre supérieure bifide, inférieure trifide, la lanière trifide, le lobe moyen échancré ; semences légères, cylindriques, ovées. Les sommités de glécome (lierre terrestre) sont employées en infusions théiformes, dans les cas de bronchite ; on les associe souvent à l'hysope.

LAVANDE (*Lavandula*, L.). — Calice ové, nu en dedans, 4 dents égales, la cinquième plus grande par un appendice produit au sommet, la lèvre supérieure de la corolle bilabiée, la lèvre inférieure trilobée, semences soudées par derrière à la base du style; stigmate charnu. — Les sommités de lavande officinale sont riches en une essence qui est assez fréquemment employée.

MENTHE (*Mentha*, L.). — Corolle un peu plus longue que le calice, lobe supérieur plus large, souvent échancré, étamines distantes.

Le genre *menthe* fournit différentes espèces qui sont employées en médecine : *Mentha viridis, sylvestris, crispa, pulegium, piperita.* Voici les caractères des deux espèces les plus employées : *M. piperita*, L.; tige dressée, flexueuse, rameaux au sommet, très glabres, feuilles ovales, dentées sur les bords, fleurs violacées, en épi court et serré à l'extrémité, des rameaux interrompus vers le bas. C'est l'espèce qu'on cultive le plus en France. *M. viridis*, tiges droites, flexueuses, rameaux très glabres, feuilles lancéolées, glabres.

On administre souvent l'eau distillée de menthe comme antispasmodique. Le sirop de menthe se prépare en faisant fondre à froid le double sucre dans l'eau distillée de menthe. On prépare avec la menthe, des pastilles à la goutte; sucre très blanc, 500 grammes; essence de menthe, 4 grammes ; eau de menthe, quantité suffisante. On prépare des tablettes dites pastilles de menthe anglaises avec : sucre, 500 grammes; essence de menthe, 4 grammes; mucilage à l'eau de menthe, quantité suffisante.

EAU DITE DE BOTOT. — Anis, 30 gram.; cannelle et girofle, aa, 12 gram.; faites digérer huit jours dans alcool à 22 degrés, 1 litre, filtrez; ajoutez essence de menthe, 4 gram.; teinture d'ambre, 10 gram.

C'est un collutoire très agréable; quelques gouttes dans une cuillerée d'eau raffermissent les gencives, et sont utiles dans beaucoup de maladies de la bouche, en détruisant par l'action de l'essence la vitalité des parasites qui s'accumulent au collet des dents.

THYM (*Thymus*). — Calice strié, fermé à la gorge par des poils, limbe labié, tridenté supérieurement, bifide inférieurement, corolle courte labiée supérieurement, échancrée inférieurement, à 3 lobes; le lobe moyen entier plus large ou échancré, semences légères. — Le thym vulgaire et le thym-serpolet sont très riches en huiles essentielles; ils entrent dans les espèces aromatiques et dans tous les médicaments composés où elles interviennent.

MÉLISSE (*Melissa*). — Calice ouvert par le sommet, gorge nue, bilabiée, tridentée en dessus, bilobée en dessous; corolle à tube cylindrique bilabié, échancrée supérieurement, inférieurement à 3 lobes, le moyen cordé.

Les feuilles du *Melissa officinalis* fournissent une infusion très agréable qui s'administre en tisane ou entre dans des potions antispasmodiques ; dans ce dernier cas on préfère l'eau distillée de mélisse. On prépare un alcoolat de mélisse simple en distillant 1 partie de plante avec 3 parties d'alcool. C'est un stomachique agréable : mais on préfère le composé.

Alcoolat de mélisse composé ou eau de mélisse des Carmes. — Voici la formule de Baumé, qui donne un très bon produit. Cet alcoolat a joui d'une grande réputation bien usurpée ; c'est une préparation aromatique d'une odeur agréable qui agit ordinairement par l'alcool qu'il contient. Faites macérer pendant quatre jours dans 4 kilogr. d'alcool à 31 degrés : mélisse récente en fleurs, 750 gram.; zestes de citrons récents, 125 gram.; cannelle, girofle, muscade, aa. 64 gram.; coriandre, racines d'angélique, aa. 32 gram. Distillez au bain-marie.

Espèces aromatiques dites vulnéraires. — Mêlez : feuilles de sauge, thym, serpolet, hyssope, menthe aquatique, absinthe, origan, aa. parties égales.

Espèces pectorales. — Feuilles de véronique, d'hyssope, de lierre terrestre, de capillaire de Canada, aa. parties égales. Mêlez.

Thé de Suisse ou Faltrank. — Mêlez : absinthe, bétoine, bugle, calamus, chamædrys, hyssope, lierre terrestre, millefeuille, origan, romarin, sanicle, sauge, scolopendre, scordium, thym, véronique, fleurs d'arnica, pied-de-chat, scabieuse, tussilage, aa. parties égales.

Teinture dite vulnéraire (*eau vulnéraire rouge*). — Prenez : feuilles fraîches de basilic, de calament, d'hyssope, de marjolaine, de mélisse, de menthe, d'origan, de romarin, de sarriette, de sauge, de serpolet, de thym, d'absinthe, d'angélique, de fenouil, de rue, sommités fleuries d'hypéricum, de lavande, de chaque 32 gram.; alcool à 31 degrés Cart , 1 kilogr. Incisez les plantes; faites-les macérer dans l'alcool pendant quinze jours; passez avec expression et filtrez. On peut colorer en rouge avec du coquelicot ou de la cochenille. Cette teinture a joui d'une grande réputation contre les contusions à la dose de 2 à 10 gram. dans un verre d'eau; mais cette boisson est plutôt nuisible qu'utile. Les lotions extérieures peuvent être avantageuses par l'alcool que contient cette teinture.

Alcoolat vulnéraire, eau vulnéraire. — Espèces vulnéraires comme pour l'eau rouge, de chaque 1 p.; alcool à 21 degrés, 48 p. Faites macérer pendant huit jours; retirez à la distillation 32 p. d'alcoolat.

Ces deux préparations sont journellement employées contre les coups et les contusions. On les administre à l'intérieur dans de l'eau sucrée à la dose d'une ou deux cuillerées à café, et en fomentation sur l'endroit contus. Ce sont des stimulants assez énergiques, mais auxquels la crédulité des matrones a prêté beaucoup de merveilleuses propriétés.

Vin aromatique. — Faites macérer pendant vingt-quatre heures dans

1 litre de bon vin rouge 125 gram. d'espèces vulnéraires; passez, filtrez, ajoutez 32 gram. d'alcoolat vulnéraire. C'est un vin tonique qui ne s'emploie qu'en fomentation à l'extérieur.

Vin stomachique (Deschamps). — Prenez : Calamus aromaticus pulvérisé, camomille romaine, baies de genièvre, quassia amara pulvérisée, quinquina jaune pulvérisé, de chaque 25 gram. Vin alcoolisé et sucré, 1500 gram. Laissez macérer pendant huit jours, pressez et filtrez. — 30 gram. ou la dose à prendre en une fois représentent le macéré de 50 gram. de chacune des substances médicamenteuses qui entrent dans la formule.

Vinaigre aromatique. — Se prépare de même que le vin, en substituant le vinaigre blanc au vin. Employé à la dose de deux cuillerées pour un verre d'eau pour combattre les démangeaisons.

Baume opodeldoch. — Distillez au bain-marie jusqu'à siccité, alcool à 31 degrés, 375 gram.; essence de romarin, 6 gram.; essence de thym, 4 gram. C'est Plisson qui a conseillé de distiller les essences avec l'alcool; on obtient un produit plus blanc que par simple mélange; ajoutez à cet alcoolat 32 gram. de savon animal que vous ferez dissoudre à la chaleur du bain-marie; ajoutez 24 gram. de camphre, et quand il est dissous, 8 gram. d'ammoniaque liquide; filtrez à chaud et recevez dans les flacons allongés à large ouverture; fermez avec des bouchons trempés dans la cire ou enveloppés d'une feuille d'étain qui ainsi sont préservés de l'action de l'ammoniaque et des essences. Il se forme souvent dans les flacons du baume opodeldoch des cristallisations arborisées de bistéarate de soude. Le baume opodeldoch est un excitant assez énergique qui est employé avec succès en frictions pour combattre des affections rhumatismales anciennes.

Lotions aromatiques alcoolisées contre la gale (Cazenave). — Essences de menthe, de romarin, de lavande, de citron, aa. 20 centigr.; alcool à 32 degrés, 50 gram.; infusion légère de thym, 5 litres. La moyenne du traitement, à l'aide de ces lotions, a été de huit jours.

HESPÉRIDÉES. — Les *fruits des hespéridées* nous intéressent sous plus d'un rapport : d'abord par la pulpe acide, dont nous parlerons à l'article de la médication tempérante; ensuite par leurs écorces, qui sont formées d'une partie extérieure, contenant des cellules pleines d'une huile volatile excitante, et d'une partie blanche contenant une matière d'une saveur amère, qu'on a obtenue sous la forme d'une matière extractive, soluble dans l'eau et dans l'alcool et insoluble dans l'éther. M. Lebreton a découvert dans les oranges amères un principe cristallin, *l'hespéridine*, qui paraît se rapprocher des sous-résines. On emploie les *écorces d'oranges amères*, les *écorces d'oranges douces*, les *écorces de citrons*, mais plus particulièrement les premières : desséchées elles se présentent sous forme de fragments aplatis, d'un jaune foncé, rugueux et comme chagrinés d'un côté. Ces écorces peuvent être employées sous deux points de vue : 1° à cause de leur essence, si l'on recherche les propriétés aromatiques ou stimulantes ; 2° à cause de leur principe amer ; on les emploie alors comme stomachiques et carminatives. Souvent on cherche dans plusieurs médicaments à réunir ces deux ordres de propriétés, en extrayant l'essence et le principe amer. Ces écorces entrent dans plusieurs médicaments composés.

HUILE ESSENTIELLE DE CITRONS. — On l'extrait par expression et par distillation. On prépare par les mêmes procédés les *huiles volatiles d'oranges*, *de cédrats*, *de bergamote*, *de limette*, etc.; toutes ces essences ne diffèrent en général que par leurs odeurs, et que par quelques propriétés physiques peu importantes. Elles sont plus légères que l'eau. L'huile essentielle d'écorce d'oranges est connue sous le nom d'essence de Portugal.

L'huile volatile de citrons obtenue par le premier procédé est toujours colorée ; elle est plus suave que celle obtenue par distillation ; mais elle retient en dissolution quelques substances fixes, ce qui la rend impropre à enlever les taches sur les étoffes. L'essence de citrons est composée, d'après MM. Dumas, Blanchet et Sell, de 20 atomes de carbone (88,5), et 16 atomes d'hydrogène (11,5) ; elle est formée de deux essences isomériques le *citronyl*, qui forme avec l'acide chlorhydrique un composé solide, et le citryl, qui forme avec le même acide une combinaison liquide. Suivant M. Dumas, les huiles de cédrat et de limette ont la même composition que l'essence de citrons ; elles sont beaucoup plus employées dans l'art du parfumeur que comme médicament ; si l'on voulait les administrer de la sorte, on préparerait des *œléosaccharum de citrons ou d'oranges*, en mêlant par trituration 10 gouttes d'huile essentielle avec 30 grammes de sucre ; mais on se contente ordinairement de frotter du sucre contre l'écorce fraîche du fruit. Voici encore un autre procédé très convenable, lorsqu'on veut utiliser comme aromate les écorces des hespéridées : on enlève en lanières minces les parties jaunes de ces écorces, et on les fait macérer avec suffisante quantité d'alcool ; on obtient ainsi des *teintures de citron ou d'orange douce*, qui ont toute la suavité des fruits frais, et qui peuvent servir en tout temps pour aromatiser des aliments ou des médicaments. Voici encore deux préparations qui agissent par l'huile essentielle.

SIROP D'ÉCORCES D'ORANGES. — Prenez : écorces fraîches d'oranges, 100 gram.; eau bouillante, 500 gram.; sucre blanc, q. s., environ 1 kilogr.; versez l'eau bouillante sur les écorces d'oranges ; au bout de vingt-quatre heures, passez et faites dissoudre dans la liqueur et à la chaleur du bain-marie, le double de son poids de sucre. On préparera de même le *sirop d'écorces de citrons*. Ces préparations conservées par le Codex sont très peu usitées.

ALCOOLAT D'ÉCORCES D'ORANGES (*esprit d'oranges*). — Prenez zestes frais d'oranges, 500 gram.; alcool 31 degrés Cart., 3 kilogr.; faites macérer pendant deux jours; distillez au bain-marie jusqu'à siccité. On préparera de la même manière les *alcoolats de citrons, cédrats, bergamote*.

On emploie quelquefois les alcoolats de citrons ou d'oranges pour aromatiser les potions ou les limonades.

EAU DE COLOGNE. — Prenez : huiles volatiles de bergamote, 96 gram.; de citron, 96 gram.; de cédrat, 96 gram.; de romarin, 48 gram.; de fleurs d'oranger, 48 gram.; de lavande, 48 gram.; de cannelle, 24 gram.; alcool à 34 degrés Cart., 12000 gram.; alcoolat de mélisse composé, 1500 gram.; alcoolat de romarin, 1000 gram. Faites dissoudre les essences dans l'alcool; ajoutez les deux alcoolats; laissez en contact pendant huit jours; distillez au bain-marie jusqu'à ce qu'il ne reste plus dans la cucurbite que la cinquième partie du mélange; la liqueur distillée sera l'eau de Cologne (Codex). L'eau de Cologne est plutôt employée comme cosmétique que comme médicament; elle peut servir à faire des frictions légèrement excitantes.

Nous allons maintenant passer en revue les préparations qui contiennent à la fois le principe amer et le principe aromatique. On emploie quelquefois comme carminative, stomachique, antiscorbutique, une infusion de 5 grammes d'écorce d'oranges amères pour 1 kilogramme d'eau. La poudre se prescrit comme tonique, à la dose de 1 à 5 grammes. On prépare une *teinture d'écorces d'oranges amères* avec 1 partie de ces écorces pour 4 parties d'alcool à 21 degrés; dose, 4 à 8 grammes; mais c'est particulièrement le sirop qu'on emploie.

SIROP D'ÉCORCES D'ORANGES AMÈRES. — Prenez: écorces sèches d'oranges amères, 96 gram.; eau bouillante, 690 gram.; sucre blanc, q. s., environ 1000 gram. Versez l'eau bouillante sur les écorces d'oranges; laissez infuser pendant vingt-quatre heures; passez avec expression; filtrez les liqueurs; ajoutez-y le double de leur poids de sucre, et faites un sirop par simple solution, en vase clos et à la chaleur du bain-marie.

Ce sirop est un tonique recommandable qui est souvent prescrit à la dose de 50 gram.

ORANGETTES. — On connaît sous ce nom les petites oranges amères tombées de l'arbre longtemps avant leur maturité. Elles ont des propriétés analogues à l'écorce d'orange et même à un

degré plus exalté, seulement elles sont plus amères et plus âpres.
M. Lebreton en a retiré un principe particulier, l'*hespéridine*.
Elles entrent dans le sirop antiscorbutique. On les emploie en
France pour faire des pois à cautère.

CORYMBIFÈRES. — Plusieurs plantes de ce groupe sont
riches en huile essentielle, et doivent être classées dans la section
qui nous occupe. Nous avons déjà traité à l'article des *Emménagogues* de l'absinthe et de l'armoise, à celui des *Vermifuges* nous
renvoyons le semen-contra et l'absinthe marine, et la pyrèthre et
le cresson de Para aux *Sialagogues*. Nous allons nous occuper ici
des autres plantes aromatiques de cette famille. Commençons par
quelques généralités.

Les *corymbifères* sont remarquables par deux principes, une
huile essentielle plus légère que l'eau, et un principe amer qui s'est
présenté sous deux formes, celle d'une matière soluble dans l'eau
et celle d'une matière résiniforme qui y est peu soluble. Quelques
espèces sont presque inertes, parce qu'elles ne contiennent ni essence ni principe amer ; on les emploie alors en infusion comme
béchiques et sudorifiques. C'est ainsi qu'on prescrit les fleurs de
pas-d'âne, *Tussilago farfara*, celles de pied-de-chat, *Gnaphalium
dioicum*, les feuilles d'*Aya-pana*, *Eupatorium aya-pana*. Les tubercules du topinambour, *Helianthus tuberosus*, et des dalhias, *Geor-
gina superflua*, contiennent beaucoup d'inuline, et sont alimentaires. Le plus grand nombre des corymbifères sont employées
comme amères, comme toniques et emménagogues. C'est ainsi
qu'on prescrit plusieurs espèces des genres *Artemisia*, *Absinthium*,
Ambrosia, *Matricaria*, *Achillæa*. Les parties les plus employées à
cet effet sont les infusions théiformes de fleurs de camomille romaine, qui sont aussi données comme antispasmodique ; celles de
sommités fleuries de matricaire et les feuilles de la grande absinthe, qui est un des meilleurs toniques et antifébriles indigènes.
Cette tribu fournit plusieurs vermifuges très recommandables ;
parmi lesquels on doit citer tout d'abord le *semen contra*. On vend
sous ce nom les fleurs non développées des *Artemisia contra* et *ju-
daica*. Les feuilles de tanaisie, d'absinthe grande et d'absinthe
marine, sont aussi vermifuges. Les semences de corymbifères
sont huileuses ; on extrait en plusieurs endroits de l'huile du grand
soleil *Helianthus annuus*.

Voici maintenant les exceptions présentées par plusieurs plantes
des corymbifères ; ainsi les fleurs et les racines d'arnica sont des
médicaments énergiques, qui peuvent causer des vertiges et des
tremblements. Plusieurs corymbifères sont si âcres qu'elles exci-

tent une vive salivation ; on en emploie plusieurs comme sialagogues ; celles qu'on préfère à cet usage sont la pyrèthre (racines),
Anthemis pyrethrum, les fleurs du *Spilanthus acmella* ou *cresson de
Para* ; on trouve dans ces deux produits une huile résinoïde, qui
paraît être la matière active. Les racines de l'*Achillea ptarmica*,
du *Spilanthus urens*, ont les mêmes propriétés. Quelques espèces
sont encore plus actives ; ainsi on enivre le poisson avec le *Baillera
aspera* de Cayenne : l'*Eupatorium cannabinum* est purgative : elle
contient, suivant Righini, un alcali végétal d'une saveur piquante,
l'eupatorine.

CAMOMILLE (*Anthemis*, L., J.). — Involucre hémisphérique,
composé d'écailles imbriquées, scarieuses sur les bords ; fleurs
radiées, fleurons du centre hermaphrodites fertiles ; demi-fleurons
femelles et fertiles ; réceptacle convexe, garni de paillettes : fruit
couronné par une membrane entière et dentée.

Camomille noble (*Anthemis nobilis*, L., camomille romaine). —
C'est une plante fort commune dans les allées sablonneuses de nos
bois ; sa tige est longue de 10 à 30 centimètres, couchée, rameuse,
redressée par l'extrémité de ses rameaux, qui portent chacun une
seule fleur. La tige est cylindrique, striée, pubescente ; ses feuilles
sont courtes, irrégulièrement bipinnées : ses fleurs solitaires ont le
disque jaune et les rayons blancs ; involucre presque plane, imbriqué, composé de folioles pubescentes, scarieuses sur leurs bords ;
fleurons du centre jaune ; demi-fleurons de la circonférence blancs,
fruit allongé surmonté d'un petit bourrelet membraneux.

On emploie fréquemment les fleurs de la camomille ; telles qu'on
les trouve dans le commerce, elles sont desséchées, blanches,
d'une odeur très aromatique, assez agréable, et d'une saveur amère
et chaude.

Les fleurs de camomille doivent leurs propriétés à un principe
amer soluble dans l'eau et dans l'alcool, et à une huile volatile d'un
bleu foncé et d'une consistance visqueuse, qui brunit à l'air. La
camomille romaine est un remède populaire ; c'est un stimulant
assez énergique, qui jouit, à cause de son principe amer et de son
essence, de propriétés toniques assez prononcées. On l'emploie
pour réveiller les forces digestives dans la dyspepsie, les coliques
venteuses, les affections spasmodiques. C'était un fébrifuge fort
usité avant la découverte des quinquinas ; on l'ordonne encore dans
quelques fièvres intermittentes peu intenses. On emploie en Angleterre de fortes infusions de camomille et en grande quantité
pour provoquer le vomissement et aider l'action des émétiques ; on
l'administre enfin souvent comme anthelminthique.

Tisane de camomille. — Dose : 2 à 10 gram. pour 1 litre d'eau par infusion. C'est là le mode d'administration presque exclusivement consacré par l'usage.

Extrait de camomille. — On le prépare par lixiviation. Dose : 50 centigram. à 2 gram.; médicament efficace. Inusité.

Huile de camomille. — Fleurs sèches de camomille, 50 gram.; huile d'olive, 400 gram. Préparez par digestion. S'emploie en frictions comme excitante.

Æléosaccharum de camomille. — Essence de camomille, 24 gouttes ; sucre, 30 gram. On emploie encore quelquefois l'eau distillée de camomille.

On a encore employé plusieurs espèces du même genre dans des circonstances semblables à celles où l'on administre la camomille romaine, *ex.* : la camomille puante, *Anthemis cotula*, la camomille des teinturiers, *Anthemis tinctoria*.

TANAISIE (*Tanacetum*, L., J.). — Involucre hémisphérique, formé d'écailles imbriquées, scarieuses sur les bords; fleurons du centre hermaphrodites, tubuleux, à 5 lobes; ceux de la circonférence femelle et à 3 lobes; fruit couronné par une membrane circulaire entière.

On a employé quelquefois comme anthelminthique et emménagogue les sommités fleuries de la tanaisie vulgaire. C'est une plante vivace indigène, dont l'odeur est forte, la saveur âcre, amère et camphrée.

MATRICAIRE (*Matricaria*, L , J.). — Involucre hémisphérique, composé d'écailles imbriquées ; réceptacle conique, sans paillettes ; fleurons du centre hermaphrodites et fertiles, donnant des fruits sans aigrettes. Ce genre ne diffère des camomilles (*Anthemis*) que par son réceptacle dépourvu de paillettes.

La matricaire, *Matricaria parthenium*, est une plante indigène, bisannuelle, d'une odeur forte et très désagréable, d'une saveur chaude et amère. C'est un stimulant analogue à la camomille ; on l'a conseillée dans l'aménorrhée ou la leucorrhée entretenues ou produites par la faiblesse générale. (Presque inusitée aujourd'hui.) Peut s'employer sous les mêmes formes et aux mêmes doses que la camomille.

ARNIQUE (*Arnica*, L., J.). — Involucre un peu évasé, formé d'écailles ordinairement unisériées ; réceptacle plane ; fleurons du centre hermaphrodites à 5 dents; demi-fleurons de la circonférence femelles et à 3 dents ; fruits allongés, tous couronnés d'une aigrette sessile et plumeuse.

ARNICA DES MONTAGNES, *Arnica montana* (tabac des Vosges, bétoine des montagnes, plantain des Alpes, etc.). — La racine d'arnica est vivace, noirâtre, horizontale, donnant naissance à des fibres brunes et grêles ; les feuilles sont ovées, entières : celles de la tige, géminées, opposées. Ces tiges sont terminées par une belle fleur jaune radiée. On emploie la racine, les feuilles et les fleurs d'arnica.

La *racine d'arnica*, telle que le commerce nous la livre, est brune ou rougeâtre à l'extérieur, blanchâtre à l'intérieur, d'une odeur forte et saveur âcre, aromatique.

La *fleur d'arnica* se reconnaît à ses demi-fleurons d'un jaune doré et aux semences noires couronnées d'une aigrette gris de lin qu'elle renferme toujours ; elle a une odeur forte, agréable, et jouit à un très haut degré de la propriété sternutatoire ; il suffit même, pour éprouver de violents éternuments, de remuer les fleurs avec les mains ; ce qui est dû à des parties soyeuses extrêmement fines qui s'introduisent dans les narines et les irritent.

ANALYSE CHIMIQUE ET PROPRIÉTÉS MÉDICALES. — La fleur d'arnica a été analysée par MM. Chevalier et Lassaigne ; elle contient : résine ayant l'odeur d'arnica, cytisine ou cathartine, acide gallique, matière colorante jaune, gomme ; et, suivant Weber, une huile volatile, et de la saponine, suivant Bucholz.

Le principe désigné sous le nom de *cytisine* n'est pas bien défini ; car s'il est le principe actif, il ne peut être analogue à la cytisine du séné, qui est purgative.

Les *fleurs d'arnica* sont la partie de cette plante qui sont le plus souvent employées. Le premier effet qui résulte de l'ingestion de ce médicament est une irritation des voies digestives, caractérisée par un sentiment de pesanteur à la région épigastrique, des nausées, quelquefois des vomissements, des coliques et même des déjections alvines ; mais ces phénomènes ne sont que passagers et cessent promptement si l'on persiste dans l'emploi de cette plante à doses modérées ; les organes paraissent s'habituer facilement à son action. Le second effet se porte sur le cerveau et tout le système nerveux ; il se manifeste par une céphalalgie plus ou moins vive, des mouvements spasmodiques, des picotements et les fourmillements dans les membres et une sorte de contraction permanente des muscles respirateurs. On voit que ce médicament est un stimulant très énergique, et qu'il peut convenir dans un grand nombre de cas. L'arnica est plus souvent usité en Alle-

magne qu'en France. On l'emploie ordinairement dans les rhumatismes chroniques, dans les paralysies, dans l'amaurose, et en
un mot, comme un stimulant du cerveau. On l'a vanté comme
fébrifuge, mais, quoiqu'il réussisse quelquefois, il ne peut en aucune manière remplacer le quinquina, et sous ce rapport il n'est
plus employé. Enfin on le conseille dans les fièvres qui ont un
caractère adynamique ou ataxique.

Pour nous résumer nous dirons : L'arnica est un stimulant
général puissant dont l'usage est assez restreint en France Il n'en
est pas de même en Allemagne et même en Espagne, pays qui
se rapproche beaucoup du nôtre, sous le rapport thérapeutique,
infiniment plus que l'Angleterre ou l'Allemagne.

L'arnica passe généralement pour un remède efficace pour
combattre les accidents qui résultent de coups et de chutes, particulièrement sur la tête.

Poudre d'arnica. — Pulvérisez dans un mortier couvert. Dose,
30 centigr. à 2 gram. Rarement employée.

Infusion d'arnica. — Dose, 1 à 10 gram. pour 500 gram. d'eau.
Passez à travers un linge de laine bien serré. C'est la forme la plus
usitée.

Teinture d'arnica. — Arnica, 1 p.; alcool à 31 degrés, 24 p. Dose,
2 à 20 gram.

Extrait d'arnica par lixiviation. — Dose, 20 centigr. à 2 gram.

Infusion d'arnica composé. — Feuilles et fleurs d'*Arnica montana*, de
chaque, 4 gram.; eau commune, 750 gram.; sirop de citron, 60 gram.
A prendre en quatre doses, à intervalles convenables. Cette tisane est
très estimée dans les catarrhes pulmonaires chroniques sans fièvre,
qui sont si fréquents chez les vieillards. Elle est également employée
dans les paralysies des membres et dans certains cas de débilité nerveuse qui réclament des stimulants.

Les *feuilles d'arnica* ne sont guère employées en France que
pulvérisées et comme sternutatoires.

La *racine d'arnica* est excitante, antiseptique et quelquefois
vomitive. Stoll, dans sa Médecine pratique, l'avait autrefois beaucoup préconisée, il l'employait dans les affections typhoïdes,
dans les cas de résorption purulente ; c'est un médicament complétement abandonné aujourd'hui, et peut-être à tort ; je l'ai vu
employer avec succès dans des cas de résorption purulente. (Dose
de la poudre, 1 à 10 grammes.)

AUNÉE (*Inula*, L. J.). — Involucre imbriqué, formé d'écailles
souvent appendiculées, fleurons du centre réguliers et hermaphro-

dites ; demi-fleurons de circonférence femelles ; anthères prolongées à leur base en 2 appendices filiformes ; fruit couronné d'une aigrette simple et sessile.

AUNÉE OFFICINALE (*Inula helenium*). — C'est une grande et belle plante vivace qui croît dans les prés humides et fleurit en août ; sa tige est haute de 1 à 2 mètres, couverte d'un duvet cotonneux ; ses feuilles radicales, ovales, allongées, cotonneuses surtout en dessous, irrégulièrement crénelées ; les feuilles caulinaires sont sessiles et plus arrondies : les fleurs sont grandes, jaunes, solitaires ; l'involucre est composé de plusieurs rangs de folioles herbacées, imbriquées, cordiformes, cotonneuses ; le réceptacle est légèrement convexe ; le fruit est allongé, surmonté d'une aigrette poilue.

Racine d'aunée.—C'est la partie de cette plante qu'on emploie ; elle est longue, grosse, charnue, roussâtre au dehors, blanchâtre intérieurement, d'une odeur forte, d'une saveur aromatique, âcre et amère ; elle conserve ses propriétés quand elle est desséchée avec soin.

La racine d'aunée a été analysée par Feneulle et par John ; elle contient, d'après ce dernier chimiste : huile volatile liquide, des traces ; hélénine, 0,4 ; cire, 0,6 ; résine molle et âcre, 1,7 ; extrait amer soluble dans l'eau et l'alcool, 36,7 ; gomme, 4,5 ; inuline, 36,7 ; albumine végétale, 13,0 ; fibre ligneuse, 5,5 ; sels végétaux potassique, calcique, magnésique.

L'*hélénine*, qu'on nomme aussi camphre d'aunée, est connue depuis longtemps. C'est une espèce de stéaroptène qu'on obtient en distillant avec l'eau la racine d'aunée. L'hélénine passe sous forme d'une huile jaunâtre qui cristallise. Une teinture alcoolique d'aunée saturée à chaud laisse encore déposer l'hélénine par le refroidissement. C'est une matière blanche, d'odeur d'aunée, fusible à 42 degrés, peu soluble dans l'eau et dans l'alcool froid ; mais elle est très soluble dans l'alcool bouillant ; elle se dissout très bien dans les essences et dans l'éther ; elle est composée, suivant l'analyse de Dumas : de carbone, 14 atomes ; hydrogène, 18 ; oxygène, 1.

La *résine d'aunée* est brune, molle, d'une saveur âcre, désagréable ; son odeur aromatique se développe quand on la chauffe ; elle est fusible à 100 degrés ; elle est insoluble dans l'eau, mais soluble dans l'alcool et dans l'éther.

L'*inuline* a été découverte par Rose dans l'aunée ; mais on l'a retrouvée depuis dans un grand nombre de plantes de la famille des synanthérées et des ombellifères ; elle ressemble beaucoup à la fécule, elle en diffère par les caractères suivants : chauffée un peu au-dessus de 100 degrés, elle perd de l'eau et entre en fusion ;

l'iode la colore en jaune; elle est peu soluble dans l'eau froide, mais très soluble dans l'eau bouillante. Sa dissolution est mucilagineuse : quand on l'évapore, l'inuline se sépare sous forme de pellicules membraneuses ; elle se dépose par le refroidissement ; elle se transforme, sous l'influence des acides, en un sucre particulier que j'ai le premier fait connaître et désigné sous le nom de *sucre d'inuline*, il est incristallisable et caractérisé par la propriété de dévier très fortement à gauche la lumière polarisée.

PROPRIÉTÉS MÉDICALES. — L'aunée est un tonique et un excitant assez énergique ; elle doit ses propriétés à l'hélénine et à la résine molle. On le prescrit dans les vices de digestion dépendant de l'atonie des organes, dans certains cas de catarrhes humides sans fièvre ni chaleur à la peau, dans la dernière période des catarrhes pulmonaires quand l'inflammation a cessé, dans les catarrhes chroniques de la vessie et des voies urinaires, dans les diarrhées séreuses, les flueurs blanches. Il agit aussi comme diurétique et diaphorétique. On l'emploie quand il est utile de provoquer les sueurs et les urines sans affaiblir les organes. On l'a administré comme emménagogue et anthelminthique.

On a prescrit à l'extérieur une décoction concentrée d'aunée contre la gale. On prétend qu'elle apaise presque immédiatement les démangeaisons dartreuses, et que c'est un des meilleurs topiques dont on puisse se servir pour en atteindre la guérison.

POUDRE D'AUNÉE. — L'aunée se pulvérise sans résidu. Dose, 1 à 5 gram.

TISANE D'AUNÉE. — Aunée concassée, 20 gram. ; eau bouillante, 1 litre; f. s. a.

VIN D'AUNÉE. — Prenez : racine d'aunée, 30 gram.; vin blanc généreux, 1 litre; alcool à 31 degrés Cart., 30 gram. Incisez la racine d'aunée ; arrosez-la avec l'alcool, et, après vingt-quatre heures de contact, ajoutez le vin et faites macérer le tout pendant deux jours ; passez et filtrez. Dose, 50 à 100 gram.

TEINTURE ALCOOLIQUE D'AUNÉE. — Prenez : racines d'aunée concassées, 100; alcool à 21 degrés Cart., 400 gram. Faites macérer pendant quinze jours, passez avec expression ; filtrez. Dose, 5 à 10 gram.

EXTRAIT D'AUNÉE. — Se prépare par lixiviation ; on évapore au bain-marie. Ce procédé est adopté par le Codex, quoique l'aunée se prête difficilement à la méthode de déplacement. Dose, 1 à 5 gram.

CONSERVE D'AUNÉE. — Prenez : de la poudre d'aunée, 64 gram.; eau distillée d'aunée, 125 gram.; sucre en poudre, 500 gram. Délayez la poudre d'aunée dans l'eau distillée d'aunée; laissez en contact pendant deux heures; ajoutez alors le sucre et triturez pour avoir un mélange exact. Dose, 10 à 60 gram.

28*

TUSSILAGE (*Tussilago*, L. J.). — Involucre cylindrique, formé d'écailles unisériées, linéaires ; réceptacle plane ; fleurons du centre réguliers, mâles ou parfaitement hermaphrodites ; demi-fleurons de la circonférence, femelles, fertiles, tantôt ligulés, tantôt tubuleux et à 5 dents inégales ; fruit terminé par une aigrette simple ou sessile ; les capitules sont tantôt solitaires au sommet d'une hampe simple , tantôt disposés en épis.

Fleurs de tussilage ou *pas-d'âne* (*Tussilago farfara*). — Cette plante croît dans les lieux humides argileux ; ses racines se propagent sous terre à une grande distance ; il en pousse plusieurs petites hampes supportant chacune un capitule qui s'épanouit au commencement du printemps , avant que les feuilles paraissent. Le capitule est composé d'un grand nombre de demi-fleurons jaunes. Ces fleurs ont une odeur forte, agréable, et une saveur légèrement amère et aromatique. On l'emploie en infusion théiforme à la dose d'une pincée pour 1 litre d'eau dans les catarrhes pulmonaires légers. Son action, quoique faible, doit être rapportée à la médication stimulante. Les fleurs de tussilage font partie des espèces béchiques.

GNAPHALIER (*Gnaphalium*, L., J.). — Involucre hémisphérique ou cylindrique, composé d'écailles imbriquées et scarieuses sur les bords ; réceptacle convexe, nu ; fleurons unisexués mélangés, ou dans des capitules distincts ; dans les fleurons femelles, le limbe de la corolle est presque nul ou irrégulièrement découpé ; le style est saillant, terminé par deux stigmates allongés. Le fruit est couronné par une aigrette dont les poils sont barbillés sur les bords.

Gnaphalier dioique (*Gnaphalium dioicum*, L., *pied-de-chat*). — C'est une petite plante vivace qui croît sur les pelouses sèches. Les capitules sont les parties employées ; ils sont réunis au nombre de 3 à 6 au sommet de la tige ; les mâles sont plus larges et comme déprimés ; les femelles ont leur involucre longuement cylindrique.

On prescrivait autrefois les capitules de cette espèce, qui est faiblement aromatique, dans les affections catarrhales chroniques, en infusion ; elle entre encore dans les espèces béchiques.

MYRTACÉES. — Les plantes de la famille des myrtacées doivent leurs propriétés à deux principes, le tannin et l'huile volatile, et, selon que l'un ou l'autre abonde, les propriétés sont différentes. Ainsi, on trouve le tannin en grande quantité dans plusieurs racines On emploie pour ce principe celle des *Myrtus ugni* du Brésil, et en France on se sert particulièrement de celle du grenadier et de celle de l'*Eugenia malaccensis* Le tronc de l'*Eu-*

calyptus resinifera donne un suc astringent qu'on a vendu pour du kino d'Afrique. M. A. Saint-Hilaire assure qu'une autre espèce d'eucalyptus donne de la manne; mais dans l'écorce de *cannelle-giroflée* (*Syzygium caryophyllum*) l'essence domine, et on l'a employée comme excitante.

HUILE ESSENTIELLE DE CAJEPUT. — Les feuilles des myrtacées contiennent beaucoup d'huile volatile; ce sont plusieurs *Melaleuca* qui donnent l'*huile de cajeput*. Selon M. Stickel, dans les îles de l'archipel des Indes orientales, où l'huile de cajeput se prépare en grand, on emploie non-seulement la *Melaleuca leucodendron* et *cajeputi*, mais encore plusieurs autres espèces, comme les *M. trinervis, hypericifolia, splendens*. L'huile de cajeput a une odeur particulière très vive, aromatique; elle possède une couleur verdâtre qui, avec le temps, devient jaunâtre; on la colore souvent artificiellement avec du cuivre. Elle est entièrement soluble dans l'alcool : sa densité est de 0,916. L'huile de cajeput jouit de propriétés stimulantes et diaphorétiques très énergiques. On l'administre intérieurement, à la dose de 3 à 6 gouttes, sur du sucre, dans les névroses de la digestion, les affections rhumatismales chroniques. On l'a vantée contre le choléra. On s'en sert à l'extérieur pour frictions excitantes.

On emploie comme thé plusieurs feuilles des myrtacées moins aromatiques, exemple celles du *Melaleuca genistifolia*. Les feuilles de myrte, outre leur essence, contiennent tant de tannin, qu'on les emploie quelquefois pour tanner les peaux. On trouve encore le tannin uni à une grande quantité d'huile volatile dans les fleurs et les fruits de giroflier (*Caryophyllus aromaticus*), dans le *piment de la Jamaïque* (*Eugenia pimenta*), etc. Plusieurs myrtacées ont des fruits à pulpe acide, sucrée et aromatique, et peuvent former d'agréables aliments; c'est à ce titre qu'on emploie les jamboses des Indes (*Jambosa vulgaris*), les goyaves blanche et rouge (*Psidium pomiferum* et *piriferum*), etc. A Cayenne, on retire de l'huile comestible des semences de *Bertholletia excelsa* et de plusieurs autres graines des myrtacées qui sont des aliments, tels que celles des *Lecythis grandiflora, zabucajo* et *ollaria*, dont les singes sont très friands, ce qui, joint à la forme de leurs fruits, les fait nommer *marmites* de singes. Les semences du *Barringtonia speciosa* forment une exception ; elles enivrent le poisson.

MAGNOLIACÉES. — Cette famille renferme des plantes exotiques dont plusieurs sont cultivées à cause de la bonne odeur et de la beauté incomparable de leurs fleurs ; sous le point de vue médical, ils nous intéressent médiocrement. Ils sont presque tous toniques, excitants ; ils ont une saveur amère et aromatique que deux principes différents concourent à leur donner : l'un est une huile essentielle qui leur communique leur odeur et leur saveur aromatiques ; le principe amer est encore mal défini ; il est confondu sous le nom de tannin altéré et de matière extractive. Si le principe amer domine, comme dans le tulipier (*Liriodendron tulipifera*), et le *Magnolia glauca*, on observe des propriétés toniques fébrifuges ; si l'huile essentielle l'emporte, on a des médicaments excitants, aromatiques : on peut citer le canelo, *Drymis magnæfolia*, l'écorce de mélambo? et surtout l'écorce de Winter et la badiane, qui sont encore employées et que nous allons décrire.

ÉCORCE DE WINTER. — Elle est produite par le *Drymis Winteri*, arbre toujours vert, qui croît près du détroit de Magellan, au Chili et au Brésil.

L'écorce de Winter est en morceaux roulés qui ont ordinairement 50 centimètres de long, et dont le diamètre varie de 1 à 5 centimètres ; l'épaisseur est de 2 à 4 millimètres. Cette écorce a une cassure compacte, grise vers la circonférence, rouge à l'intérieur ; elle a une odeur aromatique poivrée ; sa saveur est âcre et brûlante. On la remplace souvent par l'écorce de *cannelle blanche*, qui est fournie par le *Cannella alba* de la famille des guttifères, et qui croît à la Jamaïque ; leurs propriétés médicales sont pour ainsi dire les mêmes. On les distingue aux caractères suivants : l'écorce de Winter présente çà et là à sa surface des taches rouges elliptiques ; la cannelle blanche a une couleur extérieure jaune cendrée ; sa cassure est grenue et marbrée ; sa surface intérieure très blanche ; son odeur d'œillet ; sa saveur piquante et amère.

L'écorce de Winter est composée, d'après M. Henry de : huile volatile ; résine ; matière extractive ; tannin ; sels. Cette écorce jouit de propriétés stimulantes très énergiques. On l'a beaucoup vantée comme stomachique et antiscorbutique ; mais elle est à peu près abandonnée aujourd'hui. On peut l'employer en *poudre* à la dose de 1 à 5 grammes, en infusion à la dose de 4 grammes pour 500 grammes d'eau ; elle entre dans le vin diurétique amer.

BADIANE (*anis étoilé*). — C'est le fruit de l'*Illicium anisatum*, grand arbre qui croît à la Chine et au Japon. Ce fruit présente sous la forme d'une étoile la réunion de 6 à 12 carpelles épais, durs, ligneux, renfermant chacun une semence ovale, rougeâtre, lisse, qui contient une amande blanche et huileuse ; tout le fruit a une odeur analogue à celle de l'anis, mais plus suave. La badiane est composée, suivant Meisner, de : huile volatile; huile grasse, verte, de saveur âcre et brûlante: résine insipide: tannin; matière extractive; gomme, acide benzoïque, sels. La badiane doit ses propriétés à l'huile âcre et à l'huile essentielle. Ce dernier produit est d'une odeur très agréable d'anis: on en prépare des liqueurs de table avec de l'eau, de l'alcool et du sucre en quantité suffisante.

La badiane jouit de propriétés toniques, excitantes; elle peut être employée dans tous les cas où les stimulants sont indiqués; son odeur doit la faire rechercher. Poudre, 1 à 2 grammes; *tisane* par infusion, 5 grammes pour 500 grammes d'eau.

GIROFLE (*girofle*, *clou de girofle*). — C'est la fleur non développée du *Caryophyllus aromaticus*, petit arbre cultivé aux Moluques, à Cayenne; on cueille les fleurs lorsque les pétales encore soudés forment une tête au-dessus du calice. Le girofle offre la forme d'un petit clou à tête ronde, d'une saveur âcre et piquante, d'une odeur aromatique. On distingue dans le commerce plusieurs sortes de girofle : 1° celui des Moluques, dit aussi *girofle anglais*, parce que c'est la Compagnie des Indes qui en fait le commerce; il est d'un brun clair et comme cendré à la surface, gros, bien nourri, obtus, pesant, d'une saveur âcre et brûlante; 2° le *girofle de Bourbon*, qui diffère peu de celui des Moluques : cependant il est un peu plus petit; 3° le *girofle de Cayenne*, qui est grêle, aigu, sec, noirâtre, moins aromatique et moins estimé.

Le girofle est composé, suivant Tromsdorff, de : essence, — tannin, — gomme, — résine, — extractif, — *caryophylline*.

L'*essence de girofle* s'obtient par distillation de ces fleurs avec l'eau salée; elle a une odeur pénétrante, une saveur âcre, mais moins que celle du commerce, qui contient souvent de l'essence de piment; elle est peu volatile; sa densité est de 1,061; elle ne se solidifie pas à — 20 degrés; l'acide nitrique la colore en rouge; elle se combine très bien aux alcalis, excepté cependant une petite proportion d'huile indifférente qui a été signalée par Ettling. Elle est composée, suivant Dumas, de carbone; 20 atomes (70,02); hydrogène, 26 atomes (7,12); oxygène, 5 atomes (22,56). Elle laisse déposer un stéaroptène soluble en toute proportion dans l'éther et l'alcool. Persoz lui a donné le nom d'*eugénine*. Il contient 1 atome d'eau de moins que l'essence.

CARYOPHYLLINE. — Entrevue par Baget, puis étudiée par Bonastre, analysée par Dumas. C'est une résine brillante, satinée, insoluble dans l'eau et soluble dans l'alcool et dans l'éther; elle est isomérique avec le camphre, et contient trois proportions d'eau de moins que l'essence de girofle.

Le girofle jouit au plus haut degré de propriétés stimulantes ; c'est un condiment très employé. Il est utile toutes les fois qu'il s'agit de stimuler l'appareil de digestion. On emploie l'essence de girofle pour cautériser les filets nerveux des dents cariées. Cette pratique ,n'est pas sans inconvénient. On emploie le *girofle en poudre* à la dose de 30 à 50 centigrammes. On se sert de la *teinture de girofle* avec 1 partie de ses fleurs pour 4 parties d'alcool. Le girofle entre encore dans le laudanum de Sydenham, l'eau de Botot, etc.

LAURINÉES. — Toutes les parties des laurinées sont chargées d'une huile essentielle qui leur donne des propriétés toniques et excitantes ; cette essence est souvent accompagnée de tannin qui augmente l'énergie de ces propriétés toniques. Cette association a lieu surtout dans les écorces qui sont le plus employées, exemple, les diverses *cannelles de Ceylan, de Chine, de Cayenne*, produites par le *Laurus cinnamomum*, le *Cassia lignea*, le *Laurus culiawan*, le *Laurus malabathrum*. Les divers *Laurus sassafras, cupularis, quixos, massoy, myrrha*, l'écorce du *Cryptocarpa preciosa*, connu sous le nom de *bois de crabe*, confirment tous l'analogie de composition de ces écorces que nous étudierons plus loin. On emploie comme condiments les feuilles de plusieurs *Laurus nobilis, cubeba, parviflora, malabathrum*, etc. Dans les fruits des laurinées, l'huile volatile est accompagnée de l'huile grasse. On mange le fruit oléagineux de l'avocatier. Les graines de l'*Agathophyllum aromaticum*, connues sous le nom de *noix de Ravensara*, sont très aromatiques, et macérées dans l'eau-de-vie qui est ensuite sucrée, constituent un ratafia très agréable. Les baies du *L. nobilis* donnent par expression une huile mixte, employée contre les douleurs rhumatismales. Les semences des laurinées présentent aussi cette double association d'huile fixe et volatile ; on emploie comme excitant l'*Ocotea pichury*, connu sous le nom de fève pichurim ; on emploie aussi les fruits du *Laurus sassafras*. Nous avons étudié particulièrement le camphre, fourni par plusieurs arbres de cette famille. Voyez page 249.

LAURIER (*Laurus*). — Périgone à 4 ou 6 divisions ; 6 à 12 étamines, disposées sur deux rangs ; anthères attachées sur le bord des filets, 2 glandes à la base de chaque filet du rang intérieur ; 1 style ; 1 stigmate ; 1 drupe monosperme ; fleurs ordinairement dioïques.

LAURIER NOBLE (*Laurus nobilis*). — Feuilles lancéolées, veineuses, persistantes, de longue durée ; fleurs quadrifides. Le laurier est un

arbre de l'Europe méridionale, et qui est cultivé dans toute la
France.

FEUILLES ET BAIES DE LAURIER. — Elles contiennent une huile
volatile ; elles servent à aromatiser les sauces. Les *fruits* ou *baies
de laurier* sont des drupes plus gros qu'un pois, noirs, ridés, odorants. Si on les casse on trouve à l'intérieur une amande à deux
lobes, d'une couleur fauve. Bonastre a analysé les baies de laurier,
il a trouvé : huile volatile, — laurine, — huile grasse verte, —
huile liquide, — cire, — résine, — fécule, — extrait gommeux,
— bassorine, — sucre liquide, — substance acide, — albumine.

La *laurine* est blanche, amère, cristalline, en aiguilles octaédriques, fusible, insoluble dans l'eau froide ; elle se dissout dans l'é-
ther et dans l'alcool à chaud ; les alcalis sont sans action sur elle.
On l'obtient en traitant les baies de laurier par l'alcool rectifié.

HUILE DE LAURIER. — On l'obtient en soumettant à une forte presse,
entre des plaques échauffées, les baies de laurier réduites en poudre et
exposées à la vapeur d'eau bouillante. C'est un stimulant qui mérite
d'être employé en embrocations dans les cas de rhumatisme chronique.

ONGUENT DE LAURIER, POMMADE DE LAURIER. — On la prépare en faisant
fondre à une douce chaleur parties égales d'huile de laurier et de graisse.
Très employée dans la médecine vétérinaire. Voici une recette différente
qui est donnée par le nouveau Codex.

Feuilles récentes de laurier, baies de laurier aa., 500 gram.; graisse
de porc, 1000 gram. Contusez les feuilles et les baies de laurier, et
faites-les chauffer avec la graisse sur un feu modéré, jusqu'à ce que
toute l'humidité soit dissipée; passez avec une forte expression, laissez
refroidir lentement, séparez le dépôt, liquéfiez de nouveau la pommade,
et, quand elle sera à moitié refroidie, coulez-la dans un pot. Cette
pommade est employée en frictions sur les membres affectés de rhumatisme chronique : c'est un excitant assez utile.

LAURIER CANNELIER (*Laurus cinnamomum*, L.). — Arbre
de 5 à 7 mètres, de l'ennéandrie monogynie, L , qui croît à Ceylan
et qui est cultivé à Cayenne, à l'île de France et aux Antilles ; il
fournit l'*écorce de cannelle de Ceylan*, qu'on peut récolter à l'âge
de cinq à dix ans; on l'exploite trente ans, à deux récoltes par
an. On coupe les branches, on détache avec un couteau l'épiderme
grisâtre qui les recouvre, ensuite on fend longitudinalement l'é-
corce et on la sépare du bois; on insère les plus petits tubes dans
les plus grands, et l'on fait sécher au soleil.

Cannelle de Ceylan. — Elle est en faisceaux très longs, composés d'écorces aussi minces que du papier et renfermées en

grand nombre les unes dans les autres. Elle a une couleur citrine blonde, une saveur agréable, aromatique, chaude, un peu piquante et un peu sucrée ; elle est douée d'une odeur très suave.

Cannelle de Cayenne. — Elle provient du même arbre ; elle ressemble beaucoup à la cannelle de Ceylan, et se vend pour telle ; elle est un peu plus large et plus volumineuse, d'une couleur plus pâle.

Cannelle mate. — C'est l'écorce du tronc du cannellier de Ceylan. Inusitée.

Cannelle de Chine. — Est fournie par le *Laurus cassia ?* arbre de 10 mètres qui croît à la Cochinchine, à Java et à Sumatra. Cette cannelle est en faisceaux plus courts que celle de Ceylan, et se compose d'écorces plus épaisses et non roulées les unes dans les autres ; elle est d'une couleur fauve plus prononcée, et son odeur a quelque chose de moins agréable ; sa saveur est chaude, piquante, et offre un goût de punaise. Enfin, elle est moins estimée que la cannelle de Ceylan.

Cassia lignea. — Cette écorce est fournie par le *Laurus malaba-thrum*, dont on employait jadis les grandes feuilles trinerves sous le nom de *malabathrum*. Le *Cassia lignea* ressemble beaucoup à la cannelle de Chine, surtout lorsqu'il est récent et qu'il provient des jeunes branches de l'arbre ; car alors il est d'une couleur fauve et peu épais ; cependant il s'en distingue encore par sa teinte plus rougeâtre, par ses tubes parfaitement cylindriques, enfin par son odeur presque nulle et par sa saveur mucilagineuse.

Analyse chimique de la cannelle. — Vauquelin a analysé la cannelle de Ceylan ; elle contient : de l'huile volatile, du tannin, du mucilage, de la matière colorante, de l'acide benzoïque, de l'amidon.

L'huile volatile est d'une odeur très agréable quand elle provient de la cannelle de Ceylan ; elle sent un peu la punaise quand elle est préparée avec la cannelle de Chine, qui en contient beaucoup plus ; elle est d'un jaune clair, elle brunit avec le temps, elle se solidifie à 0 et se liquéfie à $+$ 5. Elle contient, suivant MM. Dumas et Péligot, $C^{18} A^{16} O^2$. On peut la considérer comme formée de 2 atomes d'hydrogène et de 1 atome de cinnamyle, $C^8 H^{11} O^2$. Exposée à l'air, elle absorbe l'oxygène ; il se fait de l'eau et de l'acide cinnamique, formé de 1 atome de cinnamyle et 1 atome d'oxygène. Les corps oxydants, l'acide nitrique ou le chlorure de chaux la convertissent en acide benzoïque. Pour obtenir cette essence, il faut distiller la cannelle dans de l'eau chargée de sel marin ; une goutte d'huile essentielle de cannelle mêlée avec 5 grammes de sucre constitue l'*oleo-saccharum de cannelle.*

Ie *tannin* est combiné dans la cannelle avec l'amidon ou une matière animale ; cette combinaison insoluble se retrouve dans les infusions, parce qu'elle est entraînée par les autres principes.

Propriétés médicales. — La cannelle est un médicament fréquemment employé et qui mérite de l'être. Le tannin et l'huile volatile qu'elle contient en constituent un tonique très utile ; prise à petite dose, elle détermine de la chaleur à l'épigastre et augmente les forces digestives, puis secondairement occasionne de la constipation et agit d'une manière stimulante sur toute l'économie, surtout quand on l'administre en quantités assez considérables. Ce médicament est rarement employé seul ; mais joint à d'autres substances toniques ou stimulantes, on le prescrit avec avantage dans les cas d'atonie de l'estomac, de diarrhées anciennes, ainsi que dans la dernière période des fièvres adynamiques et ataxiques. On a vanté l'usage de ce médicament dans quelques cas de vomissements qui ne dépendent pas d'une lésion organique de l'estomac ; il est utile dans les diarrhées atoniques. Enfin, on l'emploie fréquemment pour masquer l'odeur ou la saveur d'autres médicaments ; elle entre sous ce point de vue et comme tonique dans une foule de préparations composées : la confection d'hyacinthe, la décoction de Zittemann, etc.

Poudre de cannelle. — On la pulvérise sans résidu : c'est une des formes les plus employées. On l'administre comme tonique depuis 30 centigr. jusqu'à 2 gram.

On l'associe souvent avec d'autres substances ; avec partie égale de magnésie pour former une *poudre tonique absorbante*, avec le quinquina rouge une poudre *tonique aromatique* ; 1 p. de cannelle de 16 de sucre constituent la poudre *stomachique de Duc*, ou digestive simple.

Eau distillée de cannelle. — On met dans la cucurbite d'un alambic 1 p de cannelle de Ceylan concassée, avec 8 p. d'eau ; on laisse macérer quarante-huit heures ; on distille et l'on ne rafraîchit pas trop le serpentin ; on retire 4 p. d'eau distillée, qui est laiteuse, et qui laisse peu à peu déposer de l'huile volatile et cristalliser de l'acide cinnamique.

On préparait autrefois de l'*eau de cannelle orgée* en versant sur la cannelle une décoction d'orge, laissant en contact pendant trois jours et distillant. L'orge en fermentation fournissait un peu d'alcool, mais en quantité insuffisante pour dissoudre l'huile et empêcher que l'eau ne fût laiteuse.

L'eau de *cannelle vineuse* s'obtenait en distillant du vin blanc sur la cannelle. L'eau de *cannelle alcoolisée* s'obtient en distillant 3 de cannelle, 24 d'eau et 1 d'alcool à 35 degrés, après trois jours de macération ; elle contient beaucoup plus d'huile volatile entraînée par l'alcool ;

elle est plus active; mais on préfère ordinairement l'eau simple, qui entre dans les recettes de toutes les potions toniques. Elle sert à aromatiser la décoction blanche de Sydenham.

ALCOOLAT DE CANNELLE. — Cannelle de Ceylan, 1 p.; alcool à 33 degrés, 8 p.; distillez au bain-marie après quelques jours de macération. Si l'on emploie seulement de l'alcool à 22 degrés, on obtient un alcoolat qui, mêlé avec partie égale de sirop de sucre blanc, constitue une excellente liqueur, qui, préparée par Mme Amphoux, a eu beaucoup de célébrité. C'est un tonique fort agréable.

TEINTURE DE CANNELLE. — Cannelle de Ceylan, 1 p.; alcool à 32 degrés, 4 p.; f. s. a. L'alcool dissout et le tannin et l'essence. C'est une forme très usitée. Cette teinture entre dans la potion tonique cordiale. Dose, 5 à 10 gram.

VIN DE CANNELLE. — Cannelle, 30 gram.; alcool, 120 gram.; vin rouge, 4 litres; f. s. a. Ce vin, convenablement sucré et chauffé, forme le *vin chaud*, que le peuple emploie dans le début de toutes ses maladies; un peu de teinture de vanille le rend très agréable; quand on y ajoute de l'ambre gris et d'autres aromates, on obtient l'*hypocras*; si l'on fait dissoudre à froid 300 gram. de sucre royal dans 160 gram. de vin de cannelle, on obtient le *sirop de cannelle vineux*.

SIROP DE CANNELLE DU CODEX, OU ALEXANDRIN. — Faites dissoudre 2 p. de sucre royal dans 1 p. d'eau de cannelle; filtrez. Si l'on veut obtenir un sirop contenant les autres principes, on fait macérer 125 gram. de cannelle dans 2000 gram. d'eau distillée de cannelle; on filtre et l'on prépare à froid avec s. q. de sucre un sirop par solution.

ALCOOLAT AROMATIQUE AMMONIACAL (*esprit aromatique huileux de Sylvius*). — Écorces d'oranges fraîches, de citrons, aa. 96 gram.; vanille, 32 gram.; cannelle, 16 gram.; girofles, 8 gram.; sel ammoniac, 500 gram.; carbonate de potasse, 500 gram.; eau de cannelle, 500 gram.; alcool à 31 degrés Cart., 500 gram.; introduisez toutes les substances, excepté le carbonate de potasse, dans une cornue, après avoir divisé les matières solides; laissez macérer pendant trois jours; ajoutez le carbonate de potasse, et, après quelques heures, distillez au bain-marie pour retirer 500 gram. d'alcoolat aromatique, qui se colore assez promptement à la lumière. On le conserve dans de petits flacons bouchés à l'émeri, couverts d'un papier noir. Inusité.

ELIXIR ANTI-APOPLECTIQUE DES JACOBINS DE ROUEN. — Prenez : cannelle fine, 48 gram.; santal citrin, 48 gram.; santal rouge, 24 gram.; anis vert, baies de genièvre, aa. 32 gram.; semences d'angélique, racines de contrayerva, aa. 20 gram.; galanga, impératoire, réglisse, de chaque 8 gram; bois d'aloès, girofle, macis, de chaque 8 gram.; cochenille, 4 gram; alcool à 33 degrés, 3 kilogr.; f. s. a. C'est un tonique qui a été employé, mais bien à tort, contre l'apoplexie. C'est un remède plutôt dangereux qu'utile.

TEINTURE AROMATIQUE SULFURIQUE (*élixir vitriolique de Mynsicht*). — Prenez : calamus aromaticus, galanga, aa. 32 gram.; fleurs de camomille, feuilles de sauge, d'absinthe, de menthe crépue, de chaque 16 gram.; girofle, cannelle, cubèbe, noix muscades, gingembre, de chaque 12 gram.; bois d'aloès, écorces de citrons, de chaque 4 gram.; sucre, 96 gram.; alcool à 31 degrés Cart., 1 kilogr.; acide sulfurique à 66 degrés, 125 gram. On réduit toutes les matières en poudre grossière, on les met dans un matras et l'on y verse 250 gram. d'alcool. Après quarante-huit heures de macération, on y mélange peu à peu l'acide sulfurique, on laisse en contact pendant vingt-quatre heures; puis on ajoute le reste de l'alcool. On laisse encore macérer pendant quatre jours; on passe avec expression, et l'on filtre.

Cette teinture, qui est à la fois acide et tonique, a été vantée contre les fièvres adynamiques à la dose de 2 à 8 gram., dans une potion appropriée. Très peu usitée aujourd'hui.

Teinture aromatique (*essence céphalique ou bon ferme*). — Prenez : noix muscades, girofle, aa. 64 gram.; cannelle, fleurs de grenadier, de chaque 48 gram.; alcool à 31 degrés Cart., 1 kilogr. Faites macérer pendant quinze jours; passez avec expression; filtrez. C'est un tonique assez puissant. Dose, 8 à 32 gram.

RACINE DE SASSAFRAS, fournie par le *Laurus sassafras*, grand et bel arbre qui croît dans la Virginie, le Brésil, la Caroline, etc., et qui peut venir en France sans culture. Cette racine, telle que le commerce nous la fournit, est grosse comme le bras ou la cuisse, fourchue ; son écorce est grise à l'extérieur, d'une couleur rougeâtre à l'intérieur, plus odorante que la partie ligneuse, qui est poreuse et légère, d'une odeur très forte et spéciale. On râpe le sassafras avant de l'employer ; il ne faut pas l'acheter tout râpé, car il est alors sujet à être falsifié. Les ouvrages mentionnent plusieurs bois et écorces à odeur de sassafras qui ne sont point usités : 1° le bois de sassafras de l'Orénoque ou bois d'anis fourni par l'*Ocotea cymbarum*, H. B.; les écorces *pichurim* et de *massoy* paraissent fournis par des arbres congénères.

Propriétés médicales. — C'est un stimulant aromatique énergique qui n'est guère employé que comme sudorifique, mais presque toujours associé aux autres sudorifiques, surtout au gaïac et à la salsepareille. Le sassafras doit ses propriétés à une huile volatile incolore quand on vient de la préparer, d'une densité de 1,694, qui laisse à la longue déposer un stéaroptène cristallisé. Cette huile volatile peut fournir, comme celle de cannelle, un *oleo-saccharum* qui peut être administré comme stimulant. On l'emploie ordinairement en boisson, on le traite par infusion à la dose de 5 à 10 grammes pour un litre d'eau.

Espèces sudorifiques pour infusion. — Sassafras râpé, fleurs de sureau, feuilles de bourrache, fleurs de coquelicot, aa. part es égales. Mêlez.

MYRISTICES (*Myristiceæ*). — Cette famille ne comprend que deux genres, dont un seul nous intéresse : c'est le genre *Myristica*, qui nous donne la muscade et le macis.

MUSCADE et **MACIS**. — Le *Myristica moschata* est un bel arbre des îles Moluques, cultivé dans les îles de France et de Bourbon. Il nous importe seulement de connaître son fruit : c'est un drupe de la grosseur d'une pêche; le brou est charnu et s'ouvre en deux valves; on le rejette; sous ce brou se trouve l'arille nommée *macis* : c'est une enveloppe laciniée; on le choisit d'une couleur jaune-orangé, épais, souple, onctueux, d'une odeur forte et d'une saveur âcre; sous ce macis se trouve une coque brune qu'on rejette; enfin l'amande se trouve au centre : c'est la muscade. Celle qu'on emploie est nommée *muscade femelle* ou *cultivée*. Elle est d'une forme arrondie ou ovée, grosse comme une petite noix, ridée et sillonnée en tous sens : sa couleur est d'un gris rougeâtre sur les parties saillantes et d'un gris cendré dans les sillons; à l'intérieur, elle est grise et veinée de rouge, d'une consistance dure et cependant onctueuse et attaquable par le couteau, d'une odeur forte, aromatique et agréable; d'une saveur huileuse, chaude et âcre. On nomme *muscade sauvage* une espèce moins estimée qui est moins aromatique et d'une forme plus elliptique.

La *muscade mâle* est composée, selon Bonastre, de stéarine, élaïne, essence, fécule, gomme, acide. Le *macis* est formé, selon Henry, de : essence, huile fixe jaune insoluble dans l'alcool, huile rouge soluble dans l'alcool, gomme? amidon? L'essence est incolore, poids spécifique 0,948; elle laisse déposer un stéaroptène (*myristicine*) qui se dissout dans l'eau bouillante et cristallise par le refroidissement.

Beurre de muscade. — On le prépare comme l'huile de laurier.

La muscade est plus employée comme condiment que comme médicament; à haute dose, elle agit sur le système nerveux, détermine des vertiges et de l'assoupissement; on peut l'employer comme stimulant dans la débilité des fonctions digestives; elle fait partie, de même que le macis, d'une foule de préparations pharmaceutiques.

La poudre s'administre à l'intérieur à la dose de 50 centigr. à 2 gram.; l'*essence* à la dose de 2 à 8 gouttes.

Le beurre de muscade s'emploie à l'extérieur en frictions contre les rhumatismes.

Baume nerval. — On fait liquéfier ensemble, beurre de muscade, moelle de bœuf, aa. 125 gram. On verse le mélange dans une bouteille à large ouverture. On y ajoute : essence de romarin, 8 gram.; essence de girofle, 4 gram.; camphre en poudre, 4 gram.; baume du Pérou, 8 gram. dissous dans 16 gram. d'alcool à 36 degrés. On fait fondre le tout au bain-marie; on le mélange exactement et l'on conserve dans des vases exactement fermés. Cet onguent est fréquemment employé avec succès en frictions réitérées sur le lieu douloureux dans les rhumatismes chroniques. Il agit comme un anesthésique local peu énergique.

AMOMÉES (*Amomeæ*). — On emploie plusieurs rhizomes de la famille des amomées, qu'on désigne communément sous le nom de racines; elles ont ordinairement une saveur âcre et aromatique, et une odeur très développée, un peu poivrée, mais agréable; elles doivent leurs propriétés à une résine âcre et à l'huile volatile. Les peuples du Midi en emploient plusieurs espèces comme condiment excitant. Nous devons mentionner ici les rhizomes aromatiques du *galanga*, *Amomum galanga*, qui peuvent être employés comme le gingembre, que nous décrirons. Les racines du *curcuma* sont remarquables par la présence d'une matière colorante jaune particulière, qui ressemble beaucoup à la résine molle des autres rhizomes d'amomées. Ce principe est très soluble dans les huiles fixes, et l'on emploie cette racine pour colorer les pommades en jaune.

On retire de plusieurs rhizomes d'amomées la fécule que nous décrirons sous le nom d'*arrow-root*. On a encore employé en médecine plusieurs capsules d'amomées connues sous le nom de *cardamomes;* on en distingue plusieurs espèces : l'*amome en grappes*, fourni par l'*Amomum racemosum;* le *grand*, le *moyen* et le *petit cardamomes*, provenant de plusieurs espèces du genre *Amomum*. On emploie aussi la *maniguette* ou graine de paradis, fournie par l'*Amomum grana-paradisi*. Ces substances sont remarquables par une résine molle, de l'huile grasse et une huile volatile. La graine du *petit cardamome* a fourni à Tromsdorf 0,05 d'une huile volatile incolore, d'une odeur agréable, d'une saveur brûlante, plus légère que l'eau, laissant déposer à la longue un stéaroptène qui a la même composition que l'hydrate d'essence de térébenthine. Tous ces fruits ou graines sont des médicaments toniques excitants qui sont inusités, qui ne se retrouvent employés que dans quelques vieilles préparations très compliquées. Quelques formulaires prescrivent cependant la teinture de petit cardamome, faite avec 1 partie de ce fruit et 8 parties d'alcool à 31 degrés.

GINGEMBRE (*Zingiber*, Roscoë). — Calice extérieur à trois divisions courtes, l'intérieur tubuleux, à trois divisions irrégulières;

anthère fendue en deux ; processus staminal subulé ; fleurs disposées en épi serré, radical et imbriqué.

Gingembre officinal (*Zingiber officinale*, Roscoë). — Il croit naturellement dans l'Inde ; on l'a transporté aux Antilles, à Cayenne et à la Jamaïque ; c'est le rhizome qu'on emploie ; on en distingue deux espèces dans le commerce :

1° Le *gingembre gris*. — C'est un rhizome qu'on nomme improprement racine, gros comme le doigt, formé de tubercules articulés, ovoïdes et comprimés ; il offre rarement plus de deux ou trois tubercules, et beaucoup sont séparés par la rupture des entre-nœuds ; il est recouvert d'un épiderme gris jaunâtre, marqué d'anneaux peu apparents ; sous l'épiderme on trouve une couche rouge-brun ; l'intérieur de la racine est jaune blanchâtre, sa saveur est âcre et poivrée ; son odeur est forte et poivrée ; il donne une poudre jaune. Il faut le choisir pesant, non piqué des vers.

2° Le *gingembre blanc*. — Il est plus plat et plus ramifié que le gingembre gris ; il est recouvert d'une écorce blanche-jaunâtre, sans indices d'anneaux transversaux ; mais on enlève cette écorce, et le rhizome est blanc ; il est plus léger, plus friable que le gingembre gris ; il a moins d'odeur et plus de saveur que lui. Il est composé, d'après Morin et Bucholz, de résine molle, sous-résine, huile volatile, extractif, gomme, amidon, matière azotée. La résine molle est la partie active, elle s'obtient par l'éther : Béral l'appelle pipéroïde de gingembre, et en a fait la base de plusieurs préparations inusitées.

Propriétés médicales. — Le gingembre est un stimulant très énergique. Dans les pays ou trop chauds ou trop froids, on l'emploie pour stimuler la digestion. On l'emploie en Angleterre dans les coliques goutteuses, rhumatismales ; il agit assez puissamment sur les muqueuses de l'organe respiratoire, et on le vante dans les catarrhes muqueux, dans l'extinction de voix. Selon Murray, ajouté aux médecines, il empêche les coliques et les tranchées.

Les formulaires étrangers contiennent plusieurs recettes dont le gingembre est la base. On emploie la *poudre* de gingembre comme condiment.

Marmelade pectorale. — Gingembre pulvérisé, 10 gram.; miel de Narbonne, 200 gram.; une cuillerée à café deux ou trois fois par jour.

Teinture de gingembre. — Gingembre, 1 p.; alcool à 31 degrés, 8 p.

Sirop de gingembre. — Gingembre, 100 gram.; on fait infuser dans 1500 gram. d'eau ; on passe ; on ajoute à la liqueur le double de son poids de sucre, et l'on fait un sirop par solution. Dose, 3 cuillerées par jour.

Les formulaires contiennent encore plusieurs recettes d'opiats et de pastilles de gingembre simples ou composés ; mais en France on emploie le plus souvent l'*infusion* de 10 grammes de gingembre pour 1 litre d'eau.

ORCHIDÉES (*Orchideæ*). — Nous étudions, dans la famille des orchidées, deux ordres de produits utiles : 1° les tubercules charnus de plusieurs espèces du genre *Orchis*, qui constituent le *salep*, et les fruits aromatiques connus sous le nom de *vanille*. On emploie à Bourbon les feuilles aromatiques de taham (*Angrecum fragrans*) comme stomachique et sudorifique.

VANILLE (*Vanilla*, Swartz).— Calice articulé avec l'ovaire ; segments tombant après la floraison ; cinq des folioles sont étalées ouvertes ; labelle soudé au gynostème ou support de l'anthère, sans éperon ; anthère terminale et operculée ; pollen en masses granuleuses ; fruit très allongé, rempli d'une pulpe charnue. Arbrisseaux grimpants et parasites.

Vanille officinale (*Vanilla aromatica*, Swartz, ou *Epidendrum vanilla*, L.). — Plantes grimpantes, dont la tige est munie de petites radicules qui s'implantent sur les arbres. Ce sont les fruits qui sont employés. On recueille la vanille avant la maturité, pour qu'elle ne perde point son suc balsamique, et on l'enduit d'une couche d'huile d'acajou. On en distingue trois espèces :

1° La *vanille lec* ou *givrée*, longue de 16 à 20 centimètres, large de 6 à 8 millimètres, ridée et sillonnée dans le sens de sa longueur, rétrécie à ses extrémités et recourbée près du pétiole; elle est molle, visqueuse, d'un brun rougeâtre foncé, d'une odeur très suave, souvent recouverte de petits cristaux d'acide benzoïque qu'on implante quelquefois sur l'espèce suivante.

2° *Vanille simarona* ou *batarde*. — Elle est plus petite, d'un brun moins foncé, plus sèche et ne se givre pas.

3° *Vanille bera* ou *vanillon*, longue de 13 à 19 centimètres, large de 8 à 12 millimètres; brune, molle, visqueuse, presque toujours ouverte: odeur forte, mais moins agréable. Peu estimée.

Analyse chimique. — La vanille est composée, suivant Bucholz, de : huile grasse, résine molle, extrait amer, extractif particulier, apothème, sucre, amidon, acide benzoïque, fibre. L'huile grasse a une odeur rance, une saveur désagréable ; la résine est molle, et répand, quand on la chauffe, l'odeur de vanille. L'extractif particulier ressemble beaucoup au tannin ; elle contient une huile volatile que Bucholz n'a pu obtenir à la distillation.

Propriétés médicales. — La vanille est particulièrement employée comme aromate précieux; elle garantit les corps gras de la rancidité; c'est ainsi qu'elle est si recommandable dans le chocolat sous ce double point de vue: la vanille est un excitant assez énergique qu'on a vanté comme aphrodisiaque.

Poudre de vanille. — Elle se prépare par intermède; on triture 1 p. de vanille et 4 p. de sucre; on passe au tamis de soie.

Teinture de vanille. — Vanille, 1 p.; alcool à 31 degrés, 8 p.

Tablettes de vanille. — Vanille, 30 gram.; sucre, 200 gram.; gomme adragante, 2 gram.; eau, q. s. F. s. a. des pastilles de 50 centigram.

Esprit de vanille. — Vanille, 200 gram.; carbonate de potasse, 50 gram.; alcool, 3 kilogr.; faites macérer pendant vingt-quatre heures; ajoutez 3 kilogr. d'eau et distillez pour recueillir 3 kilogr. de liquide. On prépare d'après une recette analogue l'*eau distillée de vanille*.

La vanille entre encore dans plusieurs compositions : 1° elle sert à aromatiser le chocolat; 2° elle entre dans le vakaka des Indes; 3° dans l'alkermès liquide; 4° dans les pastilles de cachundé.

Potion de vanille (Hersokmann). — Vanille, 5 gram.; faites infuser dans eau, 150 gram.; ajoutez : sirop de cannelle, 30 gram. F. s. a. — Administrer par cuillerées à bouche.

Voici les conditions où cette potion a été prescrite : 1° dans toutes les fièvres nerveuses où la valériane est indiquée, et dans lesquelles cette racine est employée déjà depuis longtemps, ou n'a pas produit l'effet favorable qu'on en attendait.

2° Au début de la fièvre adynamique accompagnée de symptômes d'hystérie. Dans les cas de ce genre, il convient, après avoir combattu préalablement les symptômes de gastrite et de congestion , d'administrer la vanille en l'associant à de petites doses de castoréum.

3° Dans les fièvres qui épuisent les forces d'individus très vieux et faibles.

4° Dans les fièvres adynamiques qui s'accompagnent d'évacuations colliquatives, ou du moins profuses, et spécialement dans cet état de faiblesse ressemblant à une syncope non interrompue, qui est quelquefois la conséquence des saignées trop abondantes pratiquées sans indications.

ARISTOLOCHÉES (*Aristolochiæ*). — Cette famille est très naturelle, en adoptant la séparation du genre *Cytinus*; ce sont particulièrement les racines qui contiennent les principes actifs et qui ont été conseillées. Plusieurs aristoloches ont été vantées comme emménagogues, ainsi que leur nom l'indique ; plusieurs sont employées dans diverses parties du monde contre la morsure des serpents. Presque toutes ces plantes ont été préconisées dans les fièvres graves continues, désignées autrefois sous le nom de putrides. On trouve de plus dans l'*Asarum europœum* une vertu émétique assez prononcée, particulièrement quand la racine est fraîche ; on emploie sa poudre comme sternutatoire. Nous devons dire que la plupart des médicaments qui appartiennent à cette famille sont abandonnés aujourd'hui : aussi nous ne ferons pour ainsi dire que les nommer.

Voici ce que les recherches chimiques nous ont appris sur la composition des racines de cette famille.

CABARET (*Asarum europœum*).— Cette racine a é'é analysée par Lassaigne et Feneulle, qui l'ont trouvée composée : d'asarine, d'une huile âcre et grasse, d'un extrait émétique, de gomme, d'apothème, d'extrait d'amidon, de fibre ligneuse et de sels, acides acétique, citrique et malique, à base de potasse, de chaux et d'ammoniaque, et une substance extractive soluble dans l'eau et dans l'alcool, précipitée par le sous-acétate de plomb et la teinture de noix de galle. Prise à l'intérieur, elle provoque des nausées. L'asarine s'obtient facilement en distillant la racine sèche d'*Asarum europœum* avec 8 parties d'eau, jusqu'à ce que 3 parties de cel'e ci soient distillées ; elle cristallise en tables quadrilatères transparentes, nacrées ; elle est peu soluble dans l'eau, à laquelle elle communique une saveur camphrée, nauséabonde et âcre, l'alcool la dissout ; elle est très vomitive.

SERPENTAIRE DE VIRGINIE.— La racine d'*Aristolochia serpentaria* a été analysée par Bucholz et par Chevallier. Le premier y a trouvé : huile volatile, 0,5 ; résine molle, 2,85 ; extractif, 1,70 ; gomme, 18,10 ; fibre ligneuse, 624 ; eau, 14,5. Chevallier attribue l'efficacité de cette racine à un extrait jaune, âcre, qu'il se procure en filtrant la décoction de la racine, la précipitant par l'acétate de plomb, séchant le précipité et le faisant bouillir avec l'alcool, puis évaporant cette dissolution et traitant l'extrait alcoolique par l'eau, qui dissout la matière active. Cette solution a une saveur extrêmement amère et produit dans le gosier un sentiment d'irritation. Ainsi, nous voyons dans ces deux racines la matière active soluble à la fois dans l'eau et l'alcool, et précipitée par l'acétate de plomb ; elles contiennent toutes deux des huiles volatiles ; mais l'une est liquide, l'autre peut cristalliser ; celle-ci est vomitive ; celle-là, au contraire, n'est qu'excitante.

Aristolochia. Quatre espèces de ce genre nombreux ont été employées en médecine : *A. rotunda, longa, serpentaria, clematitis*. Cette dernière a beaucoup été vantée contre la goutte. M. Orfila a empoisonné des chiens en leur faisant prendre 30 grammes de cette racine. On emploie seulement aujourd'hui l'*Aristolochia serpentaria*. Sa racine, qui est la seule partie employée, nous vient d'Amérique, et se trouve dans le commerce sous l'aspect suivant : c'est une petite souche d'où partent un très grand nombre de fibrilles grisâtres, menues, et souvent on y trouve la base de petites tiges qui naissaient de ces racines. Son odeur est aromatique et a beaucoup d'analogie avec le camphre ; sa saveur est chaude et térébenthinée ; nous avons donné plus haut son analyse. On administre cette racine à la dose de 5 grammes pour 1 litre de *décoction*. On l'associe souvent au quinquina. Dans les fièvres graves, on indique aussi la *teinture alcoolique de serpentaire* (serpentaire, 1 : alcool, 4) ; mais elle est peu employée. La serpentaire est cependant un excitant et un tonique très actif dont l'action est générale, et qui pourrait reprendre une place utile dans la thérapeutique.

POUDRE STERNUTATOIRE (ou d'*asarum* composée). — Feuilles de marjolaine, de bétoine, d'asarum ou cabaret, fleurs de muguet, aa. p é.; f. s. a S'emploie comme sternutatoire, ou pure, ou mêlée au tabac.

POUDRE CAPITALE DE SAINT-ANGE. — Poudre de feuilles d'asarum, 500 gram.; bétoine, 12 gram.; verveine, 4 gram.; crapaud, 4 gram.; f. s. a. On supprime avec raison la poudre de crapaud. Employée comme sternutatoire.

ÉCORCE DE CASCARILLE (*Croton cascarilla* ou *eluteria*).

— Famille des euphorbiacées. Arbre à feuilles lancéolées, aiguës, entières pétiolées, velues en dessous ; les écorces sont en fragments courts, roulés, peu épais, très durs, fragiles, à cassure résineuse, brunâtre, recouverts d'un épiderme gris cendré ; odeur aromatique musquée, qui augmente quand on la brûle ; employée pour cela par les fumeurs, qui la mêlent au tabac ; la saveur est aromatique, âcre, chaude et amère. Analysée par Tromsdorf, elle lui a donné : mucilage et principe amer, 108, — résine, 86, — huile éthérée, 9, — fibre, 383, — eau, 6.

La cascarille est tonique, stimulante, antiseptique. Elle est rarement usitée en France ; on l'emploie dans les cas d'atonie gastro-intestinale. On l'a crue fébrifuge, mais elle n'agit qu'unie au quinquina, auquel elle donne peut-être un plus haut degré d'énergie. On n'emploie guère que la poudre à la dose de 1 à 5 grammes, l'*infusion*, 4 grammes pour 500 grammes d'eau ; la *teinture* (cascarille, 1 ; alcool à 32°,4), 4 à 8 grammes ; elle entre dans l'élixir Stougthon et dans l'élixir antiseptique de Chaussier.

AROIDES (*Aroideæ*). — Les aroïdes ont ordinairement des racines épaisses, charnues, et qui contiennent toutes une fécule douce et nourrissante, accompagnée d'un principe âcre, volatil. C'est pour écarter ce principe qu'on lave ou qu'on torréfie plusieurs fois les diverses racines de cette famille dont on veut utiliser la fécule. On a employé autrefois les racines d'*Arum vulgare* et *dracunculus* comme des médicaments âcres et excitants, et la racine du *calamus* comme aromatique.

CALAMUS AROMATICUS. — On délivre sous ce nom la racine d'*Acorus verus*. Le *calamus* des anciens était fourni, selon M. Guibourt, par une espèce de gentiane. Le *calamus aromaticus*, tel qu'on le trouve aujourd'hui dans le commerce, est une racine spongieuse, d'une couleur fauve clair à l'extérieur, d'un blanc rosé à l'intérieur, d'une odeur très suave. Elle offre deux surfaces bien distinctes : l'une garnie de points noirs d'où partaient les radicules ; l'autre marquée de vestiges transversaux d'où s'élevaient les feuilles. Il faut la choisir nouvelle, et non piquée des vers. M. Tromsdorf a soumis cette racine fraîche à l'analyse, et en a retiré une huile volatile plus légère que l'eau, une matière extractive et une résine visqueuse.

Le *calamus* est une substance d'un arome qui plaît ; les médecins allemands l'employaient beaucoup comme stimulant général ; en France, on s'en sert fort peu. *Tisane* : 10 grammes pour 1 litre d'eau, — *poudre* : 1 à 5 grammes, — *essence* : 1 à 5 gouttes.

Balsamiques.

Je comprends sous la désignation de *médicaments balsamiques* les baumes, les térébenthines et la plupart des résines et des gommes-résines. Tous ces produits présentant une grande analogie de composition et de propriétés, je puis exposer dans un article commun leur mode d'action et leurs usages. Disons, avant d'entrer en matière, que l'on donne aujourd'hui le nom de *baume* à un produit naturel solide ou demi-liquide, composé de résines, d'essences et d'acide benzoïque ou cinnamique ; le nom de *térébenthine* est réservé à un produit naturel ou demi-liquide, composé d'essences et de résines, et celui de *gomme-résine* à une association naturelle de matières gommeuses et de résines. A la page 270, j'ai fait connaître les propriétés générales des gommes résines ; à la page 310 celle des essences ; il ne me reste qu'à indiquer celles des résines ; je le ferai plus loin. Les principes actifs des médicaments balsamiques sont extrêmement peu solubles dans l'eau ; ils se dissolvent bien dans l'alcool, l'éther et les corps gras.

Propriétés médicales. — Appliqués, soit sur une muqueuse, soit même sur la peau, les balsamiques déterminent une irritation locale assez vive. S'il existe quelques ruptures des vaisseaux sanguins, ils ont pour effet de coaguler le sang et d'en arrêter l'écoulement.

Administrés par la bouche, ils sont à peine modifiés dans l'estomac ; il n'y a que la partie infiniment petite qui peut se dissoudre dans l'eau qui peut être transportée dans le torrent de la circulation par l'intermédiaire des vaisseaux veineux absorbants de l'estomac.

C'est dans les intestins que s'opère la plus grande absorption des médicaments balsamiques, qui est toujours assez bornée. En se dissolvant dans les corps gras, les principes essentiels peuvent être absorbés par les chylifères. En séjournant longtemps dans les intestins, les liquides aqueux qui y affluent dissolvent aussi quelques traces des essences qui entrent dans la composition des médicaments balsamiques, et cette petite quantité est absorbée par les orifices veineux, et transportée au foie par la veine porte. Si les balsamiques sont pris en quantité élevée, la plus grande partie est rejetée dans les excréments, en déterminant le plus souvent un effet purgatif.

Introduits dans l'appareil de la circulation, les principes actifs des balsamiques y produisent des effets dignes d'être notés. C'est d'abord une stimulation générale qui se manifeste plusieurs heures après leur administration par une élévation du pouls et une agitation fébrile insolite ; l'haleine prend une odeur particulière ; l'expectoration est souvent plus abondante et plus facile ; mais ce qui est surtout remarquable, c'est de la pesanteur dans la région des reins, c'est la modification que l'urine éprouve dans son odeur, et quelquefois aussi dans sa composition. On y a signalé, dans ces conditions, de l'albumine accidentelle. A ces effets locaux succède un sentiment de lassitude, une courbature qui persiste plusieurs jours, et qui a été ressentie par un grand nombre de personnes qui ont pris des balsamiques à doses élevées.

Nous pouvons nous rendre compte actuellement d'une manière satisfaisante des usages des balsamiques : leurs propriétés thérapeutiques sont sous la dépendance absolue de leurs propriétés physiologiques.

L'action irritante des balsamiques est souvent mise à profit pour produire à la peau d'utiles révulsions, dans les cas de rhumatismes chroniques et d'affections également chroniques de l'appareil respiratoire, bronchite, phthisie, pneumonie chronique. On se sert quelquefois aussi des balsamiques appliqués extérieurement dans les maladies chroniques de l'appareil digestif. Enfin, si l'on considère l'application des balsamiques sur les surfaces saignantes, on doit les considérer comme d'excellents hémostatiques. Une préparation qui a eu dans cette condition une ancienne réputation, c'est le *baume du Commandeur*, dont j'ai donné la recette page 271. Dans le traitement des ulcères anciens, les médicaments balsamiques sont doublement précieux : d'abord, comme agents substitutifs, ils réveillent la vitalité propre des tissus atoniques ; ensuite, comme agents destructeurs des êtres inférieurs, ils s'opposent au développement de cette myriade d'êtres ou cellules microscopiques qui se développent aussitôt qu'une partie vivante souffre ou est abandonnée par la vie. Ils agissent aussi par suite d'une longue application comme anesthésiques locaux et utiles sous ce rapport contre les rhumatismes chroniques, les névralgies, etc.

Les médicaments balsamiques ont entre autres le précieux avantage de donner aux onguents ou pommades dans la préparation desquels ils interviennent la propriété de se conserver sans rancir.

Si nous considérons actuellement les balsamiques sous le point de vue de leur administration à l'intérieur, nous verrons qu'ils ont été utiles pour contribuer à faciliter l'expulsion des concrétions hépatiques, et pour provoquer l'évacuation de la bile ; leur emploi, dans ce cas, se comprend sans peine : n'étant pas modifiés dans l'estomac, ils arrivent dans le duodénum, irritent sa muqueuse, et provoquent par là une sécrétion plus abondante de la bile et du suc pancréatique.

Les divers médicaments balsamiques ont été préconisés tour à tour à l'intérieur comme des remèdes utiles dans les diverses affections chroniques du poumon, les bronchorrhées, les bronchites, la phthisie elle-même.

Dans les diverses maladies, soit aiguës, soit chroniques, de l'appareil sécréteur de l'urine (néphrite, cystite, urétrite, blennorrhagie, blennorrhée), leur emploi est généralement adopté.

Après ces courtes généralités, exposons actuellement les propriétés générales des résines.

RÉSINES. — En traçant ici l'histoire générale des résines, et en la complétant par les propriétés générales des essences, on se formera une idée nette de la constitution des térébenthines et des baumes, et nous pourrons éviter ainsi de nombreuses répétitions.

Étar. — Ces produits sont presque aussi répandus dans les végétaux que les huiles essentielles, et il est probable qu'ils résultent d'une oxydation ou d'une autre modification de ces corps; ces deux principes s'accompagnent presque toujours, et nous décrirons plus loin leur mélange liquide sous le nom de *térébenthines*.

Préparation. — Il existe deux procédés pharmaceutiques pour obtenir ces produits : 1° on les obtient d'une térébenthine en isolant l'essence par une décoction continue par l'intermédiaire de l'eau; 2° on épuise les substances qui contiennent les résines par l'alcool rectifié; on distille aux trois quarts, et l'on mêle au résidu un volume égal d'eau distillée; on recueille le dépôt résineux qui se forme; on le lave dans l'eau chaude, on le met dans des assiettes, et on le laisse à l'étuve jusqu'à ce qu'il soit devenu sec et cassant.

Composition. — Les résines contiennent de l'oxygène, du carbone et de l'hydrogène, et, comme les huiles essentielles, elles renferment un excès des deux derniers corps. Les travaux d'Unverdorben nous ont montré que la plupart des résines naturelles étaient formées de plusieurs résines ayant des propriétés très distinctes. Les alcalis dissolvent assez facilement les résines. Unverdorben les divise en quatre classes par rapport à l'action des alcalis : 1° résines fortement, 2° faiblement, 3° médiocrement électro-négatives; 4° résines indifférentes.

Propriétés. — Les résines cristallisent rarement; elles sont presque toujours translucides, incolores, ou diversement colorées en jaune, en rouge, en brun, en vert; elles sont inodores ou insipides quand elles sont pures. Leur densité varie de 0,92 à 1,2. Les résines sont ordinairement dures et faciles à pulvériser; elles ne conduisent par l'électricité; mais par le frottement elles sont idio-électriques. Soumises à l'action du feu, les résines fondent en un liquide visqueux; si l'on continue la chaleur, elles se décomposent en donnant du gaz acide carbonique, des gaz combustibles, de l'huile empyreumatique aromatique; mais on doit dire que cette étude n'a pas été faite avec les moyens de chaleur graduée qu'on a employés depuis.

Les résines sont insolubles dans l'*eau*. Elles se dissolvent, au contraire, en quantité plus ou moins grande, dans l'*alcool* froid et chaud. Cette dissolution rougit le papier de tournesol, mais elle est sans action sur le sirop de violette; l'eau en précipite un mélange laiteux, dans lequel la résine se rassemble peu à peu. Dans cet état, la résine contient de l'eau et est ordinairement molle et susceptible d'être pétrie, propriétés qu'elle perd avec l'eau qui s'évapore quand on la sèche. Les résines se dissolvent dans l'*éther* et dans les *huiles volatiles*, et se combinent, par l'action de la chaleur, avec les *huiles grasses*.

L'origine de la plupart des résines est très obscure, leur importance pharmacologique très minime : aussi ne nous arrêterons-nous pas à débrouiller le dédale de leur histoire ; aucune n'est plus difficile que celle des résines dites *animés*. On les confondait autrefois avec le bdellium de Guinée ; en France, on désigne sous le nom de *copal* la résine nommée dans l'Inde *animé*, et *animé* celle qui portait au Mexique le nom de *copal ;* quelques auteurs pensent que l'*animé supérieur* est produit par le courbaril, et le rangent à côté du copal, et d'autres le confondent avec les tacamaques. L'histoire des résines de chibou ou cachibou présente autant d'incertitude ; mais, heureusement, ces produits n'ont pas d'importance en médecine.

RÉSINES ET GOMMES-RÉSINES FOURNIES PAR LA FAMILLE DES TÉRÉBINTHACÉES. — La famille des térébinthacées est celle qui fournit à la matière médicale le plus grand nombre de produits résineux ; la plupart ont beaucoup perdu de leur importance et ne figurent plus dans nos droguiers que pour mémoire, où ils n'entrent plus que dans quelques préparations anciennes. Nous n'en présenterons qu'une histoire succincte, et sans nous arrêter à discuter les travaux entrepris sur leur véritable origine, qui pour la plupart est très incertaine, car tous les arbres qui les fournissent sont exotiques. Avant de les décrire, nous allons indiquer d'une manière générale les produits fournis par cette famille.

Les produits les plus remarquables fournis par la famille des térébinthacées sont des térébenthines et des résines qui se retrouvent dans le bois, l'écorce et les feuilles d'un grand nombre de végétaux de cette famille. Les térébenthines sont celles de Chio et le baume de la Mecque ; les résines sont l'encens, la myrrhe, la résine élémi.

La propriété astringente, poussée à un haut degré, se retrouve encore dans un grand nombre d'espèces. C'est dans ce but qu'on emploie les feuilles et les écorces de plusieurs *Rhus* (sumac), *R. coriaria, R. striatum, R. metapium, R. cotinus, R. glabrum.* Les espèces de ce genre *Rhus* sont encore remarquables sous plus d'un rapport; elles exhalent des émanations délétères, qui se dissipent par la coction ou par la dessiccation.

Le suc de ces arbrisseaux est laiteux, et contient un principe résineux qui est accompagné, dans quelques espèces, d'une matière qui noircit à l'air, et qui tache les étoffes d'une manière indélébile.

On mange plusieurs fruits fournis par cette famille; les plus célèbres sont les mangues, *Mangifera indica;* les fruits de divers *Pistacia;* les fruits de l'arbre de Cythère, *Spondias dulcis.* Les fruits du sumac sont très acides, ce qui leur a fait donner le nom de *vinaigrier;* la pulpe de l'anacarde, *Semecarpus anacardium,* et de la noix d'acajou, *Anacardium occidentale,* est une exsudation particulière qui est astringente, âcre et vésicante.

Les graines de plusieurs térébinthacées sont huileuses, émulsives et assez agréables; les plus célèbres sont les pistaches, fournies par le *Pistacia vera;* les noix des Canaries, fournies par le *Canarium commune*, et les graines de la noix d'acajou.

RÉSINE CABAGNE, fournie par l'*Anniba cedrota?* en morceaux de la grosseur d'une noix, d'un noir verdâtre, opaque, odeur de résine de pin et de tacamaque, fusible, entièrement soluble dans l'alcool; ressemble à la résine décrite par Bouastro sous le nom d'*alouchi;* celle-ci est plus aromatique, demi-transparente; elle fournit un seizième de résine cristallisable; inusitée.

RÉSINES ÉLÉMI. — On distingue dans le commerce deux sortes principales de résine élémi, celle du Brésil et celle en pains.

Élémi du Brésil. — Fournie par l'*Icica icicariba*, dont elle découle par suite d'incisions; elle nous parvient en caisses de 100 à 150 kilogrammes; elle est molle, onctueuse, demi-transparente, d'un blanc verdâtre, d'une odeur de fenouil due à une huile volatile; elle est soluble dans l'alcool, sauf une petite quantité d'une résine particulière cristallisable, nommée *élémi.*

Élémi en pains, origine douteuse, *Amyris elemifera?* en masses de 500 grammes à 1 kilogramme, enveloppées dans une feuille de palmier; elle est plus sèche, moins odorante que la précédente.

On distingue encore plusieurs autres espèces d'élémi qui ne se trouvent point dans le commerce. La résine élémi agit à la manière des stimulants; on l'emploie particulièrement à l'extérieur; elle entre dans la composition de l'alcoolat de Fioraventi. Mélangée avec parties égales d'extraits alcooliques vireux, elle forme des emplâtres très actifs recommandés par Planche.

Baume d'Arcéus. — Élémi et térébenthine, aa. 4 p. ; suif, 3 p. ; axonge, 2 p. F. s. a. Cet onguent est souvent usité comme maturatif et comme détersif.

RÉSINES TACAMAQUES ou **TACAMACHA**. — Fournies par les *Icica tacamaca, heptaphylla, guyanensis, altissima ?*

1° La première sorte est la *tacamaque jaune huileuse*, décrite par les auteurs sous le nom d'*animé* ; elle se présente sous la forme de morceaux un peu opaques, jaune-rougeâtres, d'une odeur de cumin, d'une saveur douce, devenant amère par la distillation.

2° *Tacamaque huileuse incolore*. — Bâtons cylindriques de 15 à 20 centimètres, larges de 25 à 30 millimètres ; incolores, opaques à l'intérieur, odeur forte, saveur parfumée ; se vend comme *élémi*.

3° *Tacamaque jaune terreuse*. — Masses considérables, aplaties, opaques et noires à l'extérieur, intérieur jaune, solubles dans l'alcool, vendue aujourd'hui comme résine animé.

4° *Tacamaque jaune terne*. — Même odeur ; elle est en larmes ou en plaques semblables au galipot, vendue sous le nom de *tacamaque*.

5° *Tacamaque du Guatimala*. — Ressemble à la troisième sorte, en diffère par son odeur moins agréable.

On distingue encore plusieurs tacamaques non produits par les iciquiers, et probablement par des calophyllum de la famille des guttifères : 1° T. angélique en coque ou sublime ; 2° T. ordinaire ; 3° T. de Bourbon.

MASTIC. — Cette résine est fournie par le *Pistacia lentiscus*, qui croît naturellement à Chio, où l'on récolte le mastic pour le compte du sultan ; on en sépare deux sortes : 1° en larmes ; 2° commun. Le mastic est en larmes d'un jaune pâle : les plus grandes sont aplaties, les plus petites sphériques, sa surface est terne, sa cassure est vitreuse ; il est légèrement opalin ; odeur douce ; il se ramollit sous la dent, et devient ductile. Il est composé d'huile volatile et de deux résines, dont la plus abondante est soluble dans l'alcool à froid, l'autre ne s'y dissout qu'à chaud. On emploie en Orient le mastic comme masticatoire, on en fait des fumigations excitantes ; on a quelquefois employé la *teinture* faite avec 1 partie de mastic pour 4 d'alcool à 33 degrés, comme tonique, dans le traitement des catarrhes chroniques. On emploie une *teinture éthérée* de mastic, dont on imbibe une boule de coton, qu'on introduit dans le trou des dents cariées ; le mastic reste adhérent à la dent, et empêche l'accès de l'air et l'introduction des corps étrangers.

MYRRHE. — Produite par le *Balsamodendron myrrha* d'Arabie et d'Abyssinie. — Elle se trouve dans le commerce sous forme de larmes pesantes, agglomérées, irrégulières, rougeâtres, demi-transparentes dans leur cassure, fragiles ; saveur âcre, amère, très aromatique ; odeur suave, particulière. La myrrhe est composée, suivant Brandes, d'huile volatile, de résine molle et de résine insipide, d'amidon soluble, de bassorine. La myrrhe, administrée à l'intérieur, est un puissant tonique qui facilite la digestion ; on l'administre à la dose de 20 centigrammes à 2 grammes par jour, associée aux préparations ferrugineuses, dans la chlorose et l'aménorrhée. On l'emploie à l'extérieur pour gargarisme contre la carie et la gangrène. C'est la teinture alcoolique qu'on préfère ; on l'étend de quatre à six fois son poids d'eau. On emploie à l'étranger contre des catarrhes chroniques, une *eau distillée de myrrhe*. On prépare un *extrait de myrrhe* avec l'alcool à 22 degrés, le *vinaigre de myrrhe* à 1/16, la *teinture de myrrhe* avec l'alcool à 32 degrés, 4 p., myrrhe 1. La myrrhe entre en outre dans la thériaque, dans la confection de safran composée, dans l'élixir de Garus et dans plusieurs masses pilulaires emménagogues ou toniques.

BDELLIUM. — Cette gomme-résine est produite par l'*Heudelotia africana ;* le bdellium se récolte en Afrique ; on le trouve mêlé à la gomme du Sénégal ; il est en larmes arrondies, de 6 à 9 lignes de diamètre, d'une couleur gris rougeâtre, à cassure terne, cireuse, odeur faible, formé, d'après Pelletier, de résine, arabine, bassorine et huile volatile. On distingue encore le *bdellium de l'Inde*, qui est beaucoup plus aromatique et d'une saveur très âcre et très amère ; on l'a vendu pour de la myrrhe de l'Inde. Guibourt admet en outre du *bdellium opaque ;* il entre dans l'emplâtre gommé. C'est un excitant qui jouit de propriétés analogues à celles de la myrrhe.

ENCENS ou **OLIBAN**. — L'*encens de l'Inde* est fourni par le *Boswerlia serlata ;* il est formé de larmes jaunes, demi-opaques, arrondies, bien nettes ; il se distingue du mastic par son défaut de transparence. Son odeur est agréable ; en brûlant, il répand une vapeur suave ; il contient de l'huile volatile, de la gomme et diverses résines. L'*encens d'Afrique* est en plus grosses masses, plus colorées, souvent mêlées d'écorces, et contenant des cristaux de carbonate de chaux ; il est composé, d'après Braconnot, de résine 56, essence 5, gomme 30. C'est un excitant qui peut être employé de même que la myrrhe. On l'utilise surtout pour des fumigations aromatiques ; on l'emploie contre la carie dentaire.

Nous traiterons des *résines* fournies par les *conifères* à la suite des térébenthines produites par cette famille.

RÉSINES FOURNIES PAR DIVERSES FAMILLES. — Nous allons rapidement en étudier ici diverses qui sont peu ou pas employées en médecine.

RÉSINES COPAL. — Servent à la préparation des vernis. On en distingue deux espèces : *copal dur*, *copal tendre*.

Copal dur ou *vrai*, produit par l'*Hymenœa verrucosa* (légumineuses).

Le *copal de Madagascar* est en larmes allongées, longues et grosses comme le bras ; cette résine est lisse et polie, transparente, d'un jaune rougeâtre, d'une cassure vitreuse très dure, insipide, inodore, se ramollit au feu, y devient élastique, fond à une chaleur élevée en répandant une odeur de bois d'aloès.

Copal de l'Inde en morceaux plats, peu volumineux, souvent entourés d'une couche sablonneuse, opaque, transparent à l'intérieur, d'un jaune pâle, cassure vitreuse.

Copal du Brésil ou des Hottentots. — Il est en masses qui se sont aplaties en tombant à terre, nébuleux, strié, rougeâtre, odeur désagréable quand on le fond. Le copal ne se dissout pas dans les huiles fixes, et se dissout imparfaitement dans l'alcool et dans les huiles volatiles ; il se distingue du succin parce qu'à la distillation il ne donne pas d'acide succinique.

Copal tendre. — Il se distingue du vrai parce qu'il est en larmes incolores, plus friables, qui, chauffées, peuvent se tirer en fil.

L'*Hymenœa courbaril* produit une résine que M. Guibourt décrit sous le nom d'*animé vrai* ; il en admet trois sortes que nous ne décrirons pas, parce qu'elles ne sont pas usitées en médecine.

RÉSINE DE LIERRE. — Cette résine exsude du lierre (*Hedera helix*, L., de la famille des hédéracées), seulement dans les pays chauds ; elle se présente dans le commerce en morceaux d'un brun noirâtre, salis par une poussière jaune et quelquefois par de l'écorce ; sa cassure est vitreuse, sa transparence parfaite ; sa couleur est rouge foncée ; son odeur forte et désagréable ; sa saveur analogue ; elle est formée, suivant M. Guibourt, de résine, d'huile, et d'un corps particulier soluble dans l'eau, dans les alcalis et les acides, et même l'acide nitrique. M. Guibourt distingue encore deux sortes de résines de lierre qui sont plus gommeuses et plus impures ; inusitées.

LADANUM. — On récolte cette résine aromatique en promenant sur le *Cistus creticus*, famille des cistinées, des lanières de cuir. On obtenait une résine aromatique très suave, d'une couleur noirâtre; mais ce produit n'arrive pas dans le commerce. Il est remplacé par un produit de sophistication connu sous le nom de *ladanum in tortis* qu'il faut rejeter.

RÉSINE DE GAÏAC. — Cette résine est fournie par le *Guayacum officinale*, de la famille des *Zygophyllées*. Telle qu'elle découle de cet arbre, elle est en masses considérables, d'un brun verdâtre, très friable; ses lames minces sont transparentes, irisées; elle se ramollit sous la dent; elle a une saveur âcre, une odeur aromatique; elle est composée, suivant Buchner, de résine particulière, 80, gomme, 5, extractif, 2. Nous en décrirons la préparation et les propriétés à l'article de la famille des zygophyllées.

SANG-DRAGON. — Cette résine est fournie par des arbres appartenant à des familles différentes; les principales sortes proviennent du *Calamus draco*, de la famille des *Palmiers*. On obtient cette substance en secouant les fruits dans un sac de toile rude; il passe à travers le sac de la résine pulvérisée qu'on fond à une douce chaleur; on l'arrondit avec la main; puis on l'enveloppe dans les feuilles sèches d'un autre palmier (*Licuala spinosa*); mais la plus grande partie s'obtient en faisant bouillir les fruits dans l'eau, recueillant la résine qui surnage et celle qui fournit l'expression. Le sang-dragon vient de Bornéo et de Sumatra; il est d'une belle couleur rouge foncée donnant une poudre vermillon, fragile, insipide, peu odorant; la fumée qu'il dégage lorsqu'on le brûle irrite les yeux par l'acide benzoïque qu'il contient, selon Herberger, ce qui aurait dû nous le faire ranger à côté des baumes.

Sortes commerciales : 1° *sang-dragon en baguettes*, bâtons longs de 3 à 4 centimètres, de la grosseur du pouce, entourés de feuilles de *Licuala*, rouge-brun, poudre vermillon; 2° en *boules* ou *olives*, de 18 à 25 millimètres de diamètre, enveloppées dans une feuille de palmier et disposées en chapelet; ce sont les deux meilleures sortes de sang-dragon.

On distingue encore : 1° le sang-dragon *en masse*, qui est d'un rouge plus vif, et qui contient beaucoup de débris de végétaux; 2° en galettes de 9 à 12 centimètres de diamètre; 3° le faux. C'est un mélange frauduleux de résine et de brique; mais l'odeur de résine le fait promptement distinguer.

Le sang-dragon fourni par le *Pterocarpus draco*, de la famille des légumineuses est en petites masses irrégulières, couvertes d'une poussière rouge, à cassure brune vitreuse ; il se distingue du sang-dragon des Moluques en ce que sa teinture alcoolique n'est pas précipitée par l'ammoniaque.

Le *Dracæna draco*, de la famille des asparaginées, fournit un sang-dracon qui n'est pas bien déterminé.

Le sang-dragon a été analysé par Herberger ; il contient matière grasse, 2 ; — oxalate de chaux, 1,60 ; — phosphate de chaux, 3,70 ; — acide benzoïque, 3 ; — draconin, 70,70 ; il donne ce nom à la résine purifiée.

Le sang-dragon est insoluble dans l'eau, soluble dans l'alcool et dans les huiles. On administre le sang-dragon comme styptique, astringent ; on le conseille pour réprimer les hémorrhagies, les écoulements muqueux, les diarrhées séreuses ; la dose est de 2 grammes par jour en poudre ou en pilules. Il entre dans plusieurs poudres ou pilules astringentes. On prépare une *teinture*, d'après la *Pharmacopée saxonne*, avec 50 grammes de sang-dragon et 100 grammes d'alcool à 32 degrés.

TÉRÉBENTHINES (*oléo-résines, résines fluides*). — Ces produits ne diffèrent des résines naturelles que par un caractère de bien peu d'importance ; c'est que l'huile essentielle s'y trouve en proportion beaucoup plus considérable, ce qui les rend fluides. On les distingue des baumes parce qu'elles ne contiennent pas d'acide benzoïque. Pour tracer leur histoire générale, il suffit de réunir les caractères des résines et des essences que nous avons précédemment donnés.

TÉRÉBENTHINES FOURNIES PAR LES TÉRÉBINTHACÉES. — Ces térébenthines étaient exclusivement employées autrefois ; elles ne le sont plus aujourd'hui, en France au moins.

TÉRÉBENTHINE DE LA MECQUE. — Ce produit assez rare porte encore les noms de *baume de la Mecque, baume de Judée, baume de Giléad, opobalsamum ;* c'est une térébenthine qui découle du *Balsamodendron opobalsamum* qui croît dans l'Arabie heureuse. On l'obtient par des incisions faites au tronc et par la décoction dans l'eau des rameaux ou des feuilles ; le premier produit est le plus estimé et réservé au sultan. Celui que le commerce fournit est liquide, blanchâtre, trouble, et d'une odeur forte et suave ; il s'épaissit avec le temps. Vauquelin a vu qu'il est soluble dans l'alcool, à l'exception d'une résine qui s'y gonfle, et y devient glutineuse. C'est une térébenthine très suave, mais qui ne jouit pas d'autres propriétés que ses congénères, comme on l'avait pensé.

TÉRÉBENTHINE DE CHIO. — Elle découle par des incisions pratiquées sur le tronc du *Pistacia terebinthus*, qui croît dans les îles de l'Archipel ; elle est presque aussi rare que la précédente ; elle est épaisse, glutineuse, d'une couleur citrine verdâtre, d'une odeur agréable analogue à celle du fenouil, d'une saveur parfumée, privée d'amertume et d'âcreté qui rappelle celle du mastic, plus précieuse et plus agréable ; elle a la même propriété que les espèces suivantes.

TÉRÉBENTHINES FOURNIES PAR LES CONIFÈRES. — Ce sont elles qu'on trouve exclusivement dans le commerce de France ; elles ont remplacé les térébenthines fournies par la famille des térébinthacées. On trouve dans le commerce français la térébenthine du mélèze, la térébenthine des sapins et la térébenthine du pin. En Angleterre, on emploie presque exclusivement une térébenthine de pin, qui diffère beaucoup de la nôtre.

Je vais commencer par donner quelques généralités sur la famille des conifères.

CONIFÈRES (*Coniferæ*). — Si la famille des conifères est, sous le point de vue botanique, une des plus naturelles, elle présente aussi la plus grande analogie par la nature de ses produits. Toutes les parties des conifères sont chargées en proportion variable, suivant l'espèce et l'organe examiné, d'un mélange d'huile essentielle et de résine ; et, chose remarquable, c'est que cette huile essentielle, qui jouit d'une odeur si différente dans les divers pinus et dans le genévrier et la sabine, a cependant la même composition.

Les feuilles de pin sont, comme la tige, chargées de principes résineux. On emploie les bourgeons de plusieurs espèces comme excitants et diurétiques. Les feuilles d'if font exception ; elles sont narcotiques, et procurent des nausées. La sabine est très âcre, et produit une excitation sur le système nerveux. Les fruits des conifères sont des cônes quelquefois charnus, comme dans le genévrier ; ils ont une saveur sucrée et résineuse ; les semences du pignon doux sont émulsives.

Les produits les plus importants des conifères sont les térébenthines, les résines et leurs produits.

Nous allons maintenant faire connaître les genres principaux de la famille des conifères et décrire les térébenthines qui s'y rapportent.

PIN (*Pinus*, Juss., Rich., Conif.). — Fleurs monoïques ; les mâles en chatons écailleux, ovoïdes, rameux, dont les écailles portent deux anthères appliquées sur toute leur surface inférieure ;

les femelles également en chatons écailleux, simples, dont les écailles portent à leur base interne deux fleurs femelles renversées ; le fruit est un cône formé d'écailles imbriquées, épaisses, anguleuses et ombiliquées au sommet. Les feuilles sont subulées et sortent plusieurs ensemble d'une même gaîne.

Pin maritime (*Pinus maritima*). — Cette espèce est cultivée sur les bords de la mer dans les landes sablonneuses de Bordeaux ; elle est très voisine du *pin sylvestre*, qui est très répandu dans les forêts du nord et de nos hautes montagnes. On le distingue à des longues feuilles engaînées deux à deux, roides, et à des cônes, gros, courts, à écailles pyramidales. Ce pin a pris tout son développement à 50 ans, tandis que le pin sylvestre a besoin de 100 ans.

TÉRÉBENTHINE DU PIN MARITIME *dite* **DE BORDEAUX**, ou *térébenthine commune*. — Elle découle par des incisions pratiquées au tronc du *Pinus maritima*, qui croît dans les landes bordelaises. On la reçoit dans des creux pratiqués au pied des arbres ; on la purifie, ou en l'exposant au soleil, ou en la chauffant légèrement, et la faisant traverser un filtre de paille, elle est plus consistante, plus louche, plus colorée, d'une odeur et d'une saveur plus désagréables que les térébenthines des sapins et du mélèze ; elle est beaucoup moins estimée. Elle se distingue facilement aux caractères suivants : mêlée avec 1/10 de magnésie calcinée, elle se solidifie ; elle dévie à gauche les rayons de la lumière polarisée ; l'essence qu'on en extrait à feu nu dévie aussi à gauche la lumière polarisée et le pouvoir moléculaire rotatoire est de — 28,83 avant toute rectification.

Pin tæda (*Pinus tæda*). — Cette espèce est très abondante dans la Virginie et les autres États de l'Union, et elle fournit, concurremment avec le *Pinus palustris*, cultivé dans les mêmes localités, la térébenthine généralement usitée en Angleterre, et qui sert à préparer l'essence de térébenthine anglaise.

TÉRÉBENTHINE DU PIN TÆDA (*Térébenthine blanche d'Amérique, térébenthine de Boston ou de la Caroline*). — Cette térébenthine est opaque. Celle que nous avons examinée avec M. Guibourt nous avait été remise par M. J. Pereiras ; elle est très épaisse à + 10 degrés ; elle coule avec difficulté ; son odeur est forte, particulière ; lorsqu'on l'a filtrée, elle est transparente, légèrement ambrée ; elle dévie à gauche les rayons de la lumière, et, chose extrêmement remarquable, l'essence qu'on en extrait et que je décrirai plus loin dévie à droite ces mêmes rayons. Ce caractère suffit pour la distinguer très nettement.

SAPIN (*Abies*, Tournf., Rich., Conif.). — Ce genre, fort rapproché du précédent, s'en distingue particulièrement par ses chatons mâles axillaires simples, et par les écailles de ses cônes, qui sont planes, minces, et non renflées à leur sommet. Le port de ces deux genres est également fort différent : les sapins ont en général une forme pyramidale; leurs rameaux sont étalés horizontalement, tandis que fréquemment les pins forment une tête plus ou moins touffue.

TÉRÉBENTHINE DU SAPIN ARGENTÉ, *dite térébenthine de Venise*, *térébenthine d'Alsace*, *térébenthine au citron*. — Voici d'abord la description de cet arbre.

Sapin argenté (*Abies pectinata*, DC.; *Abies taxifolia*, Desf.) — Ce bel arbre s'élève en pyramide à la hauteur de 30 à 40 mètres; ses branches sont disposées par verticilles assez réguliers, et sont dirigées horizontalement. Ses feuilles sont éparses sur les jeunes rameaux, mais comprimées et dirigées sur deux rangs opposés, ce qui leur donne l'aspect du feuillage de l'if ou des dents d'un peigne : de là les noms d'*Abies taxifolia*, Desf., ou *pectinata*. DC Ces feuilles sont linéaires, *planes*, coriaces, obtuses ou échancrées au sommet. Elles sont luisantes et d'un vert foncé en dessus, blanchâtres en dessous (sauf une ligne médiane verte), ce qui a encore valu à l'arbre le nom de *sapin argenté*. Les fleurs mâles forment des chatons isolés dans les aisselles des feuilles, et sont disposées en grand nombre vers l'extrémité des rameaux. Les fleurs femelles forment des chatons presque cylindriques, disposés au nombre de deux ou trois, non à l'extrémité des rameaux, mais ordinairement sur la dernière ramification des branches. Ces chatons sont dirigés vers le ciel et conservent cette position en devenant des cônes ovoïdes allongés, formés d'écailles planes, arrondies, serrées et imbriquées. Chaque écaille est accompagnée sur le dos d'une bractée terminée par une pointe aiguë, qui paraît au dehors du cône. Les semences sont assez grosses et environnées d'une aile membraneuse. Le sapin croît sur toutes les hautes montagnes de l'Europe, et principalement sur les Alpes du Tyrol, du Valais, du Dauphiné, dans les Cévennes, les Vosges, le Jura, la Forêt-Noire, en Suède et en Russie.

On obtient la térébenthine du sapin argenté en crevant les utricules de l'écorce de cet arbre. Elle est liquide, trouble, blanchâtre; quand elle se purifie par le repos, elle forme un liquide peu consistant, transparent, à peine coloré ; son odeur est des plus suaves, analogue au citron ; sa saveur est médiocrement âcre et amère ; conservée dans un vase non hermétiquement fermé, elle ne tarde pas à former une pellicule solide à sa surface, ce qui n'a pas lieu pour la térébenthine du mélèze ; et exposée à l'air, en couche mince, sur une feuille de papier, elle se dessèche complétement en quarante-huit heures ; elle se solidifie également très promptement par l'addition de 1/16e de magnésie calcinée ; enfin la térébenthine du mélèze est entièrement soluble dans l'alcool, tandis que celle du sapin contient une résine insoluble dans ce menstrue.

La térébenthine de sapin argenté que j'ai examinée avec M. Guibourt déviait à gauche les rayons de la lumière polarisée. L'essence qu'on en extrait dévie aussi à gauche les rayons de la lumière polarisée, mais avec moins d'intensité que l'essence de térébenthine de Bordeaux. En effet, son pouvoir moléculaire rotatoire n'est que de — 11,69 ; elle a une odeur de citron très agréable.

BOURGEONS DE SAPIN. — Ils nous viennent de la Russie ; ils ont une forme conique arrondie ; le bourgeon principal porte ordinairement 5 ou 6 bourgeons coniques latéraux ; ils sont revêtus d'écailles rougeâtres, droites ; ils doivent leurs propriétés excitantes à la térébenthine qu'ils contiennent dans leurs écailles. On les emploie en infusion dans les affections chlorotiques, scorbutiques, rhumatismales.

Tisane de bourgeons de sapin. — C'est la formule la plus usitée, 20 gram. pour 1 litre d'eau, contre les leucorrhées et les rhumatismes.

TÉRÉBENTHINE DU CANADA.— Elle est connue sous le nom de *baume du Canada*, et par les Anglais sous celui de *faux baume de Gilead*. Elle découle aussi d'un sapin, de l'*Abies balsamea ;* elle est ordinairement incolore ou un peu nébuleuse, d'une odeur très agréable, d'une saveur âcre ; elle est siccative comme la térébenthine du sapin argenté ; elle est, comme elle, imparfaitement soluble dans l'alcool ; mais elle dévie à droite les rayons de la lumière polarisée, comme je l'ai observé avec M. Guibourt.

POIX BLANCHE ou **POIX DE BOURGOGNE**. — Cette matière vient des Vosges ; elle est recueillie sur un sapin, la *pesse* ou *epicia*, l'*Abies excelsa ;* mais elle s'est solidifiée par l'évaporation spontanée d'une partie de son essence. On la fait fondre, on la passe, et on la renferme dans des vessies ; elle est opaque, blan-

châtre ou jaunâtre, d'une odeur forte, d'une saveur amère , solide
à froid, se ramollit par la chaleur de la peau. On forme avec elle
de larges emplâtres qui sont très utilement employés comme dériva-
tifs: on les applique sur les parties du corps affectées de rhumatisme ; sur la poitrine, dans les pleurésies chroniques, dans les bronchites également chroniques. C'est un moyen utile et fréquemment
usité. A la suite de l'application de ces emplâtres , il se manifesto
de la rougeur et quelquefois des boutons.

L'épicia, qui fournit la poix de Bourgogne, est l'arbre le plus
élevé de l'Europe; il s'élève à 50 mètres. On le reconnaît à ses
rameaux disposés par verticilles, moins réguliers que ceux du
sapin ; ses feuilles sont linéaires, quadrangulaires, pointues, insérées tout autour des rameaux ; les fleurs femelles forment de petits
chatons solitaires à l'extrémité des rameaux, et les cônes en gros-
sissant font pencher par leur poids l'extrémité du rameau, et
pendent alors vers la terre. Ces cônes sont longs de 10 à 15 centimètres, cylindriques, formés d'écailles planes, échancrées au
sommet et dépourvues de bractées.

Les sapins et les épicias diffèrent autant par la nature et le siége
de leur suc résineux que par leurs caractères botaniques. Les premiers fournissent une résine liquide, claire, transparente, qui se
trouve renfermée dans des utricules formées sur l'écorce des jeunes
arbres, et si l'on fait des incisions à l'écorce, il en sort si peu de
térébenthine, d'après Duhamel, qu'elle ne mérite aucune attention.
Les épicias , au contraire, présentent fort peu d'utricules sur l'é-
corce ; mais si l'on y fait des entailles, il sortira d'entre le bois et
l'écorce une quantité abondante d'un suc épais et opaque, qui se
solidifie aussitôt son contact avec l'air, et ne coule pas jusqu'à
terre. Cette résine, détachée du tronc avec une racloire, fondue
avec de l'eau dans une chaudière, et passée à travers une toile,
constitue la véritable *poix jaune* ou *poix de Bourgogne*.

Voici, d'après M. Guibourt, les moyens de distinguer la véritable
poix de Bourgogne d'un mélange artificiel, qu'on vend sous ce nom,
qu'on prépare avec du galipot fondu avec de l'essence de térébenthine.

La résine qui découle des épicias, soit naturellement, soit artificiellement, est incolore, d'abord demi-fluide et nébuleuse, et son
odeur offre beaucoup d'analogie avec celle de la térébenthine du
sapin ; mais en se desséchant à l'air, il s'y passe quelque chose de
singulier ; il y a des parties qui restent blanches, molles, et qui
conservent leur odeur analogue à celle du citron; tandis que
d'autres rougissent et prennent une teinte fleur de pêcher ou lie
de vin, à la manière de l'asa fœtida. Ces dernières parties contractent en même temps une odeur plus forte, qui, sans être

désagréable, offre quelque analogie avec celle du castoréum. Le tout, fondu ensemble avec de l'eau, comme on le fait dans toutes les contrées où l'on exploite la résine de l'épicia, donne une poix opaque et d'une couleur fauve assez foncée.

L'odeur en est toute particulière, assez forte et comme balsamique ; sa saveur est douce, parfumée, non amère. A part les impuretés que cette résine peut contenir, elle ne se dissout pas complétement dans l'alcool rectifié, et bien que la quantité de résine insoluble soit peu considérable, cependant elle suffit pour la distinguer de la poix factice, qui s'y dissout complétement. Le soluté alcoolique de poix naturelle a une couleur rougeâtre assez foncée, et sa saveur est amère, quoique la résine non dissoute paraisse insipide.

La poix factice, ou poix du pin maritime, est d'un jaune pâle, et sa couleur est d'autant moins foncée qu'on la blanchit en la battant avec l'eau ; elle devient facilement sèche et cassante à sa surface, elle est moins tenace et moins adhérente que la poix de Bourgogne ; elle a une saveur amère très marquée, même non dissoute dans l'alcool ; elle possède l'odeur forte et désagréable de la térébenthine de Bordeaux, ou de son essence. Elle est entièrement soluble dans l'alcool.

MÉLÈZE (*Larix*, Tournef., Rich.). — Il diffère des pins et des sapins par ses cônes latéraux et non terminaux, et par ses feuilles caduques.

TÉRÉBENTHINE DU MÉLÈZE (*térébenthine fine ordinaire*). — C'est la plus usitée dans les pharmacies ; on lui donne assez mal à propos dans le commerce le nom de *térébenthine de Strasbourg* : elle est fournie par le mélèze d'Europe, *Larix europœa*, DC. ; il croît sur les montagnes alpines du midi et de l'est de la France, de la Suisse et de l'Italie ; il s'élève à la hauteur de plus de 30 mètres et acquiert une grosseur considérable ; ses feuilles sont étroites, linéaires, éparses sur les rameaux et caduques ; ses cônes sont ovoïdes, longs de 20 à 30 millimètres et formés d'écailles minces, lâches et imbriquées ; son bois est rougeâtre et d'une durée presque indéfinie, comme ceux du cèdre et du cyprès. Quant à sa térébenthine, on l'obtient en faisant avec une tarière des trous au tronc de l'arbre en commençant à un mètre de terre, et en continuant jusqu'à la hauteur de 3 à 4 mètres. On adapte à chaque trou un canal de bois qui conduit la résine dans une auge, d'où elle est retirée pour être passée au tamis.

Cette térébenthine est assez épaisse ; elle a une odeur particulière, tenace, un peu fatigante, plus faible cependant que celle de la térébenthine au citron, mais bien moins agréable; plus faible aussi que celle de la térébenthine de Bordeaux, et toute différente. Elle offre une saveur très amère, persistante, jointe à une grande âcreté à la gorge.

La térébenthine du mélèze conserve très longtemps sa même consistance épaisse, sans former à l'air, et encore moins dans un vase fermé, une pellicule sèche et cassante à sa surface. Lorsqu'on l'expose à l'air, étendue en couche mince, sur une feuille de papier, quinze jours après, le doigt qu'on y pose y adhère aussitôt et fortement. Sa propriété siccative est donc à peu près nulle ; elle ne se solidifie pas non plus sensiblement par l'addition d'un seizième de magnésie calcinée. Enfin elle se dissout complétement dans 5 parties d'alcool à 35 degrés.

J'ai observé, avec M. Guibourt, que son essence déviait à gauche les rayons de la lumière polarisée : mais son pouvoir moléculaire rotatoire est très faible, il n'est que de 5,24 pour l'essence retirée par la distillation avec de l'eau.

Histoire chimique des térébenthines. — Voici la quantité proportionnelle d'essence que fournissent les différentes térébenthines commerciales : Celle du sapin, 33 ; celle du mélèze, 18 à 25 ; celle du pin 12 ; mais on comprend sans peine que ces nombres peuvent varier. — Voici les résultats de l'analyse de la térébenthine du sapin d'après Caillot : essence, 32 ; acide succinique et extractif, 1,22 ; acide pinique et sylvique, 45,37 ; résine indifférente, 7,42 ; abiétine, 11,47 ; perte ou essence, 2,5.

Caillot assure que l'*abiétine* est particulière aux térébenthines des sapins ou *Abies;* c'est une résine insipide, incolore, très fusible, cristallisant en prismes allongés rectangulaires ; elle est soluble dans l'alcool à 28 degrés, elle est soluble dans l'éther, l'huile de pétrole et l'acide acétique ; elle ne se combine pas aux alcalis. La *résine indifférente* existe en petite proportion, elle est insoluble dans l'alcool froid et dans l'huile de pétrole.

L'*acide pinique et l'acide sylvique* forment la plus grande partie de la matière résineuse des térébenthines : aussi offrent-ils la principale propriété de la colophane, solubilité dans l'alcool pur, l'éther et les huiles de térébenthine ; ils se combinent très bien aux bases. Les *acides pinique* et *sylvique* sont formés de carbone, 40 atomes (79,7), hydrogène, 30 (9,7), oxygène, 2 (10,6) (Laurent) ; dans les pinates neutres l'oxygène de la base est le quart de celui de l'acide. Les pinates de soude et de potasse s'obtiennent directement, les autres par double décomposition. On sépare l'acide sylvique de l'acide pinique en profitant de la propriété qu'a le sylvate de magnésie d'être soluble en toute proportion dans l'alcool à 27 degrés; ils ont la même composition et la même capacité de saturation que la résine de copahu; on peut les représenter comme des oxydes d'essence de térébenthine; l'*acide sylvique* cristallise en table, dérivant de prismes quadrilatères; il se fond au-dessus de 100 degrés; l'alcool à 27 degrés ne le dissout qu'à l'ébullition, il cristallise par le refroidissement; il se dissout dans l'alcool pur, dans l'éther et les essences. Les sylvates sont plus solubles dans l'éther que les pinates. M. Laurent a extrait de la térébenthine de Bordeaux de l'acide *pimarique* isomérique avec l'acide sylvique.

Essence ou huile volatile de térébenthine. — Elle est liquide, incolore, d'une odeur forte, particulière; elle bout à 156°,8; refroidie à — 17 degrés, elle commence à laisser déposer un stéaroptène qu'elle fournit plus abondamment à — 27, et qui fond à — 7; la vieille essence donne quelquefois des cristaux d'hydrate d'essence formés de 1 proportion d'essence et de 6 d'eau. L'essence rectifiée sur de la chaux et sur du chlorure de calcium est composée de 20 proportions de carbone et de 16 d'hydrogène. Blanchet et Sell en ont extrait deux huiles, qu'ils nomment dadyl et peucyl; le dadyl bout à 145 degrés, le peucyl à 434 degrés. C'est le dadyl qui forme avec l'acide chlorhydrique le *camphre artificiel* d'essence de térébenthine; le peucyl ne forme avec lui qu'une combinaison liquide. L'alcool étendu dissout peu d'essence de térébenthine; à 35 degrés, il en dissout à 0°,135.

Tout ce que je viens de dire se rapporte à l'essence de térébenthine de Bordeaux retirée du pin maritime, mais cela ne s'applique pas aux essences que peuvent fournir les différentes térébenthines. Ainsi, tandis que celle qu'on trouve dans le commerce français dévie à gauche les rayons de la lumière polarisée, celle qu'on rencontre dans le commerce anglais et qui provient du *Pinus tœda* les dévie à droite.

Emploi médical des térébenthines et de leurs essences. — Ce sont des substances actives, d'une grande âcreté; leur action se porte sur les membranes muqueuses. Elles agissent spécialement sur l'appareil sécréteur des urines, auxquelles elles donnent une odeur de violette; à haute dose elles rendent l'excrétion des urines douloureuse; elles agissent aussi par l'essence sur l'appareil nerveux.

Voici les médicaments principaux dont la térébenthine est la base.

Eau de térébenthine. — Se prépare avec 6 p. d'eau et 1 de térébenthine du sapin argenté, en triturant une demi-heure dans un mortier et laissant reposer. Cette eau, conseillée dans les affections catarrhales des voies urinaires, est peu usitée.

La térébenthine s'administre plutôt sous forme de *pilules*.

PILULES DE TÉRÉBENTHINE CUITE. — On prend de la térébenthine du sapin argenté, on la met dans une bassine avec de l'eau qu'on entretient bouillante, jusqu'à ce qu'en versant un peu de cette résine dans l'eau froide elle s'y solidifie; alors on la divise en pilules de 20 centigr. en la conservant molle dans de l'eau tiède.

La coction a pour but de dégager l'essence; il paraît aussi, d'après Undverderien, que la nature de la résine est changée, qu'elle se transforme en une résine très acide nommée colophique. On emploie les pilules de térébenthine cuite à la dose de trois ou quatre dans les inflammations catarrhales chroniques de la vessie; on augmente successivement cette dose.

PILULES ET ÉLECTUAIRE DE TÉRÉBENTHINE AVEC L'ESSENCE. — Fauré a découvert que la magnésie calcinée solidifiait très bien la térébenthine de Bordeaux, et qu'en triturant 1 gram. de magnésie calcinée avec 28 gram. de térébenthine, on obtenait après douze heures une masse consistante : cette masse constitue l'*opiat* ou l'*électuaire de térébenthine*. Mouchet a remarqué que, pour faire instantanément des pilules de térébenthine du sapin argenté, il fallait substituer le sous-carbonate de magnésie à la magnésie calcinée; parties égales des deux substances se solidifient promptement. Nous avons vu qu'il ne fallait que 1/28 de magnésie pour solidifier la térébenthine de Bordeaux, il en faudrait beaucoup plus si l'on employait la térébenthine du mélèze. Ces pilules sont utiles toutes les fois qu'on veut réunir la propriété de l'essence à celle de la résine; mais c'est encore particulièrement contre les maladies des voies urinaires qu'elles sont plus fréquemment ordonnées. — Dose, 4 à 20 pilules de 20 centigr.

ALCOOLAT DE TÉRÉBENTHINE COMPOSÉ. BAUME DE FIORAVENTI. — Térébenthine, 500 gram·; élémi, tacamacha, succin, galbanum, myrrhe, styrax liquide, aa 100 gram,; aloès, feuilles d'origan, aa 30 gram.; baies de laurier, 125 gram ; galanga, zédoaire, gingembre, cannelle, girofles, muscades, aa 50 gram.; alcool à 32 degrés, 3 kilog. On retire à la distillation 3 kilogr. d'un alcoolat qu'on emploie avec succès comme excitant aromatique dans les rhumatismes, et surtout dans les cas où il y a défaut de ton.

On distillait autrefois le résidu, et il donnait d'abord le baume de *Fioraventi huileux*, puis le baume de *Fioraventi noir*.

L'emploi de la térébenthine pour les préparations extérieures est surtout très recommandable. L'application de la térébenthine du mélèze, comme excitant puissant, comme dérivatif dans le rhumatisme, dans la pleurésie chronique, est un moyen énergique et souvent utile. La plupart des onguents, des emplâtres maturatifs admettent la térébenthine dans leur composition, mais elle forme plus particulièrement la base des remèdes suivants ;

Digestifs de térébenthine. — Térébenthine de Venise, 100 gram. On la mêle avec trois jaunes d'œufs, puis on y ajoute q. s. d'huile d'olive pour faire un onguent demi-liquide; si l'on y ajoute 1/8 de laudanum de Sydenham, on a le *digestif opiacé*; si au contraire on y mêle parties égales de styrax liquide, on a le *digestif animé*. On peut encore avoir du *digestif animé* en y ajoutant de la *teinture d'aloès*, de la *potasse caustique*, etc. Ces médicaments externes sont particulièrement employés pour exciter les suppurations indolentes et fournir des plaies d'un bon caractère.

Collyre de térébenthine (Laugier). — Térébenthine de Venise, 20 gram.; essence de térébenthine, 10 gram. Mettez la térébenthine dans un mortier de marbre, faites chauffer lentement; et lorsque la térébenthine sera devenue fluide, ajoutez l'essence par petites portions. Instillez matin et soir entre les paupières trois gouttes.

ESSENCE DE TÉRÉBENTHINE. — Elle est souvent recommandée, soit pour l'usage intérieur, soit pour l'emploi extérieur; nous énumérerons les diverses formules sous lesquelles on l'administre en relatant les principales propriétés que les auteurs lui ont attribuées.

Propriétés médicales. — On a vanté l'essence de térébenthine contre la fièvre puerpérale; on l'administre alors à la dose de 5 à 10 grammes par jour dans une émulsion. On fait ordinairement précéder ce traitement d'une saignée et de purgations par le calomel, et l'on applique l'essence en fomentation sur le ventre. M. Tray a préconisé l'essence de térébenthine à la dose de 10 à 15 gouttes pour combattre la diarrhée prodromique du choléra. On a aussi vanté l'essence dans la bronchite aiguë, et surtout chronique, dans le catarrhe de la vessie et du vagin.

Mais c'est particulièrement contre la sciatique et plusieurs autres névralgies que l'essence de térébenthine paraît avoir une efficacité incontestable. La meilleure manière de l'administrer, c'est de l'unir avec miel blanc 4, essence 1; on a le *miel térébenthiné*. On prépare encore un *looch térébenthiné* avec essence 10 grammes; — deux jaunes d'œufs; — sirop de menthe, 50 grammes; — sirop de fleurs d'oranger et sirop d'éther ââ 20 grammes; — teinture de cannelle, 2 grammes, — à la dose de trois cuillerées par jour.

Il ne faut pas continuer l'usage de l'essence contre la sciatique au delà de dix jours. Ordinairement le mieux se manifeste après trois à quatre jours. On a vanté l'essence pour combattre le tétanos à la dose de 15 grammes par jour. On peut alors l'employer sous forme de *lavement*: essence, 30 grammes: jaune d'œuf, 1 gramme;

— décoction de séné, 500 grammes. — F. s. a. M. Petit a employé avec succès pour combattre le tétanos et le choléra, en friction sur la colonne vertébrale, un mélange de parties égales d'ammoniaque et d'essence de térébenthine. Nous verrons plus loin que cette application a été étendue par MM. Rousseau et Close contre les convulsions, et Bellencontre contre la fièvre. L'action de l'essence de térébenthine sur le système nerveux l'a fait employer contre l'épilepsie.

On a vanté en Angleterre l'essence de térébenthine contre les hémorrhagies. Si l'on en croit les médecins anglais, l'administration de l'huile essentielle de térébenthine faite avec prudence n'aurait jamais d'effets fâcheux, elle déterminerait assez souvent des purgations : très rarement des vomissements, et rien de particulier du côté des organes génito-urinaires. Quoi qu'il en soit, nous pensons qu'il faut apporter une grande réserve dans l'emploi de ce moyen et en suivre attentivement les effets.

A quelle dose doit-on donner l'huile essentielle de térébenthine dans les hémorrhagies? Cette dose n'est pas, à beaucoup près, aussi élevée que lorsqu'on veut obtenir une action purgative ou un effet vermifuge. La dose ordinaire, dit Smith, est de 20 gouttes, répétée toutes les trois ou quatre heures; cependant on peut aller jusqu'à 4 grammes dans le cas où l'hémorrhagie menace l'existence des malades, et revenir à cette haute dose toutes les quatre heures. M. Néligan a porté la dose jusqu'à 45 grammes en vingt-quatre heures dans le purpura. Quant au véhicule pour son administration, le meilleur est encore l'eau, que l'on aromatise avec du sirop d'orange ou tout autre sirop aromatique. On se trouve encore bien dans les hémorrhagies de joindre à l'huile essentielle de térébenthine quelques autres agents thérapeutiques, suivant les cas : ainsi, dans l'épistaxis, et généralement dans les hémorrhagies passives très abondantes, on ajoute avec avantage, à l'essence de térébenthine, la teinture de *sesquichlorure de fer ;* cependant, dans l'hématémèse et dans les autres hémorrhagies intestinales, il vaut mieux allier l'essence de térébenthine avec l'infusion composée de roses, le sulfate de magnésie, l'eau à la glace et les solutions d'acide tannique ou d'acide gallique. Dans quelques formes d'hémoptysie, on peut combiner avec elle une infusion de feuilles de matico; dans l'hématurie, des décoctions d'uva ursi, de pyrole, etc. Enfin, dans le purpura hemorrhagica, la décoction ou l'infusion de quinquina constitue un excellent adjuvant à l'huile essentielle de térébenthine.

Gedding assure que l'essence est efficace pour combattre la salivation mercurielle, d'où le *gargarisme de Gedding.* Essence,

4 grammes;—mucilage de gomme adragante, 120 grammes. Mêlez.

On a vanté l'essence pour combattre l'empoisonnement par l'acide prussique et par l'opium. Mais une application moins contestée est celle de l'essence employée en lavement pour détruire une constipation opiniâtre. On connaît aussi son usage contre les concrétions biliaires à l'aide du *remède* ou *mixture de Durande* ou *éther de térébenthine* composé d'essence de térébenthine, 2 grammes; — éther sulfurique, 3 grammes.

On fait prendre 3 grammes environ de ce mélange dans une tasse de bouillon froid, ou de petit-lait, ou de décoction de gruau froide. On ne dissout pas ainsi les calculs biliaires, mais on en favorise très efficacement l'expulsion; voici comment : l'éther, en partie, se dissipe dans l'estomac; mais, par son action antispasmodique puissante, il peut faciliter la sortie des calculs engagés dans les canaux excréteurs; l'essence de térébenthine n'est pas absorbée dans l'estomac, elle pénètre dans le duodénum, irrite la muqueuse duodénale et provoque énergiquement alors la sécrétion de la bile, comme un sialagogue provoque la sécrétion de la salive. Cette activité imprimée à tout l'appareil peut déterminer l'expulsion d'un calcul engagé dans le canal.

L'administration du remède de Durande n'est pas sans inconvénients. Quelquefois l'affection calculeuse hépatique est compliquée soit d'hépatite aiguë, soit d'irritation intestinale accompagnée de diarrhée muqueuse; l'essence de térébenthine pourrait aggraver ces accidents. Dans les cas les plus favorables, la saveur détestable de l'essence inspire une répugnance telle à la plupart des malades, qu'ils n'exécutent pas la prescription du médecin. On peut, il est vrai, parer à cet inconvénient en donnant, soit des capsules d'essence de térébenthine, soit l'électuaire dont je donnerai la formule. Je dois même ajouter ici que j'ai vu cette modification apportée à la pratique de Durande donner de très beaux résultats. Il faut prescrire, soit en capsules, soit sous forme d'électuaire, au moins 5 grammes d'essence dans les vingt-quatre heures.

Boerhaave employait l'essence contre la jaunisse, d'où l'*esprit anti-ictérique* ou *alcoolat d'essence* de térébenthine préparé en distillant 50 grammes d'essence avec 250 grammes d'esprit rectifié et séparant l'essence qui surnage.

MIXTURE DE TÉRÉBENTHINE OPIACÉE (Rayer). — Émulsion, 64 gram.; huile essentielle de térébenthine, 36 gouttes; sirop diacode, 24 gram. A prendre le soir, en se couchant, en une seule dose, dans la sciatique.

La quantité de l'huile essentielle de térébenthine peut être portée graduellement à 4 gram., sans augmenter la dose du sirop diacode.

ÉLECTUAIRE D'ESSENCE DE TÉRÉBENTHINE (Tessier). — Gomme arabique, 10 gram : mélangez avec eau, 10 gram ; ajoutez miel blanc, 50 gram.; essence de térébenthine, 50 gram.; magnésie carbonatée, q. s. F. s. a. un électuaire d'une consistance molle, à administrer à la dose de 2 à 10 gram. par jour dans du pain azyme contre l'épilepsie. A l'exemple de M. Rayer, il est quelquefois utile d'associer à cette formule une petite proportion d'opium, 10 à 20 gouttes de laudanum de Rousseau, par exemple, qu'on ajoute au mucilage pour toute la dose précédente.

On emploie avec succès l'essence pour chasser les vers, et surtout le tænia. Pour les ascarides qui siégent dans le gros intestin, le lavement de térébenthine précédemment décrit est préférable ; contre le tænia on emploie l'*huile anthelminthique :* essence, 4, — huile de corne de cerf, 1. Mêlez. — En lavement, 2 cuillerées à café ; intérieurement, 1 à 2 cuillerées à café, matin et soir, mêlée à un mucilage ou à du miel. *Potion contre le tænia :* essence, 20 grammes ; — miel, 100 grammes, à prendre en trois fois : *potion vermifuge :* essence, 20 grammes ; — huile de noix, 50 à 100 grammes. — A prendre en une fois.

Essence de térébenthine à l'extérieur, dans les douleurs rhumatismales et certaines paralysies des membres. — On sait depuis longtemps que l'huile essentielle de térébenthine est un topique rubéfiant, mais la rubéfaction qu'elle détermine présente des caractères particuliers et des degrés différents, suivant qu'on se borne à l'application pure et simple sur la peau, qu'on pratique des onctions modérées ou qu'on se livre à des frictions énergiques. Voici à cet égard les différences qu'a constatées M. Hervieux dans le service de M. Rayer.

1° Lorsqu'on se borne à l'application pure et simple de l'huile de térébenthine sur la peau, on observe les faits suivants :

Si l'essence de térébenthine n'est pas mise à l'abri du contact de l'air, elle ne détermine aucun phénomène appréciable, tant est grande la rapidité avec laquelle elle se volatilise. Préservée convenablement de l'action de l'air, elle détermine, quelques minutes après son application sur la peau, une sensation de cuisson, puis de brûlure, puis de déchirement, bientôt intolérables, et qui nécessitent, au bout de trente à quarante minutes, la levée de l'appareil. Le phénomène local le plus saillant est une rougeur assez intense, d'aspect framboisé, parfaitement comparable à la rougeur scarlatineuse, avec élévation de la température des parties ; on peut observer coïncidemment la douleur à la pression, la tuméfaction, la tension avec poli des surfaces tuméfiées : mais ces caractères ne sont pas constants. La rougeur qui résulte d'une application prolongée jusqu'à l'intolérance disparaît d'elle-même dans l'espace de deux ou trois jours, sans laisser aucune trace. Enfin on a pu apprécier d'une manière évidente les propriétés épispastiques de cet agent, indiquées dans les auteurs.

2° Les frictions modérées sur la peau, avec une flanelle imbibée d'essence, ne présentent pas de phénomènes remarquables, et leurs effets ne diffèrent pas sensiblement de ceux de l'application simple.

3° Les effets des frictions énergiques avec l'huile essentielle de térébenthine, pratiquées pendant cinq minutes, sont les suivants :

Il ne se manifeste pas, ou presque pas de douleur au moment même de la friction ; au contraire, les malades disent ressentir du soulagement et une sensation de fraîcheur. Immédiatement après la friction, apparaît une rougeur intense, remarquable par sa teinte framboisée, et offrant, quand on l'examine à la loupe, un semis de taches probablement ecchymotiques : cette rougeur peut conserver deux ou trois jours toute son intensité, et le moment où elle s'affaiblit marque le commencement de la période de desquamation. La douleur naît et se développe postérieurement aux frictions ; elle se manifeste sous la forme d'une sensation de cuisson, d'ardeur, de brûlure ou de tension, et après sa disparition, les parties peuvent rester encore douloureuses à la pression. L'élévation de température est proportionnelle à l'intensité de la rougeur et de la douleur ; la tuméfaction, si elle existe, n'est pas appréciable. L'exfoliation succède à la disparition, ou du moins à une diminution notable dans l'intensité des phénomènes précédents. Le temps nécessaire à l'évolution complète de ces divers phénomènes peut varier entre quatre et six jours.

4° Les effets physiologiques que produit l'essence de térébenthine administrée à l'extérieur sont purement locaux. En aucun cas on n'a observé de nausées, de vomissements, de coliques, ni de météorisme ; jamais d'appareil fébrile, de dysuries, avec urine à odeur de violettes ; jamais de sueurs abondantes, imprégnées ou non de l'odeur caractéristique de la térébenthine ; en un mot, aucun des accidents généraux observés consécutivement à l'ingestion d'une quantité plus ou moins considérable de ce médicament.

5° Enfin, quant aux effets thérapeutiques, les faits observés tendent à faire considérer l'huile essentielle de térébenthine à l'extérieur comme pouvant être avantageusement employée pour combattre : 1° les douleurs rhumatismales ; 2° les paralysies incomplètes des membres, et l'atrophie qui résulte de ces paralysies.

Dans tous les cas de douleurs rhumatismales chroniques, soit musculaires, soit articulaires, où l'essence de térébenthine a été employée en frictions, elle a été sinon toujours un remède efficace, au moins un modificateur constamment avantageux.

Dans les paralysies, surtout dans celles qui sont déterminées par une lésion de la moelle épinière, les frictions avec l'essence de térébenthine, impuissantes sans doute pour guérir la lésion organique principale, se sont montrées utiles pour combattre certains accidents inhérents à cette maladie, tels que l'atrophie des membres, les douleurs. Dans les cas où il ne s'agit que de paralysies incomplètes, de faiblesses musculaires, de gêne dans les mouvements, d'embarras et de difficulté dans la marche, en un mot, lorsque la source d'innervation n'est pas complétement tarie, on peut espérer de la solliciter, de l'aviver en quelque sorte d'une manière purement locale.

Les douleurs, non-seulement rhumatismales, mais névralgiques, toutes celles qui ne s'accompagnent d'aucun appareil fébrile, toute espèce d'impotence, de débilité, d'atrophie consécutive, soit à une lésion organique, comme celle de la moelle épinière, soit à une affection chronique, à un état particulier, comme l'état sénile qui entraîne l'atonie du système locomoteur, pourront être, sinon toujours vaincues, du moins attaquées avec avantage par l'essence de térébenthine.

Efficacité de l'essence de térébenthine contre les convulsions. — M. Em. Rousseau a consigné, dans l'*Abeille médicale*, des observations très intéressantes qui établissent l'efficacité de l'essence de térébenthine contre les convulsions, et qui confirment les résultats annoncés par M. Close (*Annuaire thérapeutique*). On fait, au moyen d'une bande de flanelle de la largeur de trois travers de doigt et d'une longueur suffisante pour embrasser le corps depuis l'occiput à la pointe du sacrum, des frictions avec l'essence de térébenthine; ensuite la bande déployée, on l'applique en l'accolant le long des gouttières vertébrales.

Liniment térébenthiné (Bellencontre). — Huile essentielle de térébenthine 125 gram.; laudanum de Rousseau, 4 gram. Mêlez. Pour être employé en frictions sur la colonne vertébrale, soir et matin pendant l'apyrexie. Contre les fièvres intermittentes rebelles au sulfate de quinine.

On prend ordinairement deux cuillerées à bouche du liquide pour chaque friction chez un adulte; la dose variera d'ailleurs suivant l'âge et la constitution du sujet. Il importe que l'une des frictions soit faite une ou deux heures environ avant le paroxysme; et pour que la guérison soit radicale et durable, il est utile de prescrire au malade de se faire frictionner une ou deux fois encore après la disparition complète des symptômes fébriles, surtout lorsque la fièvre a résisté aux fébrifuges ordinaires avant l'emploi du liniment. Les frictions doivent être faites plus ou moins légèrement suivant la finesse de la peau, qu'il faut éviter de rubéfier. Il convient aussi d'augmenter graduellement la dose du médicament; car, sans cette précaution, l'habitude, qui a pour effet d'affaiblir progressivement l'action des remèdes, ne tarderait pas à paralyser l'influence de celui-ci.

BAIN DE VAPEUR TÉRÉBENTHINÉ CONTRE LES RHUMATISMES (Chevaudier). — Chacun sait que depuis de bien longues années, l'essence de térébenthine est d'un emploi fréquent en médecine contre les douleurs rhumatismales. Elle fut prescrite d'abord à l'intérieur; son usage externe est plus récent. Il n'est personne qui n'ait eu à s'en louer plus ou moins dans de pareils cas.

Les rhumatisants de nos montagnes ne savaient certainement rien de tout cela, quand ils vinrent se plonger dans les fours à poix. La haute température qu'ils savaient devoir y trouver leur faisait espérer une transpiration abondante qui devait amener une terminaison prochaine de leurs maux. C'est donc aux bains de vapeur térébenthinée qu'ils durent les guérisons radicales qu'ils eurent hâte de proclamer.

Suivant la tolérance de chacun, les malades restent depuis cinq jusqu'à vingt minutes dans cette température de près de 80 degrés. Aussitôt qu'ils le demandent, ils sont retirés de là, couchés immédiatement dans un lit; une transpiration très abondante se fait bientôt sentir. Deux ou trois de ces bains ont suffi quelquefois pour délivrer pour jamais d'une douleur ancienne et pénétrante.

BAINS CONTRE LES RHUMATISMES CHRONIQUES (Smith). — Carbonate de soude, 1 kilogr.; essence de térébenthine, 200 gram.; essence de romarin, 10 gram. Chez les femmes à peau délicate et chez les enfants, on réduit la dose de l'essence de térébenthine à 50 gram. Ces bains, dit M. Smith, peuvent être employés dans les jours les plus froids sans inconvénient. La vapeur qui s'échappe de la baignoire n'a rien de trop désagréable, si l'on en excepte le goût de térébenthine, que la bouche conserve pendant quelque temps; le malade éprouve, au contraire, dans ces bains, une sorte de sensation de calme et de bien-être général.

LINIMENT CONTRE LE LUMBAGO (Desfrayssé). —Essence de térébenthine, 30 gram.; tartre stibié, 4 gram. F. s. a. un liniment. Quatre frictions à une heure d'intervalle sur la région malade contre le lumbago et la sciatique.

Pour compléter l'histoire des remèdes dont la térébenthine fait la base, il faut mentionner le *savon de Starkey*, jadis usité comme fondant et résolutif. On triture 1 partie de carbonate de potasse bien sec dans un mortier de marbre avec un pilon de verre; on y mêle peu à peu 1 partie d'essence, puis une partie de térébenthine; on broie le mélange sur un porphyre jusqu'à ce qu'il ait acquis une consistance convenable.

PRODUITS ACCESSOIRES DES TÉRÉBENTHINES — J'ai déjà parlé de

la poix de Bourgogne ; il me reste à traiter des autres poix, du goudron, de la colophane, du galipot, etc.

GALIPOT. — C'est un produit qui a beaucoup de ressemblance avec la poix blanche, mais qui, comme elle, n'a pas été purifié. Le galipot de France est le produit qui s'est concrété après la récolte de la térébenthine de Bordeaux, par évaporation de son essence. En distillant le galipot comme la térébenthine, on obtient une essence inférieure qu'on nomme *huile de rase*.

COLOPHANE. — C'est le produit fixe résultant de la distillation de la térébenthine. On reçoit cette résine dans une rainure creusée dans le sable ; par le refroidissement elle devient solide, vitreuse, friable, transparente, d'une couleur brune ; on la nomme encore *brai sec*, *arcanson*. Elle entre dans plusieurs emplâtres ; pulvérisée, elle est employée pour arrêter des hémorrhagies légères.

POIX-RÉSINE ou **RÉSINE**. — Si, lors de sa fusion, on brasse la colophane avec de l'eau, on obtient la résine jaune, qui s'en distingue par son opacité. On peut encore la préparer en chauffant le galipot purifié.

En brûlant des éclats de tronc de pin et les déchets de térébenthine, et en laissant écouler le produit résineux qui se liquéfie dans un réservoir extérieur, on obtient un mélange qui se sépare en deux couches : 1° un liquide, c'est l'*huile de poix* ; 2° une masse molle qu'on solidifie en la faisant bouillir avec de l'eau, c'est la *poix noire*, qui entre dans l'onguent basilicum et dans quelques autres onguents.

GOUDRON. — On confond ordinairement sous le nom de *goudron* plusieurs produits empyreumatiques de la consistance d'un miel liquide, d'une couleur noire.

Le vrai goudron, le seul qu'on doive employer en médecine, est une huile empyreumatique qui est assez ordinairement mêlée avec une quantité notable de résine non détruite, et que l'on obtient en soumettant à une espèce de distillation, *per descensum*, les parties les plus résineuses de plusieurs espèces de pins.

Composition. — Le goudron est une masse visqueuse brune, demi-fluide, qui se compose de plusieurs résines pyrogénées combinées à l'acide acétique ainsi qu'à de la colophane ; il doit sa liquidité à une huile pyrogénée par laquelle les résines sont dissoutes.

Si l'on distille le goudron avec de l'eau, il passe un mélange d'huile de térébenthine avec beaucoup d'huile pyrogénée et un peu de pyrétine, mélange qui est brun et d'une odeur désagréable. On a donné à cette huile le nom d'*huile de poix* par une nouvelle distillation avec de l'eau, elle se décolore.

On peut obtenir cette *huile volatile de goudron* à peu près incolore en distillant à plusieurs reprises le goudron avec précaution et en fractionnant les produits.

PROPRIÉTÉS MÉDICALES. — Administré à l'intérieur, le goudron a été employé par M. Berton, en place de baume de copahu, pour combattre la blennorrhagie ; nous indiquerons les autres usages internes du goudron à l'article *Eau de goudron*.

Bons effets du goudron administré à l'intérieur, dans certaines formes de maladies cutanées. — Tout le monde connaît les bons effets de la pommade de goudron dans le traitement de plusieurs affections de la peau, et en particulier des affections squameuses (*lepra, psoriasis...*) ; mais ce qu'on connaît moins, c'est le bon effet de cet agent thérapeutique administré à l'intérieur, dans le traitement de ces mêmes affections. Il paraît que c'est le docteur Sutro, médecin d'un hôpital d'Allemagne, qui, le premier, a eu l'idée de l'administrer à l'intérieur ; et pour en rendre l'administration facile, il a fait préparer des capsules gélatineuses, renfermant chacune dix gouttes de goudron de Stockholm. Le docteur J. Wetherfield en a reconnu également les bons effets. Le goudron administré agit à l'intérieur comme diurétique et comme diaphorétique ; il augmente la quantité des urines, son administration est facile à reconnaître à l'odeur qu'il leur communique ; il augmente également la transpiration, et donne à celle-ci et au linge qui s'en imprègne une odeur de goudron prononcée. Ces propriétés, jointes à cette circonstance que, donné à petites doses, il active les fonctions digestives au lieu de les troubler, rendent le goudron précieux dans le traitement des affections chroniques et rebelles de la peau, que l'administration de l'arsenic n'a pas guéries ou que l'idiosyncrasie du malade empêche de traiter par des préparations arsenicales.

Le goudron et l'huile volatile de goudron sont employés depuis longtemps pour combattre plusieurs affections herpétiques des animaux, et les vétérinaires avaient bien constaté tout le parti qu'on peut en retirer ; ce n'est que depuis peu que cet héroïque médicament a été généralement appliqué à la guérison des maladies de la peau. Ces heureux effets peuvent s'expliquer par une action substitutive.

POMMADE DE GOUDRON (Emery). — Goudron, 100 gram.; axonge, 300 gram. Mêlez. La dose de goudron peut être augmentée ou diminuée suivant la susceptibilité de la peau.

M. Emery, médecin de l'hôpital Saint-Louis, qui a publié sur l'emploi de cette pommade plusieurs mémoires dans le *Bulletin de thérapeutique*, dit que ce médicament est toujours sans inconvénient; il rapporte un résumé de guérisons de 240 psoriasis et de 180 lèpres vulgaires.

Le premier effet de cette pommade est de faire tomber les squames et de guérir le psoriasis de la circonférence au centre et de tracer alentour des cercles blanchâtres qui gagnent de proche en proche jusqu'à complète disparition. Dans les lèpres vulgaires, le centre se guérit le premier, puis le cercle s'interrompt, et les différentes parties qui servent à le former se séparent et se guérissent ensuite de la circonférence au centre. Quelquefois, tout blanchit à la fois, et la maladie disparaît rapidement. Très rarement le psoriasis résiste de trois à quatre mois quand les malades sont dociles et ne craignent pas de se barbouiller de pommade.

Mais si l'on craignait la couleur noire de cette pommade, on pourrait remplacer, comme on le sait, le goudron par l'huile volatile de goudron en diminuant la dose de moitié.

SIROP DE GOUDRON (Peraire). — Goudron, 1 kilogr.; eau de rivière, 250 gram. Maintenez le tout pendant vingt-quatre heures à une température de 60 degrés, agitez. Laissez refroidir, décantez et filtrez. Faites dissoudre à froid, sucre 500 gram., filtrez. Le sirop de goudron s'administre soit seul à la dose de 3 ou 4 cuillerées à bouche, soit coupé avec des tisanes appropriées.

Employé avec succès dans les affections catarrhales des bronches comme dans les affections de la muqueuse, de la vessie et de l'urètre.

EAU DE GOUDRON. — Goudron, 1000 gram.; eau 10 litres. Mettez le tout dans un vase de 12 litres, agitez le mélange de temps en temps avec une spatule de bois. Après dix jours de macération, décantez et filtrez.

Trente grammes contiennent à peu près 1 centigr. des principes du goudron en solution.

Par tasses, pure ou coupée avec du lait. Édulcorez avec du sirop de gomme ou de tolu.

On l'administre dans la phthisie et dans les catarrhes chroniques. On l'a employé aussi comme antiscorbutique. On a vanté également les fumigations d'eau bouillie sur le goudron pour les affections chroniques de poitrine. C'est la préparation de goudron la plus employée.

TRAITEMENT DE LA GONORRHÉE PAR LE GOUDRON (A. Berton). — Goudron et alun, parties égales, mêlez, divisez en bols de 2 à 3 gram., après avoir ajouté suffisante quantité de poudre de guimauve. On peut ajouter, s'il en est besoin, une petite proportion de camphre ou d'opium pour diminuer la sensibilité du canal intestinal et s'opposer aux érections nocturnes. On prescrit chaque jour 2 à 5 gram. de cette préparation ; la dose peut même être doublée.

L'état inflammatoire qui existe parfois au début doit être abattu avant l'administration du remède en question.

Voici les résultats comparatifs obtenus par M. A. Berton : trente-trois individus d'une part, et quarante-cinq de l'autre, ont été soumis, les premiers au traitement avec les balsamiques ordinaires, avec le baume de copahu et le poivre de cubèbe ; les seconds, au traitement par le goudron et l'alun. La moyenne des journées du traitement a été pour les uns de 12,7, et pour les autres de 12,4.

PILULES DE GOUDRON (Mignot). — Goudron, 10 gram.; anis en poudre, 10 gram.; magnésie, q. s. F. s. a. 100 pilules à prendre de 1 à 10 par jour, dans les cas de bronchorrhée, de cystorrhée, de leucorrhée, de gonorrhée.

M. Bermond assure avoir employé le goudron avec un succès remarquable dans les cas d'affections scrofuleuses. M. Mignot préfère l'électuaire suivant, dans les catarrhes chroniques.

ÉLECTUAIRE AU GOUDRON (Mignot). — Goudron, 15 gram.; baume du Pérou, 15 gram.; iris de Florence, 12 gram. F. s. a. un électuaire ; on en prendra 2 gram. chaque jour.

Voici quelques formules d'onguents ou emplâtres officinaux où interviennent les produits résineux de la famille des *conifères*.

EMPLATRE DE POIX. — Cire jaune, 1 p.; poix blanche, 3 p. Usité pour faire des emplâtres excitants. On emploie ordinairement la poix blanche seule.

EMPLATRE AGGLUTINATIF. — Poix blanche, 250 gram.; résine élémi, 64 gram.; térébenthine, 32 gram.; huile de laurier, 32 gram.; f. s. a. Bon agglutinatif, mais inusité.

EMPLATRE CÉROÈNE. — Prenez : poix de Bourgogne, 375 gram.; poix noire, 96 gram.; cire jaune, 120 gram.; suif, 40 gram.; bol d'Arménie préparé, 104 gram.; myrrhe en poudre, encens pulvérisé, minium porphyrisé, de chaque 20 gram. Faites liquéfier d'abord la poix noire, puis la poix de Bourgogne, la cire et le suif ; passez avec expression à travers une toile, et quand la masse emplastique sera à moitié refroidie, incorporez-y les autres matières pulvérisées.

EMPLATRE DE CIRE. — Cire jaune, 3 ; suif de mouton, 3 ; poix blanche, 1 ; f. s. a.

ONGUENT BASILICUM. — Poix noire, cire jaune, colophane, aa 2 p.; huile d'olive, 13 p. On fait liquéfier la poix et la colophane ; on y ajoute la cire et l'huile, et l'on passe quand tout est fondu. Cet onguent est très employé comme résolutif et pour hâter la cicatrisation des ulcères indolents.

ONGUENT D'ALTHÆA. — Huile de mucilage, 100 ; cire jaune, 250 ;

I. 32*

poix résine, 125 ; térébenthine, 125 ; f. s. a. Employé comme dessic-
catif.

BAUME DE LUCATEL. — Huile d'olive, 9 p.; cire jaune, 6 p.; vin de
Malaga, 2 p.; térébenthine, 9 p.; santal rouge pulvérisé, 1 p.; baume
noir du Pérou, 1 p. et demi. On fait cuire ensemble l'huile, la cire et
le vin jusqu'à ce que la partie aqueuse du vin soit évaporée; on ajoute
ensuite la térébenthine, le santal, puis le baume du Pérou. Cicatrisant
peu usité.

NAPHTALINE. —Suivant M. Rossignon, la naphtaline possède beaucoup des propriétés physiques et physiologiques du
camphre. Elle peut le remplacer dans l'art de guérir, et même
être utilisée avec avantage pour détruire les insectes dans les en-
grais pulvérulents et dans quelques terres, emploi pour lequel le
camphre, en raison de son prix trop élevé, n'aurait pu être mis à
profit. La naphtaline, amenée à l'état de pureté absolue, peut
aujourd'hui être donnée à 3 francs les 500 grammes ; elle se dissout facilement dans l'alcool faible, et forme ainsi un alcoolé qui
a toutes les propriétés de l'eau-de-vie camphrée, sans coûter la
moitié du prix de cette dernière.

La médecine vétérinaire et même la médecine humaine doivent
donc trouver dans cette substance une ressource véritablement
avantageuse. En outre, la napthtaline s'associe parfaitement aux
corps gras, et les pommades ainsi obtenues peuvent être employées
en frictions dans les cas de contusions, d'entorses, etc. Donnée à
l'intérieur, la naphtaline produit d'excellents effets dans les affections vermineuses. Déjà même on a remplacé le camphre par la
naphtaliné, dans un grand nombre de préparations dont cet agent
fait partie, et leur application a été suivie des mêmes succès : des
inflammations chroniques des paupières, rebelles à tous les autres
modes de traitement, ont cédé à la seule influence de la pommade
naphtalinée.

Quand on met en contact avec la langue 1 ou 2 centigrammes
de naphtaline, dit M. Dupasquier, on a bientôt la sensation d'une
saveur forte, âcre et désagréable; bientôt on éprouve, depuis le
voile du palais et l'extrémité supérieure du pharynx jusqu'à la
muqueuse qui tapisse les bronches, une sensation de chaleur qui
s'accroît peu à peu et se change en un picotement incommode,
lequel ne tarde pas à déterminer la toux et l'expulsion d'un ou de
plusieurs crachats, s'il se trouve du mucus bronchique ou des
mucosités filantes accumulées dans les voies aériennes. Cet effet,
qui est celui propre aux médicaments incisifs, expectorants, est
infiniment plus prononcé avec la naphtaline que lorsqu'il est pro-

duit par la gomme ammoniaque, le baume de tolu, l'acide benzoïque, etc., qui sont regardés comme les plus énergiques parmi
les agents thérapeutiques de cette classe. Cette propriété de la
naphtaline non encore signalée a fait penser à M. A. Dupasquier
que ce bicarbure d'hydrogène pourrait prendre place et même être
mis en première ligne parmi les médicaments expectorants. L'expérience clinique a confirmé cette prévision. La naphtaline, employée dans les cas où une vive stimulation de la muqueuse bronchique est nécessaire et même urgente, a produit d'excellents
résultats : c'est ce qui est arrivé, par exemple, chez un assez
grand nombre de vieillards débiles, atteints de catarrhe pulmonaire chronique, et arrivés à un état de suffocation imminente par
l'effet de l'impossibilité où ils étaient d'expulser les matières muqueuses ou glutineuses qui obstruaient les bronches.

Voici les trois formules que M. Dupasquier préconisait :

Looch a la naphtaline. — Loch blanc, n° 1 ; naphtaline, 50 centigr.
à 2 gram. F. s. a. un looch. La nahptaline, étant insoluble dans l'eau,
doit être longtemps triturée avec la gomme, afin de l'obtenir dans un
grand état de division, et surtout pour qu'elle puisse rester longtemps
en état de suspension dans le liquide. On administre ce looch par cuillerées à bouche de quart d'heure en quart d'heure.

Sirop de naphtaline. — Naphtaline, 1 gram. Dissolvez dans la plus
petite quantité possible d'alcool élevé à peu près au degré de l'ébullition, puis triturez avec sirop de sucre 125 gram.

La naphtaline se dissout complétement dans l'alcool par l'intermédiaire de la chaleur ; mais elle se précipite aussitôt qu'on la mélange
au sirop, ce qui fait que celui-ci devient trouble et prend l'apparence
du sirop d'orgeat.

Tablettes de naphtaline. — Naphtaline, 5 gram. ; sucre, 500 gram. ;
mucilage de gomme adragante, q. s. ; essence d'anis, q. s. F. s. a. des
tablettes de 1 gram. ; qui s'emploient à la manière des tablettes de
tolu dans le cas de catarrhes pulmonaires chroniques. Elles excitent
l'expectoration plus énergiquement que ces dernières. Les malades peuvent en prendre jusqu'à 20 par jour.

Pommade a la naphtaline (Emery). — Naphtaline, 2 gram. ; axonge,
30 gram. ; mêlez. — Cette pommade peut remplacer la pommade de
goudron dans le traitement des dartres sèches, et entre autres des divers psoriasis et de la lèpre vulgaire.

PRODUITS PYROGÉNÉS. — Je vais compléter ici l'histoire
des divers produits pyrogénés employés en pharmacie.

CRÉOSOTE. — Elle est composée, suivant Ettling, de 7
atomes de carbone, 9 atomes d'hydrogène, et 1 atome d'oxygène.

C'est un liquide oléagineux, transparent, fortement réfringent ; son odeur est très pénétrante, elle ressemble à celle de la viande fumée ; sa saveur est brûlante ; sa densité est de 1,037 à 20 degrés. La créosote forme deux combinaisons avec l'eau : la première est une dissolution de 1/4 de partie de créosote dans 100 parties d'eau ; l'autre, au contraire, est une dissolution de 10 parties d'eau dans 100 parties de créosote. Elle est neutre. Elle se dissout très bien dans l'alcool, l'éther, les essences, l'acide acétique, etc. (L'acide pyroligneux contient une quantité considérable de créosote.) Elle coagule l'albumine, dissout plusieurs résines, et ne dissout point le caoutchouc. Sa propriété la plus remarquable, c'est de s'opposer à la putréfaction de la viande. C'est une des matières les plus septiques que je connaisse ; elle tue avec une rapidité surprenante les plantes et les animaux inférieurs. Elle arrête immédiatement une foule d'actions organiques ; c'est ainsi qu'elle s'oppose immédiatement à la fermentation alcoolique : elle nuit à la transformation de l'amidon en sucre sous l'influence de la diastase, à la fermentation (formation) muqueuse. — On obtient la créosote en distillant du goudron de bois. On recueille la couche inférieure ; on la lave avec de l'eau acidulée par l'acide sulfurique ; on distille ; on rejette les premières portions, qui contiennent beaucoup d'eupione ; on recueille la créosote impure ; on la purifie en la dissolvant dans une solution de potasse caustique, qui ne dissout point l'eupione, exposant la dissolution à l'air, saturant avec l'acide sulfurique, distillant et recommençant ce traitement jusqu'à ce que la créosote obtenue ne se colore plus à l'air.

PROPRIÉTÉS MÉDICALES. — Aussitôt après sa découverte, la créosote fut employée dans une foule d'affections différentes ; elle n'est plus guère usitée aujourd'hui que pour faire cesser les douleurs qu'occasionnent les dents cariées. On applique sur la carie un petit morceau de coton qui est imprégné d'une solution de 1 partie de créosote dans 16 parties d'alcool à 35 degrés ; le plus souvent la douleur cesse à l'instant même ; mais ce soulagement n'est ordinairement que temporaire.

La créosote pure, mise en contact avec les tissus, agit à la manière des rubéfiants ; elle détermine une inflammation plus ou moins vive ; administrée à l'intérieur, elle peut même empoisonner. On a essayé de l'employer à la dose de 1 goutte à 6 pour une potion gommeuse de 200 grammes dans les cas de catarrhes rebelles, d'hémoptysie, de phthisie pulmonaire ; mais sous ce rapport elle est abandonnée. Me fondant sur la propriété que possède la créosote de s'opposer à la transformation de l'amidon en sucre sous l'influence de la diastase, j'avais conseillé à des malades diabétiques de boire à leurs repas, quand ils mangeraient du pain ou des féculents, de l'eau contenant par litre 4 gouttes de créosote ; mais soit que la crésote n'agisse pas dans l'estomac comme dans nos verres à expériences, soit que la quantité que j'ai conseillée soit insuffisante, je n'ai pu empêcher la transformation.

La créosote est un nouveau remède contre la blennorrhagie, dont M. Ém. Rousseau a vérifié l'efficacité et l'innocuité, qui pourra rendre service aux malades qui supportent difficilement le copahu. Looch du Codex, 120 grammes ; créosote, 6 gouttes.

Agitez avec soin, à prendre par cuillerée à bouche d'heure en heure. Une injection de créosote que j'ai souvent employée avec succès est la suivante, dit M. Rousseau. Créosote, 1 gramme ; eau, 30 grammes.

Mettez dans un flacon bien bouché ; agitez fortement le liquide toutes les fois qu'on en voudra prendre. La dose est de 3 à 4 gouttes dans un demi-verre de décoction de racine de guimauve, à employer en injections, au nombre de 5 par jour. — Avoir soin d'emplir et vider plusieurs fois la seringue à injections, afin d'opérer un mélange parfait du liquide qui, sans cette précaution essentielle, pourrait déterminer un sentiment de brûlure sur la muqueuse uréthrale, la créosote ne se trouvant pas suffisamment diluée.

Ce traitement, comme le précédent, n'a jamais été nécessaire pendant plus de quinze jours à un mois, pour amener la terminaison complète de la chaude-pisse ; rien, d'ailleurs, n'étant changé dans les habitudes et le régime des malades.

La propriété dont jouit la créosote de coaguler l'albumine la rend propre à arrêter certaines hémorrhagies capillaires. On l'a employée contre les plaies récentes, les hémorrhagies traumatiques C'est à elle que l'*eau de Binelli* doit ses propriétés.

La créosote étendue d'eau, appliquée sur les ulcères de mauvais caractère, en change assez promptement l'aspect, y détermine un travail éliminatoire. On a employé l'eau de créosote contre les brûlures, la gale, les dartres, la gangrène, la carie des os, les ulcères scrofuleux, les tumeurs blanches ulcérées, les chancres, les ulcères syphilitiques.

Eau de créosote. — On ajoute goutte à goutte une solution alcoolique de créosote dans de l'eau distillée jusqu'à ce que le mélange commence à perdre sa transparence après avoir été agité. — On l'applique à l'aide de plumasseaux de charpie sur les surfaces saignantes, les plaies, les ulcères.

Créosote pour conserver les pièces d'anatomie (Pigné). — Un cadavre, ou une partie quelconque de cadavre, plongé dans la solution suivante : eau ordinaire, 1 litre ; créosote, 10 gouttes, se conserve admirablement avec toutes ses propriétés physiques. Les muscles et tous les autres tissus conservent exactement leur flexibilité et leurs couleurs normales ; ils ne se racornissent en rien ; les instruments ne sont nullement altérés par ce mélange. Toutes les pièces d'anatomie pathologique, n'importe l'altération, n'importe l'organe, se conservent dans toute leur intégrité.

EAU DE CRÉOSOTE (Laveran). — Créosote, 5 gram.; eau, 500 gram.; mêlez. — Appliquer des compresses imbibées de ce mélange sur le corps, dans le cas de fièvre typhoïde.

PILULES DE CRÉOSOTE (Pitschaff). — Créosote, 3 gouttes ; ciguë, 20 centigr.; magnésie et mucilage, q. s. F. s. a. 9 pilules argentées ; on en prescrit trois par jour pour combattre les vomissements des femmes enceintes.

SUIE. — Elle est composée en grande partie d'une résine empyreumatique combinée à l'acide acétique, qui sature aussi les bases qui ont été fournies par les cendres. La suie cède à l'eau environ 66 pour 100 de son poids de matières solubles : c'est de la résine empyreumatique acide (pyrétine), des acétates de chaux, de potasse, de magnésie, d'ammoniaque. Braconnot désigne sous le nom d'*absoline* une matière très amère qu'il a retirée de la suie, et qui est un composé de pyrétine acide avec différentes matières. On a employé les préparations de suie comme antivermineuses, antispasmodiques ; on s'en est servi pour combattre le rachitisme, l'atrophie mésentérique. M. Blain les a proposées comme succédanées de la créosote dans le traitement des dartres, de la teigne, des ulcères cancéreux. On les a préconisées contre les leucorrhées, les ophthalmies, etc.; mais elles sont peu employées aujourd'hui.

PRÉPARATIONS DE SUIE. — *Décoction de suie.* — Prenez : eau, 1 litre; suie, 2 poignées. Faites bouillir pendant une demi-heure ; passez sans expression. Employée contre les dartres, la teigne ; en injections dans les fistules invétérées, la carie des os. — *Injection alumineuse fuliginée.* Prenez : décoction de suie précédente, 500 gram.; alun, 15 gram ; eau 200 gram. On fait dissoudre l'alun dans l'eau, et l'on mêle à l'eau de suie. Cette injection est recommandée par M. Rognetta contre les fluèurs blanches. — *Teinture de suie.* Prenez : suie, 1 p.; alcool à 22 degrés, 8 p. Faites macérer pendant huit jours; filtrez. — *Teinture de suie fétide.* Prenez : suie, 10 gram.; asa fœtida, 5 gram.; alcool à 22 degrés, 100 gram. Faites macérer pendant huit jours; filtrez. Employée par gouttes contre les convulsions des enfants. — *Extrait de suie.* Prenez : suie, 1 p.; eau bouillante, 8 p. Faites bouillir pendant un quart d'heure; jetez sur une toile; filtrez et évaporez à siccité. — *Collyre de suie.* Prenez : extrait de suie, 5 gram., vinaigre, 50 gram.

On met quelques gouttes dans un verre d'eau : c'est un très bon résolutif. On emploie encore l'extrait de suie, seul ou mélangé au sucre
candi, pour combattre les granulations de la conjonctive ou les taies de
la cornée ; on l'associe à une matière grasse pour faire une pommade
ophthalmique. — *Pommade de suie.* Prenez : suie, 1 p.; axonge, 4 p.;
mêlez. Employée contre les dartres ulcérées, la teigne. — La *poudre
purgative d'Ailhaut* est un mélange de résine, de scammonée et de
suie. C'est un purgatif drastique.

CHARBON. — On distingue le charbon végétal et le charbon
animal; le premier qui est le seul employé en médecine, provient
de la combustion en vase clos des matières végétales : il contient
de l'hydrogène; le second provient de la combustion en vases clos
des matières animales : il contient de l'azote. Ces charbons contiennent en outre des sels et des oxydes métalliques qui, lorsque
le carbone est détruit par la combustion, forment les cendres. Le
charbon jouit de deux propriétés importantes : la première, c'est
de se combiner avec les matières colorantes, cette propriété est
plus prononcée dans le *charbon animal :* aussi c'est celui-là en
particulier qu'on emploie pour décolorer les sirops. La seconde
propriété du charbon, c'est d'absorber une grande proportion de
certains gaz, ce qui le rend précieux pour désinfecter.

PROPRIÉTÉS MÉDICALES. — Le charbon est peu employé à l'intérieur ; il a cependant été vanté par un grand nombre de praticiens
et dans beaucoup de cas différents; ses usages pour l'extérieur
sont plus fréquents.

Administré à l'intérieur, la poudre de charbon produit, selon
M. Brachet, une chaleur marquée, avec un sentiment de bien-
être qui dure quelques instants et que suit une légère augmentation de la chaleur générale. Cette influence sur les voies digestives
pourrait rendre compte du succès qu'on a obtenu de l'administration du charbon dans les cas de dyspepsie, de cardialgie, de
pyrosis avec fétidité de l'haleine. On l'a vanté contre le scorbut,
les diarrhées rebelles, la fièvre hectique, dans la fièvre typhoïde
accompagnée de putridité ; enfin on a rapporté plusieurs faits de
guérison de fièvres intermittentes par la poudre de charbon, administrée à la dose de 5 grammes, d'heure en heure, pendant l'apyrexie.

Appliqué à l'extérieur, le charbon peut agir de deux manières :
1° en absorbant les gaz putrides et en s'opposant aux progrès de
la putréfaction ; 2° en stimulant mécaniquement les surfaces ulcérées où languit l'action vitale. C'est ainsi qu'on l'emploie pour
combattre les ulcères réputés incurables accompagnés d'une
odeur fétide, les ulcères gangréneux, la gangrène proprement dite,

la pourriture d'hôpital. Un usage très fréquent du charbon por-phyrisé, c'est comme dentifrice. Il est d'abord utile comme corps inerte, puis par son action il détruit l'odeur soit provenant des dents, soit provenant de l'estomac. M. Brachet prétend qu'il retarde la carie des dents.

A l'intérieur, on prescrit le charbon de bois de hêtre bien calciné réduit en poudre très fine. Les doses auxquelles on l'administre varient de 5 à 30 gram. environ. Burdin l'a vu prendre à la dose de 500 gram. par jour sans autre effet que de colorer en noir les excréments. — Chevallier l'associe avec partie égale de sucre et trois fois son poids de chocolat, et l'on fait au moyen du mucilage de gomme adragante des *tablettes de charbon* de 1 gram. pour combattre la fétidité de l'haleine.

CHARBON DE PEUPLIER. — D'après M. Belloc, tous les charbons de bois n'ont pas le même mode d'action ; l'acide azotique ne leur retire pas leur action nuisible et irritante ; le charbon de bois de peuplier a donné seul des résultats heureux.

Le meilleur mode d'administration de ce charbon, c'est la poudre rendue humide au moyen d'eau fraîche bien pure.

Les effets physiologiques de cette poudre de charbon consistent dans une saveur agréable à la bouche dès qu'elle est avalée, dans une augmentation de la sécrétion salivaire, dans une sensation agréable qui se produit à l'estomac, dans l'accélération de la digestion et dans l'augmentation de l'appétit : ils sont invariables.

Dans les affections nerveuses de l'estomac et de l'intestin, un des meilleurs moyens de faire cesser les douleurs, de rétablir la digestion, de faire supporter les aliments, de faire renaître l'appétit, est sans contredit la poudre de charbon.

Enfin, la poudre de charbon remplit un double but ; non-seulement elle agit, en facilitant la digestion, mais aussi elle permet à l'estomac de supporter aisément une médication appropriée à la nature de la maladie, et qui n'avait pu être employée avant son administration. (La dose est de 1 à 3 cuillerées à bouche de charbon après chaque repas.)

Pour compléter actuellement les produits des conifères, il ne me reste plus qu'à traiter du genévrier.

GENÉVRIER (*Juniperus*, L., Rich., Conif.). — Les fleurs sont monoïques ou dioïques ; les fleurs mâles forment de petits chatons ovoïdes, dont les écailles, en forme de clou, portent à leur face inférieure des anthères globuleuses, sessiles ; les fleurs femelles sont réunies au nombre de trois dans une espèce d'involucre charnu, globuleux, tridenté à son sommet. Le fruit est globuleux, charnu (c'est l'involucre qui s'est accru), renfermant trois petits noyaux triangulaires qui sont les véritables fruits.

Genévrier commun (Juniperus communis).— C'est un arbrisseau qui croît sur les coteaux pierreux ; on n'emploie que ses cônes charnus.

Baies, ou mieux cônes charnus du genévrier. — Ils sont composés de : huile volatile, — cire, — résine, — sucre, — gomme, matière extractive, — sels de chaux et de potasse. — Tromsdorf a remarqué que l'huile volatile domine dans les baies avant leur maturité, lorsqu'elles sont vertes ; lorsqu'elles ont pris une couleur bleue foncée, une partie de cette huile s'est changée en résine ; et lorsqu'elles sont complétement mûres, elles ne contiennent plus ni essence ni sucre. Suivant Tromsdorf, le sucre de genièvre ressemble au sucre de raisin ; suivant Nicolet, au sucre liquide ; — la résine peut cristalliser ; — l'essence est incolore ; sa densité est de 0,914 ; elle est peu soluble dans l'alcool, et est, selon Dumas, isomérique avec l'essence de térébenthine.

FUMIGATIONS DE GENIÈVRE. — On emploie les baies de genièvre en fumigations à cause de l'essence et de la résine ; ces fumigations sont aromatiques, excitantes ; elles conviennent dans quelques cas de rhumatismes. Souvent on met des baies de genièvre dans une bassinoire garnie de feu, dont on se sert pour chauffer le lit des malades.

TISANE DE GENIÈVRE. — Elle se prépare en faisant infuser 20 gram. de baies de genièvre dans 1 litre d'eau bouillante. C'est un excitant général qui agit surtout comme diurétique, et qui est employé dans les hydropisies et dans les catarrhes chroniques de la vessie.

EXTRAIT DE GENIÈVRE. — On épuise par l'eau froide les baies de genièvre concassées ; on évapore en consistance d'extrait. La décoction dissoudrait une quantité notable de résine, ce qui donnerait de l'âcreté à cet extrait, qui est ordinairement usité comme tonique léger, à la dose de 4 à 16 gram., dans l'atonie de l'estomac. C'est un remède populaire et digne d'être employé.

LIQUEUR DE GENIÈVRE. — On fait digérer dans 1 litre d'eau-de-vie 125 gram. de baies de genièvre vertes, safran, macis et cannelle, de chaque 1 gram. 30 centigr.; on filtre ; on édulcore avec 750 gram. de sirop de sucre. Cette liqueur est fort agréable : c'est un bon stomachique.

HUILE DE CADE OU DE GENÉVRIER. — L'huile de cade, connue aussi autrefois sous le nom d'*huile pyrogénée de bois d'oxycèdre*, est encore très employée dans le midi de la France ; c'est la médecine populaire qui en a conservé l'usage médical. M. Serre, d'Alais, MM. Devergie et Bazin, nous en ont fait connaître les propriétés.

Les paysans, pour préparer cette huile, prennent les troncs, les grosses branches et les racines de vieux genévriers, car les jeunes ne fournissent point d'huile, et après en avoir détaché avec soin l'aubier pour ne conserver que les parties rougeâtres du centre, ils coupent ce bois en morceaux de 20 ou 30 centimètres de long et le mettent dans leur vase distillatoire, *per descensum*. C'est tout simplement une vieille marmite de fonte hors de service et percée sur un des côtés. Quand ce vase est convenablement rempli, on le couvre avec une pierre plate que l'on lute avec de l'argile, et l'on allume du feu autour. Au bout de quelques heures, l'huile commence à descendre ; elle coule par l'ouverture dans une rigole qui la conduit dans des bouteilles, où elle est conservée. Il y a dans les environs d'Alais trois ou quatre paysans qui fabriquent ainsi l'huile de cade et qui la vendent au détail 50 kilogrammes de bois, ainsi traités, donnent environ 15 kilogrammes d'huile ; on la vend communément 1 franc le demi-kilogramme. Malgré ce bas prix, on sophistique encore cette substance par l'addition d'une solution saturée de sel marin qui s'y mêle assez bien, mais, au bout d'un certain temps, l'huile subit une altération, se sépare de l'eau et vient à sa surface.

L'huile de cade, ainsi préparée, est un liquide brunâtre, ayant la consistance d'une huile épaisse, elle est très inflammable ; son odeur est forte, résineuse, analogue à celle du goudron, ou mieux de la viande fumée, mais plus désagréable ; sa saveur est âcre, caustique. Mise sur la peau saine, elle ne provoque ni douleur, ni démangeaison. Appliquée sur les muqueuses de l'œil, du nez, des lèvres, de l'anus, non enflammées, l'irritation est presque nulle ; elle ne détermine pas de réaction pathogénique sensible chez les enfants atteints d'affection vermineuse, auxquels on la donne à l'intérieur. Sur la peau et les muqueuses enflammées, son application est parfois accompagnée d'une cuisson légère, mais de très courte durée ; sur les parties ulcérées, cette cuisson est un peu plus forte, mais elle ne dure pas davantage, environ un quart ou une demi-minute.

Cette huile est le remède par excellence que les bergers emploient contre la gale des moutons. Une goutte par jour, déposée sur les points malades, suffit pour détruire la maladie en moins d'une semaine, et prévenir la chute de la laine. La même affection, chez les autres animaux, est traitée par le même moyen avec un égal succès. On l'oppose aussi avec avantage contre les diverses affections herpétiques des animaux, contre les ulcères, contre les larves des plaies qu'elle fait promptement mourir. Cet emploi de l'huile de cade est populaire en Bourgogne contre la gale et les maladies herpétiques du mouton, du cheval et du chien. Mais je dois dire que ce produit étant assez rarement pur dans les pharmacies, on le remplace par de l'essence de térébenthine, et ainsi on n'emploie l'huile de cade que de nom.

La véritable huile de cade est employée par les bonnes femmes dans l'odontalgie : M. Serre a vu souvent des douleurs intolérables de dents calmées par l'introduction d'une goutte de ce liquide dans le trou de la dent cariée. Ce sont encore les commères qui l'administrent d'une manière générale contre les affections vermineuses des enfants. La dose à l'intérieur varie depuis une vingtaine de gouttes dans de l'eau sucrée, jusqu'à une cuillerée à café, selon l'intensité des symptômes et l'âge de l'enfant. De plus, on lui barbouille la lèvre supérieure, l'intérieur des narines, les tempes, le cou avec cette huile dont l'odeur pénétrante se répand dans l'appartement, et arrive avec l'air dans les cellules de l'organe pulmonaire.

Les premiers essais de M. Serre avec l'huile de cade ont porté sur la gale. « C'est aujourd'hui, dit-il, d'après le nombre des guérisons que je dois à ce moyen, ma principale, je pourrais même dire mon unique méthode. Trois ou quatre frictions suffisent le plus ordinairement pour faire disparaître la maladie lorsqu'elle est récente ; lorsqu'elle est invétérée et qu'il s'y joint un état eczémateux avec suintement on réussit encore à guérir avec l'huile de cade. »

La gale n'est pas la seule affection contre laquelle l'huile de cade soit efficace ; toutes les maladies dartreuses, quelle que soit leur forme, eczémateuse, papuleuse, lichénoïde, etc., peuvent être traitées, et presque toujours guéries par l'huile de cade en onctions répétées chaque deux jours sur les parties.

Une particularité fort remarquable, que nous devons signaler, c'est la formation d'une pellicule analogue à l'épiderme par l'action de l'huile de cade. Cette pellicule se forme du quatrième au cinquième jour sur les parties eczémateuses ointes d'huile ; elle est lisse et presque transparente ; du cinquième au sixième jour, cette pellicule se casse et tombe du neuvième au dixième jour, laissant voir la surface malade guérie ou en voie rapide de guérison.

Mais c'est surtout dans l'ophthalmie scrofuleuse que M. Serre a obtenu les plus beaux résultats de l'emploi de l'huile de cade contre ces ophthalmies scrofuleuses rebelles à tous les moyens, ces kératites anciennes avec ulcérations presque générales de la cornée, photophobie, inflammation de la conjonctive dont les vaisseaux marchent presque jusqu'au centre de la cornée transparente, et qui se compliquent d'épanchements interlamellaires s'opposant au passage des rayons lumineux.

C'est dans ces cas que l'huile de cade, ou, si elle fait défaut, le bain sublimé, sont pour M. Serre le traitement par excellence.

Toutes les maladies de la peau, indistinctement, ont été trai-tées dans le service de M. Bazin par l'huile de cade. Bien que les résultats présentent des succès variés, ils n'en méritent pas moins d'être enregistrés.

Mais nous ne saurions trop insister, avec M. Devergie, sur la nécessité, pour les pharmaciens, d'être *sûrs* de l'origine de leur' huile de cade : car celle qui est falsifiée soit avec de l'huile pyro-génée de houille, soit avec de l'essence de térébenthine, présente de nombreux inconvénients.

La *gale* est radicalement guérie après deux frictions faites sur tout le corps avec l'huile de cade pure. On peut reprocher à ce mé-dicament de produire quelquefois une irritation vive sur la verge et sur le gland. sur le sein, etc.

Le *lichen agrius*, affection très rebelle, cède comme par enchan-tement aux frictions faites, tous les jours, sur toute l'étendue des surfaces malades, avec un gros pinceau ou plutôt avec un petit balai de charpie imbibée d'huile de cade pure. Dès le quatrième ou le cinquième jour, on voit déjà une modification remarquable dans l'éruption cutanée. Les démangeaisons si vives, parfois si atroces, dans cette maladie, vont chaque jour en diminuant, et quelquefois après trois semaines, un mois de traitement, tout a disparu. La peau perd d'abord toutes ses aspérités, puis l'hypertrophie de cette membrane diminue et fait chaque jour des progrès vers la résolu-tion ; le tégument externe finit par reprendre sa consistance et son épaisseur normales. On voit encore çà et là, de jour en jour, l'éruption qui, sur certains points, tend à disparaître ; mais il suffit, dans ce cas, de promener de nouveau le pinceau sur les surfaces où paraît cette éruption naissante, pour l'éteindre à l'in-stant même.

Le *psoriasis*, dans la plupart des cas, est promptement modifié par les frictions faites une fois ou deux fois par jour avec l'huile de cade pure. En moins de six semaines l'éruption squameuse a ordinairement disparu ; il ne reste que des maculatures brunâtres sur les places précédemment occupées par les plaques psoriasi-ques. La guérison commence par le centre des plaques, et, comme toujours, ce sont les plaques les plus récentes qui disparaissent les premières. Quelques cas rares de psoriasis se montrent rebelles au traitement. Plus souvent on voit des débris de plaques ayant leur siége aux alentours des genoux et des coudes résister aux frictions d'huile de cade. L'éruption propre à l'huile de cade se montre assez souvent sur la peau des individus atteints de psoriasis, et cette éruption est plutôt un signe favorable ; elle se substitue en quelque sorte à l'affection morbide de la peau.

Malheureusement la guérison du psoriasis par l'huile de cade n'est que momentanée.

L'*eczéma* est ordinairement accompagné de plus d'irritation que les affections précédentes. Les surfaces enflammées sont souvent fendillées ; le corps muqueux est à nu, et l'huile de cade ne convient pas toujours dans cette affection. On peut dire cependant, sans crainte d'erreur, que les cas d'eczéma, où l'huile de cade ne peut absolument rendre aucun service, sont très rares ; il faut seulement savoir l'administrer. Dans l'eczéma sec, chronique, l'huile de cade peut être employée pure ; mais plus l'eczéma est aigu et fluant, plus il faut augmenter les proportions de véhicule émollient, oléagineux, mucilagineux, auquel on associe l'huile de cade.

Ainsi, M. Bazin se sert tantôt dans un cas, tantôt dans l'autre, des mélanges ci-dessous : 1° huile d'amandes douces, 60 grammes ; huile de cade, 15 grammes. Mêlez (1). — 2° mucilage de semence de coings, 30 grammes ; huile de cade, 4 grammes. Mêlez. — 3° Glycérine, 30 grammes ; huile de cade, 1 gramme. Mêlez.

Tandis que, dans le lichen et le psoriasis, l'huile de cade pouvait être employée en frictions tous les jours, et même deux fois par jour, dans l'eczéma ce n'est plus une friction qu'il faut faire, mais une simple lotion. Si la première lotion modifie avantageusement la maladie, on la répète le lendemain, sinon on attend un ou plusieurs jours avant de faire une nouvelle application du médicament.

L'huile de cade, employée dans des proportions convenables, a pour effet de diminuer la sécrétion eczémateuse, de faire tomber les démangeaisons dont elle est accompagnée ; mais si on l'emploie en trop grande proportion, elle change la démangeaison en un sentiment de violente cuisson ou de brûlure, et augmente l'inflammation cutanée.

L'*acné* offre certaines variétés dans lesquelles l'huile de cade a été heureusement employée. Le succès est plus contestable dans d'autres ; ainsi, l'acné simple, *indurata*, varioliforme, les frictions

____

(1) Au lieu d'un simple mélange dans certains cas, la digestion pendant troi heures, puis la filtration au papier seraient préférables.

avec l'huile de cade pure, ont été en général suivies de succès. La couperose est, dans bon nombre de cas, avantageusement modifiée par l'huile de cade. On ne s'en est pas aussi bien trouvé dans la mentagre ni dans l'acné *sebacea*. Elle a été employée avec succès dans l'impetigo.

Le *pityriasis* et l'*ichthyose* disparaissent assez promptement sous l'influence des frictions répétées d'huile de cade, mais l'ichthyose ne tarde pas à reparaître au bout de quelque temps.

M. Bazin emploie encore assez ordinairement l'huile de genévrier comme modificateur des tubercules du *lupus*. L'application extérieure de cet agent doit être répétée chaque jour. Il a ainsi vu plusieurs fois l'affection tuberculeuse se modifier avantageusement sous son influence, et marcher plus vite vers la résolution. Dans le *lupus érythémateux*, l'huile de cade a paru moins avantageuse, et son emploi a toujours été nuisible dans le *lupus eczémateux*.

Enfin, dans le *favus*, l'huile de cade a été fréquemment mise en usage; mais M. Bazin, bien qu'il ait prolongé les frictions pendant un temps fort long, trois, quatre et six mois même, a toujours vu, jusqu'à présent du moins, les godets faveux repousser six semaines après la suspension des frictions.

TÉRÉBENTHINE FOURNIE PAR LES LÉGUMINEUSES. — Parmi toutes les matières résineuses que nous donne la famille des légumineuses, le baume de copahu est le plus employé.

BAUME ou TÉRÉBENTHINE DE COPAHU. — C'est avec beaucoup de raison que le baume de copahu est rapproché des térébenthines; son essence a la même composition que l'essence de térébenthine, et sa résine la même que celle des acides de la térébenthine.

Le baume de copahu découle par incision de plusieurs arbres du genre *Copaifera*, *officinalis*, *guianensis*, *cordifolia*, *coriacea*, etc., qui croissent en Amérique, au Brésil, au Mexique, aux Antilles. On en distingue deux sortes :

Copahu du commerce ou du Brésil. — Il est plus liquide que la térébenthine, transparent, d'une couleur jaune peu foncée, d'une odeur désagréable particulière, d'un goût âcre et repoussant.

Copahu de Cayenne. — Il se distingue pour son odeur moins désagréable, par sa saveur moins forte, plus amère.

Le baume de copahu est soluble dans l'alcool anhydre et dans l'éther; il est composé, suivant Gerber et Stolze, d'huile volatile, 32 à 47; résine jaune, 38 à 52; résine visqueuse, 1,63 à 2,13.

La résine jaune peut être obtenue incolore: c'est un acide que

Schweitzer nomme *copahivique*. Pour le préparer, il faut dissoudre 9 p. de baume de copahu dans 2 p. d'ammoniaque; on abandonne le mélange au repos dans un endroit frais ; il se forme des cristaux qui sont lavés à l'éther, redissous dans l'alcool, qui, par une évaporation spontanée, donne l'acide copahivique. La *résine* visqueuse de copahu est jaune, onctueuse, soluble dans l'éther et dans l'alcool absolu; l'alcool à 75 p. c. et l'huile de pétrole ne la dissolvent qu'à chaud ; elle est plus abondante dans le baume de copahu ancien que dans le nouveau ; c'est peut-être un produit d'une altération particulière de l'acide copahivique.

La *résine de copahu*, résultant du mélange de l'acide copahivique et de la résine visqueuse, est employée en médecine. On la prépare comme la térébenthine cuite, ou bien on distille du copahu avec de l'eau, en ayant soin d'ajouter ce liquide à plusieurs reprises, parce que la résine retient l'essence de copahu avec beaucoup d'opiniâtreté. Cette résine a été employée par Tohrn, à la dose de 7 à 12 décigrammes, réitérée trois fois par jour, dans le catarrhe de l'urètre.

HUILE ESSENTIELLE DE COPAHU. — On peut obtenir cette huile en distillant le copahu par l'intermédiaire de l'eau ; mais comme les alambics en sont fortement imprégnés, Ader a indiqué un procédé qui permet de se passer de cet instrument. Il mêle dans un flacon 100 de copahu, 100 d'alcool à 0,837. Il agite, mêle 37,5 de lessive des savonniers ; il agite et verse 250 p. d'eau ; l'huile vient bientôt surnager. Elle n'est pas très pure, car elle retient un peu de copahivate de soude : aussi laisse-t-elle une tache sur le papier ; mais elle remplit les mêmes indications thérapeutiques. L'huile volatile obtenue par distillation est blanche, transparente; sa densité est de 0,878 ; elle a l'odeur du baume ; elle bout à 245 degrés; soluble en toutes proportions dans l'éther et dans l'alcool anhydre, elle se dissout dans 4 p. d'alcool à 90 p. 100 ; elle se combine avec l'acide chlorhydrique. Elle a la même composition que l'essence de térébenthine.

FALSIFICATIONS DU COPAHU. — On falsifie le baume de copahu avec l'huile de ricin, qui, comme lui, se dissout dans l'alcool absolu, et avec la térébenthine de Bordeaux, qui lui donne la propriété de se bien solidifier par la magnésie. On reconnaît le mélange de térébenthine à l'odeur particulière de térébenthine que possède le produit falsifié, surtout lorsqu'on le chauffe ; ce baume ainsi fraudé est aussi plus consistant. On reconnaît la falsification avec l'huile de ricin en versant une goutte ou deux du mélange

sur une feuille de papier que l'on tient à quelque distance de charbons allumés : si le baume est mélangé, la tache de résine est
entourée d'une auréole d'huile grasse ; si l'on fait bouillir dans l'eau
le baume de copahu pour chasser toute l'essence, s'il contient de
l'huile de ricin, il reste mou ; il est sec s'il est pur.

PROPRIÉTÉS MÉDICALES. — Le baume de copahu est un remède
énergique et fréquemment employé : c'est un excitant très puissant. A petites doses, il active la digestion ; à des doses plus
élevées, il occasionne des nausées et des déjections alvines. Lorsqu'il est absorbé, il paraît avoir une action spéciale sur les membranes muqueuses, et particulièrement sur celles des membranes
génito-urinaires. C'est de cette action spéciale que découle son
principal usage pour combattre les écoulements blennorrhagiques :
c'est, avec le poivre cubèbe, le spécifique de ces affections. On
l'administrait quand les accidents inflammatoires avaient cessé ;
mais plusieurs praticiens le prescrivent dès le début. Quand les
malades ont l'estomac trop susceptible, on peut, avec beaucoup
d'espoir de réussite, l'administrer en lavement. Le copahu fait
cesser les érections nocturnes, la douleur et l'inflammation gonor-
rhéiques, aussi bien et souvent mieux que les antiphlogistiques.
M. Ribes assure que le copahu n'a jamais échoué contre les accidents déterminés par la suppression spontanée de la gonorrhée,
particulièrement lorsque les accidents s'étaient développés peu de
temps après la suppression de l'écoulement, et que le remède a
été immédiatemeut employé ; alors la gonorrhée et les accidents
se sont constamment trouvés détruits sans retour.

Voici quelques règles tracées par M. Ricord qui peuvent diriger dans l'emploi du baume du copahu contre les blennorrhagies.
On peut, dit-il, distinguer dans la blennorrhagie simple trois
périodes : 1° la *période de début*, caractérisée par une petite
sensation de cuisson lors de l'émission de l'urine. En pressant le
méat urinaire, il se montre une petite gouttelette de mucus blanchâtre. On doit avoir recours, dans ce cas, aux mêmes moyens
qu'on oppose à la blennorrhée ou écoulement uréthral sans phénomènes inflammatoires, et agir énergiquement et promptement ;
2° la *période inflammatoire*, caractérisée par des douleurs plus
ou moins vives dans l'émission de l'urine et par un écoulement
plus épais tirant sur le vert. Quand les accidents inflammatoires
sont intenses, il n'y a rien à attendre des antiblennorrhagiques.
Il faut prescrire alors la diète, le repos, les purgatifs légers, les
cataplasmes, les boissons émollientes, des sangsues au périnée
ou dans les régions inguinales ; 3° *troisième période*, l'écoulement

se fait sans douleur. Il faut alors interdire l'usage des bains ; prescrire une continence parfaite ; défendre l'usage du café, des liqueurs ; demander un repos modéré ; employer un suspensoir ; avoir recours aux préparations de cubèbe ou de copahu.

Quelle que soit, du reste, la préparation de cubèbe ou de copahu qu'on se décide à administrer, il faut d'abord ne point dépasser l'action thérapeutique du médicament, c'est-à-dire ne pas le donner à dose purgative, car alors il agirait presque uniquement comme dérivatif ; et l'expérience a appris qu'une suppression d'écoulement obtenue par l'action purgative d'un médicament quelconque n'était pas aussi sûre et aussi durable que celle qu'on obtient par la modification qu'apporte aux surfaces malades l'urine imprégnée du principe médicamenteux. Si l'on donnait le médicament à dose purgative, l'absorption serait moindre ; le principe spécifique arrivant en moins grande proportion par la sécrétion urinaire dans la vessie, aurait une action d'autant moindre.

On peut combattre l'effet purgatif du cubèbe ou du copahu par l'administration de l'opium, soit en pilules, soit en lavements.

Ce n'est pas tout encore : il faut, après la cessation de l'écoulement, continuer quelques jours l'usage des préparations balsamiques, sous l'influence desquelles on aura obtenu la suppression de l'écoulement.

Outre son indication principale contre la blennorrhagie, on a conseillé le baume de copahu dans le traitement des leucorrhées rebelles, dans les diarrhées séreuses par l'atonie des intestins, dans certaines affections chroniques des poumons, etc.

Le copahu a un effet très remarquable, non-seulement dans les bronchorrées, mais même dans les bronchites chroniques à l'état subaigu, et accompagnées d'une expectoration muqueuse ou muco-purulente, et épuisant le malade par son abondance. J'ai vu, dit M. Saucerotte, quelques bronchites qui résistaient depuis plusieurs mois à toutes les médications usitées, s'amender très rapidement sous l'influence du copahu, donné à la dose de 1 à 2 grammes par jour. Relativement au mode d'administration, circonstance assez capitale quand il s'agit d'une substance aussi désagréable à avaler, je fais simplement incorporer du copahu dans de la poudre de réglisse, qui lui donne la consistance nécessaire pour prendre la forme du bol, association qui n'a pas les inconvénients de la magnésie, laquelle entraîne la résine avant son absorption.

MM. Dieu et Léonard ont administré avec succès le mélange de cubèbe et de copahu, une prise le matin et une prise le soir à 57 fébricitants.

Ce résultat annoncé par des observateurs aussi distingués mérite une sérieuse attention, malheureusement les observations ne nous disent pas si les malades ont été suivis assez longtemps et laissent de l'incertitude sur la dose. (1 gramme du mélange le matin, autant le soir, voilà des quantités par lesquelles on pourrait débuter.)

Le meilleur mode d'administration du copahu est en nature dans de l'eau sucrée, ou mieux renfermé dans les capsules gélatineuses; la dose est de 2 à 5 grammes par jour, en trois ou quatre prises comme stimulant, et de 10 à 30 grammes en trois doses contre la blennorrhagie. Dans ce dernier cas un médicament très bon est l'*électuaire de copahu et de poivre cubèbe pulvérisé*, préparé en mêlant parties égales de ces deux corps; on l'administre à la dose de 10 à 30 grammes par jour en trois fois. Quelques médecins associent à ce mélange un tiers d'alun pulvérisé. On fait prendre cet électuaire entouré de pains azymes.

Quelques malades répugnant à prendre le copahu en nature ou en électuaire on prépare des pilules qui sont plus agréables, mais moins efficaces.

M. Hæfelz panse les plaies avec de la charpie anglaise *imbibée de baume de copahu*, qu'il préfère, comme moyen de solliciter les granulations aux onguents digestifs et aux autres substances semblables.

PILULES DE COPAHU OFFICINALES. — M. Mialhe a découvert que 1/16 de magnésie calcinée suffisait pour donner au copahu une consistance pilulaire; il faut huit à quinze jours pour que la solidification s'opère; il se fait un copahivate de magnésie qui absorbe l'essence.—Quand le baume est falsifié par l'huile de ricin, il reste mou; mais cet effet arrive avec de très bon copahu, ce qui tient, ou à la prédominance de l'huile, ou à la nature particulière de la résine. Fauré a vu que l'addition de 1/6 de térébenthine de Bordeaux facilitait cette solidification.

PILULES DE COPAHU MAGISTRALES. — Baume de copahu, 30 gram. magnésie calcinée, 25 gram., ou magnésie carbonatée, 30 à 40 gram. F. s. a.

POTION DE CHOPART. — On mêle 60 gram. de baume de copahu avec 60 gram. d'alcool rectifié, on agite: on ajoute successivement: sirop de baume de Tolu, eau de menthe poivrée, eau de fleurs d'oranger, aa 60 gram.; alcool nitrique, 10 gram. Il faut l'agiter souvent, car le baume se sépare. Quelques pharmaciens émulsionnent cette potion en remplaçant 45 gram. d'alcool par 15 gram. de gomme arabique. Une potion de Chopart doit être prise en quatre ou cinq jours. C'est un bon médicament, mais d'un emploi désagréable. Selon M. Tessier, la potion de Chopart est un agent très efficace pour combattre l'hémoptysie.

LAVEMENT DE COPAHU. — Baume de copahu, 30 gram.; laudanum de Sydenham, 15 gouttes; jaune d'œuf, 1; décoction de guimauve,

500 gram. On émulsionne le copahu avec le jaune d'œuf; quelques praticiens font délayer dans ce lavement 10 gram. de poudre de cubèbe.

BAUMES. — On donne le nom de *baumes* à des résines liquides ou solides qui contiennent de l'acide benzoïque : ainsi les caractères généraux des résines et des térébenthines doivent leur être appliqués. On donnait autrefois ce nom à la plupart des térébenthines et à plusieurs produits pharmaceutiques. Les baumes tels qu'on les définit aujourd'hui, sont : le benjoin, le liquidambar, le baume du Pérou et de Tolu, le styrax ou storax, et le styrax liquide.

Les baumes, comme les térébenthines, portent leur action sur les muqueuses, et modifient les affections catarrhales. On emploie les térébenthines dans les affections de l'appareil génito-urinaire, et les baumes dans les catarrhes chroniques des bronches ; mais comme les baumes sont moins âcres que les térébenthines, on peut les employer de préférence dans le catarrhe de la vessie ou de l'urètre, lorsque les térébenthines irritent trop. Il est peu de médicaments qu'on puisse placer au-dessus des baumes pour combattre les catarrhes pulmonaires chroniques et les anciennes phlegmasies des bronches. Morton les vantait beaucoup dans la phthisie pulmonaire ; mais, dans ce cas, leur efficacité est plus contestable. Dans beaucoup de formules on peut substituer à la térébenthine le baume de Tolu, et mieux le liquidambar au copahu, que plusieurs personnes ne peuvent supporter : ainsi ce baume, associé au poivre cubèbe, fournit des compositions très efficaces pour combattre la blennorrhagie. Appliquées sur les ulcères, les préparations balsamiques présentent d'incontestables avantages. Comme tous les baumes contiennent de l'acide benzoïque, nous allons d'abord décrire cet acide.

ACIDE BENZOÏQUE PAR SUBLIMATION, FLEURS DE BENJOIN. — On mêle du benjoin pulvérisé avec son poids de sable ; on chauffe lentement le mélange dans une terrine recouverte d'un long cône de carton luté avec la terrine ; on laisse refroidir ; après une heure d'un feu doux, on recueille l'acide, on pulvérise le résidu, et on le chauffe de nouveau très modérément tant qu'il fournit de l'acide benzoïque. Cet acide n'est pas de l'acide benzoïque pur ; il contient une huile volatile qui lui donne son odeur et peut-être ses propriétés médicales.

Voici un procédé qui donne également un acide benzoïque odorant.

Procédé de Wœhler. — On dissout du benjoin pulvérisé, à l'aide de la chaleur, dans environ son volume d'alcool extrêmement rectifié ; on mélange la dissolution encore chaude, mais peu à peu, avec assez d'acide chlorhydrique fumant pour que la résine commence à être précipitée, et l'on soumet la masse à la distillation. L'acide benzoïque passe alors à l'état d'éther benzoïque, en partie isolée sous forme de gouttes, en partie en dissolution dans le produit alcoolique de sa distillation. On continue cette dernière aussi longtemps que le permet la consistance de la masse ; lorsqu'elle devient trop épaisse, on la laisse un peu refroidir ; on ajoute de l'eau chaude, et l'on distille de nouveau jusqu'à ce qu'il ne passe plus d'éther. On décante bouillante de dessus la résine l'eau qui reste dans le vase distillatoire. Elle laisse déposer, par le refroidissement, de l'acide benzoïque provenant vraisemblablement de la décomposition de l'éther benzoïque.

On mélange le produit de la distillation avec de la potasse caustique, et on le laisse en digestion avec ce corps jusqu'à ce que tout l'éther soit décomposé ; enfin on chauffe jusqu'à l'ébullition, et l'on sature par l'acide chlorhydrique. L'acide benzoïque cristallise par le refroidissement. Ainsi préparé, il a tout à fait l'odeur de benjoin de l'acide sublimé ; il entre dans les pilules suivantes :

PILULES D'ACIDE BENZOÏQUE .(Fræne). — Acide benzoïque, 5 gram.; Conserve de rose, q. s. F. s. a. 50 pilules. En prendre d'abord une le matin et une le soir. On peut augmenter la dose jusqu'à quatre matin et soir. Employées avec succès contre l'incontinence d'urine.

PILULES BALSAMIQUES DE MORTON. — On triture dans un mortier 6 gram. d'acide benzoïque avec 6 gram. d'huile d'anis sulfurée ; on y ajoute : gomme ammoniaque, 9 gram.; safran, 1 gram.; baume de Tolu, 1 gram.; on fait des pilules de 20 centigr., à prendre jusqu'à dix par jour.

Acide benzoïque par précipitation. — On délaie dans 1 kilogramme d'eau un mélange de 120 grammes de benjoin et de 60 grammes de chaux éteinte ; on fait bouillir une demi-heure en agitant ; on passe, on épuise le marc par une nouvelle quantité d'eau. Il se fait du benzoate de chaux soluble, mêlé de très peu de résinate, qui n'est pas aussi soluble ; on précipite les liqueurs par l'acide chlorhydrique après les avoir réduites au quart ; on recueille l'acide benzoïque précipité ; on le sublime pour le dégager de la résine. Righini, pour l'obtenir pur, fait bouillir l'acide sublimé avec de l'acide sulfurique étendu de quatre à cinq fois son poids d'eau.

L'acide benzoïque fond à 120 degrés, bout à 145 degrés ; à

peine soluble dans l'eau froide, soluble dans 12 parties d'eau bouillante, soluble dans l'alcool et dans l'essence de térébenthine.

Voyez, pour la composition de l'acide benzoïque, *Huile d'amandes amères*.

EMPLOI DE L'ACIDE BENZOÏQUE CONTRE LES CALCULS URINAIRES ET LA DIATHÈSE URIQUE. — Le docteur Ure a fait la remarque importante que l'urine rendue deux heures après l'ingestion d'acide benzoïque ou d'un benzoate soluble, subissait une remarquable modification. L'acide urique disparaît ; il est remplacé par l'acide hippurique. Le point important pour la pratique médicale que présente ce résultat, c'est que le nouvel acide forme avec les bases ordinaires des fluides organiques, comme la soude, la potasse et l'ammoniaque, des sels extrêmement solubles. L'application pratique de ces données a eu de grands avantages chez les sujets calculeux ou goutteux par l'emploi fait à propos d'acide benzoïque ou d'un benzoate. On donne la préparation suivante :

MIXTURE BENZOÏQUE. — Acide benzoïque, 1 gram.; phosphate de soude, 10 gram.; eau distillée, 100 gram.; sirop de sucre, 30 gram. F. s. a. Administrez en trois fois dans la journée. Le phosphate de soude a pour but de faciliter la solution de l'acide benzoïque.

J'étais curieux de répéter les observations du docteur Ure ; en effet, si la transformation de l'acide urique se reproduit toujours, l'acide benzoïque constituerait, à n'en pas douter, le meilleur lithontriptique ; mais je crains que cela ne se passe pas ainsi chez tous les individus. Un malade de la salle Sainte-Jeanne, atteint de rhumatisme aigu, rendait des urines qui déposaient abondamment de l'acide urique. On lui prescrivait 1 gramme d'acide benzoïque dissous dans un litre d'eau sucrée ; le lendemain les urines furent examinées. Quoique très colorées, elles ne déposaient plus spontanément ; elles se troublèrent fortement par l'addition de 1/10e de leur volume d'acide chlorhydrique, et il se déposa, non pas de l'acide hippurique, mais bien de l'acide urique. La même expérience fournit les mêmes résultats pendant trois jours.

L'acide benzoïque passe dans les urines à l'état d'acide hippurique, mais il ne m'est pas également démontré que cette transformation s'opère aux dépens de l'acide urique. Quoi qu'il en soit, on peut employer l'acide benzoïque pour donner aux urines de l'acidité dans les cas de calculs phosphatiques.

BAUMES FOURNIS PAR LA FAMILLE DES LEGUMINEUSES. — Cette famille fournit deux baumes : celui du *Pérou* et celui de *Tolu* ; le dernier surtout a de l'importance.

BAUMES DU PÉROU. — On en distingue deux : le baume du Pérou en cocos et le baume du Pérou noir. Selon Guibourt, les arbres qui les fournissent ne croissent pas au Pérou, mais dans la république de Guatimala.

Baume du Pérou en cocos, attribué au *Myroxilon peruiferum*. — Il est contenu dans de petits cocos du poids de 120 à 200 grammes ; il possède à peu près la consistance du galipot, mais il est plus tenace ; il est d'une couleur brunâtre ; il a une odeur très agréable, une saveur douce et parfumée ; il est rare et cher.

Baume du Pérou liquide ou *noir*. — Il a la consistance d'une térébenthine épaisse ; odeur plus forte que le précédent, moins agréable, saveur âcre et amère très forte ; c'est un produit sujet à falsification par l'alcool, les huiles grasses, les térébenthines, le copahu. Selon Stolze, il est composé de 69 d'une huile particulière, 20,7 de résine très soluble dans l'alcool, 2,4 de résine peu soluble dans l'alcool, 6,4 d'acide benzoïque, 0,6 de matière extractive, et de 0,9 d'humidité. On pense qu'il est obtenu par l'ébullition dans l'eau des rameaux du *Myroxilon peruiferum*. M. Guibourt croit qu'il découle d'une nouvelle espèce de myroxilon.

Le baume du Pérou a les mêmes propriétés que le baume de Tolu que nous allons décrire, qui est beaucoup plus employé que lui. Il peut s'administrer en pilules ou dans une potion à la dose de 6 décigrammes à 4 grammes.

BAUME DE TOLU. — Ce baume est fourni par le *Myrospermum toluiferum*, qui croît en Amérique, à Tolu et à Carthagène. Il est solide, cassant ; mais, par la chaleur, il coule comme la poix de Bourgogne ; il est d'une couleur jaune rougeâtre, d'une apparence grenue, avec demi-transparence ; sa saveur est douce et agréable ; son odeur suave est moins pénétrante que celle du baume du Pérou. Il est composé d'acide benzoïque, de résine et d'huile volatile : il est soluble dans l'alcool et dans l'éther ; il cède à l'eau son acide benzoïque, de résine et d'huile volatile : il est soluble dans l'alcool et dans l'éther ; il cède à l'eau son acide benzoïque. Le baume de Tolu est un stimulant assez énergique ; il porte surtout son action stimulante sur la muqueuse des bronches, et peut être employé avec succès sur le déclin des bronchites et dans les catarrhes chroniques. On l'a beaucoup vanté dans la phthisie ; mais là il n'est encore que palliatif en rendant l'expectoration plus facile. On l'a aussi préconisé pour combattre des inflammations chroniques des voies génito-urinaires, le catarrhe de la vessie, les leucorrhées et les blennorrhagies rebelles. C'est un remède d'une administration agréable, et qui peut être indiqué avec succès dans les cas où l'on jugerait la térébenthine trop excitante.

SIROP DE TOLU. — Une bonne recette est celle indiquée par Planche; il ajoute 70 gram. d'alcool à 36 degrés, saturé de baume de Tolu, dans 1 litre d'eau pure; il filtre après vingt-quatre heures, il fait cuire à la grande plume 1 kilogr. de sucre avec le moins d'eau possible, il ajoute l'eau balsamique, il fait bouillir pour dissiper l'alcool, et il laisse refroidir dans un vase couvert. La teinture ne contient que 14 gram. de baume, qui cède 4 gram. à l'eau, dont les 4/5 sont de l'acide benzoïque, et le reste une matière aromatique mélangée d'huile volatile et de résine altérée. — La recette du Codex est beaucoup plus dispendieuse; elle donne un sirop plus agréable, mais qui n'est pas aussi actif; il fait digérer 250 gram. de baume de Tolu pulvérisé avec 1 litre d'eau, il filtre, ajoute à la liqueur le double de son poids de sucre; on filtre au papier quand le sucre est fondu. Desaybat triture le baume avec le sucre. — La formule du Codex a été vivement critiquée par un grand nombre de pharmaciens, qui ont proposé plusieurs recettes pour la remplacer. M. Louradour propose de faire ainsi cette préparation : on prend baume de Tolu 90 gram., qu'il faut dissoudre dans 100 gram. d'alcool à 33 degrés; on verse cette teinture sur 2000 gram. de sucre, on laisse évaporer l'alcool, on ajoute alors 1000 gram. d'eau, on fait fondre dans un ballon au bain-marie et l'on filtre.

M. Dublanc observe que le pharmacien doit se conformer au procédé du Codex, sans se préoccuper des questions du temps et d'économie. Nous partageons complétement cette manière de voir; cependant nous devons ajouter que si une recette est mal conçue, il faut nécessairement la critiquer pour arriver à une réforme. Or, c'est pour nous chose démontrée que la formule du Codex mérite tous les reproches qu'on lui a adressés; en effet, M. Deville a démontré que le baume de Tolu était à peine altéré lorsqu'il avait servi à préparer le sirop du Codex; il retient encore non-seulement presque toute la partie résineuse, mais encore une grande proportion des acides benzoïque et cinnamique.

L'expérience, l'analogie, démontrent que la partie réellement efficace du baume de Tolu, celle qui agit en facilitant l'expectoration, c'est la matière résineuse; que les acides ne concourent qu'imparfaitement à cette action. Le procédé du Codex est donc mauvais, puisque la presque totalité du principe actif est rejetée comme inerte. Si les médecins veulent prescrire un sirop de Tolu plus actif et infiniment plus économique que celui du Codex, voici la formule qu'ils pourront suivre : Baume de Tolu, 5 gram.; faites dissoudre dans alcool, 5 gram.; mêlez à sirop de sucre, 1000 gram.; agitez le sirop avant de l'employer. Je n'ai pas besoin d'ajouter que ce sirop ne peut être administré pour celui du Codex, car le dernier est limpide, celui-ci au contraire est louche par la résine qu'il tient en suspension; mais cette résine est précisément le principe actif, qui agit utilement lorsqu'il est ainsi divisé dans le sirop et que la filtration éliminerait complétement.

— Le sirop de baume de Tolu est un léger excitant employé pour aromatiser et édulcorer des potions toniques, stimulantes ou expectorantes.

PASTILLES DE TOLU. — On fait dissoudre 60 gram. de baume de Tolu dans 60 gram. d'alcool à 36 degrés; on ajoute 120 gram. d'eau, on chauffe au bain-marie pour chasser l'alcool, on filtre et l'on se sert de la liqueur aqueuse pour faire un mucilage avec 10 gram. de gomme adragante qui sert à faire des pastilles, avec 1 kilogr. de sucre très blanc, pulvérisé. C'est un médicament très agréable, mais peu énergique. Les Anglais ajoutent aux pastilles de Tolu de l'acide oxalique.

CRÈME PECTORALE DE PIERQUIN. — On mêle parties égales de sucre blanc et de sirop de Tolu et de capillaire. Ce médicament agréable est utile dans les bronchites chroniques.

PILULES CONTRE LE CATARRHE DE LA VESSIE. — Résine sèche de copahu et baume de Tolu, de chaque 1 gram.; sucre blanc, 2 gram.; mucilage, q. s. pour 20 pilules.

TEINTURE ÉTHÉRÉE DE BAUME DE TOLU. — Baume de Tolu, 1 p.; éther sulfurique, 4 p.; on emploie cette teinture mêlée avec de l'eau pour fumigations dans les affections de poitrine.

CIGARETTES BALSAMIQUES (Golfin). — On prépare un fort alcoolé de baume de Tolu avec de l'alcool de 10 à 11 cent. de long sur 8 cent. et 25 millimèt. de large. Lorsqu'il est bien imbibé d'alcoolé, on le sort et on le met à sécher; on renouvelle cette opération trois ou quatre fois, afin de bien charger le papier de baume de Tolu. Lorsque pour la dernière fois on sort le papier de l'alcoolé, on le saupoudre aussitôt sur ses deux faces avec une petite quantité de la poudre suivante : Iris de Florence, 32 gram.; nitrate de potasse, 2 gram.

On met à sécher et l'on roule le papier ainsi préparé; ou le recouvre ensuite d'un papier fin de couleur, dont on colle les bords avec du mucilage de gomme arabique.

Ces cigarettes, préparées avec le baume de Tolu seulement, ne brûlent pas facilement; elles s'éteignaient même si l'on suspendait un moment de fumer : cet inconvénient m'a engagé à ajouter le mélange d'iris et de nitrate pour leur donner un caractère de combustibilité.

Ces cigarettes conviennent dans les fluxions chroniques de la membrane muqueuse des bronches, surtout dans les catarrhes chroniques, dans l'asthme nerveux catarrhal, dans l'œdème du poumon.

BAUMES FOURNIS PAR LES STYRACINÉES. — Cette famille nous fournit quatre baumes, que nous allons décrire.

BENJOIN. — Ce baume est produit par le *styrax benzoin*, arbre qui croît à Sumatra; à l'aide d'incisions, il s'écoule un suc blanc qui se concrète par l'évaporation. Le benjoin a une odeur suave, une saveur douce et balsamique, mais qui finit par devenir irritante ; chauffé, il dégage une fumée aromatique qui contient beaucoup d'acide benzoïque. On en distingue trois sortes commerciales : 1° le *benjoin en masses* amorphes, grises rougeâtres, d'une cassure écailleuse, très impur ; 2° le *benjoin amygdaloïde*, c'est celui qu'on rencontre le plus souvent ; il ne diffère du précédent que parce qu'il contient des larmes blanches qui ressemblent à des amandes brisées ; 3° le *benjoin en larmes* blanchâtres, volumineuses, détachées, jaunâtres à la surface, mais blanches opaques à l'intérieur. Cette sorte a été très abondante, il y a quelques années, dans le commerce ; elle y est plus rare maintenant.

Composition d'après Bucholz : huile volatile, — résine, — acide benzoïque, — matière soluble dans l'eau et dans l'alcool, — impuretés. Unverdorben a séparé trois résines de la résine de Bucholz ; l'une est soluble dans l'alcool à 68 degrés, peu soluble dans l'éther et les essences, insoluble dans le pétrole ; elle se dissout dans le carbonate de potasse, et la combinaison potassique est soluble dans l'éther. Les deux autres résines sont insolubles dans le carbonate potassique ; elles se changent à l'air en la résine précédente. On emploie rarement le benjoin à l'intérieur ; on préfère le baume de Tolu. Placé sur des charbons ardents, il donne des vapeurs aromatiques qu'on fait respirer dans quelques catarrhes chroniques.

Teinture de benjoin. — Benjoin, 1 p.; alcool à 36 degrés, 4 p. F. s. a. — *Teinture de benjoin composée de Swediaur.* — Benjoin, 30 gram.; baume du Pérou, 4 gram.; alcool à 36 degrés, 250 gram. On emploie ces deux teintures pour combattre les engelures non ulcérées. — Si l'on ajoute 10 gram. de ces teintures dans 500 gram. d'eau, ou mieux d'eau de roses, on a le *lait virginal* employé comme cosmétique.

On emploie journellement la teinture de benjoin sous forme de *lait virginal* comme cosmétique, ou pour combattre les gerçures, associé au *coldcream*. Voici une application plus spéciale, contre les gerçures du sein.

Depuis dix ans, dit M. Bourdel, j'ai bien souvent employé cette préparation, et je n'ai eu qu'à me louer de ce remède si naturel et si facile dans son application.

Je me sers de la teinture de benjoin contre les gerçures du sein, qu'elles soient superficielles ou profondes, larges ou peu étendues, anciennes ou récentes ; j'en ai observé les effets, et toujours, lorsqu'elles sont simples, c'est-à-dire qu'elles ne dépendent pas d'une diathèse syphilitique ou autre, je les ai vues se cicatriser rapidement.

Voici la manière dont je l'emploie : je trempe un pinceau de blaireau fin dans la teinture et le porte sur les parties fendillées ou ulcérées, à plusieurs reprises, de manière à les couvrir d'une couche du liquide. Je fais ordinairement moi-même la première application, soit parce qu'elle est la plus douloureuse, soit pour montrer la manière de s'y prendre; et je recommande à la malade de renouveler l'opération chaque fois que l'enfant a teté, et plus souvent si besoin est.

Quelques jours de ce traitement bien simple suffisent pour cicatriser les petites plaies et rendre le mamelon parfaitement propre à ses fonctions. Si la solution de continuité est trop intense, il faut prolonger un peu plus le traitement. Je n'ai jamais vu de cas qui exigeât sa continuation pendant plus de douze jours.

Voici maintenant les effets et les avantages de ce moyen thérapeutique.

La première application de la teinture de benjoin sur le mamelon dénudé détermine une certaine douleur ou plutôt une cuisson bien tolérable dans la plupart des cas, mais qui est assez vive lorsque la solution de continuité est profonde. Jamais elle ne dure plus d'un quart d'heure. Après ce temps, non-seulement elle ne se sent plus, mais les femmes se trouvent même soulagées de la souffrance qu'elles éprouvaient avant l'application du topique. Celui-ci forme à la surface du mamelon une espèce d'enduit qui le protége bien mieux que la cuirasse de M. Chassaignac, et qui a sur cette dernière l'avantage qu'on peut donner le sein à l'enfant tout de suite. Celui-ci peut le prendre sans inconvénient à toute heure, et il n'éprouve aucune répugnance. J'en ai vu qui se mettaient à sucer comme si rien n'avait été déposé sur le mamelon, alors même que la teinture n'était pas encore sèche. Ordinairement elle se dessèche et forme une couche qui garantit la plaie du contact de l'air et des vêtements. Plus tard, on peut faire teter le nourrisson sans laver le sein, sans l'essuyer; et qui sait combien de souffrances on évite ainsi à la mère !

Huile balsamique. — Huile d'amandes, 100 gram.; baume de Tolu et benjoin, aa. 1 gram.; essences de citron et de rose, aa. 2 gouttes. Faites digérer pendant trois heures, à une température de 60 degrés, les baumes et l'huile; laissez refroidir; ajoutez les essences, filtrez. Très utile en injections dans les maladies de l'oreille, et en onction dans les cas d'érysipèle.

Clous fumants. — Benjoin, 16. — Baume de Tolu, 4. — Santal citrin, 4. — Laudanum, 1. — Charbon léger, 58. — Nitre, 2. — Gomme adragante, 1. — Arabique, 2. — Eau de cannelle, 12. F. s. a.

Cigarettes au benjoin. — On prend une feuille de papier brouillard et épais que l'on imprègne avec une solution saturée de nitrate de potasse ; puis cette feuille est mise à sécher, et une fois sèche, on étend dessus une couche de teinture composée de benjoin. Enfin le papier est taillé en petits morceaux de trois pouces de long sur un pouce et quart de large, que l'on roule comme des cigarettes ordinaires. Le papier en brûlant répand des vapeurs blanches épaisses qu'il faut aspirer autant que possible.

Ces cigarettes ont été vantées dans un journal anglais contre l'aphonie ; elles rappellent complétement les cigarettes balsamiques de M. Golfin qui ont pour base le tolu au lieu du benjoin.

STORAX ou **STYRAX SOLIDE** (*Storax calamite*). — L'origine de ce baume n'est pas bien connue ; on croit qu'il est recueilli aux îles de la Sonde ; on l'attribue au *storax officinal*. On a cité plusieurs sortes de storax : 1° *storax blanc*, composé de larmes blanches opaques, molles, et réunies en masse ; odeur suave mais forte, saveur douce, parfumée, puis amère ; 2° *S. amygdaloïde*, en masses sèches, cassantes, agglomérées, contenant sur un fond brun rougeâtre des larmes d'un blanc jaunâtre ; odeur très suave analogue à la vanille, saveur parfumée ; c'est la meilleure sorte ; 3° *storax rouge brun*, en masses impures ; il a l'odeur et la saveur du précédent. Il est probable que ces trois produits ont la même origine. Le second ne diffère du premier que parce qu'en vieillissant sa consistance a augmenté et sa couleur s'est foncée ; le dernier, parce que c'est un produit de dernière récolte et moins pur. La sophistication s'est exercée sur le storax, et a composé beaucoup de sortes. Ce serait un baume très utile et fort agréable, mais il est cher et rarement pur. On préparait des *pilules pectorales de storax* : storax, 3 p., opium et safran, aa. F. s. a. des pilules de 15 centigrammes.

LIQUIDAMBAR. — Ce baume découle du *Liquidambar styraciflua* de la famille des amintacées, qui croît à la Louisiane ; il est d'une odeur forte, analogue à celle du styrax liquide, mais plus aromatique ; sa saveur est parfumée, mais laissant de l'âcreté à la gorge. On en distingue deux sortes : 1° le *liquidambar liquide* ou huile de liquidambar, il a la consistance d'une huile épaisse ; il est transparent, d'un jaune ambré ; 2° *L. mou blanc ;* il ressemble à de la poix blanche molle ; il est opaque, blanchâtre, d'une odeur moins forte que le précédent.

STYRAX LIQUIDE. — Ce produit, selon quelques auteurs, vient de Marseille, où il est fabriqué avec du storax altéré, du liquidambar, des térébenthines, de la terre, de la sciure de bois, de l'huile, du vin, etc.; c'est au moins l'origine probable de beaucoup de styrax du commerce ; d'autres prétendent qu'on fait bouillir, en Arabie, l'écorce du *liquidambar orientale* dans l'eau de mer, et l'on recueille le baume qui vient surnager. Tel que le commerce nous le donne, ce produit est de la consistance du miel, d'un gris brunâtre, opaque, d'une odeur forte, qui est tout à fait celle du liquidambar, d'une saveur aromatique non âcre; sa dissolution alcoolique, faite à chaud, laisse déposer des aiguilles d'une résine que Bonastre nomme *styracine*.

L'Héritier emploie le styrax liquide dans la leucorrhée et la blennorrhée en place du baume de copahu; il prépare des bols de 30 à 50 centigr. avec q. s. de poudre de réglisse, et en donne depuis 6 jusqu'à 12 par jour.

ONGUENT DE STYRAX. — On fait fondre sur un feu doux : colophane, 10 p.; résine élémi, 8 p.; cire jaune, 8 p. On ajoute avec précaution : styrax liquide, 8 p., puis huile de noix, 12 p. On passe et l'on agite jusqu'à ce que l'onguent soit reproduit. Cet onguent est encore employé comme siccatif; on l'associe souvent au cérat de Galien et au laudanum.

PIPÉRINÉES (*Piperineæ*). — Les produits de la famille des pipérinées se rapprochent par de nombreuses analogies des balsamiques que nous venons d'étudier.

La famille des pipérinées est très naturelle : aussi toutes les plantes qui la composent ont entre elles la plus grande analogie ; leurs fruits surtout sont remarquables par leur saveur âcre aromatique, dite poivrée : ce sont eux particulièrement qu'on emploie. Nous décrirons plus bas le *poivre long*, le *poivre noir et blanc*, et le *poivre à queue*. On emploie indifféremment dans divers lieux plusieurs espèces de poivres ; les *P. capense, piperonica, caudatum, guineense*, sont tous remarquables par leur saveur aromatique poivrée, qu'ils doivent à une huile volatile et à une résine molle. On emploie les racines de plusieurs pipérinées comme sialagogues; au Brésil, les *P. reticulatum, nodosum*; le *P. umbellatum* est usité comme diurétique; les Indous mâchent continuellement les feuilles du *P. betel.*

POIVRES. — POIVRE NOIR. — C'est la baie desséchée du *Piper nigrum* qui croît spontanément à Java et à Sumatra. Il est sphérique, gros comme un pois, recouvert d'une écorce brune, ridée, due à la partie succulente du fruit. Si l'on retire cette écorce après l'avoir fait ramollir dans l'eau, on a le *poivre blanc*, qui est dur, sphérique, uni, encore recouvert d'une pellicule mince.

Composition chimique. — Voici l'analyse du poivre d'après Pelletier : piperin, huile concrète âcre, — huile balsamique, — matières gommeuse et extractive, — acides tartrique et malique, — amidon et bassorine.

Le *pipérin* est un principe immédiat azoté, neutre, cristallisant en prismes à quatre pans transparents : il est sans saveur, fond à 100 degrés, insoluble dans l'eau froide, peu soluble dans l'eau bouillante, très soluble dans l'alcool à chaud. On le prépare, d'après Poutet, en reprenant par une dissolution de potasse à 20 degrés l'extrait alcoolique de poivre ; on étend d'eau, et l'on filtre. La matière restée sur le filtre est lavée avec soin ; on reprend par l'alcool chaud pour avoir le pipérin cristallisé. Le pipérin ressemble beaucoup à la narcotine ; mais il s'en distingue aisément, parce qu'il est sans action sur la lumière polarisée.

La matière âcre du poivre est solide à 0 ; elle se dissout dans l'éther et dans l'alcool, et s'unit bien aux corps gras. L'huile volatile est blanche, incolore, plutôt aromatique qu'âcre.

Les formes sous lesquelles on prescrit le poivre sont : la *poudre*, qu'on pulvérise au moulin sans résidu ; la *teinture alcoolique*, qui se prépare avec 1 p. de poivre pour 8 d'alcool ; la *pommade rubéfiante au poivre*, qui se prépare en incorporant 1 p. de poudre de poivre à 4 p. d'axonge. M. Cazenave l'a employée dans le traitement des maladies de la peau.

On fait une très grande consommation de poivre comme condiment chaud, qui convient aux personnes dont l'estomac est paresseux, et qui est nuisible aux tempéraments irritables. On n'emploie presque jamais le poivre en médecine : cependant une longue expérience a constaté que c'était un bon fébrifuge ; on le prescrivait à la dose de 3 à 6 décigrammes, réitérée trois ou quatre fois par jour, ou entier ou en poudre. Le docteur italien Melli a surtout vanté le pipérin comme un sûr fébrifuge à la dose de 7 décigrammes à 4 grammes dans les vingt-quatre heures. La poudre de poivre entre dans les pilules arsenicales dites asiatiques.

Poivre long. — C'est le chaton du *Piper longum* recueilli avant la maturité du fruit ; il a les mêmes propriétés que le poivre noir et une composition pareille.

Ainslie indique une action spéciale des poivres, et particulièrement du poivre long, qui serait bien précieuse et qui paraît très rationnelle si l'on réfléchit à l'action spécifique des poivres sur les muqueuses : c'est dans les affections catarrhales des vieillards, quand la poitrine se remplit de mucosités bronchiques et cause l'asphyxie ; il est certain qu'une infusion de 4 à 8 grammes de poivre long pour 500 grammes d'eau pourrait être très utile dans ces cas si désespérants.

Poivre cubèbe, *poivre à queue*. — C'est le fruit desséché du *piper cubeba*; il est plus gros que le poivre noir; il est muni de son pédicelle qui forme sa queue; la couleur de son écorce est moins foncée, elle est aussi moins épaisse; elle renferme une semence dont la partie intérieure est pleine, blanchâtre, huileuse, d'une odeur forte, pipéracée.

Composition et préparation. — Il a été analysé par Vauquelin, qui en a extrait une huile concrète, des résines et un apothème. Monheim en a extrait du cubébin identique avec le pipérin, — une huile volatile, — une résine balsamique âcre, — de l'extractif. 4 kilogrammes de cubèbe donnent 300 grammes d'huile volatile épaisse, qui laisse déposer un stéaroptène en cristaux rhomboïdaux incolores, ayant une saveur qui rappelle celle du cubèbe.

La meilleure préparation de cubèbe est la poudre, que l'on obtient sans résidu. Dublanc a préconisé une autre préparation, mais qui est peu usitée. Il fait de l'huile volatile en distillant le cubèbe à deux reprises à l'eau; il prépare ensuite un extrait alcoolique avec le résidu; il mêle les deux produits, et leur donne le nom d'*extrait oléo-résineux de cubèbe*.

On a aussi vanté une *essence* concentrée de cubèbe qui est une dissolution de l'extrait oléo-résineux, 4 p. dans 12 p. d'alcool à 36 degrés. En émulsionnant 100 grammes de cette teinture avec 100 grammes de mucilage de gomme arabique, on obtient *une mixture émulsive*; mais, je le répète, ces médicaments sont très peu employés. La préparation la plus souvent usitée est la poudre qu'on délaie dans de l'eau sucrée ou mieux qu'on incorpore avec suffisante quantité de sirop de sucre ou de miel pour faire un électuaire qui se prend enveloppé de pain azyme. Il est souvent utile d'associer le cubèbe au baume de copahu; on incorpore ces deux substances pour former un électuaire.

Propriétés médicales. — Le poivre cubèbe est actuellement un remède parfaitement éprouvé dans le traitement de la blennorrhagie. Dès le début de la maladie, on l'administre à la dose de 10 à 30 grammes par jour en trois doses; on continue jusqu'à complète guérison, et l'on doit encore l'ordonner à des doses successivement décroissantes après la cessation des phénomènes morbides. Chez quelques personnes, il occasionne des coliques et du dévoiement; mais, dans les cas les plus nombreux, il ne cause aucun accident de ce genre.

Cubèbe contre l'incontinence d'urine. — C'est surtout dans l'incontinence d'urine liée à l'atonie du col de la vessie ou à la présence de vers intestinaux que M. Deiters se loue de ce traitement; seulement la dose de cubèbe doit être assez forte, deux fortes pincées tous les jours chez les petits enfants, deux à trois demi-cuillerées à café chez des enfants plus âgés ou des jeunes gens, tous les jours pendant trois à hnit semaines. Sous l'influence de ce traitement, dit M. Deiters, l'incontinence diminue graduellement, ne se montre plus qu'à certains intervalles et finit par disparaître entièrement; ce moyen n'a du reste aucun inconvénient. D'après M. Deiters, on réussirait encore avec le cubèbe contre les pollutions des onanistes et dans les paralysies de la vessie consécutives à des chutes sur la colonne vertébrale.

Bols de cubèbe. — M. le docteur Puche fait souvent préparer des bols ovoïdes contenant chacun 1 gram. de poudre de cubèbe, et d'autres du même poids, composés de parties égales de copahu, de térébenthine cuite et de poivre cubèbe. Les uns et les autres sont recouverts d'un mélange gélatineux.

Union de cubèbe et de copahu, leur utilité dans la blennorrhagie. — Les préparations les plus efficaces et les plus généralement employées aujourd'hui pour combattre la blennorrhagie sont les électuaires résultant de l'association du cubèbe et du copahu. Voici la formule que je regarde comme préférable.

Électuaire de cubèbe et de copahu. — Copahu, 30 gram.; poudre de poivre cubèbe, 45 gram.; essence de menthe, 50 centigram.; alcool nitrique, 1 gram.; sucre en poudre, q. s. A prendre en trois ou quatre jours enveloppé dans du pain azyme.

Opiat contre la blennorrhagie (Diday). — Baume de copahu, 12 gram.; poivre de cubèbe, 18 gram.; poudre de jalap, 3 gram.; gomme-gutte, 30 centigr.; sirop de roses pâles, q. s. Pour faire un opiat que l'on prend en deux ou trois fois dans la journée. Continuez jusqu'à guérison.

M. Diday se loue beaucoup de l'association des balsamiques avec les purgatifs dans le traitement de la blennorrhagie.

On sait que les soldats emploient la coloquinte seule; mais à la dose qu'ils la prennent, c'est un drastique souvent dangereux. L'aloès a été conseillé par M. Sandras pour atteindre le même but. Ce médicament s'associe aussi très heureusement aux balsamiques, et je pense que l'on pourrait le substituer au jalap et à la gomme-gutte dans la formule précédente.

MATTICO. — On donne le nom de *mattico* aux feuilles du *Piper angusifolium* de la flore péruvienne; elles jouissent d'une grande célébrité parmi les Indiens, qui les emploient comme astringentes et aphrodisiaques.

M. Lane prescrit les feuilles de mattico sous forme d'*infusion*, 10 grammes pour un litre d'eau et de *teinture*, 100 grammes pour 400 grammes d'alcool à 85 degrés.

M. Lane prétend que ces préparations ont été utiles dans les cas de leucorrhée, lorsque la période d'excitation que présente ordinairement cette affection à son début était passée ; en l'employant dans ces cas l'auteur a assuré avoir retiré du mattico des effets très avantageux et sans le moindre inconvénient. La ménorrhagie, l'hématémèse, l'hémoptysie, la dysentérie et quelques variétés de l'hématurie paraissent aussi avoir cédé à l'action du même moyen. Seize observations sont rapportées à l'appui de ces différentes assertions, et ne laissent pas de doutes sur l'activité des propriétés astringentes du mattico. Quant à son action aphrodisiaque et emménagogue, l'auteur assure n'avoir pu la constater.

Crucifères.

Je comprends dans le groupe des *médicaments crucifères*, les plantes et les produits pharmaceutiques fournis par la famille naturelle des crucifères ; j'y joindrai comme appendice diverses substances qui sont administrées dans le même but thérapeutique.

C'est particulièrement dans les affections chroniques, le scorbut, l'affection scrofuleuse, que les médicaments crucifères sont utiles. Ce sont des modificateurs énergiques de l'appareil digestif. Administrés convenablement, ils relèvent l'énergie des fonctions digestives, favorisent l'assimilation, et peuvent alors être utiles pour changer la nature du sang dans ces affections où ce liquide est toujours plus ou moins altéré.

Je vais commencer par indiquer les caractères botaniques des genres qui sont employés en médecine, puis j'exposerai d'une manière générale les propriétés et les usages de ces plantes utiles.

SISYMBRE (*Sisymbrium*, L., J.). — Calice étalé ou connivent ; pétales étalés ; silique presque cylindrique, longue, terminée en pointe, contenant des graines globuleuses. Le genre *Velar* en diffère par sa silique qui est tétragone.

Ce genre fournit deux plantes à la médecine : le *cresson de fontaine*, S. *nasturtium* et l'*Erysimum officinale* (vélar ou herbe au chantre), S. *officinale*.

CHOU (*Brassica*, L., J.). — Calice connivent, bossu à sa base; étamines accompagnées de 4 glandes à leur base ; silique cylindrique, toruleuse, terminée par un bec.

Ce genre fournit : 1° le *navet* (*B. napus*), dont plusieurs variétés nous donnent leurs racines et leurs graines connues sous le nom de navette ; 2° le *chou cultivé* (*B. oleracea*) ; 3° le *colza* (*B. campestris*).

RADIS (*Raphanus*, L., J.). — Calice connivent, étamines accompagnées de 4 glandes ; siliques coniques, toruleuses indéhiscentes, comme spongieuses intérieurement.

Ce genre fournit le *radis cultivé* originaire de la Chine, et qui nous fournit 3 racines comestibles.

MOUTARDE (*Sinapis*, L.). — Calice étalé ; pétales dressés ; silique terminée par une pointe plane ou carrée. Ce genre nous intéresse par 2 espèces : *S. nigra* et *S. alba*, qui nous donnent leurs graines.

COCHLÉARIA (*Cochléaria*, L., J.).—Calice formé de 4 pétales concaves ; corolle à 4 pétales étalés ; silicule globuleuse à 2 valves convexes et à 2 loges contenant plusieurs graines.

Ce genre fournit le *cochléaria officinal*, dont les feuilles sont fréquemment usitées en médecine, et le *raifort sauvage* (*C. armoracia*), dont on emploie les racines.

Les plantes de la famille des crucifères présentent une telle analogie sous le point de vue des caractères botaniques, qu'on devait trouver dans toutes les espèces une composition chimique presque identique et des propriétés médicales semblables ; en effet, l'expérience a démontré que toutes les plantes de cette famille contenaient les mêmes principes, et l'observation a prouvé qu'elles différaient seulement les unes des autres par les proportions de ces mêmes corps, ce qui pourrait établir une gradation insensible entre les médicaments énergiques et les aliments fournis par cette famille. Cette similitude de composition et de propriétés nous permettra de réunir dans un même article tous les produits de cette famille, employés en médecine ou dans l'économie domestique. Nous exposerons tout ce que nous avons à en dire, sous trois titres : 1° partie chimique ; 2° partie médicale ; 3° partie pharmaceutique.

CRUCIFÈRES. — Composition chimique. — Toutes les plantes de la famille des crucifères contiennent en général une quantité proportionnelle d'azote assez considérable. Un autre corps simple que toutes renferment également et qui peut servir à les caractériser, c'est le soufre, qui y a été démontré depuis longtemps par Baumé, et qui paraît entrer constamment dans la composition des principes immédiats vraiment actifs de cette famille.

Parmi les racines des crucifères, il en est une qui nous intéresse particulièrement : c'est la *racine de raifort sauvage (C. armoracia)*; nous allons la prendre comme type. C'est une racine cylindrique, longue de 30 à 60 centimètres, d'une grosseur variant entre celle du doigt et du bras, blanche et fibreuse à l'intérieur, blanche-jaunâtre à l'extérieur, d'une saveur piquante, âcre, amère, d'une odeur pénétrante quand on l'écrase ; entière, elle a très peu d'odeur, elle perd ses propriétés par la dessiccation. Cette racine a été analysée par Einhooff; elle contient : huile volatile, — albumine, — amidon, — gomme, — sucre, — résine amère, — ligneux, — sels. Le raifort sauvage doit ses propriétés à la *résine amère* et surtout à l'huile volatile.

L'*huile volatile* de raifort sauvage est d'un jaune clair ; elle tombe au fond de l'eau ; elle a une odeur de raifort insupportable, et provoque la sécrétion des larmes ; elle est très volatile, et une seule goutte suffit pour infecter l'air d'une chambre entière. Sa saveur est d'abord douceâtre, mais elle enflamme bientôt les lèvres et la langue ; elle se dissout en petite quantité dans l'eau, et lui communique son odeur mordicante et la propriété d'enflammer la peau ; la dissolution ne réagit ni comme les alcalis ni comme les acides ; mais elle précipite l'acétate de plomb en brun, et le nitrate d'argent en noir : le précipité est un sulfure métallique ; l'alcool dissout facilement cette huile ; conservée pendant longtemps, elle se convertit peu à peu, mais complétement, en aiguilles cristallines à éclat argenté qui sentent le raifort et enflamment le gosier ; chauffées doucement, ces aiguilles fondent et répandent l'odeur du raifort, puis celle de la menthe poivrée, enfin celle du camphre ; elles se volatilisent sans laisser de résidu et se dissolvent difficilement dans l'alcool.

L'huile volatile de raifort est sinon identique, a au moins beaucoup d'analogie avec l'huile volatile de moutarde que nous étudierons plus loin ; comme elle, le soufre est un de ses éléments.

L'huile volatile que nous avons signalée dans le raifort sauvage abonde encore dans le radis noir, *Raphanus sativus niger* ; les petites espèces en contiennent moins, elles servent d'aliments. On emploie beaucoup en Allemagne, comme condiment, le raifort sauvage râpé.

Les feuilles des crucifères nous fournissent également des produits employés : les *feuilles de cochlearia (Cochlearia officinalis,* L.) viennent au premier rang ; elles sont concaves, arrondies, glabres, vertes et luisantes ; elles ont une saveur âcre, pénétrante, amère ; elles doivent ces propriétés, comme le raifort sauvage, à une matière amère et à une *huile volatile* contenant du soufre ; cette dernière est jaune, d'une odeur fugace, pénétrante ; elle provoque les larmes ; elle est d'une saveur âcre et d'une densité plus grande que celle de l'eau ; elle se volatilise facilement et se dissout complétement dans l'esprit-de-vin.

Les *feuilles de cresson* (*Sisymbrium nasturtium*, L.) se rapprochent beaucoup des précédentes par leur composition, seulement les principes actifs sont beaucoup moins développés ; aussi elles sont employées comme aliment. La matière amère et l'huile volatile disparaissent en partie par l'étiolement des feuilles. Ainsi le *chou pommé* et le *chou marin* fournissent des aliments d'une saveur douce.

L'histoire chimique des graines de la famille des crucifères est très intéressante ; on a particulièrement étudié celle des *Sinapis nigra* et *alba ;* mais on sait que celles des congénères, *S. arvensis, sinensis, dichotoma*, etc., ainsi que celles de plusieurs *Brassica*, et probablement celles de tous les crucifères, présentent la plus grande analogie.

Les *graines de moutarde noire* (*Sinapis nigra*, L.) ont été étudiées par plusieurs chimistes, parmi lesquels il faut noter Robiquet et Boutron, Bussy, Henry et Garot, Fauré et Hesse, elles contiennent : myrosine, — myronate de potasse, — huile fixe douce, — matière grasse nacrée, — albumine, — sucre, — gomme, — acide libre, — matières colorantes verte et jaune, — sels. Sauf l'acide myronique et les matières colorantes, c'est la composition générale des semences émulsives.

Un fait fort curieux et dont nous avons déjà étudié l'analogue dans l'histoire chimique des amandes amères, c'est qu'aucun des produits contenus dans la semence de moutarde ne possède l'âcreté si remarquable qu'on observe dans les préparations de moutarde. Ce principe se produit par une réaction fort analogue à celle qui donne naissance à l'huile volatile d'amandes amères. En effet, MM. Robiquet et Boutron ont traité par l'alcool la semence de moutarde, et ni la liqueur ni le résidu ne possédaient l'âcreté si connue de la moutarde. En exposant à la chaleur du bain-marie de la poudre de moutarde bien sèche, il ne se développe aucune odeur ; la présence de l'eau est indispensable à la production du principe actif, qui est une huile volatile analogue à celle de raifort. Fauré et Hesse ont fait la remarque importante que la température de l'eau avait la plus grande influence sur le développement de l'huile essentielle. Ainsi, selon Fauré, passé 60 degrés, la quantité d'essence diminue, et elle cesse complétement de se produire à 75 degrés et à plus forte raison à 100 degrés. L'acide sulfurique faible et en général les acides minéraux s'opposent, comme la chaleur, à la formation de l'huile volatile ; les acides végétaux ne produisent le même effet qu'autant qu'ils sont concentrés. Le carbonate de potasse, les sels de mercure, de cuivre, s'opposent également à la formation de l'huile essentielle, mais les sels neutres terreux et alcalins n'exercent en général aucune action.

Si nous cherchons à nous rendre compte de ces faits, nous voyons que toutes les circonstances qui tendent à coaguler l'albumine ont également pour effet d'empêcher la formation d'huile essentielle de moutarde. N'est-ce pas une similitude parfaite avec la transformation de l'amygdaline en essence d'amandes amères, sous l'influence de l'émulsine? et n'est-il pas probable que la production de l'huile essentielle de moutarde ne s'opère de même par la réaction d'une espèce d'émulsine? Par l'intermédiaire de l'eau sur l'amygdaline avec de l'émulsine, il se produit de l'essence d'amandes amères et de l'acide hydrocyanique; avec la moutarde il doit s'opérer une réaction analogue. Voilà ce que j'écrivais dans la première édition de cet ouvrage : les recherches de M. Bussy ont depuis éclairé ce sujet.

L'essence de moutarde se produit sous l'influence de l'eau par la réaction de deux principes qui entrent dans la composition de la moutarde, et que M. Bussy a étudiés: l'un est l'acide myronique, et l'autre est la myrosine.

L'*acide myronique* est inodore, non volatil, d'une saveur amère, d'une acidité prononcée; il se dissout dans l'eau et dans l'alcool. Il existe dans la semence de moutarde, à l'état de myronate de potasse qui peut très bien cristalliser; l'acide myronique renferme au nombre de ses éléments du carbone, du soufre, de l'hydrogène, de l'azote et de l'oxygène.

La *myrosine* a avec l'albumine, et par conséquent avec l'émulsine, une très grande analogie : cependant elle ne peut être remplacée par elle pour la production de l'essence de moutarde. Son caractère essentiel est de déterminer, sous l'influence de l'eau avec le myronate de potasse, la production de l'huile volatile de moutarde. On peut s'en assurer en mélangeant directement deux dissolutions claires et inodores de ces substances ; il faut remarquer que la réaction n'est pas instantanée. L'odeur commence à se développer après cinq ou six minutes, d'abord faible et successivement plus forte, et l'on peut extraire l'essence par la distillation.

L'*huile volatile de moutarde* est blanche ou légèrement citrine;

elle bout à 143 degrés ; elle est un peu soluble dans l'eau, très soluble dans l'alcool et dans l'éther ; l'ammoniaque forme avec elle une combinaison cristalline qui a été étudiée par MM. Dumas et Pelouze.

La propriété la plus remarquable de l'huile volatile de moutarde, c'est son excessive âcreté ; respirée, elle excite aussi vivement la membrane pituitaire que l'ammoniaque ; elle provoque vivement le larmoiement ; étendue sur les muqueuses et même sur la peau, elle détermine une irritation des plus vives. Nous étudierons plus loin ses usages comme révulsif.

Pour préparer l'huile essentielle de moutarde, on prend 10 kilogrammes de poudre de moutarde noire de bonne qualité ; on délaie dans 50 kilogrammes d'eau ; on laisse macérer plusieurs heures ; on introduit le mélange dans un alambic ; on adapte un serpentin à l'alambic ; on termine l'appareil par un ballon à deux tubulures, et l'on distille. L'huile volatile est entraînée par la vapeur d'eau, et vient se condenser au fond du ballon sous forme de flocons plus ou moins brunâtres. Lorsqu'on a recueilli 6 litres d'eau distillée environ, on change le récipient, attendu que le produit que l'on obtient ensuite ne laisse plus déposer d'huile volatile, et ne peut servir qu'à une nouvelle distillation. Lorsque l'huile de moutarde est exactement réunie au fond du ballon, on décante l'eau qui la surnage, et on la rectifie à feu nu dans un petit alambic. M. Berthelot est parvenu à préparer artificiellement l'essence de moutarde.

Graines de moutarde blanche.— Elles diffèrent à certains égards des graines de moutarde noire. Ces graines, comme l'a vu M. Cadet, laissées en contact avec l'eau froide, donnent un liquide épais, mucilagineux. Les graines de moutarde noire, dans les mêmes conditions, communiquent à l'eau une saveur piquante. La moutarde blanche ne fournit pas d'huile volatile à la distillation. MM. Henri et Garot en ont extrait de la sinapisine.

La *sinapisine* est le principe immédiat le plus important de la moutarde blanche ; elle contient du soufre au nombre de ses éléments, et sous diverses influences elle se transforme en acide sulfocyanique ; elle est inodore, a une saveur amère ; elle est soluble dans l'eau, l'alcool et l'éther ; elle se présente sous forme d'aiguilles cristallines blanches.

Le principe âcre de la moutarde blanche ne préexiste pas plus que l'essence de moutarde noire ; il se forme dans les mêmes circonstances ; il se présente sous la forme d'un liquide onctueux, rougeâtre, inodore, ayant une saveur mordicante. La graine de moutarde blanche, avalée entière à la dose d'une ou deux cuillerées, a été préconisée avec beaucoup d'enthousiasme par un philanthrope anglais : c'est un laxatif léger, qui peut être utile dans quelques affections du canal digestif. J'en conseille souvent deux cuillerées le matin pour obtenir une ou deux selles chaque jour.

PROPRIÉTÉS MÉDICALES DES CRUCIFÈRES. —— Les produits de la famille des crucifères qui sont employés en médecine peuvent se diviser en deux séries : dans la première, nous comprendrons ceux qui sont employés à l'extérieur, et dans la seconde, ceux qui servent à former des médicaments pour l'usage interne.

Crucifères pour l'usage extérieur. — Ces plantes n'agissent sur la peau que par l'huile essentielle qu'elles contiennent. Cette huile est un excitant du premier ordre. Étendue de son poids d'alcool à 40 degrés et employée en frictions, c'est un excellent rubéfiant ; son action est pour ainsi dire instantanée. En frottant quelques minutes sur un point déterminé, on provoque promptement la formation de phlyctènes semblables à celles que produisent des vésicatoires. Cette huile, employée pure, peut remplacer la pommade de Gondret.

Les produits des crucifères qui contiennent le plus de cette huile essentielle âcre, ou les éléments propres à la former sont ceux que l'on doit préférer pour produire cette dérivation. Ainsi, après l'huile essentielle de moutarde viendra l'huile essentielle de raifort et celle de cochléaria, puis la moutarde en poudre délayée dans l'eau d'après les règles que nous établirons. On peut également employer pour cette fin la racine de raifort sauvage râpée, et, en un mot, toutes les parties des crucifères qui ont une odeur vive et piquante, et qui peuvent provoquer le larmoiement.

Crucifères pour l'usage interne. — Les crucifères qui contiennent beaucoup d'huile essentielle sont des végétaux essentiellement stimulants ; la moutarde, qui est employée comme condiment, peut nous en fournir un exemple vulgaire. Ces produits, ingérés dans l'estomac, produisent un sentiment de chaleur à l'estomac qui a peu de durée ; il en résulte une activité générale, mais qui n'est que momentanée ; la matière active qui produisait cette surexcitation est bientôt éliminée par les organes excréteurs, la peau, le rein et la glande mammaire chez les femelles qui allaitent. C'est principalement dans les affections scorbutiques qu'on emploie les crucifères âcres à l'intérieur ; d'où le nom de *plantes antiscorbutiques* qu'on leur a donné. On peut encore les conseiller dans les cas où une excitation vive et puissante est indiquée, tels que certains rhumatismes chroniques, certaines hydropisies et quelques maladies chroniques de la peau. On les emploie encore avec succès dans les catarrhes chroniques et dans l'œdème du poumon ;

ils facilitent l'expectoration et diminuent bientôt la sécrétion des mucosités. On emploie particulièrement pour atteindre ce but les préparations qui ont pour base les crucifères peu âcres, comme les sirops d'érysimum et de chou rouge.

Préparations pharmaceutiques des crucifères. — Nous allons maintenant passer en revue les différentes préparations dont les crucifères sont la base ; nous ne nous occuperons ici que des préparations pour l'usage interne. Les préparations pour l'usage externe seront traitées à l'article de la *Médication révulsive*.

Suc de cochléaria. — On pile le cochléaria, et on l'exprime et on filtre le suc à froid. Ce suc représente toutes les propriétés du cochléaria ; si l'on clarifiait par la chaleur, il faudrait le faire en vase clos, mais le suc perd ainsi une portion de sa saveur piquante ; il conserve son amertume. (Dose, 16 à 64 gram.) Le suc de cochléaria est rarement employé seul ; on l'associe quelquefois au suc des autres plantes crucifères.

On prépare de même le suc de cresson ; dose, 50 à 125 gram.

Eau distillée de raifort. — Racines de raifort incisées, 1 p., eau, 5 p. ; faites macérer pendant un jour ; distillez à feu nu pour retirer 2 p. d'eau distillée aromatique. — On prépare les eaux distillées de *cochléaria* et de *cresson* en distillant à feu nu 1 p. de feuilles coupées avec q. s. d'eau, pour obtenir 1 p. d'eau distillée. — On prépare l'*eau distillée de moutarde* en laissant macérer pendant six heures 32 gram. de moutarde dans 1000 gram. d'eau ; on retire 500 gram. de produit.

La macération préalable dans l'eau froide est indispensable pour l'eau distillée de moutarde, parce que l'huile âcre ne se développe pas, comme nous l'avons vu, sous l'influence de l'eau bouillante ; mais cette opération n'est pas nécessaire pour le cochléaria, le raifort et le cresson, parce que ces parties végétales contiennent de l'eau.

Ces eaux distillées sont très rarement employées ; celles de moutarde et de raifort sont les plus énergiques ; vient ensuite celle de cochléaria, puis enfin celle de cresson.

Tisane de raifort. — Racines fraîches de raifort, 20 gram. ; eau bouillante, 1 litre, faites infuser pendant deux heures en vase clos. On préparera de même les autres tisanes avec les parties des crucifères, en ayant soin d'augmenter les doses suivant la nature des plantes employées ; mais cette forme est rarement recommandée.

Tisane contre l'ascite consécutive aux fièvres intermittentes. — Graine de moutarde noire concassée, 50 gram. ; faites bouillir une minute dans : petit-lait, 1 litre. Passez. A prendre par verres dans la journée.

Administrée, dit M. Var Rhyn, de la manière et à la dose qui viennent d'être indiquées, la moutarde ne trouble guère les fonctions digestives. Elle ne provoque ni vomissements ni diarrhée ; seulement elle agit avec une grande énergie sur la sécrétion urinaire. Cette action se montre si puissante, que souvent elle dissipe en peu de jours les collections et les infiltrations séreuses les plus prononcées.

Je ne dirige pas ce traitement contre la fièvre même, c'est-à-dire contre les accès qui la constituent, mais exclusivement contre l'œdème, l'ascite ou l'anasarque qui en sont la suite. Il est donc toujours nécessaire, si les accès se font sentir encore, de recourir préalablement à l'usage de fébrifuges convenables. Une remarque que je crois utile de faire encore, c'est que, pour obtenir de l'emploi de la moutarde des résultats avantageux, il est nécessaire que le malade n'offre aucun symptôme inflammatoire.

Je puis affirmer, dit M. V. Rhyn, avoir traité avec succès, de la manière que je viens de dire, plus de deux cents malades.

Bière antiscorbutique (sapinette). — Prenez : feuilles récentes de cochléaria, 32 gram.; racines incisées de raifort sauvage, 64 gram.; bourgeons secs de sapin, 32 gram.; bière récente, 2 litres. Introduisez le tout dans un matras; laissez macérer pendant quatre jours; passez avec expression, et filtrez pour l'usage. (Codex. Inusité.) Il en est de même de la *bière diurétique*, avec semences de moutarde concassées, 64 gram.; baies de genièvre, 64 gram.; semences de carotte, 32 gram.; bière, 2 litres.

Bière antiscorbutique (Van den Corput). — Racines fraîches de raifort sauvage, 2 kilog.; racine d'acore odorant, 500 gram.; racine de gingembre, 30 gram.; baies de genièvre, 500 gram.; bourgeons de sapin secs, 500 gram.

Les racines de raifort doivent être râpées, et les autres substances coupées et contusées, puis le tout est mis en macération pendant quelques jours, à une température convenable, avec : bière faible, 60 litres; mélasse, 3 kilogr. jusqu'à ce que la fermentation se soit établie; on passe ensuite; on dissout, dans la colature : bitartrate potassique, 250 gram., et l'on y ajoute: alcoolat de moutarde, 150 gram.; 10 gouttes d'essence par 500 gram. d'alcool à 38 degrés.

Tonique diurétique puissant, que l'on peut administrer aux doses de 2 à 6 onces par jour.

Cette boisson, qui a quelques rapports avec la sapinette ou le *sprucebeer* des Anglais, pourrait être utile dans la médecine des pauvres.

Alcoolat de cochléaria (esprit de cochléaria). — Prenez : feuilles fraîches de cochléaria, 4500 gram.; alcool rectifié à 61 degrés Cart., 3000 gram.; distillez au bain marie jusqu'à ce que vous ayez obtenu en alcoolat 2500 gram. Cet alcoolat est fréquemment employé mélangé avec le double de son poids d'eau, pour rincer la bouche dans les affections scorbutiques.

On pourrait préparer de même les alcoolats de cresson ou d'autres crucifères : ces alcoolats contiennent le principe âcre des crucifères.

Alcoolat de cochléaria composé (esprit ardent de cochléaria). — Prenez: feuilles fraîches de cochléaria, 2500 gram.; racines coupées en tranches très minces de raifort sauvage, 320 gram.; alcool à 31 degrés Cart., 3000 gram. Distillez au bain-marie pour obtenir en alcoolat 2500 gram.

Cet alcoolat jouit des mêmes propriétés que le précédent.

Mixture pour les gencives. — Alcoolat de cochléaria composé, teinture alcoolique de quinquina, miel rosat, aa. p. é.; mêlez. Cette mixture, employée ou pure ou mélangée d'eau, est très utile dans les affections scorbutiques des gencives.

Eau de la Vuillière. — Feuilles de cochléaria et de cresson, aa. 125 gram.; de cannelle Ceylan, 32 gram.; girofles et écorces récentes de citron, aa. 12 gram.; roses rouges, 16 gram. Faites macérer pendant quatre jours dans 750 gram. d'alcool à 31 degrés; retirez par distillation l'alcool employé. Cet alcoolat, mélangé avec q. s. d'eau, est employé pour se rincer la bouche et fortifier les gencives.

Teinture de raifort composée (teinture antiscorbutique). — Prenez : racine de raifort, 250 gram.; semences de moutarde noire, 124 gram.; sel ammoniac, 64 gram.; alcool à 21 degrés Cart., 600 gram.; alcoolat de cochléaria composé, 500 gram. Incisez les racines, concassez la moutarde, et faites macérer dans les liqueurs alcooliques pendant huit jours; passez avec expression; filtrez. (Codex).

C'est un bon médicament qui représente bien les principes actifs des crucifères, parce que ce dissolvant se charge de l'huile essentielle âcre et de la matière amère; mais l'acide myronique de la moutarde ne se convertit pas sous l'influence de l'alcool en huile essentielle âcre. Il faudrait, pour cela, faire macérer au préalable la moutarde concassée dans un peu d'eau.

Les teintures alcooliques simples de plantes crucifères ne sont pas employées; ce serait de bons médicaments, représentant toutes les propriétés de ces plantes.

Apozème ou tisane antiscorbutique. — Espèces amères, 8 gram.; teinture antiscorbutique, 16 gram.; eau, 500 gram. Faites infuser les espèces amères dans l'eau pendant une demi-heure, passez et ajoutez la teinture à la tisane refroidie.

Gargarisme antiscorbutique. — Espèces amères, 2 gram.; eau bouillante, 250 gram.; sirop de miel, 32 gram.; teinture antiscorbutique, 32 gram.; f. s. a.

Gargarisme sinapisé (Fleury). — Moutarde commune (*sinapis nigra*), 15 gram.; chlorure de sodium (*sel de cuisine*), 5 gram.; vinaigre ordinaire, 10 gram.; eau chaude ou froide, 192 gram. Filtrez. Employé contre les angines.

Il faut toujours goûter ce mélange, en augmenter ou en diminuer la force, suivant les circonstances d'âge, de sexe, de tempérament, de constitution, d'état social, etc. On doit se gargariser sept ou huit fois par jour, et deux ou trois fois pendant la nuit. M. Fleury a prescrit ce traitement dans 128 cas : 58 angines simples, 13 angines diphthéritiques, 4 avec abcès, 29 avec embarras gastrique, 8 avec céphalalgie, 6 avec bronchite et enrouement, 5 liées à l'œdème.

L'emploi du gargarisme est aidé par une cravate de laine enveloppant le cou jusqu'aux oreilles.

Vin antiscorbutique. —Prenez : racines fraîches de raifort, 32 gram.; feuilles récentes de cochléaria, de cresson de fontaine, de trèfle d'eau, aa. 16 gram.; semences de moutarde noire, 16 gram.; hydrochlorate d'ammoniaque, 8 gram.; vin blanc généreux, 1000 gram.; alcoolat de cochléaria composé, 16 gram. Coupez le raifort en tranches minces; nettoyez et incisez les feuilles des autres plantes; concassez la graine de moutarde, et mettez le tout avec le sel ammoniac dans un matras; ajoutez le vin et l'alcoolat de cochléaria; tenez le vase bien bouché; laissez macérer pendant huit jours; passez à travers un linge avec expression, et filtrez (Codex). La matière âcre des crucifères sert de condiment au vin, que l'eau des plantes affaiblit plus que l'alcoolat de cochléaria ne l'enrichit en alcool.

Le vin antiscorbutique est très fréquemment employé, à la dose de 64 à 125 gram., dans les affections scrofuleuses ou scorbutiques.

Les formulaires citent encore le *vin de moutarde*, qui se prépare avec moutarde concassée, 16 gram.; vin blanc, 1 litre. Inusité.

Conserve de cochléaria. — Feuilles mondées de cochléaria, 1 p.; sucre blanc, 3 p. On pile les feuilles de cochléaria dans un mortier avec le sucre jusqu'à ce que le tout soit réduit en pulpe, et l'on passe à travers un tamis de crin. On prépare par ce même procédé la *conserve de cresson*. — Ces préparations sont inusitées.

Sirop de chou rouge. — Suc dépuré de chou, 1 p.; sucre blanc, 2 p.; f. s. a. Ce sirop est quelquefois employé dans les catarrhes chroniques (dose, 64 à 125 gram.) La couleur du chou rouge est très altérable; les alcalis la font passer au vert, et les acides au rouge; le contact de l'étain peut la faire virer au violet. Autrefois on faisait cuire le chou rouge avec q. s. d'eau; le sirop était plus mucilagineux, mais sa couleur était moins vive et sa saveur moins franche.

On trouve encore dans les formulaires trois sirops avec les plantes crucifères, mais ils sont inusités : 1° le *sirop de cochléaria*. On prend : suc non dépuré de cochléaria, 500 gram.; sucre, 940 gram. On chauffe au bain-marie pour dissoudre le sucre; on passe quand le sirop est refroidi; l'albumine, en se coagulant, concourt à la clarification du sirop. 2° On prépare par le même procédé le *sirop de cresson*. 3° *Sirop de navets*. Navets récents, 500 gram.; eau, 2 kilogr.; sucre, 1 kilogr. On monde les navets, on les coupe par tranches, on passe sans expression, on ajoute le sucre, et l'on fait un sirop par coction et clarification.

Sirop de raifort composé (sirop antiscorbutique). — Prenez : feuilles récentes de cochléaria, de trèfle d'eau, de cresson, aa. 500 gram.; racine de raifort, 500 gram.; oranges amères, 500 gram.; cannelle, 16 gram.; vin blanc généreux, 2000 gram.; sucre, 2000 gram. Incisez les plantes et les oranges amères; concassez la cannelle; mettez le tout dans la cucurbite d'un alambic; ajoutez-y le vin blanc, et, après deux jours de macération, distillez à la chaleur du bain-marie pour obtenir 500 gram. de liqueur aromatique, dans laquelle vous ferez fondre, en vases clos, la moitié du sucre prescrit. Passez avec expression les matières restées dans le bain-marie; clarifiez les liqueurs par le repos; ajoutez-y le sucre, et faites un sirop que vous clarifierez avec les blancs d'œufs et que vous passerez; quand il sera presque complétement refroidi, vous y mélangerez le premier sirop aromatique (Codex).

On obtient un sirop bien préférable en pilant les plantes, en exprimant le suc. On ajoute au marc 2000 gram. d'eau et 250 gram. d'alcool à 31 degrés. On laisse macérer pendant 2 jours; on distille au bain-marie pour obtenir 500 gram. de liqueur; on y fait fondre le double de son poids de sucre, et on mélange les deux sirops.

Le sirop antiscorbutique du Codex a déjà éprouvé de nombreuses critiques; la plus grave est celle-ci : c'est que lorsqu'un pharmacien suit à la lettre la prescription du Codex, les acheteurs abandonnent son officine. Cela tient à la proportion trop élevée de trèfle d'eau, que plusieurs pharmaciens diminuent ou suppriment, qui donne au sirop une amertume *beaucoup* trop prononcée pour la plupart des enfants. L'association du principe amer du trèfle d'eau avec l'huile stimulante des crucifères est cependant bonne; je pense qu'on pourrait concilier toutes les exigences en établissant deux formules de sirop antiscorbutique, la première sans trèfle d'eau, qui garderait le nom de *sirop antiscorbutique*, et l'autre, avec ces feuilles, qu'on nommerait *sirop antiscorbutique amer*.

Le *modus faciendi* du sirop antiscorbutique a été également vivement critiqué. Dans la première édition de mon ouvrage de *Matière médicale*, j'avais proposé de préparer un premier sirop avec le suc exprimé des plantes et substances, puis un second avec le produit de la distillation du marc avec de l'alcool étendu d'eau; on mélange ensuite les deux produits. Je reproduis ce procédé, M. Dorvault en a adopté la première partie dans une formule que je vais donner.

Sɪʀᴏᴘ ᴀɴᴛɪꜱᴄᴏʀʙᴜᴛɪǫᴜᴇ ᴘʀÉᴘᴀʀÉ ᴀ ꜰʀᴏɪᴅ (Dorvault). — On prend les mêmes substances que pour le sirop préparé par la méthode ordinaire, il n'y a de changé que la dose du vin qui, au lieu de 2000, est réduite à 500.

On pile les substances fraîches, sauf le raifort, dans un mortier de buis, et l'on soumet à la presse : on filtre le suc à couvert; on reprend le tourteau végétal, on le pile en y ajoutant peu à peu le vin, dans lequel on a préalablement fait macérer la cannelle; on soumet le magma à la presse; on filtre l'œnolé à couvert.

D'autre part, on coupe le raifort en petits tronçons, on lui ajoute deux fois son poids de sucre et l'on pile par parties dans le mortier en buis, recouvert alors d'un couvercle en peau.

Le suc aqueux et l'œnolé étant filtrés, on les mélange, on les pèse et on les verse sur le saccharure de raifort, que l'on a soin d'enfermer dans un matras; on fait fondre au bain-marie et l'on passe promptement avec expression; on remet le liquide dans le matras avec la quantité de sucre nécessaire pour parfaire en poids le double de celui du suc ; on fait fondre au bain-marie et l'on passe à couvert.

Il est facile de voir, par le détail du mode opératoire, que le but de l'auteur a été : 1° d'éviter l'action fâcheuse d'une ébullition prolongée sur les principes actifs des plantes crucifères ; 2° d'éviter par l'emploi du sucre dans la conversion, la déperdition de l'huile volatile du raifort ; 3° d'empêcher par ce même artifice, la formation complète de cette huile volatile, qui, comme on le sait, ne préexiste pas, mais momentanément seulement, car cette formation a lieu lors du mélange du saccharure avec les sucs.

Ce procédé donne un sirop d'une belle couleur ambrée, d'une odeur et d'une saveur antiscorbutiques, franches, prononcées sans être désagréables, tandis que par le procédé ordinaire, on obtient un sirop d'une couleur brune, d'une odeur et d'une saveur âcres, rebutantes.

Le sirop antiscorbutique est très souvent employé dans la médecine des enfants, dans les affections scrofuleuses ; on l'associe fréquemment au sirop de quinquina.

Sirop d'érysimum composé (sirop de Vélar, de Tortelle ou des Chantres). — Orge mondé, raisins secs, racine de réglisse, de chaque 64 gram.; feuilles sèches de bourrache, de chicorée, de chaque 96 gram.; érysimum récent, 1500 gram.; racine d'aunée, 125 gram.; capillaire du Canada, 32 gram.; sommités sèches de romarin, de stœchas, 16 gram. de chaque; anis, 24 gram.; sucre, 2000 gram.; miel blanc, 500 gram.

Faites bouillir l'orge, les raisins, la racine de réglisse, les feuilles de bourrache et de chicorée dans 6000 gram. d'eau jusqu'à la réduction du quart ; passez avec expression, et versez la décoction bouillante sur les autres plantes convenablement divisées. Laissez infuser pendant vingt-quatre heures, et retirez par la distillation 250 gram. de liqueur aromatique, dans laquelle vous ferez dissoudre, en vase clos, 500 gram. de sucre. Vous conserverez à part le sirop qui en résultera. D'autre part, passez avec expression la liqueur restée dans la cucurbite ; clarifiez-la par le repos ; ajoutez-y le reste du sucre et le miel, et préparez un sirop bien cuit, que vous clarifierez, que vous laisserez refroidir à moitié, et que vous mélangerez alors avec le sirop aromatique obtenu en premier.

Ce sirop est encore quelquefois employé contre les laryngites ou les bronchites chroniques. Dose, 64 à 125 gram.

HOUBLON (*Humulus*, L.). — Famille des urticées (1). Fleurs dioïques ; les mâles offrent un périgone quinquépartite ; les femelles

(1) Les *urticées vraies* sont des plantes amères, aromatiques : cependant la pariétaire n'est remarquable que par le nitrate de potasse qui la rend diurétique ; le houblon et les chanvres paraissent contenir une huile volatile excitante, accompagnée d'un autre principe qui les rend narcotiques (voy. *Haschih*) ; les orties causent des piqûres très douloureuses : on en mange quelquefois en guise d'épinards. Fiart rapporte cependant l'exemple d'un empoisonnement par l'infusion d'ortie ; il y eut enflure de la moitié supérieure du corps ; les urines furent supprimées, et la sécré-

forment un capitule écailleux ; entre chaque écaille on trouve deux fleurs sessiles, composées d'une bractée ovale, à bords roulés en cornet, d'un ovaire uniloculaire, surmonté de deux longs stigmates filiformes. Le fruit est un cône formé d'écailles minces, membraneuses : entre chacune d'elles sont deux petits akènes.

Houblon ordinaire (*Humulus lupulus*). — Feuilles pétiolées, cordiformes ; tige volubile.

On emploie particulièrement les fruits appelés *cônes de houblon ;* on s'est servi des racines et des jeunes pousses ou turions comme diurétiques. Le houblon croît dans les haies ; on le cultive en Flandre et en Alsace.—Les fruits du houblon sont des cônes membraneux, ovoïdes, allongés, dont les écailles minces et persistantes contiennent chacune à leur base deux petits akènes, environnés d'une poussière granuleuse jaune, qui contient le principe actif. On l'a nommé *lupulin ;* il est composé, selon Payen et Chevallier, et d'après M. Personne, de lupuline, — essence, — gomme, — résine,—extractif, — osmazome, — graisse, — acide valérianique dont M. Personne a constaté l'existence dans le houblon, — acide malique, —malate de chaux et autres sels.

La *lupuline* est d'une couleur blanc jaunâtre, d'une saveur amère : elle ne cristallise pas ; l'eau en dissout 0,05 ; la liqueur brunâtre est mousseuse ; elle est très soluble dans l'alcool, peu soluble dans l'éther. On la prépare en traitant par de l'alcool l'extrait aqueux de lupulin mêlé de chaux ; on évapore, on reprend par l'eau, on évapore, on lave avec l'éther, on obtient la lupuline, qui n'est pas azotée. Administrée intérieurement, on dit qu'elle diminue les facultés digestives.

Le *lupulin* contient environ 0,02 d'une essence de couleur jaunâtre, d'une odeur alliacée, soluble dans l'eau, mais mieux dans l'alcool et dans l'éther ; sa saveur est âcre et prend à la gorge ; c'est à cette même essence que le houblon paraît devoir ses propriétés sédatives.—La résine de houblon est d'un jaune d'or, et se colore à l'air.

Usages et propriétés médicales. — Le principal usage du houblon est pour fabriquer de la bière ; son essence paraît s'opposer à l'acétification de ce liquide. En raison de son amertume, le houblon exerce une action tonique, et son essence lui donne une propriété narcotique. On l'emploie avec avantage, comme fortifiant, pour

tion du lait établie. Les semences des urticées sont émulsives ; on fait des émulsions avec les graines de chanvre (chènevis). Les orties et les chanvres sont remarquables par la ténacité de leurs fibres. — On a employé comme diaphorétique la seconde écorce de l'orme, *Ulmus campestris.*

remédier aux vices de digestion dépendant de l'atonie des organes digestifs ; mais on l'ordonne particulièrement aux enfants scrofuleux, rachitiques. On l'a vanté contre certaines maladies de la peau, comme fébrifuge, comme lithontriptique ; mais ces propriétés sont très contestables.

Le *lupulin* jouit d'une manière plus exaltée des propriétés du houblon ; à dose élevée, il produit de la chaleur à l'épigastre, des nausées, des vomissements, de la soif, des douleurs abdominales, de la constipation ; à cela peuvent se joindre quelques phénomènes nerveux, de la pesanteur de tête, de l'accablement, de l'engourdissement des membres, mais pas de vertiges ni de céphalalgie.

Suivant M. Page, médecin de l'hôpital de Philadelphie, le lupulin serait un anaphrodisiaque très puissant. Il suffirait de faire prendre aux malades, le soir en se couchant, 50 centig. à 2 gr. de lupulin en poudre ou en pilules, pour suspendre complétement les érections, et cela sans donner lieu à la céphalalgie, ni à de la constipation, ni à aucun symptôme fâcheux. M. Page s'en est aussi servi, dit-il, avec succès dans la spermatorrhée. MM. Debout et Aran ont ajouté l'autorité de leurs expériences à ces faits.

Préparations de lupulin.—M. Personne a eu pour but d'obtenir, par les formules suivantes, des médicaments dans lesquels les principes médicamenteux sont toujours dans des rapports simples et parfaitement connus, afin que le praticien puisse se rendre facilement compte de la dose de médicament réelle qu'il veut prescrire.

Teinture alcoolique de lupulin. — Lupulin, 1 p.; alcool à 36°,91 centés. 4 p. Faites digérer pendant dix jours dans un vase clos ; une température de + 30 à + 40 degrés favorise l'action dissolvante de l'alcool; passez avec expression, filtrez et conservez pour l'usage.

Cette teinture contient exactement 15,12 pour 400 de matière dissoute (1) ; par conséquent, 5 grammes représentant 1gr.,07 de lupulin, rapport très simple.

Extrait alcoolique de lupulin. — On l'obtient facilement en évaporant à une douce chaleur la teinture alcoolique de lupulin. 50 gram. de lupulin donnent 35 gram. de matière dissoute ; par conséquent, 70 centigr. de cet extrait représentent 1 gram. de lupulin. Cet extrait est très résineux, très aromatique et amer. Il peut s'administrer en pilules et doit être substitué au lupulin entier, dont il contient tous les principes actifs. Il faut le conserver en vase clos pour éviter son altération.

Sirop de lupulin. — Sucre blanc, 333 gram.; teinture de lupulin, 25 gram.; eau 180 gram. Concassez le sucre, mêlez-le bien avec la

_____
(1) 5 grammes de cette teinture donnent 0gr.,756 d'extrait.

teinture, puis ajoutez l'eau peu à peu ; portez le tout jusqu'à l'ébullition, puis filtrez et conservez pour l'usage. Ce sirop est un peu trouble, sa saveur est amère et aromatique ; il n'est pas d'une amertume désagréable et peut être facilement administré aux enfants. 100 gram. de sirop représentent 1 gram. de lupulin.

SACCHARURE DE LUPULIN.—Sucre blanc en poudre grossière, 100 gram.; teinture de lupulin, 25 gram. Mêlez par trituration la teinture au sucre ; faites ensuite évaporer l'alcool à l'étuve à une douce chaleur ; 20 gram. de ce saccharure représentent 1 gram. de lupulin.

En substituant ce saccharure au sucre dans la préparation de la gelée de grénétine, on peut préparer la gelée suivante :

GELÉE DE LUPULIN. — Grénétine, 2gr.,5 ; eau, 60 gram. ; saccharure de lupulin, 40 gram. pour obtenir 100 gram. de gelée qui représentent 2 gram. de lupulin.

Enfin, on a recommandé une *pommade de lupulin* dont la formule a été donnée par M. Planche ; il obtenait cette préparation en triturant une partie de lupulin avec trois parties d'axonge, et faisant chauffer au bain-marie pendant six heures, etc., etc.

Ce procédé doit être tout à fait rejeté : 1° parce qu'il est très difficile, pour ne pas dire impossible, de déchirer les grains de lupulin par la trituration ; 2° les corps gras pénètrent difficilement le lupulin, même avec le secours de la chaleur. La formule suivante doit donner une préparation bien préférable.

POMMADE DE LUPULIN. — Axonge, 30 gram. ; extrait alcoolique de lupulin, 3 gram. On ramollit le lupulin par une légère chaleur et quelques gouttes d'alcool, puis on le divise dans l'axonge. On comprend que cette pommade doit être légèrement excitante par les principes résineux odorants qu'elle renferme.

Freake a conseillé cette pommade pour calmer les douleurs produites par le cancer à sa dernière période.

BIÈRE. — Je ne puis quitter l'histoire du houblon sans dire quelques mots de la bière. J'ai donné dans le volume de chimie de mon *Cours des sciences physiques* des détails suffisants pour la fabrication de cette boisson alimentaire ; j'ajouterai seulement ici que lorsqu'elle est préparée avec soin, elle joue un rôle utile dans l'alimentation. En effet, au principe stimulant et conservateur du houblon, on trouve associé du gluten soluble de l'orge, du sucre et de la dextrine, une petite quantité d'alcool et un excès d'acide carbonique. On a ainsi une boisson qui convient bien à l'estomac de l'homme ; elle est facilement absorbée ; elle remplit le rôle de substances alimentaires qui sont près d'être complètes. Mais si, comme cela arrive souvent, on a remplacé l'orge germée par du glycose, on a éliminé le gluten, qui est utile ; si l'on a remplacé le houblon par un autre amer, on a une bière qui tourne à l'aigre, et si, par-dessus tout cela, au lieu d'eau potable, on s'est servi d'eau séléniteuse, au lieu d'une boisson salutaire et nourrissante, on a un breuvage peu agréable et débilitant.

TISANE DE HOUBLON. — C'est sous cette forme que le houblon est journellement employé comme antiscrofuleux. On fait infuser 10 gram. de houblon non privé de lupulin pour 1 litre d'eau ; on obtient un liquide amer et aromatique qu'on fait prendre aux jeunes malades pour de la bière.

EAU DISTILLÉE DE HOUBLON. — Houblon 4 p.; alcool, 1/2 p.; eau, s. q. pour retirer 6 p. d'eau distillée narcotique. Inusitée en France. Il en est de même de la *teinture alcoolique de houblon* qui se prépare avec houblon, 1 ; alcool à 22°,8 : de l'*extrait alcoolique de houblon* qui s'obtient en épuisant par déplacement le boublon pulvérisé par de l'alcool à 22 degrés, distillant, évaporant, de la *pommade* de houblon ; houblou, 1 ; axonge, 10 ; faites digérer et passez. Mais les trois préparations correspondantes de lupulin devront être préférées.

RACINE DE CONTRAYERVA. — Elle est fournie par le *Dorstenia contrayerva*, plante vivace qui croît au Pérou et au Mexique ; racine d'une odeur aromatique, d'une couleur fauve, rougeâtre à l'extérieur, blanche à l'intérieur ; d'une saveur âcre par une mastication prolongée ; elle est formée d'un corps ovoïde, terminé par une extrémité recourbée, elle est garnie de radicelles.

C'est un stimulant énergique qui agit comme sudorifique. On peut l'employer dans les atonies du canal digestif et dans les affections compliquées d'adynamie. On le vantait contre les morsures des serpents et des animaux venimeux. — Poudre, dose 1 à 4 grammes ; on emploie plus particulièrement l'infusion : 10 grammes pour 1 litre d'eau.

NOYER, de la famille des *juglandées* (*Juglandeæ*). — Cette famille ne comprend que le genre *Juglans*, dont les espèces ont des propriétés communes ; on employait les diverses parties du noyer, feuille, fleur, péricarpe et semence. Les feuilles fraîches ont été vantées contre l'ictère et les exanthèmes cutanés ; elles sont la base du *remède antivénérien de Millié*, qui est constitué par le suc de ces feuilles avec ceux d'ache et de trèfle d'eau rapprochés en extrait et convertis en pilules de 30 centigrammes, dont on peut donner trois ou quatre par jour. La seconde écorce a été regardée comme vésicante et vomitive ; enfin le brou de noix est réputé tonique, stomachique et antisyphilitique. La décoction de Polini, si célèbre en Italie, et qui a réellement eu souvent des succès inespérés dans les cas de syphilis constitutionnelle, contient une grande proportion de brou de noix.

. PRÉPARATIONS ET ANALYSE. — Les fleurs de noyer étaient employées dans l'*eau des trois noix* qu'on préparait en distillant d'abord de l'eau sur les chatons mâles du noyer, puis le produit sur les noix nouées, et enfin sur des noix mûres. Cette préparation est inusitée.

Le *brou de noix* a été analysé par Braconnot, qui le trouva composé d'*amidon, chlorophylle, matière âcre et amère, acide malique, tannin, acide citrique, sels*. La matière âcre est très remarquable, elle absorbe l'oxygène de l'air ; le suc à l'air se colore en noir, et il se forme une pellicule noire, insipide, inodore, sèche ; elle ressemble au bitume de Judée, elle se dissout dans la potasse et est précipitée par les acides. On emploie l'*extrait de suc de brou de noix* comme stomachique et anthelminthique. Il faut évaporer rapidement et s'il est possible dans le vide, pour éviter l'altération de la matière âcre amère.

TISANE DE POLLINI — Brou de noix sec, 500 gram.; racine de salsepareille et de squine, sulfure d'antimoine (et pierre ponce ?), de chaque 1000 gram. : eau, 10 litres; faites réduire à moitié.

EMPLOI DES FEUILLES DE NOYER DANS LES AFFECTIONS SCROFULEUSES. — M. Négrier a publié un travail remarquable sur l'emploi des préparations du noyer dans les affections scrofuleuses à toutes les périodes. Ces préparations sont assez fréquemment employées aujourd'hui dans les hôpitaux de Paris. J'ai eu plusieurs occasions de constater leur utilité. Voici le résumé des faits observés par M. Négrier : 1° engorgements scrofuleux, deux faits, dont un cas de guérison et l'autre d'amélioration notable ; 2° ophthalmies scrofuleuses, cinq cas, tous terminés par la guérison et avec une notable rapidité ; 3° engorgements scrofuleux ulcérés, trois cas, dont deux terminés par la guérison et un par la mort; 4° gonflement et caries scrofuleuses des os, quatre faits, dont un terminé par la guérison.

Dans mes *Annuaires* j'ai fait connaître les préparations de noyer que M. Négrier emploie dans le traitement des affections scrofuleuses. Depuis ce temps, j'ai souvent prescrit avec avantage l'extrait de feuilles de noyer en pilules de 30 centigrammes, 2 à 6 par jour; j'y associe fréquemment le proto-iodure de fer à la dose de 5 centigrammes. J'ai obtenu de ces moyens combinés et suivis avec persévérance de très beaux succès dans des cas de manifestations très graves de l'affection scrofuleuse.

M. Négrier a résumé les travaux publiés à l'étranger depuis. Ils consistent en : 1° une discussion du docteur Kreutzwald (de Bonn); 2° deux mémoires du docteur Nasse, de la même ville, où se trouvent reproduites et les recherches de M. Négrier lui-même en 1841 et 1844, et celles de M. Kreutzwald, et qui contiennent en outre la relation d'un grand nombre d'expériences faites à la clinique de Bonn; 3° un mémoire du docteur Michele Borgiali d'Yvrea, publié en 1846 dans le journal de la Société royale de médecine de Turin. MM. Kreutzwald et Boggiali n'ont pas entendu faire une œuvre de critique, et se sont bornés à mettre en relief, par des exemples heureux, l'efficacité du médicament. M. Nasse, au contraire, a rassemblé les faits au hasard et les a catégorisés d'après les résultats obtenus.

Le nombre d'observations ainsi réunies s'élève à 127, toutes relatives à des enfants. On a obtenu par l'emploi du noyer, comme remède à peu près exclusif, 47 guérisons promptes et solides; c'est un peu plus du tiers des cas traités. M. Négrier, sur 70 malades dont il a donné l'histoire dans ses deux mémoires, en avait guéri plus de la moitié. La différence est donc à son avantage; il l'attribue, sans avoir pourtant des données positives sur ce point, à ce qu'il a pu, dans sa pratique, continuer le traitement plus longtemps que ne l'a fait M. Nasse. D'un autre côté, dans les expériences qui lui sont propres, l'effet du traitement s'est prononcé plus tard que dans les expériences du professeur de Bonn et dans celles de M. Boggiali. A la lecture des documents, il s'est assuré que ces derniers avaient eu affaire à des cas inférieurs en gravité à ceux qui ont servi de base à ses propres recherches. Aussi ont-ils également perdu moins de malades.

La presque totalité des sujets guéris par MM. Nasse et Kreutzwald avaient été, dit l'auteur, antérieurement traités sans succès par l'huile de foie de morue. Il ne possède pas lui-même, sur ce point, les éléments d'une appréciation comparative. Quinze enfants de la clinique de Bonn n'ayant ressenti aucun effet avantageux de l'emploi du noyer, on les soumit à l'usage de l'huile de foie de morue. Deux seulement éprouvèrent de l'amélioration. Il faut encore mentionner que, dans deux cas, l'huile de foie de morue ayant été substituée, par suite d'un malentendu, à l'extrait de feuilles de noyer ordonné, les symptômes scrofuleux se sont sensiblement amoindris. M. Négrier lui-même cite un cas remarquable où le noyer ayant échoué, l'huile hépatique eut le plus grand succès.

Enfin, MM. Nasse et Kreutzwald ont employé avec avantage le noyer contre l'écoulement leucorrhéique des organes sexuels chez les petites filles, et contre l'exanthème du cuir chevelu et de la face.

Tels sont les résultats indiqués par M. Négrier. Pour juger en connaissance de cause de leur importance, il importerait de connaître le degré de gravité et d'ancienneté, le siége, la forme des affections scrofuleuses traitées par les préparations de noyer. A cet égard, les détails fournis par les auteurs ne sont pas parfaitement suffisants. Dans les quelques observations, assez circonstanciées, que nous trouvons dans le mémoire analytique de notre confrère d'Angers, il en est certainement de relatives à des cas graves et compliqués ; mais un grand vague plane sur la masse des faits invoqués, et les distinctions établies entre eux ne sont ni assez précises ni assez nombreuses pour permettre d'apprécier avec justesse le degré d'efficacité de ce remède. On en jugera par ces indications tirées du travail de M. Nasse : « Chez 67 enfants traités avec les feuilles de noyer, les scrofules avaient un caractère aigu avec inflammation ; chez 50, elles étaient accompagnées d'une torpeur naturelle (scrofules chroniques, humeurs froides)... Pour tous ceux à qui leurs parents n'avaient pas fait cesser le traitement, le remède fut employé pendant plusieurs semaines et même plusieurs mois. Si l'infusion ne paraissait pas assez forte, on avait recours à l'extrait... Chez 27 des 40 guéris, les scrofules avaient un caractère aigu ; chez 13, un caractère chronique... 62 des enfants qui avaient suivi le traitement étaient bien mieux ; 36 d'entre eux avaient les scrofules aiguës, 26 les scrofules chroniques. »

Bien que l'emploi du noyer dans le traitement des scrofules n'ait été, de la part des médecins français, l'objet d'aucun travail important, depuis la publication des deux premiers mémoires de M. Négrier, ainsi qu'il le remarque lui-même avec quelque amertume, cependant on peut affirmer que l'usage s'en est fort répandu parmi nous. En sorte que si les recherches de notre confrère n'ont pas contribué à grossir la littérature médicale, elles n'en ont pas moins influé sur la pratique. Nous croyons qu'on est en mesure aujourd'hui, même en faisant abstraction des travaux des médecins allemands et italiens, d'avoir une opinion arrêtée et réfléchie sur la valeur du médicament. S'il ne s'agit que de le reconnaître pour un remède bien approprié au mode de traitement exigé pour les scrofules, nulle difficulté. Il communique à la fibre vivante plus de tonicité ; il éveille l'appétit, facilite la digestion des aliments substantiels, et contribue ainsi à fournir à la nutrition des principes plus réparateurs. Comme un des moyens de la médication antiscrofuleuse, nous lui attribuons une importance réelle.

TISANE DE FEUILLES DE NOYER. — Feuilles sèches de noyer, 5 gram.; faites infuser dans eau, 500 gram.; édulcorez avec du miel ou du sirop de noyer.

EXTRAIT DE NOYER. — On le prépare avec feuilles sèches de noyer, par la méthode de déplacement; on évapore au bain-marie. Il se prescrit sous forme de pilules contenant chacune 20 centigr. d'extrait et q. s. de poudre de noyer. On en prescrit 2 à 4 par jour.

DÉCOCTION DE NOYER POUR LOTION. — Feuilles sèches de noyer, 30 gram.; eau, 1 litre. Faites bouillir, et l'on imbibe des plumasseaux pour panser les ulcères scrofuleux.

SIROP DE FEUILLES DE NOYER. — Extrait de feuilles de noyer, 4 gram.; faites dissoudre dans très peu d'eau, ajoutez dans sirop bouillant 300 gram. Se prescrit aux petits enfants à la dose de 2 à 3 cuillerées à café. Chez les adultes il n'a jamais dépassé 60 gram. La dose ordinaire est de 30 gram.

POMMADE DE NOYER. — Extrait de feuilles de noyer, 30 gram.; axonge, 40 gram.; essence de bergamote, 15 centigr. Faites des frictions douces pendant un quart d'heure, deux fois par jour.

COLLYRE CONTRE LES OPHTHALMIES SCROFULEUSES. — Décoction de noyer, 200 gram.; extrait de belladone, 1 gram.; laudanum de Rousseau, 1 gram.

M. Négrier insiste, en terminant son travail, sur la nécessité de la persévérance. Les moyens qu'il indique ont eu des effets incontestablement salutaires contre presque toutes les formes de l'affection scrofuleuse; mais ils étaient quelquefois continués pendant six mois, un an et plus.

GOUTTES ANTHELMINTHIQUES. — Extrait de brou de noix, 8 gram.; eau de cannelle, 100 gram.; mêlez, 100 gouttes par jour.

INJECTIONS INTRA-UTÉRINES AVEC LES FEUILLES DE NOYER (Vidal de Cassis). — Feuilles sèches de noyer, 200 gram.; eau bouillante, q. s.; préparez décoction, 1 kilogr. Ces injections ont été employées pour combattre plusieurs maladies chroniques de l'utérus.

TOPIQUE DE NOYER CONTRE LA PUSTULE MALIGNE (Pomayrol). — Voici un remède très simple et très digne d'être essayé: « Il consiste tout simplement dans l'emploi de feuilles ou d'écorce fraîche de noyer, que l'on applique sur les parties atteintes de pustule maligne ou de charbon, après avoir eu soin de percer les phlyctènes et d'enlever l'épiderme. M. Pomayrol croit ce moyen aussi efficace pour combattre le charbon et la pustule maligne, que le sulfate de quinine pour dissiper les fièvres intermittentes. » Les feuilles et l'écorce fraîche des jeunes branches de noyer qu'il emploie ont, dit-il, 'l'avantage d'éviter la souffrance aux malades et des cicatrices qui les difforment, et leur seul emploi détermine une parfaite guérison. M. Bruguier a vérifié l'efficacité du topique des feuilles fraîches de noyer contre la pustule maligne; il les fait renouveler toutes les demi-heures.

GARANCE (*Rubia*, L., J.). — Calice à 5 dents : corolle petite, subcampanulée, à 5 lobes donnant attache à 5 étamines; fruit didyme et charnu.

Garance des tenturiers (*Rubia tinctorum*, L.). — Racine vivace, horizontale, de la grosseur d'une plume, noueuse, rougeâtre; elle donne naissance à plusieurs tiges rameuses, tétragones, armées de crochets; feuilles verticillées, lancéolées, aiguës, hispides; fleurs jaunes, petites, disposées en pédoncules lâches; corolle à 5 divisions, ovales, aiguës, réfléchies; fruit lisse, glabre et bacciforme; la garance est cultivée en France dans le département de Vaucluse et dans l'Alsace.

Les racines de garance sont les seules parties de cette plante employées; elles sont de la grosseur d'une plume d'oie : un épiderme rougeâtre recouvre une écorce d'un rouge brun foncé; au centre se trouve un meditullium ligneux d'un rouge plus pâle; la saveur de ces racines est amère et styptique.

La racine de garance a une grande importance sous le point de vue technologique (1) : elle a été examinée par un grand nombre de chimistes; elle contient deux matières colorantes : MM. Robiquet et Colin les désignent sous les noms d'*alizarine* et de *purpurine*; MM. Gaultier de Claubry et Persoz, sous ceux de *matière colorante rouge* et de *matière colorante rose*. La purpurine et la matière colorante rose sont identiques; l'alizarine et la matière colorante rouge offrent quelques différences. Indépendamment de ces deux matières colorantes, la garance en contient une troisième qui est jaune, et que M. Kuhlmann appelle *xanthine*. Elle renferme de plus, suivant le même chimiste, du ligneux, un acide végétal, une matière végéto-animale, de la gomme, du sucre, une substance amère, de la résine, des sels.

La garance est un tonique stimulant assez léger; on l'a conseillée dans le rachitisme, la dysentérie, le flux muqueux, le scorbut; on l'administre encore quelquefois en tisane à la dose de 10 grammes pour 1 litre d'eau.

Les personnes et les animaux qui prennent de la garance pendant quelque temps ont les os colorés en rouge; cette teinte existe dans le lait des vaches qui sont nourries de garance.

(1) Voyez *Chimie du cours des sciences physiques*, 1848, 3ᵉ édit., 1 vol. gr. in-18.

ÉLECTRICITÉ.

L'article qui suit sur les applications de l'électricité à la thérapeutique a été complétement rédigé par M. le docteur Moretin.

L'électricité, comme agent thérapeutique, a pris dans ces derniers temps une telle importance, qu'il n'est plus permis au médecin d'ignorer ce qui concerne son application aux diverses maladies qui réclament son emploi. L'étude des propriétés différentes du fluide électrique suivant sa source, des appareils qui servent à le dégager et des procédés les plus convenables pour le diriger à travers les organes, a permis d'en tirer un meilleur parti qu'on ne l'avait fait jusqu'ici. Cependant, un vaste champ reste encore ouvert aux expérimentateurs, et personne ne peut dire où s'arrêteront les bienfaits de ce fluide merveilleux qui a déjà subi de si nombreuses et utiles modifications entre les mains des savants et des praticiens.

Mais il importe de se prémunir à la fois, et contre un enthousiasme irréfléchi et contre une prévention exagérée. C'est pour être tombés dans l'un ou l'autre de ces écarts que les premiers expérimentateurs ont tour à tour jeté la faveur ou le discrédit sur le plus puissant moyen dont nous disposions pour remuer l'organisme malade et le ramener à son type normal. Il faut dire aussi que le genre d'électricité employée, puisque longtemps l'électricité statique fût seule connue, et la difficulté du maniement des appareils qui servaient à la produire, n'ont pas peu contribué à produire ce résultat.

Notions historiques. — Nous ne ferons pas l'historique détaillé de l'électricité. Nous supposerons connues les notions que nos lecteurs ont dû puiser dans les traités de physique pour nous attacher surtout aux applications thérapeutiques.

On doit distinguer sous ce dernier point de vue trois modes principaux d'applications du fluide électrique.

1° *Électricité développée par frottement ou électricité statique*, produite par la machine électique et accumulée au moyen de la bouteille de Leyde :

2° *Galvanisme* ou électricité développée au moyen de la pile ;

3° *Électricité d'induction ou faradisme*, ainsi que M. Duchenne (de Boulogne), a proposé de la nommer du nom de l'illustre Faraday.

L'*électricité statique*, la première employée par les médecins, est généralement abandonnée aujourd'hui. On l'employait sous forme de bain électro-positif ou électro-négatif, en isolant le malade et en le faisant communiquer tantôt avec le conducteur métallique, tantôt avec les coussins de la machine. Le bain électro-négatif, d'après Giacomini et son école, est un des plus précieux agents hyposthénisants. Les autres procédés en usage pour l'administration de l'électricité statique, sont l'électrisation par étincelles et par la bouteille de Leyde.

Il est incontestable que l'électricité statique, appliquée à la médecine seulement en 1740, par Jallabert, professeur de physique à Genève, et qui, pendant de longues années, a été presque exclusivement en usage dans la pratique de notre art, a produit quelques succès tenant presque du merveilleux. On a fait à cet égard une foule d'observations, et, si beaucoup de faits doivent être taxés d'exagération, il en est cependant un certain nombre recueillis par des observateurs consciencieux qui établissent l'utilité de l'électricité statique, dans des cas de rhumatisme, de névralgie et de paralysie. Tels sont les faits qui ressortent des expériences entreprises sur une grande échelle, en 1778, par une commission de l'Académie royale de médecine de Paris, et quelques années plus tard, par Poma et Arnaud de Nancy qui publièrent le travail le plus remarquable qui ait paru sur ce sujet. Si j'avais à faire l'historique de l'application de l'électricité à la thérapeutique, je pourrais citer beaucoup d'autres noms dont plusieurs sont étrangers à la médecine.

Malgré une multitude de travaux publiés tant en France qu'à l'étranger, ce mode d'administration de l'électricité ne put supporter l'épreuve du temps, et il fut abandonné par la généralité des médecins, après avoir été de leur part l'objet d'une sorte d'engouement.

En 1789, Galvani, cherchant à pénétrer les mystères de la vie, crut trouver dans l'électricité l'un des agents qui président à l'exercice des fonctions vitales dans les êtres organisés. Le hasard le conduisit à démontrer le premier ce grand fait, *que l'électricité peut faire naître automatiquement sur le cadavre d'une grenouille les mouvements qui s'y produisent spontanément pendant la vie*. L'animal engendrerait lui-même par sa propre vertu l'électricité qui lui sert à transmettre aux divers points de son être les volontés de la force qui l'anime.

L'illustre Volta, à qui d'autres études avaient donné des préoccupations différentes, voulut enlever à l'animal cette propriété de dégager de l'électricité pour la transporter aux corps inorganiques, et particulièrement aux métaux. Une lutte mémorable s'engagea, d'où naquit la pile électrique ou voltaïque, découverte en 1800 par Volta.

Mais la thérapeutique ne sut pas tirer d'abord tout le parti qu'on pouvait espérer de cette nouvelle source d'électricité. Elle ne fut employée que dans certains cas exceptionnels et dans la galvanopuncture, imaginée par Sarlandière et propagée par M. Magendie.

On verra plus loin les services que le galvanisme peut rendre à la thérapeutique chirurgicale.

Le troisième mode d'application de l'électricité, ou la *faradisation*, qui doit à M. Duchenne (de Boulogne) ses plus heureux résultats, est aujourd'hui presque la seule manière usitée d'administrer le fluide électrique dans la thérapeutique médicale. Avant de parler des appareils qui dégagent l'électricité d'induction et des méthodes pratiquées pour la diriger sur les tissus et les organes, il est juste de nommer les savants qui ont doté la science de cette brillante et féconde découverte.

A Œrsted était réservé un honneur égal à celui de Galvani et de Volta. En 1820, en effet, il découvrit l'intimité des rapports qui existent entre le magnétisme et l'électricité. Peu de temps après, Ampère et Arago firent connaître l'action réciproque des courants sur les courants et sur le fer doux. Mais ce ne fut que dix ans plus tard, c'est-à-dire vers 1830, que l'illustre physicien anglais, Faraday, découvrit la véritable théorie des courants d'induction, qui donna bientôt naissance à plusieurs appareils, entre autres ceux de Clarke, de Pixii, de Page, etc. En 1836, M. Masson découvrit le moyen de produire les interruptions nécessaires dans le courant d'induction engendré par la pile, et chercha à mettre à profit pour la thérapeutique cette nouvelle source d'électricité en construisant un des premiers un appareil électro-médical.

Appareils électriques. — Les appareils qui produisent l'électricité d'induction sont de deux sortes. Dans les uns (appareils magnéto-électriques), l'électricité est due à la réaction d'un aimant sur les spires d'un fil de cuivre recouvert de soie, enroulé sur l'aimant lui-même ou sur un fer doux qui s'aimante alors par l'influence de l'aimant. Dans les autres (appareils volta-faradiques), l'électricité prend sa source dans la pile elle-même, dont le courant circule dans un fil de cuivre recouvert de soie enroulé autour d'un fer doux. Quelquefois, dans ces appareils, un second fil de cuivre plus long et plus fin est enroulé sur le premier. Le courant qui se développe dans le premier fil (fil le plus court) est appelé courant de premier ordre ; on a donné le nom de courant de second ordre à celui du fil qui lui est superposé.

Nous renvoyons aux traités spéciaux pour tout ce qui regarde la construction et la théorie de ces appareils. Ils sont tous des modifications les uns des autres, étant fondés sur le même principe. Quand on comprend le mécanisme de l'un d'entre eux, la plus légère attention suffit pour saisir celui des autres. Le courant de tous ces appareils est essentiellement intermittent. Dans la plupart, les intermittences peuvent être lentes ou rapides au gré de l'opérateur, ce qui n'est pas indifférent dans la pratique.

M. Duchenne de Boulogne a insisté avec juste raison sur les propriétés que doivent posséder les appareils d'induction au point de vue de leur application à la physiologie, à la pathologie et à la thérapeutique. Le courant de premier ordre et le courant de deuxième ordre ayant chacun des propriétés essentiellement différentes et exerçant une action élective, le premier sur la contractilité musculaire, le second sur la sensibilité de la peau ou de la rétine, il est évident que tout appareil de faradisation qui ne possède pas ces deux courants est incomplet. Les intermittences lentes ou rapides, produisant des phénomènes physiologiques et des effets thérapeutiques spéciaux, ne peuvent se suppléer mutuellement dans la pratique : tout appareil doit donc pouvoir les fournir à volonté. Il est des cas où il est besoin de courants d'une très grande force, les appareils ne sauraient donc être trop puissants.

Enfin, d'après M. Duchenne de Boulogne, tout appareil de faradisation doit posséder un mode de graduation qui permette de mesurer les doses électriques exactement et proportionnellement au degré d'excitabilité des organes, variable dans l'état de santé ou de maladie.

Les appareils électro-médicaux les plus répandus en France (car il en existe un grand nombre à l'étranger) sont, pour les appareils magnéto-électriques, ceux de Clark, des frères Breton, de Loiseau, etc., et l'appareil magnéto-électrique de M. Duchenne. Parmi les appareils volta-électriques les plus employés sont ceux de M. Duchenne, de MM. Legendre et Morin, et des frères Breton.

La critique de tous ces appareils est chose difficile, et c'est un terrain brûlant sur lequel je me garderai bien de m'engager. Le médecin électricien, avant de fixer son choix, doit les connaître tous et en faire usage comparativement s'il le peut. C'est le seul moyen d'en bien connaître les défauts et les qualités.

Pour être juste, je dois dire que les appareils de M. Duchenne de Boulogne, s'ils pèchent par quelques côtés, entre autres par leur poids, leur volume et leur prix, réunissent des conditions que l'on ne trouve pas toutes dans les autres. Ils possèdent les deux courants (de premier et de second ordre), leur graduation est plus méthodique et mieux combinée, et leur puissance est assez grande. Si nous n'avions égard qu'au poids, au volume, au prix peu élevé, et à la commodité du mécanisme de l'appareil Legendre, nous lui donnerions la préférence. Nous avons obtenu avec ce petit appareil des succès que ses concurrents ne nous eussent pas mieux donnés.

Nous ne désespérons pas de voir se réaliser de nouveaux progrès dans la construction des appareils électro-médicaux. C'est pourquoi il est impossible de porter un jugement définitif sur ceux en usage aujourd'hui.

Un appareil d'induction volta-faradique, d'une puissance formidable qui, grâce aux dispositions ingénieuses qu'un habile fabricant, M. Ruhmkorff, lui a fait subir, peut fournir à la fois les effets de l'électricité statique et de l'électricité dynamique, deviendra, dans peu, je n'en doute pas, un instrument précieux entre les mains des médecins. Depuis plusieurs mois que je me sers de cet appareil, j'ai été à même de recueillir des observations que je me réserve de publier plus tard, et qui m'ont permis d'imaginer une nouvelle méthode d'électrisation, dont l'efficacité m'a paru incontestable dans certains cas.

Les courants d'induction de la machine de Ruhmkorff, en raison de leur nature semi-statique, semi-dynamique, peuvent être d'un secours d'autant plus précieux, au point de vue médical, que l'énergie des commotions n'a pas de limite. En effet, avec les condensateurs, on peut augmenter presque indéfiniment la force de ces courants, et en prenant des dérivations convenables, on peut les affaiblir de même. En un mot, ils sont susceptibles d'une graduation assez étendue. D'un autre côté, des étincelles, et même des aigrettes de feu, peuvent être provoquées de la part de ces courants, de sorte qu'un appareil de Ruhmkorff tient lieu, pour un médecin, d'une machine électrique, d'une pile voltaïque et d'un appareil électro-médical.

Malheureusement, cet appareil a l'inconvénient d'être peu portatif et d'un prix élevé. D'un autre côté, n'ayant pas été primitivement destiné à l'usage médical, il manque de certaines conditions indispensables pour pouvoir être mis sans danger entre les mains de médecins qui n'en connaîtraient pas parfaitement le mécanisme. Sans doute, M. Ruhmkorff, jaloux de voir son appareil recevoir une application de plus, se hâtera d'y ajouter ce qui lui manque pour atteindre ce but (1).

(1) Voyez pour la description de la machine de Ruhmkorff: *Notice sur l'appareil d'induction électrique de Ruhmkorff et les expériences que l'on peut faire avec cet instrument*, par M. Dumoncel. 1855, lib. Hachette.

Il existe aujourd'hui plusieurs petits appareils voltaïques, très répandus dans le public, connus sous le nom de *chaînes galvaniques*. Elles sont composées d'un grand nombre d'éléments présentant peu de surface, de sorte qu'on diminue l'action calorifique, tout en augmentant les effets physiologiques. Mais elles ont l'inconvénient de toutes les piles, de s'affaiblir rapidement. La chaîne de Pulvermacher est destinée surtout à être appliquée topiquement, et l'excitation électro-cutanée qu'elle détermine, a guéri, dit-on, des douleurs rhumatoïdes et des névralgies rebelles. M. Duchenne de Boulogne a imaginé un petit appareil galvanique, reposant aussi sur le principe de la multiplication des éléments et de la diminution des surfaces, auquel il a donné le nom de *pile à rubans*, et dont il se sert seulement dans les cas où il est indiqué d'exciter vivement la rétine.

Je ne parlerai pas des *armatures métalliques* du docteur Burq. Je n'en conteste pas les avantages dans certains cas, mais leur mode d'action est encore peu connu. S'agit-il même d'un effet électrique? J'ai réussi, l'année dernière, à soulager quelquefois les crampes des cholériques avec ces armatures. Le cataplasme galvanique de Récamier, les tissus idio-électrique et électro-magnétique, agissant en même temps comme enduit imperméable, ont une action électrique trop douteuse pour savoir à quoi s'en tenir sur leurs effets thérapeutiques.

En parlant des appareils électro-médicaux, nous avons omis, à dessein, d'en donner la description. Ces descriptions ne peuvent être bien comprises que par les médecins qui n'ont pas encore complétement oublié les notions de physique qu'ils ont puisées à une autre époque dans les cours ou les traités spéciaux. D'ailleurs, rien ne remplace l'appareil lui-même : l'ayant sous les yeux, il est bien plus facile de le comprendre, à l'aide d'une bonne description verbale ou écrite. Il y a nécessité pour tout médecin qui veut faire un emploi judicieux de l'électricité, de connaître les effets de cet agent et d'en étudier les lois, si elles ne sont plus présentes à sa mémoire. Il doit de même parfaitement connaître le mécanisme de l'appareil qu'il emploie et les effets qu'il est susceptible de donner. Que dirait-on du chirurgien qui s'aventurerait dans une opération délicate avec un instrument dont il ignorerait les détails et le mode d'action? Si j'insiste sur ce point, c'est que quelques médecins, dans une intention louable sans doute, n'ont pas craint de conseiller aux fabricants, comme dernier perfectionnement à apporter à leurs appareils, toute modification capable d'en faire des machines intelligentes pouvant dispenser l'homme de l'art d'études préalables ou de connaissances théoriques; de sorte que le plus ignorant comme le plus instruit dirigent également bien le traitement des maladies par l'électricité. C'est là un idéal, nous l'avouons, peu favorable au progrès, et peu conforme à ce que nous-savons aujourd'hui des effets différents de l'électricité suivant sa source, et les modifications que l'on peut apporter à son dégagement.

Le médecin électricien doit non-seulement posséder des notions élémentaires de physique et connaître les instruments dont il se sert, mais il faut encore qu'il étudie les méthodes d'électrisation et les maladies auxquelles elles sont applicables. C'est par là que nous allons continuer et terminer cet article.

APPLICATIONS DE L'ÉLECTRICITÉ ET MÉTHODES D'ÉLECTRISATION. — Pendant longtemps aucune règle fixe n'a été donnée pour guider l'opérateur dans l'application de l'électricité aux différentes maladies. Chacun était abandonné à sa propre inspiration. Les uns vantaient le bain électrique, positif ou négatif; les autres, l'étincelle avec la bouteille de Leyde, etc. On dirigeait l'électricité tantôt dans la continuité des nerfs, tantôt dans leurs terminaisons. Si l'on en excepte l'électro-puncture, aucune méthode n'était l'objet d'une préférence bien motivée. M. Duchenne de Boulogne est le premier auteur qui se soit occupé d'une manière particulière de l'étude des effets de l'électricité suivant les procédés opératoires mis en usage. Après de nombreuses et patientes recherches, cet infatigable observateur est parvenu à créer une nouvelle méthode à laquelle il a donné le nom d'*électrisation localisée*, et qui lui a permis d'en faire des applications les plus heureuses non-seulement à la thérapeutique, mais encore à la physiologie et à la pathologie. Il nous est impossible de donner ici une analyse même restreinte de tous ces travaux qui ont changé la face de l'électricité médicale, révolutionné l'étude des fonctions musculaires en physiologie et éclairé d'un jour tout nouveau certains points de pathologie. Nous renvoyons à l'ouvrage lui-même ; car il doit faire partie de la bibliothèque de tout médecin qui s'occupe d'électricité médicale (1).

La méthode d'électrisation localisée a pour but « d'agir sur l'organe malade sans exposer les organes sains, et quelquefois le système nerveux tout entier aux inconvénients ou aux dangers de la stimulation électrique. » Elle permet en outre de se livrer à des études électro-physiologiques ou pathologiques, impossibles avec les autres procédés.

Arrêter l'électricité dans la peau, sans stimuler les organes

(1) *De l'électrisation localisée, et de son application à la physiologie, à la pathologie et à la thérapeutique*, par le docteur Duchenne de Boulogne. 1855, 1 vol. in-8 avec 108 figures.

qu'elle protége, ou traverser ce tissu sans l'intéresser, pour concentrer cette puissance dans un nerf, dans un muscle, en un mot localiser l'excitation électrique dans chacun des organes, sans qu'il soit nécessaire de piquer ni inciser la peau, tels sont les effets que M. Duchenne de Boulogne peut produire par les divers procédés dont nous allons essayer de donner une analyse rapide.

Voici les faits principaux qui forment la base de cette méthode : si la peau et les excitateurs sont parfaitement secs, et l'épiderme d'une grande épaisseur, les deux courants électriques, provenant d'un appareil d'induction, se recomposent à la surface de l'épiderme, sans traverser le derme, en produisant des étincelles et une crépitation particulière, sans produire des phénomènes physiologiques. Met-on sur deux points de la peau un excitateur humide et l'autre sec, le sujet soumis à l'expérience accuse, dans le point où le dernier excitateur n'avait développé que des effets physiques, une sensation superficielle évidemment cutanée. C'est que les électricités de nom contraire se sont recomposées dans le point de l'épiderme sec, mais après avoir traversé la peau par l'excitateur humide. Mouille-t-on très légèrement cette peau, dont l'épiderme offre une très grande épaisseur, il se produit dans les points où sont placés les excitateurs métalliques secs une sensation superficielle, comparativement plus forte que la· précédente, sans étincelles ni crépitation. Ici la recomposition électrique a lieu dans l'épaisseur de la peau. Enfin, la peau et les excitateurs sont-ils très humides, on n'observe ni étincelles, ni crépitation, ni sensation de brûlure ; mais on développe des phénomènes de contractilité ou de sensibilité très variables, suivant qu'on agit sur un muscle ou sur un faisceau musculaire, sur un nerf ou sur une surface osseuse. Dans ce dernier cas, on produit une douleur vive, d'un caractère tout particulier ; aussi doit-on éviter avec soin de placer les excitateurs humides au niveau des surfaces osseuses. M. Duchenne de Boulogne, s'appuyant sur ces faits fondamentaux, s'aidant de ses connaissances anatomiques et de ses appareils d'induction d'une grande précision, peut arrêter l'excitation électrique dans la peau, ou la concentrer dans les muscles, dans les nerfs et les organes situés au-dessous.

1° *Électrisation cutanée.* — L'électricité statique et le galvanisme trouvent rarement un emploi utile quand il s'agit d'exciter la peau dans un but thérapeutique. La première est insignifiante si la tension est faible, et produit des commotions violentes et inévitables si elle est forte : le second ne peut convenir que dans les cas où il est bon d'exercer une action chimique ou calorifique sur la peau. La faradisation cutanée n'exerçant qu'une action passagère et très vive est bien plus fréquemment indiquée, on la pratique au moyen de la main électrique, des excitateurs métalliques pleins ou des fils métalliques.

Dans la faradisation cutanée par la main électrique on applique l'un des excitateurs terminé par une éponge humide sur un point de la peau peu excitable : l'opérateur tient l'autre pôle, et avec sa main libre il fait des frictions sur les parties qu'il veut exciter. Ce procédé suffisant pour provoquer la sensibilité cutanée à la face, ne produit pas de sensation assez forte sur les autres parties du corps.

La faradisation cutanée par les corps métalliques pleins, s'exécute en promenant plus ou moins rapidement sur la peau des excitateurs de forme cylindrique, olivaires ou coniques. Quand il est indiqué de produire une vive révulsion dans un point limité, on laisse en place quelques instants la pointe de l'olive, c'est ce qu'on appelle le *clou électrique*. Les excitateurs métalliques pleins agissent énergiquement sur la sensibilité cutanée de la face, même avec un courant peu intense. Ils stimulent vivement la peau du tronc, mais ils sont souvent impuissants sur la paume de la main et sur la plante des pieds, quelle que soit l'intensité du courant.

Dans la faradisation cutanée par les fils métalliques, ceux-ci sont employés sous forme de vergette ou de balais, enfoncés dans des cylindres qui se vissent comme pour les opérations précédentes sur des manches isolants. On promène ces balais sur la surface de la peau, ou l'on frappe légèrement celle-ci avec leur extrémité, c'est la *fustigation électrique* : ou bien on les laisse en place aussi longtemps que le malade peut les supporter ; c'est le *moxa électrique*, utile dans les affections profondes, comme les tumeurs blanches et les glandes engorgées. Les fils métalliques excitateurs triplent la puissance de la faradisation sur la sensibilité de la peau, et conviennent dans les cas d'anesthésies profondes, surtout aux mains et aux pieds.

Dans toutes les opérations précédentes il est nécessaire de dessécher la peau avec une poudre absorbante, autrement l'excitation ne serait plus localisée dans cette membrane, comme nous verrons tout à l'heure en parlant de l'électrisation musculaire. Seulement quand l'épiderme est très épais, il est utile de l'humecter un peu pour que l'excitation électrique arrive jusque dans l'épaisseur du derme.

« Il n'existe pas un seul agent thérapeutique, dit M. Duchenne de Boulogne, dont l'action soit comparable à la faradisation cutanée ; elle seule peut exciter la sensibilité de la peau soit en passant rapidement du simple chatouillement à la douleur la plus intense, soit en passant graduellement par tous les degrés intermédiaires ; elle seule peut produire à la peau une excitation que le feu égale à peine, sans désorganiser les tissus, sans même soulever l'épiderme, quelque prolongée que soit l'opération. La sensation qu'elle éveille cesse brusquement et presque toujours complétement, dès que l'excitateur n'est plus en contact avec la peau ; enfin l'instantanéité de son action permet de porter rapidement la stimulation électrique sur tous les points de la surface du corps.

» Cette exposition des propriétés principales de la faradisation cutanée doit donner une idée de la puissance de son action thérapeutique, et des nombreux services qu'elle est appelée à rendre à la thérapeutique (1). »

2° *Électrisation musculaire localisée.* — « Des trois espèces d'électricité, l'électricité d'induction est celle qui convient le mieux à l'électrisation musculaire, dit M. Duchenne, surtout quand cette opération doit être longtemps et fréquemment pratiquée. » En effet, la faradisation agit vivement sur la contractilité musculaire sans produire les commotions de l'électricité statique, et ses propriétés physiques et chimiques sont très peu développées relativement à celles du galvanisme. Son action sur la rétine est aussi beaucoup moins prononcée. C'est l'électricité médicale par excellence, la plus propre à limiter la puissance électrique dans chaque muscle, dans les nerfs et les autres organes.

On distingue deux modes de faradisation, la *faradisation musculaire indirecte* et la *faradisation musculaire directe*. Pour pratiquer l'une et l'autre, la peau doit être humide, et il faut se servir d'excitateurs humides qui sont des éponges imbibées d'eau, enfoncées dans des cylindres métalliques. Dans ces conditions, le courant traverse la peau pour concentrer sa puissance dans les organes qui sont au-dessous. En conséquence, pour provoquer la contraction musculaire, il suffira de placer les excitateurs humides sur les points correspondants à la surface ou des muscles ou des nerfs qui les animent. Quand les muscles présentent peu de surface, on se sert d'excitateurs métalliques coniques, recouverts de peau mouillée : il en est de même pour porter l'action électrique sur les troncs et les filets nerveux.

La faradisation musculaire indirecte qui consiste à concentrer l'action électrique dans les plexus ou dans les troncs nerveux donne des mouvements d'ensemble. Elle exige la connaissance exacte de la position et des rapports anatomiques des nerfs. Elle est des plus simples sur les membres où la plupart des troncs ner-

(1) Ouvrage cité, page 63.

veux, sous-cutanés dans un point de leur continuité, sont accessibles aux excitateurs.

Les limites de cet article ne nous permettent pas d'énumérer les points des nerfs où l'action électrique péut être limitée.

La faradisation musculaire directe consiste à faire contracter individuellement chaque muscle ou chaque faisceau musculaire, en plaçant les excitateurs humides sur les points de la peau qui correspondent à leur surface. La connaissance de la myologie, et surtout de l'anatomie des surfaces, est ici indispensable à l'opérateur. Celui-ci doit tenir les excitateurs d'une seule main, tandis qu'avec l'autre il exécute la graduation ou les intermittences de l'appareil, suivant les indications particulières. D'après M. Duchenne, chaque muscle possède un degré d'excitabilité qui lui est propre, en sorte qu'il faut varier à chaque instant la dose d'électricité. Plus le muscle est épais, plus les tissus qui l'environnent sont infiltrés, plus le courant doit être intense.

Il importe de connaître les différences d'excitabilité des nerfs et des muscles, si l'on ne veut pas s'exposer à éprouver des accidents.

Il n'est pas moins important de connaître le degré de sensibilité des muscles à l'excitation électrique : c'est là tout le secret de la faradisation musculaire localisée. On peut, suivant M. Duchenne, en donnant à chaque muscle la dose d'électricité qui lui convient, produire une contraction musculaire énergique, sans développer trop de douleur. On conçoit que, pour arriver à ce degré d'habileté, il faille une longue habitude. De tous les muscles du corps les plus sensibles à l'excitation électrique sont les muscles de la face. L'énumération des autres muscles par ordre de sensibilité à l'excitation électrique est trop longue pour trouver sa place dans cet article.

3° *Faradisation des organes internes et des organes des sens.* — On peut porter l'excitation électrique sur les organes contenus dans les cavités en agissant directement sur leurs tissus ou sur leurs nerfs. Le rectum, la vessie, l'utérus sont accessibles à l'excitation directe au moyen de sondes appropriées à cet usage. On faradise le rectum et les muscles de l'anus en introduisant dans cet organe un excitateur olivaire et en promenant l'autre excitateur sur le pourtour de l'anus. Pour exciter les parois de la vessie on conduit dans l'intérieur de cet organe préalablement vidé de l'urine qu'il contient, une sonde métallique isolée par une sonde de caoutchouc jusqu'à 1 ou 2 centimètres de son extrémité vésicale : on la fait communiquer avec l'un des pôles de l'appareil, l'autre pôle est en rapport avec l'excitateur rectal dont nous venons de parler, ou bien le second excitateur humide est promené sur l'hypogastre. Une autre manière d'agir plus directement encore sur la vessie consiste à se servir d'un excitateur double composé de deux tiges métalliques flexibles, introduites dans une sonde de caoutchouc à double courant qui les isole l'une de l'autre.

Cet excitateur vésical double s'introduit fermé dans la vessie. On pousse alors sur les tiges dont les extrémités vésicales s'écartent, et chacune d'elles est mise en communication avec l'un des pôles de l'appareil. On a soin de maintenir la sonde de caoutchouc en place.

Pour faradiser le col de l'utérus, dans certains cas d'aménorrhées rebelles, on se sert d'un excitateur double, fait comme l'excitateur vésical. Seulement les plaques qui terminent les tiges sont plus larges, de manière à pouvoir être appliquées de chaque côté du col de l'utérus.

L'utérus, la vessie et le rectum sont presque insensibles aux courants les plus intenses. Ce fait est important à connaître, car, toutes les fois que cela est possible, il ne faut agir que sur un seul de ces organes ou sur deux d'entre eux à la fois pour éviter de mettre un excitateur en rapport avec la peau.

Le pharynx, l'œsophage et le larynx peuvent être soumis à la faradisation au moyen d'un excitateur métallique, terminé en olive, articulé à la manière de la sonde œsophagienne, et isolé avec une sonde de caoutchouc. On dirige l'excitateur interne sur les muscles du pharynx, du larynx ou sur les nerfs de ces organes, suivant les indications à remplir. Le second excitateur humide est placé sur la partie postérieure du cou, ou en avant, s'il s'agit du larynx.

L'estomac, le foie, les poumons et le cœur peuvent être faradisés indirectement en agissant sur le pneumogastrique ; mais il est inutile de dire que les tentatives de ce genre doivent être menées avec la plus grande circonspection.

Dans ces recherches électro-physiologiques et pathologiques sur le diaphragme, M. Duchenne a fait voir tout le parti que l'on pourrait tirer de l'excitation électrique de ce muscle en agissant sur les nerfs phréniques ; et, c'est là, sans contredit, un des points les plus intéressants des nombreuses investigations de cet habile expérimentateur. Dans un cas d'asphyxie, après avoir excité inutilement les parois de la poitrine avec un courant intense, il ne faudrait pas hésiter un instant à agir sur les nerfs phréniques.

La faradisation localisée ne peut pas atteindre directement les viscères contenus dans l'abdomen, excepté ceux dont nous avons parlé. On a cherché à exciter l'intestin en plaçant un pôle dans la bouche et l'autre dans le rectum. Ce procédé qui est très douloureux et qui n'est pas sans danger, peut être modifié de la manière suivante : on place un excitateur olivaire dans le rectum et l'autre excitateur humide sur les parois abdominales. On a réussi par ce moyen à vaincre des constipations opiniâtres, et même, dit-on, à faire disparaître l'étranglement interne.

4° *Faradisation des organes des sens.* — *Toucher :* On promène des excitateurs humides sur les nerfs collatéraux et sur la pulpe des doigts.

Vue : On savait déjà que le galvanisme exerce une action spéciale sur la rétine, en produisant des sensations lumineuses. M. Duchenne de Boulogne a reconnu les mêmes propriétés au courant d'induction de deuxième ordre surtout à celui de l'appareil magnéto-faradique. C'est donc au galvanisme, ou au courant de deuxième ordre des appareils d'induction qu'il faut s'adresser lorsqu'il est indiqué d'agir vivement sur la rétine. Il suffit de poser les excitateurs humides sur les points où se ramifie la cinquième paire : L'excitation est plus vive quand on les place sur la paupière et en général plus près de la ligne médiane.

Ouïe : On remplit le conduit auditif externe d'eau tiède ; on plonge l'extrémité d'un conducteur métallique dans ce liquide, et l'on place l'autre excitateur humide sur la nuque. On peut agir plus directement sur l'organe de l'ouïe en se servant pour second excitateur d'une sonde d'Itard, isolée par du caoutchouc et conduite jusqu'à l'orifice de la trompe d'Eustache :

Odorat : On excite la membrane pituitaire en promenant sur toute sa surface l'extrémité d'une sonde métallique isolée, en rapport avec l'un des pôles de l'apppareil, l'autre étant sur la nuque.

Goût : Les excitateurs métalliques sont promenés sur les bords de la langue et sur la voûte palatine.

« L'excitation électrique des sens de la vue, de l'ouïe, de l'odorat » et du goût, doit être faite avec beaucoup de circonspection, dit » M. Duchenne, car elle retentit vivement dans le cerveau. Elle » est, en conséquence, contre-indiquée dans les cas où l'on doit » éviter l'excitation cérébrale. On devra toujours, dans ces sortes » d'opérations, mettre l'appareil au minimum, élever graduelle- » ment la dose électrique et ne jamais produire de sensation trop » douloureuse. Il sera encore prudent d'opérer avec un courant à » rares intermittences. »

5° *Faradisation des organes génitaux chez l'homme.* — Certaines maladies de l'appareil sécréteur du sperme pourraient être modifiées avantageusement par la faradisation des testicules ou des vésicules séminales. Rien de plus facile que l'excitation électrique de ces organes. Pour les testicules, on place les excitateurs humides sur le scrotum. Pour les vésicules séminales, on introduit l'excitateur olivaire dans le rectum, de manière que l'olive se trouve en rapport avec ces réservoirs. L'autre excitateur est une sonde introduite dans la vessie de manière à les comprendre entre les deux; d'autres fois on se contente de mettre le second excitateur humide sur la peau. Il est quelquefois utile de faradiser directement les muscles qui concourent à l'éjaculation.

La fustigation électrique a été employée avec succès dans des cas d'anesthésie des organes génitaux externes.

Nous répéterons ici ce que nous avons déjà dit pour les organes des sens : le médecin ne doit jamais se départir des règles de la plus sévère prudence.

Dans tous les procédés de la méthode d'électrisation localisée que nous venons d'exposer, il est entendu que les excitateurs doivent toujours être aussi rapprochés que possible, sans se toucher.

L'électrisation localisée, quand elle n'excite pas trop vivement la sensibilité, ne réagit pas sur les centres nerveux. Néanmoins, elle peut produire des effets généraux, activer les sécrétions, augmenter la calorification et réagir sur des organes éloignés tels que l'utérus dans certaines idiosyncrasies.

On observe dans quelques cas très rares des phénomènes généraux dépendant de certaines conditions dynamiques inconnues, tels que des étourdissements, des éblouissements, des nausées, des vomissements, etc. Avec de semblables dispositions individuelles, l'électrisation, même la mieux localisée, devient quelquefois impraticable.

Nous ne contestons pas les avantages de l'électrisation localisée : elle réalise un progrès immense sur tout ce qui avait été fait précédemment, et nous sommes un des plus sincères admirateurs des travaux qu'elle a enfantés. Mais doit-on la considérer comme la limite ultime du progrès en fait d'électrisation, et faut-il rejeter absolument toutes les autres méthodes? Nous ne le pensons pas.

Voici un fait qui prouve que l'électrisation localisée avec les procédés de M. Duchenne, ne suffit pas toujours et devient quelquefois impraticable dans les cas même où l'emploi de l'électricité est parfaitement indiqué. Une jeune dame à la suite d'un accouchement laborieux, il y a quatre ans, avait été prise d'une série d'accidents nerveux des plus variés et des plus graves (troubles de l'intelligence et des sens, paralysie et contracture des membres, etc.). Guérie de ses névroses et de sa contracture par les soins de M. le docteur Raulin, elle put reprendre le train de la vie commune et toutes les apparences de santé la plus florissante.

Avec le retour des fonctions à leur état normal, un embonpoint considérable se développa chez cette dame. Néanmoins elle avait conservé, depuis sa guérison, quelques légers accidents nerveux, se manifestant de temps à autre, mais surtout à l'époque menstruelle. A ces phénomènes de peu de gravité s'ajouta, il y a près d'un an, un commencement de paralysie des membres supérieurs. La malade en vint au point de ne plus pouvoir-écarter les bras du tronc, et il lui était même impossible de soulever un verre pour le porter à sa bouche. Les mains étaient quelquefois le siége d'un léger mouvement convulsif ou tremblement qui se propageait aux avant-bras et aux bras, et duraient des journées entières pour cesser brusquement et reparaître de même quelques jours après. C'est dans cet état que cette malade me fut adressée, il y a trois mois, en juillet 1855, par mon excellent confrère le docteur Raulin. J'essayai de diriger sur les muscles paralysés, entre autres sur le deltoïde, les courants du petit appareil Legendre, avec des excitateurs terminés par des éponges mouillées. Mais je ne pus obtenir aucune contraction. D'un autre côté, la malade ne pouvait endurer des courants gradués même au minimum. Il me fallut y renoncer, et pour prévenir les funestes effets d'une surexcitation nerveuse, et à cause de l'impossibilité d'arriver aux muscles à travers une épaisse couche de tissu cellulaire graisseux doublant la peau. J'eus alors recours à l'ancien appareil volta-faradique de M. Duchenne de Boulogne, mais je n'obtins pas un meilleur résultat. Le courant de premier ordre, possédant comme on le sait, une action spéciale sur la contractilité musculaire, fut dirigé sur les muscles avec des intermittences lentes, et gradué autant que le permettait la sensibilité de la malade. Il ne détermina pas davantage de contraction et ne fut pas mieux supporté. Je passai alors au courant de deuxième ordre, comme possédant une tension plus considérable qui me permettrait peut-être d'arriver aux muscles. Mais son impuissance et son action spéciale sur la sensibilité cutanée me le firent abandonner comme le premier.

Bain hydro-électrique (1). — Je cite cet exemple, parce qu'il m'a fourni l'occasion d'imaginer un nouveau procédé d'électrisation, je ne dirai pas une nouvelle méthode, quoiqu'il soit applicable à bien d'autres cas, comme j'espère le démontrer bientôt ailleurs, quand un assez grand nombre de faits aura rendu son efficacité incontestable. Le petit nombre de ceux que je possède jusqu'ici

---

(1) J'appelle ainsi ce nouveau procédé d'électrisation, pour ne pas le confondre avec le bain électrique avec lequel il n'a aucun rapport, et qui consiste, comme l'on sait, à mettre le malade en communication avec la machine électrique, sur un isoloir et dans l'air.

me permet de concevoir les plus heureuses espérances de ce moyen dont je vais donner rapidement la description.

La malade citée ci-dessus, étant placée dans une baignoire en bois remplie d'eau tiède, je plongeai dans le liquide à chaque extrémité et sans toucher le corps les deux pôles d'un appareil de Ruhmkorff, en communication par des fils métalliques recouverts de gutta-percha, avec l'extra-courant, autrement dit courant de premier ordre ou courant inducteur. Aussitôt de fortes contractions se manifestèrent dans les muscles des membres inférieurs (j'ai omis de dire plus haut que les extrémités inférieures étaient aussi le siége d'un affaiblissement bien moins considérable, il est vrai, qu'aux extrémités supérieures, et se propageant à la partie inférieure du tronc), et chose surprenante, ces contractions ne furent accompagnées d'aucune sensation douloureuse. En variant la position de l'extrémité des réophores dans le bain, je pus diriger les courants sur les épaules et sur les bras, en un mot les localiser, en quelque sorte, dans un seul membre. Au bout d'un quart d'heure environ de cette application, la malade sortit du bain sans éprouver de fatigue. Une chaleur considérable se manifesta aux mains et aux pieds, habituellement froids, et persista jusqu'au lendemain. Une animation plus grande dans le maintien et dans les traits, tels furent, avec la calorification, les seuls phénomènes physiologiques appréciables chez notre malade. Les effets thérapeutiques ne se firent pas longtemps attendre. Car après le troisième et quatrième bain le mouvement et la force revinrent graduellement dans les membres supérieurs. La malade pouvait élever le bras sur la tête, soulever des poids avec la main, toutes choses qu'elle n'avait pas pu faire depuis longtemps. Sous l'influence des courants électriques ainsi dirigés dans une masse liquide servant d'excitateur, le tissu cellulaire graisseux diminua d'une manière très appréciable, les formes du corps se dessinèrent mieux, et le réseau vasculaire sous-cutané jusque-là caché, devint visible sur quelques points. A ce moment je pus reprendre l'électrisation musculaire avec l'appareil de M. Duchenne. N'étant plus autant gêné par l'embonpoint, j'obtins des contractions dans les muscles de l'épaule, mais au dire de la malade, elle préférait de beaucoup le bain hydro-électrique à l'application des éponges mouillées. Néanmoins, pour éviter à la malade une longue course à l'établissement des Néothermes où j'opérais, et surtout les frais plus considérables de ce mode opératoire, je m'en tins jusqu'à la fin du traitement aux éponges humides, revenant une ou deux fois par semaine seulement à l'emploi du bain hydro-électrique.

Dans la description du bain hydro-électrique, j'ai négligé d'indiquer une foule de petits détails dont l'expérience seule a pu m'apprendre à reconnaître l'utilité. Je veux seulement aujourd'hui faire connaître les règles que j'ai suivies, déduites de l'expérimentation, et les principes sur lesquels elles reposent.

La baignoire doit être faite de matières isolantes (telles que bois, caoutchouc durci, gutta-percha, terre émaillée, etc.). Les premiers bains que j'ai administrés étaient acidulés dans le but de rendre le liquide meilleur conducteur. Un jour, chez un de mes malades atteint de paralysie générale progressive, je négligeai cette précaution. L'extrémité des deux réophores de la machine Ruhmkorff, en communication avec l'extra-courant, fut plongée dans l'eau simple du bain toujours avec la précaution de ne pas toucher le corps du malade. Aussitôt celui-ci, qui avait bien supporté le bain précédent, éprouva une violente secousse qui lui fit jeter un cri. Effrayé moi-même de cet effet, j'arrêtai de suite le courant. Mais je ne pus me rendre compte immédiatement de cette différence. C'était le même courant avec la même intensité; il n'y avait de changé que la densité de l'eau. De nouvelles expériences devenant nécessaires, je les exécutai dans le cabinet avec un baquet isolant rempli d'eau dont je variai la densité en faisant dissoudre des sels, ou en acidulant plus ou moins. Je vis alors, en plongeant les mains dans le baquet, que le courant circulant dans la masse liquide était d'autant moins sensible que le liquide était plus dense. Dans l'eau pure, il était à son maximum. Profitant de cette remarque, l'idée me vint de graduer le courant en faisant des bains titrés dont la densité accusée par l'aréomètre était en rapport avec l'intensité de ce courant. Afin de mieux établir cette échelle de graduation d'un nouveau genre, je me soumis moi-même aux expériences, et je reconnus bientôt la possibilité de graduer par des nuances insensibles le courant de l'appareil Ruhmkorff à travers la masse liquide. Je fus d'autant plus heureux d'avoir à ma disposition ce nouveau moyen de graduation que l'appareil Ruhmkorff est dépourvu de graduateur. Je me servais du tube à eau, et l'on sait combien ce mode de graduation est défectueux; l'échelle à parcourir étant très petite, on passe trop subitement du fort au faible, et *vice versâ*. Pour que le tube graduateur à eau devînt d'un usage pratique, il faudrait en posséder plusieurs renfermant un liquide de densité différente pour chacun d'eux. Je m'occupe en ce moment de faire des recherches sur cet objet. Indépendamment du tube à eau, je me servais pour graduer l'appareil Ruhmkorff de moyens détournés dont l'importance et l'utilité ne seront bien comprises que par ceux qui connaissent l'énergie formidable de cet instrument. Ainsi, un pôle étant plongé dans l'eau du bain , il me suffisait souvent de poser l'autre sur le plancher de la chambre à une distance convenable pour obtenir l'effet que je désirais. Malgré la faible conductibilité du sol et de la baignoire, le courant n'était pas interrompu. En variant la grandeur des électrodes plongés dans le bain, on obtient des intensités et des effets très différents.

Tels sont les principaux phénomènes que j'observai dans mes expériences sur le bain hydro-électrique. Je ne savais d'abord à quelles lois les rattacher ; il me paraissait surprenant qu'un animal plongé dans un liquide , mauvais conducteur, ressentît plus fortement l'effet des courants électriques traversant ce liquide que lorsqu'on venait à rendre celui-ci meilleur conducteur. Cet effet dépend des courants dérivés. Voici , d'après M. Matteucci, les lois de ce phénomène, dont j'ai été bien heureux de trouver l'explication dans cet auteur.

« Je suppose , dit-il, avoir une masse liquide parcourue par un courant : si l'on vient à plonger dans ce liquide les deux lames du galvanomètre , on obtient une certaine déviation due à un courant qu'on a appelé *dérivé*. Je rapporterai ici les lois de ce phénomène, telles que je les ai déduites par l'expérience dans un de mes mémoires.

» Le courant dérivé est dirigé dans le galvanomètre de manière que la lame par laquelle le courant entre dans le fil de l'instrument est toujours celle qui est la plus rapprochée du pôle positif du courant qui parcourt le liquide. Si ce courant est pris d'une force constante, on trouve que le courant dérivé est d'autant plus grand que les deux lames du galvanomètre , plongées dans le liquide, sont à une plus grande distance entre elles. Ce courant dérivé varie encore avec l'étendue des lames du galvanomètre, qui sont plongées dans le liquide. Si l'on fait passer le courant à travers un canal liquide composé de deux liquides, d'une conductibilité différente, séparés entre eux par une membrane , on trouvera un courant dérivé différent ; toutes les autres circonstances étant égales , en plongeant les lames ou dans l'un ou dans l'autre des liquides ; les intensités des deux courants dérivés obtenus dans les deux liquides seront exactement en raison inverse du pouvoir conducteur de ces deux liquides. Le courant dérivé le plus fort se trouvera par conséquent dans le liquide moins conducteur.

» Quand la section de la masse liquide parcourue par le courant est très-étendue, en comparaison de la surface des deux pôles de la pile, on trouve que les courants dérivés obtenus en plongeant les deux lames du galvanomètre en différents endroits de cette masse varient d'intensité dans les différents points, de manière à montrer que le courant de la pile rayonne par les deux pôles en se répandant dans tout le liquide. Ce rayonnement du courant est d'autant plus grand que le liquide est moins bon conducteur, etc. (1). »

Dans le bain hydro-électrique, le corps du malade remplace le galvanomètre. Le courant qui circule dans l'eau rencontrant dans sa marche un corps meilleur conducteur, s'en empare et se dérive de toute la différence de conductibilité de ce corps avec celle du liquide qui l'entoure.

Quelles peuvent être l'utilité et l'efficacité de ce nouveau mode d'application du fluide électrique ? Outre l'observation que nous avons rapportée, nous pourrions citer d'autres faits où la réunion des effets médicamenteux du bain et des courants électriques nous a semblé produire les meilleurs résultats. Mais tous ces faits sont de date trop récente pour que nous nous décidions à les livrer à la critique dès aujourd'hui.

ACTION PHYSIOLOGIQUE DE L'ÉLECTRICITÉ. — Pour terminer notre tâche, il nous reste à passer très rapidement en revue les maladies dans lesquelles l'électricité a été appliquée avec le plus de succès. Malgré les nombreuses observations de guérisons de paralysies et autres affections publiées par les premiers expérimentateurs, tels que l'abbé Nollet, l'abbé Bertholon, Mauduyt, et par ceux qui les ont suivis, Sigaud de Lafond, Fabré-Palaprat, Sarlandière, etc., il a régné jusqu'à nos jours une grande incertitude sur les effets réels de l'électricité, sur les cas où on doit l'appliquer, et, enfin, sur le meilleur mode d'application. Cela tenait à plusieurs causes : on ignorait l'action physiologique des différentes sources d'électricité ; on ne tenait aucun compte des indications et de la nature du mal : aucunes règles ne présidaient à l'application du fluide électrique. Il appartient aux médecins qui s'occupent aujourd'hui d'appliquer avec tant de bonheur l'électricité à la médecine d'avoir fait cesser, en partie, cette incertitude.

La plus grande part en revient à M. Duchenne (de Boulogne). D'autres observateurs non moins distingués, et parmi lesquels figure au premier rang M. Sandras qui fait une étude si spéciale des affections nerveuses, ont contribué à fixer mieux qu'on ne l'avait fait jusqu'ici l'emploi de l'électricité.

De même que pour les autres agents thérapeutiques on étudie d'abord le mode d'action de chacun d'eux sur l'économie animale, pour passer ensuite à leurs indications dans les maladies, de même

(1) Voy. *Traité des phénomènes électro-physiologiques des animaux*, par C. Matteucci, p. 43. In-8, chez Masson, libraire. 1844.

aussi il faut connaître les effets de l'électricité avant d'en faire usage.

On sait qu'il n'est pas indifférent de se servir de l'électricité statique ou de l'électricité dynamique : que dans celle-ci, il y a un choix à faire entre les courants de la pile et les courants d'induction : de plus, que les effets de ceux-ci ne sont pas les mêmes, suivant qu'on fait usage de courants d'induction du premier ordre ou du deuxième ordre.

En effet, les courants d'induction, quoique très intenses, ayant une action chimique très faible, il en résulte que lorsqu'ils traversent les organes, ils n'y produisent pas les effets chimiques des courants de la pile, et, par suite, ne tendent pas à y produire la même désorganisation. De plus, pour l'électrisation des muscles de la face, les courants d'induction, et surtout celui du premier ordre, doivent être préférés ; car M. Duchenne a constaté que ces courants n'agissent que très faiblement sur la rétine, tandis que les courants de la pile et le courant d'induction de deuxième ordre agissent très vivement sur cet organe, et peuvent l'affecter dangereusement, comme de fâcheux accidents l'ont prouvé. Quant aux courants induits de différents ordres, comme nous l'avons déjà dit, d'après M. Duchenne, et comme nous avons pu le vérifier nous-même, tandis que le courant induit du premier ordre détermine des contractions musculaires vives, mais a peu d'effet sur la sensibilité cutanée, le courant induit du deuxième ordre, au contraire, exalte la sensibilité cutanée, à tel point qu'on doit en proscrire l'emploi chez les personnes dont la peau est très irritable.

De ce qui précède, il faut conclure qu'on ne doit appliquer les courants à la thérapeutique qu'avec une connaissance approfondie de leurs différentes propriétés.

Il n'est pas moins important de déterminer d'une manière rigoureuse les cas où l'électricité doit réussir, car elle perdrait la plus grande partie de son incontestable valeur, si l'on s'avisait de l'appliquer en aveugle, sans tenir compte ni de la nature du mal, ni du moment opportun pour son emploi, et surtout sans avoir pris un soin suffisant de neutraliser les influences exercées sur le trouble fonctionnel local par les divers états généraux qui produisent le plus souvent les affections nerveuses. M. Sandras, dans ses leçons sur les maladies nerveuses, insiste constamment et avec raison sur ce point, qu'avant tout et par-dessus tout, il faut rechercher et combattre la cause essentielle du mal auquel on a affaire. C'est alors qu'après avoir satisfait à cette première indication, s'il reste quelques désordres locaux, la guérison par l'électricité deviendra non-seulement probable mais presque assurée.

I.38*

EMPLOI THÉRAPEUTIQUE DE L'ÉLECTRICITÉ. — Ces principes posés, passons à l'exposition rapide des faits dans lesquels l'application de l'électricité s'est montrée utile et même nécessaire. La critique de toutes les observations publiées ne saurait entrer dans le cadre que nous nous sommes tracé. Dans l'impossibilité de parler de tous les états morbides contre lesquels l'électricité a été dirigée, nous nous bornerons à rappeler quelques-unes des maladies où la rigueur du diagnostic et du pronostic a permis de poser des indications sûres et précises.

Et, d'abord, parlons des paralysies qui, de tout temps, ont fait le triomphe de l'électricité, malgré l'absence de discernement qui a longtemps présidé à son application. C'est à M. Duchenne que revient encore ici la gloire d'avoir jeté quelques lumières sur des faits longtemps confondus, et dont les causes, la marche, le diagnostic et le pronostic avaient été peu étudiés au point de vue du traitement électrique. C'est lui, en effet, qui a montré que l'irritabilité ou la contractilité électro-musculaire est intacte dans les paralysies consécutives aux lésions du cerveau, dans les paralysies hystériques, rhumatismales, et dans la paralysie générale progressive des aliénés, tandis qu'elle est diminuée, suspendue ou abolie dans les paralysies saturnines, les paralysies consécutives aux lésions traumatiques des troncs nerveux ou à une maladie de la moelle, et dans la paralysie progressive sans altération intellectuelle. Dans la plupart de ces paralysies, la succession des phénomènes qui conduisent à la guérison est la suivante : coloration et calorification de l'enveloppe cutanée, nutrition des muscles, contractilité tonique de ces derniers, mouvements volontaires.

Ces faits sont de la plus grande importance. C'est leur étude qui a conduit M. Duchenne à mieux préciser le traitement électrique dans ces diverses paralysies.

Nous citerons comme une des plus belles découvertes de cet auteur, le traitement par la faradisation localisée *des paralysies consécutives aux lésions traumatiques des nerfs mixtes*. La paralysie résultant de la lésion d'un nerf était généralement regardée comme incurable. M. Duchenne a changé ce pronostic, et il a fait voir que cette maladie est de toutes les paralysies celle qui guérit le mieux par l'excitation électrique. En effet, toutes les fois que l'on verra les muscles se contracter sous l'influence de la faradisation localisée, on pourra annoncer que le mouvement volontaire ne tardera pas à reparaître, tandis que les muscles qui auront perdu leur irritabilité artificielle devront toujours, avant de guérir, subir une atrophie proportionnelle à la lésion des nerfs, et cela quoi qu'on fasse. Il résulte de là que la faradisation peut être mise en usage

avec fruit dès le début même de la paralysie, dans le cas d'intégrité de la contractilité électrique. Au contraire, il serait tout à
fait superflu d'y recourir, avant un certain temps, dans les cas où
cette contractilité est abolie. Il faut donc distinguer les paralysies récentes des paralysies anciennes au point de vue du traitement. Toute
paralysie consécutive à une blessure des nerfs, dit M. Duchenne,
dans laquelle la contractilité électro-musculaire n'est pas abolie, doit
être soumise le plus tôt possible au traitement par la faradisation
localisée ; mais lorsque cette contractilité est perdue, ou que, du
moins, elle n'est plus appréciable à nos moyens d'investigation, ce
qui annonce que la force nerveuse spinale n'arrive pas aux muscles,
il faut attendre que la lésion nerveuse soit guérie, c'est-à-dire
quatre, six, huit ou dix mois, d'autant plus tard, en un mot, que
la sensibilité musculaire est plus diminuée. Alors seulement la faradisation a des chances de succès ; son application est même
nécessaire. Elle produit la guérison dans la plupart des cas. La
durée moyenne du traitement est de deux à trois mois. Les phénomènes qui annoncent le retour à la santé sont : 1° l'apparition
rapide des mouvements volontaires dans les muscles qui n'avaient
pas perdu leur contractilité électrique; 2° l'exaltation de la sensibilité, une sorte d'hyperesthésie dans les muscles dont la contractilité électrique avait été profondément lésée ; 3° le retour de la
nutrition et ensuite des mouvements volontaires dans ce dernier
cas. Mais souvent l'absence de la contractilité électro-musculaire
persiste longtemps après que les muscles obéissent déjà à l'influx
nerveux. Ce n'est pas ici le lieu de faire ressortir l'importance de
ce dernier fait au point de vue physiologique. Il semble aussi indiquer que l'influx nerveux et le fluide électrique ne sont pas identiques, malgré leur grande analogie. Quoi qu'il en soit, voici le
procédé opératoire mis en usage par M. Duchenne dans le traitement
des paralysies traumatiques des nerfs mixtes.

« Chaque muscle, dit-il, doit être faradisé d'une manière spéciale suivant qu'il a plus ou moins souffert dans sa contractilité
électrique et dans sa nutrition. C'est alors qu'il importe, on le
conçoit, d'en connaître exactement l'état.

» Ainsi, plus un muscle est atrophié et sa contractilité diminuée,
plus il doit être longtemps soumis à l'excitation électrique, plus le
courant dirigé sur lui doit être intense et les intermittences rapides.
Cette intensité du courant et cette rapidité des intermittences sont
d'autant plus nécessaires que la sensibilité du muscle est elle-même
plus diminuée. Mais lorsqu'on voit la sensibilité s'exalter, il est
prudent de n'agir qu'à intermittences éloignées et avec un courant
modéré, et même d'éloigner les séances, sous peine de provoquer

des névralgies difficiles à réprimer et quelquefois même des phénomènes inflammatoires. » M. Duchenne a remarqué que les intermittences rapides ont une action manifeste sur la nutrition des muscles atrophiés.

Les séances trop longues fatiguent et même épuisent les muscles, de même que l'exercice forcé produit l'atrophie, au lieu de favoriser la nutrition, comme le fait l'exercice modéré. M. Duchenne fixe la durée de chaque séance à dix ou quinze minutes au plus. Il donne rarement plus d'une minute à chaque muscle. Pour éviter la fatigue ou la courbature électrique, il passe rapidement sur les muscles, ayant soin de revenir plusieurs fois dans une même séance sur chacun d'eux, de manière à laisser entre chaque excitation un temps de repos.

Il est quelques règles applicables à la faradisation dans le traitement des autres paralysies suivant leur nature et les indications particulières à chacune d'elles.

Dans les paralysies consécutives à l'hémorrhagie cérébrale il existe deux phases bien distinctes : une première, dans laquelle la paralysie est symptomatique de la lésion organique centrale, et une seconde dans laquelle la paralysie s'est localisée dans les muscles, c'est-à-dire que, par suite de la suspension trop prolongée de l'action du cerveau, les muscles ont perdu leur aptitude à se contracter sous l'influence de l'agent nerveux, alors que celui-ci leur revient après la guérison de la lésion cérébrale. Dans la première phase de la maladie, l'électricité n'a certainement aucune chance de succès, tandis que c'est uniquement dans la seconde que l'on peut espérer de réussir quelquefois par cette méthode de traitement. Dans la période de résorption de l'épanchement, la médication électrique, loin de produire un résultat favorable, serait quelquefois dangereuse. Il s'opère dans les parties qui avoisinent le kyste un travail inflammatoire, qui se manifeste par des contractures et des douleurs dans les membres. Il faut éviter toute excitation trop vive qui pourrait provoquer une nouvelle congestion ou raviver le travail inflammatoire. L'électrisation par action réflexe, telle qu'on l'appliquait le plus souvent autrefois, en faisant passer les courants des extrémités aux centres nerveux, serait ici des plus dangereuses. La faradisation localisée elle-même exige de grandes précautions. Il faut rapprocher autant que possible les excitateurs. Les intermittences des courants doivent être lentes ; avec des intermittences rapides on produirait des sensations douloureuses, et par suite une excitation générale pouvant réagir sur les centres nerveux.

« Le but qu'on se propose dans la faradisation musculaire appliquée au traitement de l'hémiplégie cérébrale, dit M. Duchenne est de provoquer le retour des mouvements volontaires, en produisant des contractions musculaires artificielles. Ce but est atteint par les courants faradiques à rares intermittences. »

Les séances ne doivent pas être trop prolongées, et la durée du traitement doit être assez limitée. Car ici on n'a pas à agir sur la nutrition musculaire qui n'est pas altérée. Si donc, au bout d'une vingtaine de séances le mouvement n'est pas revenu un peu dans les muscles, il faut en conclure que le siége de la paralysie est ailleurs et attendre un moment plus favorable, c'est-à-dire que la lésion cérébrale laisse un libre cours à l'action nerveuse.

Les paralysies du mouvement et du sentiment ou de l'un et de l'autre qui se produisent sous l'influence de divers états généraux, de certaines cachexies, et non pas en raison de lésions matérielles dans les centres nerveux, sont souvent heureusement modifiées par la faradisation localisée.

Dans la paralysie saturnine on devra se servir d'un courant à intermittences rapides et aussi intense que possible, dirigé principalement sur les muscles dont la contractilité et la sensibilité électrique sont le plus affaiblies ; le courant rapide est celui qui agit le plus puissamment sur la nutrition musculaire, en même temps qu'il rappelle le mouvement volontaire. Les séances ne dureront pas plus de dix minutes ; plus longues, elles pourraient occasionner des courbatures, être suivies de douleurs et produire l'effet contraire à celui qu'on veut obtenir.

Les paralysies hystériques guérissent par la faradisation localisée dans la moitié des cas. La forme paraplégique est celle dans laquelle les chances de succès paraissent les moins grandes. L'emploi des intermittences rapides est indiqué dans ce genre de paralysie souvent compliqué de diminution de la sensibilité musculaire. Mais on doit y renoncer quand il provoque des crises nerveuses, et le remplacer par la faradisation musculaire à rares intermittences. Il faut, en général, diriger l'excitation musculaire sur chacun des muscles paralysés, sans négliger de stimuler les troncs nerveux. Quelquefois, quand la sensibilité cutanée est considérablement diminuée, il suffit d'exciter celle-ci pour guérir la paralysie hystérique. Mais rien n'est variable comme la guérison de cette espèce de paralysie. Dans un cas, l'électricité produit la guérison avec une rapidité vraiment surprenante, tandis qu'elle échoue complétement dans un autre cas, en apparence identique.

Les *paralysies rhumatismales* cèdent, en général, avec facilité à la faradisation localisée. Elles reconnaissent pour cause l'exposition à un courant d'air ou la suppression brusque de la transpiration par l'impression d'un froid humide ; elles siégent presque toujours à l'avant-bras ou à l'épaule, et elles sont ordinairement précédées de douleurs rhumatoïdes dans les muscles de ces régions. Elles se distinguent des paralysies des mêmes muscles, dues à d'autres causes, par l'intégrité de la contractilité électro-musculaire, et par l'augmentation, en général, de la sensibilité électrique dans les muscles paralysés.

Quand la paralysie rhumatismale s'accompagne de douleurs, il faut d'abord combattre celles-ci par l'excitation électro-cutanée, avant d'en venir à la faradisation musculaire, autrement on s'expose à voir le traitement ne pas réussir.

Quelques *paralysies locales* ont été traitées avantageusement par la faradisation localisée.

La *paraplégie*, qu'elle soit essentielle ou par lésion traumatique de la moelle, s'améliore et guérit quelquefois par l'excitation des muscles paralysés. Les mêmes règles que nous avons données pour le traitement des paralysies consécutives aux lésions des nerfs sont applicables aux paraplégies, suite de lésion de la moelle.

L'*hémiplégie faciale* ou paralysie de la septième paire, guérit presque toujours ou est notablement améliorée par la faradisation localisée. Mais il est de la plus grande importance de la distinguer de l'hémiplégie faciale de cause cérébrale, car celle-ci ne pourrait être qu'aggravée par l'électricité. Il n'est qu'un moyen de ne pas confondre ces deux affections, qui ont une si grande analogie entre elles : c'est l'exploration électrique. Toutes les fois que les muscles paralysés conservent intacte leur contractilité électrique, il est bien certain que l'hémiplégie est due à une lésion du cerveau; quand, au contraire, les muscles restent insensibles à l'action de l'électricité, l'hémiplégie reconnaît pour cause une lésion de la septième paire. Dans ce dernier cas, M. Duchenne établit deux degrés très importants pour le pronostic, suivant l'affaiblissement plus ou moins prononcé de la contractilité électro-musculaire : le premier, caractérisé par une diminution faible de la contractilité électrique des muscles paralysés, et le second par l'abolition ou la diminution considérable de cette propriété. La paralysie du premier degré guérit très rapidement par l'excitation des muscles atteints. La paralysie du second degré, au contraire, se termine souvent par la contracture de ces mêmes muscles, et exige certaines précautions dans le traitement qu'il est utile d'indiquer. Aussitôt que l'on aperçoit les signes de la contracture, il faut ralentir les intermittences; autrement on augmenterait encore la contraction permanente des muscles. M. Duchenne, partant de cette propriété que possèdent les courants à intermittences rapides de pousser la tonicité musculaire jusqu'à la contracture, a eu l'idée de rétablir l'harmonie entre les deux côtés de la face, en contracturant artificiellement les muscles symétriques du côté sain. Cette opération a été suivie de succès.

Les paralysies de la vessie, des intestins et des muscles qui concourent à leurs fonctions cèdent plus ou moins facilement au traitement électrique. Comme la paralysie de la vessie n'est souvent causée que par la paralysie des muscles de l'abdomen, la faradisation musculaire de cette région suffira dans cette circonstance. Mais lorsque l'obstacle au cours des urines dépend de la paralysie du corps de la vessie, c'est directement sur lui qu'on doit porter l'excitation électrique, au moyen du procédé que nous avons indiqué, en parlant de la méthode d'électrisation localisée. Quelquefois la difficulté ou l'impossibilité de vider la vessie dépend de l'anesthésie de cet organe. L'excitation électrique de la paroi interne de la vessie est encore un excellent moyen de guérir cette affection qui se complique dans quelques cas d'anesthésie des organes génitaux et d'impuissance. Dans un cas de ce genre, M. Duchenne a réussi à faire disparaître ces diverses complications en faradisant successivement la vessie, les testicules, la peau du scrotum ou du pénis.

D'autres chirurgiens, entre autres MM. Michon, Demarquay et Leroy d'Étiolles ont publié des observations où l'excitation électrique de la vessie, du col de cet organe et du canal de l'urèthre a produit de bons résultats. M. le docteur Caudmont m'a assuré que chez un de ses malades n'ayant pu franchir un rétrécissement compliqué de fausse route, et mettant un obstacle absolu au cours de l'urine, depuis un jour ou deux, il a réussi à le faire uriner instantanément en portant contre la stricture une sonde métallique qui servait de conducteur au courant électrique. Bien qu'il soit difficile de se rendre compte de l'action de l'électricité dans un cas semblable, ce moyen palliatif peut devenir précieux dans certaines circonstances.

La *chute du rectum* entretenue, comme on sait, par la *paralysie* ou l'*atonie du sphincter de l'anus*, n'a pas de meilleur remède que la faradisation localisée. Avant d'en venir à des opérations sanglantes, il ne faut pas négliger ce moyen d'une parfaite innocuité qui a donné à M. Duchenne des guérisons très rapides dans des cas en apparence rebelles.

La *constipation opiniâtre* est quelquefois due à la paralysie de l'intestin ou des muscles qui concourent à la défécation. D'autres fois, elle reconnaît pour cause un étranglement interne (*volvulus, ileus*, etc.). Dans tous ces cas, on a obtenu des succès remarquables par la faradisation, pratiquée en introduisant un excitateur dans le rectum tandis que l'autre est promené sur le ventre.

La paralysie de certains muscles qui servent à exécuter des fonctions importantes (tels que les muscles du larynx dont la paralysie produit l'aphonie, et les muscles respirateurs, surtout le diaphragme, dont la paralysie joue un si grand rôle dans l'asphyxie), peut être traitée avantageusement par la faradisation localisée. C'est ainsi que l'*aphonie*, indépendante d'une lésion organique du larynx et non symptomatique d'une autre maladie, a cédé très rapidement à cette méthode. On peut joindre à l'excitation électro-musculaire l'excitation électro-cutanée au niveau du larynx. La première se pratique en plaçant sur la partie antérieure du cou deux excitateurs humides, l'un au-dessus du corps thyroïde, l'autre au niveau de l'espace crico-thyroïdien. Si ce moyen ne suffit pas, on a recours à l'excitation plus directe des muscles du larynx en suivant le procédé que nous avons indiqué au commencement de cet article.

La découverte de la paralysie du diaphragme, qui est due aux études électro-physiologiques de M. Duchenne, a conduit cet ingénieux observateur aux applications les plus heureuses de sa méthode. En effet, le meilleur traitement à opposer à la paralysie du diaphragme, c'est la faradisation localisée de ce muscle par l'intermédiaire des nerfs phréniques. On la pratique en posant les excitateurs humides au-devant des scalènes antérieurs.

Dans l'*asphyxie*, quelle que soit sa cause, la première indication à remplir, c'est de faire arriver l'air dans les voies aériennes. Aucun autre agent thérapeutique n'est comparable à l'excitation électrique, pour atteindre ce but. On peut exciter les mouvements respiratoires par l'intermédiaire de la sensibilité générale, au moyen de la faradisation cutanée, dans les cas où l'asphyxie est due à l'inertie plus ou moins complète des muscles respirateurs. C'est ce qui arrive dans certains cas d'empoisonnement par l'opium, la vapeur de charbon, le chloroforme et dans quelques fièvres graves, le choléra par exemple. Si l'excitation électro-cutanée des parois de la poitrine ne suffit pas, c'est alors que la respiration artificielle par la faradisation localisée dans les nerfs phréniques peut entretenir l'hématose et prolonger, peut-être même rappeler la vie près de s'échapper, et permettre de combattre l'intoxication par une médication appropriée.

Il est étonnant qu'un moyen aussi puissant ne soit pas mis plus souvent en usage dans l'asphyxie par submersion. Toute boîte de secours devrait contenir un appareil électro-médical.

M. Jobert (de Lamballe), par des expériences sur les animaux, a fait voir tout le parti que l'on pourrait tirer de l'électricité dans les accidents chloroformiques. Toutes les fois que les contractions du cœur ne sont pas abolies, quelque faibles qu'elles soient, il est possible de rappeler la vie près de s'éteindre, au moyen d'un excitant aussi énergique.

Les paralysies des organes des sens, la surdité et l'amaurose ont, dès l'origine des applications de l'électricité, attiré l'attention des médecins. Une foule d'observations sur le traitement de ces maladies par l'électricité ont été publiées. Mais malheureusement les insuccès dépassent de beaucoup les guérisons. Cela tient à la difficulté du diagnostic. Car on conçoit que la faradisation de la membrane du tympan et de la rétine n'ait de chances de réussite que dans les surdités et les amauroses indépendantes d'une lésion organique. Dans ces circonstances l'électrisation obtient les plus beaux succès. M. Sandras cite une amaurose guérie en trois séances. La guérison, pour être habituellement plus lente, n'en est pas moins probable dans des circonstances bien déterminées d'amaurose torpide ou asthénique.

Il est un genre de surdité compliquée de bruits particuliers, tels que des bourdonnements, des tintements, des sifflements, etc., qu'on observe fréquemment dans l'hystérie. Il suffit ordinairement, d'après M. Duchenne, d'une ou deux intermittences, éloignées chacune d'une seconde, et d'un courant électrique très modéré, pour faire cesser immédiatement tous ces bruits, qui incommodent les malades depuis des mois et même des années.

Je n'ai pas besoin de dire que toutes les fois qu'il s'agit de porter l'excitation électrique sur des organes aussi délicats que l'œil et l'oreille, le médecin doit y mettre beaucoup de circonspection et commencer toujours par des courants très faibles.

Pour terminer les applications de l'électricité dans le traitement des paralysies, nous dirons deux mots d'une redoutable affection, inconnue jusqu'en ces derniers temps, quoique très commune, et qui est due aux recherches électro-musculaires de M. Duchenne : c'est *l'atrophie musculaire graisseuse progressive*, décrite par M. Aran sous le titre d'*atrophie musculaire progressive*, et par M. Cruveilhier, sous celui de *paralysie musculaire atrophique*.

Cette maladie commence ordinairement par les muscles des membres supérieurs, qui s'atrophient et se transforment en une substance graisseuse. Elle envahit successivement un plus ou moins grand nombre des muscles du tronc. La déglutition et la respiration finissent par être tellement gênées que les malades meurent asphyxiés. Mais la paralysie dans cette maladie est toujours consécutive à l'altération et à la disparition de la fibre musculaire. A côté de cette altération si profonde et si générale de la myotilité, les organes des sens jouissent d'une sensibilité exquise, et l'intelligence conserve toute sa plénitude. Aussi rien de plus émouvant que le spectacle de cette mort lente et inévitable. Car, il faut le dire, il n'existe jusqu'à ce jour aucun traitement contre cette affection. Quand elle survient sans cause appréciable, elle est beaucoup plus grave que lorsqu'elle succède à des efforts musculaires longtemps prolongés. La faradisation localisée, convenablement pratiquée, est, d'après M. Duchenne, le moyen le plus efficace qu'on puisse opposer à cette terrible maladie. Les premiers phénomènes qui annoncent son existence sont ordinairement des contractions fibrillaires et la diminution de la sensibilité électro-musculaire. C'est à cette époque que le traitement électrique a le plus de chances d'arrêter cette affection dans les muscles qui commencent à en être atteints. Mais ce traitement est en général fort long, et exige l'emploi d'appareils de très grande force et à intermittences très rapides. La sensibilité des muscles, d'abord obtuse, augmente en général assez vite ; il est évident qu'il faut alors diminuer proportionnellement l'intensité du courant, tout en continuant d'agir à une dose aussi élevée que possible.

Enfin, toujours d'après M. Duchenne, qui a publié dans son ouvrage plusieurs observations remarquables de guérison de cette maladie, la durée de chaque application ne doit pas être trop prolongée (huit à dix minutes), sous peine d'achever la ruine des muscles.

Après l'atrophie musculaire graisseuse progressive, M. Duchenne décrit une maladie analogue particulière à l'enfance, et qu'il appelle *paralysie atrophique graisseuse de l'enfance*. Ici la paralysie débute d'emblée ; l'atrophie graisseuse n'arrive que consécutivement. La faradisation localisée appliquée à temps, c'est-à-dire à une époque rapprochée du début de cette affection, pourrait abréger la durée de la paralysie, diminuer, sinon prévenir l'atrophie des muscles, et peut-être empêcher leur transformation graisseuse. A une époque très avancée de la maladie (après plusieurs années) les muscles qui ne sont pas graisseux ont recouvré leur contractilité électrique, qu'ils avaient perdue, quelque atrophiés qu'ils aient été. La faradisation localisée à cette époque peut leur être très utile en développant leur force et en favorisant leur nutrition. C'est du moins ce qui résulte des recherches entreprises par M. Duchenne. Si cette affection est moins grave que la précédente, elle n'en mérite pas moins toute l'attention du médecin à cause des difformités souvent incurables, qu'elle laisse à sa suite.

A côté des paralysies se placent les *contractions chroniques des muscles* dues à des affections nerveuses, et certaines *contractions toniques irrégulières*, que M. Sandras appelle dans ses leçons, *cho-*

rées toniques, et qui semblent se modifier heureusement par l'emploi méthodique de l'électricité.

La faradisation cutanée, pratiquée *loco dolenti*, fait disparaître *la contracture* qui accompagne quelquefois le rhumatisme musculaire. Aussi, M. Duchenne conseille-t-il son application dans les torticolis par cause rhumatismale, même pendant la période d'acuité. « Mais c'est surtout, dit-il, lorsque la contracture se présente avec un caractère ambulant, et peut menacer l'existence, en se portant sur des organes essentiels à la vie, le diaphragme par exemple, que la faradisation cutanée énergiquement pratiquée, peut rendre de grands services.

» Lorsque la contracture d'un muscle est arrivée à une période moyenne entre l'état aigu et l'état chronique, c'est-à-dire lorsque le muscle n'est pas encore rétracté, on peut espérer d'en obtenir la guérison, en plaçant ses antagonistes dans un état de contracture artificielle, au moyen de la faradisation localisée pratiquée avec des intermittences rapides. »

Partant de ce qu'il avait observé à la face où il avait pu rétablir l'harmonie entre les deux côtés du visage en contracturant les muscles du côté sain au même degré que du côté malade, M. Duchenne a appliqué plusieurs fois ce mode de traitement avec succès, dans le torticolis de l'épaule et du cou, c'est-à-dire en dirigeant l'électrisation à courants rapides sur les antagonistes des muscles contracturés. On conçoit tout le parti que l'orthopédie peut tirer de ce moyen où un appareil est inapplicable. Et c'est à cause des services que nous la croyons appelée à rendre, par la suite, que nous signalons cette ingénieuse idée de M. Duchenne.

Enfin, on a conseillé et l'on a appliqué l'électricité contre des maladies autres que celles dont j'ai déjà parlé jusqu'ici. Telles sont : les douleurs rhumatismales, les troubles de la sensibilité, les névralgies et les névroses.

« Les douleurs musculaires qui surviennent le plus ordinairement sous l'influence de l'impression du froid prolongé ou d'un courant d'air, et quelquefois sans cause connue, ont reçu, en général, le nom de *rhumatisme musculaire*. Il n'existe pas de remède plus efficace, dit M. Duchenne, et qui agisse plus rapidement que la faradisation cutanée dans le traitement de cette affection. Que de lumbagos, que de douleurs musculaires de l'épaule et du cou ont été guéris par une ou deux fustigations électriques ! »

Ce procédé triomphe presque toujours de rhumatismes musculaires contre lesquels avaient échoué les médications les plus énergiques et les plus variées (sangsues, ventouses, vésicatoires pansés à la morphine, etc.), employés successivement. Il en est de même de la douleur ou hypéresthésie musculaire qu'on observe fréquemment chez les hystériques, qui est rapidement modifiée ou enlevée par l'excitation électro-cutanée appliquée *loco dolenti*, même quand les sinapismes, les vésicatoires et les ventouses scarifiées (moyens qui cependant réussissent souvent dans ces cas), avaient complétement échoué.

Les troubles de la sensibilité, tels que l'hypéresthésie cutanée et l'anesthésie cutanée qui ne reconnaissent pas pour cause une lésion des centres nerveux cèdent en général à la faradisation de la peau.

C'est principalement dans l'hypéresthésie qu'on observe chez les femmes, surtout chez les hystériques, que M. Duchenne a expérimenté l'influence thérapeutique de la faradisation cutanée. Voici comment il a agi : « La peau étant sèche, tantôt une fustigation électrique énergique a été pratiquée, tantôt les excitateurs métalliques pleins ont été promenés sur la région douloureuse pendant que l'appareil marchait avec les intermittences les plus rapides. L'intensité du courant était proportionnée au degré d'énergie et d'excitabilité du sujet, l'opération durait de deux à cinq minutes. »

L'hypéresthésie cutanée a été souvent enlevée ou diminuée de cette manière ; mais la guérison définitive n'en a pas toujours été la conséquence, car dans la moitié des cas au moins le soulagement n'a été que momentané.

L'action de la faradisation dans l'*anesthésie cutanée* est bien plus évidente. Ainsi, le même moyen qui combat avec succès l'hypéresthésie cutanée peut rendre à la peau sa sensibilité normale, lorsqu'elle est abolie, diminuée ou pervertie. Il est rare que la faradisation cutanée ne triomphe pas de l'anesthésie.

Sur un malade que j'observai l'année dernière, il m'a suffi de quelques séances pour guérir une anesthésie complète de tout le côté gauche de la face, datant de cinq ans, survenue à la suite d'un refroidissement et ayant résisté aux médications les plus rationnelles et les plus énergiques. C'était un ouvrier mineur, F. J..., de Rive-de-Gier (Loire), âgé de trente-huit ans, d'une bonne santé habituelle. Après être resté couché sur la terre pendant une nuit du mois d'août, il se réveilla avec une paralysie du sentiment et aussi un peu du mouvement dans tout le côté gauche de la face. Le malade s'aperçut d'abord d'une roideur dans la joue, puis de l'abolition de la sensibilité de cette partie. L'œil du même côté devint rouge et larmoyant tout d'abord, la cornée devint très légèrement opaque, et la vision s'altéra insensiblement. En même temps le malade perdit la conscience des aliments qu'il mettait entre les arcades dentaires du côté gauche, et il avait la sensation d'un verre cassé lorsqu'il buvait. L'ouïe est toujours restée intacte.

Le malade était encore dans cet état lorsque je lui appliquai la faradisation localisée au mois d'octobre 1854. Un pôle de l'appareil Legendre communiquant avec le courant du second ordre fut appliqué au-devant de l'oreille gauche dans l'espace qui sépare le condyle de la mâchoire du conduit auditif. L'autre excitateur terminé par une brosse métallique, fut promené sur tous les points de la peau où se distribue la cinquième paire.

Au bout de la seconde séance, le malade sentait son verre lorsqu'il buvait ; le contact de la main était perçu sur la peau de la joue. L'amélioration alla croissant avec le nombre des séances. Une remarque importante à faire ici, c'est que quand j'augmentais trop l'intensité du courant, le malade perdait un peu ce qu'il avait gagné la veille. Enfin, après quinze séances d'un quart d'heure chacune, le malade avait complétement recouvré le sentiment de toutes les parties animées par la cinquième paire. L'œil lui-même recouvra ses fonctions en partie perdues.

Cette observation est intéressante, parce qu'elle nous montre l'influence de la faradisation localisée sur le retour des fonctions du nerf de la cinquième paire, aussi bien sur celles qui sont en rapport avec la sensibilité cutanée, que sur celles qui sont en rapport avec l'organe de la vision.

M. Duchenne, de son côté, a réussi à ramener la sensibilité dans des anesthésies profondes et rebelles siégeant aux mains, aux pieds et dans d'autres parties du corps. Il signale entre autres le retour rapide de la sensibilité des dents sous l'influence d'une ou deux faradisations pratiquées sur ces organes qui, à l'état normal, sont très sensibles à l'excitation électrique.

Les *névralgies* et les *névroses*, en général si rebelles à la plupart des agents thérapeutiques, sont quelquefois influencées d'une manière heureuse par ceux de ces agents qui portent une violente perturbation dans les nerfs et les organes où siégent la douleur ou le désordre nerveux. A ce titre, l'électricité devait attirer l'attention des praticiens pour combattre ces maladies.

De toutes les névralgies, la névralgie sciatique est celle dont la guérison a été obtenue le plus souvent par l'excitation électrique. Il semble qu'une douleur vive et subite, développée sur un point quelconque de l'enveloppe cutanée, jouisse de la propriété de modifier profondément certaines névralgies sciatiques. M. Duchenne conseille de pratiquer la faradisation cutanée sur l'endroit douloureux, après avoir préalablement desséché la peau. On trouve déjà des observations de guérisons de la sciatique au moyen de l'électricité statique, lorsque ce mode d'application de l'électricité était encore le seul en usage. M. le docteur Raulin a guéri, en 1838, une névralgie sciatique, qui avait résisté pendant un an à tous les remèdes, en soumettant le malade à l'électricité de la machine, sous forme de frictions à l'aide d'une brosse (1).

Les autres névralgies ne présentent rien de particulier à l'application de l'excitation électro-cutanée. Je dois dire qu'ayant eu moi-même plusieurs fois l'occasion de traiter par ce moyen des névralgies rebelles (n. intercostale, n. lombo-utérine, etc.), je n'ai jamais obtenu un succès complet; mais j'ai presque toujours vu la douleur changer de caractère ou bien se déplacer. Une jeune femme que je traitais de la sorte pour une névralgie lumbo-utérine en plaçant un excitateur dans le vagin et en promenant l'autre sur les lombes, fut prise, à la troisième séance, d'une douleur sciatique des plus violentes, s'étendant dans tout le membre inférieur sur le trajet du nerf. Quelques jours après la douleur se localisa dans le genou et prit tous les caractères d'une arthrite dont la guérison fut lente et difficile à obtenir. Quelle peut avoir été la part de l'électricité dans cet accident ? C'est ce qu'il est difficile de dire, la malade ayant pu se trouver soumise en même temps à d'autres influences. Peut-être n'y a-t-il là qu'une coïncidence ?

En parlant des névralgies, je ne puis m'empêcher de faire mention des résultats obtenus par M. Duchenne, dans l'*angine de poitrine*, la plus terrible des maladies qui puisse menacer la vie de l'homme, puisqu'elle le tue presque toujours infailliblement, après l'avoir torturé pendant un temps plus ou moins long. Il résulte des deux faits exposés par M. Duchenne que l'accès d'angine de poitrine a été supprimé instantanément par l'excitation électrique à très haute dose, du mamelon ou de la peau au niveau de l'endroit douloureux. De plus, la faradisation ainsi pratiquée semble avoir enrayé la marche de la maladie, et permet d'espérer une guérison définitive.

Il est bien d'autres affections nerveuses pour la guérison desquelles on a tenté l'application de l'électricité. Mais, manquant de données suffisantes pour me former une opinion sur les résultats annoncés, je ne ferai que les mentionner en passant.

La *catalepsie* aurait été guérie par Fabré-Palaprat, par le docteur Bourdin, et par le docteur Guitard, qui en rapporte une observation dans son ouvrage (2).

Dans la *chorée* et l'épilepsie, Dehaen, Adisson, Baumes, Bailly,

(1) Voy. *Observations pratiques sur l'action de l'électricité dans les maladies nerveuses*, par le docteur Raulin. Paris, 1852.

(2) *Histoire de l'électricité médicale*, par le docteur Guitard. In-12 1854.

Fabré-Palaprat, auraient obtenu des succès par l'électricité. On dit qu'en Allemagne, il existe un établissement spécial où tous les épileptiques sont traités par le galvanisme.

L'asthme nerveux, la coqueluche, le tic indolent de la face, la crampe des écrivains, etc., ont été traités par l'électricité. Beaucoup de viscéralgies ont été soumises au même agent.

On avait espéré de guérir le tétanos, d'après les idées théoriques de Matteucci. On sait qu'en faisant passer longtemps un courant dans le même sens, dans le nerf dénudé d'un animal, on obtient la paralysie du membre où ce nerf se distribue. Mais les expériences sur l'homme vivant n'ont pas répondu aux résultats obtenus dans les vivisections

Malgré les assertions d'Aldini et de La Beaume, j'ignore si l'on a obtenu des effets favorables au moyen de l'électricité, dans l'aliénation mentale.

Je n'ai pas parlé dans ce travail des essais que l'on a faits à plusieurs reprises pour transmettre les médicaments dans l'économie à l'aide de l'électricité, ni de la découverte qui a fait beaucoup de bruit dernièrement, de l'extraction au moyen de la pile, des métaux vénéneux qui peuvent se trouver dans l'organisme vivant. Deux chimistes de la Havane, MM. Vergnès et Poey, ont annoncé, en effet, dans un mémoire présenté à l'Académie des sciences par M. Dumas, en janvier 1855, qu'ils avaient trouvé le moyen d'extraire du corps de l'homme les métaux qui y ont été introduits, soit sous forme de remède, comme le mercure, soit par absorption dans l'exercice de certains arts et métiers, par exemple dans l'étamage des glaces, la dorure au mercure, la peinture au blanc de plomb, le travail des mines, etc.

Nous avons répété nous-même les expériences de ces messieurs en y apportant quelques modifications. Nous ferons connaître les résultats quand ils auront été suffisamment constatés.

Ici pourrait s'arrêter ce que nous aurions à dire sur les effets thérapeutiques de l'électricité. Mais nous ne pourrions omettre, sans être incomplet, et sans préjudice pour nos lecteurs, l'heureux parti que la chirurgie a tiré, dans quelques circonstances, des propriétés chimiques et calorifiques du galvanisme.

APPLICATIONS DE L'ÉLECTRICITÉ A LA CHIRURGIE. — On savait déjà depuis longtemps que les courants galvaniques ont la propriété de faire coaguler le sang, lorsque en 1831 M. Alph. Guérard eut l'idée d'utiliser cette propriété pour faire oblitérer les anévrysmes. Pravaz, à qui il communiqua cette idée, fit avec lui sur les animaux des expériences qui n'eurent pas de suite. Depuis lors, plusieurs chirurgiens essayèrent de guérir les anévrysmes par la galvano-puncture, mais ils ne réussirent pas, et ce fut M. Pétrequin qui, en 1845, obtint le premier succès. Depuis, bien des tentatives nouvelles ont été faites par d'habiles chirurgiens, mais les résultats furent toujours très divers, et les effets de la galvano-puncture très incertains, quelquefois même dangereux, comme le prouvent les accidents qui sont arrivés entre les mains des hommes les plus distingués dans la pratique. Cette incertitude et ces accidents te-naient à la manière d'opérer. Il est essentiel de rechercher dans quelles proportions doivent être combinés la grandeur des surfaces et le nombre des éléments, pour obtenir plus d'action chimique, en diminuant le plus possible l'action calorifique. D'un autre côté, les effets doivent être différents suivant que l'on plonge les deux aiguilles dans la tumeur, ou bien que l'on se contente d'en enfon-cer une seule, en communication tantôt avec le pôle positif, tantôt avec le pôle négatif.

C'est, en effet, ce qu'a trouvé M. Hamilton; car il proposa, en 1846, d'introduire seulement l'aiguille positive dans le sac anévrysmal, et de mettre le pôle négatif en contact avec la peau sur la tumeur. Cette modification importante au traitement des anévrysmes par l'électro-puncture paraissait oubliée quand deux jeunes médecins allemands, MM. Baumgarten et Wertheimber, pendant leur séjour à Paris en 1852 firent des expériences qu'ils purent croire nouvelles Si l'on plonge dans le sac anévrysmal l'ai-guille qui est en communication avec le pôle négatif, on n'obtient pas de coagulation. Si, au contraire, c'est l'aiguille positive qui est seule introduite dans le sac, cette coagulation est prompte et in-faillible. Le caillot est petit, mais il est solide.

Il semble donc que le pôle positif de la pile exerce une action coagulante, et que le pôle négatif possède au contraire une pro-priété dissolvante.

M. le docteur Broca, dans un travail qu'il publie en ce moment sur les anévrysmes, étudie longuement le traitement de cette ma-ladie par la galvano-puncture. Voici quelle est sa conclusion.

« Dire quel est l'avenir réservé à la galvano-puncture me sem-ble bien difficile. Elle a fourni de bons résultats dans le traitement des anévrysmes traumatiques du coude, mais il faut dire aussi que d'une manière générale ces anévrysmes cèdent facilement à beaucoup d'autres méthodes.

» La galvano-puncture est applicable à plusieurs anévrysmes que leur siége spécial soustrait à la compression indirecte et même à la ligature. C'est là un avantage incontestable qui suffit déjà à lui seul pour lui assigner un rang honorable.

» Mais nous ne devons pas oublier que cette méthode est souvent très douloureuse, qu'elle expose à plusieurs accidents sérieux, et surtout qu'elle a l'inconvénient de procurer une oblitération défectueuse, puisque le caillot galvanique se comporte exactement de la même manière que les caillots passifs ordinaires (1). »

(M. Broca appelle caillots *passifs* ceux qui, comme le caillot de la saignée, contiennent à la fois la fibrine et les globules du sang, et caillots *actifs* ceux qui se composent exclusivement de fibrine. Ceux-ci sont organisables, très solides, et ne provoquent aucun accident).

L'action calorifique du galvanisme a été mise en usage dans ces derniers temps, comme agent de cautérisation et pour remplacer le bistouri dans certaines opérations.

Les premiers essais tentés dans cette voie le furent par Fabré-Palaprat, en 1836 ; toutefois, il borna l'emploi des effets thermo-électriques de la pile à la production de moxas. Ce mode de révulsion passa inaperçu. En 1845, un dentiste allemand, Heiner, eut recours à la chaleur électrique pour cautériser les nerfs dentaires. Peu de temps après, en 1846, M. Gustave Crusell, de Saint-Pétersbourg, se servit du fil de platine rougi par la pile, non-seulement pour cautériser, mais encore pour couper les tissus, et il rapporte l'observation de plusieurs tumeurs enlevées de la sorte. M. Sédillot a publié en 1849 l'observation d'une tumeur érectile parfaitement guérie par l'emploi du cautère électrique. En Angleterre, M. John Marshall, un des plus zélés partisans des applications de la chaleur électrique à la pratique de la chirurgie, a inséré, en 1851, dans les *Medico-chirurgical Transactions*, le résultat de ses essais. Il mentionne l'opération d'une fistule de la joue à l'aide de la cautérisation galvanique, opération exécutée en 1850 et suivie de succès ; il conseille la même méthode pour la cautérisation d'autres fistules et pour l'ablation de diverses tumeurs.

M. Nélaton a fait aussi depuis 1850 des applications très heureuses de cette propriété calorifique du galvanisme, et il a été secondé dans ses opérations par M. Regnauld, pharmacien en chef de la Clinique, qui a imaginé une batterie galvanique d'un petit volume, d'un usage facile et dont la puissance calorifique est très grande. M. Nélaton pense que ce mode de cautérisation peut être employé avec avantage dans le cas où le point à cautériser est situé profondément, dans le pharynx, par exemple. Il l'a aussi employé avec succès pour détruire des tumeurs érectiles en conservant la peau. Nous avons été témoin nous-même des heureux

(1) Voy. *Des anévrysmes et de leur traitement*, par le docteur Broca. 1856, 1 vol. in-8. (*Sous presse*).

résultats de cette méthode appliquée à ces sortes de tumeurs, en général si rebelles à tous les moyens chirurgicaux. M. Leroy d'Étiolles a tenté, en 1852, de faire l'application de la chaleur électrique au traitement des rétrécissements de l'urèthre; mais il ne paraît pas que les résultats aient été favorables. Enfin, en 1853, M. Alphonse Amussat a pu, à l'aide du fil de platine chauffé par l'électricité, cautériser l'intérieur d'une grenouillette et faire l'ablation de deux tumeurs cancéreuses.

En Allemagne, M. Middeldorpf, de Breslau, a employé la puissance cautérisante des courants galvaniques pour la destruction des polypes naso-pharyngiens, et il en a fait l'application à la plupart des maladies dont nous venons de parler. Comme la description des procédés opératoires dans toutes ces circonstances nous entraînerait beaucoup trop loin, nous renvoyons à l'ouvrage de M. Middeldorpf lui-même, pour tout ce qui concerne les *instruments galvano-caustiques* et la manière de les employer (1).

Ce n'est pas seulement dans la puissante action chimique et calorifique du galvanisme que la chirurgie trouve un utile auxiliaire pour le traitement des affections qui sont du ressort de la pathologie externe. Elle met aussi à profit l'action physiologique plus douce de ce fluide pour résoudre certaines tumeurs. C'est ainsi que M. le docteur Boulu est parvenu à faire disparaître certains engorgements ganglionnaires rebelles par la faradisation cutanée, pratiquée au moyen d'excitateurs à larges surfaces et de diverses formes appliqués sur ces tumeurs.

M. Jobert de Lamballe s'est servi de l'électricité pour favoriser la résolution de goîtres volumineux.

L'action résolutive de l'électricité ne saurait être mise en doute, mais demande encore de nouvelles recherches.

Dès 1826, M. Leroy d'Etiolles a proposé l'excitation électrique pour réduire les hernies étranglées. C'est un moyen qui n'est pas à négliger, quelle qu'en soit l'incertitude, avant d'en venir à une opération sanglante.

APPLICATIONS DE L'ÉLECTRICITÉ AUX ACCOUCHEMENTS. — Il était naturel que l'on songeât aux effets physiologiques si puissants de l'électricité, dans la pratique des accouchements. Deux médecins anglais, MM. Barnes et Radford se sont surtout occupés de cette question. Voici, d'après M. Radford, les indications de l'emploi de

(1) Voy. *Galvanocaustik, ein Beitrag zur operativen Medicin*; von Albrecht Theodor Middeldorpf. Breslau, 1854. in-8 (*Traité pratique de la cautérisation galvanique*). — Voy. aussi les *Archives générales de médecine*, août 1855, *De la galvanocaustique*, extrait par le docteur Axenfeld.

l'électricité en obstétrique : 1° un travail prolongé dépendant de l'inertie utérine ; 2° une hémorrhagie accidentelle , avant ou après la rupture des membranes, et surtout lorsqu'il y a épuisement par pertes de sang ; 3° les cas de *placenta prævia*, dans lesquels on a recours au décollement du placenta, et la vitalité est considérablement déprimée ; 4° les cas d'hémorrhagie interne , avant ou pendant le travail ; 5° les cas d'hémorrhagie post-puerpérale ; 6° les contractions irrégulières de l'utérus ; 7° les cas dans lesquels on veut réveiller l'action utérine entièrement assoupie, et en particulier ceux dans lesquels on veut provoquer l'accouchement prématuré ; 8° en cas d'avortement, lorsqu'il y a indication d'encourager et d'accélérer l'expulsion de l'œuf ; 9° les cas d'asphyxie chez les enfants.

Quant au mode d'application de l'électricité, rien de plus simple : les excitateurs sont placés sur un morceau de flanelle humide à la région hypogastrique, l'un à droite, l'autre à gauche.

M. le docteur Blot, chef de clinique de la Faculté, a eu recours à l'électricité dans l'asphyxie des nouveau-nés, encouragé qu'il était par un succès annoncé par un médecin espagnol, le docteur José de Alcaron, fait dont les détails sont analysés dans la *Gazette hebdomadaire de médecine et de chirurgie* (1854, page 771). M. Blot a tenté dans deux circonstances l'emploi de la chaîne électrique de Pulvermacher, mais il n'est pas bien certain que les résultats heureux qu'il a obtenus en ranimant les enfants, aient été dus à l'influence de l'électricité. D'après ce qu'il m'en a dit, l'influence de cet agent est peu manifeste chez les très jeunes enfants. M. Blot ayant eu l'occasion un jour d'essayer le courant de l'appareil Legendre, pour une paralysie deltoïdienne , chez un enfant de huit jours, il ne put obtenir aucun effet de contraction, bien que le courant fût assez intense pour faire contracter violemment les doigts de l'opérateur. « Je pensai, dit M. Blot, dans la note qu'il a eu la bonté de me remettre à ce sujet, que la couche assez épaisse de tissu adipeux qui doublait la peau du petit patient pourrait bien être la cause de mon insuccès ; pour vérifier l'exactitude de cette opinion, j'essayai le même courant sur plusieurs autres enfants du même âge et de même embonpoint, j'obtins également un résultat négatif. Je voulus faire la contre-épreuve et j'appliquai le même agent, à la même dose, si je puis ainsi dire, sur des enfants de même âge, mais très maigres, des contractions se produisirent aussitôt. De ce qui précède, il est résulté pour moi, dit M. Blot, d'une manière non douteuse que le pannicule graisseux dont est doublée la peau des nouveau-nés dans le plus grand nombre des cas, constitue une barrière que franchit à peine ou très difficilement l'électricité appliquée sur la peau. Aussi je crois que pour obtenir dans ce cas quelque résultat marqué de cet agent, il faudrait avoir recours à l'électro-puncture. »

Ne serait-ce pas ici le cas de faire usage du bain électrisé, tel que je l'ai décrit plus haut, mais avec toutes les précautions exigées par l'âge des sujets?

Une application très heureuse de la faradisation localisée vient d'être faite par un médecin de Mâcon, le docteur Aubert, pour rappeler la sécrétion lactée. Chez une nourrice dont le lait s'était supprimé après quelques jours de suspension de l'allaitement, il réussit à rétablir complétement cette sécrétion en quelques séances. Il employa les excitateurs humides de l'appareil Duchenne placés de chaque côté de chaque sein alternativement, et, mettant en jeu le trembleur qui produit des intermittences rapides, il augmenta progressivement la force du courant, de manière à produire de fortes vibrations, en évitant toutefois de faire contracter les pectoraux et de causer la moindre douleur (*Union médicale*, n° 116, 1855).

En songeant combien est fréquent l'accident dont parle M. Aubert, on est en droit d'espérer que de nouveaux faits viendront confirmer l'influence précieuse de la faradisation sur les fonctions sécrétoires de la glande mammaire.

Le court exposé que nous venons de faire des applications de l'électricité à la thérapeutique suffit, nous l'espérons, pour constater aux yeux de tous que l'électricité médicale occupe aujourd'hui un rang élevé dans la science, et que désormais elle ne sera plus soumise au caprice de la mode.

MÉDICAMENTS APHRODISIAQUES.

On donne le nom d'*aphrodisiaques* à des médicaments qui ont pour but d'exciter les désirs vénériens. — On a cité, comme possédant cette propriété, un grand nombre de stimulants généraux, comme la *vanille*, les *cannelles*, etc. ; mais il n'y a que le phosphore et les *cantharides* qui jouissent de cette action spéciale. Il ne faut pas oublier que ce sont des médicaments très dangereux dont l'administration imprudente peut déterminer les plus graves accidents.

Les cantharides et le phosphore doivent être classés au nombre des médicaments stimulants les plus énergiques ; en effet, lorsque les préparations dont ces agents sont la base sont administrées à doses modérées, on remarque toujours une augmentation des forces vives de l'économie ; si la dose a été exagérée, il peut en résulter des accidents graves qui présentent beaucoup de rapports avec la fièvre inflammatoire la plus intense. Pour les cantharides, il peut se produire d'autres accidents que nous exposerons bientôt.

PHOSPHORE ET PRÉPARATIONS DE PHOSPHORE. — On a confondu quelquefois dans l'application thérapeutique le phosphore et l'acide phosphorique : c'est une grave erreur ; le premier est un stimulant merveilleux, et l'autre, au contraire, agit comme contro-stimulant ; c'est donc seulement du premier que nous devons nous occuper ici.

PHOSPHORE. — Il n'existe dans la nature qu'à l'état de combinaison. On le trouve à l'état de phosphate de chaux dans les os des animaux ; on le trouve encore dans quelques substances animales, dans les matières grasses du cerveau, de la pulpe nerveuse, etc. — Le phosphore est un corps simple, solide, demi-transparant, sans couleur, ou il a une teinte de chair. Sa densité est de 1,77. Il fond à 43 degrés, bout à 290 degrés ; il est facile à couper, insipide, d'une odeur alliacée particulière ; il est lumineux dans l'obscurité, pourvu qu'il ait le contact de l'air ; il ne brûle pas dans l'oxygène au-dessous de $+$ 27 degrés. Si la température ou la pression est plus basse, il s'y enflamme ; la combustion est des plus vives, et il se forme de l'acide phosphorique. Le phosphore est extrêmement peu soluble dans l'eau ; il est soluble au contraire dans les huiles essentielles et dans les corps gras, dans l'alcool et dans l'éther. Pour préparer le phosphore, on décompose, dans une cornue de grès lutée, le phosphate acide de chaux par l'intermédiaire du charbon, à l'aide d'une forte chaleur ; il se volatilise ; on le reçoit par le moyen d'une large allonge de cuivre recourbée qui plonge dans un bocal rempli d'eau. On purifie le phosphore en le faisant fondre dans l'eau bouillante, en le passant à travers une peau de chamois. On le moule en cylindres, en l'aspirant dans des tubes de verre légèrement coniques pendant qu'il est fondu.

Propriétés physiologiques et médicales. — Administré intérieurement sans précaution, le phosphore agit comme un poison très violent ; il brûle et désorganise les parties avec lesquelles il est en contact ; mais, à petites doses et au moyen de certaines précautions que nous indiquerons, on peut l'administrer à l'intérieur sans compromettre la santé des malades. Il agit alors comme un excitant très puissant, dont l'action est très prompte, mais peu durable; elle paraît se porter particulièrement sur le système nerveux, et principalement sur les organes de la génération. C'est surtout Alph. Leroy qui a constaté cette propriété. En partant de cette donnée, on a prescrit le phosphore dans l'anaphrodisie, dans les cas de fièvres adynamiques avec prostration extrême de forces, dans certaines paralysies, dans les affections rhumatismales rebelles. Il ne faut pas perdre de vue que c'est un médicament dangereux et qui exige beaucoup de prudence dans son emploi. — Sédillot, qui a beaucoup administré ce médicament, a montré qu'il était toujours préférable de le conseiller en dissolution; car s'il est seulement divisé, il peut produire des accidents, à cause de sa grande combustibilité, qu'on ne doit jamais perdre de vue.

On fabrique chez M. Cogniat, à Lyon, un produit pulvérulent d'un rouge brun briqueté, qu'on a désigné dans le commerce sous le nom de *phosphore amorphe*, qui n'est que du phosphore sous un état moléculaire spécial.

L'étude de ce produit est d'autant plus intéressante à faire, qu'il paraît posséder tous les avantages que l'industrie et l'économie domestique retirent du phosphore pur, sans en avoir les propriétés toxiques. Selon MM. Reynal et Lasssaigne, le phosphore rouge ou amorphe n'agit pas sur le chien, à la dose de 5 grammes, à la manière d'un poison; il est sans action sur les oiseaux, à la dose de 3 centigrammes; il ne produit même aucun effet sur les muqueuses avec lesquelles on le met en contact; les allumettes préparées avec le phosphore rouge n'empoisonnent ni le chien ni les oiseaux; le phosphore ordinaire est toxique pour le chien à la dose de 3 grammes; à la dose de moins de 2 grammes, il détermine le vomissement et des symptômes d'empoisonnement; il est un poison très actif pour les oiseaux, à la dose de 3 centigrammes; les allumettes fabriquées avec le phosphore pur sont toxiques pour le chien et les oiseaux; enfin il y a lieu à substituer le *phosphore rouge* au *phosphore pur* dans la fabrication des allumettes chimiques, afin d'éviter les accidents qui se produisent soit par inadvertance, soit dans une intention criminelle.

TEINTURE ÉTHÉRÉE DE PHOSPHORE (*éther phosphoré*). — Mettez dans un flacon bouché à l'émeri, enveloppé de papier noir, éther sulfurique très pur, 50 p.; introduisez-y 1 p. de phosphore coupé en petits morceaux et lavé avec un peu d'éther sulfurique; laissez macérer pendant un mois, en ayant soin d'agiter de temps en temps; transvasez ensuite dans des flacons de petite capacité, que vous tiendrez bouchés hermétiquement et recouverts de papier noir.— 30 gram. d'éther dissolvent 20 centigr. environ de phosphore. (*Codex*.) — On le prescrit à la dose de 5 à 10 gouttes, dans une *potion*, avec sirop de gomme et eau de

menthe, aa. 50 gram. Agitez à chaque fois. On peut en donner aussi
2 ou 3 gouttes dans 2 cuillerées d'eau sucrée.

Solution de phosphore dans le chloroforme, par M. Glover.—Chloroforme pur, 4 p.; phosphore, 1 p. Dose : 4 ou 5 gouttes de solution, avec 4 gram. d'éther, dans un verre de vin de Porto, ou mieux de bon bourgogne; deux fois par jour. Dans le but de ranimer les forces du malade, dans le cours de la fièvre typhoïde.

Solution de phosphore dans le sulfure de carbone. — Le sulfure de carbone dissout près de 3 milligr. de phosphore par goutte; il suit de là que c'est un mode d'administration très facile du phosphore; mais l'odeur si désagréable du sulfure de carbone s'oppose à ce qu'on administre cette solution autrement que renfermée dans des capsules gélatineuses.

M. Aran administra, à la Pitié, des capsules de phosphore, préparées par M. Gobley sur les indications de M. le docteur Mandl, et qui contiennent 1 milligr. de phosphore pour 1/3 de goutte de sulfure de carbone, avec addition d'une certaine quantité de magnésie. Administrées dans le cours de fièvres typhoïdes graves, à la période adynamique ou à la fin de la maladie, lorsque les patients semblaient plongés dans une débilité profonde, ces capsules, à la dose de trois à cinq par jour, ont paru ranimer les forces que les toniques de tout genre, et en particulier les lavements de vin, n'étaient pas parvenus à relever.

Voici la formule exacte de ces capsules médicamenteuses, telle qu'elle a été communiquée par M. Mandl : phosphore, 5 centigr.; sulfure de carbone, 20 gouttes; huile, 18 gram.; magnésie, q. s., pour 50 pilules qu'on enveloppe ensuite d'une couche de gélatine. Chaque capsule contient 1 milligr. de phosphore et le tiers d'une goutte de sulfure de carbone.

Solution de phosphore dans l'huile de foie de morue. — Phosphore en morceaux, 25 milligr.; huile de foie de morue, 30 gram. Jetez le phosphore dans l'huile de foie de morue, plongez la bouteille qui contient celle-ci dans l'eau chaude, agitez; et la solution s'opérera sans difficulté.

Cette formule, donnée par M. Glover, et qui présente la réunion de deux substances très actives, l'huile de foie de morue et le phosphore, a été utilisée par lui dans le traitement de la scrofule. On pourrait l'essayer aussi dans le traitement de la phthisie pulmonaire, maladie dans laquelle les préparations stimulantes sont généralement bien supportées.

Pommade phosphorée. — Mettez dans un flacon de verre à large ouverture, bouchant à l'émeri, 50 p. de graisse de porc : ajoutez 1 p. de phosphore coupé; tenez le flacon au bain-marie, en ayant soin d'interposer entre le goulot du flacon et le bouchon un petit morceau de papier qui ouvre une issue à l'air intérieur. Portez l'eau du bain-marie à l'ébullition; alors bouchez exactement le flacon et agitez vivement jusqu'à ce que le phosphore soit dissous. Retirez le flacon du bain-marie et agitez jusqu'à refroidissement. En frictions, à la dose de 2 gram. (Codex).

Huile phosphorée. — Huile d'amandes douces, 50 p.; phosphore, 1 p. Opérez comme pour la pommade phosphorée. Quand l'huile est refroidie, elle a laissé déposer une portion de phosphore ; on la tire à clair ; on la renferme dans des flacons de petite capacité, bien bouchée. — On l'emploie en frictions.— Elle peut encore se prescrire sous forme de *potion phosphorée*, avec huile phosphorée, 8 gram.; gomme, 8 gram.; eau de menthe, 100 gram.; sirop de sucre, 50 gram. On fait avec la gomme et 50 gram. d'eau de menthe un mucilage, on l'introduit dans une bouteille, on ajoute l'huile phosphorée, on agite vivement, on introduit par parties le sirop et l'eau distillée, en agitant chaque fois. On tient exactement bouché. On administre par cuillerées, en agitant chaque fois. (Soubeiran.)

CANTHARIDES. — Les propriétés des cantharides sont connues de toute antiquité ; leur emploi médical est considérable. Nous devons nous attacher à bien apprécier leur manière d'agir sur l'homme et les animaux.

Action physiologique. — Tous les animaux ne sont pas également sensibles à l'action des cantharides. On prétend que les hérissons les mangent sans en être incommodés. Pour établir définitivement ce fait, des expériences bien instituées devraient être reprises. J'ai constaté que les animaux à sang froid, et surtout ceux qui vivent habituellement dans l'eau, sont infiniment moins sensibles que les mammifères à l'action des cantharides. J'ai fait des expériences sur des écrevisses, des poissons et des grenouilles. Sur l'homme et sur les animaux qui lui ressemblent le plus, les cantharides exercent une action très remarquable. Nous ne nous occuperons dans cette discussion préliminaire que de l'administration des cantharides à l'intérieur ou de leur principe actif. Constatons cependant, avant d'aborder une autre question, que tout le monde est d'accord sur l'action locale irritante des cantharides.

Propriétés médicales. — Voici, selon les auteurs, les effets les plus saillants des cantharides sur l'économie animale. Tous font mention de leur action spécifique sur les voies urinaires, et signalent plus particulièrement l'hématurie et le priapisme. Il y a longtemps que ces propriétés des cantharides sont connues. Du temps d'Ovide on employait déjà les cantharides comme aphrodisiaques. Les descriptions qu'on possède sur les effets des cantharides montrent que c'est un agent très redoutable ; les érections qu'elles procurent sont très douloureuses. C'est un priapisme qui n'est pas sans analogie avec celui de l'urétrite la plus aiguë, qui peut être assez violent pour produire la gangrène du pénis.

Voici les autres phénomènes qui suivent l'administration des cantharides : ardeur et serrement du gosier, douleur à l'épigastre, soif ardente, hydrophobie, selles douloureuses et souvent sanguinolentes.

Les auteurs ont encore insisté sur l'abondance des urines, quand les cantharides sont données à dose insuffisante pour provoquer des douleurs.

Voici les altérations cadavériques spécifiques des cantharides qui ont été notées par M. Brame après l'administration du vinaigre cantharidé.

C'est la contracture de la vessie, qui est telle que cet organe n'avait plus que le volume d'une grosse noix chez un chien de moyenne taille, et que le volume de la prostate était plus considérable ; c'est l'altération des reins, des uretères, de la muqueuse de la vessie ; c'est l'altération du suc gastrique, qui peut devenir alcalin et albumineux en présence du vinaigre, et qui contenait de la matière colorante du sang ; c'est la nature des matières de l'intestin, qui étaient un mélange de bile altérée, de matière fécale, albumineuse, et encore de matière colorante du sang ; et dans le cas où le poison tue rapidement, c'est l'altération de l'urine elle-même, qui est très albumineuse et alcaline.

M. Poumet, dans une très bonne monographie, a tracé l'*histoire physiologique et toxicologique des cantharides*, qui est d'accord avec ce que je viens de rapporter.

Nous arrivons maintenant à l'appréciation des effets dynamiques des cantharides. Voilà où les dissidences graves vont commencer à se montrer. Giacomini, qui a invoqué l'expérience pour éclairer ce sujet difficile, place les cantharides dans l'ordre des remèdes hyposthénisants cardiaco-vasculaires, entre la digitale et les composés cyaniques. On voit qu'il y a loin de cette classification à notre manière de voir ; car nous rangeons les cantharides prises à dose modérée parmi les stimulants généraux. Commençons, pour mettre de la netteté dans la discussion, à énumérer les faits sur lesquels nous serons d'accord avec le célèbre thérapeutiste italien. Oui, à doses élevées, les cantharides peuvent causer des nausées, des vomissements, des vertiges, le délire, des défaillances, des convulsions et même le tétanos. Oui, en même temps que ces effets se produisent, on note un ralentissement considérable du pouls, qui peut même s'arrêter complétement et déterminer la mort. Oui, ces effets ne peuvent s'expliquer par l'action locale ; ils sont sous

la dépendance de l'action générale, qui est la suite de l'absorption
du principe actif. Mais faut-il conclure de là que les cantharides
constituent un remède contro-stimulant ou hyposthénisant ? Je ne
le pense pas ; car tous les remèdes qui troublent les fonctions de
la vie de nutrition et de relation, lorsqu'ils sont administrés à doses
toxiques, produisent ces effets. Ce n'est point ainsi que l'on peut
apprécier des différences d'action : il faut observer les effets physiologiques qui se manifestent avec des doses modérées. Or, que
remarquons-nous, si nous opérons de la sorte pour les cantharides?
Le ralentissement du pouls ne sera plus la règle ; il sera l'exception.
On ne notera plus des défaillances, mais une véritable fièvre
inflammatoire accompagnée de rougeur et de chaleur à la peau,
accompagnée de sueurs abondantes, avec tous les phénomènes
caractéristiques du côté de l'appareil génito-urinaire.

Giacomini a beaucoup insisté sur l'argument tiré de l'utilité
de l'opium comme contre-poison des cantharides; il en déduit cette
conséquence : l'opium est un stimulant, donc la substance dont il
atténue les effets doit être rangée parmi les contro-stimulants.
C'est, selon moi, une vicieuse manière de raisonner, et qui a conduit Giacomini à adopter avec confiance beaucoup d'opinions
hasardées. De ce qu'une substance est utile pour combattre les
effets d'une autre substance, il ne s'ensuit pas des effets dynamiques opposés. Cette manière de voir, empruntée aux phénomènes
de neutralisation chimique, est fausse dans ses applications de
physiologie pathologique. La théorie de la substitution est plus
rationnelle ; tous les faits acquis s'accommodent parfaitement avec
elle. Elle ne peut pas servir à fonder une classification thérapeutique ; mais elle conduit à des applications plus sûres que le principe
de l'école italienne.

Passons maintenant à la description des cantharides et à leur
emploi.

CANTHARIDES (*Cantharis*, Geoff., Oliv. ; *Meloe*, L. ; *Lytta*,
Fabr.). — Animaux articulés de la classe des insectes, de l'ordre
des coléoptères, de la section générale des hétéromères, de la
famille des trachélides, de la tribu des cantharides ou vésicants.
Si nous cherchons à résumer les principaux caractères indiqués
par les divisions précédentes, nous dirons que ces insectes ont la
bouche garnie d'organes de mastication ; qu'ils ont quatre ailes,
dont la paire supérieure constitue des espèces d'étuis cornés
nommés élytres, et dont la paire inférieure, qui sert pour le vol, se
reploie transversalement ; que leurs tarses sont composés de cinq
articles aux quatre pattes antérieures, et seulement de quatre

articles aux deux pattes postérieures ; que leur tête est séparée du corselet par un étranglement brusque, et que leurs tarses sont terminés par des crochets bifides. Si nous recherchons des caractères génériques, nous dirons qu'ils ont tous les articles des tarses entiers et le corselet presque ovoïde, un peu allongé et rétréci antérieurement et tronqué postérieurement, ce qui les distingue des *Tetraonix*; le second article des antennes est beaucoup plus court que le suivant, et le dernier des maxillaires est sensiblement plus gros que les précédents ; la tête est un peu plus large que le corselet ; les antennes des mâles sont quelquefois irrégulières et même semi-pectinées.

CANTHARIDES DES BOUTIQUES (mouche d'Espagne, *Meloe vesicatorius*, L.). — Elle est longue de 15 à 20 millimètres ; ses antennes sont noires, filiformes, composées de 11 articles, ses élytres sont longs, flexibles, d'un vert doré très brillant, et les tarses d'un brun foncé ; son odeur est forte, pénétrante, particulière, désagréable ; sa saveur est extrêmement âcre.

Cet insecte paraît dans nos climats vers le solstice d'été, et se trouve plus particulièrement sur les arbres de la famille des jasminées, le frêne, le lilas, dont il dévore les feuilles ; sa larve vit dans la terre et ronge les racines des végétaux. Aux États-Unis, on emploie aux mêmes usages l'espèce que Fabricius nomme *Lytta vittata* et qui se trouve sur la pomme de terre.

M. Batka a trouvé le *Lytta syriaca* dans des cantharides de Moldavie. Cet insecte est d'un tiers plus petit que le *Lytta vesicatoria* et son tarse est rouge ; il est moins vésicant.

Plusieurs insectes fournis par des genres voisins du genre *Lytta*, tels que les *Meloe maialis, Meloe proscarabæus, Mylabris cichorii*, ont été employés par les anciens ou le sont encore aujourd'hui en place de la cantharide des boutiques. On s'est assuré que plusieurs de ces insectes contenaient de la cantharidine.

Récolte des cantharides. — Le matin, avant le lever du soleil, on secoue les frênes, et les cantharides tombent sur des draps disposés pour les recevoir. On les fait ordinairement périr en les exposant à la vapeur du vinaigre, mais il est préférable de les placer pendant quelques heures dans un flacon exactement fermé ; elles périssent sans être altérées ; on les dessèche ensuite en les exposant dans un séchoir bien aéré, et on les renferme dans des bocaux secs et bien clos. Il ne faut pas les faire sécher en les abandonnant longtemps à l'étuve ; car, selon la remarque de M. Thierry, elles perdent ainsi leur cantharidine. Souvent les cantharides sont attaquées par divers insectes ; c'est ordinairement la mite (*Acarus domesticus*) et les larves des *anthrènes* qui les endommagent le plus souvent. Au moyen du camphre on détruit les mites, mais non les anthrènes. On dit qu'un peu de mercure placé au fond des vases atteint ce but. Wilsin conseille de conserver les cantharides par le procédé d'Appert. Selon Duméril, les insectes n'attaquent pas la cantharidine.

La cantharide est composée de : cantharidine, — huile grasse jaune, huile concrète verte, — substance jaune visqueuse — substance noire, — osmazome, — acides urique, phosphorique, acétique, — chitine, — phosphate de chaux et de magnésie.

La *cantharidine* est le principe le plus important des cantharides ; elle a été découverte par Robiquet ; on l'obtient facilement par le procédé de M. Thierry que le Codex a adopté : prenez cantharides, 1 kilogramme ; alcool à 34 degrés Cart. (86 centésimaux) quantité suffisante ; pulvérisez les cantharides, mettez-les en macération avec l'alcool ; après vingt-quatre heures de macération, jetez le tout dans un entonnoir long et cylindrique, laissez écouler l'alcool, lavez la masse avec une nouvelle quantité d'alcool jusqu'à ce que celui-ci sorte à peine coloré ; distillez au bain-marie toutes les teintures réunies de manière à retirer tout l'alcool employé ; laissez le résidu en repos jusqu'à ce que la cantharidine se sépare sous forme de cristaux ; décantez le liquide vert huileux qui la surnage, laissez égoutter, lavez les cristaux avec une petite quantité d'alcool froid pour enlever les dernières portions d'huile ; reprenez les cristaux par un peu d'alcool bouillant, ajoutez une petite quantité de noir animal, filtrez et faites cristalliser par refroidissement. Ainsi obtenue, la cantharidine possède les propriétés suivantes : elle est blanche, elle fond à 210 degrés ; elle est très volatile, elle est soluble dans l'alcool et dans l'éther, et à chaud dans les huiles fixes et volatiles ; elle est insoluble dans l'eau. Appliquée sur la peau, elle fait naître rapidement des ampoules ; administrée à l'intérieur, c'est un des poisons irritants les plus énergiques. En un mot, c'est le principe actif des cantharides : en en mélangeant 50 milligrammes avec 32 grammes d'axonge, on a la *pommade de cantharidine*.

La *matière jaune* visqueuse se dissout dans l'eau et dans l'alcool, c'est elle qui facilite la dissolution de la cantharidine, quand on traite les cantharides par l'eau. La *chitine* est la substance commune à tous les insectes et qui forme leur squelette.

Propriétés physiologiques et médicales. — Les cantharides appliquées sur la peau y déterminent bientôt de la rougeur et les autres phénomènes de l'inflammation ; si l'action est continue, la rubéfaction est suivie d'une sécrétion de sérosité et de formation de phlyctènes. De tous les épispastiques, ce sont les cantharides qu'on emploie le plus fréquemment : leur action se borne le plus souvent à produire une vésication : mais la cantharidine peut être absorbée et causer divers accidents qui peuvent devenir très graves. Ainsi, chez certaines personnes irritables, l'application d'un vésicatoire aux cantharides peut être accompagnée de priapisme, d'hématurie, de strangurie, etc. Administrées à l'intérieur, les préparations de cantharides agissent d'un façon spéciale et digne de toute l'attention des physiologistes : elles provoquent d'abord une irritation gastro-intestinale des plus vives, puis leur absorption est suivie d'une fièvre inflammatoire intense, et elles réagissent aussi sur l'appareil génito-urinaire, qu'elles stimulent assez énergiquement pour provoquer de violentes hématuries chez la plupart des sujets, la cantharidine absorbée même par l'absorption d'un vésicatoire détermine l'irritation de l'appareil génito-urinaire, fait apparaître la présence de l'albumine dans les urines, souvent accompagnées de fausses membranes.

M. Le Riche a rapporté dans la *Gazette médicale* de Lyon, un exemple remarquable de l'action irritante, déterminée sur les muqueuses buccales et les glandes salivaires par l'absorption de la cantharidine, par suite d'application d'un vésicatoire chez un jeune sujet. Cette remarque devra éveiller l'attention des praticiens sur ce grave inconvénient, mais elle a beaucoup moins d'importance que celle de *l'albuminurie cantharidienne*.

Malgré ces redoutables propriétés, les préparations de cantharides sont quelquefois conseillées à l'intérieur : mais il faudra se garder de prescrire la poudre, parce que, malgré l'extrême division qu'on pourrait lui donner, on aurait toujours à craindre qu'elle ne se déposât sur quelques points du canal alimentaire et qu'elle ne déterminât de graves accidents locaux. On a conseillé les préparations de cantharides à l'intérieur dans l'anaphrodisie, dans certaines paralysies de la vessie, dans certaines incontinences d'urine, occasionnées par l'état de faiblesse des organes, dans les écoulements blennorrhagiques anciens et rebelles. Les cantharides peuvent rendre des services dans ces conditions : mais la plus grande prudence doit être recommandée dans l'administration de ce redoutable médicament.

M. Rayer a montré que les cantharides pouvaient être utilement employées dans le catarrhe vésical et aussi dans les cas d'albuminurie. Quand le sang est appauvri, quand les globules de même que la proportion d'albumine ont décru, les cantharides prises à doses convenables et modérées peuvent ranimer l'énergie des fonctions vitales, et par là contribuer à rétablir le sang dans son état normal. Les cantharides, administrées à l'intérieur, sont surtout utiles dans ces conditions où l'on a vu apparaître l'albumine dans les urines en même temps que la chaleur animale a diminué. Si l'on analyse avec soin l'urine rendue dans les vingt-quatre heures par les malades qui sont dans l'état que je viens d'indiquer, on reconnaîtra bien vite que la proportion d'urée y a notablement diminué. Ainsi, au lieu de 20 à 25 grammes dans les vingt-quatre heures, ces malades n'en rendront plus que 10[et même quelquefois 6 grammes. Voilà précisément les cas où les cantharides administrées à l'intérieur avec précaution ont produit de bons effets. J'ai également constaté leur utilité dans des cas de polydipsie rebelle.

Le docteur Irven a employé la teinture alcoolique de cantharides à la dose de 15 à 20 gouttes par jour pour combattre le scorbut. Cette pratique peut, en effet, être très convenable quand le scorbut est compliqué d'un grand affaiblissement.

On a encore vanté l'usage intérieur des cantharides contre certaines maladies de la peau, contre les hydropisies, les calculs vésicaux, l'épilepsie, l'hydrophobie même, soit comme moyen prophylactique, soit comme moyen curatif. De graves autorités ont insisté sur leur utilité avec une telle conviction, que je crois qu'on est en droit d'en tenter l'emploi contre cette affection désespérante. Mais nous devons dire qu'en somme l'usage intérieur des cantharides est très restreint; il n'en est pas de même de leur emploi comme épispastique.

Les vésicatoires sont utiles non-seulement par l'irritation locale qu'ils déterminent, mais leur action peut être générale : elle est alors sous la dépendance de l'absorption de la cantharidine. On peut constater les effets généraux et les effets locaux de l'administration des cantharides après l'application de grands vésicatoires ; qu'il faut toujours surveiller en pensant aux inconvénients de l'albuminurie cantharidienne qui, le plus souvent, ne dure que quelques jours, mais qui peut aussi persister et constituer alors une redoutable affection.

Les vésicatoires sont les agents les plus précieux peut-être de la médication révulsive. Ils peuvent surtout manifester leur puissance pour abréger la durée des maladies qui débutent et qui n'ont point encore altéré la texture des organes, qui ont pour siége plutôt les membranes que les parenchymes ; ils peuvent, dans ce cas, maniés par une main habile, juguler des maladies redoutables. Il faut ajouter encore, et cela est important, que la révulsion doit être proportionnelle au mal que l'on veut combattre. C'est pour avoir mis des vésicatoires insuffisants que l'on a accusé d'impuissance cette héroïque médication ; mais dans les maladies qui envahissent pour ainsi dire toute l'économie, l'influence des vésicatoires sera nulle ou nuisible, et j'ai la conviction qu'on tourmente inutilement bien des moribonds atteints de fièvre typhoïde, de pneumonie, etc., auxquels on applique comme pour dernier remède les vésicatoires aux jambes.

Les vésicatoires longtemps entretenus peuvent encore être considérés comme des moyens efficaces de la médication spoliative. Pour diminuer l'irritation causée par les vésicatoires sur l'appareil génito-urinaire, on les saupoudre souvent avec de la poudre de camphre.

POUDRE DE CANTHARIDES. — Prenez : cantharides, q. s. Faites-les sécher au soleil ou à l'étuve ; aussitôt qu'elles seront sèches, pulvérisez-les dans un mortier de bronze sans laisser de résidu. L'opérateur, pendant cette préparation, ne doit négliger aucune précaution pour se garantir de la poussière des cantharides. Le tamis qui a servi à cette préparation ne doit être employé qu'à cet usage. On préparera de même les poudres de *cloportes*, *cochenille*, *kermès animal*.

Les cantharides en poudre servent à préparer les pommades et les emplâtres à vésicatoires ; elles servent à saupoudrer ces derniers. Quelquefois on fait un *vésicatoire magistral ou économique* en recouvrant de la pâte de farine au vinaigre avec de la poudre de cantharides.

On reconnaît la poudre de cantharides à son odeur particulière, et surtout à des parcelles d'élytres vertes qui sont répandues dans une poudre grisâtre.

INFUSION DE CANTHARIDES. (*Pharmacop. Hambourg.*) — Cantharides, 2 gram.; eau, 200 gram.; f. s. a. L'eau dissout la cantharidine, bien qu'elle ne soit pas soluble dans ce véhicule ; elle est entraînée à la faveur des autres principes solubles, et surtout de la substance jaune visqueuse.

Cette préparation, qui est destinée à l'usage interne, est inusitée en France ; il en est de même du *vin de cantharides*, avec 1 gram.; vin blanc, 500 gram.; f. s. a. Si l'on voulait les employer, il faudrait toujours le faire avec la plus grande réserve.

HUILE DE CANTHARIDES. — Prenez : poudre grossière de cantharides, 125 gram.; huile d'olive, 100 gram. Faites digérer pendant six heures dans un vase fermé, à la chaleur du bain-marie ; passez avec expression et filtrez (Codex). L'huile se charge de la cantharidine à la faveur des autres principes ; elle sert pour faire des frictions excitantes. On l'emploie quelquefois à l'intérieur sous forme de potion : alors il faut l'émulsionner au moyen de la gomme.

TEINTURE DE CANTHARIDES. — Prenez : cantharides en poudre, 100 gram.; alcool à 21 degrés Cart., 800 gram. Faites macérer pendant quinze jours ; passez avec expression ; filtrez. — La teinture de cantharide contient 1/55 de son poids de principes fixes ; l'alcool à 21 degrés dissout la cantharidine, l'huile verte, les matières verte et noire, et l'osmazome. — La teinture de cantharide est un médicament fréquemment employé à l'extérieur, en frictions comme rubéfiant et excitant ; on l'associe quelquefois à l'huile d'olive ou à l'alcool camphré pour diminuer son activité. On la prescrit à l'intérieur, dans des potions, à la dose de 10 à 30 gouttes.

Mixture cantharidée opiacée (Rayer). — Solution de gomme, 125 gram. ; teinture de cantharide, 12 gouttes ; laudanum liquide de Sydenham, 10 gouttes. A prendre par cuillerées en vingt-quatre heures dans les cas de la paralysie de la vessie.

Mixture diurétique (Rayer). — Infusion de raifort, 125 gram. ; teinture de cantharide, 8 gouttes ; laudanum liquide de Sydenham, 12 gouttes ; sirop simple, 16 gram. A prendre en trois doses, en vingt-quatre heures, dans l'hydropisie consécutive à la néphrite albumineuse chronique.

La dose de la teinture de cantharides peut être graduellement portée à 36 gouttes, en augmentant la dose du laudanum jusqu'à 18 gouttes.

Lithontriptique de Tulp. — Cantharides, 5 gram. ; petit cardamome, 5 gram. ; alcool, 40 gram. ; acide nitrique, 20 gram. Faites macérer et filtrez. Douze gouttes dans un demi-verre d'eau sucrée.

Extrait de cantharides. — Cantharides, 2 kilogr. ; alcool à 21 degrés, 7 kilogr. ; f. s. a. par lixiviation. Rubéfiant énergique ; inusité.

Teinture éthérée de cantharides. — Prenez : cantharides pulvérisées, 100 gram. ; éther acétique, 800 gram. Faites macérer dans un flacon à l'émeri pendant huit jours ; passez, exprimez et filtrez. — L'éther acétique dissout la cantharidine. On emploie cette teinture associée à l'huile pour liniments excitants.

Vésicatoire ou papier vésicant (Trousseau). — Imbibez un papier joseph de la grandeur et de la forme du vésicatoire que vous voulez établir avec de l'extrait éthéré de cantharides évaporé en consistance sirupeuse. Appliquez sur une rondelle de sparadrap, dont les bords dépassent un peu la rondelle de papier joseph. Sept à dix heures après l'application, l'épiderme est soulevé.

Ce vésicatoire, d'un emploi très simple, réussit très bien.

Emplatre vésicatoire. — Prenez : poix-résine, axonge, cire jaune, cantharides en poudre fine, aa. 100 gram. Faites liquéfier sur un feu doux la poix blanche, la térébenthine et la cire ; passez à travers un linge, et tandis que la matière est encore chaude, ajoutez la poudre de cantharides et continuez de remuer jusqu'à ce que l'emplâtre soit revenu à la consistance solide. En été, il faut retrancher 30 gram. de graisse de la formule, et les remplacer par 30 gram. de cire. Pour pré-

parer des *vésicatoires*, on étend cet emplâtre sur de la peau blanche et
on le saupoudre de cantharides.

EMPLATRE VÉSICATOIRE ANGLAIS. — Prenez : emplâtre de cire, graisse
de porc, cantharides en poudre très fine, de chaque 100 gram. Faites
liquéfier l'emplâtre et la graisse , ajoutez la poudre de cantharides et
remuez jusqu'à refroidissement ; conservez l'emplâtre dans un pot couvert. (Il n'est pas besoin de recouvrir cet emplâtre de poudre de cantharides pour faire des *vésicatoires*.)

POMMADE ÉPISPASTIQUE VERTE. — Prenez : cantharides en poudre fine,
32 gram.; onguent populéum, 875 gram.; cire blanche, 125 gram.
Faites liquéfier la cire à une douce chaleur avec l'onguent populéum ;
ajoutez les cantharides, et agitez jusqu'à refroidissement. — Cette
pommade est employée pour panser les vésicatoires ; elle excite une
suppuration active.

POMMADE ÉPISPASTIQUE JAUNE OU DOUCE. — Prenez : cantharides en
poudre grossière, 125 gram.; graisse de porc, 1680 gram.; cire jaune,
250 gram.; curcuma en poudre, 8 gram.; huile volatile de citron,
8 gram. Mettez les cantharides et l'axonge dans un bain-marie et faites
digérer pendant trois à quatre heures à la température de l'eau bouillante, en agitant de temps en temps ; passez avec forte expression ;
remettez la pommade sur le feu avec la cire jaune ; remuez le mélange
jusqu'à ce qu'il soit en grande partie refroidi, et aromatisez-le avec
l'huile volatile de citron. Cette pommade est plus douce que la précédente, et convient mieux aux personnes irritables.

TAFFETAS VÉSICANT. — Prenez : poudre de cantharides, 1000 gram.;
éther sulfurique, q. s. Préparez une teinture éthérée de cantharides
par lixiviation ; distillez cette teinture pour en retirer l'éther, vous
obtiendrez une huile épaisse, très vésicante. Prenez alors de cette huile
de cantharides, 125 gram.; cire jaune, 250 gram. Faites liquéfier à une
très douce chaleur, et étendez sur une toile cirée. Ce sparadrap doit
être préparé en petites quantités à la fois. Il faut le conserver dans un
vase fermé. Il suffit de l'appliquer sur la peau après l'avoir légèrement
humecté avec du vinaigre pour déterminer une vésication (Codex).

COLLODIUM CANTHARIDAL. — D'après M. Hisch, le collodium, combiné
avec la cantharidine, peut être employé avec le plus grand succès
comme remède épispastique : non-seulement, il peut tenir lieu des
emplâtres de cantharides ordinaires, mais il offre encore l'avantage
qu'on peut, par son emploi, se passer de la toile ou du cuir nécessaire
pour l'application de ces derniers. L'emploi de collodium épispastique
se recommande surtout lorsqu'il s'agit de placer un fort vésicatoire en
un endroit du corps où il peut se déplacer facilement par les mouvements du patient, ou bien où l'irritabilité de celui-ci s'oppose à ce que
le vésicatoire soit maintenu dans une position tranquille, ce qui détrui-
rait son action ou du moins la déplacerait en une autre partie du
corps.

Pour employer le collodium cantharidal, il suffit d'en enduire, au moyen d'un pinceau, l'endroit où le vésicatoire doit être appliqué. Si l'on voit après la dessiccation du collodium, qui a lieu en moins d'une minute, que l'endroit désigné de la peau n'en est pas encore entièrement recouvert, on répète la même opération. On obtiendra une action plus rapide et plus certaine si l'on recouvre la partie enduite de collodium avec un peu de graisse de porc ou de cérat simple, ou bien encore d'une légère couche d'emplâtre de diachylon. Le collodium cantharidal n'exige pas plus de temps pour produire son effet qu'un vésicatoire ordinaire; en outre, il offre l'avantage que les mouvements du malade ne l'empêchent nullement d'agir.

Préparation. — On épuise, par la méthode de déplacement, 500 gram. de cantharides grossièrement pulvérisées avec 500 gram. d'éther sulfurique et 100 gram. d'éther acétique; de cette manière on obtient une solution saturée de cantharides, ainsi qu'une matière grasse animale d'une couleur verdâtre; enfin dans 60 gram. de liquide on dissout 1 gram. de coton-poudre.

Le collodium cantharidal peut se conserver sans altération dans des flacons bien fermés, ce qui lui donne de grands avantages sur les autres remèdes épispastiques, surtout dans les ambulances et dans les maladies que contractent les militaires par suite de longues marches, où l'application de vésicatoires sera jugée nécessaire.

On a fait des essais répétés avec le collodium cantharidal : son action s'est constamment vérifiée.

Le collodium cantharidal pourrait servir de base à d'excellents taffetas épispastiques.

PAPIER ÉPISPASTIQUE (Vée). — Nº 1. Cantharides en poudre grossière, 620 gram.; axonge, 4 kilogr.; cire très blanche, 2 kilogr. — Nº 2. Cantharides, 1 kilogr.; onguent de morelle, 8 kilogr.; cire très blanche, 2 kilogr. — Nº 3. Cantharides, 1500 gram.; axonge colorée par l'orcanette, 8 kilogr.; cire blanche, 2 kilogr. Le mode d'opérer est le même pour les trois espèces de mélanges : on met les cantharides en poudre grossière dans une bassine, avec suffisante quantité d'eau pour qu'elles y baignent largement; on ajoute l'axonge, on chauffe jusqu'à l'ébullition de l'eau, qu'on entretient d'une manière modérée pendant une heure, en agitant continuellement la masse; on laisse refroidir dans la bassine même, et l'on sépare ensuite la graisse cantharidée qui s'est figée à la surface du marc liquide qui s'est déposé au fond et que l'on rejette. Il arrive quelquefois, lorsqu'on n'a pas pris une quantité d'eau suffisante ou que l'évaporation a été trop prompte, qu'une partie du corps graisseux reste engagée dans les cantharides; il faut alors les faire bouillir dans de nouvelle eau pour l'en séparer.

On fait fondre ensuite sans eau la graisse cantharidée et on la coule à travers un linge dans un bain-marie d'étain; on ajoute la cire et l'on chauffe pendant deux ou trois heures pour opérer la fusion de cette dernière et une complète défécation de la masse, que l'on gratte après le refroidissement pour la séparer du dépôt formé.

Cette masse peut être étendue, pour l'usage, sur de la toile ou du taffetas ; nous préférons le papier, comme plus économique. Voici comment il faut procéder : on choisit du papier blanc, sans colle, très fin et très lisse, on le fait couper à la presse à rogner, par bandes prises dans le sens de la plus grande dimension des feuilles, et larges de 60 ou 80 millimètres ; on plonge ces bandes dans la masse épispastique liquéfiée, et on les en retire pour les faire passer entre deux baguettes de fer polies et légèrement échauffées.

Ces papiers sont très convenables pour entretenir les vésicatoires ; ils sont d'un usage infiniment plus commode que les pommades employées communément.

MÉDICATION SUDORIFIQUE ET DIAPHORÉTIQUE.

On donne le nom de *sudorifiques* aux médicaments qui augmentent la transpiration cutanée. Cet effet peut être déterminé par des substances appartenant à différentes classes, pourvu qu'elles soient administrées dans un véhicule chaud et abondant ; plusieurs médecins prétendent même que la plupart des sudorifiques ne doivent leurs propriétés qu'à l'eau qui leur sert de véhicule. Cela peut être vrai pour quelques-uns d'entre eux ; mais il n'est pas moins certain que plusieurs agents ont une action manifeste sur la peau : c'est particulièrement ceux qui sont éliminés par cette voie.

On distinguait autrefois les sudorifiques en *diaphorétiques* et en *sudorifiques* proprement dits, selon qu'ils se bornaient à augmenter l'exhalation naturelle de la peau, ou qu'ils allaient jusqu'à déterminer la sueur. Mais cette distinction est abandonnée, parce qu'elle reposait moins sur une différence entre ces médicaments que sur la température et l'état hygrométrique de l'air ambiant.

On peut dire d'une manière générale que, pour faciliter l'action des sudorifiques, on doit les prescrire dans un véhicule aqueux abondant, et qu'il faut placer le malade dans une température douce et à l'abri des courants d'air, en l'enveloppant de bonnes couvertures de laine.

Les médicaments sudorifiques peuvent rendre des services dans un grand nombre de circonstances : ils sont utiles dans les cas où il faut chasser par la voie des sueurs les principes septiques qui peuvent nuire à l'économie : c'est parler le langage de l'ancien humorisme, qui, dans cette circonstance, pourrait bien être l'expression de la vérité. Ainsi, des sueurs provoquées à propos peuvent arrêter dans le début les maladies inflammatoires les plus diverses ; mais on emploie particulièrement les sudorifiques dans les maladies chroniques; c'est ainsi qu'on les prescrit dans les affections dartreuses et autres phlegmasies chroniques de cette membrane. On les emploie contre les rhumatismes, la goutte, les hydropisies, certaines affections catarrhales. Le plus souvent leur usage accompagne celui des mercuriaux contre les maladies syphilitiques; mais dans ce cas c'est aux sudorifiques végétaux qu'on a recours.

Les sudorifiques sont fournis par le règne minéral et par le règne végétal. -- L'*ammoniaque* vient au premier rang parmi les agents diaphorétiques, puis le *carbonate d'ammoniaque* et l'*acétate d'ammoniaque*. — On range au nombre des sudorifiques le *soufre*, les *préparations sulfureuses* et les *eaux minérales hépatiques*. Il est certain que ces médicaments ont une action évidente sur la peau, mais ils agissent aussi comme stimulants généraux. L'*émétique* et plusieurs autres préparations antimoniales peuvent également agir d'une manière secondaire comme sudorifiques.

Le règne végétal fournit plusieurs médicaments sudorifiques; mais leur influence pour provoquer la diaphorèse est plus contestée. Viennent en première ligne le *gaïac*, — la *salsepareille* et la *squine*, — le *sassafras*, — la *douce-amère* (dont nous avons traité précédemment, — les *fleurs de sureau* ; — puis arrivent plusieurs médicaments dont l'action diaphorétique est très contestable, comme la *canne de Provence*, le *roseau à balai*, le *santal rouge*, la *lobélie syphilitique*, les *souchets*, la *scabieuse*, les *écorces d'orme et de tilleul*, la *bourrache*. Plusieurs médicaments appartenant à d'autres sections ont une action évidente sur la peau, et sont souvent employés lorsque l'indication des diaphorétiques se présente; je vais en citer quelques-uns ici. Les *opiacés* devraient peut-être venir au premier rang dans la classe des sudorifiques, s'ils n'étaient mieux placés parmi les narcotiques. On emploie souvent comme diaphorétique, soit la morphine, soit la poudre de Dower. Presque tous les agents de la médication stimulante ont une action sudorifique incontestable. En parlant des cantharides, j'ai insisté sur la propriété qu'ont ces insectes de provoquer des sueurs abondantes; en parlant de plusieurs autres médicaments, et des antimoniaux par exemple, je mentionnerai leur action sur la peau. Mais je dois dire, en terminant cet article de généralités, qu'on ne connaît aucun agent pharmaceutique qui provoque sûrement et constamment la diaphorèse; l'eau seule, et employée comme le font les partisans de l'hydrothérapie, peut produire constamment cet effet. Terminons par un article sur les sueurs médicamenteuses, emprunté à M. Duclos, de Tours.

Des principales sueurs médicamenteuses.—Lorsqu'on administre certaines substances, et dans les conditions pathologiques générales ou locales les plus différentes d'ailleurs, il arrive assez fréquemment qu'il se développe à la surface cutanée, ou même du côté des membranes muqueuses, certains phénomènes phlegmasiques, certains exanthèmes intéressants à étudier.

C'est toujours par une action immédiate que se produit l'exanthème. Le médicament absorbé est expulsé par les surfaces cutanées et muqueuses, et communique à la sécrétion sudorale ou muqueuse des propriétés toutes nouvelles et en général irritantes, en sorte que l'altération qui se manifeste du côté de la peau n'est point un phénomène sympathique, mais bien le résultat de l'action directe du médicament.

Il est à cet égard un fait intéressant à noter, c'est que la rapidité et l'étendue du développement de ces éruptions ne sont point en rapport absolu avec la quantité du médicament absorbé. Tel sujet prend pendant longtemps des doses considérables de copahu, de cubèbe, d'iodure de potassium, sans que jamais apparaisse du côté du système cutané le moindre exanthème. Chez tel autre, au contraire, l'administration des mêmes substances à dose extrêmement faible, et pendant quelques jours seulement, provoquera le développement d'éruptions générales et confluentes. Il y a à cet égard des différences qui ne peuvent être formulées d'une manière générale : elles sont surtout individuelles. Ces susceptibilités si diverses sont de véritables idiosyncrasies.

Opium et ses diverses préparations. — Les éruptions que détermine l'administration de l'opium ou des composés dont il constitue la base sont toujours de nature exanthématique. Le plus ordinairement elles consistent dans de petites taches rouges et parfaitement isolées, qui rappellent, par leur disposition, leur forme, leur durée, les éruptions pseudo-morbilleuses. Ce sont d'ailleurs des faits qu'on rencontre assez rarement, bien que, de tous les médicaments, aucun ne soit d'un emploi plus fréquent que l'opium.

Solanées vireuses. — Ce sont encore des éruptions exanthématiques que produisent les solanées vireuses, et il est vrai de dire qu'elles sont aussi rares que celles déterminées par l'opium.

Tandis que l'exanthème de l'opium est presque toujours pseudomorbilleux, celui des solanées vireuses est ordinairement pseudoscarlatineux, c'est-à-dire qu'il consiste en de larges plaques rouges violacées, identiques, quant à leur aspect, à celles de la scarlatine. Il succède alors à des sueurs généralement assez abondantes.

Oléo-résines. — Toutes les oléo-résines peuvent produire des éruptions cutanées. Aucune n'en détermine plus fréquemment que la térébenthine, et surtout le copahu. L'administration de ces substances provoque, et quelquefois dès le premier jour, des sueurs dont l'odeur accuse bien nettement l'origine, et qui sont suivies du développement d'exanthèmes variés. La forme la plus habituelle que revêtent ces éruptions sudorales les rapproche des deux précédentes. Ce sont ordinairement des exanthèmes ou pseudo-morbilleux, ou pseudo-scarlatineux. Il est vraiment très exceptionnel de voir l'usage du copahu ou de la térébenthine amener des éruptions, soit vésiculeuses, soit surtout pustuleuses. Les papules sont une forme moins rare, bien que pourtant elle soit loin d'être commune.

Les éruptions qui succèdent à l'administration du *poivre cubèbe* sont également de nature exanthématique, et dues, comme les précédentes, à des sueurs dont l'odeur démontre incontestablement l'influence du cubèbe.

Il est peu d'éruptions plus fugaces. Elles ne persistent en général que pendant tout le temps que la sueur conserve l'odeur qui lui a été communiquée par les diverses oléo-résines, et cessent complétement lorsqu'elle est rentrée dans les conditions normales, témoignage évident du fait sur lequel nous ne saurions trop insister, à savoir, que ces éruptions ne sont point des phénomènes sympathiques, mais bien le résultat d'actions immédiates.

Huile de foie de morue. — C'est une médication qui trouve à chaque instant son opportunité. Dans la plupart des cas, l'huile de foie de morue peut être prise pendant un certain temps sans qu'il se développe du côté de la peau quelque exanthème. Ces éruptions, lorsqu'elles surviennent, sont vésiculeuses, miliaires ou eczémateuses.

L'eczéma de l'huile de foie de morue est simple, occupe ordinairement toute la surface cutanée, se manifeste à partir du cinquième ou sixième jour d'administration du remède pour cesser pendant une grande partie de la durée de son emploi. Il arrive pourtant que, dans certains cas, l'eczéma se renouvelle pendant presque tout le temps que l'on continue l'usage de l'huile.

Iodure de potassium. — Les éruptions qu'il détermine quelquefois sont peut-être moins uniformes que toutes celles qui précèdent. Tantôt, en effet, on observe des eczémas ; d'autres fois des affections pustuleuses, et, parmi elles, comme forme la plus commune, l'acné. Il semble donc qu'il y ait là une certaine différence ; mais qu'on pousse plus loin l'examen, qu'on les étudie pendant toute la durée de leur développement, et l'on constate que ces eczémas prennent bientôt le caractère impétigineux, c'est-à-dire aboutissent en définitive à une affection pustuleuse. La forme varie de l'eczéma impétigineux à l'impétigo et à l'acné ; mais au fond c'est toujours une éruption pustuleuse qui résulte, soit tout d'abord, soit en passant par d'autres degrés, de l'absorption de l'iodure de potassium.

Il arrive, dans certains cas, qu'il ne se développe aucune éruption cutanée, mais bien une phlegmasie du côté de quelque surface muqueuse. Les plus fréquents de tous ces accidents produits par l'iodure de potassium sont l'ophthalmie et surtout le coryza, affections essentiellement passagères si l'on suspend l'emploi du remède, tenaces au contraire, et ne cédant pas au traitement topique, si l'on continue l'usage de l'iodure.

Les sécrétions sudorales, groupées sous le titre commun de *sueurs médicamenteuses* ont, dans leur action sur le système cutané, quelque chose de spécial, suivant le médicament qu'on emploie. L'opium, par exemple, ne produit habituellement que des exanthèmes, et même avec la forme pseudo-morbilleuse ; les solanées vireuses, des exanthèmes également, mais avec la forme pseudo-scarlatineuse ; les oléo-résines, encore des exanthèmes, mais indifféremment avec l'une ou l'autre des deux formes précédentes ; l'huile de foie de morue amène des éruptions vésiculeuses ; l'iodure de potassium des éruptions essentiellement pustuleuses, avec des variétés dans la forme qui ne changent rien au fond même de l'éruption.

Non-seulement les observations précédentes sont intéressantes sous le point de vue physiologique, mais elles ont encore une grande importance pratique. Si l'on ne savait point rattacher ces éruptions sudorales à l'administration d'un médicament déterminé, on pourrait, comme j'en ai vu plus d'un exemple, commettre les plus graves erreurs.

HYDROTHÉRAPIE. — Je vais commencer par reproduire l'article de ma précédente édition consacrée à l'hydrothérapie, puis j'entrerai dans des détails circonstanciés sur les pratiques de cette méthode thérapeutique, enfin j'envisagerai d'une manière toute nouvelle l'action physiologique des pratiques d'hydrothérapie, et j'arriverai ainsi à poser des bases rationnelles qui pourront diriger le médecin dans un grand nombre de maladies.

« Priesnitz, simple paysan des environs de Vienne, est l'auteur de cette nouvelle méthode, basée sur ce principe : que toutes les maladies sont déterminées par des humeurs viciées, retenues à l'intérieur du corps ; qu'il suffit d'une sudation convenable pour en déterminer l'expulsion et rétablir la santé. C'est à Graeffenberg que Priesnitz a créé son établissement. Il était doué d'un tact exquis ; il savait faire un choix de ses malades, et prévoir ceux dont il pouvait opérer la guérison par sa méthode ; c'est ainsi qu'il s'est acquis en Allemagne une grande renommée. Il a été créé dans ce pays et en France de grands établissements d'hydrothérapie, où il s'est effectué des guérisons là où d'autres médications avaient échoué ; mais, hâtons-nous de le dire, on a singulièrement atténué le nombre des revers et exagéré l'importance des cas heureux. L'hydrothérapie est une arme puissante, mais qui ne peut servir dans tous les cas, et qui demande beaucoup de circonspection dans son emploi.

» Voici comme on opère en Allemagne :

» Vers les quatre à cinq heures du matin, le malade est enveloppé jusqu'au cou dans une couverture de laine grossièrement tissée, avec addition de nouveaux entourages de duvet ou de fourrure. Il y a des malades qui ont tout inondé en une demi-heure, d'autres qui transpirent à peine au bout de trois ou quatre heures. Si la peau est rebelle, on a successivement recours aux frictions sèches, aux lotions froides, aux draps de lit mouillés et froids, de telle sorte que l'organe réfractaire finit toujours par céder et donner lieu à une évacuation considérable de sueur.

» Aussitôt que le médecin, placé en observateur auprès de son malade, juge qu'il a assez transpiré, il le fait mettre aussi vite que possible dans un bain froid préparé à l'avance près de son lit. La première impression surmontée, les malades y éprouvent souvent une sensation de bien-être notable. La durée de ce bain varie et exige d'être comptée par le médecin. Certains malades ne restent qu'une minute au bain froid ; d'autres y restent jusqu'à l'apparition du second frisson. Pour ceux qui sont très délicats, on élève la température ; d'autres fois, au contraire, on la baisse artificiellement autant que possible.

» Immédiatement après le bain externe vient le bain interne, c'est-à-dire que le malade commence une promenade, pendant laquelle il boit de l'eau abondamment, jusqu'à ce qu'il sente une pesanteur incommode à l'estomac ; et l'habitude fait tant, que l'on voit des individus qui boivent habituellement peu d'eau, en avaler avec rapidité 20 à 30 verres par jour. La promenade est suivie par un déjeuner sans boissons irritantes, mais dont la base solide est nourrissante. C'est un vrai plaisir de voir des malades, même ceux qui souffraient naguère de dyspepsie, dévorer les aliments qu'on leur présente. Le temps qui s'écoule jusqu'au dernier jour s'emploie pour ceux qui sont faibles et délicats, ou ceux dont le mal doit céder facilement à des exercices gymnastiques.

» Ceux qui sont plus forts ou atteints de maux chroniques plus opiniâtres commencent à se soumettre à l'influence de l'eau froide, employée tantôt en pluie, en poussière, tantôt en douche. D'autres encore prennent des demi-bains, des bains de siége, des bains de pied.

» Pour permettre aux malades de continuer l'emploi des moyens curatifs et de se livrer au repos, le dîner a lieu après midi.

» Pendant le temps de la digestion, on leur interdit l'eau froide, excepté aux personnes atteintes d'obésité. On revient ensuite aux moyens thérapeutiques de la matinée, à moins que l'organisation ne soit trop faible. Mais il est des individus chez lesquels on renouvelle la transpiration et le bain consécutif. Après un souper que l'appétit assaisonne, les malades vont chercher un repos dont ils ont, en effet, grand besoin.

» Il est deux conditions importantes pour que l'hydrothérapie produise, quand l'indication de cette méthode de traitement est précise, des résultats heureux : la première, c'est que les voies digestives soient en bon état ou puissent y être bientôt ramenées par l'emploi de l'eau; la seconde, c'est que l'eau qu'on emploie, tant pour les bains que pour les boissons, soit bien aérée, de bonne qualité, agréable, exempte autant que possible de sulfates qui purgent et dérangent la digestion ; il faut aussi que ces eaux soient très froides. On comprend sans peine que l'hydrothérapie ne peut être commodément appliquée en tous lieux, car on ne rencontre pas fréquemment des eaux d'aussi bonne qualité. Quoique les eaux du canal de l'Onrcq de Paris ne soient guère convenables pour ce traitement, il a pu cependant être appliqué avec succès dans plusieurs services de l'hôpital Saint-Louis, tant contre les psoriasis rebelles que contre les *lepra vulgaris* anciennes. »

Voilà ce que je connaissais en 1845 sur l'hydrothérapie et sur les moyens employés *alors ou quelques années avant* par Priesnitz. Depuis ce temps la pratique du sagace inventeur s'est singulièrement modifiée; en l'étudiant avec les lumières de la physiologie nouvelle, dans les récits de nombreux malades soignés par Prietnitz dans les dernières années de sa vie, j'ai pu envisager d'une manière toute nouvelle les résultats de l'hydrothérapie et arriver à une théorie plus satisfaisante qui pourra diriger sûrement dans *l'ensemble des pratiques de l'hydrothérapie*, qui, comme dans toute méthode hygiénique, n'acquièrent une grande valeur que par leur réunion, et ne produisent aucun bien, nuisent même quand quelque condition, qui n'a point apparu aux imitateurs, ou qui ne leur a semblé qu'accessoire, est négligée.

Avant d'aller plus loin, faisons connaître les pratiques des dernières années de la vie de Priesnitz, conservées religieusement à Divonne, telles qu'elles ont été rédigées par M. H. Tonnellé, qui a bien voulu me les communiquer.

Disons, avant cela, que sauf un grand nombre d'exceptions, dont quelques-unes étaient inspirées par une sagace observation, d'autres par une habile exploitation, le traitement consistait essentiellement dans les dernières années de la vie de Prietnitz en : 1." drap mouillé ou maillot humide, 2° douche à colonne, 3° bain de siége froid, 4° ceinture mouillée. Dès 1845, l'eau prise en boisson était administrée moins abondamment que dans le début de la pratique de l'hydrothérapeute allemand. Dans la première partie de sa carrière, il employait beaucoup le maillot sec ; il y avait pour ainsi dire renoncé à la fin, modification immense qui a changé la face de l'hydrothérapie comme nous le dirons bientôt.

Voici maintenant la description sommaire des différentes pratiques de l'hydrothérapie.

Maillot humide. — Le malade est encore au lit ; il importe que la chaleur soit bonne. On étend alors sur le lit quitté un instant par couverture de laine un drap préalablement mouillé et fortement tordu ; le malade se couche dessus, et en un tour de main, il est emmaillotté. (Cela doit se faire très rapidement.) Par-dessus, on ajoute trois ou quatre couvertures de laine, un édredon, etc.

Chez Priesnitz, on vous démaillottait au bout de vingt minutes, pour changer le drap mouillé contre un autre, et l'on sortait invariablement du maillot au bout de vingt-cinq autres minutes. (En tout quarante-cinq minutes.) Dans d'autres établissements , et notamment à Divonne, on attend pour vous sortir du maillot l'instant variable du réchauffement. On sortait du maillot, soit pour la piscine, soit pour le bain partiel. Celui-ci était plus ordinairement employé, soit au début du traitement, soit chez les malades qui se réchauffaient mal dans le maillot, soit chez les malades très faibles.

Maillot sec. — Il se fait de la même manière que le maillot humide, si ce n'est que l'enveloppement se fait dans deux couvertures de laine, sans l'intermédiaire du drap mouillé, toujours avec deux ou trois couvertures par-dessus un édredon, etc. — On y reste un temps variable, jusqu'à ce que la transpiration soit abondante, souvent trois heures et plus. Il a l'inconvénient d'être pénible, très excitant. Beaucoup de malades ne peuvent pas le supporter ; il est suivi, comme le maillot humide, de l'eau froide sous diverses formes ; plus ordinairement la piscine.

Priesnitz, pendant la première partie de sa carrière, employait beaucoup le maillot sec, concurremment avec l'autre ; mais à partir de 1840, c'est-à-dire pendant les onze dernières années de sa vie, il était arrivé à le supprimer presque complétement, ce qui a changé de face sa méthode thérapeutique.

Friction de drap mouillé. — Elle se fait ainsi : le matin, immédiatement en sautant du lit, où l'on s'arrange pour être bien réchauffé, le doucheur vous jette sur les épaules et sur le corps, un drap mouillé et tordu ; puis, il vous frotte fortement par derrière, avec la main ouverte, les épaules, le dos, les bras, les cuisses, les jambes, pendant que vous frottez vous-même en avant la poitrine et le ventre ; cela dure trois à quatre minutes, jusqu'à ce que l'on sente que le drap commence à se réchauffer ; on remplace alors le drap mouillé par un drap sec, très gros et très rude avec lequel on vous essuie et l'on vous frotte vigoureusement, ou mieux encore, au lieu de vous essuyer on fait le *bain d'air*. Quand la friction se fait dans le jour, il faut être dans un bon état de chaleur, qu'on obtient, si cela est nécessaire, par un peu d'exercice préalable, sans aller jusqu'à la moiteur ; il peut être à propos avant de recevoir le drap mouillé sur les épaules, de se mouiller préalablement le front et les tempes.

Douches, bains de siége. — Priesnitz n'a jamais employé que les douches à colonne, et pour les bains de siége les baquets de bois. Ses moyens étaient tous très simples ; son talent consistait surtout, outre l'invention des procédés, dans le tact avec lequel il jugeait les indications et savait y adapter ses moyens.

Il n'a jamais employé le bain de siége à eau courante ; il n'est guère présumable qu'il n'y eût pas songé ; préférait-il que la température de l'eau et celle du corps arrivassent peu à peu à se mettre en équilibre, ainsi que cela se produit en prenant tout simplement le bain de siége dans un baquet, ainsi qu'il le faisait prendre, de dix à vingt minutes ?

Le bain de siége était *toujours* précédé de la friction de drap mouillé, et on le prenait ainsi que le bain de pieds quand il suivait, sans se rhabiller et le corps seulement couvert du gros drap qui avait servi à vous frotter. Priesnitz variait la durée de ses opérations froides, selon la température de son eau.

Dans les autres établissements, on a beaucoup augmenté l'arsenal hydrothérapique. Ainsi, à Divonne, outre les douches à colonne de plusieurs puissances, il y a les douches en pluie fine, en pluie d'orage, verticales, horizontales, ascendantes, les douches en nappes ; les bains de siége à eau courante en pluie ascendante, à jet ascendant, les douches vaginales, rectales, nasales, etc., etc.

Bain d'air. — Après l'eau froide, le malade au lieu de se faire essuyer par le doucheur, tient par les deux coins au-dessus de sa tête et de ses reins, le drap de très grosse toile destiné à cela, et l'agite latéralement comme les ailes d'un oiseau pendant que le doucheur le tient par les deux coins à l'autre extrémité, et l'agite de haut en bas : on se place pour cela dans un courant d'air, entre la fenêtre et la porte ouvertes ; au bout d'une demi-minute, on est tout à fait sec ; on laisse alors tomber sur le corps le drap avec lequel le doucheur vous frictionne; l'évaporation a produit une réfrigération assez vive, mais très superficielle, qui est suivie très rapidement d'une petite réaction, qui favorise notablement la réaction générale. Tout cela doit être fait très rapidement, ainsi, du reste, que toutes les opérations hydrothérapiques, pour lesquelles le *modus faciendi* est très important : de là, la nécessité de doucheurs très bien dressés.

Pendant la réaction, on recommande d'être aussi peu vêtu que possible. Quand on a vu les anciens malades de Graeffenberg faire leur réaction sans chapeau, sans cravate, sans gilet, sans bas dans leurs souliers, et par des temps assez froids, on admet facilement l'innocuité de cette pratique.

TEMPÉRATURE DE L'EAU. — La température de l'eau étant très basse à Divonne (6 1/2 en toute saison) les opérations froides s'y font très courtes. Les douches et les bains de pieds, de une à deux minutes au plus. L'immersion dans la piscine, rarement au delà d'une minute et très souvent moins. Le médecin prescrit toujours exactement la durée, jusqu'à ce qu'on sache soi-même apprécier l'opportunité. Priesnitz attachait une très grande importance à la froideur de l'eau, tellement qu'il renvoyait souvent ses cas graves à l'hiver, et que souvent, en été, il disait à ses malades : Je ne puis plus rien pour vous, revenez dans un mois quand les chaleurs seront passées. Etait-ce à cause de l'influence du temps chaud, qu'il regardait comme mauvais ? Etait-ce parce que dans le temps chaud, son eau amenée par de mauvais conduits, n'était pas assez froide ? Ce qu'il y a de certain, c'est que pendant les chaleurs le traitement produit moins bon effet, les réactions ne sont pas aussi franches, la transpiration vient trop facilement.

L'effet des opérations hydrothérapiques est très rapide et très puissant, mais il est de très courte durée. Au bout de trois heures au plus, l'effet d'une opération est consommé. De là, la nécessité de répéter incessamment les opérations et la longueur des traitements. Lorsque l'hydrothérapie sera plus répandue, plusieurs de ces procédés pourront peut-être passer dans la thérapeutique ordinaire, par exemple, le maillot humide d'une certaine durée est une opération sédative par excellence. L'effet du bain de siége et du bain de pieds froid, est bien plus puissant que celui du bain de pieds chaud, même sinapisé ; mais l'effet que produit un bain de siége ou un bain de pieds froid, chez un malade qui est soumis au traitement général, et chez lequel par suite la tendance à la réaction est déjà établie, n'est certainement pas le même que chez un malade qui n'est pas dans ces conditions. Le drap mouillé et les frictions de drap rude sec constitueront de puissants moyens qu'on peut prescrire dans les familles.

THÉORIE DE L'HYDROTHÉRAPIE. — L'inventeur de l'hydrothérapie, pendant les dernières années de sa pratique, et la plupart de ses imitateurs, regardaient cette méthode thérapeutique comme essentiellement dépurative. Boire beaucoup d'eau, provoquer des sueurs abondantes *pour déterminer l'expulsion au dehors des humeurs viciées*, voilà le fond théorique sur lequel on édifiait. Rien n'est moins complet, rien n'est moins exact. Les pratiques de l'hydrothérapie ont pour résultat de ranimer *toutes* les fonctions de la peau dont l'alanguissement est une cause des plus importantes d'une foule d'affections. Parmi ces fonctions de la peau ou plutôt du réseau capillaire qui en forme une partie si essentielle, la calorification vient en première ligne.

Ranimer l'énergie de la calorification, tel est le premier résultat des pratiques de l'hydrothérapie bien dirigée. Ranimer l'énergie des décompositions qui s'opèrent dans ce réseau capillaire et qui produisent de la chaleur, tel est le plus important des effets qu'on obtient. Rendre plus énergiques et plus faciles les fonctions d'exhalation qui permettent une régularisation facile de la chaleur animale, tel est le second résultat de l'hydrothérapie.

Il est bien évident que lorsque les pratiques de l'hydrothérapie ont réussi à modifier l'organisme, la dépense des matériaux combustibles doit être plus considérable. Il est donc indispensable de pourvoir à cette dépense par une alimentation riche en aliments de calorification les plus puissants ; on comprend sans peine maintenant comment le beurre intervenait pour une si large part dans la nourriture grossière que Priesnitz imposait à ses pensionnaires.

L'observation des effets qu'on éprouve lorsque l'on se trouve au maillot humide, confirme complétement la théorie que je viens de développer. Le réchauffement chez plusieurs sujets est très lent dans le début de l'emploi de ce moyen ; il faut quelquefois une heure pour l'obtenir ; quand, au contraire, les organes sont façonnés, vingt minutes et moins suffisent pour qu'une bonne chaleur apparaisse. Le pouls éprouve de grandes variations pendant cette opération. Après cinq à huit minutes, il baisse souvent de trois à huit pulsations par minute. Le réchauffement se produit peu à peu, il a un sentiment de bien-être complet. On doit sortir du maillot dès qu'on est bien réchauffé. Si l'on dépasse ce terme, le pouls s'accélère énergiquement.

Les frictions si répétées avec un drap rude, qui suivent ou accompagnent presque toutes les pratiques de l'hydrothérapie, ont pour résultat d'augmenter la quantité des productions épidermoïdales. C'est une des fonctions de la peau qu'il importe le plus de maintenir active, et une foule d'altérations de la santé peuvent survenir lorsqu'on néglige de maintenir l'activité de cette excrétion. C'est une des questions qui m'ont vivement préoccupé dans mon cours d'hygiène, lorsque j'ai cherché à démêler les causes si obscures de plusieurs maladies chroniques.

Applications thérapeutiques. — Je ne puis exposer ici avec assez de certitude les indications précises de l'hydrothérapie. On comprend sans peine, d'après ce que je viens d'exposer, qu'elles doivent être très *nombreuses*. Les pratiques diverses dont cette méthode thérapeutique se compose, peuvent rendre de grands services dans les affections goutteuses, dans les scrofules de l'âge adulte, dans la syphilis constitutionnelle, elles sont puissantes pour combattre la cachexie paludéenne et les incommodités sans nombre qui suivent les accès souvent répétés des fièvres intermittentes. Les femmes hystériques, qui vivent enveloppées dans du coton, se retrempent dans l'hydrothérapie.

J'ai obtenu des résultats très heureux de l'hydrothérapie pour combattre une affection rebelle, la polydipsie. Souvent cette méthode m'a été d'un grand secours chez plusieurs glycosuriques. Ajoutons enfin, que dans le choléra asiatique, l'hydrothérapie compte de beaux succès.

On comprend sans peine qu'un grand nombre de maladies de la peau peuvent être heureusement modifiées par l'hydrothérapie.

BAINS DE VAPEUR. — Ils constituent un des moyens les plus précieux de la médication sudorifique.

On administre un bain de vapeur en plaçant le malade dans un appareil particulier, où l'on fait arriver la vapeur d'eau pure ou chargée de principes volatils aromatiques. A l'Hôtel-Dieu, on emploie maintenant un sac de toile vernissée qui enveloppe le corps du malade en laissant la tête libre. La vapeur est fournie au moyen d'une lampe entretenue par l'esprit-de-vin, et le malade prend ce bain sans sortir de son lit.

Ces bains rendent de grands services dans les affections rhumatismales, dans les maladies de la peau, dans les grands refroidissements, et toutes les fois qu'il faut, dans les maladies aiguës, rappeler la chaleur vers l'organe tégumentaire externe.

On doit éviter avec soin les refroidissements lorsqu'on emploie les bains de vapeur.

AMMONIACAUX. — Les préparations ammoniacales ont repris depuis quelques années une faveur marquée ; l'ammoniaque liquide et plusieurs sels ammoniacaux sont journellement employés aujourd'hui, tant à l'intérieur qu'à l'extérieur. L'ammoniaque liquide, à la dose de 10 à 20 gouttes, est généralement prescrite pour combattre l'ivresse, pour s'opposer aux redoutables accidents de la chorée alcoolique. On a cité bon nombre de cas d'épilepsie amendés par cet agent.

Le carbonate d'ammoniaque est un médicament dont les propriétés alcalines et stimulantes sont très précieuses. Depuis plusieurs années il m'a rendu de bons services dans le traitement de la glycosurie.

La cautérisation à l'aide du *caustique ammoniacal* est un moyen très précieux de la médication révulsive ; je suis convaincu que l'action caustique est puissamment aidée par l'action spécifique sur le système nerveux. C'est ainsi que je m'explique les très heureuses applications à l'amaurose de la cautérisation sincipitale, suivant la méthode de M. Gondret.

AMMONIAQUE. — C'est un gaz formé par la combinaison de 1 volume d'azote et de 3 volumes d'hydrogène condensés en 2 volumes, ou de 1 atome d'azote (88,518) et 3 atomes d'hydrogène (18,721). Il est sans couleur, d'une odeur suffocante, d'une densité de 0,501. Il se liquéfie à — 43 ; c'est un alcali fort ; il verdit le sirop de violettes ; l'eau en dissout 430 fois son volume.

AMMONIAQUE LIQUIDE (*Alcali volatil fluor, esprit de sel ammoniac, ammoniaque*). — C'est un liquide incolore, transparent, d'une odeur particulière, extrêmement vive et suffocante, d'une saveur caustique. L'ammoniaque pure ne précipite ni par les sels de baryte ni par le nitrate d'argent, après la sursaturation de l'ammoniaque par l'acide nitrique ; saturée par l'acide sulfurique, elle doit fournir une dissolution incolore et exempte d'odeur. Pour l'usage médical, il n'est pas nécessaire que l'ammoniaque soit chimiquement pure, mais elle doit marquer 22 degrés à l'aréomètre, ou sa densité doit être de 0,903. Elle contient environ 1/5 de son poids d'alcali réel. Pour l'obtenir, prenez : chlorhydrate d'ammoniaque poudre, chaux éteinte, de chaque, 1 kilog. Mêlez rapidement et aussi exactement que possible ; introduisez promptement le mélange dans une cornue de grès lutée, à laquelle seront adaptés une allonge et un ballon de verre ; ce dernier communiquera avec une série de trois flacons de l'appareil de Woulf; le premier contiendra une très petite quantité d'eau, suffisante seulement pour y faire plonger l'extrémité du tube qui amène le gaz. Chacun des deux derniers flacons devra contenir : eau distillée, 1,500. Les tubes qui y amènent le gaz devront plonger dans le liquide jusqu'à peu de distance du fond. L'appareil étant parfaitement luté, surtout dans les parties qui doivent être exposées à l'action de la chaleur, chauffez légèrement la cornue pour faciliter le dégagement de l'ammoniaque; élevez ensuite progressivement la température jusqu'à ce qu'il ne se dégage plus de gaz. Démontez alors l'appareil. Vous retirez du deuxième flacon environ 2 kilogrammes d'ammoniaque à 22 degrés, qui devra être conservée dans des flacons bouchés à l'émeri. Le dernier flacon donnera de l'ammoniaque faible, qu'on pourra employer, au lieu d'eau pure, dans une opération suivante. Le premier flacon, dont l'eau a servi à laver le gaz, renfermera de l'ammoniaque impure, mais très concentrée; enfin le ballon contiendra aussi une certaine quantité de liquide ammoniacal impur et empyreumatique, qui pourra, comme le précédent, être employé à la préparation de quelques sels ammoniacaux. Le résidu de l'opération sera un mélange de chlorure et d'oxyde de calcium, dont on pourra tirer également parti. Pendant la condensation du gaz ammoniac dans l'eau, il se développe beaucoup de chaleur; il est convenable, afin de prévenir cette élévation de température qui s'oppose à la dissolution du gaz, de rafraîchir les flacons au moyen d'un filet d'eau froide; et comme par la dissolution du gaz l'eau augmente beaucoup de volume, il convient encore que les flacons ne soient pas remplis à plus de la moitié de leur capacité, au moment où l'on commence l'opération.

On remplace quelquefois le chlorhydrate d'ammoniaque par le sulfate d'ammoniaque; les proportions sont : 1 partie de sulfate et 3 d'hydrate de chaux.

Propriétés médicales. — L'ammoniaque liquide est un médicament précieux et fréquemment employé. On administre à l'intérieur. On s'en sert pour l'usage externe. Nous allons le considérer sous ces deux points de vue.

Usage externe. — Appliquée sur la peau, l'ammoniaque liquide à 22 degrés produit rapidement une rougeur assez vive, quelquefois des phlyctènes, et même une eschare quand le contact est assez prolongé. On l'emploie comme rubéfiant dans les rhumatismes chroniques, les tumeurs froides, les névralgies, les engorgements récents des mamelles, le croup, etc. M. Guérard emploie l'ammoniaque liquide contre les brûlures, au 1er ou au 2e degré.

On s'en sert comme dérivatif et révulsif dans une foule d'affections diverses ; on l'applique sur le sommet de la tête, dans l'amauroso ; sur la colonne vertébrale, dans le choléra et les maladies de la moelle, etc. ; on l'emploie journellement pour cautériser les morsures des animaux venimeux et la piqûre de certains insectes. Outre ces usages, on a vanté comme résolutifs, ou comme excitants, des mélanges qui dégagent continuellement du gaz ammoniac. On fait respirer le gaz qui se dégage continuellement de l'ammoniaque liquide, dans les cas de syncope, pour irriter la membrane pituitaire ; mais ces vapeurs peuvent occasionner des accidents par leur trop grande énergie,

On sait qu'on emploie contre l'ivresse l'ammoniaque à la dose de 10 à 12 gouttes dans un demi-verre d'eau sucrée. Nous avons trouvé beaucoup plus efficaces, à l'Hôtel-Dieu, où l'on nous apporte le lundi et le dimanche des ivrognes ramassés sur la voie publique, de leur promener sous le nez avec précaution, pendant quelques minutes, un flacon plein d'ammoniaque liquide.

Depuis déjà longtemps on employait l'ammoniaque gazeuse dans le traitement de quelques optbthalmies chroniques ; le remède usité en pareil cas est le mélange dégageant de l'ammoniaque, connu sous le nom de *collyre de Leayson*. Dans ces derniers temps, M. Ducros a employé l'ammoniaque contre l'asthme nerveux et quelques autres affections. On a certainement dans le monde étranger à la médecine exagéré les succès obtenus ; quoi qu'il en soit, voici l'énumération des cas dans lesquels ce moyen peut être employé.

Les laryngites chroniques, avec aphonie ou extinction plus ou moins complète de la voix ;

Toutes les angines pharyngées chroniques ou subaiguës, fréquentes depuis l'âge de vingt-trois à cinquante ans chez les dartreux, ou les scrofuleux sujets aux angines aiguës dans leur enfance et leur adolescence, ainsi que dans les coryzas anciens et rebelles ;

Dans l'asthme nerveux, quel que soit le degré d'emphysème pulmonaire qui s'y joigne, et malgré l'existence d'un catarrhe chronique muqueux ou pituiteux ;

Dans certaines ophthalmies ou conjonctivites chroniques ;

Enfin, dans l'amaurose simple et récente. Ce moyen aidé de l'application des vésicatoires volants sur la tempe et la région sourcilière, paraît agir de la même manière qu'eux en stimulant les expansions nerveuses de la cinquième paire de nerfs, et produit en pareil cas des effets assez avantageux.

Pour remplir ces diverses indications, soit dans le cas précédent, soit dans les maladies de la conjonctive, de la muqueuse des fosses nasales, du larynx et des bronches, il suffit de passer plus ou moins rapidement devant les yeux entr'ouverts ou bien sous le nez et la bouche, au moment de l'inspiration, un flacon débouché contenant de l'ammoniaque liquide, depuis 20 jusqu'à 30 degrés suivant le besoin et l'indication.

Dans les cas d'asthme, on peut joindre à cette aspiration l'attouchement de la paroi postérieure du pharynx avec un pinceau à lavis trempé dans l'ammoniaque liquide concentrée, pour provoquer une légère cautérisation. M. Monneret a expérimenté la cautérisation pharyngienne avec l'ammoniaque sur une femme âgée, atteinte de catarrhe bronchique, avec dyspnée intense et production de râles bruyants et étendus. Le soulagement a été immédiat, et il ne me semble pas possible d'invoquer une simple coïncidence. D'ailleurs, dans un autre service du même hôpital, celui de M. Rayer, ce moyen a été expérimenté un assez grand nombre de fois, et les résultats ont été satisfaisants : seulement M. Rayer a jugé à propos de substituer la cautérisation palatine à la cautérisation pharyngienne, qui n'est pas sans présenter de graves dangers. M. Broussonnet a employé avec succès contre l'amenorrhée 10 ou 12 gouttes d'ammoniaque liquide dans 4 cuillerées de lait, en injections dans le vagin. M. Girard a employé une solution contenant 1 partie d'ammoniaque liquide pour 30 d'eau, pour combattre les douleurs du cancer ulcéreux.

Pommade de Gondret (caustique ammoniacal). — Prenez : suif, 32 gram.; graisse de porc, 32 gram.; ammoniaque liquide à 25°, 64 gram. Faites liquéfier le suif et l'axonge dans un flacon à large ouverture; ajoutez l'ammoniaque, fermez le flacon et agitez vivement; tenez le flacon plongé dans l'eau froide, en ayant soin d'agiter de temps en temps jusqu'à ce que la pommade soit refroidie. Cette pommade est très active; en l'étendant sur la peau et en recouvrant d'une compresse, elle produit une vésication rapide. On l'emploie particulièrement pour cautériser le synciput dans les cas d'amaurose. Ce moyen compte plusieurs succès.

Voici un moyen pour obtenir le rubéfiant avec l'ammoniaque. Le moyen est bien simple ; il consiste, suivant M. Tônnelé, à remplir de pommade ammoniacale une de ces petites capsules de fer-blanc que détachent les ferblantiers quand ils pratiquent des trous dans les plaques de tôle étamée, on maintient l'appareil en contact avec la peau pendant dix à douze minutes, puis, avec un linge un peu rude, on froisse la surface cutanée d'un mouvement rapide, et l'on détache ainsi l'épiderme. Cette méthode a l'avantage d'emprisonner l'ammoniaque de façon à empêcher toute évaporation, de sorte que la vésication se produit promptement et sûrement. — Mais pour arriver à ces deux résultats, il faut apporter quelques perfectionnements au procédé du professeur de Tours. Ainsi, quand on emploie la cupule telle qu'elle sort des mains du ferblantier, on s'aperçoit que son contour n'est pas plan, et si on la place, chargée de pommade, sur la peau d'un malade, on reconnaît : 1° que l'ammoniaque qui s'évapore par les vides qui existent entre le bord de la cupule et l'épiderme ; 2° que la pommade elle-même, liquéfiée par la chaleur des tissus vivants, fuse et va irriter les parties voisines. Il est facile d'éviter ces deux inconvénients. Selon M. E. Boudet, 1° en faisant planer à la lime le contour de la cupule ; 2° en lutant, par surcroît de précaution, le pourtour de l'appareil, afin d'empêcher toute déperdition d'action rubéfiante.

On doit aussi maintenir l'appareil en place pendant le temps nécessaire avec un ruban d'un diamètre plus étroit que celui de la cupule, afin de remplacer le doigt qui glisserait sur le fer-blanc et se fatiguerait promptement, afin aussi de pouvoir surveiller à chaque instant le pourtour de la cupule, et s'assurer qu'aucune parcelle de la pommade ne s'échappe sur les parties voisines.

LINIMENT AMMONIACAL (liniment volatil). — Mêlez 64 gram. d'huile d'olive avec 8 gram. d'ammoniaque liquide à 22 degrés.

Ce liniment est un excitant fort actif qui rougit la peau et peut même produire une vésication. Quand on veut un effet plus actif, on double la dose d'ammoniaque ; on la diminue au contraire quand on veut obtenir une action plus douce. Ce liniment est surtout employé dans les douleurs rhumatismales ; on y ajoute souvent le camphre, 4 gram. ; du laudanum, 4 gram., etc. — L'ammoniaque fait également partie d'un liniment connu sous le nom de *baume opodeldoch*.

COLLYRE AMMONICAL (poudre de Leayson). — Prenez : chaux éteinte, 32 gram. ; poudre de sel ammoniaque, 4 gram. ; poudre de charbon végétal, 1 gram. ; poudre de cannelle, 1 gram. ; poudre de girofle, 1 gram. ; poudre de bol d'Arménie, 2 gram. Mêlez la plus grande partie de la chaux avec le charbon, et introduisez le mélange dans un flacon bouchant à l'émeri, par couches successives avec le sel ammoniac. Recouvrez avec les aromates, et mettez en dernier le reste de la chaux que vous aurez mélangé avec le bol d'Arménie. Versez dans le flacon quelques gouttes d'eau pour humecter légèrement la matière, et bouchez exactement.

Ce collyre est quelquefois utile quand il s'agit de stimuler l'appareil de la vision : c'est l'ammoniaque qui agit. On expose l'œil ouvert sur le flacon qu'on vient de déboucher.

SACHET RÉSOLUTIF. — Prenez : sel ammoniac, chaux éteinte, parties égales. On mêle ces matières et on les place entre deux couches de coton, et l'on enveloppe le tout d'une mousseline que l'on pique. Le gaz ammoniaque se produit longtemps et agit sur la peau.

Usage interne. — A l'intérieur, l'ammoniaque concentrée agit comme un poison irritant très violent ; étendue d'eau, c'est un agent stimulant diaphorétique et sudorifique qui peut rendre de grands services. On l'administre avec succès dans certains cas d'éruptions cutanées. difficiles ou brusquement supprimées, dans les fièvres ataxiques, le rhumatisme chronique, les morsures d'animaux venimeux. On l'emploie encore pour prévenir les rapports acides, pour combattre l'ivresse et la chorée alcoolique; mais c'est surtout comme sudorifique que l'ammoniaque peut être particulièrement préconisée. La dose varie entre 6 à 36 gouttes. Administrée aux animaux herbivores qui sont affectés d'un gonflement excessif quand ils ont mangé du trèfle vert, elle les rétablit presque instantanément.

POTION AMMONIACALE DE CHEVALLIER. — Eau distillée, 160 gram.; eau distillée de menthe, 16 gram.; ammoniaque concentrée, 3 à 36 gouttes. Cette potion peut s'administrer dans tous les cas ou nous avons indiqué l'ammoniaque.

EAU DE LUCE. — Prenez : huile de ricin rectifiée, 16 gram.; savon blanc, 8 gram.; baume de la Mecque, 8 gram.; alcool à 36 degrés, 375 gram. Faites macérez pendant huit jours; filtrez et conservez pour l'usage. On prépare l'eau de Luce en ajoutant 1 partie de la teinture précédente à 16 parties d'ammoniaque liquide.

ALCOOL AMMONIACAL (esprit d'ammoniaque, liqueur d'ammoniaque vineuse).—Ammoniaque liquide, 1 p.; alcool à 35 degrés, 2 p.; mêlez. Dose, 2 à 4 gram. dans une potion.

CARBONATE D'AMMONIAQUE.

— On connaît trois carbonates d'ammoniaque, 1° le *carbonate ammoniacal*, qui résulte de la combinaison de 1 volume de gaz acide carbonique sec avec 2 volumes de gaz ammoniac également sec; 2° le sesquicarbonate d'ammoniaque. Il est formé de volumes égaux des deux gaz, et de 15,75 pour cent d'eau; 3° le bicarbonate d'ammoniaque. Il contient 1 volume d'ammoniaque et 1 volume 1/2 de gaz acide carbonique, plus 22,7 pour cent d'eau.

2° *Sesquicarbonate d'ammoniaque* (carbonate d'ammoniaque, alcali volatil concret, sel volatil d'Angleterre, sous-carbonate d'ammoniaque). — Il n'existe pas dans la nature, mais il se forme spontanément dans les matières animales en putréfaction. Il se présente sous forme de masses blanches, demi-transparentes, composées d'un amas de petits cristaux; il a une odeur ammoniacale très forte; il verdit fortement le sirop de violette; il se volatilise à la température ordinaire; il est soluble dans le double de son poids d'eau froide; il se volatilise entièrement dans l'eau bouillante. A l'air, il se convertit en bicarbonate, en perdant le quart de son ammoniaque et en prenant autant d'eau qu'il en contient déjà. Pour le préparer, on chauffe dans une cornue de grès lutée, adaptée à un récipient de plomb qu'on refroidit continuellement, un mélange de parties égales de chlorhydrate d'ammoniaque et de carbonate de chaux.

PROPRIÉTÉS MÉDICALES. — Le carbonate d'ammoniaque jouit des mêmes propriétés que l'ammoniaque, seulement elles sont beaucoup moins énergiques.

Usage externe. — Chaussier l'employait pour l'usage extérieur comme l'ammoniaque ; il produit la rubéfaction ; il peut même déterminer des phlyctènes. Rochoux a vanté contre le croup, en frictions sur le cou, un cérat avec carbonate d'ammoniaque, 1 partie ; cérat sans eau, 8 parties : c'est le *cérat de Rochoux.*

On fait souvent respirer le carbonate d'ammoniaque dans les syncopes, pour provoquer la membrane pituitaire ; il présente dans ce cas moins d'inconvénient que l'ammoniaque. On connaît sous le nom de *sel volatil anglais* un mélange de 2 parties de sel ammoniac pulvérisé, et 2 parties de carbonate de potasse sec. On mêle les poudres, et on les introduit dans des flacons à l'émeri : il se fait ainsi un dégagement lent de carbonate d'ammoniaque.

Usage interne. — Administré à haute dose, le carbonate d'am moniaque agit à la manière des poisons irritants. C'est un stimulant énergique, qui est administré, de même que l'ammoniaque, comme diaphorétique et dans les mêmes maladies. On le prescrit en Angleterre dans les convulsions des enfants, produites par le travail de la dentition, surtout lorsqu'il y a acidité des premières voies. On l'a administré aussi avec succès dans quelques cas de croup. Il a été beaucoup vanté dans les cas graves de scarlatine. M. Botrel précise ainsi le mode d'administration de ce précieux médicament : « Constamment l'administration s'en est faite dans une potion, un julep ou un demi-julep, soit simple ou aromatisé avec l'eau de fleurs d'oranger, sirop de même nature ou le sirop de violette... C'est aussi en potion que le prescrivait M. Strahl. Je l'emploie avec un grand avantage dans le diabète sucré ou glycosurie : c'est un médicament énergique qui mérite l'attention des praticiens, et qui peut être donné aux adultes à la dose de 1 à 10 grammes pour un jour, dans une potion ou en pilules. »

Le *sel volatil de corne de cerf,* ou carbonate d'ammoniaque empyreumatique, n'est que du carbonate d'ammoniaque mêlé à de l'huile empyreumatique. On l'obtient en distillant dans un appareil convenable de la corne de cerf en petits fragments. Inusité.

L'*esprit volatil de corne de cerf, l'esprit de soie crue,* sont des liquides contenant du carbonate, de l'acétate, de l'hydrocyanate d'ammoniaque, et de l'huile empyreumatique. On les obtient par la distillation de la corne de cerf ou de la soie. Ce dernier forme la base de l'*alcoolat de lavande ammoniacal* ou *gouttes céphaliques anglaises*, avec esprit de soie, 125 grammes ; essence de lavande, 4 gram. ; alcool à 35 degrés, 16 gram. On met ces matières dans une cornue et l'on distille à siccité. On l'administre à la dose de 10 gouttes à 2 grammes dans un véhicule approprié, dans les cas de spasmes, d'hystérie, de migraine, etc.

Le carbonate d'ammoniaque forme la base de l'*esprit volatil aromatique huileux de Sylvius.*

POTION DIAPHORÉTIQUE. — Carbonate d'ammoniaque, 2 gram. ; rhum, 20 gram. ; sirop de sucre, 20 gram. ; eau, 100 gram. A prendre en deux fois, le matin à jeun et une heure avant le principal repas, dans les cas de glycosurie.

Je regarde cette potion comme très efficace. On augmente successivement la dose de carbonate d'ammoniaque ; je m'arrête habituellement à 5 gram., mais je l'ai élevé souvent à 10.

BOLS DIAPHORÉTIQUES. — Carbonate d'ammoniaque, 2 gram. ; thériaque, 4 gram. ; extrait d'opium, 2 centigr. Mêlez. Divisez en deux bols à prendre chaque soir. J'ai utilement employé ce bol dans le traitement de la glycosurie. On augmente successivement la dose du carbonate d'ammoniaque. Je n'ai pas trouvé utile de dépasser 5 gram. par jour.

SIROP DE CARBONATE D'AMMONIAQUE (Cazenave). — Le carbonate d'ammoniaque est un puissant modificateur de la sécrétion cutanée dont j'ai bien des fois constaté l'efficacité.

Il était à peine employé en France il y a quelques années. On le prescrit aujourd'hui plus fréquemment, soit dans les scarlatines graves, soit dans les cas de glycosurie. M. Cazenave l'a employé avec succès contre les affections squameuses de la peau.

Se rappelant la vogue dont avait joui autrefois le sirop de Peyrilhe (qui, en réalité, doit son action active au sous carbonate d'ammoniaque), frappé d'ailleurs de ce qu'on pourrait attendre d'une substance qui exerce une action évidente sur la peau , et qui, par conséquent, pouvait être utilisée comme stimulant de la vitalité de cette partie, M. Cazenave, médecin de l'hôpital Saint-Louis, a eu recours au sous-carbonate d'ammoniaque , dans quelques-unes de ces affections de la peau qui résistent au plus grand nombre des traitements. C'est surtout dans les affections squameuses (*psoriasis, lepra vulgaris*), que ce médecin a eu à s'en louer. Le sous-carbonate d'ammoniaque a été administré d'une manière continue, et sous forme de sirop à une dose peu élevée de 40 centigr. par jour d'abord et au maximum de 1 gram. 60 centigr. à 2 gram. Ce sirop (qui se rapproche de celui de Peyrilhe), est préparé de la manière suivante : sous-carbonate d'ammoniaque, 10 gram. ; sirop sudorifique, 250 gram. ; d'une à quatre cuillerées par jour. Faites dissoudre le sous-carbonate d'ammoniaque dans quantité suffisante d'eau, et ajoutez la solution au sirop.

Quelque modérée qu'ait été cette dose, il est des malades qui n'ont pu en supporter longtemps l'usage ; et les phénomènes qu'ils ont présentés ont offert cette circonstance remarquable, que l'organisme tout entier paraissait affecté, plutôt qu'une seule fonction en particulier. Ainsi, il n'y avait ni nausées ni vomissements, le ventre était souple ; cependant les malades accusaient de la douleur de ce côté et de temps à autre avaient de la diarrhée ; l'anorexie était complète, le pouls fébrile peu développé ; la face pâle ; les forces presque anéanties, et l'amaigrissement rapide. Quelques jours de repos suffisaient ordinairement pour faire cesser les accidents.

Guano. — Excréments d'oiseaux marins, nous vient du Pérou ; employé surtout sous forme de *bains*. 100 à 500 gram. pour un bain. Agit par le carbonate d'ammoniaque qu'il renferme

Extrait de guano. — Guano, 500 gram.; pulvérisez, tamisez. Traitez par deux déplacements avec 1500 d'alcool dilué (alcool 1/3, eau distillée 2/3); filtrez; faites évaporer lentement jusqu'à ce que le résidu se prenne en masse. Faites dessécher à l'étuve. Cette quantité donne 300 gram. d'extrait sec.

Pommade de guano contre l'herpes. — Guano purifié, 8 gram.; axonge, 24 gram.

SELS D'AMMONIAQUE.—Ils sont tous solubles dans l'eau; ils ont une saveur piquante; quand on les mêle avec un hydrate d'un alcali, ils dégagent de l'ammoniaque qu'on reconnaît à son odeur.

Chlorhydrate d'ammoniaque (*sel ammoniac, muriate d'ammoniaque*). — Il est composé de volumes égaux d'ammoniaque et d'acide chlorhydrique; c'est un sel blanc, inodore, d'une saveur piquante, qui cristallise en cube ou en octaèdre; mais le plus souvent les cristaux se réunissent à côté les uns des autres sous forme de barbes de plumes. Il se dissout dans trois fois son poids d'eau à 15 degrés et dans son poids d'eau bouillante. En Egypte, on l'extrait par la distillation de la fiente des chameaux; en France, on l'obtient par la distillation en grand des os et d'autres matières animales. Il se produit du carbonate d'ammoniaque impur, qu'on traite par du sulfate de chaux pour le convertir en sulfate d'ammoniaque, qui, à son tour, est changé en sel ammoniac par le moyen du chlorure de sodium. En pharmacie, on se contente de purifier par cristallisation le sel ammoniac sublimé du commerce.

Propriétés médicales. — Appliqué à l'extérieur en grande quantité, le sel ammoniac produit une irritation qui peut être assez vive, puis il est absorbé et réagit sur le système nerveux. Administré à l'intérieur, sa première action est irritante; il peut déterminer des nausées et des vomissements ; il est rapidement absorbé ; il modifie la nature du sang, le rend moins coagulable par l'action qu'il a sur la fibrine ; par une action secondaire, il réagit sur le système nerveux. L'économie s'en débarrasse promptement, surtout par les urines et par le moyen des sueurs, dont il augmente la quantité. Son action sur le sang l'a fait employer à l'intérieur dans le traitement de plusieurs maladies inflammatoires. On l'a vanté dans les affections cutanées, les rhumatismes, l'anasarque, les hydropisies passives, certains cas d'engorgements glandulaires ; uni au quinquina, on l'a préconisé contre des fièvres intermittentes rebelles, mais on s'en sert peu à l'intérieur. On le prescrit à l'extérieur en dissolution dans l'eau, comme résolutif et réfrigérant dans les inflammations superficielles, les maux de tête. Il est utile dans certaines tumeurs indolentes, les maladies de la peau ; on l'emploie en gargarisme dans les angines chroniques, et en collyre dans les inflammations de la sclérotique.

A l'intérieur, on le prescrit en pilules ou en potion, à la dose de 30 à 60 centigram. ; deux à trois fois par jour.

A l'extérieur, en lotions, 32 à 250 gram. pour 500 gram. d'eau ; en gargarisme, à la dose de 2 à 4 gram. pour 160 gram. de véhicule ; en collyre, à la dose de 50 centigr. à 2 gram. pour 160 gram.

A l'exemple des Allemands, M. Delvaux a souvent employé le sel ammoniac, et il a été frappé des bons effets qu'il produit dans la bronchite chronique. Dans plus de vingt cas qu'il a observés, il a obtenu, sinon des guérisons complètes, du moins des améliorations très notables.

Avant l'emploi du chlorure ammonique, qu'il administre à la dose de 1 à 3 grammes dans les vingt-quatre heures, M. Delvaux donne toujours un purgatif, et il prescrit un régime plus ou moins sévère pendant un ou plusieurs jours. Ce sel provoque ordinairement une forte transpiration, des urines abondantes ; quelquefois, après un seul jour de son emploi, il survient un léger mouvement fébrile qui disparaît quand on supprime le médicament pendant un temps plus ou moins long.

Sous l'influence du chlorure ammonique, la dyspnée diminue, la toux devient moins fatigante, l'expectoration plus facile, moins abondante, l'appétit ne tarde pas à reparaître.

M. Delvaux administre le sel ammoniac d'après les formules suivantes ; mais répétons, d'après M. Saucerotte, qu'il faut s'en abstenir lorsque le pouls est fébrile, qu'il peut alors déterminer des hémoptysies.

PILULES AVEC LE CHLORURE AMMONIQUE. — Chlorure ammonique, 5 gram.: miel, poudre d'althæa, de chaque, q. s. Pour faire vingt pilules, à prendre de 4 à 8 pilules dans les vingt-quatre heures.

ÉLECTUAIRE AVEC LE CHLORURE AMMONIQUE. — Rob de sureau, 120 gram.; chlorure ammonique, 1, 2, 3 gram. A prendre par cuillerées à café d'heure en heure.

POTION AVEC LE CHLORURE AMMONIQUE. — Eau de tilleul, 200 gram.; Chlorure ammonique, 1, 2, 3 gram.; sirop de pavot blanc, 16 gram. A prendre une cuillerée à soupe d'heure en heure.

Déjà le chlorhydrate d'ammoniaque a été employé en Allemagne contre les bronchites. On le prescrivait à la dose de 5 gram. dans une infusion de réglisse.

ACÉTATE D'AMMONIAQUE LIQUIDE (*esprit de Mindererus*). — C'est un liquide incolore, transparent, inodore, d'une saveur fraîche et piquante, puis un peu sucrée ; il est très soluble dans l'eau et dans l'alcool ; il s'altère par le contact prolongé de l'air et de la lumière ; chauffé, il se volatilise entièrement. Pour l'obtenir, prenez : acide acétique à 3 degrés, 100 parties ; carbonate d'ammoniaque, quantité suffisante. Chauffez légèrement l'acide acétique ; ajoutez-y en petits fragments le carbonate d'ammoniaque jusqu'à ce qu'il en ait un léger excès ; filtrez et conservez dans un flacon bien bouché. 100 parties d'acide acétique à 3 degrés exigent environ 6 à 7 parties de carbonate d'ammoniaque pour leur saturation ; la liqueur saturée marque 5 degrés à l'aréomètre. Le médicament employé autrefois avec de l'esprit de Minderer ou de Mindererus n'était autre que l'acétate d'ammoniaque liquide, mais impur ; on le préparait avec le vinaigre distillé et le sel volatil de corne de cerf. Suivant Chaussier, la présence de l'huile empyreumatique devait rendre ce médicament plus actif.

Comme les autres sels ammoniacaux, l'acétate d'ammoniaque exerce sur l'économie animale une action stimulante assez énergique. Il est rapidement absorbé, puis éliminé par la voie de la peau et des reins, dont il augmente la sécrétion. On le considère comme un puissant diaphorétique, et on le recommande souvent comme tel. Suivant M. Carrière : 1° L'acétate d'ammoniaque n'est pas seulement un stimulant diffusible, il est surtout antispasmodique ;

2° Il est stimulant diffusible à haute dose ; il est antispasmodique à petite dose ;

3° Ses qualités antispasmodiques expliquent ses qualités diffusibles et diaphorétiques ; car s'il agit en distribuant les forces nerveuses du centre à la périphérie, ou d'une partie du corps vers toutes les autres, il doit agir finalement sur les capillaires ou les surfaces dermiques, de manière à leur communiquer une plus grande activité.

Enfin, l'acétate d'ammoniaque devra être employé toutes les fois qu'il y aura accumulation exagérée de fluide nerveux sur un organe, parce que, sous son influence, l'innervation peut être ramenée aux conditions physiologiques de son équilibre normal.

Dans les affections tuberculeuses du poumon, avec dyspnée; dans les catarrhes bronchiques anciens, avec ou sans emphysème pulmonaire; dans les maladies organiques du cœur ou de l'aorte, avec ou sans anasarque, avec ou sans lésion pulmonaire, l'acétate d'ammoniaque, à la dose de 4 grammes par jour, dans une tisane produit, selon M. Guérard, d'excellents effets, apaise la circulation artérielle et la dyspnée, procure du calme et du sommeil, enlève l'emphysème pulmonaire et améliore l'état de la muqueuse bronchique. On l'a vanté dans la goutte et le rhumatisme chronique, dans certaines affections cutanées anciennes, dans quelques cas de variole ou varicelle, de scarlatine, lorsque l'éruption ne se fait pas convenablement ou lorsqu'elle a été supprimée. On l'a employé contre le typhus qui se manifeste quelquefois dans les camps, les hôpitaux ou les prisons. On l'a considéré comme ayant une action sédative particulière sur les organes de la génération ; on l'a vanté dans la nymphomanie. On l'a prescrit encore dans les cas de menstruation difficile, ou pour combattre les coliques violentes qui, chez certaines femmes, précèdent et suivent l'écoulement des règles. Masuyer a montré qu'on pouvait l'employer avec succès pour dissiper l'ivresse.

A l'intérieur, on le prescrit ordinairement en addition dans les tisanes à la dose de 4 à 64 gram. par jour comme emménagogue, et contre l'ivresse à la dose de 4 à 8 gram. dans un verre d'eau sucrée.

POTION EXCITANTE DIAPHORÉTIQUE. — Acétate d'ammoniaque, 64 gram.; sirop simple, 64 gram.; eau de fleurs d'oranger, 32 gram.; infusion de tilleul, 125 gram.; à prendre par cuillerée toutes les heures.

A l'extérieur, on l'emploie étendu d'eau de roses en collyre et en injections.

BENZOATE D'AMMONIAQUE LIQUIDE. — Le benzoate d'ammoniaque n'est pas usité en France; il paraît qu'il l'est plus fréquemment en Prusse, et que ce médicament mérite l'attention des médecins. Voici comment on le prépare :

Ammoniaque liquide concentrée, quantité quelconque.

Saturez à chaud par : Acide benzoïque pur. Filtrez la liqueur. *Usage thérapeutique.* — Catarrhes bronchiques, asthme des vieillards. — Se prescrit dans une potion à la dose de 1 à 10 grammes.

Phosphate d'ammoniaque. — Il a été vanté contre la goutte et le rhumatisme, par MM. Buckler et Maltei. M. Edwards a ajouté de nouveaux faits à ceux déjà connus ; il affirme que, donné à l'intérieur à la dose de 50 centigrammes, ce sel ne détermine aucun accident, tout au plus quelques nausées en commençant, avec un peu de chaleur à l'épigastre ; et si le malade se tient chaudement, on ne tarde pas à voir des effets diaphorétiques et diurétiques très prononcés. Ce médecin fait précéder l'usage du phosphate d'ammoniaque de l'administration d'un purgatif ; et, dans le rhumatisme articulaire aigu, lorsque la maladie est intense, il a recours aussi à un traitement antiphlogistique local et général. Suivant lui, le phosphate d'ammoniaque prévient l'extension du rhumatisme à d'autres jointures, l'empêche de passer à l'état chronique et de se localiser ; il prévient aussi les complications vers le cœur. Dans la goutte, en employant ce sel de bonne heure, on préviendrait selon lui et l'on retarderait les attaques. C'est surtout dans la forme atonique, avec gonflement rebelle des articulations, que l'on se trouve le mieux du phosphate d'ammoniaque.

SOUFRE ET PRÉPARATIONS SULFUREUSES. — Le

soufre, le gaz sulfhydrique, les sulfures alcalins, les sulfhydrates alcalins, les eaux minérales sulfureuses, voilà les médicaments qui sont communément désignés sous le nom de *préparations sulfureuses*. Je vais d'abord décrire le soufre : puis j'exposerai les propriétés physiologiques et thérapeutiques de ce précieux agent.

SOUFRE. — Corps simple qui existe dans la nature à l'état natif dans les terrains volcaniques, et à l'état de combinaison : sulfures et sulfates. — On purifie le soufre en le distillant dans de grands vases qui communiquent à une chambre qui sert de récipient. On obtient à volonté, 1° du soufre en masses, qu'on trouve dans le commerce sous forme cylindrique d'un jaune citron, craquant et se brisant lorsqu'on les chauffe un peu, d'une densité de 1,99 : c'est le *soufre en canon ;* 2° du soufre en poudre cristalline. jaune, très fine, connue sous le nom de *fleurs de soufre, soufre sublimé.* Le soufre est sans saveur, inodore, mais il en prend une légère par le frottement ; il fond entre 107 et 109 degrés ; vers 160 degrés, il s'épaissit et prend une couleur rouge. Ce phénomène augmente jusqu'à 250 degrés. Si l'on refroidit brusquement le soufre ainsi chauffé, il reste mou pendant quelque temps. Il est insoluble dans l'eau ; l'alcool en dissout peu ; les huiles volatiles et fixes en dissolvent davantage: ils le laissent déposer cristallisé par le refroidissement. Il brûle à l'air avec une flamme bleuâtre, en formant des vapeurs piquantes d'acide sulfureux.

PROPRIÉTÉS PHYSIOLOGIQUES ET MÉDICALES. — Le soufre, et surtout ses préparations, constituent des médicaments des plus fréquemment employés, et de ceux qui rendent des services indubitables. — Le soufre, administré à l'intérieur à hautes doses, est purgatif; pris en quantité moindre, son action première le rapproche des médicaments stimulants : il accélère le pouls, augmente la chaleur animale, active les sécrétions cutanée, bronchique, rénale. Il paraît aussi avoir une action excitante spéciale sur tout le système cutané. Une partie du soufre qui est ingéré paraît être absorbée et subir des transformations ; en effet, plusieurs observations confirment ce fait: ainsi la sueur, l'haleine, et les autres sécrétions, acquièrent l'odeur fétide particulière au gaz hydrogène sulfuré. C'est cette action générale, par suite de l'absorption, qui rend le soufre précieux dans certaines affections catarrhales, dans les engorgements scrofuleux, dans l'œdème, dans la paralysie produite par des vapeurs mercurielles ou par l'absorption des composés de plomb, et dans plusieurs autres maladies chroniques; mais il ne faut pas oublier que l'usage du soufre, continué pendant longtemps, peut causer des accidents dépendant de son action stimulante. C'est ainsi qu'on l'accuse d'avoir occasionné des hémorrhagies, de l'agitation, de la fièvre.

L'usage le plus général du soufre et celui qui est le moins contesté, c'est dans le traitement de la gale, de différentes dartres et de plusieurs autres affections cutanées. Dans plusieurs de ces conditions, le soufre passe pour un spécifique. L'influence qu'il exerce alors est d'une nature particulière; il change pour ainsi dire le mode de vitalité de cette membrane ; dans la gale il tue rapidement l'acarus.

Toutes les affections non sécrétantes de la peau qui causent de la démangeaison peuvent être traitées par les sulfureux; mais toutes ne peuvent pas être traitées et guéries impunément.

Le *prurigo sans papules* d'Alibert, qui tourmente si souvent les vieillards ; le prurigo avec papules, le lichen chronique, disséminé sur les membres et sur le corps, sont dans ce cas. A plus forte raison le *prurigo pédiculaire* ou la maladie pédiculaire. Ces diverses affections sont très tenaces ; elles persistent des années, quelquefois même jusqu'à la mort ; mais on peut les guérir, et on les guérit même parfois trop vite. Les moyens qui, selon M. Devergie, lui réussissent le mieux sont, pour le prurigo, la pommade d'Helmerich, celle de toutes les pommades qu'il préfère aussi pour le traitement de la gale, et, comme pour la gale, les bains sulfureux, enfin le soufre à l'intérieur : il est peu de prurigos qui résistent à ces moyens bien dirigés. Le même traitement fait céder le prurigo pédiculaire en très peu de temps.

Le soufre entre dans plusieurs préparations : *A* pour l'usage interne, on emploie le soufre lavé ; *B* pour l'usage externe, on peut employer le soufre ordinaire.

A. Soufre lavé — On délaie dans de l'eau bouillante la fleur de soufre du commerce ; on laisse déposer, on décante, et l'on continue le lavage tant que l'eau du lavage agit sur le papier de tournesol. Cette manipulation a pour but de priver le soufre de l'acide sulfurique qui s'est produit par la transformation de l'acide sulfureux, qui s'est fait pendant la sublimation du soufre. (Dose, 4 à 16 gram. comme diaphorétique ou altérant.) Pour faciliter l'administration du soufre, on peut faire un électuaire avec q. s. de miel blanc. On l'associe au séné, au camphre, au nitre, à l'acide benzoïque, etc.

On connaît sous le nom de *soufre précipité*, *magistère de soufre*, le soufre qu'on obtient en versant de l'acide chlorhydrique affaibli dans une dissolution de polysulfure de potassium, jusqu'à ce que tout le sulfure soit décomposé. On lave et l'on sèche le soufre précipité; il diffère à plusieurs égards du soufre sublimé. Il forme une poudre plus terne ; nouvellement préparé, il exhale une odeur particulière.

Tablettes de soufre (pastilles soufrées). — Prenez : soufre lavé, 64 gram.; sucre en poudre, 500 gram.; mucilage de gomme adragante à l'eau de rose, q. s. Faites suivant l'art des tablettes de 1 gram. Chaque tablette contiendra 1 décigr. de soufre. Dose, 4 à 16 gram.

B. Pommade soufrée.— Prenez : soufre sublimé et lavé, 125 gram.; axonge, 375 gram.; mêlez. Employée en frictions contre la gale et les affections dartreuses.

Pommade antipsorique.—Prenez : graisse de porc, 500 gram.; soufre sublimé et lavé, 250 gram.; hydrochlorate d'ammoniaque pulvérisé, 16 gram.; alun pulvérisé, 16 gram. Mêlez avec soin. Employée contre la gale.

Cérat soufré. — Prenez : soufre sublimé et lavé, 32 gram.; cérat de Galien, 112 gram.; huile d'amandes douces, 16 gram. Mêlez le soufre au cérat par trituration, dans un mortier de marbre : ajoutez l'huile d'amandes et triturez de nouveau.

Le soufre entre encore comme partie essentielle dans une foule d'autres préparations. Pour l'usage externe, l'association la plus recommandable est celle avec le savon. Elle réussit très bien contre la gale et plusieurs maladies de la peau. Je prépare une *pommade sulfuro-savonneuse* en mêlant 1 p. de soufre avec 2 p. de savon mou de potasse.

— On prépare encore une *pommade sulfuro-savonneuse* avec : savon, 1 p.; soufre, 1 p.; eau, 3 p. — La *pommade d'Helmerich*, ou *pommade sulfuro-alcaline*, est un mélange de fleur de soufre, 2 p.; carbonate de potasse, 1 p.; axonge, 8 p. —Toutes ces préparations sont employées contre la gale et d'autres maladies de la peau. Pour guérir la gale, il faut une friction rude et longue, avec la pommade d'Helmerich, sur toute la surface de la peau adoucie par un bain savonneux.

GAZ ACIDE SULFHYDRIQUE (*hydrogène sulfuré, acide hydrosulfurique, gaz hépatique*). — Il est composé d'un atome de soufre (201,165) et 2 atomes d'hydrogène (12,48). C'est un gaz incolore, d'une odeur fétide d'œufs pourris. Sa densité est de 1,19. L'air le décompose lentement en brûlant l'hydrogène et en séparant le soufre. Il précipite un grand nombre de dissolutions métalliques, le plus souvent en noir. C'est un gaz extrêmement délétère ; on n'emploie en médecine que sa dissolution aqueuse, connue sous le nom d'*acide sulfhydrique liquide, eau hydrosulfurée*. Pour la préparer, prenez : sulfure de fer artificiel, 100 parties ; acide sulfurique à vingt-cinq degrés, quantité suffisante. Introduisez le sulfure de fer, réduit en poudre grossière, dans un matras adapté à une série de flacons de Woulff. Le premier flacon contiendra une petite quantité d'eau destinée à retenir le peu d'acide sulfurique que le gaz pourrait entraîner ; les autres flacons seront remplis aux trois quarts d'eau distillée ; enfin l'éprouvette qui termine l'appareil contiendra un lait de chaux destiné à absorber le gaz non dissous. Tout étant ainsi disposé, versez l'acide par portion sur le sulfure, au moyen du tube en S, de manière à avoir un courant de gaz aussi régulier que possible. Lorsque l'eau sera saturée, retirez la dissolution et conservez-la dans des flacons hermétiquement bouchés. Cette dissolution contient environ deux fois son volume de gaz sulfhydrique.

La théorie de cette opération est très simple : l'eau est décomposée, son oxygène se porte sur le fer, qui s'unit alors à l'acide sulfurique ; son hydrogène s'empare du soufre, forme du gaz sulfhydrique qui se dégage et se dissout dans l'eau. On remplace souvent le sulfure de fer et l'acide sulfurique par du sulfure d'antimoine, 1 partie ; acide chlorhydrique, 4 parties. Il reste du chlorure d'antimoine dissous, qui peut être utilisé. L'eau hydrosulfurée ne sert guère aujourd'hui que comme réactif. On ne l'administre jamais qu'étendue avec beaucoup d'eau ou de lait. Elle sert à la préparation de quelques eaux minérales.

Le chlore est le contre-poison du gaz sulfhydrique : du soufre est précipité, et il se forme du gaz chlorhydrique.

SULFURE DE CARBONE (*carbure de soufre, alcool de soufre, liqueur de Lampadius*). — J'en ai déjà parlé, page 143. Il est composé de 2 atomes de soufre et de 1 atome de carbone (76,437). Ce corps a été découvert par Lampadius ; pour l'obtenir, on fait passer du soufre en vapeurs sur du charbon chauffé au rouge. — C'est un liquide transparent, sans couleur, d'une odeur forte et pénétrante, d'une saveur âcre et brûlante ; il bout à quarante-cinq degrés ; la plus haute chaleur ne le décompose pas. L'eau est sans action sur lui ; il se dissout très bien dans l'alcool et dans l'éther ; par le contact de l'oxygène et d'un corps en ignition, il s'enflamme et produit de l'acide sulfureux et de l'acide carbonique.

Propriétés médicales. — C'est un excitant des plus énergiques, qui paraît agir sur la peau et sur le système utérin. Son action se manifeste lentement et se prolonge pendant plusieurs jours. Ce n'est souvent qu'après trois ou quatre jours de l'emploi de cette substance que la transpiration cutanée augmente, et l'on remarque encore des renvois sulfureux huit jours après qu'on a cessé son emploi. Ce médicament a été préconisé en Allemagne contre la goutte et les affections rhumatismales non accompagnées de fièvre. Il jouit de propriétés emménagogues très prononcées ; dans ce cas on l'associe à l'iode. Le sulfure de carbone sert à dissoudre le caoutchouc ; les ouvriers exposés à ses vapeurs peuvent être pris d'une paralysie spéciale et d'accidents divers que j'ai exposés dans mon cours d'hygiène.

Usage interne. — On emploie le sulfure de carbone à la dose de 3 gouttes, deux fois par jour, dans une tasse de décoction de gruau.

Mélange emménagogue. — Sulfure de carbone, 32 gram. ; iode, 25 centigr. ; 3 gouttes deux fois par jour.

Usage externe. — Quelques gouttes de sulfure de carbone, projetées à d'assez longs intervalles sur l'abdomen d'une femme en travail, réveillent les contractions de la matrice, lors même que le seigle ergoté a échoué. — On frictionne les parties douloureuses, dans les affections rhumatismales et arthritiques, avec un mélange de 4 gram. de sulfure de carbone et de 32 gram. d'huile d'amandes douces. — On emploie également en frictions des dissolutions alcooliques ou éthérées de sulfure de carbone.

SULFURES ALCALINS. — Le soufre forme, avec les métaux alcalins, plusieurs sulfures remarquables par leur solubilité, leur odeur d'œufs pourris, et par leur action énergique sur l'économie. Le soufre se combine en cinq proportions différentes avec les métaux alcalins ; il forme 1° des protosulfures, qui sont caractérisés parce que les acides les décomposent en dégageant du gaz sulfhydrique sans dépôt de soufre ; 2° des bisulfures ; 3° des trisulfures ;

4° des quadrisulfures; 5° des quintisulfures. Traités par les acides hydratés, ils fournissent un dépôt de soufre et un dégagement de gaz sulfhydrique.

Les protosulfures contiennent 1 atome de soufre (201,165 et 1 atome de métal; les bi, tri, quadri, quintisulfures contiennent 2, 3, 4, 5 atomes de soufre. — Les protosulfures alcalins peuvent se combiner avec le gaz sulfhydrique, et donner naissance à des composés dans lesquels le gaz sulfhydrique et le sulfure métallique contiennent tous deux la même quantité de soufre: le gaz sulfhydrique fait fonction d'acide, et le sulfure alcalin fait fonction de base. Ils donnent par les acides deux fois autant d'hydrogène sulfuré que les sulfures simples. Nous allons nous occuper d'abord d'un de ces composés.

SULFURE DE SODIUM CRISTALLISÉ (*hydrosulfate de soude*). — Ce sel, lorsqu'il est pur, n'a pas de couleur; il est déliquescent; l'alcool en dissout à peine; il s'altère promptement à l'air; c'est pourquoi il faut le conserver dans des vases de petite capacité exactement bouchés. Prenez: dissolution de soude caustique marquant vingt-cinq degrés à l'aréomètre; faites passer dans cette dissolution un courant de gaz sulfhydrique jusqu'à ce qu'elle cesse d'en absorber. Maintenez la liqueur à l'abri du contact de l'air; elle déposera des cristaux incolores d'hydrosulfate de soude, qu'on emploie pour imiter des eaux sulfureuses.

Pommade de Baréges. — Hydrosulfate de soude, 10 gram.; carbonate de soude, 10 gram. Faites dissoudre dans très peu d'eau; mêlez avec axonge balsamique, 100 gram. Employée pour combattre les dartres légères.

Sulfure de potasse sec (*foie de soufre, polysulfure de potassium*). — Il se présente sous forme de masses dures, solides, cassantes, d'une couleur brune rougeâtre, d'une saveur âcre, extrêmement caustique, inodore lorsqu'il est sec, mais acquérant dans l'air qui est toujours humide une odeur d'œufs pourris. Voici la recette du Codex : Prenez: soufre sublimé, 1 partie; carbonate de potasse, 2 parties. Mêlez très exactement dans un mortier; faites fondre à une douce chaleur dans un vase de terre cuite (camion), muni de son couvercle. Maintenez la même température tant qu'il y aura tuméfaction. Lorsque la matière commence à s'affaisser, augmentez un peu la chaleur pour la fondre complétement; retirez ensuite du feu, et après complet refroidissement, brisez le vase et divisez le sulfure en fragments que vous conserverez dans des cruches de grès bien bouchées. Ce produit est un mélange de trisulfure de potassium et de sulfate de potasse.

PRÉPARATION. — On prépare de la même manière le sulfure de soude ; mais la température doit être plus élevée. On le connaît sous le nom de *sulfure de soude sec, polysulfure de sodium*. Il reste toujours du carbonate de soude qui n'a pas été décomposé. Ajoutons, et ceci a de l'importance, que les préparations de soude étant plus économiques que celles de potasse, très souvent *le sulfure de soude* est donné, et cela sans nul inconvénient, pour le sulfure de potasse, cela a même été prescrit pour les hôpitaux de Paris.

Voici ce qui se passe dans cette opération. L'acide carbonique du carbonate alcalin est éliminé ; le soufre agit sur l'alcali ; sur 4 atomes d'alcali, 3 cèdent leur oxygène au soufre ; il en résulte 1 atome d'acide sulfurique qui s'unit à 1 atome d'alcali indécomposé, pour constituer 1 atome de sulfate alcalin. Les 3 atomes de métal alcalin, mis à nu, s'unissent au soufre en excès, et forment un mélange de bi, tri, quadri ou quintisulfure alcalin.

POLYSULFURE DE POTASSIUM LIQUIDE (*foie de soufre liquide*). — Prenez : foie de soufre solide, 100 ; eau, quantité suffisante. Faites dissoudre le foie de soufre dans la moindre quantité d'eau possible ; filtrez rapidement, et ajoutez à la dissolution assez d'eau pour que le mélange marque trente degrés à l'aréomètre de Baumé. Cette dissolution contient environ le tiers de son poids de foie de soufre ; elle doit être tenue dans des flacons bien fermés.

PERSULFURE DE POTASSIUM LIQUIDE (*foie de soufre saturé liquide*). — Prenez : fleur de soufre, 1 partie ; potasse caustique liquide, 3 parties. Délayez la fleur de soufre dans la potasse caustique, et faites-la dissoudre, à l'aide de la chaleur, dans un matras de verre. Cette dissolution doit marquer quarante-deux degrés à l'aréomètre de Baumé ; elle contient environ la moitié de son poids de persulfure de potassium. Il faut la conserver dans des flacons bien bouchés. — La réaction par la voie humide diffère de celle par la voie sèche ; il se produit, au lieu de sulfate alcalin, de l'hyposulfite, et la dissolution est un mélange de quintisulfure alcalin et de trihyposulfite alcalin.

PROPRIÉTÉS MÉDICALES. — Les sulfures de potasse ou de soude secs ou liquides, administrés à haute dose, sont des poisons corrosifs très énergiques. Leur administration imprudente a causé de nombreux accidents ; à petites doses ils stimulent tous les organes ; mais, comme le soufre, ils paraissent avoir une action spéciale sur les organes de la circulation, les poumons et la peau. On a employé ces médicaments à *l'intérieur*, dans les cas de toux chroniques, de coqueluches rebelles, de dartres invétérées, de rhumatismes chroniques, de croup, de cancer, associés à la ciguë ; mais, il faut le dire, l'usage interne des sulfures alcalins est aujourd'hui discrédité. Il n'en est pas de même de leur emploi pour *l'extérieur* : c'est une médication consacrée dans le traitement des maladies de la peau, des rhumatismes chroniques, des affections scrofuleuses, de la chorée, etc.

A l'intérieur, le foie de soufre se prescrit ou en pilules ou en dissolution, à la dose de 1 décigr. à chaque prise ; on emploie de préférence le sirop suivant :

Sirop de sulfure de potasse (sirop de foie de soufre). — Prenez : foie de soufre pur, 4 décigr.; eau distillée, 8 décigram.; sirop simple blanc, 32 gram. Faites dissoudre le foie de soufre dans l'eau distillée, et mêlez la dissolution au sirop. Ce sirop est fort altérable et ne doit être préparé qu'au moment du besoin.

C'est Planche et Boullay qui ont donné ce judicieux conseil, que le Codex a adopté.

A l'extérieur, on prescrit les sulfures alcalins sous forme de bains ou de pommades.

Bain sulfureux. — Polysulfure de potassium liquide, 250 gram.; eau, 200 litres; mêlez. — Si l'on ajoute 500 gram. de colle de Flandre dissoute dans s. q. d'eau bouillante, on a le *bain sulfureux gélatineux*.

Lotion antipsorique (ou hydrosulfurée de Dupuytren). — Sulfure de potasse sec, 96 gram. Dissolvez dans eau, 500 gram.; ajoutez au moment de l'emploi 4 gram. d'acide sulfurique concentré, étendu d'une petite quantité d'eau.

Pommade sulfureuse. — Savon mou, 2 p.; axonge balsamique, 2; polysulfure de potassium liquide, 1 p.; mêlez. Renouvelez souvent, car cette préparation est très altérable.

Cette pommade est très efficace contre plusieurs affections de la peau, dartres rebelles, teigne, etc. On recouvre la partie malade avec une légère couche de cette pommade, le soir en se couchant; le lendemain on lave à l'eau tiède. Si on la trouvait trop irritante, on pourrait l'étendre chaque jour d'une q. s. de cérat ou de crème. On peut remplacer le savon mou par du savon dur amené en consistance molle au moyen d'huile d'olive. — Le *liniment hydrosulfuré de Jadelot* est très analogue, seulement sa préparation est plus difficile. Prenez : savon blanc, 500 gram.; huile d'œillette, 1000 gram.; sulfure de potasse sec et pulvérisé, 96 gram. Divisez le savon au moyen d'une râpe ou d'un couteau, suivant sa consistance; et ramollissez-le au bain-marie, dans un vase de terre, avec 30 gram., en ayant soin d'agiter avec un bistortier; quand il formera une masse bien homogène, incorporez-y par l'agitation et en les ajoutant par petites parties, d'abord l'huile d'œillette, et ensuite le sulfure de potasse. Cette préparation s'altère promptement à l'air; elle ne doit être faite qu'à mesure du besoin.

Sulfures de calcium. —On connaît trois combinaisons du soufre et du calcium : 1° le *protosulfure*, qui se prépare en chauffant fortement dans un creuset couvert et bien luté, 100 parties de gypse statuaire calciné et pulvérisé, et 15 parties de noir de fumée ; il est blanc, opaque, peu soluble dans l'eau ; 2° le *bisulfure*, qui est jaune et très peu soluble ; 3° le *quintisulfure*, qui n'est connu qu'à l'état liquide. On connaît sous le nom de *sulfure de chaux* ou *foie de soufre calcaire*, un produit qui peut remplacer les sulfures de potasse et de soude dans la médecine des pauvres ; on le prépare à l'état sec et à l'état liquide : 1° *Sulfure de chaux sec* (sulfure de calcium impur, foie de soufre calcaire) ; prenez : soufre sublimé, 1 partie ; chaux hydratée, 3 parties ; eau, 5 parties ; mélangez bien exactement dans une terrine vernissée ; faites bouillir jusqu'à ce qu'une petite portion de ce mélange, versée sur une surface froide, se prenne en masse solide par le refroidissement ; coulez sur un marbre, et aussitôt que la masse se sera solidifiée, brisez-la en fragments que vous conserverez dans des bocaux soigneusement bouchés. Le sulfure de chaux réduit en poudre est employé contre la gale sous le nom de *poudre de Pyorel* ; on frictionne, matin et soir, le creux de la main avec 2 grammes de sulfure de chaux délayé dans un peu d'huile. C'est un dépilatoire qui peut être fort utile dans le traitement de la teigne ; on l'obtient dans ce cas en faisant absorber de l'hydrogène sulfuré, jusqu'à saturation, par une bouillie faite avec 2 parties de chaux éteinte ou hydratée sèche et 3 parties d'eau. Cette matière se présente sous forme d'une gelée d'un bleu verdâtre ; il suffit d'en appliquer une couche de l'épaisseur d'une ligne sur une partie couverte de poils, pour qu'en enlevant la pâte, au bout de deux ou trois minutes, à l'aide d'un épiloir d'ivoire ou d'un linge, on trouve la peau sous-jacente débarrassée de poils, sans que l'épiderme soit aucunement entamé ou excorié et sans que l'individu ait éprouvé la moindre douleur. 2° *Sulfure de chaux liquide* ; prenez : chaux vive, 14 parties ; soufre en fleurs, 35 parties ; eau, 150 parties ; on éteint la chaux, on la délaie dans l'eau, on ajoute le soufre, et l'on fait bouillir pendant une heure au moins en remplaçant à mesure l'eau qui s'évapore ; on filtre ; la liqueur marque vingt degrés. Les phénomènes qui se passent ici sont les mêmes que ceux que présente la préparation du sulfure de potasse liquide.

Sulfure sulfuré de calcium comme dépilatoire. — J'ai, dans mon *Annuaire de thérapeutique* de 1845, page 133, appelé l'attention sur un travail de M. Bœttger sur le sulfhydrate de chaux considéré comme dépilatoire. M. Dorvault a étudié ce sujet.

« Le sulfure sulfuré calcique, dit M. Dorvault, a sur toutes les productions pileuses du corps (cheveux, poils, duvets) une rapidité et une netteté d'action, nous le répétons, vraiment surprenante. Aussi le considérons-nous comme un dépilatoire bien supérieur à ceux de Plenk, de Colley, de Delcroix au fameux *rusma des Turcs*, toutes préparations d'un effet incertain et d'un emploi qui n'est pas sans danger, en raison de l'arsenic qu'elles contiennent.

» Avant d'aller plus loin, indiquons la préparation et la forme de ce topique. — On prend : Chaux nouvellement éteinte et bien carbonatée. 2 parties, eau, 3 parties.

» On obtient, par un mélange exact, un lait de chaux épais, que l'on sursature de gaz acide sulfhydrique de la manière suivante :

» Dans un ballon dont le bouchon est traversé par deux tubes, dont l'un droit est terminé en entonnoir, et l'autre deux fois recourbé à angle droit, on dégage du gaz sulfhydrique en décomposant, à l'aide d'une légère chaleur, 1 partie de sulfure d'antimoine par 4 parties d'acide chlorhydrique fort, que l'on fait arriver sur celui-là par le tube entonnoir. Le gaz arrive par le tube recourbé au fond d'un flacon à deux tubulures, dans lequel on a introduit le lait de chaux. La deuxième tubulure du flacon porte un tube de sûreté en S, garni d'eau. On fait arriver du gaz sulfhydrique dans le lait de chaux jusqu'à ce qu'il refuse de le dissoudre. Pendant l'opération, on doit agiter fréquemment, afin que toutes les parties de la masse calcaire se chargent uniformément et complétement de gaz.

» On obtient ainsi un produit de consistance de bouillie et de couleur vert-bleuâtre, en raison d'un peu de fer contenu naturellement dans la chaux, et qui, en se sulfurant, a communiqué cette couleur à la masse. Son odeur est celle d'œufs pourris ou de sulfure de potasse. Par le repos, la partie solide se dépose, et la partie liquide surnage. Au moment de l'emploi, on doit rétablir l'homogénéité de la masse par l'agitation.

.» Pour s'en servir, on recouvre d'une couche de 1 à 2 millimètres d'épaisseur la partie velue que l'on veut épiler. Au bout de huit à dix minutes et même moins (trois à quatre minutes), la masse de molle qu'elle était, est devenue solide ; on lave avec de l'eau froide ou chaude, et la peau se trouve dénudée plus parfaitement qu'avec le meilleur rasoir, et sans développement d'irritation. Cependant, nous ne prétendons pas dire que certaines peaux délicates ne seraient pas plus ou moins irritées par suite de cette application.

» Comment s'opère la dépilation par l'agent chimique qui nous occupe? Attaque-t-il les productions pileuses dans toute leur éten-

due, ou ne les attaque-t-il qu'à leur partie inférieure? Nous avons
cherché à nous éclairer sur ce point, et voici ce que nous avons
observé : nous avons mis des cheveux dans du sulfure sulfuré calcique ; au bout d'une à deux minutes, ces cheveux avaient acquis
une élasticité remarquable, à ce point que par la traction on pouvait les doubler de longueur sans les rompre. Au bout d'un temps
plus long, ils se tuméfient, se recroquevillent, deviennent glutineux,
et finalement se réduisent en poudre sous la pression des doigts.
Ce n'est donc pas sur un point spécial de la production pileuse,
mais sur toute sa partie externe, que l'agent chimique porte son
action.

» Nous disons sur la partie externe seulement. En effet, il ne
détruit ni n'atteint le bulbe, du moins en ne le laissant sur la peau
qu'un laps de témps très court; aussi le brin se reproduit-il au
bout d'un certain temps, mais plus long qu'après le rasage. Est-ce
un bien, est-ce un mal ? Un dépilatoire radical serait-il préférable?
Non, selon nous, dans la généralité des cas; car, lorsque des organes sont détruits, complétement détruits, on n'a plus la faculté
de revenir sur une affaire de mode, de fantaisie ou de nécessité
momentanée. D'ailleurs, l'application du dépilatoire sulfuré calcique
est si facile, si prompte, qu'on peut la réitérer chaque fois qu'on
le désire. Mais, du reste, aucun des dépilatoires que nous connaissons ne l'est radicalement.

» Quelle est la portée médicale du dépilatoire sulfuré calcique?
Et d'abord le médecin, le pharmacien sont souvent consultés pour
des affaires de simple coquetter'e : la dépilation des lèvres, du
menton, des bras, des épaules che?les femmes est de ce nombre.
Le dépilatoire sulfuré calcique sera parfaitement conseillé dans ces
cas.

» Mais un genre de secours plus sérieusement médical qu'on
pourra lui demander, ce sera de remplacer le rasage, opération ou
difficile, ou dangereuse, ou enfin qui répugne aux femmes, dans
les cas d'opération autour des organes génitaux, sous les aisselles,
dans la teigne, etc.

» Le sulfure sulfuré de calcium est un composé chimique qui
s'altère promptement : comme tous les sulfures alcalins, il se
transforme à la faveur de l'air et de l'humidité en hyposulfite, sulfite, et enfin en sulfate calcique. Il faut donc, pour réussir comme
dépilatoire, qu'il soit nouvellement préparé. Faisons encore remarquer qu'il ne faut pas le confondre avec le sulfure de calcium
simple ou ordinaire, comme on sera souvent tenté de le faire, car
on n'obtiendrait pas de résultat, tandis que préparé comme nous
venons de l'indiquer, ce résultat est infaillible.

I.   44

On pense généralement que le dépilatoire classique, le *rusma des Turcs*, doit ses propriétés à une combinaison arsenicale. Depuis la publication de Bœttger, il m'a paru que cette opinion était erronée ; que doit-il, en effet, résulter de la réaction du sulfure d'arsenic sur la chaux, de l'arsénite de chaux insoluble et inactif et du sulfure sulfuré de calcium qui est précisément le composé dépilatoire de Bœttger ? Si telle est, en effet, la partie essentielle de cette réaction, on comprend sans peine qu'on pourra régulariser cette combinaison et obtenir facilement un composé sulfureux qui ne serait plus arsenical, et qui n'en serait pas moins actif. Pour remplacer le sulfure d'arsenic dans le rusma, l'attention se porte naturellement sur le kermès ou le soufre doré d'antimoine, qui offre tant de rapports dans leur constitution avec les sulfures d'arsenic. On comprend sans peine qu'il faudra faire des essais pour arriver au dépilatoire à la fois le plus efficace et le plus facile à préparer. Je pourrai revenir sur ce sujet, mais ce que j'ai dit doit suffire pour diriger ceux qui voudront continuer cette recherche, qui n'est pas sans utilité médicale, car un bon dépilatoire inoffensif, *facile à préparer*, rendrait de grands services dans le traitement de la teigne et de la plique.

Sɪʀᴏᴘ ᴅᴇ ᴘᴇʀsᴜʟꜰᴜʀᴇ ᴅᴇ ꜰᴇʀ (Bouchardat et Sandras). — Le sirop de persulfure de fer a reçu d'importantes applications ; il est indispensable de régulariser sa préparation. On commence par obtenir le persulfure. Pour cela, on prend du sulfure de potasse liquide. On verse dans cette dissolution de sulfure de potasse, renfermé dans un flacon bouchant exactement, une dissolution de persulfate de fer, en ayant la précaution de maintenir toujours un léger excès de sulfure de potasse. Il est de la plus grande importance de verser le sulfate de fer dans le persulfure, et de ne point faire le contraire, et de maintenir aussi un excès de persulfure. On remplit le flacon avec de l'eau bouillie et refroidie ; on le bouche exactement ; quand le persulfure de fer est déposé, on décante, et l'on renouvelle à trois reprises cette opération avec de nouvelle eau bouillie. On jette alors la gelée d'hydrate de persulfure de fer sur un filtre ; on laisse égoutter vingt-quatre heures ; on enlève la couche la plus superficielle qui a été altérée par l'accès de l'air. On pèse :

Hydrate de persulfure de fer gélatineux.   100 grammes.

On le mélange exactement avec sirop de sucre. 500 grammes, après avoir réduit par l'évaporation le sirop à 450 grammes et l'avoir laissé refroidir. On conserve dans des bouteilles bien bouchées ; on agite chaque fois avant de l'employer.

Dans le traitement des intoxications saturnines, on fait prendre chaque jour au malade trois cuillerées de ce sirop ; on prescrit concurremment des purgatifs.

Le sirop de persulfure de fer est employé aussi avec beaucoup d'avantage, à la dose de 2 à trois cuillerées à café dans les vingt-quatre heures, dans les cas d'affections scrofuleuses, et surtout contre les maladies cutanées qui accompagnent si souvent cette affection. C'est une des meilleures, des plus sûres parmi les préparations sulfureuses destinées à l'usage interne. Je ne doute pas que son emploi ne prenne beaucoup d'extension.

EAUX MINÉRALES SULFUREUSES (*eaux sulfurées, eaux hépatiques*). — Ce sont les eaux minérales les plus fréquemment employées et celles qui, sous tous les rapports, méritent le plus de l'être ; on les reconnaît à leur odeur fétide, semblable à celle d'œufs pourris, à leur saveur désagréable, souvent amère et salée ; elles doivent leurs propriétés principales au gaz acide sulfhydrique libre (voyez pages 510) ou au sulfhydrate de soude (pages 512) ; elles contiennent en outre des chlorures, des sulfates, des carbonates de soude, de magnésie, de chaux, et quelquefois de l'acide carbonique libre ; elles renferment très fréquemment une matière végéto-animale particulière qu'on a nommée *barégine*, qui les rend souvent douces et onctueuses au toucher. Elles contiennent encore une matière organisée, la *sulfurine*, et une matière organique soluble (Fontan). Les eaux sulfureuses sont en général limpides ; la plupart sont thermales, quelques-unes même ont une température très élevée : il y en a cependant de froides. On regarde les sources sulfureuses thermales comme *naturelles*, et les sources sulfureuses froides comme *accidentelles*, c'est-à-dire formées par la décomposition des sulfates sous l'influence des matières organiques.

Propriétés médicales. — Les eaux minérales sulfureuses agissent sur l'économie à la manière des excitants ; leur usage continu peut occasionner un mouvement fébrile ; elles augmentent l'appétit, activent la circulation, puis réagissent sur le rein et la peau, augmentent la sueur et l'écoulement des urines ; elles jouissent en un mot d'une manière prononcée des propriétés que nous avons énumérées à l'article Soufre et Sulfures alcalins. On les emploie, à l'intérieur et à l'extérieur, dans les dartres et les autres affections cutanées ; elles produisent le plus souvent les effets les plus avantageux. M. Chomel les conseille avec succès pour combattre la phlegmasie granuleuse du pharynx. On les prescrit dans le traitement de plusieurs maladies chroniques, les affections scrofuleuses, les engorgements des glandes lymphatiques ; elles sont très utiles dans les catarrhes chroniques ; on les emploie fréquemment contre les rhumatismes chroniques, les fausses ankyloses, les douleurs provenant d'anciennes blessures ; en un mot, elles constituent un ordre d'agents thérapeutiques précieux et auxquels on a souvent recours. Les eaux naturelles sont le plus souvent, pour cette classe d'eaux, bien préférables aux eaux artificielles ; car on ne les imite encore que d'une manière très imparfaite : cependant, comme les eaux naturelles ne peuvent guère se transporter sans subir de profondes altérations, voici une recette que le Codex a adoptée pour les suppléer plutôt que pour les imiter.

Eau sulfurée. — Prenez : sulfure de sodium cristallisé (hydrosulfate de soude), 0,135 ; carbonate de soude cristallisé, 0,135 ; chlorure de sodium, 0,135 ; eau privée d'air, 625 gram. Faites dissoudre et conservez dans des bouteilles bien bouchées. Cette eau minérale est destinée à remplacer les eaux minérales chargées de sulfure de sodium, et le plus souvent des eaux sulfureuses des Pyrénées, dont elle n'offre toutefois qu'une imitation imparfaite. On la livrera indifféremment sous les noms d'*eau minérale artificielle de Baréges*, *de Cauterets*, *de Bagnères-de-Luchon*, *de Bonnes*, *de Saint-Sauveur*, et de toute autre eau sulfureuse des *Pyrénées-Orientales*. Dose, 1 verre ou 2 par jour, pure, ou mieux mêlée avec du lait.

Solution pour bain de Baréges artificiel. — Prenez : sulfure de sodium cristallisé, carbonate de soude cristallisé, chlorure de sodium, aa. 64 gram.; eau pure, 32 gram. Faites dissoudre les sels dans l'eau ; recevez promptement la dissolution dans une bouteille que vous boucherez avec soin. On mélangera cette liqueur à l'eau du bain au moment d'y entrer. La formule précédente donne un bain incolore, une odeur légèrement hydrosulfurée, qui diffère totalement par sa composition du bain sulfureux ordinaire que l'on prépare avec le sulfure de potassium obtenu avec le soufre et la potasse. (Voyez *Bain sulfureux*.) 514

Ce bain est plus agréable, mais il n'est pas prouvé qu'il soit plus actif; il est d'ailleurs plus dispendieux. C'est Anglada qui, le premier, a donné le conseil judicieux d'employer l'hydrosulfate de soude cristallisé pour imiter les eaux de Baréges. Cette solution pour bain peut totalement servir à remplacer, pour bains, les autres eaux sulfureuses des Pyrénées.

Baréges. — C'est un village près de Tarbes, département des Hautes-Pyrénées, qui possède les eaux sulfureuses les plus célèbres de France. Il existe trois sources principales, qui, d'après leur température, portent les noms de *chaude*, *tempérée* et *tiède* ; leur température varie entre 30 et 45 degrés ; elles ont été analysées par plusieurs chimistes ; elles contiennent, selon Longchamps, de la soude caustique ? — de l'hydrosulfate de soude, — du carbonate de chaux, — du carbonate de magnésie, — de la silice et une matière particulière de nature animale qu'il nomme *barégine*. Les eaux de Baréges sont très employées en bains, douches, lotions ; elles s'administrent en même temps en boissons, 3 ou 4 verres par jour.

BAGNÈRES-DE-LUCHON, petite ville du département de la Haute-Garonne. On y trouve plusieurs sources dont la température varie de 50 à 62 degrés. Cette eau a été examinée par Longchamps, Payen, Poumier, Fontan, Filhol. Elle présente la plus grande analogie avec les autres eaux sulfureuses des Pyrénées. On l'administre en bains, en lotions, en douches. On emploie aussi les boues.

BONNES, petit village du département des Basses-Pyrénées, à quelques lieues de Pau. Il possède trois sources, dont la température varie entre 30 et 35 degrés. Composition analogue aux précédentes ; action un peu moins énergique. Les eaux de Bonnes sont surtout prescrites dans les affections chroniques du poumon sans fièvre. Dose pour l'intérieur, 1/2 litre à 3. On l'emploie surtout pour l'usage interne.

CAUTERETS. bourg près de Baréges qui possède une douzaine de sources analogues à celles de ce pays. Leur température varie entre 30 à 51 degrés. C'est la fontaine dite de *Mahouart* qu'on emploie plus particulièrement en boisson. Dose, 2 verres à 1 litre, seule ou coupée avec du lait. Les autres sources en bains, lotions, douches.

AIX-LA-CHAPELLE, ville des provinces rhénanes, près Liége. Elle possède des eaux sulfureuses très anciennement célèbres. Il existe trois sources principales, qui se distribuent dans différents établissements de bains. Les principaux sont les bains de l'*Empereur* et le *Herrenbad*. Ces eaux ont été analysées par Reumont et Monheim, et par Lansberg. Suivant ces observateurs, leur odeur a quelque chose de spécial différent de l'odeur propre au gaz sulfhydrique. Dans les points où les vapeurs qui se dégagent ont le libre accès de l'air, il se forme de l'acide sulfurique à leurs dépens. L'eau contient aussi une matière organique particulière qui répand, lorsqu'elle se putréfie, une odeur remarquable d'amandes amères. Les eaux du bain de l'Empereur ont une température d'environ 58 degrés, et contiennent, sur 1,000 grammes, hydrochlorate de soude, 2,96 ; carbonate de soude, 0,54 ; sulfate de soude, 0,26 ; carbonate de chaux, 0,13 ; silice, 0,7 ; plus acide hydrosulfurique, acide carbonique, et azote.

On les prescrit en boisson à 2 verres ou 1 pinte par jour ; au delà, elles deviennent purgatives. On les emploie également en lotions, bains et douches.

AIX, petite ville de Savoie, près Chambéry. Elle possède deux sources principales, celle dite de *soufre*, et celle dite d'*alun*. La température des eaux de la première, prises dans les réservoirs appelés *bouillons*. est de 45 degrés ; elles contiennent, d'après M. Socquet, sur 56 litres, 8,4 grains de soufre uni à l'hydrogène, 22 d'acide carbonique libre, 2 d'extractif animalisé, 33 de sulfate de soude, 29 de sulfate de magnésie, 72 de sulfate de chaux, 9 d'hydrochlorate de soude, 31 d'hydrochlorate de magnésie, 108 de carbonate de chaux, et 59 de carbonate de magnésie. Les eaux de la seconde renferment moins d'acide hydrosulfurique et plus d'acide carbonique libre ; d'ailleurs, elles contiennent les mêmes principes que celles de la source soufrée, mais dans des proportions un peu différentes. Suivant M. Cantu, elles contiennent encore un hydriodate alcalin.

On les emploie à la dose de 1/2 à 2 litres, seules ou coupées avec du lait. On les prescrit également en bains, lotions, douches, etc.

ENGHIEN, village près Paris, dans la vallée de Montmorency, possède plusieurs sources d'eau sulfureuses froides (15 degrés), mais qui sont échauffées artificiellement. Elles ont été analysées par Fourcroy, Henri et par Longchamps. Suivant ce dernier chimiste, les eaux de la *Fontaine de la Pêcherie* contiennent, pour 1 kilogramme : eau, 998,943 ; azote, 0,008 ; acide hydrosulfurique, 0,016 ; acide carbonique, 0,067 ; sulfate de chaux, 0,121 ; sulfate de magnésie, 0,041 ; sulfate de potasse, 0,022 ; hydrochlorate de magnésie, 00,10 ; hydrochlorate de potasse, 0,042 ; hydrosulfate de chaux, 0,068 ; hydrosulfate de potasse, 0,042 ; carbonate de chaux, 0,506 ; carbonate de magnésie, 0,052 ; silice, 0,052 ; alumine, 0,004 ; et enfin des traces de matières organiques. MM. Depuysaye et Leconte ont publié, en 1853, un grand travail sur les eaux d'Enghien.

On les prescrit en boisson à la dose de 2 à 6 verres par jour ; en bains, douches, lotions, après leur avoir donné une température convenable.

Il existe encore une foule d'eaux minérales sulfureuses plus ou moins fréquentées, que nous devons nous contenter de mentionner. Les principales sont celles de *Saint-Amand* (Nord), dont les boues sont très célèbres pour la guérison des blessures anciennes, des douleurs, etc. ; de *Bade* (Souabe), dont la température varie entre 45 et 65 degrés, et qui sont fréquentées par toute l'Allemagne ; d'*Ax* (Ariége) ; d'*Evaux* (Creuse), dont la température est de 46 à 58 degrés ; de *Saint-Gervais* (Savoie), dont la chaleur est de 40 à 50 degrés ; de *Gréoulx* (Basses-Alpes), qui sont peu sulfureuses, et dont la température varie de 35 à 45 degrés ; d'*Olette* (Pyrénées-Orientales), remarquables par leur haute température, qui est de 88 degrés ; de *Vernet* et surtout d'*Amélie-les-Bains*, localités du même département remarquables par la beauté de leur climat ; de *Saint-Sauveur*, département des Hautes-Pyrénées, dont la température est de 35 degrés ; d'*Uriage*, département de l'Isère, qui possède une source sulfureuse froide ; de *Louesche* (Suisse), dont la température est de 46 à 52 degrés ; de *Wiesbaden* (Allemagne), dont la chaleur s'élève à 68 degrés, etc.

ACIDE SULFUREUX ET HYPOSULFITE DE SOUDE. — Bien que ces corps ne participent guère plus que l'acide sulfurique ou le sulfate de soude des propriétés des médicaments sulfureux, je crois cependant utile de les décrire ici, parce qu'ils sont employés comme les préparations sulfureuses contre les maladies de la peau.

ACIDE SULFUREUX. — C'est un gaz incolore, d'une odeur vive et piquante, composé de 1 atome de soufre (201,165) et 2 atomes d'oxygène (200) ; il devient liquide par une forte pression et par un grand froid ; l'eau en dissout 37 fois son volume ; cette dissolution concentrée prend le nom d'*acide sulfureux liquide* ; à la température ordinaire elle marque 7 degrés à l'aréomètre ; elle absorbe facilement l'oxygène de l'air, et l'acide sulfureux passe à l'état d'acide sulfurique.

ACIDE SULFUREUX GAZEUX. — Respiré en grande quantité, il détermine promptement la mort par asphyxie ; en petite quantité, il irrite vivement les voies aériennes, produit une toux violente, un resserrement de poitrine, il peut même occasionner une hémoptysie ; son action sur la peau est assez énergique, il l'irrite assez vivement, et l'excitation se propage à toute l'économie, et il augmente l'énergie des fonctions. On emploie souvent les fumigations d'acide sulfureux dans plusieurs maladies de la peau, et particulièrement contre la gale, dans certains cas de douleurs rhumatismales et arthritiques, d'engorgements scrofuleux. On se sert alors d'un *appareil à fumigations* qui consiste en une espèce de boîte disposée de manière que le malade qu'on y place ait la tête à l'air et tout le reste du corps renfermé. On obtient alors l'acide sulfureux par la combustion du soufre à l'air.

ACIDE SULFUREUX LIQUIDE. — Voici le procédé qu'on suit habituellement dans les laboratoires où l'on peut employer ultérieurement le sulfate acide de mercure : introduisez dans un matras 500 grammes de mercure et 560 grammes d'acide sulfurique à 66 degrés ; adaptez à ce matras, après l'avoir placé sur un fourneau, l'appareil de Woulff, composé au moins de trois flacons. Le premier, beaucoup plus petit que les autres, contiendra un peu d'eau uniquement destinée à débarrasser le gaz de la petite quantité d'acide sulfurique qu'il peut entraîner : versez dans les deux autres flacons la proportion d'eau distillée que vous voudrez saturer, au moins 1 litre dans chacun. Pour ne pas être incommodé par l'excédant du gaz sulfureux, il convient d'adapter à la fin de l'appareil un tube à deux branches parallèles, dont la plus longue plongera dans un bocal contenant des fragments de craie légèrement humectée. L'appareil étant disposé et les tubulures exactement lutées, chauffez peu à peu le matras : la réaction devra être soutenue de manière à obtenir une émission de gaz régulière et modérée. Le gaz acide sulfureux étant peu soluble, il est nécessaire d'en faire passer beaucoup dans la même eau. Si l'on veut obtenir un acide très concentré, il faudra substituer au vase contenant de la craie humectée une petite éprouvette renfermant 55 ou 80 millimètres de mercure, afin de faire subir au gaz une plus forte pression. On remplace quelquefois le mercure par du cuivre. On pourrait encore obtenir l'acide sulfureux d'une manière plus économique, ou en distillant de la sciure de bois, ou du soufre, ou du charbon avec l'acide sulfurique, ou en chauffant un mélange de soufre et de peroxyde de manganèse.

L'acide sulfureux liquide est quelquefois conseillé en lotions dans les affections dartreuses ; j'ai employé dans les mêmes circonstances avec beaucoup de succès une *dissolution saturée d'acide sulfureux dans l'alcool.*

Si au lieu de recevoir l'acide sulfureux dans l'eau, on en sature une dissolution de carbonate de soude, on obtient une dissolution de *bisulfite de soude* qui peut cristalliser ; si on le reçoit dans du carbonate de chaux délayé dans l'eau, on obtient le *sulfite de chaux*, qui est une poudre d'une teinte gris jaunâtre et qui était employée pour muter les sucs.

Hyposulfite de soude. — Le soufre peut former avec l'oxygène l'acide *hyposulfurique*, qui se produit en faisant réagir l'acide sulfureux sur le peroxyde de manganèse, et l'acide *hyposulfureux* qu'on n'avait obtenu jusqu'à ces derniers temps qu'à l'état de combinaison. Le Codex a conservé l'Hyposulfite de soude, *sulfite sulfuré de soude ;* il cristallise en prismes à quatre pans ; il est transparent, inodore, peu altérable à l'air. Traité par l'acide sulfurique, il dégage de l'acide sulfureux et laisse précipiter du soufre. Pour l'obtenir prenez : carbonate de soude cristallisé, 32 parties ; eau distillée, 64 parties ; soufre sublimé, 4 parties. Faites dissoudre dans l'eau le carbonate alcalin, et délayez-y le soufre ; faites passer dans la dissolution un courant de gaz acide sulfureux. Lorsque le gaz sera en excès dans la liqueur, celle-ci tiendra en dissolution l'hyposulfite de soude. Vous la verserez dans un matras de verre, vous la ferez bouillir quelques instants, vous la filtrerez et la ferez évaporer à une douce chaleur jusqu'au tiers de son volume ; enfin vous la déposerez dans un lieu frais ; l'hyposulfite de soude ne tardera pas à cristalliser.

L'hyposulfite de soude est employé contre les maladies de la peau. M. Dupasquier a montré qu'on pouvait le donner à la dose de 30 grammes, et qu'alors il agissait comme purgatif.

MIXTURE CONTRE LE PSORIASIS (Cazenave). — Hyposulfite de soude, 5 gram.; sirop de squine, sirop de daphne mezereum, aa. 150 gram. Mêlez. Une cuillerée matin et soir contre le psoriasis.

QUATRE BOIS SUDORIFIQUES. — On désigne sous ce nom le *gaïac*, les *racines de salsepareille*, de *squine* et de *sassafras*. Ces substances ne possèdent que des propriétés sudorifiques très contestables ; si l'on admet qu'elles aient une action physiologique, il faudra reconnaître que cette action est peu manifeste, et sous ce point de vue les médicaments qui nous occupent se rapprocheraient des altérants ; ils s'en rapprochent beaucoup plus sûrement par les conditions de leur emploi : ainsi on les prescrit comme les mercuriaux, et souvent concurremment avec eux dans les affections syphilitiques constitutionnelles. J'ai parlé précédemment du sassafras : il nous reste à traiter des salsepareilles, de la squine et du gaïac.

GAÏAC. — C'est le plus important des quatre bois sudorifiques ; il possède une action physiologique incontestable et souvent utile ; il est recommandable par son prix peu élevé. Le gaïac est fourni par la famille des zygophyllées.

Les *zygophyllées* diffèrent beaucoup des vraies rutacées : aussi Brown en a fait une famille à part, et tous les botanistes ont adopté cette séparation. Cette famille nous intéresse, parce qu'elle contient deux espèces dont le bois est employé en médecine sous le nom de gaïac : c'est le *Guayacum officinale* et le *G. santum ;* les autres espèces, telles que les *G. dubium*, *G. arboreum*, auraient probablement des propriétés semblables. — Les zygophyllées herbacées en diffèrent complétement : ainsi la herse ou tribule, *Tribulus terrestris*, et le *Tribulus cystoïdes* de l'Amérique australe, passent pour astringents. Parmi les zygophyllées à feuilles alternes, nous devons mentionner le *Balanites ægyptiaca*, Del., auquel on attribue les *myrobolans d'Egypte*.

Bois de gaïac (gaïac). — Il est produit par le *Guayacum offi-*

cinale, L., grand arbre qui croît à la Jamaïque et à Saint-Domingue, il nous arrive en grosses bûches droites, quelquefois recouvertes d'une écorce grise, compacte, dure, résineuse, d'une saveur amère, qui présente souvent à sa surface interne de petits cristaux brillants. Le bois de gaïac est dur, pesant, inodore ; sa râpure est jaune et devient verte à la lumière ; elle a une saveur âcre et amère ; quand on râpe le gaïac, sa poudre provoque l'éternument.

Le bois de gaïac a été analysé par Tromsdorff ; il contient : résines, — extrait, — gomme, — albumine, — fibres, — sels. Nous traiterons des propriétés médicales du gaïac et des préparations dont il est la base après avoir parlé de la résine.

Résine de gaïac. — On peut l'obtenir en traitant le bois de gaïac râpé par de l'alcool ; mais celle qui se trouve dans le commerce découle à l'aide d'incisions faites à l'écorce des vieux arbres. Elle est en masses considérables, d'un brun verdâtre, friables et brillantes dans leur cassure. Ses lames minces sont presque transparentes et d'un vert jaunâtre. Elle renferme ordinairement des morceaux d'écorce et d'autres débris du végétal ; elle se ramollit sous la dent, a une saveur d'abord peu sensible qui se change bientôt en une âcreté brûlante dont l'action se porte sur le gosier ; elle a une légère odeur de benjoin qui devient très sensible par la pulvérisation ou par le feu : sa poussière excite fortement la toux.

La résine de gaïac du commerce est composée de : résine ou acide gaïacique, 80 ; — gomme, 5 ; — extractif, 2 ; — débris.

La résine de gaïac, exposée à l'air, absorbe l'oxygène et devient verte ; elle est insoluble dans les huiles fixes, mais elle se dissout dans les solutions de potasse et de soude ; elle donne avec l'alcool une dissolution brun foncé qui blanchit par l'eau ; le chlore y forme un précipité bleu. Si l'on expose un papier imbibé de teinture de gaïac dans un bocal au fond duquel on a versé un peu d'acide nitrique, la vapeur qui s'en exhale suffit pour colorer le papier en bleu.

Propriétés médicales. — Le bois de gaïac agit par la résine qu'il contient : c'est un stimulant efficace qui porte particulièrement son action sur la peau, dont il augmente la sécrétion ; c'est ce qui l'a fait ranger en tête des diaphorétiques fournis par les végétaux. On emploie avec beaucoup d'avantage le bois de gaïac ou sa résine dans la goutte, le rhumatisme chronique, certaines affections chroniques de la peau, les maladies vénériennes anciennes et rebelles, les affections scrofuleuses, etc. Dans les premiers temps de l'introduction du gaïac dans la matière médicale, on le regardait comme propre à guérir seul les maladies syphilitiques ; au-

jourd'hui on le considère seulement comme un puissant auxiliaire
du mercure dans les cas de cette nature. C'est ordinairement le
bois qu'on emploie dans ces circonstances. On administre la résine, de préférence, dans le rhumatisme, la goutte, etc. A haute
dose, cette résine devient purgative.

TISANE DE GAÏAC. — Bois de gaïac râpé, 50 gram. Faites-le bouillir
pendant une heure dans une quantité d'eau suffisante pour obtenir
1 litre de tisane ; passez, laissez déposer et décantez. On emploie la
décoction parce que la résine, qui est le principe actif, est plus tôt
entraînée par ce mode que par la matière extractive et gommeuse. On
emploie souvent cette tisane dans les véroles constitutionnelles : c'est
un bon adjuvant des mercuriaux. On a employé dans les rhumatismes
une tisane de gaïac faite avec 200 à 500 gram. de bois de' gaïac pour
1000 gram. de décoctum. On associe souvent le gaïac à la salsepareille
et aux autres sudorifiques.

EXTRAIT DE GAÏAC. — Prenez : bois de gaïac râpé, 1 kilogr.; eau
distillée, 10 kilogr. Faites bouillir pendant une heure et passez à travers une toile ; soumettez le résidu à une seconde décoction ; laissez
déposer les liqueurs pendant douze heures ; décantez-les et soumettez-
les à l'évaporation à la température de l'ébullition, dans une petite
bassine que vous entretiendrez pleine en y faisant tomber continuellement un filet de liqueur ; quand celle-ci aura été réduite aux trois
quarts, achevez l'évaporation au bain-marie jusqu'en consistance molle;
ajoutez alors à la matière environ le huitième de son poids d'alcool à
31 degrés ; mélangez exactement et achevez l'évaporation jusqu'en consistance d'extrait.
L'emploi de l'eau distillée est indispensable, car il faut une grande
masse d'eau pour épuiser le gaïac ; l'addition de l'alcool a pour but de
diviser le dépôt résineux qui s'est formé et qu'il faut se garder de
séparer.
L'extrait de gaïac entre souvent dans des pilules avec le sublimé;
il est remarquable par son odeur suave. C'est un médicament recommandable, car la résine est divisée par l'extractif et les matières muqueuses.

TEINTURE DITE EAU-DE-VIE DE GAÏAC. — Bois de gaïac râpé, 1 p.;
alcool à 21 degrés, 4 p.; f. s. a. Mêlée avec un peu d'eau, cette teinture est employée comme dentifrice.

ÉMULSION DE RÉSINE DE GAÏAC. — Prenez : résine de gaïac, 50 centigr. à 1 gram.; gomme arabique, 5 gram.; eau, 150 gram.; f. s. a.
Cullen assure que cette préparation produit de meilleurs effets que la
teinture alcoolique.

TEINTURE ALCOOLIQUE DE RÉSINE DE GAÏAC. — Prenez : résine de gaïac,
100 gram.; tafia, 4 litres; f. s. a. Cette teinture est le *remède des*

Caraïbes contre la goutte. On l'administre à la dose de 1 à 2 cuillerées à bouche.

Savon de gaïac. — Prenez : résine de gaïac, 1 p.; savon médicinal, 2 p.; alcool à 33 degrés, s. q. Faites dissoudre, filtrez et évaporez en consistance pilulaire. Dose, 30 à 50 centigr.

SALSEPAREILLES ET SQUINE. — Les salsepareilles et la squine sont des racines fournies par la famille de smilacées. Leurs propriétés sont très voisines.

Les *smilacées* forment un démembrement de la famille des asparagées ; elles fournissent les racines sudorifiques de salsepareille et de squine.

SMILAX. — Périgone campanulé, ouvert : fleurs mâles composées de 6 étamines, les fleurs femelles de 3 styles et 3 stigmates, baie à loge mono ou disperme, tige sous-frutescente, pétiole muni de deux vrilles, fleurs en corymbe axillaire.

S, *officinalis.* H. B. — Feuilles inermes, ovées et trinerves.

S. *syphilitica.* — Tige cylindrique, munie d'aiguillons axillaires, feuilles oblongo-lancéolées, mucronées, trinerves.

S. *sarsaparilla.* — Anguleuse, aiguillonnée, feuilles inermes, rétuso-mucronées, trinerves.

S. *schina.* — feuilles ovées, cordées, à 5 nervures.

Différentes autres espèces, mais moins importantes que les précédentes, sont citées dans les ouvrages de matière médicale, *Smilax aspera,* S. *caduca,* S. *glauca,* S. *macabucha,* S. *glycyphylla,* S. *quadrangularis,* S. *lauriphylla,* S. *macrophylla.*

SALSEPAREILLES DU COMMERCE. — Les vraies salsepareilles sont des racines fournies par plusieurs espèces voisines, qui ne sont pas encore bien déterminées, du genre *Smilax,* qui croissent en Amérique. Ces racines sont composées d'une souche ligneuse, se propageant par des nodosités qui naissent les unes à côté des autres ; elles sont pourvues d'un grand nombre de radicules longues de plusieurs pieds, grosses comme une plume à écrire et flexibles ; ces radicules sont formées d'une partie corticale bien prononcée et d'un méditullium ligneux. C'est la partie corticale qui renferme le plus de principes actifs, ce qui rend inutile l'opération qu'on lui fait ordinairement subir et qui consiste à la fendre.

Salsepareille du Mexique, dite de Honduras. — Cette sorte, malgré le nom qu'elle porte en France, paraît venir des ports de Tampico et de la Véra-Vruz ; elle arrive en balles de toile de 60 à

100 kilogrammes. Ses racines sont longues de 1 mètre à 1 mètre 50 centimètres, presque dépourvues de radicules fines, garnies de leurs couches et de tronçons de tiges. Les souches sont grises à l'extérieur, blanchâtres à l'intérieur ; elles retiennent entre leurs nodosités une terre noire et dure ; les tiges sont jaunâtres, noueuses, géniculées, presque cylindriques ou obscurément tétragones, et pourvues çà et là de quelques épines ligneuses. Les racines sont au dehors d'une couleur noirâtre, à cause de la terre qui les recouvre ; elles offrent des cannelures longitudinales, profondes et irrégulières, dues à la dessiccation de leur partie corticale. Cette partie corticale est d'un blanc rosé à l'intérieur et recouvre un cœur ligneux, blanc, cylindrique, qui se continue d'un bout à l'autre de la racine. Ce cœur ligneux n'a qu'une saveur fade et amylacée ; mais la partie corticale en a une mucilagineuse et souvent d'une amertume assez prononcée. La racine entière a une odeur terreuse particulière, qui se développe par la décoction dans l'eau.

Cette espèce, qui est une des plus communes dans le commerce, paraît fournie par le *Smilax sarsaparilla*.

M. Guibourt admet une espèce qui ressemble beaucoup à la précédente, mais qui lui est très inférieure en qualité : c'est la *salsepareille de Vera-Cruz*. Elle est privée de terre ; son écorce, qui se détache en grande partie du méditullium blanc, est réduite à une pellicule brun noirâtre ; elle a une odeur d'aigre, et une saveur amère.

Salsepareille rouge, dite de la Jamaïque. — Cette racine, comme la précédente, croît au Mexique et vient d'Honduras. C'est une très bonne sorte ; elle se distingue de la salsepareille du Mexique par les caractères suivants : les souches sont moins ramassées et plus disposées en longueur ; les tiges sont garnies d'épines éparses, plus nombreuses, plus fortes et plus piquantes, et les nœuds en offrent ordinairement une rangée circulaire, placée à la base d'une gaîne foliacée ; quelquefois ces épines se changent en racines. Les racines sont nombreuses, longues de 2 mètres à 2 mètres 50 centimètres, ridées par la dessiccation ; mais elles sont exemptes de terre. Cette sorte se fend facilement, sans avoir besoin d'être ramollie. L'épiderme varie du gris rougeâtre ou blanchâtre au rouge orange, et cette dernière couleur, quoiqu'elle puisse varier, est cependant ce qui donne le caractère le plus saillant de cette espèce.

Salsepareille caraque. — Les salsepareilles de Honduras et de la Jamaïque sont les deux meilleures sortes ; viennent ensuite les deux variétés de salsepareille caraque, qui doivent l'être moins parce qu'elles sont beaucoup moins sapides. La première sorte de S. caraque est une salsepareille de belle apparence ; elle arrive en boîtes pourvues de leurs souches. Elle est propre, moins terreuse que la S. Honduras ; elle est tantôt blanche, tantôt rougeâtre à l'extérieur ; le cœur ligneux est très blanc ; elle est souvent mêlée de chevelu : la seconde variété de S. caraque est en boîtes longues de 50 centimètres ; les racines sont courtes, flexueuses, difficiles à fendre, pourvues de chevelu ; les tiges sont quadrangulaires, verdâtres.

Salsepareille ligneuse. — Cette espèce, que décrit M. Guibourt, est rare à Paris. Sa souche est grosse comme le poing, noueuse, irrégulière ; ses racines ont 4 lignes de diamètre, longues, à épiderme brun ou noirâtre ; l'écorce est rouge, le corps ligneux couleur bois de chêne.

La *salsepareille du Brésil* dite *de Portugal*, n'est pas usitée en France. Elle vient de la province de Para, en boîtes cylindriques, privées de souches ; elle n'est pas plus grosse qu'une petite plume, d'un rouge obscur à l'extérieur et blanche à l'intérieur. Elle a joui autrefois de la réputation qu'elle ne méritait pas, d'être une sorte supérieure.

Salsepareille blonde de Tampico, décrite par Virey, présente la structure générale des salsepareilles ; mais elle n'a point cette couleur brune ou rougeâtre qu'on remarque chez la plupart des autres, elle est d'un blond clair ; ses racines, striées, longues, tenaces et un peu plus volumineuses que chez les autres, sont dépourvues d'aspérités ; mâchée, elle est fort mucilagineuse ; elle donne indépendamment d'une légère amertume, une saveur douceâtre qui paraît même faiblement sucrée ; son méditullium ligneux n'est pas très gros ; sa partie corticale est très developpée.

Histoire chimique de la salsepareille. — Palotti obtint de la salsepareille une substance blanche astringente et nauséeuse qu'il nomma *parigline.* Folchi retrouva cette substance et la crut différente, et la nomma *smilacine.* Batka l'appela acide parillinique ; Tubœuf l'obtint pure et cristallisée, et montra que toutes ces substances étaient identiques, et il lui donna le nom de *salséparine.* Poggiale a confirmé ces résultats.

Voici les substances qu'on a isolées de la salsepareille : *huile volatile, salséparine*, résine âcre amère, matière huileuse, matière extractive, amidon, albumine.

L'amidon est en notable quantité ; l'huile volatile est en proportion très minime.

Salséparine. — Elle paraît être le principe le plus important ;

elle est solide, inodore, incolore ; elle forme des cristaux rayonnés, elle est neutre ; en dissolution, sa saveur est âcre et amère ; elle est un peu soluble dans l'eau et communique à ce dissolvant la propriété caractéristique de mousser ; l'alcool la dissout mieux à chaud qu'à froid ; elle est insoluble dans l'éther. Tubœuf l'obtient en distillant au 7/8 une teinture alcoolique de salsepareille avec l'alcool à 31 degrés ; il décolore le 8e restant avec du noir animal à l'aide de l'ébullition ; la salséparine cristallise par le refroidissement ; on la purifie par de nouveaux lavages. Soubeiran précipite la teinture alcoolique par l'acétate de plomb, dont il sépare l'excès par l'acide sulfurique. Je crois fortement que la salséparine est très voisine de la saponine ; on expliquerait alors facilement pourquoi Batka lui trouva le caractère acide. On sait, en effet, que la saponine se transforme facilement en acide esculique sous diverses influences.

EMPLOI MÉDICAL DES SALSÉPAREILLES. — La première question qu'on doit s'occuper de résoudre est celle-ci : La salsepareille produit-elle quelque effet sur l'économie animale ? C'est une chose vraiment extraordinaire que de voir s'adresser cette question pour un médicament dont on use des quantités considérables, que la majorité des praticiens emploient dans les maladies très graves. Si la salsepareille agit, son action ne peut être qu'éloignée. Hancok assure qu'à haute dose elle provoque des nausées, ralentit le pouls, et met le malade dans une faiblesse passagère. Je ne crois pas que la salsepareille agisse ainsi sur tous les sujets. Il assure qu'à dose modérée elle restaure les malades. Un effet de la salsepareille généralement admis, c'est d'augmenter l'excrétion cutanée, c'est ce qui la place au premier rang parmi les sudorifiques végétaux, et c'est pour cette propriété que presque tous les praticiens la conseillent dans toutes les affections vénériennes rebelles, particulièrement lorsqu'on emploie simultanémeut les préparations mercurielles. La salsepareille peut agir de deux manières en augmentant les sueurs : 1° en éliminant par cette voie le virus vénérien ; 2° en éliminant les particules des préparations mercurielles que l'absorption a introduites dans l'économie ; car on est loin de connaître les divers modes de l'élimination des principes nuisibles à l'économie, et il est indubitable que l'excrétion cutanée est un des plus puissants. Les médicaments de salsepareille dans lesquels j'ai le plus de confiance sont, la *tisane*, ou l'*extrait alcoolique*, ou le *sirop* fait avec cet extrait, ou mieux encore la liqueur de salsepareille connue sous le nom impropre de *essence concentrée de salsepareille*, préparée d'après la méthode que je décrirai. On a vanté dans ces derniers temps la salsepareille en poudre ou en décoction contre les affections cancéreuses. Colledani prétend avoir soulagé des accès d'asthme, en faisant fumer la salsepareille en guise de tabac.

POUDRE DE SALSEPAREILLE. — On divise la racine, on la sèche à l'étuve, on la pile dans un mortier de fer sans résidu. Inusitée.

Pour soumettre la salsepareille à l'action des dissolvants, il est une précaution préalable d'une grande utilité, c'est de l'écraser sous une meule; autrefois on la fendait, mais ce moyen est de beaucoup inférieur au moulin.

ACTION DE L'EAU SUR LA SALSEPAREILLE. — On a beaucoup discuté sur la question de savoir si l'infusion, la décoction, la digestion ou la macération devaient être préférées pour épuiser la salsepareille par l'eau, et la question peut encore être controversée; en effet, il est constant 1° que l'infusion est plus sapide et plus odorante que la décoction; mais, par ce dernier mode, on dissout beaucoup d'amidon qui masque la saveur, et l'on sait que la salseparine est beaucoup plus soluble dans l'eau chaude que dans l'eau froide, et il en est de même du principe résineux qui peut n'être pas sans activité; la décoction présente aussi le précieux avantage de pouvoir concentrer les liqueurs. Cependant, je pense, comme M. Guibourt, que la digestion à une température de 60 degrés est préférable à tous les autres modes, et qu'il vaut mieux forcer la quantité de salsepareille que de faire concentrer par une évaporation qui ne peut qu'altérer les produits. Il faut beaucoup d'eau pour épuiser complétement la salsepareille. Elle se prête mal à la méthode de déplacement.

TISANE DE SALSEPAREILLE. — Racine de salsepareille, 64 gram.; eau, 1000 gram.; introduisez la racine contuse dans un vase fermant hermétiquement; versez 100 gram. d'eau bouillante; maintenez pendant deux heures à une température de 60 degrés; passez avec expression. Béral emploie pour 1 litre d'eau une solution de 4 gram. d'extrait alcoolique de salsepareille, ce qui donne une tisane très âcre; mais on préfère généralement la tisane telle que je l'ai indiquée d'abord.

TISANE SUDORIFIQUE. — C'est une boisson très usitée dans les anciennes maladies vénériennes et les affections goutteuses et rhumatismales. On la prépare en faisant bouillir pendant une heure 64 gram. de bois de gaïac râpé avec une quantité d'eau suffisante pour avoir 1000 gram. de décoction. On verse dans un bain-marie formé sur les espèces suivantes concassées : salsepareille, 32 gram.; sassafras, 8 gram.; réglisse, 12 gram. On laisse digérer pendant deux heures à la température de 60 degrés. On passe avec expression.

ESPÈCES SUDORIFIQUES POUR DÉCOCTION. — Prenez : bois de gaïac, racines de salsepareille, de squine, aa. p. é.— Mêlez.

On emploie dans le traitement de la colique des peintres une *tisane sudorifique* qu'on rend *laxative* par l'addition de 16 gram. de séné aux espèces sudorifiques.

SALSEPAREILLE DANS LE CANCER (Foltz). — Poudre de salsepareille, 15 gram. A prendre en deux fois dans de l'eau sucrée, ou : décoction concentrée de salsepareille, trois verres par jour (essais à suivre).

BOCHETS (Pétrequin). — Ce sont de vieux remèdes de l'Hôtel-Dieu de Lyon. On les emploie comme dépuratifs dans les maladies lymphatiques et scrofuleuses de l'enfance et de l'adolescence.

Bochet simple : Pour un litre de tisane, prenez : Gaïac râpé, salsepareille, squine, sassafras, de chaque 8 gram.; fraisier, 16 gram. M s. a.

Bochet purgatif. — On prend, comme purgatif, un verre ou deux du bochet simple, où l'on ajoute :

Pour un adolescent : Prenez : séné, 8 gram.; sel d'Epsom, 8 gram.; manne, 45 gram.

Pour un enfant de cinq à six ans : Prenez: séné 5 gram.; sel d'Epsom, 5 gram.; manne, 30 gram.

M. Pétrequin a fait observer que, pour les adultes difficiles à purger, on pouvait porter la dose de manne à 60 gram., et même (ce qui est rarement nécessaire) celle de séné à 10 ou 12 gram. Voici la formule de l'Hôtel-Dieu, qui démontre la justesse de mes inductions.

Pour les adultes : Prenez : Séné, 10 gram.; sel d'Epsom, 10 gram.; manne, 60 gram.

TISANE DE FELTZ. — Les formules de tisane de Feltz sont très variables; la salsepareille forme la base de toutes. On y ajoute ordinairement un nouet de sulfure d'antimoine et de la colle de poisson. Quelques praticiens suppriment la colle et la remplacent par de la gomme : c'est l'usage de l'hôpital du Midi. D'autres formules prescrivent l'addition d'écorce de lierre et d'écorce de buis. Voici la formule que j'adopte : salsepareille, 64 gram.; sulfure d'antimoine, 80 gram.; eau, 2000 gram.

On fait bouillir l'eau avec la salsepareille jusqu'à réduction de 1000 gram.; le sulfure est renfermé dans un nouet qui bout avec la salsepareille. Je supprime les 10 gram. de colle de poisson, qui rendent la tisane plus altérable et qui peuvent dissoudre beaucoup d'antimoine quand cette colle est blanchie par l'acide sulfureux; quand le sulfure d'antimoine est privé du sulfure d'arsenic qui se décompose en hydrogène sulfuré et acide arsénieux dont la quantité est très variable, le sulfure ne fournit plus rien à l'eau, et plusieurs praticiens l'ont considéré comme inerte; mais il se pourrait que les matières contenues dans la salsepareille pussent réagir sur ce sulfure et en rendre soluble quelques parties. Pour avoir un médicament identique, M. Rayer a eu la pensée de déterminer dans cette tisane la proportion exacte de la préparation arsenicale, 1 ou 2 milligr. d'acide arsénieux, par exemple, et de supprimer le nouet de sulfure d'antimoine.

DÉCOCTION DE ZITTMANN. — Prenez : salsepareille, 375 gram.; eau,

24,000 gram. Après vingt-quatre heures de digestion, ajoutez : sucre d'alun (alun, kino, aa. p. é.), 48 gram.; mercure doux, 16 gram.; cinabre, 4 gram. On fait cuire jusqu'à réduction d'un tiers, et l'on ajoute : feuilles de séné, 96 gram.; racine de réglisse, 48 gram.; anis, fenouil, de chaque 16 gram. On fait infuser quelques instants, on passe. Le produit est appelé *décoction forte*. On ajoute au résidu : salsepareille, 190 gram.; eau, 24,000 gram. On fait réduire à 14,000 gram.; on ajoute : écorce de citron, canuelle, petit cardamome, racine de réglisse, de chaque 12 gram. On passe et l'on étiquette *décoction faible*. Cette boisson est encore recommandée quelquefois contre d'anciennes maladies vénériennes.

La tisane de *vinache* est une boisson peu usitée maintenant; elle est presque semblable à la *tisane sudorifique* laxative, dans laquelle on ajoute un nouet de sulfure d'antimoine.

TEINTURE ALCOOLIQUE DE SALSEPAREILLE. — Ce serait un bon médicament si l'alcool ne masquait les propriétés de la salsepareille. On la prépare avec 4 p. d'alcool à 21 degrés et 1 p. de salsepareille.

VIN DE SALSEPAREILLE.— Il est rarement prescrit en France. Béral le prépare avec 15 p. de vin d'Espagne et 1 p. d'extrait alcoolique de salsepareille.

On connaît sous le nom d'*essence concentrée de salsepareille* un médicament dont le charlatanisme a beaucoup abusé. Béral le prépare en faisant un extrait alcoolique avec les *espèces* suivantes *du docteur Sm th*; salsepareille, 500 gram.; squine, 120 gram.; réglisse, 120 gram.; gaïac, 120 gram.; sassafras, 120 gram.; alcool à 21 degrés, 8 kilogr. On fait dissoudre 120 gram. de cet extrait dans 875 gram. de vin généreux auquel on ajoute 16 gouttes d'essence de sassafras. La formule suivante est plus simple et n'est pas plus mauvaise : salsepareille, 1 kilogr.; sassafras, 100 gram.; alcool à 21 degrés, 2 kilogr. Filtrez la teinture après deux jours de digestion à 4 degrés; ajoutez 2 kilogr. d'eau bouillante; faites digérer un jour; passez; réunissez les deux liqueurs, filtrez et ajoutez 2 kilogr. de sirop de sucre. On prend ordinairement une cuillerée ou deux de ce médicament délayé dans un verre d'eau chaude qu'on réitère quatre ou six fois par jour.

EXTRAIT ALCOOLIQUE DE SALSEPAREILLE. — Ce serait aussi un excellent mode d'administration, mais il est moins usité, parce que le charlatanisme ne s'en est pas emparé. On le prépare en épuisant la salsepareille par l'alcool à 21 degrés et f. s. a. On retire 4 p. d'extrait pour 8 p. de salsepareille; il est formé en grande partie de salseparine.

EXTRAIT AQUEUX. — Il se prépare en épuisant la salsepareille par l'eau tiède et faisant évaporer. C'est un mauvais médicament, car l'eau tiède ne dissout pas toute la salsepareille; l'eau bouillante dissoudrait la fécule, et l'évaporation altère le produit,

SIROP DE SALSEPAREILLE. — C'est un médicament très renommé, quoiqu'à la vérité il ne mérite guère sa réputation. Il entre dans sa composition 4000 gram. de sucre et 1500 gram, de salsepareille qu'on épuise au moyen de 18000 gram. d'eau, qu'on divise en 3 p.; on fait digérer chaque fois pendant six heures à une chaleur de 80 degrés. On décante, on évapore la liqueur jusqu'à 500 gram.; on la laisse refroidir, on la passe à la chausse, on ajoute le sucre, on le fait fondre, on passe et l'on évapore en consistance convenable. Béral fait dissoudre 190 gram. d'extrait alcoolique dans 2000 gram. d'eau, et il fait un sirop par solution avec 4000 gram. de sucre blanc. Cette formule est préférable et a été adoptée par le nouveau Codex.

SIROP DE SALSEPAREILLE COMPOSÉ, SIROP DE CUISINIER, SIROP SUDORIFIQUE. — Voilà certes une des préparations de salsepareille des plus usitées et peut-être la plus défectueuse, tant en médecine on s'en laisse facilement imposer par de fastueuses annonces. Voici une des nombreuses formules proposées pour ce remède si généralement exploité : salsepareille, 1000 gram.; fleurs de bourrache, de roses pâles, feuilles de séné et anis, aa 64 gram.; miel blanc, 1000 gram.; sucre, 1000 gram, On fait digérer, comme pour le sirop précédent, la salsepareille dans 8 litres d'eau; on répète trois fois cette opération; on ajoute le liquide bouillant sur les autres substances; on passe, on évapore, on ajoute le sucre et le miel, on clarifie avec les blancs d'œufs, on passe quand le sirop marque 24 degrés, et l'on achève de cuire à 32 degrés.

Il existe plusieurs *sirops* ou *robs* où entre la salsepareille; mais ce sont des remèdes dont le charlatanisme a abusé; je ne les ai jamais vu prescrire par des médecins recommandables, ils ne doivent donc pas nous arrêter.

Des fausses salsepareilles. — Les racines qui ont été proposées pour remplacer la salsepareille ou qui ont été vendues pour elle sont très nombreuses; les principales sont : la *fausse salsepareille rouge,* fournie par l'*Agave cubensis,* de la famille des broméliacées, la *salsapareille d'Allemagne,* fournie par le *Carex arenaria* de la famille des cypéracées; la *salsepareille grise de Virginie,* fournie par l'*Aralia nudicaulis* L.; la fausse salsepareille de l'Inde, fournie par le *Periploca indica ?*

SQUINE (*Smilax china*). — *Car. génér.*, page 315. — Plante épineuse, munie de vrilles. Feuilles lisses, larges, à 5 nervures. Sa racine est grosse comme le poing, allongée, genouillée, recouverte d'une écorce lisse, rougeâtre, tantôt rosée et spongieuse, tantôt dure, brunâtre et résineuse; saveur faible, presque inerte. — Réputation usurpée depuis l'usage qu'en fit Charles-Quint. On l'emploie contre la goutte et les maladies vénériennes; on la prescrit sous forme de tisane à la dose de 20 grammes; on l'associe aux autres sudorifiques.

GAROU. — Je place le garou à côté des salsepareilles, parce que, comme elles, il est employé pour combattre les accidents de la syphilis constitutionnelle ; mais c'est un médicament d'une grande activité, qui, à dose élevée, pourrait empoisonner. Les écorces de garou sont remarquables par la ténacité des fibres du liber. Ces écorces sont extrêmement âcres et employées comme épispastiques : les écorces de tous les *daphnés* jouissent de la même propriété ; les racines, les feuilles paraissent participer de la même action. Ainsi leurs feuilles sont purgatives et dangereuses : les fruits sont purgatifs ; on emploie à cet usage ceux des *Daphne laureola* et *gnidium*. On employait les fruits du garou sous le nom de *cocco-gnidium* ; on a extrait de leurs graines une huile fixe très âcre.

Écorce de garou (Sainbois). — Fourni par le *Daphne mezereum* et *gnidium*, famille des *thymélées ;* ce dernier arbuste croît dans le midi de la France, dans les lieux secs et incultes ; ses feuilles sont lancéolées, aiguës ; ses fleurs blanches, odorantes : son fruit est une baie globuleuse, sèche, noirâtre. Des écorces employées sont en lanières minces, tenaces, grisâtres et tachetées à l'extérieur, jaunes intérieurement, couvertes d'un duvet soyeux, d'une odeur faible et d'une saveur âcre, corrosive et très persistante.

Composition chimique et analyse. — *L'écorce de garou* a été examinée par plusieurs chimistes, et cependant son analyse laisse encore beaucoup à désirer. Vauquelin y a découvert la *daphnine :* elle est en cristaux incolores ; sa saveur est amère et astringente : elle est peu soluble dans l'eau froide, très soluble dans l'eau bouillante, dans l'alcool et dans l'éther ; elle est neutre, et ne contribue pas aux propriétés vésicantes du garou. On la prépare en reprenant par l'eau l'extrait alcoolique du garou, précipitant la liqueur par l'acétate de plomb, filtrant et faisant évaporer ; la daphnine cristallise.

En distillant l'écorce de garou avec la chaux, Vauquelin a trouvé qu'il passait à la distillation un principe très âcre mêlé d'ammoniaque.

Baër et *Gmelin* ont retiré de l'écorce de garou : cire, résine âcre, daphnine, matière colorante jaune, sucre extractif, gomme. Ils obtiennent la résine en reprenant par l'eau l'extrait alcoolique de garou ; elle est d'un vert si foncé qu'elle paraît noire ; elle est sèche, cassante ; sa saveur est très âcre : elle se dissout dans l'alcool et dans l'éther. La dissolution alcoolique est précipitée par l'acétate de plomb ; il s'y forme un précipité vert ; si l'on prépare l'excès de plomb de la liqueur par l'hydrogène sulfuré, elle fournit à l'évaporation une huile d'un jaune d'or, épispastique, qui contient du phosphore au nombre de ses éléments ; le précipité formé par l'acétate de plomb .peut à son tour fournir une matière résineuse et une huile incolore.

Dublanc a retiré de l'écorce du *Daphne mezereum* une matière cristalline, une matière résineuse sans âcreté, une sous-résine insipide, *une matière résineuse verte, demi-fluide, très âcre* : cette matière est composée de chlorophylle et de la matière active ; elle forme une substance demi-fluide, verte, d'une extrême âcreté, épispastique, insoluble dans l'eau, mais soluble dans l'alcool, dans l'éther et dans les huiles. Pour l'obtenir, on traite le garou par l'alcool à 36 degrés : on distille les liqueurs alcooliques, on obtient un liquide qui forme un dépôt : ce dépôt est repris par l'éther, qui laisse la résine ; l'éther évaporé laisse un résidu grenu : en le délayant dans un peu d'éther, on en sépare facilement la sous-résine, et, par l'évaporation, on obtient la matière âcre.

Coldefy avait déjà obtenu cette substance active, ou *résine molle*, mêlée de sous-résine. C'est ainsi qu'on la prépare pour l'usage médical.

Propriétés médicales. — Le garou a été administré à l'intérieur, comme stimulant et diaphorétique dans quelques cas de dartres, de scrofules, de syphilis constitutionnelle et de rhumatisme chronique : mais c'est une matière extrêmement irritante, qui, par son action sur le tube digestif, peut occasionner des inflammations très dangereuses. On l'administre en *poudre*, à la dose de 5 à 20 centigrammes, et en *décoction*, à la dose de 1 à 2 grammes pour 1 litre de décoction. L'eau se charge de la daphnine, de la gomme et des matières extractives : elle enlève aussi, à la faveur des autres substances, une partie de la résine molle épispastique. *Pour l'usage externe*, on se sert du garou comme épispastique : l'écorce fraîche ou ramollie dans le vinaigre peut être employée sans autre préparation.

Tisane sudorifique (Cazenave). — Salsepareille, 45 gram.; eau, 1250 gram. Faites bouillir jusqu'à réduction d'un tiers ; ajoutez, les dix dernières minutes de l'ébullition : daphne mezereum, 1 gram. Passez, édulcorez avec sirop de squine, 100 gram. A prendre trois verres dans la journée.

Sirop de daphne mézéreum (Cazenave). — Extrait alcoolique de *Daphne mezereum*, 10 centigr.; sirop de sucre, 500 gram.; f. s. a.

Poudre de garou. — Il faut, en le pilant, bien garantir l'opérateur de la poudre ; on pile en laissant un résidu fibreux. Quand on destine la poudre à des préparations épispastiques, on pile le garou dans un mortier de fer après l'avoir humecté d'alcool, selon Coldefy.

Huile de garou. — Écorce de garou pilée selon la méthode de Coldefy, 1 p.; huile d'olive, 2 p.; faites digérer pendant deux jours; passez avec expression. Mouchon, en augmentant d'un tiers la proportion du garou, a obtenu une huile assez active pour obtenir en quelques heures un effet vésicant.

Pommade au garou. — On fait digérer pendant vingt-quatre heures 125 gram. de poudre de garou dans 320 gram. d'axonge et 32 gram. de cire fondue. On passe avec expression; on laisse refroidir, on racle pour séparer les fèces. Coldefy et Dublanc remplaçaient la poudre par 5 gram. de résine verte de garou, et M. Guibourt par l'extrait alcoolique.

Papier et taffetas vésicant (Béral). — L'excipient est formé de cire blanche, 18; huile d'olive, 9; galipot, 21. On fait fondre la cire et l'huile; on ajoute à cette solution pour 48 d'excipient, 1 d'extrait alcoolique de garou dissous dans 6 d'alcool (pour le n° 1), et seulement 32 d'excipient (pour le n° 2); on fait évaporer l'alcool par la chaleur; on ajoute le galipot; on passe à travers un morceau de laine; on imprègne de ces mélanges la toile ou le taffetas par les procédés indiqués à l'article *Sparadrap*.

Pois suppuratifs. — On peut les préparer en plongeant des pois d'oranges dans la teinture éthérée de cantharides; mais la recette suivante est préférée. Prenez : extrait alcoolique d'écorces de garou, 32 gram.; alcool rectifié, 125 gram. Faites dissoudre et filtrez. Plongez dans cette liqueur pendant cinq minutes des pois d'oranges, séparés des fils qui les attachent. Retirez-les et laissez-les sécher à l'air libre; renouvelez deux autres fois la même immersion en laissant sécher chaque fois; lorsqu'ils sont complétement secs, frottez-les fortement dans un linge pour leur rendre le brillant qu'ils avaient perdu. Les pois suppuratifs conviennent toutes les fois qu'on veut provoquer une suppuration abondante sans action irritante. On est dans l'usage d'alterner leur emploi avec celui des pois ordinaires (d'iris ou d'oranges); par exemple, tous les trois, quatre ou même six jours, on met un pois suppuratif, et les jours intermédiaires, les pois ordinaires.

LOBÉLIE SYPHILITIQUE, lobéliacées (*Lobeliaceæ*). — De Jussieu et Richard ont séparé les *lobéliacées* des *campanulacées*; les lobéliacées ont la corolle irrégulière et les étamines soudées; et les campanulacées, la corolle régulière et les étamines distinctes.

Presque toutes les plantes de cette famille contiennent un suc laiteux, amer et âcre, qui est masqué par le mucilage dans les raiponces et les jeunes pousses du *Phyteuma spicata*, qui servent d'aliment, et plus tard deviennent amères. L'âcreté distingue plus spécialement le groupe des lobéliacées, où elle est assez intense

pour rendre plusieurs espèces corrosives et délétères, *L. urens,*
L. longiflora inflata.

On emploie la racine du *Lobelia syphilitica* de l'Amérique septentrionale ; elle est composée d'une touffe de fibres grêles et blanchâtres, a une saveur âcre, analogue au tabac ; elle a fourni à
l'analyse faite par Boissel : sucre, — mucilage, — graisse, —
matière amère altérable, — des sels. — Donnée à faible dose, sa
décoction excite la transpiration cutanée : à dose plus élevée, elle
augmente les déjections alvines. Vantée contre la syphilis et contre
les asthmes ; inusitée aujourd'hui. On lui substitue les racines de
la *lobélie enflée.* Dose 1 à 10 grammes pour un litre d'eau, pour
une tisane, et pour 100 grammes, pour une potion. On a beaucoup varié la *teinture* alcoolique de lobélie enflée pour combattre
l'asthme.

TEINTURE DE LOBÉLIE ENFLÉE. — Lobélie enflée (feuilles et sommités),
100 gram.; alcool à 85 degrés, 500 gram. F. s. a. macérer pendant
huit jours, exprimez et filtrez.

M. Toot emploie avec succès cette teinture contre l'asthme, à la dose
de 20 à 30 gouttes, toutes les demi-heures dans une tasse d'infusion
de camomille.

Nous avons déjà bien des remèdes contre l'asthme ; on peut encore
essayer la lobélie contre cette affection si rebelle. J'ai déjà parlé de cet
emploi. (Voyez *Annuaire* 1845, p. 113.)

BUIS toujours vert, *Buxus sempervirens,* famille des *euphorbiacées.* — On n'emploie que l'écorce comme sudorifique dans le
traitement des maladies syphilitiques rebelles, des rhumatismes
chroniques ; mais on l'associe le plus souvent aux autres sudorifiques. L'écorce de buis est composée, d'après une analyse de Fauré,
de buxine, — chlorophylle, — matière rousse, — cire, — graisse,
— résine, — extractif, — gomme, acide malique.

La buxine cristallise : elle est inodore, amère, sans âcreté, soluble dans l'eau, dans l'alcool, moins dans l'éther, qui dissout
la résine, qui paraît être le principe actif. Il faut alors traiter
l'écorce de buis par décoction : 10 grammes pour 1 litre d'eau.

SUREAU (*Sambucus,* L., J.), famille des *caprifoliacées.* —
Limbe du calice à 3 dents ; corolle régulière et rotacée, à 5 lobes ;
5 étamines épitalées ; style nul ; 3 stigmates : fruit, nuculaine
à 3 loges osseuses ou à 3 nucules.

SUREAU NOIR (*Sambucus nigra,* L.).— C'est un arbre de moyenne
grandeur, qui croît dans toutes les haies. On emploie la seconde
écorce de racine, ses fleurs et ses fruits.

Ecorce de sureau. — Plusieurs médecins anciens, tels que Boerhaave et Sydenham, ont employé la seconde écorce de racine de sureau, à l'état de fraîcheur, comme éméto-cathartique dans le cas d'ascite. M. Martin Solon l'a vantée dans la même circonstance. La meilleure manière d'administrer ce médicament, c'est sous forme de *suc*. On dépouille les racines de leur épiderme, on enlève la partie charnue, qu'on pile dans un mortier ; on passe et l'on filtre (dose 20 à 50 grammes, en une seule fois). On peut également employer la *décoction* d'écorce de racine sèche de sureau à la dose de 20 grammes pour une pinte d'eau.

Fleurs de sureau. — Elles sont blanches et disposées en cime au sommet des rameaux. A l'état de fraîcheur, elles ont une odeur nauséeuse, qui devient assez agréable par la dessiccation. On les emploie très souvent comme sudorifiques, et dans ce cas c'est l'*infusion* que l'on prescrit à la dose de 2 grammes pour 1 litre, d'eau. On emploie l'infusion de 10 grammes de fleurs dans 500 grammes d'eau pour fomentations résolutives. On emploie l'*eau distillée* de fleurs de sureau ; on distille à la vapeur ; pour 500 grammes de fleurs sèches, on retire 2 kilogrammes d'eau distillée ; elle contient de l'ammoniaque ; elle précipite le sublimé et l'acétate de plomb. (Usitée quelquefois dans les collyres résolutifs.)

Baies de sureau. — On donne ce nom au fruit du sureau, qui est un petit nuculaine noirâtre, arrondi, couronné par les dents du calice, renfermant trois petits noyaux. Ce fruit sert à la préparation du *rob de sureau*, qui se prépare en faisant évaporer le suc non fermenté de ce fruit en consistance de miel épais. Il est employé comme sudorique et purgatif léger à la dose de 1 à 5 grammes.

N'ayant plus d'occasion de revenir sur la famille des caprifoliacées, j'en vais dire ici quelques mots, ainsi que du chèvrefeuille.

Les fleurs des caprifoliacées sont en général odorantes. Les écorces des lonicérées sont astringentes ; le liber du sureau noir est purgatif et vomitif ; ses fleurs sont sudorifiques ; ses baies, de même que celles d'yèble (*Sambucus yebulus*), sont légèrement purgatives. On dit que l'écorce de *Viburnum lantana* est vésicante. On mange dans le Nord quelques fruits des caprifolaciées, des *Viburnum tartara*, *opulus* ; mais en général ce sont des fruits désagréables et quelquefois purgatifs.

CHÈVREFEUILLE (*Lonicera*, L., J.). — Limbe du calice à 5 dents courtes ; corolle tubuleuse, un peu évasée ; son limbe est à 5 divisions bilobées ; les étamines sont au nombre de 5 ; un seul style et un seul stigmate ; fruit, baie globuleuse, poly-sperme.

CHÈVREFEUILLE COMMUN (*Lonicera caprifolium*). — C'est un arbrisseau grimpant, généralement cultivé pour la beauté et l'odeur de ses fleurs ; il croît dans les haies.

On emploie quelquefois en gargarisme l'*infusion de ses feuilles*, qui passent pour astringentes. Le *Codex* contient la recette de *sirop de chèvrefeuille* ; il se prépare par infusion aux mêmes doses et comme le sirop de violette : seulement il n'est pas nécessaire de laver les fleurs. Dose, 50 à 100 grammes.

FEUILLES ET ÉCORCES DE FRÊNE. — *Multa renascentur quæ jam cecidere.* — Voilà un adage qui rencontre de fréquentes applications en matière médicale : l'emploi nouveau des feuilles de frêne pour combattre les douleurs goutteuses ou rhumatismales nous en offre encore un exemple.

C'était l'écorce de cet arbre qui jadis était principalement employée, et peut-être est-ce encore l'écorce de la tige ou des racines qu'il faudra choisir pour exécuter des expériences suivies. C'est principalement pour combattre les fièvres paludéennes que la réputation de l'écorce de frêne a été grande. Mais bornons nos citations aux faits qui se rapportent à la goutte et aux rhumatismes.

C'est sous ce rapport que l'écorce de frêne a été vantée par Glaubert (*Pharmac. spagyr.*, p. 3), et par un botaniste illustre Bauhinus, *Hist. pl.*, t. I, p. 2 et 179) qui en recommande la décoction vineuse ; elle était vantée pour les goutteux, pour les scorbutiques et contre les vers intestinaux. Mentionnons encore que notre collègue M. Martin-Solon a employé l'écorce de frêne comme purgatif (*Bullet. thérap.*, t. I.).

Nous arrivons aux applications nouvelles des feuilles de frêne.

« Selon MM. Pouget et Peyraud, la poudre de feuilles de frêne peut être présentée, pour le traitement de la goutte et du rhumatisme, comme un véritable spécifique.

» Nullement purgative, elle peut être prise quel que soit l'état du tube digestif. Elle ne produit ni dégoût, ni maux de cœur, ni malaise général, ni anéantissement, etc., etc. On l'administre *en poudre* à la dose de 5 à 20 grammes, en décoction à la dose de 15 à 20 grammes pour 500 grammes d'eau. »

BOURRACHE et **BORRAGINÉES** (*Borragineæ*). — Les borraginées sont des plantes d'une grande innocuité ; elles sont presque inertes ; on les utilise pour le mucilage qu'elles contiennent. On emploie en infusion les feuilles de bourrache, *Borrago officinalis*, comme sudorifique et diurétique léger ; elle doit cette dernière propriété au nitre qu'elle renferme. On employait comme émollientes les feuilles et les sommités fleuries de pulmonaire officinale, *Pulmonaria angustifolia;* celles de buglosse, *Anchusa italica ;* les racines de cynoglosse, *Cynoglossum officinale*, entrent dans les pilules de ce nom, qui doivent leurs propriétés à l'opium qu'elles contiennent ; on emploie aussi la racine de consoude officinale, *Symphytum officinale*, que nous décrirons. Plusieurs racines de borraginée scontiennent une matière colorante rouge ; elle est surtout très abondante dans plusieurs *Lithospermum* et *Anchusa*. On emploie les racines d'orcanette, *L. tinctorum*, pour colorer la pommade rosat. Cette matière colorante a été étudiée par Pelletier sous le nom d'*acide anchusique ;* cet acide a une couleur rouge lorsqu'il est isolé; uni aux bases, les combinaisons sont bleues. On l'obtient en traitant la racine d'orcanette par l'éther dans l'entonnoir à déplacement.

BOURRACHE (*Borrago*, L., J.). —Calice étalé, à 5 divisions profondes ; corolle en roue, à 5 lanières étroites et aiguës ; appendices obtus, échancrés, glabres ; filaments des étamines surmontés d'une corne située en dehors de l'anthère.

Bourrache officinale (*Borrago officinalis*). — Plante annuelle; tige herbacée, cylindrique, couverte de poils rudes ; feuilles radicales, pétiolées, les radicules sessiles ; fleurs bleues , disposées en panicule lâche; pédoncule rameux et réfléchi. On trouve la bourrache dans les lieux cultivés : elle fleurit dans les mois de mai et de juin.

La bourrache a une odeur faible et une saveur herbacée et mucilagineuse. Son extrait est composé, suivant une analyse de Braconnot, de substance muqueuse, 18 ; substance animale insoluble, 13 ; acide végétal combiné à la potasse, 11 ; combiné à la chaux, 0,5 ; acétate de potasse, 1 ; nitrate de potasse, 0,5. La bourrache est très employée comme un léger sudorifique et comme diurétique. On emploie les feuilles et quelquefois les fleurs.

Feuilles de bourrache. — Comme elles sont très succulentes, il faut les dessécher rapidement à l'étuve. On les emploie en tisane, 2 à 10 gram. pour 1 litre d'eau.

Suc de bourrache. — Ce suc est visqueux. Il faut ajouter à la plante pilée un peu d'eau, et si le suc est trop visqueux pour filtrer, on le chauffe au préalable au bain-marie. Dose, 50 à 100 gram.

Eau distillée de bourrache. — Bourrache et eau, q. s. Retirez un poids d'eau égal à celui de la plante. Inerte.

Extrait de bourrache. — On le prépare par lixiviation. Dose, 2 à 5 gram.

CONSOUDE (*Symphytum*, L., J.). — Calice à 5 divisions profondes ; corolle tubuleuse, un peu renflée à la partie supérieure, à 5 lobes courts et rapprochés ; appendices lancéolés, aigus, glanduleux.

Consoude officinale (*Symphytum officinale*, L. grande consoude). — Racine vivace, allongée, peu rameuse, d'un brun noirâtre à l'extérieur, très blanche intérieurement, d'une saveur d'abord fade et mucilagineuse, puis faiblement astringente : c'est la partie employée ; tige herbacée, charnue, couverte de poils rudes : feuilles ovales, lancéolées, toutes sessiles et décurrentes ; fleurs blanches ou purpurines, disposées en épis géminés. On trouve la grande consoude dans les prairies humides : elle fleurit en juin et en juillet.

La *grande consoude* contient beaucoup de mucilage et une petite quantité d'un principe qui précipite les sels de fer en noir : c'est un émollient assez utile dont on a vanté les bons effets dans les hémorrhagies actives des poumons, des intestins, etc. ; mais elle est peu usitée aujourd'hui : on la donne sous forme de tisane, 20 grammes pour 1 litre d'eau.

Sirop de consoude. — Faites macérer pendant douze heures, dans 200 gram. d'eau froide, 30 gram. de racine de consoude sèche et coupée ; passez sans expression ; ajoutez la liqueur à 1 kilogr. de sirop simple ; faites cuire en consistance de sirop, et passez. Si l'on employait le blanc d'œuf, le principe astringent serait précipité. Dose, 50 à 100 gram.

CYNOGLOSSE (*Cynoglossum*, L., J.). — Calice à 5 divisions profondes, corolle infundibuliforme, limbe concave à 5 lobes obtus, appendices connivents et obtus, fruits hérissés de pointes, principalement sur leurs bords.

On emploie encore en médecine la partie corticale de la racine de la *cynoglosse officinale* (inerte). On en prépare un sirop (inusité) en suivant la recette donnée pour le sirop de consoude : elle entre aussi dans les pilules de cynoglosse.

BUGLOSSE (*Anchusa*, L., J.). — Calice à 5 divisions profondes et dressées : corolle hypocratériforme, limbe presque plane, à 5 lobes arrondis : appendices obtus, souvent velus : stigmate bilobé.

Le genre anchusa comprend deux espèces employées, la *buglosse officinale*, L., qu'on peut utiliser en guise de bourrache (inerte), et l'*Anchusa tinctoria*, Lam., qui nous fournit ses racines tinctoriales.

PULMONAIRE (*Pulmonaria*, L., J.). — Calice subcampanulé, pentagone, à 5 dents profondes : corolle hypocratériforme, à 5 lobes obtus, un peu redressés, stigmate bilobé.

On employait dans les maladies du poumon les feuilles de pulmonaire officinale, *Pulmonaria anchusifolia*, Lam. Inerte.

BARDANE. — PATIENCE. — CHICORÉE. — PISSENLIT. — SAPONAIRE. — FUMETERRE. — ORME PYRAMIDAL. — Ces différentes matières jouissent de propriétés stimulantes peu prononcées. On les emploie le plus souvent comme dépuratifs dans le traitement des maladies de la peau, des affections syphilitiques constitutionnelles, pour combattre la goutte, les rhumatismes, l'ictère. Ces diverses substances, quoique peu énergiques, sont cependant très usitées sous forme de tisane. On prescrit ordinairement 20 grammes de l'une d'elles pour 1 litre de tisane. On les associe fréquemment, on édulcore ordinairement avec le sirop de fumeterre à la dose de 60 grammes.

PATIENCE (*Rumex*). — Périgone turbiné à sa base, à 6 divisions, dont 3 intérieures, sinueuses ou glanduleuses : 6 étamines insérées au périgone ; ovaire surmonté de 3 stigmates rameux et glandulaires.

Racine de patience, fournie par divers rumex, et particulièrement les *Rumex patientia*, *R. aquaticus*, *R. crispus*, *R. sanguineus*. Le *R. patientia* a une tige herbacée, rameuse, supérieurement cannelée : feuilles allongées, sagittées, à longs pétioles : fleurs paniculées, périgone turbiné, 6 divisions, 6 étamines, 3 stigmates. — La racine est longue, fibreuse, fusiforme, brunâtre en dehors, jaunâtre en dedans, d'une odeur peu forte, d'une saveur âcre et amère : elle contient de l'amidon, du soufre, de la résine, qui a quelque analogie avec celle de rhubarbe, de l'oxalate de chaux. On prépare avec cette racine une *pulpe* qui, mélangée avec parties égales de suc de citron, le double d'axonge et 1/8 de fleurs de soufre, constitue une pommade *antipsorique*.

La patience jouit de propriétés diaphorétiques et diurétiques qui ne sont pas bien constatées. On l'emploie pour cela dans le traitement des maladies cutanées, de la gale. C'est un dépuratif qui jouit d'une réputation populaire et peut-être méritée : mais une propriété beaucoup plus constante, et qui la rend précieuse dans ces cas, c'est d'entretenir la liberté du ventre en purgeant doucement. On la conseille presque exclusivement sous la forme de tisane.

TISANE DE PATIENCE. — Patience coupée et concassée, 20 gram.; eau froide, 1000 gram.; faites macérer pendant douze heures. La décoction fournit une tisane plus chargée, mais qui est épaissie par l'amidon.

EXTRAIT DE PATIENCE. — On l'épuise par l'eau froide par déplacement ; on évapore. Dose, 2 à 5 gram. Dépuratif.

CHICORÉES et **CHICORACÉES**. — Les *chicoracées* peuvent être considérées en général comme des plantes amères, légèrement toniques, et à haute dose faiblement laxatives : les espèces les plus employées pour cet usage sont la chicorée, *Cichorium intybus*, le pissenlit, *Leontodon taraxacum*. On emploie le suc des feuilles, la décoction des racines et des feuilles. Quelques racines de chicoracées qui ne sont point amères sont employées comme aliment : nous pouvons citer la scorsonère et les salsifis, qui sont dans ce cas.

Quelques espèces appartenant au genre laitue, *Lactuca virosa*, *L. sylvestris*, *L. sativa*, jouissent de propriétés sédatives qu'on a retrouvées dans le *Sonchus tenerrimus*. Nous avons étudié ces propriétés à l'article *Thridace*. Ce qu'on peut dire de général sur les chicoracées, c'est qu'elles ont un suc laiteux. Schrader, John et Plaff attribuent cette lactescence au caoutchouc.

CHICORÉES (*Cichorium*, L., J.). — Involucre double ; l'extérieur formé de 5 folioles réfléchies : l'intérieur plus long, composé de 8 folioles dressées ; réceptacle garni d'alvéoles ; fruits comme tronqués, couronnés par un rebord membraneux et frangé.

CHICORÉE SAUVAGE (*Cichorium intybus*, L.). — La chicorée sauvage croît le long des chemins : elle a une tige herbacée, droite, rameuse ; feuilles radicales, allongées, obtuses ; fleurs d'un beau bleu clair, disposées en épi peu serré. Le réceptacle est plan, offrant de petites cellules où est logée la base des ovaires.

RACINE DE CHICORÉE. — On l'emploie quelquefois : elle est oblongue, de la grosseur du doigt, fusiforme, roussâtre à l'extérieur, blanche intérieurement, inodore, d'une saveur amère : elle est composée comme les feuilles, et suivant l'observation de Watt, elle contient en plus de l'inuline. On emploie ces racines desséchées et torréfiées comme succédané du café.

FEUILLES DE CHICORÉE. — Elles sont plus souvent employées que les racines : elles ont une saveur très amère : elles contiennent de l'extractif, — de la chlorophylle, — de l'albumine, — du sucre, — des sels, entre autres du nitrate de potasse.

La chicorée sauvage a une action tonique qu'elle doit à son principe amer ; cette action, quoique lente et faible d'abord, se manifeste après un certain temps. On l'emploie tous les jours dans les cas d'affaiblissement des organes digestifs et dans les affections qui exigent de légers fortifiants. On lui a longtemps attribué des propriétés apéritives et fondantes qui lui sont refusées aujourd'hui : on l'employait alors dans les engorgements du foie et des viscères abdominaux, les maladies de la peau, etc. Ajoutons cependant qu'à haute dose elle peut agir comme les alcalins.

SUC DE CHICORÉE. — On l'obtient par contusion et expression des feuilles. On filtre à froid. Dose, 100 gram. On associe souvent ce suc avec celui du *pissenlit*, de la *fumeterre*, du *cerfeuil*, du *trèfle d'eau*. Il est utile pour dissiper les calculs biliaires.

TISANE DE CHICORÉE. — Faites bouillir 30 gram. de feuilles fraîches avec 1 litre d'eau, ou faites infuser 10 gram. de feuilles sèches avec 1 litre d'eau.

TISANE DE RACINE DE CHICORÉE. — Racine de chicorée, 15 gram.; divisez et faites infuser dans 1 litre d'eau.

EXTRAIT DE CHICORÉE. — On le prépare par lixiviation en employant les feuilles sèches : c'est le meilleur procédé ; ou en évaporant au bain-marie le suc dépuré. Dose, 2 à 10 gram. Il sert souvent d'excipient.

SIROP DE CHICORÉE COMPOSÉ. — Voyez *Rhubarbe*.

PISSENLIT (*Taraxacum*, H.). — Involucre double ; l'intérieur plus grand, formé d'écailles lancéolées, dressées ; l'extérieur composé d'écailles inégales, étalées ou rabattues ; phorante convexe et ponctué ; aigrette simple et pédicellée ; feuilles toutes radicales ; hampes généralement uniflores.

PISSENLIT COMMUN (*Taraxacum dens leonis*, H. *Leontodon taraxacum*, L.). — Le pissenlit croît en abondance dans toutes nos prairies ; il a des feuilles radicales roncinées, une hampe uniflore droite, fragile, des fleurs terminales d'un jaune d'or ; fruit d'une couleur olive pâle.

On emploie le plus souvent les feuilles de pissenlit et quelquefois les racines. Cette plante a une composition analogue à celle de la chicorée, et des propriétés médicales tout à fait semblables ; elle s'administre dans les mêmes maladies et s'emploie sous les mêmes formes.

BARDANE (*Arctium*, L.). — Involucre globuleux ; écailles imbriquées, terminées par une pointe tordue en crochet ; réceptacle garni de petites paillettes subulées et nombreuses ; fleurons tous hermaphrodites et fertiles ; aigrette poilue, sessile, très courte ; feuilles et tiges non épineuses.

BARDANE OFFICINALE (*Arctium lappa*) (bardane glouteron). — La racine est vivace, perpendiculaire, charnue, de la grosseur du doigt, blanchâtre en dedans, recouverte d'un épiderme brun foncé. C'est la partie qu'on emploie le plus souvent. Les feuilles qu'on emploie quelquefois sont cotonneuses, pétiolées, ondulées sur les bords ; fleurs violettes, flosculeuses ; involucre arrondi, formé par des folioles étroites, subulées, terminées par un crochet recourbé en dedans ; fruit presque quadrilatère, surmonté d'une aigrette simple et sessile.

La *racine de bardane* a une saveur douceâtre un peu amère ; elle contient de l'inuline, de l'extractif amer et des sels à base de potasse. On la recommande souvent comme diaphorétique dans le traitement des maladies de la peau, surtout quand cette membrane est sèche et aride, on la conseille dans les affections syphilitiques, goutteuses, rhumatismales, mais sans avantages marqués. On emploie en Angleterre les semences de bardane comme sudorifiques.

TISANE DE BARDANE. — 20 gram. pour 1 litre d'eau par infusion.

EXTRAIT DE BARDANE. — Se prépare par lixiviation. Dose, 2 à 10 gram.

PENSÉE SAUVAGE (*Viola arvensis*), famille des violariées. — On emploie les feuilles et les tiges de cette plante ; elle contient un principe amer de nature extractive. La pensée sauvage est employée comme dépurative et antiscrofuleuse ; on la prescrit ordinairement sous forme de *tisane*, 5 à 10 grammes de pensée sauvage sèche pour 1 litre d'eau. On la prescrit encore fréquemment sous forme de sirop : pensée sauvage desséchée, 1 kilogramme ; eau bouillante, 10 kilogrammes ; sirop de sucre, 16 kilogrammes. F. s. a. un sirop avec l'infusum. Dose, 50 à 100 grammes.

SCABIEUSE. — La scabieuse est encore un dépuratif faible moins fréquemment usité que la pensée sauvage ; elle est fournie par le *Dipsacus* de la famille des *Dipsacées*.

Cette famille se rapproche beaucoup de celle des synanthérées : elle s'en distingue surtout par ses anthères, qui sont libres ; elle ne fournit à la matière médicale que la cardiaire des foulons, *Dipsacus fullonum*, les scabieuses des champs et tronquée, *Sca-*

biosa succisa et *arvensis*, dont on emploie la racine et les feuilles en décoction, à la dose de 10 à 15 grammes comme dépuratif et léger tonique.

ŒILLET et **CARYOPHYLLÉES**. — La famille des caryophyllées nous intéresse surtout par les genres œillet et saponaire. M. Bussy a retiré de la racine de saponaire d'Orient, que M. Martin attribue au *Gypsophyla struthium*, une substance solide, blanche, âcre, amère, la *saponine*, ni fusible ni volatile ; soluble dans l'eau, qu'elle rend mousseuse ; l'alcool étendu la dissout ; elle est insoluble dans l'éther ; traitée à chaud par un acide étendu ou par un alcali, elle se transforme en acide esculique qui est à peine soluble dans l'eau bouillante. C'est la saponine qui donne à la saponaire d'Orient la propriété remarquable de faire mousser l'eau ; c'est ce qui fait qu'on l'emploie dans le Levant pour dégraisser les cachemires. On retrouve cette propriété savonneuse dans plusieurs espèces : *Lychnis dioica*, *L. chalcedonica*, etc. ; la saponaire commune lui doit son nom. L'*Anagallis arvensis* est âcre et amère ; suivant M. Orfila, 20 grammes de son extrait ont suffi pour empoisonner un chien.

ŒILLET (*Dianthus*, L.). — Calice tubuleux à 5 dents ; 2-4 écailles à sa base, imbricatives, opposées ; pétales 5, longuement onguiculés ; étamines 10 ; styles 2 ; capsule 1-loculaire : embryon à peine courbé.

ŒILLET ROUGE (*Dianthus caryophyllus*, L.). — Cette plante, qui fait l'ornement de nos jardins, a une racine vivace, une tige rameuse ; ses feuilles sont glauques, sessiles, semi-amplexicaules, linéaires, aiguës, canaliculées ; les fleurs sont solitaires ; le calice est à 5 dents, accompagné à sa base d'écailles imbriquées ; la corolle est composée de 5 pétales d'un rouge ponceau, denticulés à leur sommet.

Les *pétales d'œillet* sont les seules parties de cette plante qu'on emploie ; on les monde de leurs onglets, on les fait sécher rapidement à l'étuve, et on les conserve dans des bocaux secs et bien fermés.

L'œillet n'est guère employé que sous forme de sirop. C'est un médicament agréable qui sert à préparer les tisanes et les potions diaphorétiques et excitantes ; on le prépare comme le sirop de violette.

SAPONAIRE (*Saponaria*, L.), famille des *Caryophyllées*. — Calice tubuleux, à 5 dents, nu à sa base ; pétales onguiculés ;

les onglets aussi longs que le calice; étamines 10; styles 2; capsule 1-loculaire.

SAPONAIRE OFFICINALE (*Saponaria officinalis*, L.). — Racine
vivace, de la grosseur du doigt, poussant des tiges dressées, rameuses, fermes, cylindriques et noueuses; feuilles opposées,
ovales, aiguës, entières, rétrécies à la base; fleurs grandes, roses,
pâles, disposées en une sorte de panicule terminale; calice renflé à
sa partie moyenne, pubescent, à 5 dents aiguës; corolle à 5 pétales, offrant sur la face interne des onglets une lame longitudinale, saillante, double, terminée supérieurement par 2 petites
pointes. La saponaire croît dans les prairies arides; elle fleurit en
juillet.

On emploie la *racine* et les *feuilles de saponaire*; elles contiennent toutes deux de la *saponine*; la *racine* est en outre composée
de : résine molle, — extractif, — matière gommeuse, — albumine. Osborne prétend en outre que, recueillie avant la floraison,
elle donne une matière cristalline, amère, neutre, fusible; soluble
dans l'eau, l'alcool et l'éther, insoluble dans l'essence de térébenthine; les feuilles contiennent en outre de la chlorophylle.

La saponaire est un stimulant léger; on lui attribue des propriétés diaphorétiques; on l'emploie particulièrement en tisane
contre certaines affections de la peau; on l'a vantée dans la jaunisse, la goutte, le rhumatisme, la vérole constitutionnelle, et dans
les engorgements du foie et des viscères abdominaux. L'infusion de
saponaire est le véhicule ordinaire de l'iodure de potassium, administré pour combattre les symptômes tertiaires de la syphilis.

SUC DE SAPONAIRE. — Feuilles de saponaire, q. s.; f. s. a. Dépuratif.
Dose, 100 gram.

TISANE DE SAPONAIRE. — Feuilles ou racines de saponaire, 10 gram.;
eau, 1 litre; infusez.

EXTRAIT DE SAPONAIRE. — On le prépare, selon le Codex, par lixiviation, avec les racines de saponaire. Dose, 1 à 5 gram.

SAPONINE (Lebeuf). — La saponine deviendra, j'en suis convaincu, un précieux agent thérapeutique; une étude sérieuse
des propriétés physiologiques de ce corps est encore à faire. En
attendant voici quelques renseignements pharmacologiques dignes
d'intérêt.

La saponine est un corps neutre végétal qui se rencontre dans
un grand nombre de plantes. Signalée sous ce nom, pour la première fois, par Bucholz, dans la saponaire officinale, étudiée par
le professeur Bussy dans la saponaire d'Égypte, *Gypsophylla stru-*

thium, et par MM. Henry et Boutron-Charlard dans le quillay, *Quillaya saponaria*, cette substance, à l'état de pureté, n'a reçu jusqu'à ce jour aucune application économique ou médicale, tandis que les végétaux qui la fournissent sont de temps immémorial employés à divers usages dans les contrées où ils croissent. Tous ces végétaux ont pour caractère commun, étant mis à macérer dans l'eau, de rendre ce fluide mousseux par l'agitation à la manière du savon.

On peut établir que toutes les plantes de la famille des dianthées ou caryophyllées contiennent de la saponine. On l'extrait en proportion notable des semences de la *nielle des blés*. On peut en dire autant du genre *Sapindus*, de la famille des sapindacées, constitué par des arbres des contrées chaudes de l'Asie, de l'Amérique et de l'Afrique, genre dans lequel nous citerons plus particulièrement le *Sapindus saponaria*, qui vient aux Antilles, et appelé arbre aux savonnettes, parce que les fruits remplissent, dans le pays, le rôle de savon. La famille des polygalées renferme aussi beaucoup d'espèces à saponine.

Mais c'est sur deux écorces qu'il a reçues du Pérou et du Chili, que M. Lebeuf s'appesantit surtout dans son mémoire, parce que, dit-il, elles lui semblent posséder au plus haut degré toutes les conditions capables d'en répandre l'emploi, soit dans l'industrie soit dans la médecine. L'une est l'écorce du quillay, déjà nommée, l'autre l'écorce du *yallhoy*, *Monnina polystachia* (polygalées). Le célèbre voyageur Ruiz a fait connaître l'emploi avantageux que depuis longues années les Péruviens font de cette dernière écorce sous forme de potion, lavement, pilules, etc., pour combattre la dyssentérie. D'ailleurs le yallhoy sert dans le pays à tous les usages du savon.

M. Lebeuf, procédant par analogie, s'est assuré que notre saponaire, à la dose de 20 grammes par 500 grammes d'eau réduite aux deux tiers par ébullition et prise en lavement, arrête aussi très bien les diarrhées intenses.

Malgré la forte proportion de saponine que l'écorce de yallhoy renferme, cette substance est à un prix trop élevé pour l'extraction de la saponine. Elle doit être réservée pour l'emploi médicinal. C'est de l'écorce du *quillay* qu'il faut extraire la saponine. Cette écorce se vend ordinairement, au Chili, dans le prix de deux piastres (10 francs) le quintal. On la livre mondée de la partie la plus grossière de l'écorce qui recouvre le liber; celui-ci est, à sa surface extérieure, d'une couleur grisâtre mêlée de veines d'un rouge obscur. La face intérieure ou la partie attachée au tronc est lisse, d'un blanc jaunâtre, et enduite souvent d'une substance gommeuse qui la couvre d'une sorte de vernis. Cette espèce de gomme se gonfle dans l'eau sans s'y dissoudre. Le liber est formé de feuilles minces qui se croisent en se superposant, et souvent au nombre de dix ou douze. Ces feuilles ou pellicules ressemblent à un tissu ou à un réseau dont toutes les mailles ou cellules sont gorgées de saponine. Examinées au soleil, elles paraissent criblées de petits points brillants qui, vus à la loupe, ressemblent à des gouttelettes d'eau. En brisant l'écorce ou en déchirant les pellicules du liber, les atomes invisibles·de saponine qui se répandent dans l'atmosphère suffisent pour exciter l'éternument et produire sur le palais une saveur âcre et piquante qui provoque la toux et la salivation. Aussi ne doit-on pulvériser le quillay qu'avec précaution.

Pour l'extraction de la saponine du quillay, M. Lebeuf s'est servi d'un appareil à déplacement, de cuivre étamé, de la contenance de dix ou douze litres, auquel il y a fait souder un double corps qui l'entoure dans toute sa hauteur; il y a fait ajouter une rigole circulaire, placée immédiatement au-dessus du robinet inférieur et destinée à contenir l'alcool du chauffage. Après avoir garni de quillay moulu le récipient qui fait l'office de bain-marie, on suspend l'appareil, on verse sur le quillay environ huit litres d'alcool à 90 degrés. On remplit d'eau bouillante le double corps qui entoure le bain-marie et qui sert de cucurbite, et l'on allume l'esprit-de-vin de la rigole. On continue à chauffer jusqu'à ce que le liquide alcoolique du bain-marie soit arrivé au point d'ébullition. On ouvre le robinet et l'on reçoit dans une terrine l'alcool chargé de saponine.

Cet alcoolé de saponine est d'une couleur orangée, foncée; parfaitement clair au sortir de l'appareil; par refroidissement il se trouble et laisse déposer des flocons jaunâtres. Le liquide refroidi est versé dans un flacon de 6 litres environ, portant une tubulure à quelque distance du fond; vingt-quatre heures après, au moins, la saponine est précipitée au fond du vase. On ouvre la tubulure pour laisser écouler l'alcool surnageant. Pour obtenir la saponine pure on lave le précipité à plusieurs reprises avec de l'éther sulfurique — 2 500 grammes de quillay et 8 litres d'alcool fournissent environ 75 grammes de saponine sèche, et l'alcool de traitement évaporé fournit 162 grammes de saponine colorée. En recommençant le traitement avec de nouvel alcool, on peut encore extraire environ le tiers du produit du premier traitement.

FUMETERRE et **FUMARIACÉES.** — Le fumeterre est un dépuratif usuel. La famille des fumariacées était jadis confondue avec celle des papavéracées ; elle s'en distingue essentiellement par ses étamines diadelphes, sa corolle toujours irrégulière, et le suc aqueux et non laiteux de ses tiges. Les fumariacées sont des plantes amères qu'on emploie surtout comme dépuratives contre les maladies de la peau. On a retiré de la fumeterre bulbeuse (*Corydalis bulbosa*) un alcali végétal, la corydaline, qui est insipide et cristallisable, incolore, fusible à 100 degrés, peu soluble dans l'eau, très soluble dans l'alcool et dans l'éther, donnant des dissolutions jaunes ; l'infusion de noix de galle précipite les dissolutions aqueuses de corydaline.

On emploie exclusivement en médecine la fumeterre officinale, *Fumaria officinalis*, plante annuelle qui croît partout dans nos jardins ; on la reconnaît à sa tige herbacée, glauque, carrée, à ses feuilles bipinnées, découpées, à ses fleurs purpurines, disposées en épi lâche. On pourrait lui substituer sans inconvénient les *F. media, spicata*, etc. Suivant Preschier, la fumeterre officinale contient un alcali végétal, la *fumarine*, analogue à la corydaline, de l'extractif, de la résine et un acide cristallisable. On l'avait d'abord nommé *fumarique* ; mais il est identique avec l'acide paramaléique. La fumeterre est un tonique léger qu'on emploie souvent dans les affections cutanées, la jaunisse, les engorgements des viscères abdominaux, le scorbut et les cas d'affaiblissements des organes digestifs. La meilleure préparation est le *suc* ; on pile la plante, on exprime, et l'on filtre à froid ; dose, 100 grammes. La *tisane* se prépare par infusion, 10 grammes pour 1 litre d'eau. L'*extrait* se prépare en évaporant au bain-marie le suc dépuré ; dose 1 à 10 grammes. Le *sirop* se prépare en évaporant en consistance sirupeuse parties égales de suc dépuré de fumeterre et de sucre blanc. Dose, 60 grammes.

Toutes ces préparations sont bonnes, car le principe actif de la fumeterre est soluble dans l'eau ; il faut éviter de l'associer aux substances contenant du tannin, qui le précipitent.

MÉDICAMENTS DIURÉTIQUES.

DIURÉTIQUES (de διουρεω, j'urine). — On donne le nom de *diurétiques* à des médicaments qui sont absorbés et qui ont une action spéciale sur les reins, dont ils augmentent la sécrétion. Cette action spéciale trouve une explication très rationnelle dans ce fait, dont l'expérience a constaté l'exactitude : c'est que les médicaments diurétiques sont éliminés avec les urines. Un autre fait non moins intéressant, c'est que les agents diurétiques ne sont point volatils sans décomposition.

Les diurétiques sont d'héroïques médicaments auxquels on a journellement recours. On peut les diviser en deux séries bien naturelles : 1° diurétiques fournis par le règne minéral ; 2° diurétiques fournis par le règne végétal. Occupons-nous des premiers ; ils forment deux sections distinctes : *A*. les diurétiques salins ; *B*. les diurétiques alcalins. Parmi les diurétiques salins, c'est le nitrate de potasse qu'on emploie presque exclusivement ; on prescrit encore de temps en temps le nitrate de soude ; mais on pourrait également ordonner la plupart des sels neutres, tels que les sulfates de potasse, de soude, de magnésie, les tartrates des mêmes bases, le phosphate de soude, en observant de ne point dépasser la dose de 4 grammes pour 1 litre de boisson. Ces sels neutres, ainsi administrés, n'agissent plus comme purgatifs ; ils sont absorbés, transportés dans le torrent de la circulation, éliminés par les reins, dont ils augmentent l'activité. Les diurétiques alcalins forment un ordre de médicaments spéciaux sur lesquels nous nous étendrons bientôt en parlant des lithontriptiques.

Les diurétiques végétaux constituent également deux sections : les uns ont une incontestable énergie ; les autres, au contraire, n'agissent guère que par l'eau qui leur sert de véhicule. Dans notre première section se trouvent trois remarquables agents qui, habilement maniés, peuvent rendre de grands services, et qui se ressemblent sous plus d'un rapport : c'est la *digitale*, la *scille* et le *colchique*. Administrés à dose suffisante, ils provoquent, et les uns et les autres, une révolte de l'estomac, d'où des vomissements et des selles abondantes. Introduits dans l'économie par voie d'absorption, ils diminuent l'énergie des fonctions vitales, et quelquefois avec une puissance telle qu'ils peuvent causer la mort : ce sont de bien énergiques contro-stimulants. La réaction se manifeste du côté des reins ; l'activité de ces organes est augmentée. On ne peut pas dire jusqu'ici que le principe actif de ces plantes soit éliminé par les urines, comme cela arrive pour les autres diurétiques, mais cela est très probable.

Les autres diurétiques que le règne végétal nous donne, et que nous avons placés parmi les agents équivoques, sont très nombreux : la *pariétaire*, la *doradille*, les *queues de cerise*, la *turquette*, l'*arrête-bœuf*, l'*asperge*, le *petit houx*, le *Pariera brava*, le *ceterach*, l'*alkékenge*, le *câprier épineux*, etc., etc. Tous ces diurétiques peuvent réussir quand les trois conditions suivantes sont réunies : 1° véhicule aqueux abondant ; 2° action convenable de l'appareil digestif, et absorption suffisante ; 3° activité modérée des fonctions de la peau. Quand on peut réunir ces conditions, l'eau est un excellent diurétique.

Je dois ajouter encore que plusieurs médicaments peuvent provoquer une abondante sécrétion urinaire d'une façon toute spéciale. Si les reins fonctionnent mal par suite d'altération du sang, eh bien les agents qui rétabliront ce liquide vital dans les conditions normales pourront être regardés comme des diurétiques. Ainsi on a vu des urines abondantes dans les hydropisies après l'administration, soit des drastiques, soit des antiscorbutiques, soit des acides. Nous expliquons cette heureuse influence parce que ces médicaments, convenablement administrés, ont rétabli le sang dans un état favorable, et que les reins peuvent alors librement séparer de la masse du sang les matériaux qui constituent les urines.

Plusieurs médicaments que nous avons placés dans la classe des stimulants généraux, presque tous ceux qui sont fournis par le règne végétal, et en particulier les huiles essentielles, les baumes, les résines, modifient d'une manière souvent très remarquable les qualités de l'urine ; mais comme ils n'en augmentent pas évidemment la quantité, on doit les distinguer des vrais diurétiques. Il ne faut pas non plus confondre sous ce nom tous les médicaments dont l'administration peut, dans quelques conditions, être suivie de diurèse ; car, dans certains cas d'irritation, les émollients peuvent avoir cet effet. Les toniques peuvent se comporter de même dans quelques cas de débilité ; mais il faut réserver le nom de diurétiques aux médicaments qui ont une action spécifique bien évidente sur les reins, et qui, le plus ordinairement, augmentent la sécrétion de ces organes.

Les diurétiques s'administrent ordinairement en dissolution dans un véhicule aqueux abondant, pour favoriser leur action en augmentant la masse des liquides en circulation. Cette pratique est surtout utile lorsqu'il s'agit de débarrasser le sang de quelque principe anormal, comme dans plusieurs fièvres graves, la goutte, etc., et que le rein doit être chargé de cette élimination ; mais quand on a pour but de diminuer la masse des liquides, alors il faut prescrire autant qu'on le peut les diurétiques sous forme de pilules : c'est ainsi qu'on doit se comporter dans les cas d'hydropisie.

Avant de commencer l'histoire particulière des diurétiques, insistons encore sur un point important. Ces médicaments ne sont point volatils sans décomposition : cette propriété intéressante les distingue des stimulants généraux, qui sont presque tous volatils. Voici une autre distinction qui paraît être sous la dépendance de cette propriété : les médicaments diurétiques entrent tous dans cette vaste série d'agents contro-stimulants sur lesquels les médecins de l'école italienne ont tant insisté. Est-ce à dire pour cela que cette action hyposthénisante sera à la fois générale et constante? Non, on ne saurait élever cette prétention. Suivant les idiosyncrasies, suivant les doses, suivant les modes d'administration, cette action contro-stimulante pourra n'apparaître par aucun phénomène; mais ce qu'on peut dire de toujours vrai, le voici : Lorsque les médicaments diurétiques, ou pour parler d'une façon plus générale, lorsque tous les médicaments contro-stimulants, dont plus tard nous tracerons l'histoire, sont pris en quantité suffisante, ils sont absorbés, transportés dans le sang, et ils causent des troubles très variés dans les grands appareils de la circulation et de la nutrition ; ces troubles sont suivis ou accompagnés d'un effet contro-stimulant, mais qui est beaucoup moins général qu'on ne s'est plu à le dire. Ces médicaments sont ensuite éliminés par. les reins.

Scille et digitale.

Je place en tête de la médication diurétique la scille et la digitale, deux médicaments qui présentent entre eux de grands rapprochements sous le point de vue de l'action physiologique et des usages thérapeutiques, et qui se rapprochent également du colchique, dont j'ai traité précédemment.

Appliquées localement, la scille et la digitale déterminent une très forte irritation ; introduites en quantité élevée dans l'appareil digestif, elles peuvent causer l'une et l'autre des vomissements et des superpurgations séreuses ; absorbées en quantité suffisante, elles déterminent des troubles dans la circulation, qui se manifestent souvent par un abaissement notable dans le nombre des pulsations, par des vomissements secondaires, des syncopes qui peuvent être suivies d'affaiblissement dans les fonctions de la respiration, et même par la mort. Ce sont des agents dont la puissance nuisible se porte surtout sur les appareils de la vie de nutrition, en n'ébranlant que faiblement les appareils de la vie de relation. Ces médicaments n'en sont que plus dangereux à bien manier, plus traîtres dans leur emploi inconsidéré. C'est le rein qui est chargé d'éliminer ces principes perturbateurs, et ses fonctions en reçoivent une activité nouvelle ; la quantité d'urine rendue dans les vingt-quatre heures augmente. Mais qu'on n'aille pas imaginer que ce soit un effet constant ; les meilleurs diurétiques sont toujours capricieux. On ne commande pas aux reins comme aux différentes parties de l'appareil digestif, qu'on peut ébranler à volonté, soit par des émétiques, soit par des purgatifs.

Les *préparations* de scille et de digitale rendent de grands services, comme agents contro-stimulants, dans les maladies du cœur et dans les affections chroniques de l'appareil respiratoire. Comme diurétiques, elles sont surtout précieuses dans les hydropisies chroniques, où elles ne peuvent être suppléées par aucun autre agent.

LILIACÉES, SCILLE, AIL. — Les scilles sont fournies par la famille des *liliacées*. Cette famille n'est pas très naturelle ; elle présente, sous le point de vue de l'organisation, une grande analogie avec plusieurs de ses voisines. Ainsi Brown y réunit la plupart des asparaginées et des asphodélées ; plusieurs autres établissent aussi divers groupes sur les débris de cette famille. C'est particulièrement du groupe des asphodélées que sont tirés les médicaments utiles fournis par la famille des liliacées. Les aulx se ressemblent tous ; toutes leurs parties ont une odeur forte et analogue qui est due à une huile volatile particulière qui a le soufre au nombre de ses éléments. Plusieurs espèces d'aulx servent de condiment : ainsi on emploie la civette, le poireau, l'ognon, la ciboule, l'échalotte, etc. On emploie la *pulpe d'ail* pour augmenter l'activité des sinapismes ; le *vinaigre d'ail*, préparé avec 1 d'ail et 12 de vinaigre ; l'*oxymel d'ail*, fait avec 1 de vinaigre d'ail et 2 de miel. Ce sont des vermifuges presque inusités. Il en est de même du *sirop d'ail*, fait avec l'infusion de 1 partie d'ail pour 16 de sucre. On emploie pour cataplasmes maturatifs la pulpe de lis et celle d'oignon ; on trouve encore plusieurs recettes inusitées dont l'oignon est la base : le vin et le sirop d'oignon, etc. Les scilles sont aussi, comme les aulx, des médicaments qui contiennent un principe âcre et volatil ; mais elles ont de plus une action spéciale très marquée sur les reins, et on les emploie comme diurétiques. Le suc épaissi de divers aloès est un purgatif drastique très énergique.

Scille maritime (*Scilla maritima*, L.). — *Car. génér.* : Calice coloré, à 6 divisions très profondes, ouvertes, tombantes ; 6 étamines à filets aplatis, 1 style, 1 capsule à 3 loges. — *Car. spéc.* : Fleurs nues, accompagnées d'une bractée réfléchie et comme articulée.

Le *bulbe de scille* est la seule partie de cette plante qu'on emploie ; il est très volumineux, composé de tuniques serrées, rouges ou blanches, selon la variété de la plante ; mais la rouge est la seule usitée en médecine. On nous l'envoie récente d'Espagne et des îles de le Méditerranée. Les premières tuniques sont rouges, sèches, minces, transparentes, presque dépourvues du principe âcre et amer de la scille ; on les rejette. Les tuniques du centre sont blanches, très mucilagineuses, et encore peu estimées. Il n'y a donc que les tuniques intermédiaires que l'on doive employer. Elles sont très amples, épaisses et recouvertes d'un épiderme blanc.

rosé; elles sont remplies d'un suc visqueux, inodore, mais très amer, très âcre, et même corrosif. Ces dernières propriétés se perdent en partie par la dessiccation, et l'amertume domine alors.

Dessiccation. — Pour faire sécher la scille, on coupe les tuniques en lanières, on les enfile en forme de chapelets, et on les suspend dans une étuve : il faut les y laisser longtemps pour être certain de leur entière dessiccation ; et il est nécessaire de les conserver dans un endroit sec, parce qu'elles attirent fortement l'humidité.

L'*analyse* de la scille a été faite par Vogel, puis par Tilloy ; elle contient : matière volatile, — scillitine, — résine, — gomme, — tannin, — citrate ou tartrate de chaux, — matière sucrée et grasse.

La *scillitine* est un principe immédiat mal défini ; elle est incristallisable, soluble dans l'alcool ; sa saveur est très âcre et très amère, Suivant Tilloy. un grain peut donner la mort à un chien. Il l'obtient en faisant un extrait alcoolique mou de scille avec l'alcool à 33 degrés, le reprenant par l'alcool à 35 degrés ; il traite par l'éther qui sépare la résine amère ; le résidu, insoluble dans l'éther, est redissous dans l'eau, puis additionné d'éther et d'alcool ; il se forme un dépôt de matière sucrée, et la scillitine reste en dissolution.

La scille, suivant les expériences de M. Orfila, peut occasionner l'empoisonnement en agissant sur le système nerveux et en déterminant une irritation locale d'autant plus énergique que la mort tarde plus à arriver. Cependant c'est un des médicaments les plus utiles de la matière médicale ; c'est le plus efficace des diurétiques : aussi c'est un des moyens dont on fait le plus d'usage dans les hydropisies. On l'administre alors ordinairement en poudre à la dose de 5 centigrammes qu'on élève souvent à 25 ou 30 par jour. On l'associe à la digitale et quelquefois aux drastiques, la scammonée et l'aloès. Dans les infiltrations cellulaires, on l'emploie en frictions ; c'est la teinture alcoolique qui doit être préférée. On a employé alors avec succès un mélange de poudre de scille et de suc gastrique. La scille est employée avec un grand succès pour combattre la péricardite et les hypertrophies du cœur ; elle le cède peu à la digitale sous ce double rapport.

Les *préparations* de scille ont aussi une action spéciale sur la muqueuse des bronches. Dans les affections de poitrine, où une matière grasse, tenace, visqueuse, englue les ramifications bronchiques, dans les catarrhes chroniques, à la fin des péripneumonies, dans l'asthme humide, la scille aide souvent à dégager le poumon. Lorsqu'il s'agit de remplir cette indication, c'est le miel, ou mieux l'oxymel scillitique, qu'on emploie à la dose de 15 à 30 grammes dans une potion appropriée.

Poudre de scille. — Il faut bien sécher la scille à l'étuve, pulvériser sans résidu, conserver la poudre dans des vases bien bouchés, car elle attire l'humidité et se prend en masse; il faut la renouveler souvent. Dose, 10 à 30 centigr.

Teinture de scille. — Scille sèche, 1 p.; alcool à 21 degrés, 4 p. F. s. a. Dose, 20 à 30 gouttes.

Vin scillitique. — Scille sèche, 1 p.; vin d'Espagne, 16. Il faut employer des vins généreux. Quelques auteurs disent qu'avec le vin ordinaire on obtient un vin émétique; mais il est vrai de dire qu'il ne se conserve pas. On prescrit le vin scillitique à la dose d'une cuillerée à café.

On trouve dans les formulaires un *extrait de scille* avec l'alcool à 21 degrés. C'est un bon médicament, mais inusité; car la poudre est plus sûre et plus économique.

Vinaigre scillitique. — Scille sèche, 1; vinaigre fort, 16; f. s. a. Employé en frictions.

Oxymel scillitique. — Vinaigre scillitique, 1; miel dépuré, 2. Le meilleur procédé pour obtenir un produit limpide consiste à délayer le miel dans le vinaigre scillitique, à y ajouter une suffisante quantité d'eau pour que le mélange puisse se filtrer, et à évaporer au bain-marie jusqu'en consistance sirupeuse.

Miel scillitique. — On fait infuser 1 p. de scille sèche dans 16 d'eau bouillante. On passe, on y ajoute 12 de miel blanc, et l'on fait cuire en consistance convenable. Dose, 60 gram.

Vin scillitique amer (*vin diurétique amer de la Charité*). — Écorce de quinquina gris, 60 gram.; de Winter, de citron, aa. 60 gram.; racines d'asclépias, d'angélique, de scille, aa. 15 gram.; feuilles d'absinthe, de mélisse, aa. 30 gram.; baies de genièvre, macis, aa. 15 gram.; vin blanc, 4 kilogr. Réduisez en poudre grossière les racines, les écorces, les feuilles et le macis; mettez-les dans un matras avec les baies de genièvre entières. Versez le vin et faites macérer pendant quatre jours; passez avec expression et filtrez.

Ce vin s'administre le matin à la dose de 50 à 100 gram. dans les cas d'hydropisie avec une grande atonie. C'est un médicament assez fréquemment employé.

Potion scillitique (*potion diurétique*). — Prenez : oxymel scillitique, 15 gram.; eau distillée d'hyssope, 100 gram.; eau distillée de menthe poivrée, 30 gram.; alcool nitrique, 2 gram. Mélangez exactement.

Pilules diurétiques hydragogues. — Scille, digitale, scammonée, aa. 5 gram.; sirop de gomme, q. s. F. s. a. 100 pilules. On en prendra de 2 à 12 par jour jusqu'à effet diurétique et purgatif bien prononcé.

Ces pilules sont très efficaces contre les hydropisies. Je les ai employées souvent et j'en ai obtenu des résultats inespérés.

DIGITALES. — Ce sont de belles plantes de la famille des *scrophulariées*. — Cette famille n'est pas encore parfaitement définie; des plantes assez dissemblables pour leurs caractères et leurs propriétés s'y trouvent réunies; il n'est pas douteux qu'il faudra la démembrer pour en former plusieurs familles distinctes. Les digitales sont des médicaments énergiques; on emploie particulièrement le *Digitalis purpurea* que nous étudierons. Les *Anthirrinum*, les *linaires*, et surtout la *gratiole*, sont purgatives. Vauquelin a extrait de cette dernière, qui s'appelle aussi *herbe à pauvre homme*, une résine très âcre et très active : c'est un purgatif drastique usité par les pauvres. La *pédiculaire*, la *crête de coq*, les *orobanches*, sont des plantes âcres et amères. Plusieurs scrophulariées sont inertes ou peu actives : ainsi l'*euphraise* est vantée comme anti-ophthalmique; les *véroniques* sont légèrement toniques; le *V. beccabunga* est tonique et antiscorbutique. On emploie en infusion, comme léger stomachique, les sommités fleuries de *véronique officinale*. On a séparé des solanées le genre *Verbascum* pour le réunir aux scrophulariées. On emploie sous le nom de *bouillon blanc* les fleurs du *Verbascum thapsus* comme béchiques et ses feuilles comme émollientes.

DIGITALE (*Digitalis*, L., J.) — Caractères génériques : Calice persistant à 5 divisions, corolle irrégulièrement évasée, très ouverte, à limbe oblique, à 4 ou 5 lobes inégaux; stigmate bifide; capsule ovoïde acuminée, à deux valves; herbes vivaces ou bisannuelles à feuilles alternes; fleurs disposées ou épis allongés.

Il n'y a pour ainsi dire qu'une seule espèce qui soit employée, c'est la digitale pourprée.

Digitalis purpurea, L. (digitale pourprée). — Sa tige est droite, simple, cylindrique, velue, de 50 centimètres à 1 mètre de hauteur; feuilles radicales pétiolées, ovales, aiguës, un peu onduleuses; fleurs penchées, grandes, disposées en épi terminal, unilatéral, allongé, lâche, entremêlé de bractées foliacées; corolle d'une pourpre tacheté de noir intérieurement, ou blanche et garnie de poils; étamines plus courtes que la corolle. C'est une belle plante vivace ou bisannuelle, qu'on rencontre surtout dans les bois montueux de la France.

Différentes parties de la plante (racines, fleurs, semences) ont été essayées, mais sans avantages sur les feuilles, qui sont seules employées. Il faut recueillir celles-ci quelque temps avant la floraison, dans un lieu découvert, sec et exposé au midi. On doit les dessécher à l'étuve avec le plus grand soin, les conserver dans des vases exactement fermés et les renouveler chaque année. C'est un médicament de la plus haute importance, qui réclame toutes les précautions pour ne pas devenir infidèle.

Les propriétés physiologiques et thérapeutiques de la digitale et de la digitaline ayant été étudiées comparativement par beaucoup d'auteurs, nous nous trouverons ainsi conduit à exposer simultanément ces propriétés.

DIGITALINE. — Après s'être dérobée pendant longtemps aux investigations de la chimie, la digitaline a été enfin découverte en 1844, par MM. Homolle et Quevenne.

Diverses autres substances ont été en même temps extraites de cette plante ou signalées dans son tissu, soit par ces expérimentateurs, soit par d'autres. En voici la liste.

Énumération des principes divers jusqu'ici extraits de la digitale ou signalés dans cette plante : 1° la digitaline ; 2° la digitalose (belles paillettes blanches micacées); 3° le digitalin ; 4° la digitalide (quatre principes qui se classent parmi les substances neutres); 5° l'acide digitalique; 6° l'acide antirrhinique; 7° l'acide digitaléique; 8° l'acide tannique ; 9° l'amidon? 10° le sucre; 11° la pectine; 12° une matière azotée albuminoïde; 13° une matière colorante rouge orange, cristallisable; 14° de la chlorophylle ; 15° une huile volatile ; 16° du ligneux.

Parmi les sels minéraux renfermés dans la digitale, le seul important à signaler est du nitrate de potasse.

Un seul de ces produits importe à la médecine, c'est la digitaline, tous les autres ayant été trouvés sans action marquée sur l'économie.

Extraction de la digitaline. — 1 kilogramme de poudre grossière de feuilles de digitale, préalablement humecté, est mis dans un appareil à déplacement, puis traité par l'eau froide, de manière à obtenir un soluté concentré.

Les liqueurs sont immédiatement précipitées par un léger excès de sous-acétate de plomb et jetées sur un filtre. Elles passent limpides et presque complétement décolorées.

On y ajoute jusqu'à cessation de précipité, une solution de carbonate de soude et de phosphate d'ammoniaque : on se débarrasse ainsi de l'excès de plomb et de la magnésie ; la chaux est éliminée par un peu d'oxalate d'ammoniaque.

Le liquide, filtré de nouveau, est précipité par le tannin en excès, et le précipité, recueilli sur un filtre, est mêlé encore humide au 1/5e de son poids de litharge pulvérisée, destinée à absorber le tannin et à mettre la digitaline en liberté.

La pâte molle qui en résulte, placée entre des papiers non

collés, puis séchée à l'étuve et pulvérisée, est épuisée par l'alcool concentré dans un appareil à déplacement.

Le soluté alcoolique, décoloré au moyen du charbon animal, laisse, pour résidu de l'évaporation, une masse granuleuse jaunâtre pâle, qui, lavée avec un peu d'eau distillée, égouttée et reprise par l'alcool bouillant, laisse déposer sur les parois de la capsule, par l'évaporation, la digitaline brute, sous forme granuleuse mamelonnée.

Desséchée et pulvérisée, cette digitaline est traitée par l'*éther concentré* bouillant, qui en sépare, entre autres substances étrangères, une matière blanche cristalline appelée *digitalose*.

La partie non dissoute constitue la digitaline, telle qu'elle doit être employée en thérapeutique.

Diverses modifications ont été proposées à ce procédé; jusqu'ici elles ne paraissent point avoir eu de bons résultats (1).

La digitaline a été retirée aussi des racines, du calice, des capsules et des semences de digitale.

D'un autre côté, M. Kosmann l'a extraite de la digitale jaune (*D. lutea*, Linné).

PROPRIÉTÉS PHYSIQUES ET CHIMIQUES. — Dans cet état, la digitaline se présente au moment de sa préparation, en fragments d'un jaune pâle, rendus plus ou moins opaques par une petite quantité de digitalose et de digitaline retenus. Ces fragments se réduisent très facilement en poudre, et c'est sous cet état qu'on livre la digitaline à la consommation.

Elle possède une amertume intense. Pour faire disparaître la saveur communiquée à l'eau par 1 centigramme de cette substance, il faut employer 2 litres de liquide. Cependant cette amertume est lente à se développer lorsqu'on goûte la digitaline pure, à cause du peu de solubilité de celle-ci dans l'eau.

Elle offre une légère odeur *sui generis*, provoque de violents éternumenls, et ne paraît pas douée de la propriété de cristalliser.

La digitaline est neutre et dépourvue d'azote; elle ne doit donc point être rangée dans la classe des alcaloïdes, mais dans celle des principes immédiats neutres.

Une fois isolée elle est inaltérable.

La digitaline soumise à l'action de la chaleur, entre d'abord en fusion, puis, sous l'influence d'une plus forte élévation de température, elle se colore et brûle sans résidu.

---

(1) *Répertoire de pharmacie*, t. IX, 1851-53, p. 5. — Voy. aussi même recueil, t. V, 1818-1849, p. 102 et 106.

Fort peu soluble dans l'eau , elle est très soluble dans l'alcool à tous les degrés, ainsi que dans l'esprit de bois, le chloroforme.

L'éther très concentré (au-dessous de 60 Bé., t. 15°, densité 0,737) dissout très peu de digitaline, 1/100° environ. L'éther moins concentré, surtout celui qui retient de l'alcool, dissout des quantités plus grandes de digitaline.

L'huile d'amandes en dissout de petites quantités.

Acides. — La digitaline ne s'y combine pas , le tannin excepté.

La digitaline a pour caractère distinctif de former avec l'*acide chlorhydrique concentré* une solution trouble, d'un beau *vert-pré* ou *vert-ciguë intense.* On ne connaît jusqu'ici que la chlorophylle et la matière colorante de la bile qui partagent avec la digitaline cette propriété (à l'article : *Recherches de la digitaline*, etc.), nous indiquerons le moyen d'éliminer ces deux substances avant de constater le caractère dont nous parlons.

Alcalis. — Les alcalis exercent une déplorable influence sur la digitaline, dont ils détruisent l'amertume avec une grande facilité ; de sorte que si dans les diverses manipulations que l'on doit faire subir à ce principe, il se trouve le moindre excès d'alcali, et qu'en outre il y ait élévation de température, on est à peu près sûr de ne plus retrouver de digitaline.

Iodure de potassium iodduré (réactif de M. Bouchardat pour les alcalis végétaux).—Avec une solution faible de ce réactif, le soluté aqueux de digitaline n'est pas précipité ; en solution plus concentrée, ce sel produit un trouble prononcé.

Charbon animal. — La solution *aqueuse* de digitaline perd sa saveur amère si l'on y ajoute du noir animal. Dans ce cas la digitaline est simplement absorbée par ce corps ; si on le traite par l'alcool on retrouve celle-là intacte.

Fibrine, chair musculaire. — Le peu de digitaline qui se dissout dans l'eau est absorbée par ces corps presque avec autant de facilité que par le noir, et l'on peut de même la retirer ensuite par l'alcool.

Sérum du sang. — La digitaline s'y dissout à peu près en même proportion que dans l'eau.

Suc gastrique filtré. — Paraît aussi s'y dissoudre à peu près comme dans l'eau. Mais si au lieu de suc gastrique limpide on employait la bouillie alimentaire (le chyme), on verrait la saveur amère disparaître comme avec la chair musculaire.

Essai de la digitaline. — La digitaline étant dépourvue de la propriété de cristalliser , est, comme la vératrine et autres corps dans ce cas , plus difficile à obtenir invariable que les principes immédiats cristallins.

Indépendamment des garanties que l'on peut puiser dans la ponctualité à suivre toujours un même procédé, dans l'habitude acquise, les auteurs proposent le moyen suivant pour s'assurer de l'identité de la digitaline.

On dissout 1 *centigramme* de digitaline dans 2 *grammes d'alcool* et l'on étend d'eau progressivement jusqu'à *disparition complète* ou *extinction de la saveur amère*. Une digitaline pour être réputée de bonne qualité, doit nécessiter, pour en arriver là, 2 *litres d'eau*, ce qui équivaut à 2 litres pour 5 centigrammes. On dit alors que la *digitaline offre une amertume de 10*.

Pour éviter, autant que possible, ce que ce procédé peut avoir d'incertain, il faut, lorsqu'on doit se livrer à ce genre d'essai, conserver un échantillon type, toujours le même, et qui puisse indéfiniment servir de point de comparaison.

RECHERCHES DE LA DIGITALINE MÊLÉE A DES SUBSTANCES ALIMENTAIRES VÉGÉTALES OU ANIMALES. — Dans un ouvrage de la nature de celui-ci, nous ne pouvons entrer dans les détails à ce sujet, et nous nous contenterons d'indiquer sommairement le *modus agendi*.

Mêler un peu de tannin aux matières à examiner, dessécher et reprendre par l'alcool à 30 degrés centésimaux, qui dissout le tannate de digitaline s'il existe, et éliminer la chlorophylle ainsi que les matières grasses. Évaporer et mêler l'extrait obtenu avec de la litharge pour absorber le tannin. Reprendre par l'alcool à 96 degrés centésimaux et dessécher de nouveau. Reprendre finalement par de l'éther concentré (60 Bé ou moins) qui n'est pas susceptible de dissoudre le principe colorant de la bile, et enlève assez de digitaline pour les essais, s'il en existe.

Avec ce résidu provenant de l'évaporation de l'éther on procède aux essais propres à caractériser la digitaline, comme l'action de l'acide chlorhydrique, l'amertume, etc.

Si l'on était sûr par avance que la digitaline ne soit mêlée qu'avec du sucre, comme dans les granules, je suppose, on pourrait tout simplement traiter ceux-ci, après les avoir réduits en poudre, par l'alcool à 96 degrés centésimaux, l'éther ou le chloroforme. Les auteurs donnent la préférence à ce dernier.

PROPRIÉTÉS PHYSIOLOGIQUES. — Aussitôt que les auteurs de la découverte de la digitaline, au moyen d'expériences préliminaires faites sur des animaux et sur eux-mêmes, eurent pu donner un aperçu des propriétés physiologiques de la digitaline, ils s'empressèrent de remettre un échantillon du principe pur à MM. Bouchardat et Sandras qui se livrèrent à des expériences étendues à ce sujet. Ces expériences eurent un grand retentissement et servirent de base, conjointement avec les notions fournies par MM. Homolle et Quevenne, aux applications thérapeutiques qui commencèrent à se faire alors.

Expériences de MM. Bouchardat et Sandras. — Le but de ces auteurs, dont les expériences datent du moment de la découverte de la digitaline, fut de déterminer : 1° la dose à laquelle elle produit des phénomènes toxiques et la nature de ces phénomènes ; 2° à quelle dose il convient de l'administrer en thérapeutique.

Dans une première expérience, 10 centigrammes de digitaline (d'Homolle et Quevenne), dissous dans quelques gouttes d'alcool et étendus de 60 grammes d'eau, furent injectés dans la jugulaire externe d'un chien ; l'animal marche un instant comme étourdi, puis il s'arrête et tombe mort brusquement, environ une minute et demie après l'injection. Dans l'intervalle, les pulsations étaient lentes et inégales et à peu près de 40 par minute.

Dans une deuxième expérience on injecta de même dans la veine jugulaire externe d'un chien 1 centigramme de digitaline. Il y eut évacuation alvine, vomissements répétés, titubation. Les battements du cœur, durs, inégaux pour la force et la fréquence, de 120 qu'ils étaient avant l'expérience, étaient réduits à 36. Au bout de 10 minutes, les pulsations étaient revenues à plus de 100, et l'animal est mort au bout de quatre heures et demie.

Dans la troisième expérience, 5 centigrammes de digitaline, toujours dissous de la même manière, furent injectés dans l'estomac d'un chien et l'œsophage lié. Les pulsations étaient avant l'expérience, de 128 par minute. Deux heures après il y en avait 58. Le chien, qui faisait beaucoup d'efforts pour vomir et aller à la selle, semblait très affaissé. Il est mort trois heures après l'ingestion.

Voilà pour l'action toxique. MM. Bouchardat et Sandras firent ensuite quelques expériences cliniques dans lesquelles ils administrèrent la digitaline à la dose de 5 milligrammes sous forme de pilules.

Les auteurs observèrent chez tous leurs malades un ralentissement du pouls, qui descendit à 1/4, 1/3 et quelquefois presque à la moitié de l'état normal.

Lorsqu'on voulut dépasser ces doses on observa quelques phénomènes nerveux, tels que troubles des sens, rêves fatigants, etc.

Expériences de MM. Homolle et Quevenne sur la digitale et la digitaline. — Les premières expériences de MM. Homolle et Quevenne avaient établi ceci :

1° La digitaline à très petites doses exerce une action ralentissante sur la circulation ;

2° Déposée sur la peau dénudée, c'est-à-dire employée par la méthode endermique, elle exerce une action locale irritante qui s'oppose à ce mode d'emploi.

3° Le lapin qui éprouve aussi l'influence ralentissante de la digitaline sur la circulation, est beaucoup moins apte que le chien et l'homme à subir l'action toxique de ce principe actif.

Plusieurs années après, les mêmes auteurs instituèrent, tant sur eux-mêmes que sur des chiens, une vaste série d'expériences physiologiques, dont le but principal était de bien mesurer l'étendue de l'action de la digitale et de la digitaline sur la circulation dans l'état de santé.

Les conclusions qui ressortirent de ces expériences poursuivies avec patience furent les suivantes :

1° La digitaline, proportion gardée pour la dose, offre une action ralentissante sur le nombre des pulsations au moins égale à celle de la poudre de digitale, et elle est plus facilement supportée.

2° La dose à laquelle se produit cette action est de 2 à 4 milligrammes par jour, équivalant en digitale à 0,20 à 0,40 centigrammes.

3° Non-seulement cette action ralentissante persiste après la cessation de l'usage du médicament (une dixaine de jours, plus ou moins), mais il arrive souvent qu'elle s'accroît.

4° Le chiffre de l'abaissement *moyen* (c'est-à-dire constaté par une certaine période de jours consécutifs), n'a généralement pas été grand dans les circonstances dont il s'agit (homme en santé). On l'a trouvé une fois de 4,70, d'autres fois de 6,60, de 9,33.

Chez les chiens, on a eu, dans un cas, un abaissement final de 8,87, et dans un autre de 17,33.

Si au lieu de reprendre des moyennes pour point de comparaison, on cherche les minimum observés à de certains moments, on en trouve s'abaissant jusqu'à 42, chez un homme dont le pouls normal était de 59.

5° La dose de digitaline administrée chaque jour, sans effet appréciable au moment de l'ingestion, atteint son maximum d'action de quatre à six heures après avoir été administrée ; mais comme cette action est persistante de sa nature et que l'accoutumance ne s'établit pas pour la digitaline, il en résulte que l'action de la veille venant se confondre avec celle du lendemain, il finit par y avoir uniformité d'effet sur la circulation (bien entendu à part l'influence momentanée produite par les repas, l'exercice, etc.).

6° Le moment qui a paru le plus favorable aux auteurs pour administrer la digitaline est deux heures avant le repas (la dose répartie en deux ou trois prises).

I.   48

7' Les auteurs ont administré comparativement la digitaline sous forme de granules, de sirop et de teinture; ils donnent la préférence à la première forme.

8° Ils n'ont jamais vu ni la digitaline ni la digitale ou les diverses préparations de ces substances produire cette action accélératrice immédiate qui avait été attribuée à la dernière par Sanders; dans quelques-unes de leurs expériences seulement ils ont vu une accélération se développant d'abord peu à peu, puis diminuant pour faire place à un ralentissement persistant. Ce phénomène s'est montré d'une manière marquée trois fois sur dix-huit.

9° *Action éméto-cathartique.* — Les auteurs l'ont éprouvée sur eux-mêmes lorsqu'ils ont trop élevé la dose de digitaline, et qu'ils l'ont portée à 6 granules, ou celle de poudre de digitale de première qualité à 0,30.

10° L'effet de la digitaline introduite directement dans les yeux, a été de rendre la vue trouble; si l'on fixe alors la flamme d'une bougie, elle semble entourée d'une auréole offrant les couleurs de l'arc-en-ciel.

11° Dans aucun des dix-sept cas rapportés sur les tableaux dressés par MM. Homolle-et Quevenne, et qui sont tous relatifs à des sujets *en bonne santé*, les auteurs n'ont observé d'action diurétique nettement appréciable, pas plus avec la digitale qu'avec la digitaline.

12° Les autres principes retirés de la digitale n'ont offert aucune action appréciable sur l'économie.

Expériences de MM. H. Bouley et Reynal sur la digitale. — Ces expériences ont été faites à l'école d'Alfort, sur des chevaux.

1° A un premier groupe d'animaux on a administré la digitale à doses rapidement toxiques, afin d'exagérer son action et de grossir les phénomènes.

2° Sur un second groupe, elle a été expérimentée à doses toxiques encore, mais atténuées, afin de prolonger la durée des phénomènes et de permettre de les saisir dans l'ordre de leur succession.

3° Sur un troisième groupe, enfin, les expériences n'ont eu pour but que d'éclairer l'action thérapeutique de ce puissant modificateur.

Dans le premier cas (dose rapidement toxique), on a observé que, durant les premières vingt-quatre heures qui suivent l'administration de la digitale, les battements du cœur deviennent précipités et plus forts, intermittents. Cependant, si la dose administrée n'est pas trop élevée, il y a plus tard ralentissement.

En même temps la respiration s'accélère, pour tomber ensuite au-dessous du chiffre normal.

Il y a inappétence, la bouche se remplit d'une salive mousseuse; quelquefois il y a paralysie des lèvres.

Le premier effet de la digitale à dose toxique a été la suppression de la sécrétion urinaire, à laquelle a succédé au bout de quarante-huit heures une diurèse abondante.

L'action de la digitale à haute dose sur le système nerveux est profondément stupéfiante.

Dans les premiers temps de l'administration de la digitale à haute dose (période d'excitation), la chaleur du corps est un peu augmentée; mais lorsque l'intoxication est complète, il y a refroidissement.

Avec des doses lentement toxiques (second groupe), les phénomènes sont les mêmes que ceux que nous venons de décrire, seulement ils sont moins prononcés.

Enfin, lorsque la digitale est administrée à dose suffisamment atténuée pour ne pas porter atteinte aux forces de la vie (troisième groupe), les effets portent principalement sur la sécrétion urinaire qu'ils accélèrent, et, en second lieu, sur l'appareil central de la circulation, dont ils ralentissent les mouvements.

Il y a de même diminution du nombre des respirations qui peuvent descendre de seize jusqu'à dix et même six, sans amélioration préalable, et diminution progressive de la caloricité.

MM. Delafond et Dupuy ont fait des observations du même genre sur divers animaux.

Ainsi, ce qui frappe dans les observations des professeurs de l'école d'Alfort, c'est ce fait, que si l'on ne dépasse pas les doses thérapeutiques de digitale, il n'y a pas d'accélération des battements du cœur et des mouvements respiratoires, ni d'élévation de température, et les principaux changements alors signalés sont les effets sur la sécrétion urinaire (activée) et sur l'appareil central de la circulation (ralenti).

Expériences de M. Stannius sur la digitale et la digitaline— Les expériences de M. Stannius ont été faites sur des chats, des chiens, des lapins, des oiseaux et des grenouilles.

On s'est servi d'une infusion de digitale ou d'une solution de digitaline impure.

Le but principal de l'auteur étant l'étude de certaines fonctions de diverses parties du système nerveux, on a dû, dans tous les cas, administrer l'agent essayé à dose toxique ; c'est des effets physiologiques de la digitale qu'il s'agit ici, et nullement des effets thérapeutiques.

Voici les conclusions tirées par l'auteur :

Toute dose un peu forte de digitale ou de digitaline cause promptement un affaiblissement surprenant des pulsations cardiaques, qui bientôt se transforme en une paralysie de l'organe, d'abord partielle, et enfin totale.

L'irritabilité du cœur par des moyens mécaniques ou électriques, s'éteint alors beaucoup plus vite que lorsque la mort est causée par d'autres poisons (comme la strychnine, l'acide cyanhydrique).

M. Stannius a vu que l'action de la digitale et de la digitaline est beaucoup moins vive chez les lapins que chez les chats et les chiens. On observait chez les premiers un grand affaiblissement musculaire. Nous avons dit que MM. Homolle et Quevenne avaient déjà remarqué de leur côté cette action moindre chez les lapins.

De même sur les oiseaux (corneille, hibou, pigeons), M. Stannius a vu que la digitale et la digitaline avaient bien moins d'action que sur les chiens et les chats.

De son côté, M. Bonjean a fait sur les poules des expériences qui tendent à prouver que ces animaux sont extrêmement réfractaires à l'action de la digitale.

Les principaux phénomènes notés par les différents expérimentateurs sur les oiseaux, sont de la faiblesse musculaire, de l'amaigrissement, quelquefois des vomissements ou des selles.

M. Stannius a constaté que la digitale et la digitaline avaient très peu d'action sur les grenouilles. Après avoir fait plusieurs incisions à la peau de ces animaux, on plongeait ceux-ci pendant plusieurs heures dans une infusion de digitale ou une solution de digitaline; le seul effet observé a été un peu de faiblesse musculaire.

D'autres expériences avaient été faites très anciennement par divers observateurs sur ce sujet; toutes ces observations tendent à prouver que l'action de la digitale sur les grenouilles est fort peu prononcée,

Expériences de M. Vulpian, aide-naturaliste au Jardin des Plantes. — M. Vulpian a fait avec la digitaline, sur les grenouilles, des expériences dont les résultats diffèrent beaucoup des précédents. Ici, en effet, l'action du principe actif dont nous parlons s'est montrée des plus prononcées sur le cœur.

Ces divergences doivent s'expliquer sans doute par les conditions d'expérimentation différentes dans lesquelles l'auteur s'est placé. En effet, M. Vulpian, au lieu de plonger les animaux dans des solutions étendues de la matière active, déposait de petites quantités de celle-ci, au moyen de légères piqûres, sous la peau de la région dorsale; et puis les expériences de M. Vulpian ont été faites avec la digitaline de MM. Homolle et Quevenne, laquelle est très active, tandis que les expériences de M. Stannius prouvent que la digitaline, par lui employée, avait une action bien plus faible, tant il fallait élever la dose pour la rendre toxique (p. 229 et 223, notes).

Les expériences de M. Vulpian offrent d'ailleurs un grand intérêt, en ce qu'elles montrent une différence d'action très marquée suivant l'état de santé de l'animal.

Ces expériences, encore inédites, ont été communiquées à la Société de biologie, et nous devons à l'obligeance de l'auteur le résumé que nous allons en donner ici.

Première série d'expériences. — Grenouilles à jeun depuis plus de six mois et très amaigries. — Moins de dix minutes après l'introduction de la digitaline sous la peau, les contractions du ventricule deviennent irrégulières; celui-ci semble résister à l'effort impulsif des oreillettes qui tendent à y lancer le sang qu'elles contiennent; quand il se contracte, il ne chasse pas tout le sang qu'il renferme, et une petite quantité de ce liquide, pressé contre la paroi ventriculaire, y fait, dans un point ou un autre, une saillie rouge qui tranche sur la couleur pâle du ventricule contracté. Quelques minutes après, le ventricule s'arrête complétement et en contraction, de telle sorte que la contraction auriculaire, qui continue souvent encore pendant deux ou trois minutes et plus, ne fait pas pénétrer le sang dans le ventricule; elle le chasse dans les veines caves qui se gonflent et deviennent énormes. Puis les oreillettes cessent elles-mêmes de se contracter : le cœur est définitivement arrêté. Cet arrêt du cœur arrive tout au plus quinze minutes après le début de l'expérience. L'animal y survit quelquefois plus d'un quart d'heure.

Deuxième série d'expériences.—Grenouilles récemment péchées et non affaiblies par le jeûne.—Une dixaine de minutes après l'introduction de la digitaline, les mouvements du cœur, sans diminuer de fréquence, deviennent beaucoup plus faibles. Cette faiblesse se fait surtout remarquer dans le ventricule qui, à chaque contraction auriculaire, ne reçoit qu'une petite quantité de sang, quoique les oreillettes semblent se contracter avec assez d'énergie. Ces phénomènes durent pendant quinze et même quelquefois trente minutes, puis le ventricule perd de plus en plus de sa tension, de sa résistance, et laisse à chaque contraction auriculaire pénétrer une plus grande quantité de sang; mais il ne se contracte plus lui-même autant de fois que les oreillettes; il y a souvent deux, trois et même cinq contractions auriculaires pour une ventriculaire, qui, d'ailleurs, est en général très complète. A ce moment, et de plus en plus, les mouvements ventriculaires deviennent lents. L'irritabilité musculaire générale diminue beaucoup en même temps et progressivement. Enfin l'animal meurt; mais son cœur bat, quoique très lentement, jusqu'aux derniers instants.

I.   48*

M. Vulpian a constaté que la digitaline n'avait aucune action sur les crapauds.

Influence de la digitale et de la digitaline sur la température animale.—Nous avons déjà dit que MM Bouley et Reynal avaient observé que, lorsqu'on administre la digitale à dose toxique, il y a élévation de la température, tandis que, à dose thérapeutique, il y a au contraire abaissement de celle-ci.

MM. A. Duméril, Demarquay et Lecointe ont aussi étudié cette influence, et ont presque constamment observé une élévation de température ; tandis que M. Traube, de Berlin, a vu, au contraire, la température s'abaisser sous la même influence.

De sorte que l'on doit regarder jusqu'ici comme indécise la question de savoir dans quelles conditions la digitale ou la digitaline élèvent ou abaissent la température animale.

Enfin il n'est pas inutile d'observer, en terminant cette revue des expériences sur l'action physiologique de la digitale et de la digitaline, que les effets de ces substances diffèrent d'intensité et même de nature suivant le mode d'absorption.

Ainsi, pour un poids donné, ces effets sont incomparablement plus grands lorsqu'on injecte la matière active dans les veines ; ils le sont moins si on la dépose sur le tissu cellulaire, et moins encore lorsqu'on l'introduit dans l'estomac.

PROPRIÉTÉS MÉDICALES. — Indépendamment des observations des auteurs de la découverte de la digitaline, les propriétés thérapeutiques de ce principe actif ont été étudiées par MM. Sandras, Hervieux, Strohl, Andral et Lemaistre, L. Corvisart, Mandl, etc., et surtout par M. Bouillaud, qui a fait à ce sujet un savant rapport à l'Académie, rapport qui a été reproduit ou analysé par toute la presse scientifique française ou étrangère.

Nous avons vu, par les notions physiologiques précédemment exposées, que les organes sur lesquels se font particulièrement sentir les effets de la digitale et de la digitaline sont : 1° ceux de la circulation ; 2° ceux de la digestion ; 3° les reins ; 4° les centres nerveux.

Action sur la circulation. — Elle est la plus remarquable et la plus importante de toutes ; elle paraît plus manifeste chez les personnes affectées de maladies des organes de la circulation que chez celles qui sont bien portantes. C'est aussi l'action la plus constante. Il est rare, en effet, qu'un malade, mis à l'usage de l'une de ces préparations à dose convenable, n'en ressente pas bientôt les effets sous ce rapport.

Souvent, dès le lendemain de l'administration, le pouls est influencé, et les jours suivants il le devient davantage. Le maximum d'effet est en général atteint après huit, dix ou quinze jours.

Cette action consiste ordinairement en une diminution dans le nombre des contractions du cœur; rarement il y a de l'accélération, et celle-ci, lorsqu'elle a lieu, ne persiste pas ordinairement, et elle est plus ou moins promptement suivie de ralentissement. Quant aux autres caractères du pouls, comme la force, la régularité, la dureté, la souplesse, etc., on trouve beaucoup de variations à cet égard.

Nous avons déjà dit que l'action de la digitale et de la digitaline sur la circulation se continue non-seulement pendant tout le temps de l'administration du remède, mais persiste au delà de ce terme ou même devient plus prononcé à partir de ce moment.

L'économie ne paraît pas s'accoutumer à cet effet de la digitale, et celle-ci continue d'exercer son action sans qu'il soit besoin, comme pour beaucoup d'autres médicaments, d'en augmenter la dose lorsqu'on en prolonge l'usage chez un malade. Cependant il est rationnel de mettre des intervalles dans l'usage du remède, par suite de cette considération que l'action persiste, s'accroît même, après le temps de l'administration ; il y a donc tout avantage à laisser des temps de repos au malade. J'attache à ce précepte une grande importance, et je ne continue jamais l'usage de la digitaline plus de dix jours.

L'action sur la circulation proprement dite, c'est-à-dire sans avoir égard aux effets sur l'estomac ou sur les centres nerveux, a paru la même pour la digitale et la digitaline administrées à doses correspondantes.

Action sur l'estomac et les intestins. — La digitale et la digitaline, surtout lorsqu'on les administre à dose un peu élevée, ont une grande tendance à produire des signes d'irritation sur les voies digestives, comme tiraillements d'estomac, nausées, coliques, et même des vomissements et quelquefois de la diarrhée, c'est-à-dire un effet *émétique* ou *éméto-cathartique*. Il ne paraît pas que cette action soit purement locale, comme quelques auteurs l'ont pensé, puisque la matière active déposée dans le tissu cellulaire ou injectée dans les veines produit aussi des vomissements ou des selles.

Cette action irritante sur les voies digestives a d'ailleurs paru plus facile à éviter avec la digitaline qu'avec la digitale, ce qui tient sans doute à deux causes : 1° à la fixité plus grande du médicament qui en rend le dosage plus sûr; 2° à l'absence de principes à odeur nauséeuse.

Action sur la respiration. — Nous avons dit que les professeurs de l'école d'Alfort avaient observé chez les chevaux un ralentissement notable de la respiration, sous l'influence de la digitale administrée à dose thérapeutique; mais il ne semble pas qu'il en soit ainsi chez l'homme, du moins à un degré aussi marqué ; ainsi M. Joret, qui a tenu compte de cette circonstance dans ses observations fort étendues sur l'action de la digitale, n'a vu rien de notable sous ce rapport, et M. Bouillaud, dans ses expériences si nombreuses et si attentives sur l'action comparée de la digitale et de la digitaline, n'a rien remarqué non plus qui méritât de fixer l'attention à cet égard. Il en a été de même pour M. Paul Duroziez. Notons qu'il s'agit ici d'une action directe et immédiate, car on comprend bien qu'il puisse survenir, au bout de quelque temps, une diminution dans le nombre des pulsations, comme effet secondaire de la modification imprimée à la circulation.

Action diurétique et action élective sur les organes génitaux. — Tout d'abord on a douté que la digitaline possédât l'action diurétique de la plante, et même quelques personnes en sont encore fort peu convaincues. Cependant le nombre des observations de diurèse survenue sous l'influence de la première (Homolle et Quevenne, Hervieux, Strohl, Andral et Lemaistre, Christison) ne permet guère de révoquer cette action en doute.

Seulement l'action est inconstante avec la digitaline, comme elle l'est avec la digitale elle-même.

D'après les observations de M. L. Corvisart et de M. Laroche, la digitaline convient pour arrêter les pertes séminales. Dans ces cas, elle a été généralement administrée à la dose de 3 granules par jour (3 milligrammes).

Suivant M. Brughmans, la digitale exerce sur les organes génitaux une action hyposthénisante des plus marquées. De là, les applications que l'auteur a faites de cette propriété dans les cas de chancres, de blennorrhagies, pour dissiper la congestion et l'éréthisme locaux, éléments du travail inflammatoire.

J'ai plusieurs faits qui me prouvent que c'est un remède efficace pour combattre l'érotomanie et la nymphomanie.

INTOLÉRANCE, INTOXICATION, TRAITEMENT DES ACCIDENTS. — *Signes précurseurs :* Sentiment de défaillance épigastrique, vague disposition à vomir, prostration, vue obscurcie, sorte de tension susorbitaire, répugnance extrême à prendre le médicament, surtout si celui-ci offre l'odeur et la saveur de la digitale.

Traitement. — Il suffit presque toujours de diminuer la dose ou de suspendre le médicament. Quelques stimulants, comme une gorgée de rhum, de kirsch, d'anisette, ou de quelque autre liqueur agréable au malade, purs ou étendus d'eau, produisent généralement un bon effet dans ce cas. La distraction et l'exercice contribuent aussi à dissiper cette disposition.

Effet émétique ou *éméto-cathartique*. — Cet effet peut se présenter chez les adultes lorsque l'on dépasse la dose de 5 milligrammes de digitaline dans les vingt-quatre heures. Il se montre ordinairement après avoir été précédé des signes précurseurs dont nous venons de parler; mais il peut arriver aussi que cette intolérance survienne tout à coup et d'une manière que l'on peut appeler explosion.

Traitement. — Suspendre l'usage du médicament; prendre de petites quantités d'une boisson acidulée ou gazeuse à la glace. Cela suffit souvent pour rétablir le malade dans un intervalle de deux à trois jours. Sinon, il faudrait recourir aux moyens indiqués pour la période suivante.

Intoxication proprement dite. — Les vomissements, qui manquent rarement, ont quelquefois une persistance extrême, se reproduisent dès que l'on veut ingérer au delà de quelques cuillerées de boisson à la fois, et fatiguent horriblement le malade déjà accablé par l'effet même de l'agent toxique. Ces vomissements peuvent persister deux ou trois jours, et l'estomac rester plus longtemps réfractaire aux aliments. Les centres nerveux deviennent le siége d'accidents plus ou moins graves : céphalalgie, vertiges, délire, prostration extrême, anxiété précordiale, perturbation profonde de la circulation, refroidissement des extrémités.

Le plus souvent il y a diminution, rarement augmentation des urines; quelquefois déjections alvines, d'autres fois constipation. Les pupilles peuvent être dilatées ou contractées, mais le plus souvent elles restent dans leur état naturel.

Traitement. — Les vomissements produits par l'effet même du médicament peuvent suffire pour débarrasser l'estomac de l'excès de substances non encore absorbées. Il est bon, cependant, de les favoriser par quelques verres d'eau tiède, ou, s'ils n'avaient pas lieu, de les provoquer par un émétique.

Combattre les accidents gastriques par des boissons acidulées ou gazeuses prises par cuillerées, des tranches d'oranges à sucer, des fragments de glace dans la bouche, etc.

Combattre les coliques par des lavements émollients, des cataplasmes, et les autres moyens usités en pareille circonstance ; en cas de constipation, lavements laxatifs et purgatifs.

Les accidents cérébraux, s'ils sont très marqués, nécessitent l'emploi des sinapismes, des lavements d'eau salée, des purgatifs, des émissions sanguines.

On a indiqué aussi le thé et le café, qui peuvent, en effet, être utiles, et par leur tendance à rendre le principe toxique insoluble, et par leur propriété stimulante.

MALADIES CONTRE LESQUELLES LA DIGITALE ET LA DIGITALINE ONT ÉTÉ ADMINISTRÉES. — Aujourd'hui la digitaline a été essayée dans toutes les maladies où la digitale avait été employée.

C'est surtout dans les différentes affections se rattachant à la circulation que ces médicaments sont utiles.

Voici, du reste, l'énumération des maladies où ces médicaments ont été mis en usage.

1° *Les anévrysmes du cœur*, avec ou sans lésion des valvules, lorsqu'ils déterminent l'irrégularité, la fréquence et la petitesse, l'inégalité, l'intermittence du pouls.

2° Les palpitations nerveuses, liées ou non à la chlorose.

3° *L'anasarque* liée à un trouble de la circulation, soit que ce trouble dépende d'une affection organique du cœur, soit qu'il se rattache à une altération du sang (chloro-anémie, etc.). Ces médicaments ne conviennent pas dans les hydropisies enkystées.

4° *Néphrite albumineuse (maladie de Bright, albuminurie)*. — MM. Homolle et Quevenne avaient déjà employé la digitaline avec succès dans un cas d'albuminurie. M. Christison, d'Édimbourg, vient de publier deux cas de maladie chronique de Bright, où la digitaline a eu une heureuse influence: dans un de ces cas, le célèbre thérapeutiste a vu l'albumine diminuer et même disparaître momentanément des urines; dans l'autre, l'albumine n'avait pas reparu au moment où l'auteur écrivait. M. Christison préfère la digitaline aux autres diurétiques, parce qu'elle n'a pas l'inconvénient d'aggraver l'irritation rénale. (*Bulletin de thérapeutique*, 1835, t. XLIX, p. 88.)

5° *L'asthme idiopathique nerveux*. — Pour faire disparaître la dyspnée et la bronchite concomitante.

6° *La phthisie*, pour combattre la dyspnée, la céphalalgie, calmer la toux et rendre le repos, procurer un sommeil plus paisible, appaiser les désirs vénériens immodérés. La dose, dans cette maladie, est de 2 à 3 milligrammes de digitaline.

7° *L'épilepsie*. — *Théoriquement parlant*, il semble que l'on doive donner dans ce cas la digitale ou la digitaline à fortes doses, de manière à produire sur le système nerveux des effets physiologiques marqués, lesquels sont presque immanquablement accompagnés d'une action dérivative sur le canal digestif.

8° *La manie*. — Beaucoup de médecins anglais ont administré anciennement la digitale dans ce cas et s'en sont bien trouvés. MM. Homolle et Quevenne citent un cas de délire maniaque observé par l'un deux, où la digitaline, administrée à la dose de 1 granule d'heure en heure, produisit un grand calme : on s'était ainsi élevé jusqu'à 8 granules (8 milligrammes).

9° *La spermatorrhée*. — Nous avons dit que MM. L. Corvisart et Laroche avaient guéri des cas de pertes séminales avec la digitaline. La dose, dans ce cas, est de 3 granules par jour, pris dans la soirée.

10° *Les blennorrhagies*, *blennorrhées*, *chancres*. — Pour faire disparaître l'irritation, l'éréthisme locaux, ou arrêter l'écoulement de la blennorrhée. La dose est de 0,30 à 0,40 de poudre de digitale par jour, pris intérieurement, ce qui correspond à 4 ou 6 milligrammes de digitaline.

11° *Les fièvres intermittentes*. — La digitale et la digitaline ont été employées contre ces fièvres. M. Bouillaud, entre autres, en a obtenu des succès non douteux. La dose, dans ce cas, est de 5 à 6 granules par jour, administrés dix ou douze heures avant l'accès.

12° *Les fièvres inflammatoires*, *fièvre continue*. — Des tentatives ont été faites pour ralentir par le secours de ces médicaments les pulsations dans les maladies dont nous parlons. L'expérience a définitivement prononcé d'une manière négative.

Préparations pharmaceutiques de digitale. — Poudre de digitale.— Pulvérisez des feuilles bien conservées en laissant 1/3 de résidu; mettez la poudre parfaitement sèche dans des flacons bien bouchés et goudronnés, et conservez à l'abri de la lumière. Renouvelez chaque année. On peut convertir cette poudre en *pilules*, avec suffisante quantité de sirop ou de miel : l'administration en devient ainsi plus facile. Dose, 10 à 30 centigr., rarement plus.

Suc de digitale. — Dépuré par simple filtration, c'est un médicament très énergique qu'on peut employer à la dose de 2 gram.

Tisane de digitale. — On la prépare par infusion avec la poudre, en agitant à plusieurs reprises pendant une demi-heure. Dose 0,50 à 1 gram. pour 500 gram. d'eau.

Lavement de digitale. — Même dose et même mode de préparation que pour la tisane.

Teinture alcoolique de digitale. — Feuilles sèches de digitale, 1 p.; alcool à 80 degrés c., 4 p.

Alcoolature (Béral). — Digitale fraîche pilée, 10 p.; alcool à 90 degrés c., 8p. Ces doses répondent, quant aux proportions, à une teinture préparée avec 1/8ᵉ de plante sèche.

Teinture éthérée de digitale. — Digitale pulvérisée, 1 p.; éther, 4 p. Cette préparation offre le grave inconvénient de varier dans son énergie suivant le degré de l'éther employé. Si l'éther est très pur, il ne dissout presque pas de digitaline.

S'administre contre les palpitations nerveuses, à la dose de 12 à 24 gouttes.

Remarques. —Il y en a de fort curieuses et d'importantes à noter au sujet de la teinture éthérée de digitale : si l'éther employé est très concentré, il dissout peu de digitaline; si, au contraire, il est faible, il en dissout bien davantage; d'où résulte cette conséquence bizarre, que la plus mauvaise teinture éthérée de digitale est celle pour laquelle on a employé de l'éther de première qualité.

EXTRAIT DE DIGITALE. — Se prépare en évaporant d'abord au bain-marie, puis à l'étuve, soit le suc dépuré de digitale, soit le traitement de la poudre sèche par l'eau ou par l'alcool. Celui-ci, préparé avec cé dernier liquide, semble préférable. Dose, 5 à 15 centigr,

Remarque. — Lorsqu'on doit préparer un extrait de digitale, il faut viser à obtenir tout d'abord les solutés le plus concentrés possibles, afin de diminuer les chances d'altération pendant l'évaporation. On y parvient en agissant par déplacement. On observe ici une différence curieuse entre l'eau et l'alcool : avec l'eau, les premières portions écoulées fournissent un extrait moins amer, tandis que l'amertume augmente proportionnellement dans l'extrait des dernières portions.

Pour l'alcool, c'est le contraire, l'extrait des premières portions écoulées est bien plus amer que celui des dernières (Homolle et Quevenne).

Si l'on épuise la digitale, on peut obtenir avec l'eau environ 45 °/₀ d'extrait, et avec l'alcool près de 50 °/₀.

SIROP DE DIGITALE. — Feuilles de digitale sèche, 11 ; eau bouillante, 500 ; sucre, 1000. Faites infuser pendant six heures, passez et ajoutez le sucre.

Chaque 30 gram. de ce sirop contient la matière soluble de 20 centigr. de digitale. Dose, 15 à 60 gram.

POMMADE DE DIGITALE. — Digitale fraîche pilée, 1 p.; axonge, 2 p. Faites cuire jusqu'à disparition de l'humidité et passez.

EMPLÂTRE DE DIGITALE. — Cire jaune, 4 p.; poix-résine, 2; huile d'olive, 1 ; fécule verte de digitale, 4. Laissez cuire jusqu'à consomption de l'humidité et passez.

Rappelons qu'il ressort des expériences comparatives faites sur les diverses préparations de digitale, et notamment sur la teinture éthérée et les extraits, que leurs propriétés thérapeutiques pourront présenter un degré d'activité fort différent, selon la manière dont on les aurait préparés.

PILULES DE DIGITALINE, DE SCILLE ET DE SCAMMONÉE. —Digitaline d'Homolle et Quevenne, 5 centigr.; poudre de scille, 5 gram.; poudre de scammonée d'Alep grise, légère, friable, lactescente, odorante, 5 gram. Mêlez intimement par une longue trituration, puis ajoutez sirop de gomme q. s Faites 100 pilules égales et argentées.

On en donnera deux, puis quatre, puis six, puis huit chaque jour, dans le cas d'hydropisie liée avec une maladie du cœur ou un trouble de la circulation.

J'ai, à tant de reprises différentes, constaté la puissante efficacité des pilules de digitale, scille et scammonée, dont j'ai donné la recette dans mon Formulaire, que j'ai dû, dans le cas où la digitale est de qualité incertaine, chercher à la remplacer par son principe actif. Pour établir ma formule, je suis parti de ce principe, qui ressort de mes expériences avec M. Sandras et de celles de MM. Homolle et Quevenne, que la digitaline est cent fois plus active environ que la poudre de digitale.

Pommade sédative (Pétrequin). — Axonge, 35 gram.; extrait de belladone, poudre de digitale, aa, 4 gram.; teinture de digitale, 2 gram.; acide prussique médicinal, 25 gouttes. M. s. a. — En frictions sur la région du cœur, dans les maladies de cet organe.

Granules de digitaline (Homolle et Quevenne). — Digitaline, 100 gram.; sucre, 4900. Dissolvez la digitaline dans de l'alcool et ajoutez à une portion du sucre transformé en sirop, une autre portion du sucre ayant été mise par avance sous forme de noyaux parfaitement égaux, au nombre de cent mille. On charge peu à peu ces noyaux avec le sirop hydro-alcoolique précédent, à la manière des dragées ; enfin on recouvre avec la dernière portion de sucre mise sous forme de sirop cuit à 35 degrés. Chaque granule renferme 1 milligr. de digitaline.

C'est la forme à laquelle les inventeurs donnent la préférence, comme offrant un dosage sûr, une administration facile, une conservation indéfinie.

Doses et mode d'administration. — La digitaline est environ cent fois plus active que la poudre de digitale de qualité moyenne.

En conséquence, 1 milligr. de digitaline correspond à environ 10 centigr. de cette poudre.

Doses. — La dose ordinaire de la digitaline, chez les adultes, est de 1 à 4 granules (1 à 4 milligr.) par jour. Boire par-dessus un demi-verre d'infusion appropriée.

Très rarement on rencontre des sujets qui ne peuvent en prendre plus de 1 à 2 granules sans en être incommodés; on en trouverait plutôt qui en supportent de plus fortes doses, comme 5, 6 et 7 granules; mais ceci doit toujours être considéré comme une exception, et le malade exige alors une surveillance spéciale de la part du médecin.

Moment de l'administration. — Deux heures environ après le repas en deux ou trois fois par jour.

Observation générale. — Il y a nécessité de ne jamais forcer les doses de digitaline comme celles de digitale. A la fin des maladies graves, telles que la phthisie, les affections du cœur arrivées à leur dernier terme; chez ces malades, il faut toujours redouter une violente secousse, car elle pourrait leur devenir fatale.

Sirop de digitaline (Homolle et Quevenne). — Digitaline, 10 centigr.; alcool à 85 degrés c., 5 gram.; sirop de fleur d'oranger, 2 kilogr. Faites dissoudre la digitaline dans l'alcool et ajoutez au sirop.

Il y a un milligr. de digitaline par 20 gram. de sirop (une cuillerée) Dose, 1 à 4 cuillerées par jour dans un verre d'infusion appropriée.

POTION DE DIGITALINE (Homolle et Quevenne). — Digitaline, 3 milligr.; eau distillée de laitue, 100 gram.; sirop de fleur d'oranger, 25 gram.; Dissolvez la digitaline dans quelques gouttes d'alcool, ajoutez le sirop et l'eau distillée.

A prendre par cuillerées dans les vingt-quatre heures.

POMMADE DE DIGITALINE. — Digitaline, 50 milligr.; axonge balsamique, 10 gram. Faites dissoudre la digitaline dans quelques gouttes d'alcool, et incorporez à l'axonge. — En frictions dans l'anasarque.

Diurétiques incertains.

Je vais décrire plusieurs substances auxquelles on a attribué des propriétés diurétiques ; mais la plupart de ces médicaments sont de peu de valeur.

ASPARAGINÉES. — Plusieurs plantes de la famille des *Asparaginées* sont diurétiques, *ex.* : le *Dracœna terminalis*, les racines de petit houx et d'asperges. L'odeur fétide qui est communiquée à l'urine par l'asperge lui est commune avec toutes les espèces de ce genre. Le sang-dragon fourni par le draconier est styptique. La famille des asparaginées fournit les feuilles de *parisette* et les *fleurs de muguet*, qui sont émétiques et purgatives ; on ne les emploie que réduites en poudre et comme sternutatoires.

Les racines fournies par cette famille passent pour diurétiques ; c'est ainsi qu'on emploie les racines d'asperge et de petit houx ; celles du *sceau de Salomon* sont émétiques, de même que celles de la parisette et du *tammier*.

ASPERGE (*Asparagus officinalis*). — *Caractères génériques.* Périgone libre, 6 sépales ; étamines, 6 ; baie triloculaire, loges dispermes, rarement monospermes par avortement. — *Caractères spécifiques.* Tige herbacée, droite, cylindrique, feuilles sétacées, stipules égaux.

La *racine* est composée d'un paquet de radicules de la grosseur d'une plume, fort longues, adhérentes à une souche commune presque horizontale et toute garnie d'écailles ; ces radicules sont grises au dehors, blanches au dedans, d'une saveur douceâtre ; il faut les dessécher à l'étuve après les avoir coupées. La racine d'asperge a été analysée par Dulong d'Astafort, qui l'a trouvée composée : d'albumine végétale, de matière gommeuse, de résine, de matière sucrée, de malate acide, d'hydrochlorate, d'acétate, de phosphate de chaux et de potasse, et d'une matière amère extractive.

La racine d'asperge fait partie des cinq racines apéritives. On emploie cette racine en *infusion*, 10 à 20 grammes pour 1 litre d'eau ; c'est un léger diurétique qui est souvent employé. La meilleure préparation de racine d'asperge est la suivante, c'est l'*extrait de griffe fraîche d'asperges* ; on pile ces racines en y ajoutant peu d'eau ; on exprime le suc ; on passe à la chausse, et l'on fait évaporer au soleil ou à l'étuve, sur des assiettes. C'est Vaudin qui a indiqué cette préparation. M. Gendrin s'est assuré que c'est un diurétique assez bon. On l'emploie à la dose de 2 grammes jusqu'à 10 grammes.

Les *jeunes pousses d'asperges*, connues sous le nom de *pointes d'asperges*, fournissent deux médicaments qui sont nouvellement introduits dans la thérapeutique, le sirop et l'extrait des pointes d'asperges. Voici la composition de ces jeunes pousses d'après Robiquet : chlorophylle, — asparagine, — albumine végétale, — résine visqueuse à saveur âcre, — amidon, — extractif, — matière colorante, — acétate et phosphate de potasse, — phosphate de chaux. Ce n'est point l'asparagine qui donne les propriétés à ces jeunes pousses ; quel est le principe actif ? on l'ignore. Est-ce lui qui communique à l'urine son odeur particulière ?

EXTRAIT DE POINTES D'ASPERGES. — Il se prépare en évaporant à une douce chaleur le suc d'asperges clarifié à chaud. Ce suc fournit 5 p. 100 d'extrait.

SIROP DE POINTES D'ASPERGES. — Il se prépare en pilant la partie verte des asperges, en obtenant le suc qu'on clarifie, en chauffant doucement pour coaguler l'albumine ; on passe à la chausse ; on ajoute à ce suc le double de son poids de sucre et l'on fait un sirop par simple solution.

On assure que les pointes d'asperges jouissent d'une action sédative assez marquée sur les contractions du cœur, à la manière de la digitale ; mais cette action spéciale est au moins douteuse. C'est plutôt comme diurétiques qu'agissent toutes les préparations d'asperges, et la meilleure est l'extrait de griffes, préparé d'après la méthode de M. Vaudin.

ASPARAGINE, *son emploi thérapeutique*. — Je ne crois pas beaucoup à l'efficacité thérapeutique de l'asparagine ; elle existe en effet en notable proportion dans la racine de guimauve, qui est un médicament très inoffensif. Cependant M. Zicarelli prétend que l'asparagine administrée chaque soir à la dose de 1 ou 2 grammes associée à l'extrait de laitue, s'est montrée très efficace dans plusieurs maladies du cœur. Quand on craindra les effets de la digitale ou qu'on aura affaire à une affection peu grave, on pourra l'essayer.

FLEURS DE GENÊT (*Genista scoparia*). —Elles ont été employées avec succès dans quelques cas contre l'albuminurie, par des médecins d'une grande expérience. Cullen les prescrivait déjà comme il suit : fleurs de genêts, 15 grammes ; faites bouillir dans eau, 1 litre, jusqu'à réduction à un demi-litre. On en donne une petite tasse ou deux cuillerées à bouche pour commencer, toutes les heures. Suivant Cullen, cette décoction purge et pousse aux urines.

Avant Cullen, on avait préconisé les *semences du Genista scoparia*, à la dose de 4 grammes tous les deux jours, infusées dans du vin blanc, comme un remède très efficace contre les hydropisies.

Tout cela est à voir, à expérimenter dans les formes chroniques de l'albuminurie.

Scoparine. — La décoction aqueuse de fleurs de genêt évaporée au dixième a laissé un résidu gélatineux formé principalement par de la scoparine. Cette substance est colorée en jaune, et fournit, par la purification, des cristaux étoilés qui se dissolvent facilement dans l'eau bouillante et dans l'esprit-de-vin. L'auteur lui assigne, d'après ses analyses, la formule $C^{21}H^{11}O^{10}$.

La scoparine est, à ce qu'il paraît, le principe diurétique du genêt, que Mead, Cullen, Pearson, Pereira, Rayer, et que j'ai moi-même employé comme un remède efficace dans les cas d'hydropisie. La dose de la scoparine pour les adultes varie de 25 à 30 centigrammes. Son action diurétique commence à se montrer douze heures après l'ingestion, et la quantité d'urine rendue est alors doublée.

En examinant les eaux mères de la scoparine impure, le docteur Stenhouse a obtenu, par la distillation, une huile incolore et impide qui acquiert, par la purification, toutes les propriétés d'une base organique volatile, la *sparléine*. Cette matière possède une saveur amère particulière, et jouit de propriétés narcotiques assez prononcées. Une seule goutte dissoute à l'aide d'acide acétique a suffi pour stupéfier un lapin pendant cinq ou six heures. Un autre lapin, auquel on en avait administré 20 centigrammes, éprouva d'abord une violente surexcitation, puis tomba dans l'assoupissement et mourut au bout de trois heures. L'auteur a observé que des bergers connaissent depuis longtemps déjà les vertus excitantes et narcotiques du genêt.

Décoction de genêt composée. — Sommités fraîches de genêt, 16 gr.; baies de genièvre, 15 gram.; racine de pissenlit, 15 gram.; eau, 750 gram. Faites réduire par ébullition à 500 gram. et passez. (Cette formule est tirée de la pharmacopée de Londres.)

PETIT HOUX. — Les racines du *petit houx, fragon, Ruscus* *aculeatus*, sont employées, de même que les racines d'asperges, comme diurétique léger.

PARIÉTAIRE (*Parietaria officinalis*, famille des *urticées*). — C'est une plante vivace qui croît sur tous nos vieux murs. On emploie toute la plante desséchée ; elle est diurétique par le nitre qu'elle contient. On prescrit tous les jours l'infusion de 10 grammes de pariétaire dans 1 litre d'eau comme une tisane diurétique auxiliaire ; elle est en même temps émolliente. Elle convient dans les affections inflammatoires des voies urinaires. On administre cette infusion en lavements. Son eau distillée, quoique inerte, entre dans quelques potions.

PAREIRA BRAVA. — C'est la racine d'une espèce de liane du Brésil (*Cissampelos pareira*, de la famille des *ménispermées*). Elle est ligneuse, très fibreuse, dure, tortueuse et de la grosseur du bras. Elle est brune à l'extérieur, d'un gris jaunâtre à l'intérieur ; offrant dans sa coupe transversale une grande quantité de cercles concentriques, traversés par de nombreuses lignes radiaires ; elle est inodore et douée d'une saveur amère.

Elle contient, d'après Feneulle : résine molle, — principe jaune, amer, — principe brun, — fécule, — matière animale, — sels. On a employé le pareira comme lithontriptique ; il est abandonné aujourd'hui. On lui attribue cependant des propriétés diurétiques qui pourraient le faire rechercher. On le prescrirait sous forme de tisane à la dose de 10 grammes.

UVA URSI. — Les plantes de la famille des *éricinées* contiennent en général du tannin qui leur donne une saveur acerbe. Cette saveur est âcre et astringente dans les *busseroles* et la *pyrole*. On prétend que le *Kalmia latifolia* de l'Amérique du Nord, si remarquable par la beauté de ses fleurs, est un végétal très dangereux pour les jeunes animaux.

On emploie encore quelquefois les feuilles de l'arbousier, *Uva ursi*, connues sous les noms d'*uva ursi*, de *raisin d'ours*, de *busserole*, etc. Elles sont astringentes et légèrement diurétiques ; on administrait leur infusion dans la gravelle. Ces feuilles sont alternes, courtement pétiolées, très glabres, luisantes et d'un vert foncé en dessus, plus claires en dessous, épaisses et très fermes. Elles ont beaucoup de ressemblance avec celles du buis.

Selon Braconnot, on vend souvent dans le commerce pour de l'*uva ursi*, des feuilles d'une plante de la même famille, l'airelle ponctuée, *Vaccinium vitis idœa* ; mais ces feuilles sont moins épaisses que celles d'*uva ursi*, moins entières, et leur face inférieure blanchâtre est parsemée de points bruns ; lorsqu'on veut les briser, elles se déchirent : les feuilles d'*uva ursi* cassent net. L'infusion d'*uva ursi* précipite en bleu les sels de fer, et celle d'airelle en vert.

Propriétés médicales.—L'*uva ursi* est un médicament préconisé peut-être jadis avec trop d'enthousiasme, mais abandonné·sans raison. On donne l'*uva ursi* en poudre à la dose de 2 à 4 grammes, en infusion, à la dose de 4 à 10 grammes.

De l'aveu de tous ceux qui ont étudié sans prévention l'action thérapeutique de l'*uva ursi*, depuis Dehaen jusqu'à Prout, aucun agent ne l'emporte sur cette plante dans les inflammations chroniques de la vessie, avec sécrétion abondante de mucus ou de muco-pus, pourvu qu'il ne reste plus trace d'inflammation aiguë. C'est, à peu près, le sens, sinon les termes, dans lequel s'exprime l'un des médecins du dernier siècle que nous citions tout à l'heure, Dehaen : « Tous ceux qui présentent une suppuration prolongée et abondante, rebelle aux autres moyens thérapeutiques, vers le système urinaire, les reins, l'uretère, la vessie, l'urèthre, le scrotum, le périnée, sans aucune empreinte vénérienne et en dehors des signes évidents d'un calcul, ont guéri entièrement par l'*uva ursi*, et leur guérison ne s'est pas démentie. C'est, ajoute-t-il, le meilleur remède dans les maladies de la vessie, des reins, avec ou sans présence d'un calcul. »

Diurétiques salins.

Je comprends dans la section des diurétiques salins les sels neutres à base de potasse et de soude qui, administrés en dilution convenable, sont absorbés et éliminés par les reins sans subir d'altération. Un grand nombre de sels à base de potasse ou de soude et même de magnésie, tels que les sulfates de potasse, de soude et de magnésie, les phosphates de soude et de magnésie, le prussiate de potasse, peuvent être rangés dans cette catégorie: mais on n'emploie guère que le nitrate de potasse, dont nous allons d'abord nous occuper.

NITRATE DE POTASSE (*nitre, sel de nitre, salpêtre*). — Ce sel existe en assez grande quantité dans la nature ; il vient s'effleurir à la surface des vieux murs. On l'obtient en lessivant les plâtras ; on verse dans les liqueurs du sulfate de potasse qui transforme les nitrates de chaux et de magnésie en nitrate de potasse; on décante, on concentre les liqueurs ; on fait cristalliser ; on le purifie en lavant le produit avec une solution concentrée de nitrate

de potasse, faisant dissoudre dans l'eau et cristalliser de nouveau.
Le nitrate de potasse est blanc; sa saveur est fraîche; il cristallise en prismes hexagonaux terminés par un sommet dièdre; il est inaltérable à l'air; il fuse sur les charbons ardents; il se dissout dans 7 parties d'eau froide et dans son poids d'eau bouillante; il est insoluble dans l'alcool pur; il fond à une assez faible chaleur, et en se refroidissant il fournit une masse qui était connue sous le nom de *cristal minéral*, qui n'est que du nitrate de potasse. Si avant de le fondre on y ajoute 1/129ᵉ de soufre, on obtient le *sel de Prunelle*, qui contient un peu de sulfate de potasse.

Propriétés médicales. — Administré à haute dose, le nitrate de potasse irrite assez vivement la muqueuse gastro-intestinale; il peut produire des nausées, des vomissements, des évacuations alvines. Donné à dose modérée, il ne produit aucun effet sensible; mais il est absorbé et réagit immédiatement d'une manière évidente sur la circulation. Il ralentit et diminue la chaleur animale. Sous ce rapport, il doit être placé dans un rang très utile parmi les médicaments contro-stimulants. C'est cette propriété du nitre qui l'a fait employer pour combattre la plupart des maladies inflammatoires. Une action secondaire non moins importante est celle qu'il exerce sur les reins; c'est par eux que l'économie se débarrasse du nitre qui a été absorbé; en les traversant, il les excite d'une manière particulière, il augmente leur sécrétion; c'est ce qui l'a fait placer par beaucoup d'auteurs à la tête des médicaments diurétiques, et c'est sous ce rapport, je dois le dire, qu'il est plus fréquemment employé en France.

Cherchons maintenant à préciser les conditions dans lesquelles le nitrate de potasse est spécialement indiqué, celles où il ne convient point, et insistons sur l'importance des doses dans chacune de ces circonstances. En agissant sur le sang, le nitre diminue sa plasticité, et contribue à le rendre plus diffluent. C'est donc dans les maladies inflammatoires, avec une augmentation dans la plasticité du sang, qu'il doit être employé, si l'on en excepte peut-être les pneumonies intenses; car, dans ces conditions, c'est à un autre ordre de contro-stimulants, les antimoniaux, qu'il faut avoir recours. Il est très utile dans la période inflammatoire de la fièvre typhoïde, 10 grammes de nitre dans 500 grammes de solution de sirop de groseille; voilà une boisson que j'ai vu conseiller souvent avec succès dans ces cas déterminés. Le nitre convient surtout dans les cas de rhumatisme articulaire aigu de moyenne intensité ou sévissant chez des sujets lymphatiques, de constitution peu vigoureuse, irritables, peu favorablement disposés pour supporter les évacuations sanguines ; et encore, même dans ces cas, trouve-t-on assez souvent des mécomptes. On l'a vanté contre les fièvres intermittentes.

Il peut être administré à la dose de 10 à 50 grammes dans 1 ou 2 litres de tisane. Il est rare qu'à ces doses il détermine des accidents : cependant on fera bien de s'arrêter à 20 ou 30 grammes.

Les tisanes contenant de 1 à 4 grammes de nitrate de potasse sont les boissons diurétiques les plus employées en France ; elles conviennent parfaitement toutes les fois qu'il existe un état inflammatoire bien décidé ; mais dans les cas d'hydropisie passive où le sang est trop séreux, le nitre est tout à fait contre-indiqué, car il donne alors au sang une diffluence nuisible. Il est utile dans certains cas d'ictère, dans la blennorrhagie aiguë et les inflammations aiguës de l'appareil génito-urinaire.

Émulsion nitrée. — Nitre, 2 à 5 gram.; émulsion sucrée, 500 gram.; à prendre par demi-verre comme tempérant.

Vin nitré. — Vin de Chablis, 1 litre; nitrate de potasse, 4 gram.

Tisane diurétique. — Nitre, 1 gram.; infusion des espèces apéritives, 1 litre; sirop des cinq racines apéritives, 60 gram.

Poudre diurétique (*tisane sèche*). — Prenez : poudre de gomme arabique, de sucre, aa, 100 gram·; poudre de nitrate de potasse, de racine de guimauve, aa, 50 gram.; mêlez et conservez pour l'usage ; 10 gram. pour 1 litre d'eau.

CHLORATE DE POTASSE. — Il a été vanté en gargarisme pour combattre l'ictère gangréneux de la bouche des enfants (dose, 2 à 5 grammes dans un gargarisme ou une potion).

NITRATE DE SOUDE (*nitre cubique*). — Il a des propriétés analogues à celles du nitre, mais son action est moins énergique; on s'en est servi contre la dysentérie ; à la dose de 1 à 20 grammes, on l'emploie également comme diurétique et contro-stimulant.

Potion au nitrate de soude (Rademacher). — Prenez : nitrate de soude, de 6 à 20 gram.; potion huileuse ou mucilagineuse, q. s. A prendre par doses fractionnées dans les vingt-quatre heures. C'est la forme sous laquelle Rademacher administre le plus ordinairement le salpêtre cubique ou nitrate de soude.

Usages. — Dans l'*hystérie*, quand il n'y a pas acidité des premières voies. — Dans certaines *névralgies dentaires* ; il y associe des applications de pommade de zinc sur la joue. — Dans l'*angine*, 8 gram. de nitrate de soude au début; plus tard, 15 et 30 gram.; il ne faut pas

même la cesser la nuit; il recommande en même temps l'application
sur le cou, avec un linge, de la pommade calaminaire ou d'oxyde de
zinc, ou mieux de la pommade à la digitale. — Dans la *glossite*, dans
certaines *maladies du larynx*, dans les *ophthalmies*; dans l'*asthme* périodique, avec pouls plein et fréquent, dans les *hémoptysies* qui ne se lient
pas à un vice pulmonaire. — Dans quelques cas de *coliques avec
diarrhée*; ce moyen réclame des précautions, parce que si la dose est
trop forte, la diarrhée peut augmenter; 6 gram. est la dose ordinaire.
— Dans la *dysentérie*, 30 gram. pour 250 gram. d'eau; de plus, dans
les cas où il y a du ténesme, introduction dans l'orifice anal, cinq ou
six fois par jour, d'une pommade belladonée (2 ou 4 gram. d'extrait
pour 8 d'axonge, et dans quelques cas, frictions sur le ventre, toutes
les demi-heures, avec un mélange de 2 gram. d'esprit de savon et d'une
partie de teinture de noix vomique; il donne, en outre, soit la teinture
d'opium, 3 à 4 gouttes dans 1000 gram. d'eau, pour prendre aussi dans
les vingt-quatre heures, soit la poudre de cochenille à la dose de
8 gram., soit le *Solidago virga aurea* (16 gram. dans 5 à 6 tasses d'eau
bouillante, infusés pendant une demi-heure). — Dans les *fausses douleurs* de l'enfantement: contre les *douleurs dysménorrhéiques* chez
quelques femmes replètes. — Dans la *scarlatine*, qu'il adoucit et abrége
d'une manière remarquable. — Dans le *rhumatisme aigu*. — Dans les
inflammations locales des glandes.

FERRO-CYANURE DE POTASSIUM (*prussiate jaune de
potasse, prussiano-ferrure de potassium*). — C'est un sel très important qu'on emploie dans plusieurs industries. On l'obtient en
grand en mélant des substances azotées, telles que le sang, la
corne, avec de la potasse, et en calcinant le mélange; on dissout
dans l'eau la masse calcinée, on lessive avec soin le résidu; la solution contient du cyanure de potassium. Sous l'influence de la
potasse et de la chaleur, les éléments des matières animales se
sont désunis pour former des combinaisons plus stables et douées
de propriétés antagonistes à la potasse; l'azote et le carbone ont
formé du cyanogène qui s'unit immédiatement au potassium, qui
a cédé son oxygène à l'hydrogène des matières organiques. On
ajoute du sulfate ferreux jusqu'à ce que le cyanure potassique soit
transformé en cyanure ferroso-potassique, ce que l'on reconnaît
à ce que le bleu de Prusse qui se forme alors n'est plus décomposé.
On évapore la liqueur jusqu'au point de cristallisation; on sépare
le sulfate de potasse qui cristallise le premier; on continue l'évaporation; le cyanure double cristallise ensuite sous forme de
prismes tronqués d'une très belle couleur jaune; on le purifie par
plusieurs cristallisations. Il contient 12,85 d'eau.

Il est très employé dans la fabrication du bleu de Prusse.

Le prussiate de potasse possède à très peu de chose près les propriétés du nitrate de potasse. Mes expériences sur les animaux inférieurs établissent qu'il faut des doses précisément égales de ces deux sels pour produire les mêmes effets. L'économie s'en débarrasse par les reins aussi rapidement que du nitrate de potasse. On emploie quelquefois le prussiate de potasse à la dose de 2 à 5 grammes pour 1 litre d'eau dans les maladies du foie et comme diurétique. Les propriétés vénéneuses des composés cyaniques sont tout à fait latentes dans ce composé.

URÉE. — C'est la matière la plus remarquable de l'urine ; elle est blanche, inodore ; sa saveur est fraîche et piquante ; quand elle est pure, elle cristallise en longs prismes aiguillés ; quand elle cristallise en petites lames, elle contient ordinairement des sels étrangers. L'urée est soluble dans l'eau et dans l'alcool ; elle forme avec les acides nitrique et oxalique des combinaisons cristallines beaucoup moins solubles qu'elle. Pour la préparer, prenez urine fraîche, 1 kilogramme , faites-la évaporer dans une bassine de cuivre et à un feu doux jusqu'à consistance de sirop clair ; laissez refroidir, et séparez par décantation les sels qui se seront déposés ; transvasez le liquide dans une terrine de grès vernissée ; versez dans la liqueur froide une fois et demie son poids d'acide nitrique à 24 degrés, parfaitement privé d'acide hyponitrique ; mélangez bien les deux liquides pour faciliter leur réaction, et maintenez-les plongés dans la glace afin de déterminer le plus complétement possible la séparation des cristaux du nitrate d'urée qui s'est produit ; recevez le nitrate d'urée sur une toile, lavez-le avec de l'eau pure à zéro et soumettez à la presse ; faites dissoudre dans l'eau chaude le sel ainsi obtenu ; sursaturez-le par du carbonate de plomb, et faites évaporer le tout au bain-marie jusqu'à siccité ; traitez à froid le résidu par l'alcool à 40 degrés Cartier (95 cent.) pour dissoudre l'urée ; filtrez la dissolution alcoolique, faites-la évaporer jusqu'aux deux tiers de son volume et laissez refroidir ; l'urée cristallisera ; purifiez-la, s'il est nécessaire, par une nouvelle cristallisation ou par le charbon animal.

Propriétés médicales. — Nous avons parlé de l'urée parce que le nouveau Codex l'a conservée ; elle possède des propriétés diurétiques à la dose de 50 centigrammes à 5 grammes. Elle agit à peu près comme le nitrate de potasse. On l'a vantée contre le diabète ; mais son indication dans ce cas ne reposait que sur une erreur d'observation.

Mauthner assure qu'il emploie l'urée ou le nitrate d'urée, comme un puissant diurétique. Le médicament est donné à la dose de 10 centigrammes, mêlé à du sucre en poudre et séparé en six doses, que l'on administre à deux heures d'intervalle. Le professeur de Vienne annonce lui-même que ses expériences thérapeutiques, relativement aux effets de l'urée, ne sont pas assez nombreuses pour lui permettre de formuler une opinion précise; cependant les faits cliniques recueillis l'engagent à conseiller l'essai de cet agent médicamenteux, dans les hydropisies. M. Mauthner publie l'histoire de deux enfants chez lesquels l'administration de l'urée fit rapidement disparaître l'anasarque survenue à la suite de la scarlatine.

Diurétiques alcalins.

On donnait primitivement le nom d'*alcalis* à la potasse, à la soude et à l'ammoniaque : on leur réunit plus tard la baryte, la strontiane, la chaux et la magnésie; aujourd'hui cette dénomination a été étendue à d'autres composés, et en particulier aux alcalis organiques.

Tous les alcalins sont plus ou moins solubles dans l'eau ; ils rougissent la teinture jaune du curcuma, verdissent fortement le sirop de violette, possèdent la propriété de saturer complétement les acides. Tous, excepté la magnésie, ont une saveur très prononcée; la potasse, la soude et l'ammoniaque sont d'une extrême causticité ; appliqués sur la peau, ils peuvent produire une eschare; introduits dans le canal intestinal, ils constituent des poisons très énergiques et d'un effet rapide. Pour combattre l'empoisonnement par ces agents, il faudra administrer immédiatement une solution acide; de l'eau vinaigrée est très convenable.

Nous comprenons, en thérapeutique, sous le nom de *médicaments alcalins* les composés suivants : 1° la *potasse*, la *soude* et la *chaux caustique;* 2° les *carbonates de potasse et de soude*; 3° les *bicarbonates de potasse et de soude*, les *savons*, les *citrates*, *malates*, *tartrates*, *acétates* de potasse et de soude, etc., la bile même, dont nous parlerons en traitant des toniques.

PROPRIÉTÉS MÉDICALES. — Les alcalis caustiques agissant comme des poisons corrosifs des plus énergiques, les plus grandes précautions sont nécessaires dans leur administration à l'intérieur; ils sont presque uniquement réservés à des usages externes. Les carbonates de potasse et de soude ont une action caustique moins puissante : cependant, comme leur emploi intérieur n'est pas sans danger, on les a remplacés par les *bicarbonate de potasse* et surtout *de soude*, qui, sans avoir leurs inconvénients, possèdent tous leurs avantages. Ils sont facilement absorbés et modifient d'une manière puissante la composition du sang ; ils sont éliminés en grande partie par les urines ; on les a surtout employés dans le traitement des affections calculeuses, lorsqu'elles dépendent de la surabondance de l'acide urique. Les bicarbonates alcalins sont utiles dans les affections goutteuses et dans les douleurs d'estomac occasionnées par un développement d'acides trop abondant. On les a encore vantés dans les hydropisies, les engorgements viscéraux, les scrofules ; mais comme ils diminuent la plasticité du sang et prédisposent aux infiltrations cellulaires qui stimulent les inflammations, on doit les employer avec beaucoup de réserve.

Cherchons maintenant à bien préciser quelques questions importantes qui se rapportent à l'emploi des médicaments alcalins.

Quand on prescrit les alcalins, c'est toujours aux bicarbonates qu'il faut avoir recours. Quel avantage supérieur pourrait-on attendre des sous-carbonates et des alcalis caustiques ? évidemment aucun ; car, pendant l'assimilation, ils sont transformés en bicarbonates, et c'est sous cet état qu'ils existent dans le sang. Les alcalis plus caustiques présentent donc l'inconvénient d'attaquer plus fortement l'appareil digestif sans profit ultérieur. On pourra même, quand l'estomac fatigué ne supportera plus avec la même facilité de l'eau tenant en dissolution du bicarbonate de potasse ou de soude, remplacer ces sels par du citrate ou du tartrate de soude qui, pendant l'assimilation, est transformé en bicarbonate de soude et qui, en définitive, a la même influence sur la composition des urines que ce dernier sel.

Voici les boissons que l'on pourra prescrire :

BOISSON ALCALINE A LA VANILLE. — Bicarbonate de potasse, de 1 à 10 gram.; eau, 1 litre ; sucre, 50 gram.; teinture de vanille, 5 gram. On pourra, tour à tour, selon le goût du malade, remplacer la teinture de vanille par la *teinture de cannelle*, la *teinture de Ravendzara*, les alcoolats d'oranges, de citron, à la dose de 1 gram., et le bicarbonate de potasse par le bicarbonate de soude, ou une dose double de citrate ou de malate de soude. L'essentiel est de donner au malade une boisson qui lui plaise, sans fatiguer l'estomac, sans déterminer de dégoût, et qui puisse être facilement absorbée.

Les alcalins peuvent être utiles en saturant les acides qui peuvent se trouver, soit naturellement, soit accidentellement, dans l'appareil digestif. Chez les personnes sédentaires qui ne prennent pas un exercice suffisant, chez lesquelles les fonctions de la peau ne sont point assez actives, très souvent il se développe un excès d'acide dans l'estomac qui irrite cet organe, détermine des nausées et des vomituritions, trouble les digestions. L'emploi du bicarbonate de soude rend alors des services signalés : il fait disparaître les accidents, et contribue à rétablir l'harmonie dans les fonctions. Dans les empoisonnements par les acides, il ne faut pas employer d'abord les bicarbonates, parce qu'il se dégagerait trop d'acide carbonique ; on administre en premier lieu de la magnésie calcinée hydratée ; puis le bicarbonate de soude est infiniment utile, parce qu'il est absorbé, et détruit les caillots sanguins qui pourraient s'opposer à la circulation et déterminer la mort du malade. C'est une des applications thérapeutiques les plus sûres, et depuis que j'ai insisté particulièrement sur ce point du traitement des empoisonnements par les acides, j'ai pu sauver d'une mort certaine plusieurs individus.

Les alcalins ont une autre utilité sur laquelle je dois insister ici avec détails. Introduits dans le sang, ils contribuent à augmenter sa combustibilité. M. Chevreul a prouvé que plusieurs substances organiques qui, en dissolution dans l'eau, ne sont point altérées par l'oxygène de l'air, s'altèrent très rapidement sous cette influence lorsque la moindre quantité d'alcali intervient ; si l'on augmente la quantité d'alcali, l'action de l'oxygène augmente aussi. Des phénomènes analogues se présentent dans l'organisation animale lorsqu'on introduit dans le sang, par voie d'absorption, une proportion d'alcali plus considérable qu'elle ne l'est à l'état normal. C'est, guidé par ces vues, que je conseillais l'usage des eaux de Vichy dans la glycosurie.

Les alcalins sont des agents puissants de la médication antiphlogistique. Ils ont été très utiles pour combattre le croup.

Emploi des alcalins dans les maladies calculeuses de la vessie. — Il est un dernier point de vue sous lequel on peut considérer les alcalis : lorsqu'ils sont éliminés par l'appareil urinaire, ils modifient la réaction acide de l'urine, et la rendent alcaline, et elle peut alors tenir en dissolution une plus grande quantité d'acide urique ; on sait, en effet, que l'urate de soude est plus soluble que l'acide urique.

Insistons actuellement sur les médicaments alcalins considérés comme *lithontriptiques.*

Les médicaments dont l'administration est suivie d'une augmentation ou d'un changement dans la sécrétion urinaire ont dû attirer l'attention des médecins lorsqu'il s'est agi de dissoudre les calculs dans la vessie, ou de prévenir la formation des gravelles. Il est surtout une section de la classe des diurétiques qui a été mise à contribution pour atteindre ce but. Ces médicaments sont les alcalins. Les lithontriptiques les plus célèbres sont fournis par cette section, et presque tous ont été alternativement vantés. Les premiers succès de la lithotritie avaient fait abandonner toutes les tentatives de dissolution ; mais depuis qu'on a vu que les suites de cette méthode n'étaient guère moins à redouter que celles de la taille, l'attention s'est de nouveau portée sur les moyens de dissoudre les calculs urinaires.

Analyse des calculs vésicaux. — On était en droit de penser que les recherches chimiques qui nous avaient dévoilé la nature des calculs urinaires rendraient beaucoup plus sûr l'emploi des remèdes lithontriptiques, et l'on doit cependant dire qu'en général ces connaissances n'ont pas réalisé jusqu'ici tout le bien qu'on pouvait en espérer.

Les premières idées exactes sur la nature des calculs urinaires furent fournies par l'analyse que fit Scheele, en 1776, de quelques calculs vésicaux, où il découvrit l'acide urique, qu'il trouva ensuite dans l'urine. Scheele n'avait rencontré que des calculs d'acide urique, et il conclut de ses recherches que toujours ils étaient produits par cet acide. Bergmann reconnut ensuite un calcul de phosphate de chaux. Enfin Wollaston, en 1797, décrivit cinq espèces différentes de calculs urinaires constitués : 1° par l'acide urique ; 2° par le phosphate de chaux ; 3° par le mélange de phosphate de chaux et de phosphate ammoniaco-magnésique ; 4° par le phosphate ammoniaco-magnésique pur ; 5° par l'oxalate de chaux. A peu près vers le même temps, Fourcroy et Vauquelin examinèrent six cents calculs urinaires ; ils arrivèrent, de leur côté, aux mêmes résultats que Wollaston ; ils trouvèrent, en outre, des calculs d'urate d'ammoniaque et deux calculs de silice. Proust rencontra depuis des calculs urinaires de carbonate de chaux. Wollaston découvrit, en 1810, un nouveau principe constituant des calculs vésicaux, l'oxyde cystique (cystine). Lindegberson aussi reconnut dans les calculs urinaires la présence de l'urate de soude et du carbonate de magnésie.

Les chimistes qui jusqu'ici ont procédé à l'analyse des calculs urinaires n'ont point, selon moi, insisté sur un point capital de leur histoire, leur composition complexe. On dit : tel calcul est formé d'acide urique ou d'oxalate de chaux, etc.; cela veut seulement dire que l'acide urique ou l'oxalate de chaux domine dans ce calcul ; car, en examinant rigoureusement ces calculs, on peut découvrir qu'ils consistent presque toujours dans la réunion d'un assez grand nombre de substances qu'on ne s'attendait pas à voir associées. Cette composition complexe et variable des calculs est la cause véritablement la plus grave de l'impuissance des remèdes lithontriptiques, qui souvent se bornent à transformer un dépôt calculeux en un dépôt d'une autre nature.

Si l'on essaie à remonter aux causes de la production des calculs urinaires, on trouve qu'ils sont formés, ou parce que des substances peu solubles sont séparées du sang par les reins en quantité trop grande pour rester dans l'urine, ou parce que l'acide libre est trop peu abondant dans l'urine pour tenir les phosphates terreux en dissolution, ou enfin que, par suite d'une disposition maladive dont l'essence nous est encore inconnue, il se produit une remarquable transformation qui donne naissance à l'acide oxalique. Il est probable, d'après les recherches si intéressantes de Liebig et Voehler, que cette transformation est due à l'oxydation de l'acide urique. Ces savants ont, en effet, démontré que, sous l'influence de causes oxydantes déterminées, l'acide urique fournit de l'allantoine et de l'acide oxalique.

Quand il existe une prédominance d'acide urique dans les urines, par suite d'une alimentation trop abondante ; quand le malade rend des graviers uriques, les indications des médicaments alcalins sont précises ; on peut en espérer les plus heureux résultats : les autorités les plus graves sont unanimes à cet égard ; mais il est cependant certaines conditions qui doivent être remplies si l'on veut réussir : la première est de diminuer les causes de production de l'acide urique, en soumettant le calculeux à un régime convenable, que j'exposerai plus loin ; la seconde, c'est que les bicarbonates alcalins doivent être administrés dans une quantité considérable de véhicule. Qu'arriverait-il, en effet, si l'on se bornait à prescrire, comme cela ne se fait que trop souvent, du bicarbonate de soude, sans s'inquiéter du régime ou de la quantité du liquide aqueux ? La nature des urines changerait immédiatement : d'acide, elle deviendrait alcaline ; au lieu de déposer de l'acide urique, elle déposerait du phosphate de chaux, du phosphate ammoniaco-magnésien, et même du carbonate de chaux.

On n'aurait fait que changer la nature du dépôt calculeux. On ne saurait trop le répéter, les urines qui contiennent beaucoup d'acide urique renferment également beaucoup de phosphate terreux. Si l'acide libre de l'urine est saturé, il ne se dépose plus d'acide urique, mais il se dépose du phosphate terreux. La condition importante, *sine quâ non*, de la réussite des remèdes lithontriptiques, c'est le véhicule aqueux abondant. Qu'on le sache bien : *l'eau est le meilleur lithontriptique ; les grands buveurs d'eau n'ont jamais de calculs urinaires.*

J'ai eu, à plusieurs reprises différentes, l'occasion d'examiner des débris de calculs ou des graviers rendus avant et après l'administration des bicarbonates alcalins, et cet examen a pleinement confirmé les réflexions que je viens d'exposer. Je vais citer l'exemple le plus remarquable que j'aie rencontré, et qui est pour moi d'une démonstration complète.

M. le docteur Manec me remit : 1° des débris de calculs extraits par la lithotritie avant l'usage des alcalins, etc.; 2° des gravelles pulvérulentes rendues par le même malade pendant l'usage des eaux de Vichy; 3° des fragments de calculs extraits chez le même malade par la lithotritie après un long temps d'usage des alcalins.

Les premiers débris étaient essentiellement composés d'acide urique.

Les gravelles pulvérulentes étaient formées de phosphate de chaux et de phosphate ammoniaco-magnésien.

Les derniers fragments de calcul extraits après un usage persévérant des alcalins étaient composés de : carbonate de chaux, 37; phosphate de chaux et phosphate ammoniaco-magnésien, 63. Il est évident que ces derniers calculs ont été formés sous l'influence des alcalins. Faut-il conclure de là que le bicarbonate de soude est inutile et même dangereux dans le traitement des gravelles et des calculs ? A Dieu ne plaise ! mais il faut savoir aider ce puissant moyen pour qu'il puisse rendre tous les services qu'on est en droit d'attendre de lui. Selon moi, voici les deux adjuvants indispensables de tous les lithontriptiques : 1° d'abondantes boissons aqueuses; 2° une température modérée à la périphérie.

L'heureuse action de certaines eaux minérales pour combattre la gravelle doit certainement être attribuée à ce que ces eaux peuvent être facilement supportées par l'estomac, aisément digérées, et qu'on peut en prendre chaque jour une dose considérable. C'est le secret de l'efficacité des eaux de Contrexéville ; en effet, la petite proportion de fer que contiennent ces sources, l'acide carbonique qu'elles dégagent, excitent l'estomac, et de grandes quantités d'eau peuvent être impunément digérées chaque jour.

Emploi des alcalins contre la goutte. — Les médicaments alcalins sont très utiles, avons-nous dit, dans le traitement de la goutte ; mais c'est seulement dans les conditions où cette maladie est accompagnée ou déterminée par un excès de production d'acide urique, qui se révèle en grande quantité dans les urines, qu'on rencontre dans les articulations à l'état d'urate. Quelles sont les causes qui ont donné naissance à cette maladie ainsi définie (car on confond sous le nom de *goutte* des maladies distinctes) ? 1° La diathèse ou l'hérédité goutteuse; 2° le défaut d'exercice; 3° les aliments azotés, accompagnés de boissons alcooliques trop abondantes. Quels sont les moyens à opposer à cette affection? ils sont de deux ordres. On doit d'abord s'efforcer de diminuer la proportion d'acide urique, et l'on atteint ce but par la suppression des boissons alcooliques et la diminution des aliments azotés ; on doit ensuite augmenter l'énergie des fonctions vitales pour obtenir une oxydation plus complète des substances protéiques, qui fournissent l'acide urique par une métamorphose intermédiaire. En effet, si l'action oxydante est interrompue, on a de l'acide urique insoluble, et dont l'économie se débarrasse difficilement ; si cette action est complète, on a de l'urée qui est très soluble dans l'eau, et dont l'économie se débarrasse avec la plus grande facilité. Pour augmenter cette action oxydante, nous avons deux moyens à notre disposition. Nous pouvons dès l'abord augmenter par les alcalins la combustibilité du sang, et la production de l'urée sera plus probable alors que celle de l'acide urique ; mais on devra prescrire en même temps un exercice suffisant, qui augmente l'énergie de toutes les fonctions de l'économie animale, et je dois même insister sur ce point : les alcalins ne sont réellement utiles que lorsqu'ils peuvent être accompagnés d'un exercice suffisant ; hors de cette condition, il y a peut-être des inconvénients dans leur emploi. Ils rendent le sang plus séreux, et prédisposent à ces suffocations séreuses qui peuvent être si promptement funestes. Voilà pourquoi les alcalins sont si utiles aux goutteux encore vigoureux, et qu'ils sont souvent si dangereux pour les goutteux impotents.

Emploi des alcalins contre les affections calculeuses du foie. — Les *alcalins* ont une efficacité incontestable contre l'affection calculeuse hépatique. Directement ils ne possèdent cependant aucune action dissolvante sur la cholestérine ; mais on peut très bien se rendre compte de leur utilité. En effet, la cholestérine est souvent agglomérée par du mucus que les alcalins désagrégent avec assez de facilité ; puis, quand on ingère ces alcalins, la bile est plus abondante et plus liquide, deux circonstances favorables à l'expulsion des calculs biliaires ; on peut penser encore que le savon est d'autant plus abondant dans la bile que les alcalins introduits dans le torrent de la circulation sont en proportion plus considérable.

Quels sont les alcalins qu'on peut employer? De prime abord on songe avec raison au bicarbonate de soude et aux eaux alcalines de Vichy. Un grand nombre de faits témoignent de leur utilité : mais on peut administrer plusieurs sels à base de soude et à acides organiques qui agissent absolument comme les bicarbonates alcalins, et quelquefois même doivent être préférés à ces derniers. Ces sels, lorsqu'ils sont introduits dans le torrent de la circulation, sont détruits ; l'acide organique disparaît et est remplacé par l'acide carbonique qui reste combiné à la soude ; et au résumé, quoiqu'on donne des malates, citrates, lactates, acétates, stéarates ou oléates de soude ou de potasse, ou des végétaux qui en contiennent, la chose revient au même que si l'on avait donné du bicarbonate de ces bases. Comme ces sels organiques ont une action locale moins puissante que les bicarbonates, on doit souvent les préférer, parce qu'on peut les administrer à une dose plus élevée. On peut dissoudre, par exemple, 5 grammes d'acide citrique et 6 grammes de bicarbonate de soude dans une bouteille d'eau, et si l'on a eu soin de boucher exactement, on a une solution de citrate de soude saturée d'acide carbonique qui est très agréable à prendre. On peut très légitimement employer encore l'acétate de soude à la dose de 10 grammes, et le savon amygdalin en égale quantité, comme je l'ai dit plus haut.

On a beaucoup vanté les *sucs d'herbes* contre les calculs biliaires. Voici la vieille observation qui a donné lieu à cet emploi : « — Les bouchers avaient remarqué qu'on trouvait des calculs dans la vésicule du fiel, chez les bœufs, depuis le mois de novembre jusqu'au mois de mars, temps pendant lequel ces animaux ne mangent que de la paille, du foin et des graines ; mais que les autres mois où ils se nourrissent en liberté d'herbes fraîches, ils n'étaient pas sujets à cette maladie. » — Cette singularité est très facile à expliquer : l'herbe fraîche contient des sels alcalins à acides organiques que ne renferment pas la paille et les graines mûres. Quand les animaux mangent de l'herbe fraîche, ils ingèrent donc des citrates, malates, etc., alcalins qui se transforment en bicarbonates alcalins (1). Les sucs d'herbes agissent de la même manière ; mais il faut en prescrire au moins 150 grammes, choisir des plantes telles que le fumeterre, les chicoracées riches en sels organiques alcalins ; on peut y ajouter encore, pour en augmenter l'activité, de 5 à 15 grammes d'acétate de potasse ou mieux d'acétate de soude.

Abus des alcalins. — Il est peu de médicaments qui prêtent plus à l'abus que les médicaments alcalins, et cela pour deux raisons : la première, c'est que les alcalins, le bicarbonate de soude,

(1) Les herbivores qu'on nourrit avec des plantes fraîches ont l'urine alcaline. Cela se comprend sans peine, car l'herbe contient des malates, citrates alcalins. Des lapins que j'ai nourris avec de l'orge m'ont donné une urine acide, car l'orge ne contient que des phosphates alcalins.

surtout, ne présentent aucun inconvénient *immédiat* lors de leur administration ; ce sont les sels dont l'économie animale s'accommode le mieux ; la seconde raison, c'est que lorsque les alcalins sont bien indiqués, leur administration est suivie d'un effet heureux, sûr et prompt.

J'ai vu beaucoup employer les alcalins ; j'ai suivi attentivement leurs effets ; j'ai beaucoup réfléchi sur ce sujet, et j'espère que les remarques qui suivent auront de l'avenir.

Quand on prescrit le bicarbonate de soude pour rétablir de mauvaises digestions provenant d'une production acide trop abondante dans l'estomac, l'effet utile immédiat est certain, mais on est sur une pente fâcheuse ; l'ingestion des alcalins provoque une sécrétion acide encore plus abondante, et parce qu'ils ont été indiqués, ils le deviennent de jour en jour davantage. L'équilibre des fonctions se trouve dérangé ; la sécrétion de la peau diminue, des troubles peuvent apparaître dans la nutrition et dans la circulation, et des accidents sur lesquels je vais bientôt insister peuvent se développer.

Lorsqu'on prescrit les alcalins pour combattre la diathèse goutteuse, ils agissent là en augmentant la combustibilité des matières étrangères au sang. Quand les goutteux sont encore vigoureux, leur utilité est incontestable ; mais chez les goutteux affaiblis par une longue inactivité, dont tous les organes sécrétoires sont paresseux, comme tout le reste de l'économie (l'appareil intellectuel excepté), leur longue administration peut être suivie de grands dangers, comme nous allons le voir plus loin. Pour tous les goutteux, le travail corporel assidu et continuel, l'abstinence presque complète des alcooliques ; voilà des moyens prophylactiques qui valent mieux que les alcalins. C'est une vérité hygiénique aussi bien qu'une vérité religieuse, que nous sommes placés sur cette terre avec l'obligation du travail , qui est une de nos conditions d'existence à laquelle on se soustrait rarement impunément.

J'arrive à l'exposition rapide des dangers qui peuvent suivre l'abus des alcalins. Administrés pendant longtemps, ils agissent comme contro-stimulants, et augmentent la faiblesse des malades déjà affaiblis, et dont il serait souvent opportun d'augmenter l'activité des forces vives. Introduits dans le torrent circulatoire continûment et en quantité exagérée, ils augmentent la liquidité du sang, et ils prédisposent singulièrement à ces suffusions, soit séreuses, soit sanguines, qui peuvent déterminer des *morts subites*, dont on cherche souvent bien loin la cause sans en accuser les alcalins. Tous les observateurs savent que dans les cas d'albuminurie, lorsque le foie et les reins font mal leurs fonctions, les médecins sont souvent surpris à l'improviste par une mort que rien ne semblait annoncer. A l'autopsie, on ne trouve rien autre chose qu'une suffusion séreuse dans les ventricules du cerveau qui a déterminé une apoplexie foudroyante. Cette suffusion est causée par l'altération du sang qui devient plus liquide par suite de la présence de l'urée et des sels alcalins en excès dans ce liquide. Quand on donne des alcalins en excès aux malades affaiblis, et dont le foie et les reins sont peu actifs, le sang se trouve dans les mêmes conditions, les mêmes résultats arrivent ; mais alors on dit (car on a toujours tout expliqué) : C'est la goutte qui est remontée et qui s'est fixée au cerveau !

Quand le sang est trop liquide, si un malade *déjà affaibli* est pris par un refroidissement subit, une pneumonie se déclare ; sa marche est foudroyante, quelques heures suffisent pour amener une issue funeste, et à l'autopsie on trouve les poumons *hépatisés* gorgés d'un sang noir.

Si l'on donne à un malade un excès de bicarbonate de soude, son sang se liquéfie, *s'il est affaibli* ; s'il se refroidit, survient immédiatement une pneumonie foudroyante, et à l'autopsie on trouve encore les poumons hépatisés gorgés d'un sang noir.

J'ai vu mourir subitement deux glucosuriques sur-alcalisés, et dans mon opinion, l'abus du bicarbonate de soude n'y a pas été étranger.

Les personnes qui prennent habituellement des alcalins sont, en général, plus exposées que dans l'état normal aux accidents putrides ou purulents ; leur sang a une tendance plus forte à s'altérer. Si on les saigne ou s'ils ont des plaies, ils doivent plus redouter les accidents de la phlébite ou de la fièvre purulente.

J'ai besoin d'ajouter en terminant ce tableau, qui pourrait effrayer quelques médecins, que les alcalins sont des remèdes excellents, qui peuvent rendre les plus grands services, et que jamais je n'ai vu leur administration suivie d'aucun inconvénient lorsqu'ils sont conseillés à des individus non affaiblis, et chez lesquels les fonctions du foie et des reins se font énergiquement et régulièrement ; car alors ces organes éliminateurs ont bien vite débarrassé l'économie des alcalins en excès dans le sang.

Alcalins a l'extérieur. — Les médicaments alcalins employés sous forme de bain ou de lotions rendent de grands services dans le traitement de beaucoup de maladies de la peau.

Ils sont les agents les plus efficaces du traitement des affections lichénoïdes. C'est en général par les alcalins que M. Devergie attaque le lichen chronique. Bicarbonate de soude à l'intérieur, depuis 1 jusqu'à 4 et 6 grammes par jour, dans la tisane de chicorée sauvage. A l'extérieur, une pommade alcaline contenant depuis 5 décigrammes jusqu'à 4 grammes de carbonate de soude, des bains tenant en dissolution depuis 125 jusqu'à 400 grammes du même sel. Les sels à base de potasse sont en général trop irritants ; mais dans la confection des pommades, le médecin doit avoir le soin de prescrire la dissolution au préalable du sel alcalin à l'aide d'un peu d'eau distillée avant l'incorporation à l'axonge, sans quoi la pommade est graveleuse ; le sel est isolé, il fait naître des érythèmes, des vésicules ou même des pustules sur la peau : il exaspère en outre l'affection papuleuse.

M. Payan recommande les bains alcalins locaux dans les phlegmasies qui, ayant parcouru leur stade d'acuité, sont ensuite indéfiniment persistantes, moins par la continuation de la phlegmasie que par un certain état d'atonie des parties qui ont été longtemps le siége de l'inflammation : ainsi, après les inflammations phlegmoneuses des doigts, des bras, quand les chairs des plaies restent blafardes, languissantes, rien n'est plus avantageux que l'usage des bains alcalins locaux. A Aix, ces bains se donnent avec une lessive légère de cendres de sarment.

POTASSE (*oxyde de potassium, oxyde potassique*). — Ce produit ne peut être obtenu à l'état de pureté qu'en brûlant le potassium (489,916), et 1 atome d'oxygène (100). Il n'est pas employé : on se sert uniquement d'hydrate de potasse ou potasse à l'alcool, et de potasse à la chaux.

Potasse pure (*potasse à l'alcool, hydrate de potasse*). — Ce corps est blanc, inodore ; il se fond au-dessous de la chaleur rouge ; il est déliquescent à l'air, et se convertit peu à peu en un carbonate également déliquescent. Il est soluble dans l'alcool. Il est composé de 1 atome d'eau et de 1 atome de potasse. Quand la potasse est bien préparée, elle doit se dissoudre sans effervescence dans les acides étendus ; les précipités qu'elle fournit avec les nitrates d'argent et de baryte doivent être entièrement solubles dans l'acide nitrique. Pour l'obtenir, prenez : de la pierre à cautère fondue, que nous décrivons plus bas, quantité suffisante. Fondez-la au feu dans une bassine d'argent ; laissez-la refroidir en l'agitant continuellement, de manière à la diviser en une poudre grossière ; mettez-la alors en macération avec son poids d'alcool à trente-six degrés dans un vase de verre bien bouché. Agitez fréquemment le mélange pour favoriser la dissolution de potasse. Après quarante-huit heures, décantez la portion liquide et versez la même quantité d'alcool sur le résidu. Décantez après le même temps : faites un troisième traitement semblable ; réunissez toutes les solutions alcooliques, laissez-les déposer dans un vase étroit et bien bouché ; décantez la portion claire ; évaporez-la dans une cornue de verre jusqu'à moitié environ de son volume. Recueillez l'alcool, que vous conserverez pour servir à des opérations semblables ; versez le résidu liquide dans une bassine d'argent ; évaporez rapidement. Sur la fin de l'opération, la liqueur prendra une teinte rougeâtre foncée, et quelques instants après on verra se former à la surface une matière noire, charbonneuse, qu'il faudra enlever avec soin, pour qu'elle ne colore point le produit ; le liquide, débarrassé de cette matière brune, sera limpide et incolore ; lorsqu'il sera en fusion tranquille et que, malgré l'intensité du feu, il ne présentera plus d'apparence d'ébullition, on le versera par parties sur des plateaux d'argent qu'on refroidira promptement.

La pierre à cautère est un composé d'hydrate de potasse et de carbonate de potasse qui s'est formé pendant l'évaporation. Elle retient souvent, quand on s'est servi de potasse du commerce, du sulfate de potasse et du chlorure de potassium.

L'emploi de l'alcool a pour but de dissoudre la potasse et de laisser indissous les sels étrangers ; il y a seulement une petite quantité de chlorure de potassium qui est entraînée : voilà pourquoi il est essentiel, pour avoir de l'hydrate de potasse pur, d'employer du carbonate de potasse pur.

Potasse caustique a la chaux (*pierre à cautère*). — C'est cette préparation qui est le plus souvent employée en médecine ; elle attire puissamment l'humidité et l'acide carbonique de l'atmosphère en se liquéfiant ; on doit la conserver dans des flacons bien fermés. Pour l'obtenir, prenez : carbonate de potasse du commerce, 2 parties ; chaux vive, 1 partie ; eau, 25 parties ; éteignez la chaux, délayez-la dans 5 ou 6 fois son poids d'eau ; dissolvez le carbonate de potasse, portez la liqueur à l'ébullition dans une chaudière de fer, ajoutez-y le lait de chaux par portion, de manière à ne pas interrompre l'ébullition ; agitez le mélange avec une spatule de fer, maintenez ainsi la liqueur bouillante pendant une demi-heure, en remplaçant par de nouvelle eau celle qui s'évapore ; jetez ensuite la masse sur des toiles pour séparer par filtration le carbonate de chaux du liquide ; lavez avec soin le résidu ; réunissez les liqueurs claires, évaporez-les rapidement à siccité dans une bassine d'argent ; chauffez fortement le produit jusqu'à ce qu'il éprouve la fusion ignée. Si l'on arrête l'évapora-

tion quand les liqueurs marquent 36 degrés bouillant à l'aréomètre, on a la *potasse liquide* qui contient à peu près 1/3 de son
poids d'hydrate de potasse sec.

La théorie de cette opération est très simple : la chaux enlève
l'acide carbonique à la potasse ; il se fait du carbonate de chaux
qui se dépose et de l'hydrate de potasse qui reste en dissolution.
Pour que cet effet se produise, il faut, comme l'a montré Décroi-
zilles, que les liqueurs ne soient pas trop concentrées, autrement
la décomposition n'aurait pas lieu, et la potasse formée pourrait
même enlever l'acide carbonique au carbonate de chaux. C'est
Berzélius qui a conseillé d'ajouter le lait de chaux par portion :
alors, au lieu d'avoir un précipité volumineux, on a un dépôt
grenu qui se dépose plus vite.

Propriétés médicales. — La potasse à la chaux, de même que
l'hydrate de potasse, est un caustique très violent qui décompose
rapidement les parties avec lesquelles il est mis en contact, et il
laisse sur la peau une eschare molle, grisâtre, qui se détache lentement. On profite de cette action caustique pour établir des *cautères* ; voici comme on s'y prend : on coupe un morceau de sparadrap de 5 à 8 centimètres de diamètre ; on fait au centre une
échancrure ronde de la grandeur dont on veut faire l'eschare ; on
applique ce sparadrap sur la peau, on place le morceau de potasse
à la chaux en contact avec la peau sur le point central ouvert de
l'emplâtre, on le fixe en appliquant au-dessus un morceau de sparadrap qui recouvre le morceau de potasse et le maintient. On emploie encore la potasse caustique pour ouvrir quelques abcès froids
ou accompagnés d'induration des parties voisines, pour cautériser
des plaies envenimées ou de mauvais caractère, etc. On reproche
à la potasse de couler sur la peau et de produire une eschare qui
n'est pas bien circonscrite et quelquefois plus étendue que celle
que l'on a voulu obtenir. Le mélange caustique connu sous le
nom de *poudre de Vienne* a un pouvoir cautérisant au moins égal
et n'a pas les mêmes inconvénients. Pour le préparer, prenez :
potasse caustique à la chaux, 50 ; chaux vive, 60 ; réduisez en
poudre les deux substances dans un mortier chauffé, mélangez-
les exactement et avec rapidité, et renfermez le mélange dans un
bocal à large ouverture bouché à l'émeri. Pour faire usage de ce
caustique, on le délaie avec un peu d'alcool, de manière à le réduire en une pâte molle que l'on applique sur la partie que l'on
veut faire cautériser.

Caustique Filhos. — Il est surtout utile, comme l'avait annoncé
M. Filhos, pour cautériser le col de l'utérus ; sa préparation,

dont l'exécution présentait quelques difficultés, s'est peu à peu régularisée. Voici un procédé facile indiqué par M. F. Boudet.

Les cylindres de caustique les plus usités ont de 6 millimètres à 1 centimètre de diamètre en dedans du tube de plomb qui les renferme. On se procure des tubes de plomb de 1 à 2 mètres de long, et on les coupe au moyen d'une corde attachée par ses deux extrémités à un point fixe, et enroulée autour du tube à l'endroit où on veut le couper. En opérant de cette manière, les parois du tube se trouvent rabattues vers le centre, et il ne reste plus qu'une étroite ouverture que l'on ferme facilement ensuite à l'aide d'un marteau et d'un mandrin introduit dans le tube. Cette opération doit être faite avec beaucoup de soin, car la plus légère fissure dans les tubes les mettrait hors de service une fois qu'ils seraient remplis de caustique.

Les tubes étant ainsi disposés, on les enfonce dans du grès ou de la terre humide, à 3 centimètres de distance l'un de l'autre, et de telle sorte que leur extrémité ouverte dépasse très légèrement.

On procède alors à la préparation du caustique de la manière suivante : dans une cuiller de fer à bec et à manche, on met 120 grammes de potasse caustique à la chaux, et l'on chauffe vivement jusqu'à ce que la cuiller soit portée à la température rouge obscur et que la potasse soit en fusion parfaitement tranquille ; on ajoute alors en deux ou trois fois 40 grammes de chaux vive en poudre fine et l'on opère le mélange avec une tige de fer ; en un instant la chaux se divise parfaitement dans la potasse, sans que la fluidité de celle-ci diminue sensiblement ; on verse alors le caustique dans les tubes jusqu'à ce qu'ils soient entièrement remplis, et on les laisse refroidir.

Dès qu'ils sont refroidis, on régularise leur extrémité supérieure, et l'on râpe toute leur surface, afin de diminuer autant que possible l'épaisseur de leurs parois, en évitant bien de les percer.

Pour les conserver, on les enferme, l'ouverture en bas, dans des tubes de verre épais ou de cristal, bouchés soit en liége, soit à l'émeri, et garnis au fond d'un lit de 1 à 2 centimètres de chaux vive en poudre, destinée à maintenir toujours à l'état sec la surface découverte du caustique. On interpose d'ailleurs un lit de coton entre le bouchon et le cylindre, afin de le maintenir fixe dans le tube.

Administrée à l'intérieur, la potasse agit à la manière des poisons corrosifs ; on l'a cependant conseillée en dissolution extrêmement étendue, c'est-à-dire 10 à 20 centigrammes de potasse caustique pour un litre de tisane de gomme, comme diurétique et lithontriptique; mais on a recours aujourd'hui aux bicarbonates, qui, sous tous les rapports, sont préférables. On l'a également conseillée dans le traitement des scrofules et de la lèpre ; mais l'usage interne de cet alcali est abandonné, car il fatigue l'estomac et amène bientôt l'anorexie. On a recommandé dans le début de la gonorrhée une solution composée de potasse à la dose de 2 grammes ; eau distillée, 200 grammes ; c'est l'*injection de Girtanner*. On a employé sous le nom de *collyre de Gimbernat* une solution de 5 à 10 centigrammes de potasse dans 30 grammes d'eau distillée. On en fait pénétrer quelques gouttes dans l'œil pour détruire les taies, et on lave ensuite avec une décoction épaisse de guimauve.

CARBONATES DE POTASSE. — On emploie en médecine deux carbonates de potasse, le carbonate neutre, appelé autrefois *sous-carbonate*, et le bicarbonate ; on se sert également de la *potasse du commerce*, qui est du carbonate de potasse mêlé de plusieurs oxydes ou de sels.

Carbonate neutre de potasse (*sous-carbonate de potasse*). — Il est composé de 1 atome de potasse (589,916) et de 1 atome d'acide carbonique (276,438): c'est un sel blanc d'une saveur âcre et caustique, sans odeur, très déliquescent ; on l'obtient difficilement cristallisé en lames rhomboïdales ; il verdit le sirop de violette, ne se dissout pas dans l'alcool; on ne peut l'obtenir à l'état de pureté qu'en calcinant au-dessous de la chaleur rouge du bicarbonate de potasse, on redissout dans l'eau et l'on évapore ; mais il n'est pas employé dans cet état de pureté. Celui dont on se sert est fourni par différents procédés: 1° On chauffe du tartre ou bitartrate de potasse dans une chaudière de fonte rougie jusqu'à ce qu'il cesse de dégager de la fumée ; on dissout le résidu dans l'eau froide, on filtre et l'on évapore à siccité dans une bassine d'argent. La reproduction du carbonate de potasse dans cette opération est due à la décomposition de l'acide tartrique dont les éléments sont dissociés ; une partie du carbone s'unit avec une portion d'oxygène pour former l'acide carbonique qui reste uni à la potasse. Le produit est connu sous le nom de *sel de tartre*. 2° On projette du charbon en poudre dans du nitrate de potasse fondu jusqu'à ce que la déflagration cesse; on chauffe fortement, on dissout dans l'eau, on filtre et l'on évapore: c'est un mauvais procédé. Le charbon, il est vrai, décompose l'acide nitrique, dégage les oxydes d'azote, et se change en acide carbonique qui reste uni à l'alcali; mais il y a toujours du nitrate de potasse qu échappe à une décomposition complète et qui se trouve à l'état de nitrite de potasse. Le produit qu'on obtenait était connu sous le nom de *nitre fixé par les charbons*. 3° On projette dans une chaudière de fonte dont le fond commence à rougir un mélange pulvérulent de 1 partie de nitre et 3 parties de crème de tartre ; il se fait une vive déflagration ; on dissout le produit dans l'eau, on évapore à siccité, et l'on chauffe le produit au rouge : c'est du carbonate de potasse à peu près pur ; on le connaissait sous les noms de *nitre fixé par le tartre* ou d'*alcali extemporané*. Guibourt a montré que si l'on chauffait trop vivement le mélange, il pourrait se former aux dépens de l'oxygène de l'acide tartrique et de l'azote, de l'acide nitrique, du cyanure de potassium. 4° On purifie les *potasses du commerce* qui sont fournies par la lixiviation des cendres des végétaux, et qui varient par leur composition suivant les végétaux qui les ont fournies et suivant les précautions qu'on a employées dans leur préparation ; on leur donne dans le commerce le nom du pays qui les a produits : on connaît les potasses d'*Amérique*, de *Russie*, qui contiennent le plus d'alcali réel ; elles renferment, entre autres sels, du sulfate et du nitrate de potasse. Pour les purifier, on place des morceaux de potasse dans des entonnoirs de verre dont la douille a été garnie de fragments de verre ; on les porte à la cave ; le carbonate attire l'humidité, s'écoule en abandonnant en partie les sels étrangers ; on évapore à siccité le liquide dans une bassine d'argent.

PROPRIÉTÉS MÉDICALES. — Le carbonate de potasse administré à l'intérieur à haute dose, à l'état solide ou en dissolution concentrée, est un poison corrosif très énergique. On l'emploie aujourd'hui très peu à l'intérieur, à cause de l'irritation qu'il produit ; on préfère l'usage du bicarbonate de soude, qui présente tous ses avantages sans avoir ses inconvénients (voyez l'article des GÉNÉRALITÉS, où nous exposons les effets de ces substances et les cas dans lesquels on les a employées). Si l'on voulait en faire usage, il faudrait le prescrire à la dose de 15 centigrammes à 1 gramme pour 1 litre de tisane de guimauve. On s'en sert quelquefois encore pour faire des *pédiluves alcalins* à la dose de 125 grammes.

BICARBONATE DE POTASSE (*carbonate de potasse saturé*). — Il est composé de 1 atome de potasse et de 2 atomes d'acide carbonique : c'est un sel blanc, cristallisant en prismes quadrangulaires ou en tétraèdres rhomboïdaux, inodore, d'une saveur alcaline faible, verdissant le sirop de violette, soluble dans 4 parties d'eau froide ; la chaleur transforme la dissolution en sesquicarbonate de potasse et en acide carbonique qui se dégage. On le prépare en faisant passer du gaz acide carbonique lavé dans une solution de carbonate de potasse marquant 25 degrés à l'aréomètre ; l'absorption de l'acide carbonique donne naissance à du bicarbonate, qui, étant moins soluble que le carbonate, se précipite sous forme de cristaux volumineux. Selon Wœhler, l'absorption de l'acide carbonique est beaucoup plus rapide si on le fait arriver sur du tartre brut calciné dans un creuset fermé, puis humecté. Il faut refroidir pendant l'absorption. On dissout dans l'eau à 40 degrés ; on filtre, et le bicarbonate se dépose par le refroidissement.

Propriétés médicales. — Ce sel est très peu employé, et cependant il mériterait de l'être, car on peut l'obtenir facilement à l'état de pureté ; on lui préfère le *bicarbonate de soude*, qui possède les mêmes propriétés (voy. ce mot).

Eau alcaline gazeuse. — Prenez : bicarbonate de potasse, 5 gram. ; eau pure, 625 gram. ; acide carbonique 5 volumes. Faites dissoudre le sel de potasse dans l'eau ; chargez d'acide carbonique et mettez en bouteilles. Chaque 30 gram. d'eau tiendra en dissolution 20 centigr. de bicarbonate de potasse. — Pour l'emploi, voyez *Alcalins*.

SOUDE (*protoxyde de sodium, oxyde sodique*). — C'est le premier degré d'oxydation du sodium ; elle est composée de 1 atome de sodium (290,897) et de 1 atome d'oxygène (100) ; elle présente la plus grande analogie avec la potasse (page 597).

Soude pure (*soude à l'alcool, hydrate de soude*). — Sa préparation, ses caractères et sa composition, ont la plus grande analogie avec la potasse ; on l'en distingue en ce que, par l'exposition à l'air, elle se liquéfie d'abord, puis se convertit en une poudre blanche de carbonate de soude. On emploie souvent sous le nom de *lessive des savonniers* ou de *soude liquide* une dissolution de soude qui se prépare comme la *potasse liquide* (voy. page 598) ; on concentre la liqueur à 36 degrés de l'aréomètre. La soude a les mêmes propriétés médicales et les mêmes usages que la potasse.

CARBONATES DE SOUDE. — On emploie en médecine trois produits différents sous le nom de carbonate de soude : 1° le carbonate de soude neutre ; 2° la soude du commerce ; 3° le bicarbonate de soude.

Carbonate de soude neutre (*sous-carbonate de soude, carbonate sodique, sel de soude, alcali minéral*). — Ce sel existe dans les cendres de la plupart des végétaux qui croissent sur les bords de la mer, et surtout dans celles de plusieurs espèces du genre *Salsola* de la famille des chénopodées, plantes que l'on cultive sur les côtes d'Espagne ; il existe aussi, mais en plus petite quantité, dans les cendres des varechs que l'on récolte et que l'on brûle sur les côtes de la Normandie, d'où les noms de *soude d'Alicante* et de *soude de varech* ; mais la majeure partie du *carbonate de soude du commerce*, connu sous le nom de *soude du commerce* ou *sel de soude*, s'obtient artificiellement en décomposant à l'aide de la chaleur un mélange de parties égales de sulfate de soude anhydre, de craie et de 2/5 de charbon pulvérisé. Le carbonate de soude est composé de 1 atome d'acide carbonique et de 1 atome de soude ; il cristallise en octaèdres à base rhomboïde, tronquée sur le sommet ; il contient près de 63 pour 100 d'eau de cristallisation ; en s'effleurissant à l'air, il perd environ les 3/4 de cette eau ; il se dissout dans 2 parties d'eau froide, dans 1 partie d'eau bouillante ; il est insoluble dans l'alcool ; il verdit le sirop de violette ; il est inodore et possède une saveur âcre et urineuse. Lorsque ce sel est bien pur, sa dissolution donne avec les nitrates d'argent et de baryte des précipités qui se redissolvent complétement dans l'acide nitrique ; pour l'obtenir dans cet état, dissolvez du sel de soude du commerce dans 5 fois son poids d'eau chaude ; filtrez la dissolution, évaporez-la dans une chaudière de fer jusqu'à 28 à 30 degrés de Baumé, et mettez-la à cristalliser dans un lieu frais. Après vingt-quatre heures de repos, décantez la portion liquide, mettez les cristaux à égoutter, enfermez-les avant qu'ils soient parfaitement secs, dans un vase exactement bouché. Les eaux mères seront évaporées et fourniront par refroidissement une nouvelle quantité de cristaux qu'on réunira aux premiers. Les dernières eaux mères qui refusent de cristalliser renferment de la soude caustique provenant du sel employé ; il convient de les laisser exposées à l'air ; elles en absorbent l'acide carbonique, et peuvent alors donner de nouveaux cristaux.

Il est rare qu'une première cristallisation ne donne pas un carbonate de soude qui contienne encore du sulfate de soude et du chlorure de sodium. Selon Gay-Lussac, pour l'obtenir pur, on prend du carbonate de soude cristallisé ; on le lave et on le fait dissoudre à chaud ; on agite sans cesse la dissolution pendant qu'elle se refroidit, pour n'obtenir que des cristaux arénacés.

Propriétés médicales. — Le carbonate de soude est un peu moins caustique que celui de la potasse : cependant, lorsqu'il s'agit d'administrer à l'intérieur des préparations alcalines, on préfère avec raison le bicarbonate de soude. — Le carbonate neutre de soude est au contraire très employé pour l'usage externe : c'est un agent précieux pour combattre plusieurs maladies de la peau, des dartres rebelles, des engorgements scrofuleux.

On ordonne les préparations suivantes :

BAIN ALCALIN. — Sel de soude du commerce sec, 100 à 500 gram. : eau, 300 litres.

POMMADE ALCALINE. — Carbonate de soude, 10 gram.; laudanum de Sydenham, 5 gram.; axonge, 50 gram.; f. s. a. Au lieu d'axonge, je préfère employer du savon ramené en consistance convenable avec un peu d'huile d'olive.

BICARBONATE DE SOUDE. — Il n'existe point dans la nature. On trouve dans plusieurs lacs du *sesquicarbonate de soude*, qui est connu sous le nom de *natron*. Le bicarbonate de soude est composé de 2 atomes d'acide carbonique et de 1 atome de soude; il contient environ 10 pour 100 d'eau de cristallisation. Il est blanc, inaltérable à l'air, cristallisable en prismes rectangulaires à 4 pans; mais il se présente ordinairement sous la forme d'agglomérations opaques composées de beaucoup de petits cristaux transparents. L'eau froide en dissout 1/13 de son poids; l'eau bouillante le transforme en sesquicarbonate alcalin. Il verdit le sirop de violettes et possède une faible saveur alcaline. Pour le préparer, on soumet du carbonate de soude cristallisé à l'action d'une atmosphère d'acide carbonique. Pour cela, ou bien on le fait traverser par un courant continu de ce gaz, dans un appareil particulier inventé par Welter, ou bien, d'après Smith, on comprime du gaz acide carbonique dans un vase où sont contenus des cristaux de carbonate de soude supportés par un diaphragme d'étain. L'acide carbonique pénètre jusqu'au centre des cristaux et les convertit en bicarbonate, sans changer leur forme apparente, mais ils deviennent opaques. Comme le carbonate que l'on emploie contient beaucoup plus d'eau que le bicarbonate qui se forme, cette eau s'écoule à mesure de sa transformation en une dissolution saturée qui vient occuper le fond des vases. Voilà pourquoi on place le sel sur un diaphragme percé et soutenu à une certaine hauteur. Ce qu'il y a encore d'avantageux dans cette opération, c'est qu'en se servant d'un sel de soude souillé de sulfate de soude et de sel marin, on obtient cependant un bicarbonate pur, parce que ces sels étrangers sont entraînés avec l'eau de cristallisation.

PROPRIÉTÉS MÉDICALES. — Le bicarbonate de soude est un sel très fréquemment employé aujourd'hui; et en effet, toutes les fois qu'il s'agit d'administrer à l'intérieur des substances alcalines, c'est lui qu'on doit préférer. Ce que je vais en dire peut être appliqué d'une manière générale à toutes les substances dont je traite dans ce chapitre. Il est absorbé par l'économie; il pénètre dans le sang et peut souvent modifier ses propriétés d'une manière utile, car son action est rapide et énergique; sous ce point de vue, je l'ai conseillé dans les empoisonnements par les acides, lorsqu'on soupçonne qu'ils sont absorbés et qu'ils peuvent causer la mort par coagulation du sang. C'est encore dans le but de modifier le sang que le bicarbonate de soude a été prescrit dans le traitement du choléra asiatique. Le bicarbonate de soude est rapidement éliminé du sang par les organes sécrétoires : ainsi on le retrouve bientôt dans les urines et dans le lait. On comprend sans peine quels services cet agent pourra rendre, lorsqu'il sera utile de modifier ainsi les liquides sécrétés. Il agit aussi en augmentant la quantité de l'urine: c'est ce qui l'a fait classer par plusieurs thérapeutistes au rang des substances diurétiques.

Son administration n'est accompagnée ni d'accélération de la circulation ni d'augmentation de la chaleur; jamais d'ailleurs il ne provoque ni la diaphorèse ni l'écoulement des règles. Il est très employé dans le traitement des affections calculeuses, lorsqu'elles dépendent de la surabondance d'acide urique; mais dans ce cas où le bicarbonate de soude agit sûrement, il faut avoir soin, pour en diriger l'administration, de s'assurer au moyen du papier réactif de l'état acide ou alcalin des urines. La bicarbonate de soude peut être très utile dans les affections goutteuses, où l'économie est également sous l'influence d'un excès de production d'acide urique.

On prescrit continuellement aujourd'hui le bicarbonate de soude, d'après le conseil de M. Darcet, pour faciliter la digestion et rétablir en peu de temps les fonctions de l'estomac, surtout lorsqu'elles sont troublées par la formation d'une trop grande quantité d'acide, ce qui arrive souvent aux gens de lettres, aux personnes trop sédentaires. C'est le bicarbonate de soude qui donne leurs propriétés principales aux eaux minérales alcalines que nous allons étudier plus bas. On a encore vanté les préparations alcalines dans les hydropisies passives, les engorgements viscéraux, les scrofules, mais ces applications n'ont pas une grande importance. M. Lemaire a montré que c'était un agent très efficace de la médication antiphlogistique. M. Marchal, de Calvi, l'a employé avec succès contre le croup (voy. l'article GÉNÉRALITÉS SUR LES ALCALINS, page 587 et suivantes).

TISANE ALCALINE. — Bicarbonate de soude, 2 gram.; infusion de tilleul, 1 litre; sirop de sucre, 50 gram.

EAU DE SOUDE CARBONATÉE (*soda water*). — Prenez : bicarbonate de soude, 1 gram.; eau pure, 620 gram.; gaz acide carbonique, 5 volumes. Opérez comme pour l'eau alcaline gazeuse.

Tablettes de bicarbonate de soude (*pastilles de Vichy ou de Darcet*). — Prenez : bicarbonate de soude, 32 gram.; sucre blanc, 600 gram.; mucilage de gomme adragante, q. s. Faites suivant l'art des tablettes de 1 gram. Chaque tablette contiendra 5 centigr. de bicarbonate de soude. On les aromatise avec 8 gram. de baume de Tolu, qu'on a dissous dans 16 gram. d'alcool à 35 degrés. On mêle cette teinture au mucilage. On les aromatise encore avec l'essence de rose, ou, selon Darcet, avec l'essence de menthe. Selon Béral, le mucilage de gomme arabique donne des pastilles plus belles. Dose, 4 à 12 par jour, avant et après le repas.

EAUX MINÉRALES GAZEUSES ALCALINES. — J'ai séparé ces eaux de la classe des eaux acidulées gazeuses, dont elles se rapprochent beaucoup par leurs propriétés chimiques et par leurs préparations, car elles doivent évidemment leurs propriétés au bicarbonate de soude qu'elles contiennent en proportion notable. Ces eaux peuvent être ou froides ou thermales. Les premières peuvent être utiles dans tous les cas où le bicarbonate de soude peut rendre des services ; elles conviennent dans une foule de maladies chroniques de l'appareil digestif ; on les a employées contre l'hypochondrie, la chlorose, les catarrhes chroniques, les engorgements du foie, mais surtout la gravelle et les affections calculeuses. Les secondes sont en outre recommandables dans les maladies de la peau, les affections goutteuses, rhumatismales, scrofuleuses, etc. Les principales sources d'eaux minérales gazeuses alcalines sont celles de Vichy, de Vals, etc.

Eau de Vichy. — Vichy (1) est une petite ville du département de l'Allier, située dans une position charmante. Elle possède plusieurs sources d'eau minérale. Voici, page 608, la composition des principales sources d'après Bouquet.

Eau de Vichy artificielle. — Prenez : carbonate de soude cristallisé, 7 gram.; chlorure de sodium, 17 milligr.; chlorure de calcium cristallisé, 60 centigr.; sulfate de soude cristallisé, 33 centigr.; sulfate de magnésie cristallisé, 15 centigr.; sulfate de fer cristallisé, 16 milligr.; eau privée d'air, 625 gram.; gaz acide carbonique, 3 volumes 1/2. Faites une dissolution des sels à base de soude, une autre de sulfate de magnésie, une troisième de chlorure de calcium ; mélangez toutes ces liqueurs et chargez d'acide carbonique. Recevez l'eau gazeuse saline qui en résultera dans des bouteilles où vous aurez introduit le sulfate de fer dissous dans une petite quantité d'eau. — Cette eau diffère sensiblement de l'eau de Vichy naturelle ; on n'y retrouve ni la matière

____

(1) Pour plus de détails voyez les *Lettres médicales sur Vichy*, par M. le docteur Durand-Fardel. 1855, 1 vol. gr. in-18.

organique azotée ni le bitume qui existent dans l'eau naturelle. L'eau factice peut être utile toutes les fois qu'il s'agira d'administrer du bicarbonate de soude. (Voyez ce mot.)

TABLEAU *comprenant les quantités des divers composés salins, hypothétiquement attribués à 1 litre des principales eaux minérales du bassin de Vichy.*

COMPOSÉS SALINS.	DÉNOMINATION DES SOURCES.					
	Grande-Grille.	Puits Chomel.	Puits Carré.	Lucas.	Hôpital.	Célestins.
Acide carbonique libre. . .	0.908	0,768	0,876	1,751	1,067	1,049
Bicarbonate de soude. . . .	4,883	5,091	4,893	5,004	5,029	5,105
» de potasse	0,552	0,571	0,578	0.282	0,440	0,515
» de magnésie	0,303	0,338	0,353	0,275	0,200	0,528
» de strontiane.	0,303	0,005	0,005	0,005	0,005	0,005
» de chaux.	0,434	0,427	0,421	0,545	0,570	0,462
» de protoxyde de fer. .	0,004	0,004	0,004	0,004	0,004	0,004
» de protoxyde de manganèse.	traces.	traces.	traces.	traces.	traces.	traces.
Sulfate de soude	0,291	0,291	0.291	0,291	0,291	0,291
Phosphate de soude	0,130	0,070	0,028	0,070	0,046	0,091
Arséniate de soude.	0,002	0,002	0,002	0,002	0,002	0,002
Borate de soude	traces.	traces.	traces.	traces.	traces.	traces.
Chlorure de sodium	0,534	0,534	0,534	0,518	0,518	0,534
Silice	0,070	0,070	0,068	0,030	0,030	0,060
Matière organique bitumineuse.	traces.	traces.	traces	traces.	traces.	traces.
Totaux	7,914	7,959	7,833	8,797	8,222	8,241

CHAUX. — C'est le premier degré d'oxydation du calcium. Elle est composée de 1 atome de calcium (256,019) et de 1 atome d'oxygène (100). On la trouve dans la nature combinée avec les acides, et surtout avec l'acide carbonique. On l'obtient à l'état de pureté en calcinant du marbre blanc, qui est le carbonate de chaux le plus pur. Elle est blanche, inodore, âcre, très avide d'eau, exposée à l'air, elle en absorbe l'humidité et l'acide carbonique, En absorbant l'eau, la chaux se transforme en hydrate de chaux, ou *chaux éteinte,* qui est pulvérulente. 100 parties de chaux absorbent 31 parties d'eau. Cette combinaison s'effectue, comme on le sait, avec un dégagement de chaleur considérable. Si l'on délaie de l'hydrate de chaux dans l'eau, de manière à obtenir une bouillie claire, on a le *lait de chaux.* La chaux est peu soluble dans l'eau; on admet qu'il faut 500 parties d'eau froide pour dissoudre 1 parties de chaux. Elle est moins soluble encore à chaud, aussi l'eau de chaux se trouble-t-elle par l'ébullition. Pour préparer l'*eau de chaux*, on lave la chaux avec 40 fois son poids d'eau, pour enlever la potasse qu'elle pourrait contenir, puis on verse 100 parties d'eau. On agite, et quand la liqueur est limpide, on tire à clair. — L'eau de chaux ne contient pas 5 centigrammes de chaux vive par 30 grammes, et cependant plusieurs malades ne peuvent la supporter que lorsqu'elle a été étendue de 3 ou 4 fois son poids d'eau.

PROPRIÉTÉS MÉDICALES. — La chaux, introduite dans l'estomac, agit comme les poisons irritants. L'*eau de chaux* étendue de 3 à 4 fois son poids d'eau, ou mêlée avec un véhicule approprié, est astringente et anti-acide. C'est une substance peu employée aujourd'hui intérieurement, mais qui mérite de l'être. On l'a conseillée, dans les diarrhées et les leucorrhées chroniques, sous forme de *lavements* ou d'*injections* à la dose de 50 grammes pour 200 grammes d'eau. On l'a crue utile dans certaines dyspepsies, dans le diabète, dans quelques maladies des poumons, à la dose de 200 grammes pour 600 grammes d'eau ou de lait. On l'a employée pour dissoudre les graviers ou les calculs d'acide urique. Elle peut être très utile pour les nourrices, les enfants, quand la chaux contenue dans leurs aliments est insuffisante. A l'extérieur, on s'en est servi, en injections et en lotions, pour déterger des ulcères atoniques et cancéreux, pour combattre certaines maladies de la peau et les écoulements muqueux atoniques. On applique sur les brûlures le *savon calcaire* fait avec : huile d'amandes, 1 p. ; eau de chaux, 8 p. C'est un remède utile.

BORATE DE SOUDE (*sous-borate de soude, borax*). — Ce sel possède une réaction alcaline bien prononcée, et, sous le rapport thérapeutique, il peut être rapproché des bicarbonates alcalins. Il se trouve en grande quantité dans certains lacs du Thibet, de la Chine, etc. C'est un sel inodore, incolore, d'une saveur légèrement alcaline ; il verdit le sirop de violettes ; il n'éprouve à l'air qu'une efflorescence superficielle ; il fond dans 8 parties d'eau froide et dans 2 d'eau bouillante. Chauffé, il se dissout dans son eau de cristallisation, puis se dessèche ; et, à une chaleur d'environ 400 degrés, il se transforme en un verre transparent. Il est composé de 30,94 de soude et de 69,6 d'acide borique. Il se présente dans le commerce sous deux formes cristallines principales : 1° en prismes hexagonaux aplatis, terminés par une pyramide trièdre : c'est celui qu'on emploie ; il contient 47 p. 100 d'eau de cristallisation ; 2° en cristaux octaédriques ; il contient alors moitié moins d'eau de cristallisation.

PROPRIÉTÉS MÉDICALES. — On a employé le borax à l'intérieur comme fondant diurétique, et comme sédatif à la dose de 1 gramme. Selon Ure, c'est un bon lithontriptique.

On se sert du borax à l'extérieur comme détersif, sous forme de gargarisme, dans les affections aphtheuses, dans les salivations excessives, accompagnées d'inflammation de la bouche et de la langue. Ou l'a employé sous forme de pommade pour calmer de vives démangeaisons qui accompagnent certaines éruptions cutanées.

GARGARISME BORATÉ. — Prenez : borate de soude, 5 gram.; infusion de feuilles de ronce, 250 gram.; miel rosat, 50 gram.; mêlez.

COLLUTOIRE DE BORAX. — Prenez : borax en poudre, 5 gram.; miel, 50 gram.; mêlez.

LOTION DE BORAX. — Prenez : borax, 10 gram.; eau, 500 gram.; mêlez.

POMMADE DE BORAX. — Prenez : borax en poudre, 5 gram.; axonge, 40 gram.; mêlez sur un porphyre.

BORATE DE POTASSE. — Les meilleurs dissolvants directs de l'acide urique sont les préparations de la base alcaline qui a le plus d'affinité pour lui, c'est-à-dire les préparations de potasse, et spécialement le carbonate et le borate de cette base Le borate de potasse, selon M. Ure, mérite surtout d'être recommandé, pour ce motif que, s'il donne lieu à un précipité, ce dernier est immédiatement redissous par un léger excès d'eau, ce qui n'arrive pas avec le carbonate de potasse ou de soude, ni avec le biborate de soude. Ce serait donc une excellente méthode, pour tirer parti simultanément de la puissance dissolvante du carbonate et du borate de potasse, que de recourir à l'administration du borotartrate de cette base ; en effet, le tartrate, pendant son passage dans le torrent circulatoire, se transforme en carbonate potassique, tandis que le borate pénètre dans les secondes voies et les traverse sans éprouver de changement dans sa constitution chimique. Une remarque faite par M. le professeur J. Liebig trouve naturellement sa place ici ; c'est que, dans les provinces rhénanes, où les habitants font généralement usage, pour leur boisson ordinaire, de vins légers et contenant une proportion considérable de tartre, l'affection calculeuse est inconnue.

BOISSON ACIDULÉE POUR PRÉVENIR LA FORMATION DE LA GRAVELLE. — Bitartrate de potasse, 5 gram ; borate de potasse, 1 gram.; bicarbonate de potasse, 1 gram.; eau, 625 gram. Renfermez dans une bouteille bien bouchée. On en prendra 5 à 6 bouteilles par jour.

Boisson alcaline pour prévenir la formation de la gravelle urique. — Borate de potasse, bicarbonate de potasse, aa, 1 gram.; eau, 625 gram. Mêlez dans une bouteille bien bouchée.

SELS NEUTRES QUI, DANS L'APPAREIL CIRCULATOIRE, SE TRANSFORMENT EN BICARBONATES ALCALINS. — Il faut évidemment ranger à la suite des alcalins les sels neutres qui, lorsqu'ils sont absorbés, se transforment dans le sang en bicarbonates alcalins. Ceux qu'on emploie communément sont les acétates de potasse et de soude et les savons. On pourrait aussi prescrire avec un égal avantage le citrate de soude qui est aussi un excellent purgatif, le sel de Seignette et le tartrate neutre de potasse, dont je parlerai à propos des sels neutres purgatifs. Il faut seulement observer que lorsqu'on les prescrit comme alcalins, il ne faut pas les donner à une dose supérieure à 10 grammes par jour; car autrement ils agiraient comme purgatifs et seraient éliminés avec les matières excrémentitielles sans subir d'altérations.

ACÉTATE DE POTASSE (*terre foliée végétale*). — Ce sel existe dans la séve des végétaux ; il est blanc; il peut cristalliser en prismes aiguillés ; mais il se présente ordinairement sous forme de masses poreuses, légères, sans odeur d'empyreume, ne présentant point de réaction alcaline ; il est très déliquescent, d'une saveur franche, piquante, fraîche. Pour l'obtenir, dissolvez du carbonate de potasse purifié dans de l'acide acétique à 3 ou 4 degrés, q. s. ; dissolvez du carbonate de potasse par petites portions dans l'acide acétique, agitez le mélange pour faciliter la dissolution ; laissez la liqueur faiblement acide : filtrez et évaporez dans une bassine d'argent. Lorsque la liqueur sera arrivée à un certain degré de concentration, vous verrez se former à sa surface une pellicule légère, boursouflée, dont l'épaisseur augmentera successivement ; il faudra la rejeter sur le bord de la bassine à l'aide d'une écumoire ou d'une spatule d'argent. Lorsque le liquide sera entièrement évaporé, laissez encore quelques instants l'acétate de potasse exposé à l'action de la chaleur, afin de le bien dessécher ; puis enfermez-le encore chaud dans des flacons que vous fermerez hermétiquement. Il faut avoir soin, pendant tout le cours de l'évaporation, de maintenir les liqueurs légèrement acides. On employait le charbon végétal ou le charbon provenant d'une légère calcination de l'acétate de potasse, ou en dernier lieu de charbon animal pour blanchir l'acétate de potasse qui était fait avec le vinaigre distillé ; mais en employant l'acide acétique provenant de la distillation du bois bien purifié, cette précaution est inutile. Le commerce fournit quelquefois de l'acétate de potasse qui est produit par la double décomposition de l'acétate de chaux ou de plomb avec le sulfate de potasse. Comme il peut retenir du sulfate de chaux ou du sulfate de plomb, on doit le rejeter absolument et n'employer que de l'acétate de potasse préparé directement.

Propriétés médicales. — Administré à petites doses, l'acétate de potasse est diurétique, et on le conseille comme tel dans l'hydropisie, la goutte, certaines affections des voies urinaires. Donné à des doses un peu plus élevées, on l'a vanté comme fondant et apéritif. On le prescrit contre l'ictère et les obstructions des viscères abdominaux, à très haute dose, c'est un cathartique très doux, mais inusité.

Comme diurétique, on le prescrit à la dose de 1 à 5 gram. dans 1 litre de tisane ; *comme fondant*, on le donne à dose de 5 à 15 gram. dans 1 litre de tisane.

Acétate de potasse liquide. — On connaît sous ce nom une solution d'acétate de potasse liquide marquant 25 degrés à l'aréomètre. Chaque 32 grammes de cette liqueur contient 2 grammes environ d'acétate de potasse sec. On le prescrit à la dose de 10 à 60 grammes pour 1 litre de tisane.

ACÉTATE DE SOUDE (*terre foliée minérale*). — Ce sel s'obtient en saturant le carbonate de soude par l'acide acétique ; il cristallise en longs prismes striés ; il n'est pas déliquescent ; il se dissout dans 3 parties d'eau froide ; il est moins actif et moins employé que l'acétate de potasse ; il a les mêmes propriétés. On l'a vanté comme fondant et diurétique. Il s'emploie aux mêmes doses.

SAVONS.—Le Codex donne la préparation du savon amygdalin et du savon animal ; la théorie de ces opérations est absolument la même que celle que nous exposerons à l'article des *Emplâtres*.

Savon amygdalin (*savon médicinal*). — Prenez 1 kilogramme de lessive caustique des savonniers à trente-six degrés, 2 kilogrammes et 100 grammes d'huile d'amande douce.

Mettez l'huile dans un vase de faïence ou de verre ; ajoutez-y par portion la soude ; agitez pour obtenir un mélange exact ; placez ensuite le mélange pendant quelques jours à une température de dix-huit degrés à vingt degrés, et continuez à l'agiter de temps en temps avec une spatule de verre ou d'argent, jusqu'à ce qu'il ait acquis la consistance d'une pâte molle ; divisez-le alors dans des moules de faïence dont vous le retirerez lorsqu'il sera entièrement solidifié. Ce savon ne peut être employé pour l'usage médical que lorsqu'il a perdu, par un ou deux mois d'exposition à l'air, l'excès d'alcali qu'il retient après sa préparation. On reconnaît qu'il est arrivé au point de neutralité convenable, à sa saveur, qui est devenue douce, de caustique qu'elle était, et à ce que, mis en contact avec le protochlorure de mercure, il ne communique plus à ce composé la couleur grise que fait naître le contact d'un savon récemment préparé.

Le succès de cette préparation dépend surtout de la pureté et de la causticité de la lessive employée.

Le savon est très employé en médecine.

Voici les caractères qu'il doit présenter : il doit être blanc, solide, ferme, avec une légère saveur alcaline, sans âcreté, se dissoudre complétement dans l'eau et l'alcool affaibli. Il ne doit point, d'après l'observation de M. Planche, se colorer en gris quand on le triture avec du protochlorure de mercure ; c'est une preuve qu'il ne contient pas d'alcali à l'état de liberté.

PROPRIÉTÉS MÉDICALES. — On l'emploie à l'*extérieur*, soit sous forme d'emplâtre, soit en solution alcoolique, comme résolutif, soit en solution aqueuse, pour bains, lotions, lavements. On le dissout dans l'éther acétique, et on l'emploie contre les rhumatismes. C'est le meilleur excipient des pommades avec les sulfures de potasse et de soude. On prépare des *suppositoires de savon* en taillant en forme de cône un morceau *de savon* officinal.

A l'*intérieur*, on le prescrit en dissolution dans l'eau comme antidote dans les empoisonnements par les acides, ou en pilules à la dose de 50 centigrammes à 1 gramme par jour ; on le préconise contre les acides de l'estomac, les engorgements abdominaux, surtout ceux du foie et de la rate, les suites de fièvres intermittentes, l'hypochondrie, l'ictère, les concrétions biliaires, les calculs urinaires. Selon Desbois, c'est le préservatif le plus certain de la goutte. Cullen le regarde à tort comme inerte.

Examinons avec quelque détail l'emploi du savon pour combattre les calculs biliaires. Le savon amygdalin jouit de la propriété de dissoudre la cholestérine ; mais lorsqu'il est ingéré dans l'estomac en proportion modérée, il est décomposé par les acides qui se trouvent dans ce viscère, et le corps gras est absorbé par les chylifères.

Cependant il est incontestable que si le savon était pris en proportion suffisante, et sous une forme telle qu'il ne provoquerait pas de purgation, une portion pénétrant dans l'intestin grêle serait absorbée par les rameaux de la veine porte, pénétrerait dans le foie, viendrait se mêler avec la bile, et pourrait à la longue singulièrement favoriser la dissolution de la cholestérine ; car une solution aqueuse de 4 parties de savon dissout, suivant Wagner, 1 partie de cholestérine. Le savon peut encore être utile d'une autre manière pour combattre les calculs biliaires ; nous l'avons appréciée page 593. Ainsi j'approuve fort l'administration des pilules de savon, ou plutôt celles d'un *électuaire* composé à parties égales de savon en poudre et de miel, dont on prendrait au moins 10 grammes par dose, et qu'on recommencerait trois ou quatre fois par jour.

Teinture de savon. — On fait dissoudre à froid 1 p. de savon dans 4 p. d'alcool à 26 degrés ; on filtre. Cette teinture est employée en frictions comme résolutive : c'est un remède populaire contre les douleurs rhumatismales. On connaît sous le nom d'*essence de savon* une préparation employée pour la toilette. On fait dissoudre à froid 24 p. de savon dans 32 p. d'eau distillée, et dans 64 p. d'alcool à 22 degrés ; on ajoute 1 p. de carbonate de potasse et quelques gouttes d'essence de rose ou de citron ; on filtre.

Pilules de savon. — Savon médicinal, 250 gram. ; poudre de guimauve, 32 gram. ; nitrate de potasse, 8 gram. F. s. a des pilules de 20 centigr. ; on en administre depuis 1 jusqu'à 25 par jour, comme fondant.

Emplatre de savon. — On divise le plus possible 125 gram. de savon blanc ; on l'ajoute en agitant à un mélange fondu de 2 kilog. d'emplâtre simple, et de 100 gram. de cire blanche. Cet emplâtre est employé comme maturatif. Quelquefois on ajoute 20 centigr. de camphre par 30 gram. à l'emplâtre de savon ; le mieux est de l'incorporer à mesure du besoin.

Savon calcaire ou liniment oléo-calcaire. — On mêle à froid et en agitant continuellement 8 p. d'eau de chaux et 1 p. d'huile d'amandes douces ; le savon vient nager à la surface, et on l'enlève. Cette préparation a été vantée dans le pansement des brûlures.

Savon de résines. — Plusieurs résines s'unissent avec les alcalis pour former des composés analogues au savon. Nous avons étudié précédemment le savon de Starkey.

Savon de moelle de bœuf (*savon animal*). — Prenez : moelle de bœuf purifiée, 500 gram. ; lessive de savonniers à 36 degrés, 500 gram. ; eau, 1 kilogr. ; sel marin, 100 gram. Mettez la moelle de bœuf et l'eau dans une capsule de porcelaine ou dans un vase d'argent ; chauffez ;

lorsque la matière grasse sera fondue, ajoutez la lessive par portion en agitant continuellement: entretenez la chaleur et l'agitation jusqu'à ce que la saponification soit complète. Ajoutez alors le sel marin; favorisez sa dissolution par une légère agitation ; enlevez le savon qui se rassemblera à la surface; faites-le égoutter; fondez-le à une douce chaleur, écoulez-le dans des moules, où il se solidifiera de nouveau par refroidissement.

Savon onctueux. — Graisse de porc, 1000 gram. Ajoutez peu à peu : liqueur de potasse caustique (pesanteur spécifique 1,333), 500 gram. Agitez avec soin pendant quatre heures. A employer dans les affections psoriques comme succédané du savon mou ou savon vert, dont l'odeur est si repoussante pour la plupart des personnes appelées à en faire usage.

Il est incontestable qu'il est souvent avantageux d'employer dans des pommades antipsoriques du savon mou, et que celui du commerce a une odeur infecte et une couleur désagréable. J'en ai préparé d'excellent en saponifiant par de la liqueur de potasse caustique de la graisse fraîche de rognons de veau, en dissolvant le savon dans l'alcool, distillant et aromatisant avec l'essence d'amandes amères. On obtient ainsi un savon mou, transparent et d'une très bonne odeur. Les parfumeurs l'emploient avec avantage.

MÉDICAMENTS EXPECTORANTS OU INCISIFS.

On donne ce nom à des médicaments qui agissent d'une manière spéciale sur la muqueuse de l'appareil pulmonaire, et qu'on administre dans le but de favoriser l'expulsion des matières contenues dans les canaux bronchiques. — Un grand nombre de substances ont été employées comme expectorants. On les prescrit particulièrement à la fin des bronchites chroniques, des catarrhes muqueux, et dans un grand nombre de circonstances pathologiques dans lesquelles l'expectoration a besoin d'être sollicitée. — Les principaux expectorants sont le *soufre et ses préparations;* — le *kermès* et l'*émétique* à doses réfractées ; — la *scille;* — l'*ipécacuanha;* — les *baumes,* et particulièrement les *baumes du Pérou et de Tolu;* — la *gomme ammoniaque;* — les *poivres,* et particulièrement le *poivre-long;* — le *polygala de Virginie;* — le *lierre terrestre;* — l'*hysope,* et plusieurs autres plantes de la famille des *labiées,* l'*erysimum,* et quelques autres crucifères, etc.

On voit qu'on trouve rangées dans cette classe plusieurs substances qui appartiennent à d'autres divisions: ainsi la gomme ammoniaque, que nous avons classée parmi les antispasmodiques, le soufre parmi les diaphorétiques, le kermès, l'émétique et l'ipécacuanha parmi les émétiques, les balsamiques et plusieurs autres substances qui sont classés parmi les stimulants généraux, la scille parmi les diurétiques.

Cette énumération nous montre que c'est une classe tout artificielle qui peut aussi bien comprendre des médicaments stimulants que des contro-stimulants. L'action particulière du côté du poumon dépend de la dose : quand elle est faible, c'est cet organe, qui est un des plus impressionnables de l'économie, qui est affecté un des premiers par de petites quantités des agents les plus divers. Nous ne décrirons ici que le polygala.

POLYGALA. — La famille des *polygalées* comprend des herbes ou des arbustes d'un port élégant et d'un aspect agréable; il y en a d'indigènes et d'exotiques. Les renseignements que nous possédons sur la composition et les propriétés des plantes de cette famille sont encore incomplets; ils nous porteraient à admettre qu'elle présente de grandes anomalies. Ainsi plusieurs plantes de cette famille ont des feuilles amères. Le *Soulamea amara* des Moluques est d'une extrême amertume; les *Polygala vulgaris* et *P. amara* de nos pays sont également amers. Le *P. venenosa* a causé à Commerson des éternuments et des nausées, pour en avoir cueilli des branches. Le *P. poaya* du Brésil et le *P. glandulosa* du Pérou sont employés comme vomitifs. La racine du *P. senega* contient un principe âcre, l'acide polygalique. On a attribué à cette racine une action spéciale sur les organes pulmonaires; on emploie aux mêmes usages en Amérique le *P. sanguinea*. Les espèces du genre *Krameria* sont remarquables par des racines astringentes que nous étudierons sous le nom de ratanhia; nous ne nous occuperons ici que du polygala.

RACINE DE POLYGALA DE VIRGINIE.—Elle est fournie par le *Polygala senega*, L., qui croît dans l'Amérique septentrionale. Telle que le commerce nous la fournit, cette racine varie depuis la grosseur d'une plume jusqu'à celle du petit doigt; elle est toute contournée, remplie d'éminences calleuses, et terminée supérieurement par une tubérosité difforme; on y remarque une côte saillante qui, suivant tous les contours de la racine, va du sommet à l'extrémité; son écorce est grise, épaisse, comme résineuse; son méditullium ligneux est blanc; sa saveur, d'abord fade et mucilagineuse, devient âcre, piquante, excite la toux, la salivation; son odeur est nauséeuse, sa poussière irritante; l'écorce est plus énergique que le méditullium. Le polygala a été analysé par Gelhen, Dulong, d'Astafort, Feneulle, Folchi, etc.; mais sa composition ne nous est bien connue que depuis le travail de Quevenne; il contient, suivant ce dernier chimiste : acide polygalique, — acide virginéique, — acide pectique, — acide tannique, — matière colorante jaune, — gomme, — albumine, — cérine, — huile fixe, — carbonate calcique, — carbonate potassique, — sulfate id., — phosphate id., — chlorure potassique, — sulfate calcique, — phosphate calcique — alumine, — magnésie, — silice, — fer.

L'*acide polygalique* est le principe le plus important du polygala ; c'est une poudre d'une couleur blanche ; il a une odeur aromatique particulière, une saveur âcre prenant au gosier ; il excite vivement l'éternument ; il est soluble dans l'eau ; cette solution rougit le tournesol et mousse fortement par l'agitation ; l'acide sulfurique le jaunit, puis le dissout en développant une belle couleur rouge-violette ; l'acide hydrochlorique le transforme en un nouvel acide insoluble dans l'eau et soluble dans l'alcool. Administré à la dose de 20 centigrammes, l'acide polygalique produit chez les jeunes chiens des vomissements, des mouvements violents et convulsifs, et un très grand embarras dans la respiration. Il est composé de 22 atomes de carbone (55,93), 36 atomes d'hydrogène (7,47), et 11 atomes d'oxygène (36,6). Il se rapproche beaucoup par plusieurs propriétés de la saponine et de la salseparine. Pour le préparer, on évapore en consistance sirupeuse de la teinture de polygala, on traite par l'éther pour enlever les matières grasses ; par le repos, il se forme un précipité qu'on recueille, qu'on dissout dans l'eau ; on ajoute un peu d'alcool qui facilite la séparation de l'acide polygalique, qu'on purifie en le chauffant dans l'alcool à trente-six degrés bouillant, avec un peu de noir animal pur ; l'acide polygalique se précipite par le refroidissement.

La *matière jaune* est en écailles minces, brune, jaunâtre, inodore, très amère ; elle fond à 160 degrés, elle est peu soluble dans l'eau, soluble dans l'alcool et dans l'éther. L'*acide virginéique* est un acide gras, volatil, analogue aux acides valérianique et phocénique ; c'est à lui que le polygala doit en grande partie son odeur.

PROPRIÉTÉS MÉDICALES. — Le polygala est un médicament énergique. C'est Tennent qui, en 1738, envoya cette racine en Europe. On l'a employé contre la pneumonie et d'autres affections du poumon, et surtout dans la dernière période de catarrhes pulmonaires, dans l'hydrothorax, dans le croup, dans les affections rhumatismales, dans le traitement des ophthalmies très intenses contre lesquelles les antiphlogistiques échouent si souvent. Les Américains le regardent comme un spécifique contre la morsure des serpents venimeux. Le polygala, administré à dose élevée, peut causer des vomissements et des déjections alvines. C'est ce qui le fait classer par plusieurs auteurs parmi les médicaments émétiques; mais comme on ne le prescrit pas dans le but de faire vomir, nous ne l'avons pas rangé dans cette classe. Les préparations de polygala exercent une action stimulante spéciale sur les muqueuses, d'où résulte la sécrétion d'un mucus très abondant; ceci s'accorde avec l'observation de Kreysig, qui administre le polygala chez les hommes âgés où il y a absence plus ou moins complète de sécrétion muqueuse à la surface des bronches. On pourrait aussi expliquer, d'après le mode d'action du polygala, l'emploi de ce médicament par Valentin et Bretonneau. dans le croup, où il s'opposerait à la formation de la couenne, ou, si elle existe déjà, il contribuerait à la détacher.

Modes d'administration. —On administre le polygala sous forme de *tisane* ou de *potion*. C'est un médicament qu'il faut doser avec prudence : il ne faut guère en prescrire que 2 à 10 grammes dans 1 litre d'eau pour la tisane, et dans 150 grammes d'eau pour une potion. Comme cette boisson est très âcre, il faut la sucrer convenablement. On devra préférer, pour traiter le polygala par l'eau, l'infusion ou la macération, car en employant la décoction on obtient des liqueurs bien moins chargées. Quevenne admet qu'il se forme dans la racine même, sous l'influence de l'eau bouillante, une combinaison insoluble d'acide polygalique, de matière colorante et d'albumine. On prépare avec le polygala un *extrait aqueux* et un *extrait avec l'alcool* à 21 degrés; dose 20 centigrammes à 2 grammes, et un *sirop de polygala* avec : polygala, 1 partie; eau, 2 parties; sucre, 18 parties. F. s. a. Mais, je le répète, on le prescrit uniquement sous forme de tisane. On devrait employer de préférence l'acide polygalique à la dose de 20 à 50 centigrammes.

MÉDICAMENTS ÉMÉTIQUES.

On donne ce nom aux médicaments qui déterminent le vomissement, quelle que soit la manière dont ils sont introduits dans le torrent de la circulation, et qui sont habituellement administrés pour faire vomir. On les sépare ainsi d'un grand nombre de substances qui, portées dans l'estomac en grande quantité, peuvent faire vomir, mais qui se distinguent par d'autres effets lorsqu'elles sont administrées en petite quantité. — Les émétiques exercent une influence spéciale sur l'estomac et sur les muscles abdominaux;

cette influence se manifeste surtout à la suite de l'absorption de leurs molécules. Leur administration est suivie d'accélération du pouls, d'augmentation de la transpiration cutanée ou de la sécrétion de l'urine. Ainsi un vomitif n'est pas uniquement un moyen d'évacuer l'estomac : c'est un agent perturbateur, dont l'action prompte et grande remédie à des débilités profondes, détourne les lésions de certains organes par son action révulsive. Mais pour recourir à l'emploi des émétiques, il faut que l'estomac soit sain, exempt d'inflammations, sans engorgement squirrheux ni adhérences. On remarque que les vomitifs sont indiqués surtout à l'invasion des maladies, tandis que les purgatifs conviennent mieux vers la fin. Les émétiques ordinairement employés sont le *tartrate de potasse et d'antimoine*, et l'*ipécacuanha*. On peut encore citer le *kermès*, plusieurs compositions d'antimoine, les *sulfates de zinc, de cuivre*, etc. ; les racines de *violettes*, les *ipécacuanhas* faux, l'*asaret*, etc.

Division. — Je diviserai les émétiques en deux sections : 1° les émétiques fournis par le règne végétal ; 2° les émétiques fournis par le règne minéral.

Indications des émétiques. — Je vais commencer par indiquer d'une manière générale les conditions dans lesquelles les médicaments émétiques peuvent être utilement employés.

La première des indications est celle de débarrasser l'estomac des substances nuisibles qu'il peut contenir. Dans presque tous les cas d'empoisonnements, les émétiques sont indiqués d'une manière urgente. Y a-t-il, en effet, quelque chose de plus sûr et de plus rationnel que de débarrasser l'économie des substances nuisibles qui vont produire des désordres qu'on peut prévoir et éviter ? Les émétiques les plus prompts et les plus sûrs sont les meilleurs dans ce cas : il faut seulement songer que plusieurs poisons peuvent décomposer les émétiques minéraux ; il faut alors employer les émétiques fournis par le règne végétal, et ne pas négliger la titillation de la luette, et même, à défaut d'effet, avoir recours immédiatement à la sonde œsophagienne, à laquelle s'adaptent une pompe aspirante et une pompe à double courant.

Je viens d'indiquer le cas le plus simple, celui où le poison aura été ingéré ; mais il peut arriver encore que les grands appareils sécréteurs de l'appareil digestif, le foie, le pancréas, etc., versent dans le duodénum un liquide altéré, et dont la réabsorption déterminerait de graves accidents. Des émétiques qui font affluer ces liquides dans l'estomac, et qui facilitent leur expulsion au dehors, peuvent être infiniment utiles en débarrassant ainsi l'économie animale de matières altérées. Je vais justifier par quelques mots cette assertion, que quelques personnes peuvent regarder comme hasardée. Tout le monde sait que dans la péritonite puerpérale, lorsqu'il survient des vomissements continuels, ils sont bilieux; on sait également que la couleur de la bile est alors altérée, qu'au lieu d'être jaune verdâtre, elle est d'un vert-pré foncé; plusieurs observateurs ont, en outre, remarqué que des inoculations pratiquées avec cette bile était extrêmement dangereuses. On comprend sans peine qu'il doit être fort important de débarrasser l'économie animale de ces matières viciées.

Admettons pour un moment que la bile et les autres liquides que les émétiques font affluer dans l'estomac aient une composition normale; quand il importe de soumettre immédiatement le malade à une diète sévère, les émétiques, en favorisant l'évacuation d'une quantité considérable de bile, qu'on doit considérer, tout aussi bien que le chyle, comme de la nourriture élaborée, secondent puissamment l'effet des autres moyens contro-stimulants.

Supposons actuellement que la sécrétion de la bile soit complétement suspendue, et cette suppression peut coïncider, comme dans le choléra asiatique, avec des vomissements et des déjections alvines séreuses continuelles; les émétiques, administrés à propos, et rétablissant le cours de la bile, peuvent produire d'admirables effets.

PROPRIÉTÉS PHYSIOLOGIQUES ET MÉDICALES. — Tous les agents de la médication émétique, lorsqu'ils sont appliqués sur une surface d'une texture délicate, y déterminent une irritation plus ou moins vive; cette irritation des émétiques peut être une arme précieuse de la médication substitutive. Lorsque, dans le début d'une fièvre continue, la langue et toutes les autres parties du tube digestif se revêtent d'un enduit saburral, les émétiques, en déterminant une inflammation spécifique, peuvent changer utilement la nature de la sécrétion, et contribuer à réveiller l'énergie des fonctions digestives, ce qui est aussi infiniment précieux dans une foule de maladies dites de langueur.

M. Fischer annonce avoir traité plusieurs phthisiques en leur administrant chaque jour un émétique, et en associant à cette médication l'usage des toniques et des ferrugineux; il affirme que, sous l'influence de ce traitement si simple, il a vu revenir à la santé plusieurs sujets qui eussent infailliblement succombé s'ils eussent été abandonnés aux seules ressources de la nature, ou traités par les autres moyens ordinairement employés en pareil cas. Les émétiques auxquels ce praticien a particulièrement eu recours sont : le tartre stibié, l'ipécacuanha, et, dans quelques rares circonstances, le sulfate de zinc ; il a prolongé leur emploi pendant six semaines successives.

Les émétiques répétés coup sur coup exercent une action perturbatrice qui peut être très utile dans plusieurs maladies de l'appareil respiratoire ; ils constituent le remède le plus sûr peut-être de la coqueluche, celui qui a rendu les services les moins équivoques dans le croup ; dans les bronchites mêmes, un émétique employé à propos produit souvent de bons effets.

Terminons par une remarque importante sur l'emploi des émétiques : ces héroïques médicaments sont tout à fait indiqués dans une foule de maladies de l'enfance, mais il faut être beaucoup plus réservé lorsqu'on les prescrit aux vieillards.

Lorsque les émétiques sont continués et administrés à dose élevée, ils peuvent ne plus déterminer de vomissements ; il s'établit alors un état dit de tolérance. Dans cette condition, que nous examinerons spécialement à l'article des antimoniaux, ces agents doivent être considérés comme les plus sûrs contro-stimulants.

Émétiques fournis par le règne végétal.

Les émétiques fournis par le règne végétal sont très nombreux, mais dans la pratique presque tous ont été mis en oubli ; on n'emploie plus guère que l'ipécacuanha annelé gris. Je vais commencer par donner des généralités sur les familles végétales qui ont fourni des émétiques qni ont eu leurs jours de vogue ou qui sont encore décrits par les auteurs.

EUPHORBIACÉES. —Plusieurs racines d'euphorbes agissent comme émétiques à la dose de 1 ou 2 grammes. (Voyez, à la médication purgative, *Euphorbiacées.*)

ARISTOLOCHIÉES. — Cette famille fournit l'*Asarum europæum*, que j'ai décrit précédemment. C'était l'émétique qu'Hippocrate employait le plus. On ne le prescrit plus aujourd'hui que comme sternutatoire.

APOCYNÉES. — Plusieurs racines d'apocynées ont eu de la réputation comme émétiques : quoiqu'elles ne soient plus employées, je crois utile de présenter des notions générales sur cette famille importante. Elle contient un grand nombre de plantes dangereuses, mais dont l'action physiologique est très différente : aussi, sous le point de vue des propriétés médicales, nous diviserons cette famille en trois groupes : celui des apocynées, celui des asclépiadées et celui des strychnées. Les produits des deux derniers groupes présentent beaucoup de ressemblance ; le premier, comme nous allons le voir, offre encore des anomalies.

Les *racines* des vraies apocynées sont ordinairement gorgées d'un suc laiteux très âcre, ce qui les fait employer ou comme purgatives, ou comme vomitives. Ainsi on se purge dans l'Inde avec les racines du *Plumeria obtusa ;* on fait vomir dans l'Amérique septentrionale avec les racines de l'*Apocynum cannabinum*, qui a donné à l'analyse, à M. Griscom, du tannin, de la résine, du caoutchouc, de la gomme, de la fécule, et une matière amère soluble dans l'eau, appelée *apocyne.*

Les *écorces* employées des apocynées ont des propriétés fort diverses : ainsi celle du laurier-rose est toxique. Plusieurs espèces du genre *Tabernæmontana* sont employées comme fébrifuges ; l'*Alyxia aromatica*, ou écorce de Pullassari, est administrée comme aromatique pour combattre les fièvres pernicieuses qui désolent Batavia. Elle ressemble à la cannelle blanche ; elle possède une odeur de mélilot très agréable ; elle a une saveur amère.

Les *feuilles* des apocynées sont en général purgatives ; quelques-unes sont en même temps astringentes ; les feuilles de pervenche, *Vinca major* et *minor*, réunissent ces deux propriétés à un faible degré ; elles sont à peu près inertes ; leur infusion est un remède populaire pour combattre les affections laiteuses.

Le *suc* des apocynées est en général laiteux ; on pense que c'est le caoutchouc qui lui donne cette propriété. Ce suc est le plus souvent très âcre ; on emploie celui de plusieurs espèces de *Plumeria* comme purgatif. Le *P. alba* du Mexique, le *P. drastica* du Brésil, plusieurs autres espèces des genres *Echites, Cameraria, Allamanda*, fournissent également des sucs purgatifs. Il existe aussi des apocynées qui donnent des sucs très vénéneux ; on cite à l'Ile de France celui du *Tabernæmontana persicariæfolia ;* celui du *Couma guianensis* est employé pour empoisonner les flèches ; ceux du *Cerbera ahouaï*, des *C. manghas* et *C. thevetia*. sont très vénéneux. Le fameux poison de l'Orénoque, nommé *curare*, est encore rapporté à la famille des apocynées ; il sert aussi à empoisonner les flèches. On le prépare avec l'écorce et l'aubier d'un arbre nommé dans le pays *béjuco de mavacure*. Ce *curare* contient un alcali végétal trouvé par Boussingault et Roulin, puis étudié par Pelletier et Pétroz. Cet alcali est très vénéneux ; il est soluble dans l'alcool et insoluble dans l'éther. A côté de ces poisons terribles, on cite le suc du *Tabernæmontana utilis*, qui donne un suc d'un aspect gras et crémeux, et qui sert d'aliment. Le *Wriffhtia* de l'Inde est très utilement exploité dans ce pays pour la fabrication de l'indigo.

Les *fruits* des vraies apocynées sont peu employés ; ils sont, en général, âcres, comme les autres parties de ces plantes. On recommande les fruits vomitifs des *Cerbera*; à côté de ces fruits, on en rencontre plusieurs qui sont alimentaires ; ceux de plusieurs *Plumeria* sont mangés aux Antilles; le *Couma guianensis* donne le fruit connu à Cayenne sous le nom de *poire du coumier*.

Plusieurs *semences* d'apocynées sont vénéneuses ; les graines de tanghin sont employées, à Madagascar, comme poisons légaux ; l'amande de cette graine contient, d'après Henry, une huile douce, de l'albumine, de la gomme, une matière brune, acide, et une matière blanche, cristalline, neutre, non azotée, nommée *tanghine*. C'est un poison violent, qui engourdit pour quelque temps le palais de celui qui le goûte. Les semences des *Cerbera* sont âcres, narcotiques et *toxiques*.

Le groupe des *asclépiadées* fournit des végétaux âcres. On emploie plusieurs de leurs racines comme émétiques ou purgatives ; on conseille celle de l'*Asclepias vincetoxicum*, ou le dompte-venin. Feneuille les a analysées; il y a trouvé de la résine et une matière extractive analogue à l'émétine, à laquelle il attribue les mêmes propriétés. Ricord, qui a analysé les racines de *madar*, *A. gigantea*, dit que c'est la résine qui est la partie active. Ce résultat est contredit par Duncan, qui affirme que c'est la matière extractive. Plusieurs racines d'asclépiadées sont employées comme faux ipécacuanhas, et le plus connu est le *Cynanchum ipecacuanha*. Plusieurs feuilles d'asclépiadées sont purgatives ; la plus connue est l'*arguel*, *Cynanchum oleæfolium*, que l'on mêle au séné.

On emploie comme purgatif, et l'on vend sous le nom de *scammonée de Smyrne*, le suc épais du *Periploca secamone*; le *Periploca monspeliaca* fournit la *scammonée de Montpellier*, qui n'est pas employée; le suc de l'*A. procera* d'Egypte a tant d'âcreté qu'on l'emploie comme dépilatoire. A côté de cela nous citerons le suc de l'*Asclepias lactifera*, dont le lait est très doux et si abondant que les Indiens l'emploient comme aliment; on mange également dans divers pays les jeunes pousses du *Pergularia edulis*, celles du *Periploca esculenta*, de l'*Asclepias asthmatica*, qui est la même plante que le *Cynanchum vomitorium*.

VIOLARIÉES. — La famille des *Violariées* a été séparée de celle des *Cystées*; elle est remarquable par sa corolle souvent éperonnée, par ses étamines, au nombre de cinq; par son fruit uniloculaire, dont les graines sont pariétales ; par son embryon droit et non recourbé, ni roulé en spirale. Les racines vivaces ou les tiges souterraines, quoiqu'elles ne soient pas employées, méritent cependant de nous arrêter un instant. Ces racines sont vomitives ; cette propriété a été constatée dans les racines d'*Ionidium ipecacuanha*, *I. parviflorum*, *I. brevicaule*, connues sous le nom de faux ipécacuanhas du Brésil, dans celle d'*I. itouboa* ou faux ipécacuanha de Cayenne. Les rhizomes du genre *Viola* jouissent également de propriétés vomitives. Nous citerons les *Viola canina*, *V. odorata* de nos pays, etc.

La nature du principe vomitif des racines de violariées n'est pas encore bien connue. Vauquelin et M. Richard l'avaient assimilé à l'émétine ; mais M. Boullay a démontré que c'était un alcaloïde nouveau, la *violine*. C'est une poudre blanche, d'une saveur amère, âcre et vireuse, un peu soluble dans l'eau, soluble dans l'alcool, insoluble dans l'éther. On emploie en médecine les fleurs de violettes et les sommités fleuries de pensée sauvage. Nous allons les étudier.

VIOLETTES (*fleurs de violettes*). — Elles sont fournies par le *Viola odorata*, L.; on lui substitue souvent dans le commerce les fleurs des *V. sudetica* et *V. calcarata*, qui sont moins odorantes et nullement comparables à celles que le pharmacien fait sécher lui-même ; pour cela on sépare les pétales du calice, on les fait sécher rapidement à l'étuve, et on les renferme, encore chaudes et friables, dans des flacons bien secs, qu'on bouche avec soin ; elles conservent ainsi leurs belles couleurs et leur parfum. Deyeux avait conseillé de laver rapidement les violettes à l'eau chaude avant de les sécher, dans le but de les priver d'un principe qui rend leur altération plus prompte.

PROPRIÉTÉS MÉDICALES. — Les fleurs de violettes sont employées tous les jours contre les bronchites aiguës et les catarrhes chroniques. C'est un médicament agréable, et qui n'est pas aussi dépourvu d'action qu'on serait tenté de le croire ; elles agissent d'abord par le principe mucilagineux comme adoucissantes ; ensuite, si la dose est augmentée, elles peuvent être laxatives, et même déterminer quelques nausées. On les ordonne le plus souvent sous forme de *tisane :* on traite par infusion 5 grammes de fleurs sèches par 1 litre d'eau.

SIROP DE VIOLETTES. — Prenez : pétales récents et mondés de violettes, 500 gram.; eau bouillante, 1 kilogr.; sucre très blanc q. s., environ 2 kilogr. Versez sur les pétales de violettes trois fois leur poids d'eau à 45 degrés; agitez pendant quelques minutes et passez avec une légère expression; remettez les pétales dans un bain-marie d'étain et versez-y deux fois leur poids d'eau bouillante; après douze heures d'infusion, passez avec expression à travers un linge bien rincé; laissez déposer la liqueur et décantez; remettez-la dans un bain-marie avec le double de son poids de sucre, et faites dissoudre celui-ci à une douce chaleur.

Si l'on élevait la température, le sirop prendrait une couleur feuille morte, qui, à la vérité, diminue beaucoup en refroidissant. Il est indispensable d'employer, pour passer l'infusion de violettes, un linge que l'on a eu soin de laver plusieurs fois dans de l'eau pure, pour séparer les moindres traces de lessive alcaline qui pourraient y rester, et qui feraient tourner au vert une partie de la matière colorante bleue.

L'emploi des vases d'étain a pour effet de rendre la couleur plus vive. D'après Vauquelin, l'oxygène de l'air est absorbé par les pétales de violettes à mesure que la floraison avance et leur couleur s'affaiblit. On comprend alors comment cette couleur s'avive par un corps désoxygénant comme l'étain.

Le sirop de violettes est prescrit pour édulcorer des tisanes ou des potions, à la dose de 30 ou 60 gram.; il agit comme légèrement laxatif; on l'associe souvent au sérum. On cite encore la *conserve de violettes* avec pétales mondés de violettes, 1 p.; sucre, 3 p. Le *miel violat* avec suc dépuré de violettes, 1 p.; miel blanc, 1 p. F. s. a.

AMARYLLIDÉES (*Amaryllideæ*).— Les amaryllidées sont des plantes recherchées pour la beauté de leurs fleurs. Les propriétés médicales de cette famille sont mal connues; on n'a employé que le narcisse. Les fleurs contiennent une huile volatile, que Robiquet a extraite du narcisse par l'éther.

On a employé les fleurs, les feuilles et les racines du *narcisse*, *Narcissus pseudo-narcissus*. Les premières sont plus usitées; elles contiennent, d'après Charpentier, de l'acide gallique, du mucilage, du tannin, de l'extractif, de la résine et du muriate de chaux; et, d'après Caventou, une matière colorante jaune, odorante, de la nature des corps gras.

La *poudre* a été employée par Deslongchamps comme émétique, et pour combattre les diarrhées, à la dose de 4 grammes. On a vanté l'*extrait* fait par l'infusion des fleurs, comme antispasmodique contre la coqueluche; le *sirop* fait avec l'infusion de 1 partie de fleurs pour 2 d'eau et 4 parties de sucre, a eu le même usage. On emploie aussi le *vinaigre* contenant 8 de vinaigre, 2 de fleurs; et l'*oxymel* contenant 1 de vinaigre et 4 de miel.

Nous arrivons maintenant à faire l'histoire du sel émétique fourni par le règne végétal qui est employé aujourd'hui, l'ipécacuanha.

IPÉCACUANHA. — C'est un des meilleurs médicaments de la matière médicale, et un des plus fréquemment employés. Il a été apporté en Europe vers l'année 1672. On le connaissait alors sous le nom de *béconquille* ou de *mine d'or*, mais il ne fut guère en usage en France qu'en 1686. Helvétius, médecin à Reims, le préconisa comme vomitif et antidysentérique. On l'employait à cette époque avec une sorte de mystère; Louis XIV en acheta le secret, qui fut publié en 1690.

C'est Marcgrave et Pison qui ont les premiers décrit le véritable ipécacuanha; mais le vague qui régnait dans leur description a longtemps empêché les botanistes de déterminer quel était le végétal qui fournissait l'ipécacuanha. On a pensé tantôt que ce médicament était fourni par une violette, un chèvrefeuille, un paris; Mutis, en 1674, fit parvenir à Linné la description et la figure du végétal qui, dans la Nouvelle-Grenade et au Pérou, fournit l'ipécacuanha; Linné fils la désigna sous le nom de *Psychotria emetica*; enfin, en 1800, Gomez, puis Brotero, firent connaître la plante qui, au Brésil, fournit l'ipécacuanha apporté par la voie du commerce; ils la nommèrent *Calicocca ipecacuanha*. C'est bien la même plante qui avait été décrite par Marcgrave et Pison; mais ce genre étant le même que le *Cephælis* de Swartz, M. A. Richard lui a donné le nom de *Cephælis ipecacuanha*, de la tribu des céphélidées et de la famille des rubiacées. C'est la seule espèce qui soit employée dans la médecine française : cependant nous décrirons à la suite les ipécacuanhas fournis par les *Psychotria* et *Richardsonia*, genres de la même famille. Nous dirons également un mot des racines vantées comme succédanées de l'ipécacuanha, ou comme faux ipécacuanhas.

CÉPHÆLIS (Swartz, Richard). — Fleurs réunies en capitule, entouré d'un involucre polyphylle; calice à 5 dents; corolle infundibuliforme à 5 lobes; baie ovoïde, peu charnue, renfermant deux nucules, qui se séparent à la maturité.

IPÉCACUANHA ANNELÉ, *Cephælis ipecacuanha* (Rich.), *Calicocca ipecacuanha* (Brot.). — C'est un petit arbrisseau qui croît dans les forêts ombragées du Brésil. Les racines partent d'une tige souterraine rampante, horizontale; elles sont ou fibreuses capillaires, ou bien représentent des espèces de tubercules allongés, marqués d'impressions annulaires très rapprochées; elles sont presque ligneuses et irrégulièrement ramifiées, ont un épiderme brun, sous lequel se trouve un parenchyme blanc, presque charnu dans l'état frais; leur centre est occupé par un axe ligneux, filiforme; la tige qui est d'abord souterraine, se redresse et s'élève à environ 32 centimètres ; elle est fruticuleuse, simple, obscurément quadrangulaire, légèrement pubescente dans la partie supérieure ; les feuilles n'occupent que la partie supérieure de la tige, au nombre de 6 à 8 ; elles sont opposées, courtement pétiolées, ovales, acuminées, entières, rétrécies insensiblement à leur base, latérinervées, presque glabres, longues de 4 à 12 centimètres. Deux stipules assez grandes, opposées, réunies à leur base, pubescentes, découpées supérieurement en 5 ou 6 lanières étroites, sont interposées aux feuilles. Les fleurs sont petites, blanches et forment un petit capitule terminal, environné à sa base par un involucre très grand, formé de 4 folioles pubescentes. Le calice est adhérent, à 5 dents ; la corolle est infundibuliforme ; son tube est cylindrique ; son limbe a 5 divisions, allongées, aiguës ; 5 étamines attachées au tube de la corolle ; style simple, terminé par 2 stigmates divergents. Le fruit est un nuculaine ovoïde, noirâtre, contenant 2 nucules blanchâtres.

Les racines du *Cephælis ipecacuanha* sont les seules qui soient employées aujourd'hui en France sous le nom d'ipécacuanha ; les auteurs en reconnaissent trois variétés, qu'en vérité il importe peu de distinguer, car elles arrivent souvent confondues dans la même balle : 1° ipécacuanha annelé gris noirâtre ; 2° ipécacuanha annelé gris rougeâtre ; 3° ipécacuanha gris blanc.

1° *Ipécacuanha annelé gris noirâtre* (Guibourt), ipécacuanha brun de Lemery. — Il forme la plus grande partie de l'ipécacuanha du commerce : c'est une racine longue de 6 à 10 centimètres, tortue ou recourbée en différents sens, ordinairement de la grosseur d'une petite plume à écrire, et s'amincissant d'une manière remarquable vers son extrémité supérieure. Elle est formée d'un cœur ligneux, blanc jaunâtre, qui va d'un bout à l'autre de la racine, et d'une écorce épaisse, disposée par anneaux contre le cœur ligneux et facile à en séparer. Cette écorce, dont l'épiderme est d'un gris noirâtre, est grise à l'intérieur, dure, cornée et demi-transparente. Elle a une saveur âcre, manifestement aromatique ; l'odeur de la racine, respirée en masse, est forte, irritante et nauséeuse.

Voici l'analyse de l'écorce de cette racine, d'après M. Pelletier : matière grasse odorante, 2 ; — cire, 6 ; — extrait vomitif, 16 ; — gomme, 10 ; — amidon, 42 ; — ligneux, 20 ; — perte, 4. Son médutillium contient : matière grasse odorante, des traces ; — extrait vomitif, 1,15 ; — extrait non vomitif, 2,45 ; — gomme, 5 ; — amidon, 20 ; — ligneux, 66,60 ; — perte, 4,80.

2° *Ipécacuanha annelé gris rougeâtre* (Guibourt), ipécacuanha gris-rouge (Lemery et Mérat). — Il a absolument la même forme que le précédent, mais il en diffère par la couleur de son écorce moins foncée et rougeâtre, par son odeur moins forte lorsqu'il est respiré en masse, par sa saveur non aromatique. Voici, d'après M. Pelletier, l'analyse de cette écorce privée de son médutillium ligneux : matière grasse ; 2 ; — émétine, 14 ; — gomme, 16 : — amidon, 18 ; — ligneux, 48 ; — perte, 2.

3° *Ipécacuanha gris-blanc* (Mérat). — Anneaux moins saillants, moins irréguliers ; leur teinte extérieure est d'un gris-blanc. Cette sorte est plus grosse, plus forte, et paraît être l'état de vieillesse de cette plante vivace, dont le gris-rouge serait l'âge moins avancé. Au surplus, la sorte gris-blanc est rare.

L'ipécacuanha a été analysé par un grand nombre de chimistes, depuis Boulduc jusqu'à M. Richard dans sa belle thèse inaugurale. Voici, en somme, les substances dont l'existence est certaine dans l'ipécacunha : 1° émétine, — 2° gomme, — 3° amidon, — 4° ligneux, — 5° cire végétale, — 6° matière grasse huileuse, — 7° matière extractive. — L'émétine existe dans l'ipécacuanha, combinée avec un acide. On avait d'abord pensé que c'était l'acide gallique, mais ce n'est pas probable, parce que l'acide gallique précipite l'émétine de ses dissolutions, et que la partie vomitive de l'ipécacuanha est soluble dans l'eau.

ÉMÉTINE. — PRÉPARATION. — Extrait alcoolique d'ipécacuanha, préparé par l'alcool à 38 degrés Cart., 100 parties ; magnésie calcinée, 100 parties ; faites dissoudre l'extrait dans 10 parties d'eau froide : filtrez pour séparer la matière grasse ; ajoutez la magnésie calcinée, évaporez à siccité à une douce chaleur. Placez le produit, réduit en poudre, sur un filtre, lavez-le avec quatre ou cinq parties d'eau très froide ; séchez-le de nouveau, et traitez-le par l'alcool bouillant. Évaporez les teintures, redissolvez le produit dans une petite quantité d'eau acidulée par l'acide sulfurique ; décolorez la liqueur par du charbon animal dépouillé de son phosphate de chaux ; filtrez et précipitez l'émétine par suffisante quantité d'ammoniaque. Le précipité recueilli devra être séché à l'air libre.

Procédé de M. Calloud. — On prend 125 grammes de la partie corticale de l'ipécacuanha réduit en poudre, on la délaie dans 800 grammes d'eau aiguisée par 8 décigrammes d'acide sulfurique ; on porte le mélange à l'ébullition, et on le maintient un peu au-dessous de cette température pendant une demi-heure, en agitant continuellement avec une spatule de bois ; on verse ensuite le tout dans une terrine de grès qui présente le plus de surface possible. On laisse refroidir cette décoction acidulée, et l'on y ajoute

125 grammes de chaux en poudre, ou réduite en consistance de gelée par suffisante quantité d'eau ; on fait sécher à l'étuve sans que la température dépasse 50 degrés Réaumur. On pulvérise la masse, qui est composée de sulfate de chaux, de gallate de chaux, de matière grasse colorante, combinée avec l'excès de chaux, de l'émétine libre, de la fécule et du ligneux. En la soumettant à l'action de l'alcool (à 36 ou 38 degrés) bouillant, il dissoudra l'émétine avec très peu de matière étrangère ; ensuite on l'obtiendra par l'évaporation de l'alcool. Pour l'isoler entièrement et la blanchir, il faut la dissoudre dans l'eau légèrement acidulée ; on la traite par le charbon animal très purifié ; filtrez ensuite la dissolution, que vous concentrez convenablement ; saturez l'acide par l'ammoniaque faible ; filtrez, lavez avec un peu d'eau distillée, et laissez sécher le résidu sur le filtre à la température ordinaire et à l'abri de la lumière : ce sera enfin l'émétine pure.

PROPRIÉTÉS CHIMIQUES. — L'émétine est blanche, pulvérulente, inaltérable à l'air, d'une saveur un peu amère et désagréable, elle est peu soluble dans l'eau froide, plus soluble dans l'eau bouillante, très soluble dans l'alcool, insoluble dans l'éther, les huiles ; l'éther même la précipite de ses dissolutions alcooliques. Chauffée doucement, elle fond entre 45 et 48 degrés ; puis, lorsque la température est convenablement élevée, elle fournit les produits des substances organiques azotées. L'émétine avec les acides ne forme aucun sel neutre ; tous les sels dont elle fait partie sont acides et solubles, tous se prennent en masse d'apparence gommeuse par l'évaporation ; quelquefois seulement, au milieu de ces masses, on distingue des rudiments de cristaux. Pour unir l'émétine à l'acide nitrique, il faut que cet acide soit très étendu d'eau ; l'acide concentré l'attaque, la change en une matière résineuse jaune orange, et enfin en acide oxalique. L'acide gallique et l'infusion de noix de galle forment dans la solution d'émétine des précipités blancs et très abondants ; en cela l'émétine se rapproche de la quinine et de la cinchonine, mais elle n'est pas précipitée par les oxalates et les tartrates alcalins. Le sous-acétate de plomb, qui produit un très abondant précipité dans une dissolution d'émétine colorée, n'a aucune action sur les sels d'émétine pure. On retire très peu d'émétine de beaucoup d'ipécacuanha ; cela tient, à n'en pas douter, à l'imperfection des procédés employés.

L'émétine pure n'est jamais employée en médecine, car c'est un médicament très cher et d'une trop grande énergie ; on préfère l'émétine médicinale ou colorée, dont la préparation est beaucoup plus facile et dont l'action est moins grande : nous la décrirons avec les extraits d'ipécacuanha. 10 centigrammes d'émétine pure suffisent, d'après M. Magendie, pour faire périr un chien de forte taille. M. Magendie a donné les recettes de *pastilles d'émétine pure :* sucre, 120 grammes ; émétine pure, 40 centigrammes : f. s. a.; d'une *potion vomitive*, contenant 5 centigrammes d'émétine dans q. s. d'acide acétique ; et d'un *sirop d'émétine pure :* sirop de sucre, 500 grammes ; émétine pure, 20 centigrammes ; à prendre par cuillerée.

PROPRIÉTÉS MÉDICALES. — On prescrit journellement aujourd'hui l'ipécacuanha comme vomitif et comme incisif. On ordonne l'ipécacuanha si l'on veut obtenir un effet moins énergique que par l'émétique, ce qui fait qu'on le donne surtout chez les enfants en bas âge. Cependant cette racine fait moins franchement vomir que le sel ; son résultat est plus inégal, de sorte qu'on ne doit pas la prescrire si l'on a besoin d'une déplétion abondante de l'estomac. Ce n'est que dans les affections où les intestins sont le siége d'un flux muqueux diarrhéique, etc., qu'il est plus convenablement placé, ainsi que dans les cas où l'on soupçonne que l'état gastrique est plutôt dû à la mollesse, à la flaccidité des parois de l'estomac qu'à la plénitude humorale. L'ipécacuanha causant plus d'efforts que de vomissements abondants, les secousses qu'il amène sont plus salutaires à ces genres d'affections morbides. L'effet purgatif de l'ipécacuanha est fort secondaire ; il dépend de l'action des molécules du médicament qui agissent sur les intestins ; il est peu marqué dans le plus grand nombre des cas, ou nul, et cette action secondaire a lieu lorsqu'on administre la plupart des autres vomitifs. L'action incisive de l'ipécacuanha est des plus évidentes, et c'est peut-être aujourd'hui celle dont on fait le plus d'applications. Ainsi on le prescrit à petites doses, ou doses brisées, dans les embarras bronchiques, la surabondance muqueuse du poumon, la flaccidité du tissu de ce viscère, son infiltration séreuse, etc. Il procure une expectoration plus abondante, plus facile, en augmentant l'exhalation de la muqueuse de ces parties dans les cas où elle est retenue, et la diminuant par son action tonique lorsqu'elle est surabondante. On a avancé que les molécules de l'ipécucuanha sont absorbées, et qu'elles vont agir directement sur l'appareil pulmonaire. Comme incisif, l'ipécacuanha se donne dans les catarrhes muqueux anciens, chez les vieillards ; dans les rhumes avec engouement des voies de la respiration ; dans les embarras de même nature de la glotte, du larynx, de l'arrière-bouche, etc. Dans la coqueluche, il est prescrit fréquemment, parce que, agissant sur l'estomac et sur la poitrine en même temps, il atteint le double siége de cette maladie.

L'administration d'un vomitif est le traitement par excellence de la suette. Quelle est donc l'indication qui le réclame? C'est l'embarras gastrique. Craignant l'action hyposthénisante de l'émétique, M. Foucart préfère l'ipécacuanha à la dose de 1 et demi à 2 grammes en une seule fois ; il l'administre à tous les malades, au début de la suette, par la raison, dit-il, que, cas graves et cas légers, tous commencent de même, et qu'alors il est impossible de les distinguer. Toutes les fois que se manifestent des accidents nerveux d'une certaine intensité, suffocation, délire, etc..., il le donne encore et toujours avec un excellent résultat, puisque, en suivant cette médication, il n'a pas perdu un seul malade.

Les vertus purgatives dont jouit en même temps l'ipécacuanha trouvent encore leur application pour combattre la constipation.

On a beaucoup vanté l'ipécacuanha dans le traitement de la dysentérie, de la diarrhée chronique, du croup et de la péritonite puerpérale. Dans cette dernière maladie, on l'administre principalement lorsque, par des émissions sanguines plus ou moins abondantes, on est parvenu à diminuer l'intensité des symptômes inflammatoires ; et, quoiqu'il soit loin de posséder toutes les vertus qu'on lui attribuait, il peut être utile dans plusieurs circonstances. L'ipécacuanha, à dose vomitive, a été employé avec beaucoup de succès dans le choléra asiatique.

M. Delioux a publié un travail important sur l'ipécacuanha employé à hautes doses, dans lequel il étudie son action dynamique, son emploi dans la dysentérie et dans la pneumonie : c'était surtout dans cette maladie qu'il importait de bien préciser l'action contro-stimulante et altérante de l'ipécacuanha, et vérifier les faits heureux avancés par M. Broussonet.

Sans doute les observations de M. Delioux ne suffisent point pour faire accorder à l'ipécacuanha la préséance sur les antimoniaux employés comme contro-stimulants ; mais elles suffiront pour engager les médecins à avoir recours à la décoction de 1, 2 et même 4 grammes de racine d'ipécacuanha concassé dans les pneumonies où se présenteraient des contre-indications à l'emploi des antimoniaux.

Poudre d'ipécacuanha. — Racine d'ipécuanha, q. s. Faites sécher les racines à l'étuve et pulvérisez-les par contusion jusqu'à ce que vous ayez obtenu, à l'état de poudre fine, les trois quarts de la racine employée.

Voilà le procédé adopté dans la dernière édition du Codex. Il prescrivait auparavant de séparer le méditullium ligneux qu'on rejetait ;

mais cette opération est inutile, car cette partie est fibreuse et la plus résistante, et elle se trouve dans le résidu.

C'est sous forme de poudre qu'on prescrit le plus souvent l'ipécacuanha. La dose vomitive est depuis 20 centigr. jusqu'à 2 gram. Quand on prescrit cette dernière dose, on la divise en 3 prises; au-dessous de 25 centigr. on a rarement des vomissements. Si l'on ne veut produire que des vomituritions au lieu de vomissements, on le prescrit depuis 2 jusqu'à 20 centigr., suivant l'âge. La dose incisive est encore plus faible; elle est de 1 à 3 centigr., répétée de trois à cinq fois par jour.

DÉCOCTION D'IPÉCACUANHA DE SPIELMANN.—Ipécacuanha, 8 gram.; eau, 375 gram. On partage l'eau en trois doses, et chacune d'elles sert à faire une décoction successive. La décoction doit être de 100 gram. On l'administre en trois fois dans les dysentéries. L'eau par décoction se charge de la combinaison d'émétine et de l'amidon; ce dernier principe a pour effet d'adoucir l'action de la combinaison d'émétine. Si l'on voulait obtenir seulement le principe vomitif, il suffirait de traiter l'ipécacuanha par macération, on ne dissoudrait pas ainsi l'amidon.

VIN D'IPÉCACUANHA DE LA PHARMACOPÉE DE LONDRES. — Ipécacuanha, 1 p.; vin de Malaga, 42 p.; f. s. a. Inusité en France. Dose vomitive, 10 gram. tous les quarts d'heure.

TEINTURE ALCOOLIQUE D'IPÉCACUANHA. — Ipécacuanha, 1 p.; alcool à 21 degrés Cart., 4 p ; f. s. a. Dose, 2 à 10 gram.

TEINTURE ANISÉE D'IPÉCACUANHA D'ALIBERT. — Ipécacuanha, 1 p.; esprit d'anis, 4 p.; f. s. a. Conseillée dans la médecine des enfants. Dose vomitive, 2 à 10 gram.

EXTRAITS D'IPÉCACUANHA. — Le Codex contient seulement deux extraits alcooliques d'ipécacuanha : l'un d'eux est connu sous le nom d'*émétine brune*; quelques pharmacopées étrangères mentionnent encore l'extrait aqueux.

EXTRAIT AQUEUX D'IPÉCACUANHA. — Épuisez par l'eau et par lixiviation la poudre d'ipécacuanha; faites évaporer. Dose vomitive, 20 à 60 centigr.

EXTRAIT ALCOOLIQUE D'IPÉCACUANHA DU CODEX. — Préparez par lixiviation. Cet extrait ressemble beaucoup à l'extrait aqueux; il contient beaucoup plus de matière grasse. L'ipécacuanha donne le quart de son poids d'extrait. Dose vomitive, 20 à 40 centigr.

ÉMÉTINE MÉDICINALE DU CODEX (*émétine brune*). — Prenez : poudre de racine d'ipécacuanha, 1 kilogr.; alcool à 38 degrés Cart., 4 kilogr. Faites macérer pendant quelques jours, passez avec expression et filtrez; versez de nouveau sur le marc 3000 gram. d'alcool, et opérez de même. Réunissez les liqueurs et distillez; faites dissoudre le résidu dans 3 kilogr. d'eau froide; filtrez, évaporez en consistance de sirop, et achevez la dessiccation à l'étuve comme pour l'extrait sec du quinquina.

L'émétine brune est un extrait d'ipécacuanha qui ne contient point de matières gommeuses ou féculentes, ni des matières grasses et résineuses : ainsi les matières vomitives y sont séparées des substances étrangères.

PROPRIÉTÉS DE L'ÉMÉTINE MÉDICINALE. — 10 centigrammes d'émétine médicinale, avalés à jeun, donnent lieu à un vomissement prolongé, suivi d'une disposition prononcée au sommeil ; il suffit quelquefois d'un quart de grain pour produire les nausées et le vomissement. L'émétine médicinale a une action tout à fait analogue à celle de l'ipécacuanha ; comme lui elle fait vomir et produit des selles ; elle modifie les affections catarrhales, particulièrement celles qui passent à l'état chronique : on l'emploie dans les mêmes cas.

Pour procurer le vomissement avec l'émétine, il faut faire dissoudre 20 centigrammes dans un véhicule et donner la dissolution par doses rapprochées ; si l'on administrait en une seule fois un médicament aussi soluble, il déterminerait un premier vomissement qui l'expulserait en entier de l'estomac sans aucun autre effet.

MÉLANGE VOMITIF. — Émétine colorée, 20 cent.; légère infusion de feuilles d'oranger, 50 gram.; sirop de fleurs d'oranger, 20 gram. Une cuillerée à bouche de ce mélange, de demi-heure en demi-heure, dans les catarrhes pulmonaires chroniques, les coqueluches, les diarrhées anciennes.

PASTILLES D'ÉMÉTINE PECTORALES. — Sucre, 125 gram.; émétine colorée, 2 gram. Pour des pastilles de 50 centigr.

Il est d'usage, en pharmacie, de colorer ces pastilles en rose, pour les distinguer des pastilles d'ipécacuanha. On se sert à cet effet d'un peu de laque carminée. On donne une de ces pastilles toutes les heures. Si on les rapprochait davantage, il surviendrait des nausées. M. Magendie cite encore des *pastilles d'émétine vomitives*, qui ont la même composition que les précédentes, mais dont le poids est double.

SIROP D'ÉMÉTINE. — Sirop simple, 500 gram.; émétine colorée, 1 gr. Ce sirop s'emploie dans les mêmes circonstances et de la même manière que le sirop d'ipécacuanha.

SIROP D'IPÉCACUANHA. — Voici le procédé du Codex qui ressemble à celui donné par MM. Henry et Guibourt. Extrait alcoolique d'ipécacuanha, 32 gram.; eau pure, 250 gram.; sirop simple, 4 kilogr. 500 gram. Faites dissoudre l'extrait dans l'eau; filtrez; d'autre part portez le sirop à l'ébullition, ajoutez-y la dissolution d'extrait, entretenez l'ébullition jusqu'à ce que le sirop ait repris sa consistance première, et passez. Chaque 32 gram. de sirop d'ipécacuanha contient 20 centigr. d'extrait, ou la substance de 1 gram. de racine.

Ce procédé donne un sirop très actif et d'une bonne conservation ; autrefois on le préparait en faisant agir l'eau sur l'ipécacuanha. On a préconisé tour à tour la décoction, la macération et la lixiviation ; cette dernière méthode est préférable, car on épuise alors l'ipécacuanha de ses parties vomitives sans le charger de ses parties féculentes, qui disposent le sirop à la fermentation.

C'est un médicament très employé dans la médecine des enfants ; il s'administre dans la coqueluche, les rhumes, à la dose d'une cuillerée à café, répétée trois fois en un quart d'heure d'intervalle, comme vomitif, et 1/2 cuillerée le matin et autant le soir comme incisif.

Sirop d'ipécacuanha composé, ou de Desessart. — Prenez : ipécacuanha gris, 32 gram.; séné, 96 gram.; sommités sèches de serpolet, 32 gram ; fleurs sèches de coquelicot, 125 gram.; sulfate de magnésie, 96 gram.; vin blanc, 750 gram.; eau de fleurs d'oranger, 750 gram.; sucre blanc, q. s. Faites macérer l'ipécacuanha et le séné dans le vin blanc pendant douze heures ; passez avec expression et filtrez la liqueur. Mettez le résidu dans un bain-marie avec le coquelicot, le serpolet et le sulfate de magnésie, versez dessus 3000 gram. d'eau bouillante, laissez infuser pendant douze heures, passez avec expression, mélangez alors le produit avec la liqueur vineuse et l'eau de fleurs d'oranger, ajoutez à ce mélange le double de son poids de sucre, et faites un sirop par simple solution à chaud au bain-marie.

Ce sirop est très usité sur la fin des catarrhes chroniques. Dose, 16 à 64 gram. en plusieurs fois.

Tablettes ou pastilles d'ipécacuanha. — Prenez : poudre d'ipécacuanha, 32 gram.; sucre très blanc en poudre, 1470 gram.; mucilage de gomme adragante à l'eau de fleurs d'oranger, q. s. Mêlez la poudre d'ipécacuanha au sucre, ajoutez le mucilage et pétrissez à la main pour obtenir une pâte que vous diviserez en tablettes de 651 milligr. Chaque tablette contiendra 15 centigr. de poudre d'ipécacuanha.

Les pastilles d'ipécacuanha sont un remède populaire ; c'est sous cette forme qu'on administre l'ipécacuanha lorsqu'on le prescrit comme incisif. La dose est de 4 à 12, prises de distance en distance dans une journée. Ces pastilles sont très utiles contre les glaires et sur la fin des bronchites.

Tablettes d'ipécacuanha au chocolat (*tablettes de Daubenton*). — Prenez : ipécacuanha pulvérisé, 32 gram.; chocolat à la vanille, 375 gram.; faites liquéfier le chocolat à une douce chaleur, incorporez-y la poudre d'ipécacuanha, et divisez en petites masses de 1 gram., que vous roulerez en boules et auxquelles vous ferez prendre une forme hémisphérique en les tenant pendant quelques instants sur une plaque de fer-blanc échauffée. Ces tablettes sont quatre fois plus actives que les précédentes ; on les prescrit aux enfants comme vomitives ; 3 ou 4 suffisent pour obtenir cet effet.

PSYCHOTRIE (*Psychotria*, L., J.).— Calice à 4 dents, corolle tubuleuse, évasée à 5 lobes dressés ; étamines incluses ; baie globuleuse, couronnée par les 5 dents du calice, et se séparant à la maturité en deux nucules.

IPÉCACUANHA STRIÉ (*Psychotria emetica*, A. Richard). — Arbuste semblable, pour le port, au *Cephælis ipecacuanha;* il croît particulièrement à la Nouvelle-Grenade. La racine est une souche presque horizontale, cylindrique, de la grosseur du petit doigt, étranglée de distance en distance, offrant quelques radicules fibreuses, grêles ; la tige est fruticuleuse, dressée, haute de 35 à 50 centigrammes, simple, cylindrique, finement pubescente ; les feuilles sont opposées, lancéolées, aiguës, finissant insensiblement à leur base en un court pétiole; elles sont entières, glabres en dessus, pubescentes en dessous; 2 stipules étroites, aiguës, dressées, un peu fermes et pubescentes, sont interposées aux feuilles ; les fleurs sont disposées en petites grappes axillaires et bifurquées, le calice est adhérant, son limbe est à 5 divisions ovales, oblongues; la corolle est infundibuliforme, évasée, quinquéfide; les 5 étamines sont incluses et attachées au tube ; le fruit est un nuculaine ovoïde, bleuâtre, renfermant 2 nucules.

La racine de cette plante est connue sous le nom d'*ipécacuanha strié* ou *noir.* Elle est rameuse, articulée, un peu fibrillaire, mais sans anneaux saillants, tranchés et irréguliers comme dans l'ipécacuanha officinal. Elle est striée sur sa longueur et non cerclée ; sa teinte extérieure est d'un gris brun ou noir. Sa cassure est noirâtre (et non blanche) à l'intérieur, son odeur nulle ainsi que sa saveur. L'axe fibreux ou *méditullium* est en général plus gros que la partie corticale de la racine, qui est ordinairement plus grosse d'un tiers que celle de l'ipécacuanha officinal. L'analyse du *Psychotria emetica* a été faite par M. Pelletier ; il y a trouvé, sur 100 parties, 9 de matière vomitive et 12 de matière grasse ; le reste était formé d'amidon très abondant, de gomme et de ligneux; ce qui montre que cette racine n'a guère que la moitié de l'activité de l'ipécacuanha officinal. On l'emploie au Pérou, sous le nom de *raicilla* (petite racine), ainsi que nous faisons du *Cephælis;* mais il est nécessaire d'en doubler la dose. Comme cette racine ne se trouve plus dans le commerce, on n'en fait aucun emploi dans la pratique médicale européenne.

IPÉCACUANHA ONDULÉ (*ipécacuanha blanc amylacé*, Mérat). — Il est fourni par le *Richardsonia brasiliensis*, plante qui croît au Brésil et dans d'autres parties de l'Amérique méridionale. Sa racine est inodore, d'une teinte grise blanchâtre, ridée, tortue, coupée d'anneaux assez marqués, mais qui ne font pas un tour complet ;

sa cassure est d'un blanc d'amidon , et à la loupe on aperçoit les grains ; son axe varie en volume. Cette racine est d'une insipidité absolue et parfaitement inodore. Elle contient, d'après M. Richard, émétine, 3,5 ; amidon, 54 ; matière extractive particulière, 22 ; ligneux, 19 ; des traces d'acide gallique ; pas de matière grasse. On peut juger, d'après ces résultats, que cette espèce est encore moins énergique que l'ipécacuanha strié, et qu'on doit en rejeter l'usage ; elle n'existe plus d'ailleurs dans le commerce.

Faux ipécacuanhas. — On comprend sous ce nom une foule de racines différentes qui, dans divers pays, ont été proposées ou employées comme succédanés de l'ipécacuanha, mais qui ne sont point usitées en France. Guibourt cite : 1° *Faux ipécacuanha du Brésil*, fourni par l'*Ionidium ipecacuanha*, Vent.; 2° *autre faux ipécacuanha du Brésil*, produit par l'*Ionidium parviflorum*, Vent.; 3° *faux ipécacuanha de Cayenne*, produit par l'*Ionidium itouboa*, Vent.; 4° *faux ipécacuanha de l'Amérique septentrionale*, produit par le *Gillenia trifolatia*, Mœnch (rosacées); 5° *autre faux ipécacuanha de l'Amérique septentrionale*, produit par l'*Euphorbia ipécacuanha* (euphorbiacées) ; 6° *faux ipécacuanha des Antilles* (Asclepias curassavica, L.) ; 7° *faux ipécacuanha de l'Ile de France*, ipécacuanha blanc de Lemery, produit par le *Cynanchum ipecacuanha*, Rich. (apocynées) ; 8° *faux ipécacuanha de Bourbon*, produit par le *Periploca mauritiana*, Poir. (apocynées).

CAINCA. — On donne ce nom à la racine du *Chiococca anguifuga* de la famille des rubiacées. On la classe habituellement parmi les diurétiques ; mais comme elle est fournie par la famille qui donne l'ipécacuanha, comme elle s'en rapproche aussi par sa forme extérieure et par ses propriétés évacuantes, je l'ai classée à la suite de ce médicament.

CHIOCOQUE (*Chiococca*, L., J.).— Limbe du calice à 5 dents; corolle infundibuliforme, presque campanulée, à 5 divisions étalées; 5 étamines renfermées dans l'intérieur de la corolle; style simple terminé par 2 stigmates linéaires, soudés en un seul; fruit charnu, un peu comprimé, renfermant 2 nucules lisses, allongés, comprimés, indéhiscents et monostermes. Arbustes sarmenteux, tous originaires d'Amérique, ayant les fleurs disposées en petites grappes axillaires et unilatérales.

Chiocoque anguifuge (*Chiococca anguifuga*, L.).— Arbuste sarmenteux qui croît au Brésil, s'élève à la hauteur de 2 à 4 mètres;

ses feuilles sont opposées, accompagnées de stipules ovales, acuminées; ses fleurs sont disposées en grappes paniculées sortant de
l'aisselle des feuilles. Le fruit consiste en une petite baie sèche,
presque didyme, couronnée par les dents du calice et contenant
deux semences à albumen cartilagineux, comme celui du café. On
lui attribue, ainsi qu'au *C. racemosa*, la racine du caïnca.

RACINE DE CAÏNCA. — Elle est la seule partie de cette plante qu'on
emploie; elle est rameuse, composée de radicules cylindriques
longues de plus d'un pied, et dont la grosseur varie depuis celle
d'une plume jusqu'à celle d'un doigt; elle est formée d'une écorce
brûnâtre, peu épaisse, qui seule est sapide, âcre et amère; elle
entoure un corps ligneux blanchâtre, qui forme à lui seul toute la
masse de la racine, et dont la cassure paraît criblée de trous
lorsqu'on l'examine à la loupe. L'écorce offre souvent, de distance
en distance, des fissures transversales, et se sépare assez facilement du bois. A cet égard le caïnca se rapproche de l'ipécacuanha
gris. Le caractère le plus frappant de la racine de caïnca consiste
dans les nervures très apparentes qui parcourent longitudinalement
ses gros rameaux, et qui sont formés à l'intérieur d'un méditullium ligneux entouré de son écorce, confondue avec celle du rameau; de sorte que l'on dirait des radicules décurrentes qui se
sont soudées par approche avec le tronc principal.

La racine de caïnca a été analysée par MM. Pelletier et Caventou; elle contient : 1° matière grasse verte, d'odeur vireuse;
2° matière jaune extractive et amère; 3° matière colorante visqueuse; 4° acide caïncique.

ACIDE CAÏNCIQUE. — Pour le préparer, on redissout dans l'eau
l'extrait alcoolique de caïnca; on filtre; on y ajoute successivement
de petites portions de lait de chaux, jusqu'à ce que la dissolution
soit dépourvue d'amertume. Il en résulte un sous-caïncate de chaux
insoluble, qui doit être mis en contact à chaud, avec une dissolution alcoolique d'acide oxalique; bientôt le sel est décomposé; il
suffit alors de passer la nouvelle liqueur à travers un filtre, et de
la laisser refroidir; une partie de l'acide caïncique s'en dépose sous
forme de petites aiguilles déliées, ordinairement groupées entre
elles; le reste s'obtient par une douce évaporation. L'acide caïncique pur est sans odeur; sa saveur, nulle d'abord, devient ensuite
fortement amère, et laisse un léger sentiment d'astriction à la
gorge, qui se dissipe bientôt; il rougit le papier tournesol d'une
manière très sensible. Pris intérieurement, il agit comme un puissant diurétique, et c'est sans doute en lui que réside la vertu de
la racine de caïnca. Chauffé dans un tube de verre, à la lampe à

esprit-de-vin, il se ramollit, se charbonne, et donne un sublimé blanc sans amertume, et par conséquent d'une autre nature que l'acide lui-même; l'air ne l'altère pas; l'eau n'en dissout que la 1/600 partie de son poids; il en est de même de l'éther. L'alcool, au contraire, le dissout facilement, mais plus à chaud qu'à froid, et le laisse cristalliser par refroidissement Les acides concentrés exercent sur l'acide caïncique une action remarquable. L'acide sulfurique le charbonne immédiatement en le décomposant. L'acide chorhydrique le dissout, mais presque à l'instant le convertit en une masse gélatineuse transparente, insoluble dans l'eau et dépourvue d'amertume. L'acide azotique agit d'abord d'une manière analogue, puis donne lieu à un dégagement de bi-oxyde d'azote, et enfin, longtemps après, à une matière jaune, amère, sans aucune trace d'acide oxalique. L'acide acétique, à chaud, agit encore sur l'acide caïncique, de même que l'acide chlorhydrique; à froid, il n'en opère que la dissolution.

L'acide caïncique sec est composé, suivant Liebig, de 8 atomes de carbone (57,38), 14 atomes d'hydrogène (7,48), et 4 atomes d'oxygène (35,14); l'acide hydraté contient 1 atome d'eau.

Il paraît, d'après M. François, que l'acide caïncique est le principe actif du caïnca; on l'a employé en pastilles contre l'hydropisie essentielle, à la dose de 20 à 60 centigrammes.

Propriétés médicales. — La racine du caïnca est, dit-on, très employée au Brésil : elle passe pour diurétique, tonique, purgative et anthelminthique; elle a été expérimentée en France par M. François, il assure qu'elle est tonique sans être irritante, qu'elle purge sans fatiguer les organes ; mais la propriété sur laquelle on a le plus insisté, c'est son action spéciale sur le rein, dont elle augmente l'activité et dont elle modifie la sécrétion. On l'a beaucoup vantée dans le traitement de l'hydropisie essentielle. Ce remède a eu sa vogue pendant quelques années, il est presque délaissé aujourd'hui peut-être à tort.

Tisane de caïnca. — Suivant M. François, on fait macérer pendant quarante-huit heures 8 gram. d'écorce de racine de caïnca dans 250 gram. d'eau; puis on fait bouillir dix minutes et l'on passe. On administre cette dose en deux fois.

Teinture de caïnca. — Caïnca, 1 p.; alcool à 21 degrés Cart., 8 p.; f. s. a. Dose, 10 à 40 gram. dans une potion.

Teinture ammoniacale de caïnca. — Alcool ammoniacal au 1/6, 40 gram.; caïnca en poudre, 10 gram. Faites macérer pendant huit jours et filtrez. Cette teinture a une couleur verte foncée due à l'action prolongée de l'ammoniaque sur la matière colorante du caïnca.

Vin de caïnca. — Caïnca, 1 p.; vin de Malaga, 16 p.; f. s. a. Dose,
20 à 100 gram.

Extrait de caïnca. — Préparez par lixiviation avec de l'alcool à
21 degrés Cart.; le caïnca donne 1/6e de son poids d'extrait. Dose,
30 centigr. à 5 gram. C'est sous cette forme que l'on administre encore
quelquefois le caïnca.

Émétiques fournis par le règne minéral.

De même que l'ipécacuanha est pour ainsi dire le seul émétique
fourni par le règne végétal qui soit employé, de même les préparations antimoniales en général, et le tartre stibié en particulier,
sont, pour ainsi dire, exclusivement employés comme émétiques
minéraux. On prescrit encore quelquefois, dans les cas d'empoisonnement, le sulfate de zinc à la dose de 30 à 50 centigrammes ;
le sulfate de cuivre à la dose de 10 à 30 centigrammes, mais ils
ont peu d'avantages sur l'émétique, et leur emploi n'est pas sans
inconvénient ; il vaut donc mieux, sauf indications spéciales, s'en
tenir à l'émétique. Insistons cependant sur une application importante du *sulfate de cuivre ;* c'est son emploi contre le croup. Nous
en traiterons plus loin.

Pour ne point interrompre l'histoire des antimoniaux, je vais
réunir ici toutes ces préparations, qui agissent toutes, d'ailleurs,
de la même manière, et dont l'énergie est proportionnelle à la
solubilité.

ANTIMOINE ET PRÉPARATIONS ANTIMONIALES. —
Les préparations antimoniales fournissent une série de médicaments précieux. On distingue les préparations *solubles* et les préparations *insolubles :* les premières sont plus ou moins vénéneuses ;
elles provoquent le vomissement avec une grande énergie ; elles ont
une faible saveur métallique : leurs dissolutions se troublent quand
on les étend d'eau, mais elles ne sont point troublées quand l'acide
est végétal. Le gaz sulfhydrique et les sulfhydrates les précipitent
en orangé. A l'état concentré, elles ne sont pas précipitées par une
solution également concentrée de cyanure ferroso-potassique. Le
fer, le zinc, l'étain, précipitent l'antimoine en poudre fine ; le tannin les précipite ; le quinquina et la noix de galle sont leur meilleur contre-poison.

J'ai dit, il y a un instant, qu'on distinguait les antimoniaux en
préparations *solubles* et en préparations *insolubles :* cette distinction
est bonne en thérapeutique, mais elle est inexacte sous le point de

vue chimique; en effet, les préparations insolubles sont attaquées sous l'influence des acides, des alcalis et des sels qu'on trouve dans l'appareil digestif, et c'est seulement la partie dissoute qui manifeste sa puissance, qui est d'autant moins grande que dans un temps donné, il y a moins de composé antimonial dissous. Les antimoniaux appliqués, soit sur une muqueuse, soit sur la peau, déterminent une irritation locale assez intense qui est suivie, lorsque l'application est suffisamment prolongée, d'un développement de pustules spécifiques qui ressemblent beaucoup aux pustules varioliques, ou plutôt à celles du vaccin. Les préparations antimoniales ingérées dans l'estomac sont absorbées en partie par les expansions des *vasa breviora*, et en partie aussi par les orifices de la veine porte ; elles sont éliminées assez rapidement de l'économie ; en effet, deux organes importants concourent à les séparer du sang, les reins et le foie. Notons cependant qu'en traversant ce dernier organe elles s'y condensent.

PROPRIÉTÉS PHYSIOLOGIQUES. — Lorsqu'une préparation antimoniale aura été ingérée en quantité suffisante, on la retrouvera toujours dans l'urine, dans les matières excrémentitielles, et l'organe qui en donnera le dernier des traces sera le foie; cela se conçoit facilement, puisque c'est à la fois l'organe intermédiaire de la transmission dans le sang et l'organe qui élimine du sang les préparations antimoniales.

Par rapport à leur action sur la série animale, les préparations antimoniales présentent d'étranges anomalies.

L'action de l'émétique sur l'homme et les animaux carnivores est bien connue : de très petites quantités déterminent des vomissements abondants ; les animaux ruminants, au contraire, peuvent prendre des quantités considérables de préparations antimoniales, d'émétique même, sans en ressentir aucune fâcheuse influence. Les belles expériences de M. Flourens ont établi ce fait capital. D'un autre côté, mes expériences sur les poissons et les animaux qui vivent dans l'eau ont démontré qu'à dose égale, l'émétique agissait sur ces animaux avec plus de rapidité et de puissance que l'acide arsénieux, et à plus forte raison que l'arséniate de soude.

Si nous cherchons à nous rendre compte de ces anomalies, on pourrait penser que chez les animaux ruminants, l'émétique se trouve en présence de corps qui, comme le tannin du quinquina, le décomposent et le rendent insoluble, tandis que chez les animaux qui vivent dans l'eau, le sel antimonial est toujours absorbé et toujours agissant; sa puissance, supérieure aux préparations arsenicales, tiendrait à ce que ces dernières n'ont une action plus

funeste chez les carnivores que parce qu'elles sont beaucoup moins
rapidement éliminées que les antimoniaux. Quoi qu'il en soit de
ces explications, sur lesquelles je reviendrai plus tard dans un
mémoire à part, en présentant les expériences à l'appui, la différence d'action des antimoniaux sur les divers animaux n'en est
pas moins digne de fixer l'attention des physiologistes.

PROPRIÉTÉS MÉDICALES. — Les préparations antimoniales, solubles lorsqu'elles sont absorbées en quantité suffisante, ont
pour premier effet de provoquer des vomissements, qui se déclarent le plus souvent dix minutes après l'administration du médicament. Ces vomissements sont déterminés moins par l'irritation
locale que par une action spécifique. On se rappelle, en effet, cette
mémorable expérience de M. Magendie, où, l'émétique étant injecté dans les veines d'un chien chez lequel l'estomac était remplacé par une vessie, les efforts de vomissements n'en furent pas
moins manifestes. L'action émétique des antimoniaux peut s'expliquer encore, parce que ces agents sont rapidement éliminés par
les organes qui versent des liquides dans l'appareil digestif.

Quand on donne des antimoniaux à un individu en santé, il vo-
mit presque toujours; mais quand on prescrit des préparations
antimoniales à un malade qui est à la diète depuis plusieurs jours,
comme les liquides dissolvants sont moins abondants dans l'appareil
digestif, l'absorption est lente et bornée, et l'effet émétique ne se
fait plus sentir.

Il est encore une autre condition dans laquelle l'effet émétique
peut manquer, quoiqu'on administre une préparation antimoniale
soluble à dose élevée; on dit alors qu'il existe un état de tolérance.
Cela vient uniquement de ce que ces préparations antimoniales,
étant prescrites à des individus affaiblis par la diète, ont bientôt
épuisé leur action spécifique sur les muscles, qui, par leur contraction, déterminent les vomissements; la tolérance s'établit alors,
et les antimoniaux n'étant plus rejetés au dehors avec les matières
vomies, l'absorption est alors beaucoup plus considérable. Si l'administration des antimoniaux est continuée pendant longtemps, il
peut se déclarer un état de saturation qui se manifeste par un état
d'irritation dans toute la gorge et dans la bouche, qui s'accompagne
d'une saveur métallique. Il faut suspendre alors l'usage des antimoniaux.

Lorsque les préparations antimoniales sont absorbées, outre
l'effet émétique sur lequel nous avons insisté, elles déterminent un
trouble très remarquable dans la circulation. Lorsqu'elles sont
prescrites à des individus qui sont en proie à une pneumonie, ou

à un rhumatisme aigu, ou à une autre maladie inflammatoire, le plus souvent on remarque une diminution notable dans le nombre des pulsations et dans celui des inspirations. C'est ce qui a fait considérer les antimoniaux comme les agents les plus précieux de la médication contro-stimulante. En même temps qu'on observe cet effet sur la circulation, on remarque une augmentation dans la transpiration cutanée et dans la sécrétion urinaire. Lorsqu'on administre des antimoniaux aux animaux domestiques, cette augmentation dans la quantité d'urine est tellement remarquable, que ces médicaments doivent être regardés pour eux comme les meilleurs diurétiques, et qu'ils sont très utiles sous ce point de vue.

Les préparations antimoniales données à dose contro-stimulante sont usitées en première ligne contre la pneumonie aiguë; on les a employées aussi utilement pour combattre le rhumatisme articulaire aigu, l'hépatite aiguë, la phlébite, le catarrhe suffocant, etc.

Antimoniaux sous le point de vue toxicologique et médico-légal. — Les antimoniaux sont infiniment moins vénéneux pour l'homme qu'on ne le supposait jadis. La pratique des médecins italiens a beaucoup diminué nos appréhensions à cet égard : cependant on doit convenir aussi qu'il existe des exemples bien constatés d'empoisonnement par le tartre stibié. Lorsqu'il s'agira de combattre un empoisonnement par cette substance, aucun contre-poison n'est plus convenable que la décoction de quinquina. J'en ai éprouvé les bons effets. On voit, après l'administration de cette décoction, cesser les vomissements, et les accidents causés par l'antimoine diminuent bien vite.

Il n'est pas beaucoup de sel plus facile à reconnaître que le tartre stibié, s'il est isolé. On peut en jeter une très petite quantité sur un charbon; on a l'odeur de caramel propre au tartrate, et en chauffant au chalumeau à la flamme de réduction, on obtient un petit culot d'un métal blanc, cassant, donnant un oxyde blanc à la flamme d'oxydation. En dissolution, on reconnaît facilement l'émétique à l'aide de l'appareil de Marsh.

ANTIMOINE MÉTALLIQUE, *régule d'antimoine (stibium).* — Il est d'un blanc argentin, d'une texture lamelleuse et à petits grains quand il est pur, et à larges facettes quand il contient des métaux étrangers; il est cassant, d'une densité de 6,8 ; il fond à 425 degrés, se volatilise à la chaleur rouge blanche ; le poids de son atome est de 806,452. Il existe dans la nature à l'état métallique; mais celui qu'on trouve dans le commerce s'obtient en chauffant le sulfure d'antimoine avec du fer ou bien en l'oxydant par un grillage, et le fondant avec du tartre ou du charbon et un peu de carbonate de soude. Le métal ainsi obtenu contient plusieurs métaux étrangers, du fer, du plomb, de l'arsenic. Pour le purifier, on l'étend, après l'avoir réduit en poudre, sur un plat de terre vernissé, large et peu profond; on chauffe graduellement jusqu'à ce qu'il se manifeste des taches noires sur la surface; on diminue alors la chaleur; les taches augmentent; la masse devient incandescente malgré l'abaissement de température; on brasse avec une spatule de fer tant que l'incandescence dure; l'antimoine absorbe ainsi 12,5 p. 100 d'oxygène; il se convertit ainsi en sous-oxyde qu'on met dans un creuset couvert, et qu'on fond à la plus basse température possible. On obtient ainsi deux produits : 1° à la partie inférieure, un culot d'antimoine pur; 2° à la partie supérieure, une scorie formée d'aiguilles assez brillantes : c'est de l'oxyde antimonique combiné avec les oxydes des métaux étrangers que pouvait contenir l'antimoine.

Sérullas a donné un bon moyen pour s'assurer que l'antimoine ne contient plus d'arsenic : on en broie un petit fragment avec le double de son poids de tartre : on chauffe assez fortement ce mélange dans un petit creuset couvert et luté ; on obtient par ce moyen un alliage de potassium et d'antimoine qui jouit de la propriété de décomposer l'eau. Si l'on recueille l'hydrogène qui provient de cette réaction dans une cloche longue et étroite, et qu'on y introduise une allumette enflammée, on voit le gaz brûler couche par couche sans laisser aucun dépôt sur les parois ; tandis que s'il contient les moindres traces d'arsenic, il s'y dépose des pellicules noirâtres d'arsenic très divisé.

PROPRIÉTÉS MÉDICALES. — Autrefois on employait en médecine l'antimoine métallique ; on faisait de petites balles que l'on avalait, et que l'on rendait par les selles à peu près telles qu'on les avait prises; elles pouvaient ainsi servir un grand nombre de fois ; on les nommait *pilules perpétuelles*. M. Trousseau a fait des expériences curieuses sur l'emploi de l'antimoine métallique réduit en poudre fine par la porphyrisation ; il l'a administré pour combattre la pneumonie et le rhumatisme articulaire ; on le donne en suspension dans un looch ou dans une potion mucilagineuse, à la dose de 50 centigrammes à 5 grammes. En le mêlant avec 2 parties d'axonge, il a obtenu une *pommade antimoniale* qui agit comme la *pommade d'Autenrieth*.

OXYDES ET ACIDES DE L'ANTIMOINE. ANTIMONIATES. — L'antimoine peut former avec l'oxygène quatre combinaisons : 1° un sous-oxyde d'un brun noir, qui se forme quand on emploie l'antimoine comme conducteur positif d'une pile ; 2° l'oxyde d'antimoine salifiable ou oxyde antimonique ; 3° l'acide antimonieux ; 4° l'acide antimonique. Ces oxydes d'antimoine sont très peu actifs ; ils sont rangés parmi les composés antimoniaux insolubles dans l'eau ; mais M. H. Capitaine a montré qu'ils y étaient très faiblement solubles.

OXYDE D'ANTIMOINE (*protoxyde d'antimoine, oxyde antimonique*). — Il est formé de 2 atomes d'antimoine et de 3 atomes d'oxygène ; il est blanc ou gris de perle, fusible, volatil ; il est insoluble dans l'eau ; c'est le seul des oxydes d'antimoine qui se combine avec les acides ; il se combine aussi avec les alcalis. On l'obtient : 1° par la voie sèche ; 2° par la voie humide.

1° OXYDE D'ANTIMOINE CRISTALLISÉ (*fleurs argentines d'antimoine*). — Mettez une quantité suffisante d'antimoine dans un têt à rôtir ; placez ce têt dans le moufle d'un petit fourneau à coupelle de Darcet, préalablement échauffé ; substituez à la porte du moufle un gros charbon bien allumé, et placez-le de manière qu'il n'obstrue pas complétement l'ouverture. Lorsque l'antimoine sera en pleine fusion et qu'il répandra d'abondantes vapeurs, bouchez toutes les ouvertures du fourneau, excepté celle du moufle. A mesure que la température baissera, l'oxyde d'antimoine se déposera d'abord sur les parois du têt, puis sur la surface de l'antimoine, en aiguilles longues, aplaties et d'un brillant nacré. Quand le métal sera refroidi, retirez le têt, et séparez l'acide produit.

2° OXYDE D'ANTIMOINE PAR PRÉCIPITATION. — Prenez : poudre d'Algaroth (*oxydo-chlorure d'antimoine*), 2 parties ; bicarbonate de potasse, 1 partie ; dissolvez le bicarbonate dans dix fois son poids d'eau à peu près ; ajoutez à la dissolution la poudre d'Algaroth, et faites bouillir pendant une demi-heure environ ; décantez ; lavez exactement le précipité, et faites-le sécher. Nous indiquerons plus bas les propriétés médicales de l'oxyde d'antimoine.

ACIDE ANTIMONIEUX. — Il est composé de 2 atomes d'antimoine et de 4 atomes d'oxygène. On le prépare en traitant l'antimoine par l'acide nitrique concentré, et calcinant au rouge la poudre blanche qui se produit. L'hydrate s'obtient en saturant d'acide une dissolution d'antimoine de potasse. L'acide antimonieux est d'un beau blanc, inaltérable par la chaleur, infusible et fixe ; son hydrate est blanc et rougit les couleurs bleues végétales ; insoluble dans l'eau et dans l'acide nitrique, il se dissout un peu dans l'acide sulfurique bouillant, mieux dans l'acide chlorhydrique.

L'eau le précipite de ses dissolutions acides. J'indiquerai à la fin de cet article les propriétés médicales de l'acide antimonieux.

ACIDE ANTIMONIQUE (*matière perlée de Kerkringius*). — Il est composé de 2 atomes d'antimoine et de 3 atomes d'oxygène ; il est d'une couleur blanche, légèrement jaune ; son *hydrate* est blanc ; à la chaleur rouge, il abandonne une partie de son oxygène, et se transforme en acide antimonieux ; il est insoluble dans l'eau et dans les acides, excepté l'acide chlorydrique concentré et bouillant employé en grande quantité. Pour le préparer, on sature par l'acide sulfurique les eaux de lavage provenant de la préparation du *surantimoniate de potasse ;* le précipité, qui est assez abondant, est l'acide antimonique hydraté.

SURANTIMONIATE DE POTASSE (*antimoine diaphorétique lavé*). — C'est un produit qui peut être variable, suivant les recettes qui ont servi à le préparer et la manière dont elles ont été exécutées. Voici d'abord le procédé indiqué par le Codex : Prenez antimoine pur, 1 partie ; nitrate de potasse, 2 parties ; réduisez en poudre fine chacun de ces deux corps, faites-en un mélange exact; projetez-le par petites portions dans un creuset préalablement chauffé au rouge ; lorsque celui-ci en sera presque entièrement rempli, adaptez-y un couvercle, et maintenez-le rouge pendant une demi-heure environ ; enlevez alors la matière pâteuse qu'il contient (cette matière, avant son lavage, portait autrefois le nom d'*antimoine diaphorétique non lavé*) ; laissez-la refroidir, placez-la dans une terrine de grès, et versez dessus une assez grande quantité d'eau bien limpide ; laissez la matière se déliter d'elle-même, agitez-la ensuite avec un morceau de bois très propre, lavez par décantation, et jusqu'à ce que l'eau n'ait plus de saveur sensible ; jetez enfin le dépôt sur un carré de toile serrée et faites-le sécher à l'étuve. L'antimoine diaphorétique doit être d'une blancheur parfaite ; il est composé d'acide antimonique, 87,75 ; potasse, 12,25. Ce procédé vaut mieux que celui donné par le Codex de 1847, qu n'employait que parties égales d'antimoine et de nitrate de potasse ; et suivant que la calcination avait été soutenue plus ou moins de temps, on obtenait des mélanges de surhypantimonite, surantimonite et surantimoniate de potasse ; car l'antimoine n'était pas complétement oxydé, et il se formait les trois oxydes d'antimoine, qui tous les trois peuvent former des combinaisons insolubles avec la potasse. Dans le procédé actuellement en usage, il ne faut pas chauffer trop longtemps, car Berzélius a montré que par une chaleur longtemps soutenue toute la masse pouvait se dissoudre.

Propriétés médicales des combinaisons insolubles d'antimoine. — Un grand nombre de médeçins anciens ont employé les fleurs argentines d'antimoine, la matière perlée de Kerkringius, l'antimoine diaphorétique lavé, la poudre d'Algaroth. On voit, en lisant l'analyse de leurs travaux par Gmelin, qu'ils reconnaissent à tous les antimoniaux insolubles une action dans les maladies aiguës et chroniques de poitrine, dans les affections goutteuses et rhumatismales ; qu'ils leur reconnaissent la propriété de faciliter l'expectoration, de calmer la dyspnée, de favoriser la sueur et surtout la diurèse. Cependant ces préparations étaient tombées dans l'oubli, lorsque M. Trousseau entreprit de les réhabiliter ; dans son premier travail il disait : Il n'existe pas d'agents antiphlogistiques plus puissants, lorsqu'on administre ces médicaments dans des circonstances convenables. Il a vu que sous leur influence le pouls devenait plus lent, et le nombre des mouvements respiratoires devenait beaucoup moins fréquent ; c'est particulièrement dans les pleuro-pneumonies aiguës qu'on a employé ces préparations. C'est l'antimoine diaphorétique lavé, qui a été presque exclusivement usité sous le nom impropre d'*oxyde blanc d'antimoine* que lui avait donné le Codex en 1817. On le prescrivait à la dose de 1 à 8 grammes, suspendu dans un looch ou dans une potion gommeuse. C'est particulièrement chez les enfants ou chez les malades qui ont l'appareil digestif très irritable qu'on prescrit l'antimoine diaphorétique. On emploie beaucoup plus fréquemment aujourd'hui l'émétique ou le kermès. Voici les remarques de M. Tessier, de Lyon, sur l'emploi des antimoniaux.

Le traitement qu'emploie M. Teissier consiste dans l'usage de l'oxyde blanc d'antimoine chez les enfants ou chez les adultes, et celui du kermès et de l'émétique chez les vieillards. Sous l'influence de ce traitement, dit M. Teissier, les pneumonies les plus graves ont une issue heureuse et la convalescence est plus prompte et plus courte que par l'emploi des émissions sanguines. L'oxyde blanc d'antimoine, regardé à tort, suivant lui, par un certain nombre de praticiens comme une substance insignifiante, lui a paru, au contraire, avoir une action résolutive spéciale sur les poumons enflammés, action qui est marquée, principalement vers le quarantième ou le cinquantième jour de la maladie. Dans la pleuro-pneumonie avec point de côté douloureux, il aide l'action des antimoniaux pour l'application de larges vésicatoires sur la poitrine.

A Lyon, un grand nombre de médecins ne pratiquent pas d'autre méthode depuis fort longtemps, et se louent beaucoup d'avoir abandonné les émissions sanguines, surtout les saignées générales. M. Magaud imite depuis plusieurs années la même pratique et n'a eu qu'à se louer aussi d'avoir fait usage des préparations antimoniales. Enfin, M. Poyet a consigné dans sa thèse de nombreux faits recueillis dans le service de M. Roy, et qui établissent l'efficacité de l'oxyde blanc d'antimoine.

POUDRE ANTIMONIALE (*poudre de James*). — Prenez : sulfure d'antimoine en poudre, corne de cerf râpé, aa. p. é. Mélangez ces deux matières et grillez-les sur un têt en terre, de remuant continuellement jusqu'à ce qu'elles soient réduites en une poudre grisâtre. Passez cette poudre sur un porphyre pour l'obtenir dans un grand état de division, et chauffez-les au rouge dans un creuset pendant deux heures (Codex et Pharm. d'Édimbourg). Berzélius a analysé une poudre analogue, et l'a trouvée composée de 2/3 d'acide antimonieux et 1/3 de phosphate de chaux, avec 1 p. 0/0 d'antimonite de chaux.

Ce composé est peu usité en France; il est plus employé en Angleterre comme excitant et diaphorétique. On l'administre à la dose de 20 à 50 centigram., en poudre ou en pilules, toutes les trois ou quatre heures.

SULFURES ET OXYDO-SULFURES D'ANTIMOINE. — L'antimoine se combine avec le soufre en formant trois combinaisons qui correspondent par leur composition aux divers degrés d'oxydation de ce métal. Un seul est employé : c'est le *sulfure antimonique*. Cependant le bisulfure fait partie du soufre doré d'antimoine. Nous réunissons dans ce paragraphe le *sulfure antimonique*, le *kermès*, le *soufre doré*, et d'autres combinaisons oxysulfurées d'antimoine.

SULFURE D'ANTIMOINE (*antimoine cru*, *protosulfure d'antimoine*, *sulfure antimonique*). — Il est formé de 2 atomes d'antimoine (72,67) et de 3 atomes de soufre (27,33). Il existe en abondance dans la nature ; on en trouve des mines en France, en Angleterre. Il est en masses formées d'aiguilles cristallines brillantes, d'une couleur grise ayant l'éclat métallique. Il entre facilement en fusion. Chauffé au contact de l'air, il s'y transforme en oxyde d'antimoine et en acide sulfureux. Il est insoluble dans l'eau, mais il se dissout dans l'acide chlorhydrique avec dégagement de gaz sulfhydrique. On le prépare dans les arts par la simple fusion du minerai ; mais il contient des sulfures de plomb, de fer, de cuivre, et surtout du sulfure d'arsenic qui peut lui communiquer des propriétés vénéneuses. Pour les usages médicaux, il faut le préparer artificiellement, en fondant ensemble dans un creuset de terre 2 1/2 parties d'antimoine et 1 partie de soufre, et donnant un coup de feu vif pour chasser le soufre.

PROPRIÉTÉS MÉDICALES. — Le sulfure d'antimoine était autrefois conseillé comme émétique, excitant et diaphorétique ; on l'emploie quelquefois aujourd'hui pour combattre les maladies cutanées, les engorgements scrofuleux, et. les maladies vénériennes anciennes et rebelles au mercure. Il sert à préparer le kermès, le soufre doré, etc.; il entre dans la préparation de la tisane de Feltz. Il est peut-être utile à cause de la combinaison arsenicale qu'il contient.

POUDRE DE SULFURE D'ANTIMOINE. — On la prépare par porphyrisation et lévigation. Dose, 50 centigr. à 2 gram., et même 4 gram., en suspension dans une potion ou en pilules.

TABLETTES ANTIMONIALES DE KUNKEL. — Prenez : amandes douces, 64 gram.; sucre blanc, 487 gram.; poudres de petit cardamome, 32 gram.; de cannelle, 16 gram.; sulfure d'antimoine en poudre impalpable, 32 gram.; mucilage de gomme adragante, q. s. Mondez les amandes de leur pellicule, réduisez-les en poudre à l'aide du sucre; ajoutez les autres poudres, et après les avoir mélangées intimement, faites au moyen du mucilage une masse que vous diviserez en tablettes de 1 gram. Chaque tablette contiendra 5 centigr. de sulfure d'antimoine (Codex). Dose, 2 à 10 par jour.

PRÉPARATIONS ANTIMONIALES (Lalouet). — *Sirop ou rob sudorifique.* — Extrait alcoolique de salsepareille, 30 gram.; sulfure d'antimoine récemment pulvérisé, 20 gram.; carbonate de soude, 4 gram.; sucre blanc, 1000 gram.; essence de sassafras, 3 gouttes. On fait bouillir pendant un quart d'heure le sulfure d'antimoine et le carbonate de soude, dans environ 500 gram. d'eau distillée; on laisse refroidir complétement, on filtre au papier, et l'on fait dissoudre l'extrait dans le liquide à la chaleur du bain-marie.

D'autre part, on divise l'huile volatile dans le sucre, et l'on ajoute ce dernier à la dissolution, on fait un sirop par simple solution.

Tisane sudorifique. — Salsepareille, 30 gram.; brou de noix, 8 gram.; sulfure d'antimoine récemment pulvérisé (non dans un nouet), 5 gram.; carbonate de soude, 5 centigr. F. s. a. et laissez déposer.

Pilules antimoniales. — Sucre d'antimoine récemment pulvérisé, 4 gram.; carbonate de soude pulvérisé, 1 gram.; extrait de feuilles de noyer, 5 gram. F. s. a. 72 pilules.

OXYDO-SULFURE D'ANTIMOINE (*kermès natif*). — Ce composé se trouve dans la nature accompagnant les autres minerais d'antimoine. Il est formé de 1 atome d'oxyde d'antimoine et de 2 atomes de sulfure d'antimoine. On peut l'obtenir sous forme d'une poudre jaunâtre, insoluble dans l'eau, qui est inusitée, mais que nous devons signaler parce qu'elle se trouve dans plusieurs composés que nous allons étudier.

Lorsqu'on grille le sulfure d'antimoine jusqu'à ce qu'il soit devenu d'un gris de cendre, et que par ce grillage on l'a converti en partie en oxyde d'antimoine et en acide sulfureux, on obtient ensuite divers produits que nous allons passer en revue.

Foie d'antimoine. — C'est le produit précédent fondu. Il se présente sous forme de masses brunes, qui contiennent un mélange variable d'oxydo-sulfure et d'oxyde d'antimoine : environ 3 parties d'oxyde pour 1 partie de sulfure. Quand on le réduit en poudre, on le connaît alors en médecine vétérinaire sous les noms de *safran des métaux* (*crocus metallorum*), et on l'administre aux chevaux comme vermifuge et purgatif, à la dose de 30 grammes.

Verre d'antimoine. — C'est un mélange de beaucoup d'oxyde d'antimoine avec un peu d'oxydo-sulfure, il contient en outre, suivant Vauquelin, 10 pour 100 de silice et de l'oxyde de fer. Il se présente sous forme de plaques demi-transparentes, d'une couleur hyacinthe.

Pour le préparer, on grille plus longtemps le sulfure d'antimoine, et avec précaution, pour ne pas fondre, pour détruire plus de sulfure d'antimoine : aussi il en contient beaucoup moins. On fond la masse dans un creuset de terre quand elle a acquis une couleur gris-blanc. Le verre d'antimoine ne sert guère qu'à préparer l'émétique ; on l'a administré en poudre fine, comme controstimulant, à la dose de 20 à 30 centigrammes, délayé dans une potion. Inusité.

Rubine d'antimoine. — On donne ce nom à des verres d'antimoine d'une couleur plus foncée, et qui contiennent plus de sulfure.

Kermès minéral (*oxysulfure d'antimoine hydraté*, *sulfure d'antimoine hydraté ; hydro-sulfate d'antimoine*, *poudre des Chartreux*, etc.). Il a été découvert par Glauber ; un de ses élèves le fit connaître à Chastenay, qui communiqua la recette au chirurgien Ligérie : c'est de ce dernier que le gouvernement acheta le secret en 1720. C'est un médicament d'une assez grande importance.

Préparations du kermès minéral. — On a beaucoup discuté sur la nature du kermès, et il paraît qu'il diffère suivant les procédés mis en usage pour l'obtenir ; ils se réduisent à deux principaux :

1° kermès obtenu par la voie humide (1) ; 2° kermès obtenu par a voie sèche. Nous allons donner un exemple détaillé de ces deux modes.

1° *Kermès par la voie humide* (procédé de Cluzel). — Prenez : carbonate de soude cristallisé, 128 parties ; sulfure d'antimoine, 5 parties ; eau, 1280 parties. Faites dissoudre le carbonate de soude à chaud dans une bassine de fonte très propre ; poussez jusqu'à l'ébullition ; agitez avec une spatule de bois, et ajoutez le sulfure d'antimoine réduit en poudre fine. Soutenez l'ébullition pendant une heure environ ; filtrez la solution bouillante dans des terrines de grès préalablement chauffées et contenant une petite quantité d'eau très chaude. Laissez refroidir complétement, en prenant toutes les précautions pour que le refroidissement soit le plus lent possible. Recueillez ensuite sur une toile serrée la poudre rouge qui sera déposée ; lavez-la sur le filtre, même avec de l'eau froide ; continuez les lavages jusqu'à ce que l'eau coule sans saveur marquée. Soumettez à la presse la poudre ainsi lavée ; faites-la sécher dans une étuve modérément chauffée, passez-la au tamis de soie, et conservez-la dans des bocaux très secs, à l'abri du contact de l'air et de la lumière.

Les eaux mères peuvent encore donner du kermès si on les fait bouillir avec le résidu, mais la couleur du kermès ainsi obtenu serait moins foncée.

---

(1) *Procédé de La Ligérie.* — C'est le plus anciennement connu. On fait bouillir pendant deux heures, dans 8 p. d'eau pure, 4 p. de sulfure d'antimoine et 1 p. de nitre fixé par des charbons (carbonate de potasse); on filtre bouillant. Quand la liqueur est refroidie, on la sépare du dépôt de kermès qui s'est formé, et on la fait bouillir de nouveau avec le résidu insoluble, après y avoir ajouté une nouvelle quantité de l'alcali, égale au quart de celui qui a été employé déjà ; on réitère une nouvelle fois cette manœuvre, on lave le kermès obtenu, et on le fait sécher à l'ombre.

Procédé par les alcalis caustiques (ou de Piderit). — Prenez : potasse caustique liquide, 3 p.; sulfure d'antimoine, 1 p.; eau, 1 p. On opère absolument comme pour le procédé de Cluzel. Les alcalis caustiques donnent proportionnellement plus de kermès que les carbonates alcalins ; mais il a une couleur plus rouge et plus terne.

Procédé de Nachet. — Prenez : carbonate de potasse purifié par l'eau froide et desséché, 8 kilogr.; antimoine métal pulvérisé, 1 kilogr.; fleur de soufre lavée, 500 gram.; eau pure, 60 litres. Faites bouillir ensemble jusqu'à ce que la liqueur refroidie laisse précipiter du kermès. Filtrez-la bouillante et recevez-la dans de l'eau chaude. Laissez reposer pendant vingt-quatre heures ; mettez le dépôt à part dans un vaisseau clos. Faites bouillir la liqueur surnageante avec le résidu resté sur le filtre, en y ajoutant : antimoine métal, 500 gram.; fleur de soufre lavée, 400 gram.; eau, s. q. pour équivaloir toujours à 60 litres. Opérez comme ci-dessus. Faites bouillir encore la liqueur surnageante avec : antimoine métal, 250 gram.; fleur de soufre lavée, 125 gram. La liqueur peut servir longtemps, en ajoutant de temps en temps de la potasse, de l'antimoine et de la fleur de soufre, dans les mêmes proportions que ci-dessus. Cependant il arrive un moment où la liqueur laisse précipiter le kermès à mesure qu'il se forme, ce qui a lieu lorsqu'il n'y a plus assez de potasse libre et que la liqueur est saturée d'hydrosulfate de potasse (Nachet). — M. Guibourt a observé que si l'ébullition languissait avec le contact de l'air, au lieu de kermès, il se précipiterait une poudre blanche composée d'acide antimonieux, d'eau et de potasse.

Le kermès obtenu par le procédé de Cluzel est léger, velouté, d'un rouge pourpre foncé, brillant au soleil, il est insipide, inodore ; il se décolore peu à peu au contact de l'air, et finit par prendre une teinte d'un blanc jaunâtre. Chauffé dans une cornue, il noircit en donnant de l'eau légèrement ammoniacale, due à ce qu'il absorbe avec avidité l'azote de l'air. C'est le seul qu'on doive employer en médecine, car il est beaucoup plus ténu et plus facilement attaqué dans l'appareil digestif que les autres sortes de kermès.

2° *Kermès préparé par la voie sèche.* — Prenez : sulfure d'antimoine, 500 parties ; carbonate de potasse, 1000 ; soufre sublimé et lavé, 30. Mélangez exactement ces trois substances et faites fondre le mélange dans un creuset de terre. Lorsque la masse sera en pleine fusion, coulez-la dans un mortier de fer ; laissez-la refroidir et réduisez-la en poudre fine. Faites ensuite bouillir cette poudre dans une chaudière de fer avec eau, 10000 parties. Filtrez la liqueur bouillante et laissez refroidir lentement ; décantez, mettez le kermès sur un filtre, lavez-le avec soin et faites sécher comme il a été dit précédemment. En faisant bouillir de nouveau le liquide sur la portion insoluble qui est restée dans la chaudière et sur les filtres, on obtient une nouvelle quantité de kermès qu'on ajoute à la première. On peut continuer ainsi jusqu'à ce que le résidu soit épuisé. Le procédé que nous venons de décrire fournit une beaucoup plus grande quantité de kermès que le précédent ; mais ce kermès est toujours moins beau, et doit être réservé exclusivement pour la médecine vétérinaire.

Ce procédé, qui est généralement attribué à Berzélius, a été publié en premier lieu par M. Lebas, auteur de la *Pharmacie vétérinaire.* C'est ce savant pharmacien qui parvint le premier à préparer un kermès très économique pour les besoins de l'art vétérinaire. Au lieu de carbonate de potasse pur, il emploie la potasse d'Amérique, qui contient de l'alcali caustique.

C'est Berzélius qui, dans son beau travail sur les sulfures, nous a fait connaître la théorie de la préparation du kermès. Le sulfure d'antimoine, en réagissant sur une solution de potasse, se partage en trois parties : 1° il se fait un échange entre les éléments d'une portion de potasse et d'une portion de sulfure d'antimoine, d'où résulte du sulfure de potassium et du protoxyde d'antimoine ; 2° à la chaleur de l'ébullition le sulfure de potassium formé dissout une autre portion de sulfure d'antimoine ; 3° une partie de l'oxyde d'antimoine formé se combine avec une troisième portion de sulfure d'antimoine pour constituer un oxydo-sulfure d'antimoine insoluble connu sous le nom de *crocus ;* l'autre portion d'oxyde d'antimoine se combine avec une portion de potasse, et donne lieu à un hypo-antimonite basique de potasse qui reste en dissolution, et à un surhypo-antimonite de potasse qui se précipite. — La filtration de la liqueur bouillante a pour résultat de laisser sur le filtre l'oxydo-chlorure d'antimoine, le surhypo-antimonite de potasse, le sulfure qui n'a pas été attaqué, et les sulfures des métaux étrangers. La liqueur contient : 1° de l'hypo-antimonite de potasse, et de l'antimonite de potasse, si les liqueurs ont eu le contact de l'air ; 2° du sulfure de potassium saturé de sulfure d'antimoine. Par le refroidissement, une partie du sulfure d'antimoine se sépare à l'état de division extrême et retenant de l'eau en combinaison. — Les lavages ont pour but d'enlever une portion d'hypo-antimonite de potasse qui reste adhérent au kermès, et une portion de sulfure de potassium qu'il retient opiniâtrément ; mais malgré cela il retient toujours une certaine proportion de ces composés, et M. Guibourt a démontré que la présence de l'hypo-antimonite de potasse est constante dans le kermès, quelle que soit la persistance qu'on ait mise à continuer les lavages. — Les phénomènes sont les mêmes quand on fait bouillir le sulfure d'antimoine avec une solution de carbonate alcalin : seulement une partie de celui-ci est décomposée en alcali caustique et en acide carbonique. — Cet acide change le carbonate non décomposé en sesquicarbonate, dont l'action sur le sulfure est presque nulle . c'est là une des causes qui rendent ces procédés si peu productifs. La théorie par la voie sèche est à peu près la même ; elle en diffère en ce que, sous l'influence de la chaleur rouge, l'alcali ne dissout pas le protoxyde d'antimoine, mais le convertit en acide antimonieux qui se combine avec elle, et en antimoine métallique.

On a beaucoup discuté sur la nature du kermès. Berzélius le regarde comme du sulfure d'antimoine hydraté ; MM. Robiquet, Buchner et Henry fils soutiennent au contraire que c'est un oxysulfure d'antimoine hydraté. M. Gay-Lussac a montré que cet oxysulfure retenait une certaine proportion d'alcali. Liebig a trouvé du kermès, préparé par le procédé de Cluzel, composé de sulfure d'antimoine, 70 parties ; oxyde d'antimoine, 21 à 22 parties ; eau , 5 parties ; alcali à l'état de sulfure ou de sel antimonique, environ 3 parties. On admet généralement aujourd'hui une opinion qui s'accorde avec toutes les observations, c'est que le kermès est un mélange en proportions variables de sulfure d'antimoine hydraté, de surhypo-antimonite alcalin, et d'une petite proportion de sulfate alcalin.

PROPRIÉTÉS MÉDICALES. — Administré à la dose de 20 à 40 centigrammes, le kermès agit comme vomitif, mais son action est moins constante que celle de l'émétique. Lorsqu'on l'administre à plus petites doses, on peut, de même qu'avec le tartre stibié, arriver peu à peu à en donner des quantités considérables sans produire de vomissements; il agit alors comme contro-stimulant diaphorétique et incisif. Son action paraît se porter spécialement sur les poumons et sur la peau. On l'emploie particulièrement dans la dernière période des pleuro-pneumonies aiguës, dans l'asthme humide, les catarrhes chroniques. Il paraît favoriser l'expectoration et la résolution des engorgements pulmonaires. Son action sur la peau l'a fait prescrire dans les affections de cet organe, dans les rhumatismes, la goutte. Comme l'émétique, il a été employé à haute dose comme contro-stimulant; mais il est beaucoup moins fréquemment usité que ce dernier.

Du kermès dans les affections aiguës du poumon. — J'ai fait connaître, dans mes Annuaires, les travaux de M Herpin sur l'emploi du kermès dans la bronchite capillaire, ceux de M. Teissier et des autres médecins de Lyon qui traitent la pneumonie par le kermès minéral sans saignée. Voici les conclusions d'un travail intéressant de M. Herpin.

J'administre, dit-il, le kermès minéral, de 4 à 5 grammes, pour vingt-quatre heures d'heure en heure, pendant quatre à six heures, jusqu'à provocation des nausées ou des vomissements, afin de causer une perturbation dans l'économie propre à faire cesser le spasme extérieur et à débarrasser le gaster des surcharges qui peuvent le fatiguer; ensuite j'ordonne la dose adoptée à l'âge et aux circonstances toutes les deux heures, et j'en continue l'usage depuis trois jusqu'à sept jours, sauf dans les cas chroniques.

Guidé par l'expérience, j'ai choisi la forme pilulaire, parce que le kermès en suspension dans les potions, les juleps et même dans les sirops, fatigue très vite l'organe du goût, et qu'alors bien des malades sont pris d'une répugnance invincible à cause de son goût sulfureux, qui leur fait éprouver des nausées. Les dragées de kermès conviennent très bien.

Looch kermétisé. — Looch blanc, 120 gram.; kermès, 5 à 20 centigr.; f. s. a. A prendre par cuillerées, d'heure en heure, comme incisif et diaphorétique.

Potion kermétisée contro-stimulante. — Potion gommeuse, 120 gram.; kermès, 1 gram.; mêlez. A prendre par cuillerées, toutes les heures, comme contro-stimulant.

Tablettes de kermès. — Prenez : kermès minéral, 8 gram.; sucre blanc, 532 gram.; gomme arabique, 32 gram.; eau de fleurs d'oranger,

3½ gram. Faites des tablettes de 60 centigr., que vous conserverez dans un vase bien bouché. Chaque tablette contiendra 5 milligr. de kermès minéral. — C'est Pouget et Boutigny qui ont montré que les tablettes se conservaient mieux quand elles avaient été faites avec le mucilage de gomme arabique.

DRAGÉES DE KERMÈS (Garnier). — Le kermès minéral au contact de l'air, de la lumière et des rayons solaires, réactifs puissants, à l'état de pastilles, est susceptible de subir une profonde altération. Pour en faire une préparation officinale inaltérable, pour rendre son administration plus facile et son dosage plus précis, l'état des dragées est assurément celui qui convient le mieux à ce médicament. Prenez : kermès, 40 gram.; sucre pulvérisé, 1000 gram.; gomme arabique, 60 gram.; eau, q. s. Mêlez et divisez en pilules ovales de 25 centigr., faites sécher à l'étuve et recouvrez de sucre pour en faire des dragées de 50 centigr.

SOUFRE DORÉ D'ANTIMOINE (*hydrosulfate sulfuré d'antimoine , polysulfure d'antimoine hydraté*, etc.). — Prenez : eaux mères du kermès, q. s.; versez-y peu à peu un excès d'acide acétique étendu à 3 degrés : à mesure que la saturation s'opérera, il se déposera une poudre d'un jaune rougeâtre qui est le soufre doré. Cette poudre sera lavée et séchée de la même manière que le kermès. Il est essentiel de faire l'opération en plein air, pour ne pas être incommodé par l'acide sulfhydrique qui se dégage en grande abondance.

Le soufre doré d'antimoine est une poudre d'un jaune orangé, inodore, insipide. Sous l'influence de l'air, le protosulfure de potassium, qui tient en dissolution le protosulfure d'antimoine, se convertit en polysulfure ; un acide agissant sur ce polysulfure dégage du gaz sulfhydrique et forme un dépôt de soufre. Le soufre étant à l'état naissant avec le protosulfure d'antimoine, s'y unit pour former un polysulfure ; d'autre part, l'hydrogène sulfuré réagit aussi sur l'acide antimonieux qui était dans la liqueur à l'état d'antimonite de potasse et que l'acide ajouté décompose, et forme du sulfide antimonieux qui se précipite. On conçoit que la nature du soufre doré doit varier, suivant le degré de sulfuration du sulfure de potassium produit par l'influence de l'air, suivant la quantité d'antimonite de potasse contenue dans la liqueur, et qu'il peut être, en résumé, un mélange de tous les sulfures d'antimoine.

Le soufre doré d'antimoine jouit des mêmes propriétés que le kermès; on l'a employé dans les mêmes circonstances : on le préfère dans les affections cutanées. Il est peu usité en France ; mais partout ailleurs il est plus fréquemment prescrit que le kermès. On l'administre d'ailleurs aux mêmes doses et de la même manière.

CHLORURES D'ANTIMOINE. — On en connaît trois, correspondant aux trois oxydes d'antimoine. Il n'y en a qu'un seul d'employé. Il existe aussi un oxydo-chlorure usité.

Chlorure d'antimoine (*protochlorure d'antimoine, chlorure antimonique, beurre d'antimoine, muriate d'antimoine*). — Il est composé de 3 atomes de chlore (45,16) et de 1 atome d'antimoine (54,84). Il est blanc, solide, demi-transparent, déliquescent, fusible à 100 degrés, volatil à une température modérée ; sa saveur est extrêmement caustique. Il se dissout dans une très faible proportion d'eau ; une plus forte quantité de ce dissolvant le décompose en oxydo-chlorure d'antimoine insoluble et en acide hydrochlorique qui dissout du chlorure d'antimoine. — On le préparait autrefois en distillant, dans une cornue de verre, un mélange de 100 parties de sublimé corrosif et de 33 parties d'antimoine métallique. On l'obtient aujourd'hui par le procédé suivant, qui est dû à M. Robiquet, et qui est bien plus économique. Prenez : sulfure d'antimoine, 1 partie ; acide chlorhydrique, 3 parties. Introduisez le sulfure dans un matras ; adaptez au col de ce matras deux tubes, l'un en S, l'autre droit et long ; placez le tout sur un petit fourneau, sous une bonne cheminée ; versez l'acide par petites portions à l'aide du tube en S ; agitez de temps en temps le matras ; élevez graduellement la température jusqu'à l'ébullition ; soutenez-la pendant une demi-heure environ ; laissez refroidir ; décantez dans une capsule de porcelaine ; évaporez au bain de sable jusqu'au tiers à peu près ; mettez ensuite la solution concentrée à déposer dans un vase long et étroit ; introduisez le liquide clair dans une cornue de verre adaptée à un matras ; distillez avec précaution ; rejetez les premières portions du produit, tant qu'elles ne précipiteront pas par l'addition de l'eau ; recueillez les portions suivantes jusqu'à ce que le liquide distillé se fige complétement en se refroidissant ; changez alors le récipient ; adaptez-en un nouveau bien sec, et passez de temps à autre un charbon ardent sous l'extrémité inférieure du col de la cornue, pour éviter qu'il ne s'obstrue. Lorsque la distillation sera achevée, liquéfiez le produit en chauffant le récipient dans un bain-marie ; coulez-le dans de petits flacons longs et étroits.

Propriétés médicales. — Le chlorure d'antimoine est un poison corrosif des plus énergiques ; on ne l'emploie que comme caustique ; il agit ainsi avec énergie et promptitude ; il produit des eschares plus sèches et plus exactement limitées que la potasse ; il est surtout usité pour cautériser les plaies étroites et sinueuses, telles que celles qui résultent de la morsure d'animaux enragés ou venimeux. C'est le *chlorure d'antimoine liquide* qu'on préfère pour cet usage ; on l'obtient en exposant le chlorure solide au contact de l'air ; on l'applique au moyen d'un pinceau de linge ou de bourdonnets de charpie ; on doit auparavant absorber avec soin le sang, car il décomposerait le chlorure.

Oxydo-chlorure d'antimoine (*poudre d'Algaroth*, *mercure de vie*). — Il se prépare en versant sur du chlorure d'antimoine 40 fois son poids d'eau ; il se transforme en un précipité caillebotté qui est la poudre d'Algaroth ; on lave, on fait sécher à une douce chaleur. Lorsque cet oxydo-chlorure reste quelque temps en contact avec l'eau, il éprouve fréquemment un changement dans son état moléculaire ; il se forme des cristaux grenus composés, d'après Malaguti, de 4 atomes d'oxyde et de 1 atome de chlorure. La poudre d'Algaroth est inusitée en médecine ; on l'a employée comme vomitif ; elle sert à préparer l'émétique.

TARTRATE D'ANTIMOINE ET DE POTASSE (*tartrate antimonico-potassique*, *tartre stibié*, *tartre émétique*, *émétique* (1), etc. — Il est composé, d'après l'analyse de Walasquit, de : 1 atome de tartrate de potasse (32,57) ; 1 atome de tartrate tri-antimonique (62,29) et 2 atomes d'eau (5,14) ; il peut perdre cette eau de cristallisation par une chaleur de 100 degrés ; si on l'expose à une chaleur de 220 degrés, il perd encore, comme l'ont vu MM. Dumas et Liebig, 2 atomes d'eau provenant de l'acide tartrique. L'émétique peut fournir, par la cristallisation, de gros cristaux transparents, tétraédriques ou octaédriques, qui s'effleurissent lentement à l'air ; il se dissout dans 14 parties d'eau froide et dans 1,88 d'eau bouillante : l'eau commune qui contient des carbonates de chaux et de magnésie, en précipite instantanément de l'oxyde d'antimoine à la température de 100 degrés et lentement à la température ordinaire ; le tannin et les plantes qui en contiennent, telles que l'écorce de chêne, la noix de galle, le quinquina, etc.,

---

(1) La découverte du tartre émétique remonte à peu près vers l'année 1630, et est attribuée à Adrien Mynsicht. On le préparait alors en faisant bouillir dans l'eau un mélange de 8 p. de crème de tartre et de 3 p. de foie d'antimoine, filtrant la liqueur et la faisant cristalliser, ou l'évaporant à siccité. Il est facile de voir, en raison de l'excès de crème de tartre employé, et des parties alcalines contenues dans le foie d'antimoine, que le produit de cette opération renfermait du bitartrate et du tartrate de potasse, non combinés au tartrate d'antimoine, et devait varier dans ses effets. Le Codex de Paris, de 1758, employait un mélange de 1 p. de foie d'antimoine, 1 p. de verre d'antimoine, 2 p. de crème de tartre, et faisait évaporer la liqueur filtrée à siccité. Baron, le commentateur de Lémery, est le premier qui ait conseillé l'emploi de parties égales de verre d'antimoine et de crème de tartre ; mais bientôt après, Macquer, Bergmann et Scheele prescrivirent l'usage de la poudre d'Algaroth, et ce moyen paraît être préférable à tous les autres.

en séparent l'oxyde d'antimoine sous forme d'un composé insoluble ; voilà pourquoi ces solutions astringentes ont été indiquées comme *contre-poisons* de l'émétique.

PRÉPARATION. — Divers procédés ont été indiqués pour obtenir l'émétique ; voici celui auquel le Codex est fidèle : prenez bitartrate de potasse (crème de tartre), 300 parties ; verre d'antimoine, 200 parties ; eau, 2000 parties ; réduisez le verre d'antimoine en poudre très fine, et le bitartrate de potasse en poudre grossière ; mettez-les avec la quantité d'eau prescrite dans une bassine d'argent ou de cuivre ; faites bouillir pendant une demi-heure en agitant continuellement et remplaçant par de nouvelle eau celle qui s'évapore ; laissez refroidir la liqueur sur place sans filtrer ; enlevez les cristaux qui se seront formés ; lavez-les à plusieurs reprises et par décantation avec les eaux mères ; filtrez ensuite ces eaux mères, faites-les évaporer à siccité ; épuisez le résidu par l'eau bouillante, filtrez et laissez cristalliser par refroidissement ; réunissez tous les cristaux obtenus ; dissolvez-les de nouveau dans l'eau bouillante ; clarifiez la solution au blanc d'œuf ; filtrez, concentrez la liqueur à 25 degrés, et laissez cristalliser par refroidissement lent.

Ce procédé a été vivement critiqué, il ne présente qu'un avantage, celui d'être plus économique que les autres ; mais comme le produit est beaucoup plus difficile à purifier, les pharmaciens qui n'en préparent que de faibles quantités devront préférer le procédé par l'oxydo-chlorure. Voici ce qui se passe pendant la préparation de l'émétique par le verre d'antimoine : le bitartrate de potasse, en agissant sur lui, lui enlève l'oxyde d'antimoine et se sature ; mais comme le verre d'antimoine contient de l'oxyde de fer, il se forme en même temps du tartrate de potasse et de fer qui colore les liqueurs et dont on ne parvient à se débarrasser qu'avec peine. Il se dégage du gaz sulfhydrique provenant de la décomposition d'une petite quantité de sulfure d'antimoine et de l'eau, sous l'influence du bitartrate de potasse ; il se dépose une sorte de kermès résultant de ce que le sulfure d'antimoine contenu dans le verre d'antimoine se trouve en contact avec l'eau au moment où il quitte l'oxyde d'antimoine, et à l'état naissant forme un hydrate. Il arrive quelquefois qu'après la cristallisation du sel double, l'eau mère paraît gélatineuse ; en la remuant, elle dépose une petite quantité de cristaux penniformes ; ces cristaux sont du tartrate de chaux qui n'est plus soluble quand l'excès d'acide est saturé, mais qui cristallise plus tard que le sel double ; en évaporant les eaux mères, on obtient une masse sirupeuse, incristallisable, qui est un tartrate double composé des mêmes éléments que l'émétique, mais en d'autres proportions, et qui paraît contenir plus d'oxyde antimonique, selon Walasquit.

Henry, qui a examiné la valeur comparative de tous les procédés indiqués pour préparer l'émétique, préfère celui de la pharmacopée de Dublin; le voici : Prenez oxychlorure d'antimoine, 1 partie ; bitartrate de potasse en poudre, 1 partie et demie , eau, 10 parties. On fait bouillir pendant une demi-'heure dans une bassine d'argent ; on filtre ; on fait évaporer les liqueurs jusqu'à ce qu'elles marquent 25 degrés à l'aréomètre, et on les fait cristalliser ; l'eau mère est acide ; on la sature à froid par de la craie, on filtre ; on lave le dépôt avec de l'eau froide ; on réunit les liqueurs et on les fait évaporer et cristalliser. De nouvelles évaporations donnent encore de l'émétique, mais il n'est pas pur ; on a besoin de le purifier par de nouvelles cristallisations. On observe que, sur la fin, il se fait de gros prismes, c'est de l'émétique qui contient un peu de chlorure de potassium ; la modification dans la forme est due à ce que l'émétique a cristallisé dans un milieu très chargé de chlorure de calcium.

Philips et Pilay ont conseillé de préparer l'émétique en faisant bouillir dans suffisante quantité d'eau partie égale de bitartrate de potasse et de sous-sulfate d'antimoine.

Propriétés médicales. — L'émétique, malgré l'opposition des médecins du xviie siècle, malgré le fameux arrêt du parlement qui le proscrivait, en dépit des sarcasmes spirituels de Guy-Patin, est considéré avec juste raison comme un des médicaments les plus précieux que la médecine possède. Son action locale est essentiellement irritante. Aussi, appliqué sur la peau, détermine-t-il ordinairement une inflammation plus ou moins intense, et ordinairement une éruption pustuleuse d'un aspect particulier, qui a quelque analogie avec l'éruption de la vaccine. Pris à l'intérieur en grande quantité à la fois, s'il n'est pas rejeté immédiatement, il agit (sauf les exceptions que nous mentionnerons plus bas) comme un poison violent, en donnant lieu à une inflammation plus ou moins vive de tout le canal alimentaire. Administré à petites doses, les premiers effets qui en résultent sont des nausées suivies de vomissements fréquents et quelquefois d'évacuations alvines. Ces effets ne doivent point être attribués à l'action locale de l'émétique, car des expériences précises ont prouvé qu'ils ont lieu toutes les fois qu'on l'introduit d'une manière quelconque dans le torrent de la circulation ; ils paraissent donc dépendre d'une action spéciale de ce médicament sur le canal digestif. L'émétique est un des vomitifs dont l'emploi est le plus sûr et le plus commode. On l'emploie aussi fréquemment comme purgatif en l'administrant à faible dose et en dissolution très étendue. Outre ces usages, qui à eux seuls suffiraient pour faire de l'émétique un des agents les plus précieux de la thérapeutique, il en est encore d'autres qui ont été particulièrement étudiés dans ces derniers temps par Rasori, Laënnec et la plupart des médecins modernes. Si, dans des circonstances déterminées, on continue de donner de nouvelles doses d'émétique à de courts intervalles, une heure, par exemple, la tolérance s'établit, les vomissements cessent. On peut en administrer ainsi depuis 30 centigrammes jusqu'à 3 grammes dans les vingt-quatre heures sans produire aucun symptôme de vomissement ; on observe alors des effets très remarquables et dont il est impossible de se rendre compte d'une manière satisfaisante ; le pouls se ralentit sans cependant perdre de sa force ; la transpiration cutanée s'augmente ; les sueurs peuvent devenir continuelles. Ces effets font de l'émétique un médicament précieux dans le traitement de plusieurs maladies inflammatoires. Rasori et tous les médecins qui l'ont imité le considèrent, lorsqu'il est ainsi administré, comme un contro-stimulant des plus énergiques, et ils l'emploient comme tel avec des avantages marqués, pourvu que les doses qui se succèdent ne produisent ni vomissement ni superpurgation. La plupart des médecins prescrivent ainsi l'émétique dans le traitement des pleuro-pneumonies, quand la saignée est contre-indiquée, ou lorsqu'on y a eu plusieurs fois recours sans amélioration notable ; et tous ceux qui ont bien observé doivent dire que cette médication produit souvent les meilleurs effets ; des malades sont arrachés par elle à une mort certaine. On emploie souvent encore l'émétique à dose contre-stimulante dans le traitement des rhumatismes aigus. On l'a encore indiqué dans le traitement de l'hépatite et en général des inflammations parenchymateuses. L'émétique à dose altérante, c'est-à-dire 1 ou 2 centigrammes par jour, est utile dans la phthisie.

Laënnec a montré que l'émétique, administré à dose continue, jouissait de la propriété d'activer l'absorption. Cette opinion était partagée par Jenner, qui conseillait l'émétique à dose fractionnée de manière à produire des nausées continuelles, dans le traitement de la phthisie pulmonaire, dans les cas de dégénérescence tuberculeuse du péritoine, des plèvres, du foie, des reins, et dans les engorgements glanduleux chroniques. L'émétique à haute dose est efficace pour combattre les hydarthroses.

Le tartre stibié à haute dose est réellement un précieux moyen contre l'hydropisie articulaire. Indépendamment des cas remarquables de guérison propres à M. Gimelle, dont nous avons rendu compte dans nos Annuaires, on en a observé de bons résultats dans les hospices ; mais je dois dire que plusieurs chirurgiens qui l'ont employé ont été moins heureux.

M. Larroque prétend n'avoir point perdu de malades atteints du croup en employant successivement les antiphlogistiques, les vomitifs, les vésicatoires, les sinapismes et des bains de pieds souvent réitérés. Il faut agir promptement et énergiquement. Immédiatement après des saignées locales et générales, il applique un large vésicatoire à la partie antérieure et supérieure de la poitrine, il administre l'émétique à la dose de 5, 10 et même 15 centigrammes. Cela étant fait dans l'espace d'*une heure ou d'une heure et demie*, il examine les matières vomies, et s'il y aperçoit des lambeaux de fausses membranes, il est à peu près certain de pouvoir se rendre maître de tous les accidents ; si les accidents persistent, il insiste sur les vomitifs ; il lui est arrivé de donner, dans l'espace de vingt-quatre heures, neuf fois cet évacuant, et c'est par cette méthode hardie qu'il est parvenu à faire rendre des masses de pseudo-membranes.

Lallemand a administré souvent avec beaucoup d'avantage l'émétique à haute dose dans les lésions traumatiques.

On emploie fréquemment l'émétique à l'extérieur comme dérivatif.

PERMANENCE DE L'ANTIMOINE DANS LES ORGANES VIVANTS (Millon). « Bien que l'antimoine semble s'organiser, on ne saurait affirmer encore qu'il se fixe à jamais dans nos tissus ; il ne faut pas non plus déclarer d'avance que les faits de permanence qui se sont révélés dans l'administration de l'émétique s'étendront à d'autres poisons métalliques. Attendons l'expérience. Mais pour affirmer qu'un métal provient d'une ingestion récente, pour préciser son origine et fixer le moment de son introduction dans l'économie, il faut attendre aussi ; il faut se remettre à l'œuvre et varier l'expérience à l'infini.

» Quant à la distribution organique de l'antimoine, j'ai été frappé de ses rapports avec les résultats physiologiques qui ont été notés précédemment.

» L'antimoine pénètre-t-il simultanément tous les organes essentiels, les poumons, le cerveau, les parois intestinales, l'animal succombe à l'intoxication et semble mourir partout à la fois, en réduisant ses tissus au dernier degré de l'émaciation.

» L'antimoine est-il condensé dans le cerveau, même atteinte à la vie générale ; mais la mort frappe au milieu d'un cortége de symptômes nerveux qui indiquent le siége principal du poison.

» Que le métal, au contraire, arrive à des organes moins sensibles, ou d'une sympathie moins générale, à des tissus qui vivent lentement et tacitement, au système cellulaire ou osseux, et les effets du poison s'effaceront; on pourra croire à son élimination ou à son absence.

» Cette page nouvelle de l'intoxication antimoniale ne fait-elle pas soupçonner des conditions analogues dans les maladies saturnines? Serait-ce par une localisation spéciale que des organisations privilégiées échappent aux effets toxiques du plomb? Et la concentration des signes morbides sur l'abdomen, sur le système nerveux et sur les membres, n'indique-t-elle pas que le plomb occupe alors des régions correspondantes?

» C'est une voie de rapprochements nombreux qui s'ouvre pour toutes les affections où la présence réelle de principes nuisibles, étrangers à l'économie normale, se soupçonne aujourd'hui plutôt qu'elle ne se démontre.

» Le développement énorme du foie, à la suite de l'administration de l'émétique, est aussi un fait qui ne saurait passer inaperçu. La percussion des organes est aujourd'hui pratiquée par des mains si habiles, qu'on ne peut tarder à savoir si l'administration fréquente de l'antimoine coïncide aussi, chez l'homme, avec un développement rapide du foie. »

A l'intérieur, on prescrit l'émétique comme *vomitif*, à la dose de 5 à 15 centigr., dans deux verres d'eau tiède, par demi-verre toutes les heures; — comme *purgatif*, à la dose de 5 à 10 centigr., dans 1 litre de bouillon de veau, de bouillon aux herbes ou d'eau d'orge. Un verre toutes les demi-heures.

Mélange émétique. — Émétique, 5 centigr.; amidon en poudre, 1gr.,50.

M. Ossieur assure que l'effet de l'émétique manque beaucoup moins, comme l'avait déjà dit Sydenham, en le mêlant avec l'amidon.

Potion émétisée contro-stimulante. — Émétique, 30 centigr.; sirop de pavots blancs, 30 gram.; infusion de feuilles d'oranger, 150 gram.; mêlez. Une cuillerée toutes les deux heures.

Julep expectorant et calmant (Sandras). — Julep simple, 100 gram.; sirop diacode, 20 gram.; tartre stibié, 0,05. Ce julep est employé surtout dans les bronchites chroniques passant à l'état aigu, lorsque la toux sèche et fréquente et la dyspnée montrent une vive irritation des bronches. Il est particulièrement approprié à l'état dans lequel se trouvent souvent les phthisiques, lorsque la toux présente les caractères ci-dessus décrits, et que l'auscultation fait entendre particulièrement autour des cavernes un peu de râle sous-crépitant fin. Les malades le supportent en général fort bien, même dès le premier jour, pourvu qu'on leur recommande de ne pas boire pendant qu'ils prennent cette potion par cuillerées d'heure en heure. Ordinairement, dès le second ou le troisième jour, cette précaution n'est plus nécessaire, et très souvent on voit des malades prendre cette potion tous les jours avec grand avantage pendant un mois, six semaines, sans cesser de manger deux et même trois portions.

Il faut en général s'abstenir de ce moyen dans les hémoptysies violentes, et dans les diarrhées opiniâtres qui tourmentent souvent les phthisiques. Ce dernier symptôme n'est cependant pas une raison absolue de renoncer à ce moyen; car on a vu plusieurs fois la diarrhée des phthisiques, quand elle n'est pas trop violente et continue, s'arrêter au second ou troisième jour du traitement.

Quand l'irritation pulmonaire est plus marquée, il est utile d'augmenter la dose de tartre stibié jusqu'à 0,1 et même 0,2.

Ces dernières doses se sont encore montrées utiles dans les emphysèmes pulmonaires. Alors elles facilitent singulièrement l'expectoration presque supprimée, et, en calmant l'irritation pulmonaire, elles diminuent d'une manière notable l'asphyxie.

Tartre stibié a hautes doses dans la pneumonie (Sandras). — Le tartre stibié à la dose de 0,4, 0,6 ou même 0,8, dans un julep plus ou moins diacodé de 15 à 30 gram. de sirop, suivant la tolérance, me dispense presque constamment de recourir à la saignée.

Fort souvent le tartre stibié n'est pas toléré le premier jour; mais presque toujours il l'est dès le second, et je ne suis jamais plus sûr de ses bons effets que quand il ne produit ni vomissement ni diarrhée.

Chose remarquable! la diarrhée est quelquefois une complication fâcheuse de la pneumonie, et c'est un des accidents qui cèdent le plus promptement et le plus sûrement au tartre stibié aux doses ci-dessus. J'ai vu très souvent commencer ainsi par la guérison de la diarrhée la guérison des pneumonies au troisième degré, traitées uniquement par ce moyen.

Eau bénite. — Émétique, 30 centigr.; eau, 200 gram. En deux fois dans une heure d'intervalle. Dans le traitement de la colique des peintres des frères de la Charité.

Vin antimonié (*vin émétique*). — Prenez : tartrate de potasse et d'antimoine, 2 gram.; vin de Malaga, 560 gram. Faites dissoudre. Employé ordinairement comme diaphorétique, à la dose de 5 à 15 gram.

Pilules d'émétique et accidents qui peuvent résulter de l'emploi de l'émétique a haute dose et sur un moyen de les prévenir (E. Boudet). — 1° L'émétique à haute dose, en solution, détermine assez fréquemment l'inflammation couenneuse, ou l'ulcération de la membrane muqueuse bucco-pharyngo-œsophagienne d'une part, et de l'orifice glottique de l'autre.

2° Cette inflammation : 1° force de suspendre la médication; 2° détermine une réaction nuisible; 3° gêne mécaniquement l'entrée de l'air et des boissons.

3° Cet accident est dû au contact de la solution stibiée avec les muqueuses, qu'elle irrite et enflamme en passant.

4° Pour l'éviter, il suffit de prescrire l'émétique en pilules, associé à un extrait et à une poudre mucilagineuse.

5° Les pilules, contenant chacune 1 décigr. d'émétique, doivent être données de deux en deux heures. Leur ingestion doit être suivie de celle d'un demi-verre de tisane, afin de favoriser leur dissolution dans l'estomac.

6° Les pilules doivent être données d'abord à la dose de deux ou trois; le lendemain, il faut aller jusqu'à cinq ou six si l'on veut obtenir la tolérance.

7° Cette formule paraît avoir, au point de vue thérapeutique, tous les avantages de l'ancienne. Elle semble surtout devoir rendre de grands services dans les cas de pneumonies survenant 1° chez les vieillards, 2° dans le cours de la fièvre typhoïde, 3° pendant la durée d'une angine couenneuse.

A l'extérieur, on prescrit souvent 50 centigr. à 2 gram. d'émétique pour recouvrir un emplâtre de poix de Bourgogne, qu'on nomme alors *emplâtre stibié*. C'est un révulsif très fréquemment employé dans les pleurésies chroniques, dans les anciennes bronchites, etc.

Pommade stibiée (*pommade d'Autenrieth*). — Prenez : émétique porphyrisé, 1 gram.; axonge, 3 gram. Mêlez exactement sur un porphyre. C'est un dérivatif puissant, qui est employé dans les cas de coqueluche, de bronchite chronique, etc. On en prend gros comme une noisette, et on l'emploie en frictions.

FIN DU PREMIER VOLUME.

TABLE DES MATIÈRES

CONTENUES

DANS LE PREMIER VOLUME.

LIVRE PREMIER.

PHARMACOLOGIE ET THÉRAPEUTIQUE.

—

NOTIONS GÉNÉRALES SUR L'ACTION DES MÉDICAMENTS ET LEUR CLASSIFICATION D'APRÈS LEURS PROPRIÉTÉS MÉDICALES.

FIN DE LA TABLE DES MATIÈRES DU TOME PREMIER.